GYNÄKOLOGIE
UND
UROLOGIE

FÜR STUDIUM UND PRAXIS

inkl. Geburtshilfe, Reproduktionsmedizin, Sexualmedizin, Andrologie u. Venerologie

Unter Berücksichtigung des Gegenstandskataloges und der mündlichen Examina in den Ärztlichen Prüfungen

3. Auflage

2007/08

P. Haag • N. Hanhart • M. Müller
und Mitarbeiter

Medizinische Verlags- und Informationsdienste • Breisach

Hinweise

Herausgeber:
Dr. med. Markus Müller
Neutorplatz 4
D-79206 Breisach a. Rh.
E-mail: med.verlag-dr.mueller@t-online.de

3. Auflage, Jahrgang 2007/2008

ISSN: 1611-3756
ISBN-10: 3-929851-72-5
ISBN-13: 978-3-929851-72-4

<u>Wichtiger Hinweis:</u> Medizin als Wissenschaft ist im ständigen Fluss. Hinsichtlich der in diesem Buch angegebenen Anwendungen von Therapien und Dosierungen von Medikamenten wurde die größtmögliche Sorgfalt beachtet. Dennoch ist der Leser aufgefordert, die entsprechenden Empfehlungen der Hersteller zu den verwendeten Präparaten zu prüfen, um in eigener Verantwortung festzustellen, ob die Indikation, Dosierungen und Hinweise auf Kontraindikationen gegenüber den Angaben in diesem Buch abweichen. Dies ist insbesondere wichtig bei selten verwendeten Präparaten oder solchen, die neu auf den Markt gebracht worden sind. Aus der Bezeichnung einer Ware mit dem für sie eingetragenen Warenzeichen kann bei Fehlen des Vermerkes ® od. ™ nicht geschlossen werden, dass es sich um einen freien Warennamen handelt. Jegliche Haftung, die auf irgendeine Art aus der Benutzung der in diesem Buch enthaltenen Informationen oder Teilen davon entsteht, wird ausgeschlossen.

Bezug u. Vertrieb über:

Medizinische Verlags-
und Informationsdienste
Neutorplatz 4
D-79206 Breisach/Rh.

und über den Buchhandel

Bestellungen für den Direktversand in Deutschland sind per Postkarte (hinten beigefügt) zum Einzelpreis von **EUR 28,--** inkl. MwSt. und aller Porto- und Versandkosten bei nebenstehender Adresse möglich. Die Lieferung erfolgt nach Zahlungseingang (Überweisungen, bitte mit Ihrer Adresse, auf die Postbank Karlsruhe, Kto. 3004 72-757, BLZ 660 100 75) oder bei beigefügtem Verrechnungsscheck **sofort**.

Mengenpreise in Deutschland: ab 5 Exemplare 25,-- EUR pro Exemplar, ab 10 Exemplare 23,-- EUR pro Exemplar.

Bestellungen aus dem **Ausland** sind gegen Überweisungen auf die Postbank Karlsruhe in Deutschland (IBAN: DE85 6601 0075 0300 4727 57, BIC: PBNKDEFF660) möglich. Die Lieferung erfolgt nach Zahlungseingang.
Einzelpreis: 30,-- EUR, ab 10 Expl. 25,-- EUR pro Exemplar.

Bibliografische Information der Deutschen Bibliothek

Die Deutsche Bibliothek verzeichnet diese Publikation in der Deutschen Nationalbibliografie; detaillierte bibliografische Daten sind im Internet über http://dnb.ddb.de abrufbar.

Alle Rechte vorbehalten!

Das Werk, einschließlich aller seiner Teile, ist urheberrechtlich geschützt. Die dadurch begründeten Rechte, insbesondere die der Übersetzung, des Nachdruckes, der Mikroverfilmung, der Vervielfältigung oder der Speicherung in Datenverarbeitungsanlagen bleiben, auch bei nur auszugsweiser Verwertung, vorbehalten. Nachdrucke, Vervielfältigungen und insbesondere Fotokopien sind außerhalb der engen Schranken der §§ 53ff UrhG nicht zulässig. Zuwiderhandlungen unterliegen den Strafbestimmungen des Urheberrechtsgesetzes gem. §§ 106ff.

© Copyright 2003, 2006 by Dr. Markus Müller, Breisach am Rhein.

Danksagung

Bedanken möchte ich mich bei allen meinen Freunden und Kollegen, die mir mit Anregung, Rat, Tat und Korrektur hilfreich zur Seite standen. Ein besonderer Dank geht an meine zwei Mitautoren:
- **Dr. med. Petra Haag**, Marpingen (Gynäkologie)
- **Dr. med. Norbert Hanhart**, Reudelsterz (Urologie, Venerologie)

und den weiteren Mitarbeitern:
- Dr. U. Kottler, Mainz (Urologie, Hodentumoren)
- C. Menzer, Breisach (ICD-10)
- Dr. A. Nickenig, Troisdorf (Prophylaxe)
- Dr. M. Sander, Horkheim (Urologie, Venerologie)
- A. Thömmes, München (Urologie, Venerologie)
- Dr. S. Wirth, Heidelberg (Anatomie)

Weiterhin gilt unser gemeinsamer Dank den Professoren und Dozenten der Universität Mainz und Freiburg sowie den Professoren und Dozenten an den Lehrkrankenhäusern in Ludwigshafen und Koblenz für die Anregungen, die wir aus ihren Vorlesungen und Unterrichten entnehmen konnten.

Vorwort

Berücksichtigt wurden alle wichtigen **gynäkologischen und urologischen Lehrbücher**, der **Gegenstandskatalog** (ÄAppO 2002 IMPP-Gk 2), die aktuellen gynäkologischen und urologischen **Fachzeitschriften** sowie die Leitlinien der AWMF (Arbeitsgemeinschaft der wissenschaftlichen medizinischen Fachgesellschaften). Die **klinischen Einteilungen** des Buches sind allgemein gebräuchliche (die Autoren sind dabei jeweils angegeben). An den verschiedenen Universitäten werden aber oft zusätzliche oder andere eigene Klassifizierungen benutzt, die der/die Leser/in selbst ergänzen möchte. Die internationale Klassifizierung der Krankheiten **ICD-10-GM** (German Modification, Version 2006) ist jeweils im Textteil und als alphabetische Hitliste im Appendix zu finden. Auch werden bei allen Erkrankungen die bekannten **Selbsthilfegruppen** mit aktueller Anschrift und Tel.-Nummer sowie soweit vorhanden mit Internet-/E-mail-Adresse angegeben.

Ergänzt wird das Buch mit einer Sammlung aller wichtigen **Internet-Adressen** rund um die Medizin sowie mit einer herausnehmbaren **Taschenkarte** für die "Kitteltasche" mit Tabellen und Übersichten zur fetalen Biometrie, Geburtshilfe sowie einer Positivliste der Medikamente zur Anwendung in der Schwangerschafts- und Stillzeit.

Zur Entstehung dieses Buches:

Idee war es, die beiden verwandten Fächer Gynäkologie und Urologie inklusive der weiteren Gebieten Geburtshilfe, Reproduktionsmedizin und Venerologie in einem Buch übersichtlich darzustellen, um es der/m Studenten/in zu ermöglichen, den relevanten Stoff dieser Fächer in angemessener Zeit anzueignen. Dabei will und kann dieses Buch keine zwei große Lehrbücher ersetzen, jedoch soll die klar strukturierte Gliederung des Stoffes eine wertvolle Hilfe vor allem in der Zeit der Prüfungen geben. Der konsequente didaktische Aufbau soll die Leser und Lernenden dabei besonders unterstützen.

Ein weiteres Anliegen war es auf allen Gebieten den aktuellen Wissensstand zusammenzutragen und zusammenzufassen. Es blieb dabei nicht aus, dass einzelne Kapitel weit über das normale Wissen hinaus spezielle Aspekte beinhalten. Das soll dem/r interessierten Leser/in die Möglichkeit zur Vertiefung geben. So soll dies nicht nur ein Buch für die Zeit der Prüfungen, sondern auch darüber hinaus sein. Die geplanten Neuauflagen tragen der Aktualität und dem ständigen Fluss des medizinischen Wissens Rechnung.

Um künftig das Wissen sowohl aktuell zu halten als auch die Verbindung zum/r Lernenden nicht zu verlieren, hoffen wir nicht nur, sondern wünschen uns ausdrücklich Anregung, Hinweise und Kritik aus dem Leserkreis, gerne auch per E-mail (med.verlag-dr.mueller@t-online.de).

Der Herausgeber

ABKÜRZUNGSVERZEICHNIS

A., Aa.	= Arteria, Arteriae	Ig	= Immunglobuline	prof.	= profundus
a.p.	= anterior-posterior	Ind:	= Indikation	Prog:	= Prognose
Abb.	= Abbildung	inf.	= inferior	Proph:	= Prophylaxe
Ag	= Antigen	inkl.	= inklusive	prox.	= proximal
Ak	= Antikörper	insb.	= insbesondere	R.	= Ramus
allg.	= allgemein	insg.	= insgesamt	re.	= rechts
Amp.	= Ampullen	int.	= internus	rel.	= relativ
ant.	= anterior	IUP	= Intrauterinpessar (Spirale)	Rez.	= Rezeptor
art.	= arteriell	IVP	= intravenöse Pyelographie	rez.	= rezessiv
ASS	= Acetylsalicylsäure	J.	= Jahre	RF:	= Risikofaktoren
Ät:	= Ätiologie	JÜR	= Jahres-Überlebens-Rate	RIA	= Radio-Immunoassay
aut.	= autosomal	Kap.	= Kapitel	Rö:	= Röntgen
AV	= arterio-venös	kg	= Kilogramm	RR	= Blutdruck
AZ	= Allgemeinzustand	KG	= Körpergewicht	S	= Sakral
bakt.	= bakteriell	K-Ind:	= Kontraindikation	s.	= siehe
BB	= Blutbild	kl.	= klein	s.c.	= subkutan
Bev.	= Bevölkerung	Klin:	= Klinik	s.o.	= siehe oben
bezgl.	= bezüglich	KM	= Kontrastmittel	s.u.	= siehe unten
Bsp.	= Beispiel	KOF	= Körperoberfläche	seitl.	= seitlich
BWK	= Brustwirbelkörper	Kompl:	= Komplikationen	sek.	= sekundär
BWS	= Brustwirbelsäule	kons.	= konservativ	Sek.	= Sekunden
BZ	= Blutzucker	körpl.	= körperlich	sens.	= sensibel
C	= Zervikal	l	= Liter	SHT	= Schädel-Hirn-Trauma
Ca	= Karzinom	L	= Lumbal	sog.	= sogenannt
ca.	= circa	lat.	= lateinisch	Sono	= Sonographie
CCT	= craniales CT	lat.	= lateral	SPECT	= Single-Photon-Emiss.-CT
Chrom.	= Chromosom	LH	= luteinisierendes Hormon	SSM	= Schwangerschaftsmonat
chron.	= chronisch	li.	= links	SSW	= Schwangerschaftswoche
com.	= communis	Lig.	= Ligamentum	Stad.	= Stadium
CT	= Computertomographie	Lj.	= Lebensjahr	Std.	= Stunden
CTG	= Kardiotokographie	Lk	= Lymphknoten	Str.	= Straße
d.	= der, die, das	Lok:	= Lokalisation	sup.	= superior
d.F.	= der Fälle	long.	= longus	Supp.	= Suppositorium
d.h.	= das heißt	Lux.	= Luxation	symp.	= sympathisch
DD:	= Differentialdiagnosen	LWK	= Lendenwirbelkörper	Sympt.	= Symptome
Def:	= Definition	LWS	= Lendenwirbelsäule	Syn:	= Synonyma
desc.	= descendens	LZ	= Langzeit	Syst.	= System
Diag:	= Diagnostik	m.	= männlich	syst.	= systemisch
DIC	= Verbrauchskoagulopathie	M., Mm.	= Musculus, Musculi	Tabl.	= Tabletten
Dig.	= Digitus	max.	= maximal	Tel.:	= Telefon
Disp.	= Disposition	MdE	= Minderung d. Erwerbsfähigkeit	Tg.	= Tage
dist.	= distal	med.	= media, medial	tgl.	= täglich
dom.	= dominant	Med:	= Medikament	Th	= Thorakal
DSA	= Digitale Subtraktionsangiogr.	min.	= minimal	Ther:	= Therapie
Duct.	= Ductus	Min.	= Minute	Trac.	= Tractus
E.	= Escherichia	mind.	= mindestens	Tub.	= Tuberculum
e.V.	= eingetragener Verein	Mio.	= Millionen	u.	= und
EEG	= Elektroenzephalogramm	mögl.	= möglich	V. a.	= Verdacht auf
EKG	= Elektrokardiogramm	Mon.	= Monate	v.	= von
ELISA	= Enzyme-linked imm. sorb. assay	mot.	= motorisch	V., Vv.	= Vena, Venae
engl.	= englisch	MRT	= Magnetresonanztomographie	v.a.	= vor allem
Etlg:	= Einteilung	n.	= nach	ven.	= venös
evtl.	= eventuell	N., Nn.	= Nervus, Nervi	Vit.	= Vitamin
ext.	= externus	Nach:	= Nachsorge	w.	= weiblich
Extr.	= Extremität	neg.	= negativ	w.o.	= wie oben
fktl.	= funktionell	Nll.	= Nodi lymphoidei	wg.	= wegen
Frakt.	= Fraktur	NNR	= Nebennierenrinde	WHO	= Weltgesundheitsorganisat.
FSH	= follikelstimulierendes Hormon	Nr.	= Nummer	Wo.	= Wochen
GdB	= Grad der Behinderung	NSAR	= nicht steroidale Antiphlogist.	WS	= Wirbelsäule
genet.	= genetisch	Nucl.	= Nucleus	z.B.	= zum Beispiel
ggf.	= gegebenenfalls	NW:	= Nebenwirkungen	Z.n.	= Zustand nach
Ggl.	= Ganglion	o.B.	= ohne pathologischen Befund	z.T.	= zum Teil
GnRH	= Gonadotropin-Releasing-Horm.	od.	= oder	z.Zt.	= zur Zeit
gr.	= groß	Op.	= Operation	ZNS	= zentrales Nervensystem
Hb	= Hämoglobin	org.	= organisch	zus.	= zusätzlich
Histo:	= Histologie	p.c.	= post conceptionem	ZVD	= zentraler Venendruck
Hkt	= Hämatokrit	p.m.	= post menstruationem	zw.	= zwischen
HWK	= Halswirbelkörper	P.m.	= Punctum maximum		
HWS	= Halswirbelsäule	p.o.	= per os	**Sonstige Zeichen:**	
HWZ	= Halbwertszeit	p.p.	= post partum	♂	= Männer
Hz	= Hertz (Frequenz)	Pat.	= Patient	♀	= Frauen
i.d.R.	= in der Regel	Path:	= Pathogenese	®, ™	= eingetragene Warenzeichen
I.E.	= internat. Einheiten	PCO	= polyzystische Ovarien	° C	= Grad Celsius
i.m.	= intramuskulär	PCR	= polymerase chain reaction	m	= milli
i.S.	= im Serum	PET	= Positonen-Emissions-CT	µ	= mikro
i.U.	= im Urin	post.	= posterior	<	= kleiner
i.v.	= intravenös	postop.	= postoperativ	>	= größer
ICD	= Internat. Classific. of Diseases	Prädisp:	= Prädisposition	§	= Paragraph
IfSG	= Infektionsschutzgesetz	präop.	= präoperativ	⇨	= daraus folgt
		Präp.	= Präparate	Abkürzungen für Laborwerte, s. dort	
		prim.	= primär		
		Proc.	= Processus		

INHALTSVERZEICHNIS

GYNÄKOLOGIE 1-246

Gynäkologische Untersuchung 1
    Anamnese 1
    Klinische Untersuchung... 1
    Apparative Diagnostik 2
    Vorsorgeuntersuchungen.. 3
    Allgemeine Tumorklassifikation 4
        FIGO-Klassifikation 4
        TNM-Klassifikation maligner Tumoren 4
        Histopathologisches Grading 5
        Karnofsky-Index 5
    Allgemeine Tumornachsorge 6
        Schmerztherapie 7

Lebensphasen und Entwicklungsstörungen der Frau 10
    Lebensphasen der Frau 10
    Geschlechtsentwicklunsstörungen 11
    Pubertät / Pubertätsstörungen 15
    Anorexie und Bulimie 17
    Fertilität – Menstruationszyklus.. 19
    Blutungsanomalien 22
    Prämenstruelles Syndrom 24
    Klimakterium und Senium 25

Vulva und Vagina.. 30
    Anatomie 30
    Kongenitale Anomalien der Vulva und Vagina 31
        Hymenalatresie 31
        Vaginalaplasie 32
        Septierte Vagina 32
    Verletzung von Vulva und Vagina... 32
    Vulvitis... 33
    Kolpitis... 35
    Descensus / Prolapsus vaginae et uteri 38
    Maligne Vulvatumoren 40
    Maligne Vaginaltumoren 43

Uterus... 45
    Anatomie 45
    Kongenitale Anomalien des Uterus 48
        Hypoplasie des Uterus 48
        MAYER-ROKITANSKY-KÜSTER-Syndrom 48
        Uterus arcuatus 48

Uterus subseptus / Uterus septus ... 48
Uterus unicornis ... 49
Uterus bicornis ... 49
Uterus duplex ... 49
Lageanomalien ... 49
Retroflexio / Retroversio uteri ... 49
Anteflexio uteri ... 50
Entzündungen des Uterus ... 50
Endometriose ... 51
Polypen des Uterus ... 54
Uterusmyome ... 55
Zervikale intraepitheliale Neoplasie ... 57
Zervixkarzinom ... 60
Endometriumkarzinom ... 64
Uterussarkom ... 66

Adnexe ... **68**
Anatomie ... 68
Adnexitis ... 70
Tubenkarzinom ... 72
Ovarialinsuffizienz ... 73
Ovarialzysten ... 75
Ovarialtumoren ... 77
Ovarialkarzinom ... 79

Mamma ... **82**
Anatomie ... 82
Physiologie ... 83
Allgemeine Untersuchung der Brust ... 83
Kongenitale Anomalien der Mamma ... 83
Wachstumsbedingte Fehlbildungen ... 84
Mastitis ... 84
Gynäkomastie ... 86
Mastopathie ... 87
Gutartige Tumoren der Brust ... 88
Fibroadenom ... 88
Papillom ... 89
Mammakarzinom ... 90

Schwangerschaft ... **98**
Schwangerschaftsentwicklung ... 98
Schwangerschaftsvorsorgeuntersuchungen ... 109
Extrauteringravidität ... 113
Trophoblastäre Schwangerschaftstumoren ... 117
Abort / intrauteriner Fruchttod / Totgeburt ... 119
Schwangerschaftsabbruch ... 122

Risikoschwangerschaft ... **125**
Mehrlingsschwangerschaft ... 130
Gestosen ... 132
Eklampsie ... 135
HELLP-Syndrom ... 136

Schwangerschaftsdiabetes 138
Plazentastörungen 143
Morbus haemolyticus fetalis 147
Störungen des Fruchtwassers 150
Vorzeitiger Blasensprung 151
Neurologische Erkrankungen und Schwangerschaft 154
Alkoholembryopathie 156
TORCH-Komplex 157
    Weitere Erkrankungen mit prä-/perinatalem Infektionsrisiko 158
    Toxoplasmose 160
    Listeriose 161
    Röteln 163
    Zytomegalie 165

Geburtshilfe **167**
    Geburtshilfliche Anamnese 167
    Klinische Untersuchung 167
    Apparative Diagnostik 169
CTG 170
Geburt 174
Geburtskomplikationen 181
    Nabelschnurkomplikationen 187
    Wehendystokie 187
    Beckenendlage 188
Sectio caesarea 191
Frühgeburt 193
Fruchtwasserembolie 197

Puerperium (Wochenbett) **198**
    Physiologische Anpassungen des mütterlichen Organismus im Wochenbett 198
    Puerperale Störungen 198
    Stillen / Laktationsstörungen 201
    Subinvolutio uteri 203

Medikamente bei Schwangerschaft u. Stillzeit **205**
    Sonstige embryo-/fetotoxische Stoffe 211

Neonatologie **214**
    Kriterien eines reifen Neugeborenen 214
    Physiologische Anpassungen des gesunden Neugeborenen 214
    Ernährung 215
    Risikoneugeborene 217
    Kinder-Früherkennungsuntersuchungen 222
    Impfungen im Säuglings- u. Kindesalter 225

Reproduktionsmedizin - Kontrazeption - Sexualmedizin **228**
    Sterilitätsursachen im Überblick 228
    Sterilität der Frau 228
    Reproduktionsmedizin 233
    Kontrazeption / Sterilisation 236
    Hormonale Kontrazeptiva 239
    Sexualstörungen 244

UROLOGIE 247-385

Urologische Untersuchung 248
    Anamnese 248
    Klinische Untersuchung... 248
  Harnuntersuchungen 250
    Harnscreening 251
    Harnsediment 251
    Clearance-Untersuchungen 251
  Ultraschalldiagnostik 252
  Röntgendiagnostik 252
    Urographie 252
    Miktionszystourethrographie 253
    Retrograde Urethrographie 253
    Retrograde Ureteropyelographie.. 254
    Antegrade Ureterdarstellung 254
    Computer- (CT) und Magnetresonanztomographie (MRT) 254
    Angiographie / Digitale Subtraktionsangiographie (DSA) 254
    Phlebographie / Kavographie 255
    Lymphographie 255
    Kavernosographie 255
  Nuklearmedizinische Diagnostik 255
    (Dynamische) Isotopennephrographie 255
    Skelettszintigraphie 256
  Urodynamik 256
    Uroflowmetrie 256
    Zystometrie.. 257
    Urethrometrie 257
  Endoskopie 257
    (Urethro-)Zystoskopie... 257
    Ureterorenoskopie 258
    Perkutane Nephroskopie 258
  Punktionsverfahren 259
    Prostatabiopsie 259
    Nierenbiopsie 259
  Katheterismus 259

Nieren 262
    Anatomie 262
  Nierenfehlbildungen 263
  Nierentrauma 265
  Nephrolithiasis... 267
  Entzündliche Nierenerkrankungen 272
    Pyelonephritis 272
    Urosepsis 274
    Nierentuberkulose 275
    Abakterielle interstitielle Nephritis 277
  Nierenversagen / Niereninsuffizienz 278
  AVK der Nierenarterien 280
  Nierentumoren 282
    Wilms-Tumor 285
  Nierentransplantation 286

| Inhaltsverzeichnis | Seite IX

Nebennieren **288**
    Anatomie 288
    Physiologie 288
    Funktionsstörungen 288
    Phäochromozytom 289
    Cushing-Syndrom 290
    Hyperaldosteronismus 292
    Adrenogenitales Syndrom 293
    Hormon-inaktive Nebennierentumoren 294

Retroperitoneum **295**
    Anatomie 295
    Retroperitoneale Blutungen 295
    Retroperitoneale Fibrose 296
    Retroperitoneale Tumoren 297
    Neuroblastom 297

Ureter **300**
    Anatomie 300
    Harnleiterfehlbildungen 300
    Megaureter 302
    Vesikoureteraler Reflux 304
    Harnleitertrauma 306
    Harnleitertumoren 307

Untere Harnwege **309**
    Anatomie 309
    Urachusfistel 311
    Epispadie / Blasenekstrophie 312
    Hypospadie 313
    Harnröhrenklappen 315
    Harnröhrenstenose 316
    Akuter Harnverhalt 317
    Blasen-/Harnröhrentrauma 318
    Harnweginfektion 320
    Harninkontinenz 323
    Neuropathische Blase 327
    Enuresis 330
    Harnblasenkarzinom 331
    Harnröhrenkarzinom 335

Prostata u. Bläschendrüsen **337**
    Anatomie 337
    Prostatitis 338
    Prostatahyperplasie 339
    Prostatakarzinom 342

Penis **346**
    Anatomie 346
    Penisfehlbildungen 347
    Phimose 348
    Penisverletzungen 350

Balanitis	351
Induratio penis plastica	352
Priapismus	353
Peniskarzinom	354

Hoden, Nebenhoden u. Samenleiter ... **357**
Anatomie	357
Lageanomalien des Hodens	358
Hodentorsion	360
Skrotumverletzung / Hodentrauma	361
Varikozele	362
Hydrozele	363
Spermatozele	364
Hoden-/Nebenhodenentzündung	365
Hodentumoren	366

Andrologie - Sterilität - Sterilisation ... **371**
Sterilität des Mannes	371
Erektile Dysfunktion	375
Sterilisation beim Mann	378
Refertilisation	379

Hernien ... **380**
| Leistenhernie | 382 |
| Schenkelhernie | 385 |

VENEROLOGIE ... 386-404

Gesetzliche Bestimmungen	386
Gonorrhoe	386
Lues	388
Ulcus molle	390
Lymphogranuloma venereum	391
Chlamydieninfektion	392
Mykoplasmeninfektion	394
Condylomata acuminata	394
Herpes Simplex	396
AIDS	398

APPENDIX ... 405-434

Gynäkologisches/urologisches Wörterbuch ... **405**

Labordiagnostik ... **408**
Routinelabor in der Gynäkologie und Urologie	408
Hormondiagnostik	408
Urin-Normwerte	408
Schwangerschaft	408

Spermiogramm 409
Checkliste nach Indikationen 409
Tumormarker 409

Sonographie 410
Gynäkologie 410
Schwangerschaft 410
Urologie 411

ICD-10 412

Gegenstandskatalog 2 414
ÄAppO 2002 IMPP-Gk 2 (neu): Zweiter Abschnitt der Ärztlichen Prüfung 414
Teil 1 - Gesundheitsstörungen (mit gynäkologischer u. urologischer Relevanz).. 414
Teil 2 - Krankheitsbilder 415

Internet-Adressen 416
Medizinische Selbsthilfegruppen, Informations- und Kontaktstellen 416
Sonstige medizinische Adressen und Auskunftsdienste 416

Stichwortverzeichnis 417

Anmerkung zum Thema Umweltschutz

✓ Dieses Buch ist auf **chlorfrei** gebleichtem und holzfreiem (= alterungsbeständigem) Papier gedruckt.
✓ Auf den Einsatz von **Kunststofffolien** zum Versand und Verkauf haben wir bewusst **verzichtet** (das akademische Wissen lässt sich durch die im Buchhandel üblichen „Frischhaltefolien" für Bücher nicht konservieren, sondern bedarf der ständigen Überarbeitung und Aktualisierung.)
✓ Der Versand erfolgt in **wiederverwertbaren Kartonagen**, hergestellt aus Recycling-Material, ohne Kunststoffeinsätze zur Polsterung und Verpackung.

GYNÄKOLOGIE

GYNÄKOLOGISCHE UNTERSUCHUNG

Anamnese

- Aktuelle Beschwerden?, Beginn, Dauer?
  Allgemeinsymptome: Gewichtsabnahme, Fieber, Ödeme, **Schmerzen (zyklusabhängig?)**, Schmerzcharakter, Lokalisation?
- Gynäkologische Anamnese: Menarche (= Alter bei der 1. Regelblutung), Menopause (= Alter bei der letzten Regelblutung), **Menstruationszyklus** (Dauer, Blutungsdauer, Zeitpunkt der letzten Regelblutung), Zwischenblutungen, Amenorrhoe (Ausbleiben der monatlichen Regelblutung), Dysmenorrhoe (schmerzhafte Menstruationsblutung), vaginaler Fluor (= Ausfluss), Geruch, Brennen od. Juckreiz, Veränderungen der Mammae (Knoten, Schmerzen, Mamillensekretion)?
  Letzte gynäkologische Vorsorgeuntersuchung, letzte Mammographie, letzte Selbstuntersuchung der Brüste?
- Geburtshilfliche Anamnese: Anzahl der **Geburten** (Nulli- [= 0], Primi- [= 1] od. Pluri-/Multipara [= mehrere]), **Fehlgeburten**, Frühgeburten, geburtshilfliche Komplikationen, Form der Kontrazeption, bestehende Schwangerschaft, Abruptiones, Abortcurettage?
- Frühere Anamnese: **gynäkologische Operationen**, Verletzungen im Genitourethraltrakt
  Gynäkologische Vorerkrankungen: Anomalien, venerische Infektionen (= Geschlechtskrankheiten), Endometriose, rezidivierende Ovarialzysten, rezidivierende Harnweginfekte
  Allgemeine Vorerkrankungen: Nierenerkrankungen, Diabetes mellitus, arterielle Hypertonie
- Miktionsstörungen: Pollakisurie (häufiges Wasserlassen), Nykturie (nächtliches Wasserlassen), Dysurie (erschwertes, schmerzhaftes Wasserlassen), Hämaturie, Oligo-/Anurie, Polyurie, Inkontinenz
- Änderung der Stuhlgewohnheiten
- Gelenk- oder Knochenbeschwerden
- Sexualstörungen, Orgasmusfähigkeit
- Medikamentenanamnese: hormonale Kontrazeptiva, Schmerzmittel, Schlafmittel, Laxanzien, Neuroleptika, Antibiotika, sonstige Hormone
- Nikotinabusus, Alkohol- od. Drogenkonsum
- Familienanamnese: Erbkrankheiten, Tumorerkrankungen in der Verwandtschaft, insb. der Mutter od. Schwestern

Klinische Untersuchung

⇒ Untersuchung stets in **Anwesenheit einer Arzthelferin** durchführen (aus rechtlichen Gründen)

⇒ Allgemeine körperliche Untersuchung: Allgemein- und Ernährungszustand, Größe, Gewicht, Fettverteilung, Blutdruck, Puls, Temperatur, Exsikkose, Ödeme, Ikterus, Anämie, Herz- und Lungenbefund (Inspektion, Palpation, Perkussion und Auskultation), Behaarungstyp und Hautbefunde (Akne, Seborrhoe)

⇒ Untersuchung der **Brüste + Axilla** im Stehen oder im Sitzen, dabei Arme zuerst locker hängen lassen, dann Arme über den Kopf nehmen lassen und zuletzt die Arme in die Hüften stemmen lassen:

1. Inspektion: Formveränderungen, Größenunterschiede, **Einziehungen**, Vorbuckelung, Hautveränderungen (Verfärbung, Ekzem, Entzündung, Orangenhaut), auch die submammäre Hautfalte durch Anheben der Brust inspizieren, Ödem, Farb-, Formveränderung oder Sekretion der Mamille, sichtbare Veränderungen im Bereich der Axilla, akzessorische Mamillen

2. Palpation: bei stehender Pat. Brust in die Hohlhand nehmen und alle 4 Quadranten mit der anderen flachen Hand nach **Knoten** abtasten, dann Untersuchung auch im Liegen mit Palpation gegen die Brustwand durchführen [soll eine Prolaktinbestimmung erfolgen, dann die Blutabnahme vor dem Abtasten der Brust durchführen]

3. Axilla (hierzu wird der Arm der Pat. durch leichtes Anheben und Abduzieren durch den Arztes am Unterarm entlastet): **Lymphknoten** sicht- od. tastbar, Größe, Konsistenz, Verschieblichkeit, Schmerzhaftigkeit. Außerdem supra- und infraklavikuläre Lk-Gebiete stets mittasten.

⇨ Patientin auf dem **Gynäkologiestuhl** in Steinschnittlage lagern: **Abdomen** (Inspektion, Narben, gestaute Venen, Palpation und Perkussion auf abdominelle Raumforderung, Aszites, Leber, Milz, Nierenlager klopfschmerzhaft, Auskultation der Darmgeräusche), **Leistenbereich** (vergrößerte Lymphknoten)

⇨ ggf. anale Inspektion und **rektale Tastuntersuchung** (Ekzem, Fissuren, Marisken, Fisteln, Perianalvenenthrombose, Blutung, Sphinktertonus, Hämorrhoiden, Polypen, Knoten/Tumor)

⇨ Vaginale Untersuchung:
1. Inspektion: **Schambehaarung** und -grenze, Hautveränderungen (Pigmentstörungen, Leukoplakie), **Vulva** (große Schamlippen), kleine Schamlippen, Klitoris, **Introitus vaginae**/Hymen, **Ostium urethrae** beurteilen. Patientin pressen lassen ⇨ Beurteilung eines Descensus/Prolaps oder Belastungsinkontinenz (Abgang von Urin beim Pressen)
2. Spekulumuntersuchung (vorgewärmte Spekula) der **Vagina**: Inspektion der Scheidenwand (Entzündung, Läsionen, Knoten, Zelen) und **Portio** vaginalis (Größe, Oberfläche) Einfache **Kolposkopie** (Vergrößerung 6- bis 40fach möglich) der Vagina, Portio vaginalis und des unteren Zervikalkanales. Hierbei **Abstrichentnahme** mit einem Spatel und Bürstchen (Cytobrush) von der Portio vaginalis und aus dem Zervikalkanal für die **zytologische Untersuchung** (Beurteilung s. Kap. zervikale intraepitheliale Neoplasie), ggf. Abstrich und Einbringen eines Watteträgers in ein Transportmedium zur Bestimmung von Erregern und Resistenz bei V.a. infektiösen Prozess.
Erweiterte Kolposkopie: zusätzliche diagnostische Möglichkeit ist das Betupfen der Portiooberfläche z.B. mit 3%iger **Essigsäure** od. LUGOL-Lösung (sog. SCHILLER-Iodprobe) ⇨ suspekte Befunde sind sichtbare Weißverfärbung des Epithels (Leukoplakie), Punktierung (Leukoplakiegrund), netzartiger Felderung (Mosaik) od. Darstellung atypischer Gefäße
3. **Vaginale Tastuntersuchung** und **bimanuelle** Untersuchung (vaginal + abdominal, ggf. auch rektal): Lage, Form, Größe und Konsistenz der Portio vaginalis, des **Uterus**, der **Adnexe** und insb. der **Parametrien** ⇨ Resistenzen, Knoten, Verdickungen, Beweglichkeit, Fluktuationen, Schiebeschmerz der Portio, Druckschmerz, DOUGLAS-Raum?

bimanuelle (vaginal + abdominal) Untersuchung

Apparative Diagnostik

1. Sonographie: transabdominell und insb. **transvaginal** sowie der Mamma
Transabdominelle Sonographie nur bei gut gefüllter Harnblase mögl. (3,5 MHz Schallkopf)
Transvaginale Sonographie mit speziellen, kleinen runden Schallköpfen (sog. Vaginalsonden, 5-10 MHz Schallfrequenz), die in der Scheide plaziert werden
Mammasonographie: gute Unterscheidbarkeit zwischen Zysten und soliden Knoten. Mit der farbkodierten Duplexsonographie können Flussveränderungen im Bereich von Karzinomen dargestellt werden.
Farbkodierte Duplexsonographie (= dopplersonographische Blutflussmessung) in der Geburtshilfe: Flowmessung der mütterlichen (Aa.uterinae) und fetalen Gefäße (A.umbilicalis, fetale Aorta und A.cerebri media)
2. Radiologische Diagnostik:
Mammographie: es werden immer beide Mammae in 2 Ebenen (Standard: oblique Schrägaufnahme und kranio-kaudaler Strahlengang in Weichstrahl-Rastertechnik) untersucht, möglichst kurz nach der Menstruation (bessere Beurteilbarkeit des Parenchyms). Die Treffsicherheit zur Erkennung eines Mammakarzinomes liegt heute bei 85-95 % ⇨ Tumoren sind ab 5 mm erkennbar (Zeichen: Herdschatten mit sternförmigen Ausläufern, sog. "Krebsfüßchen" und gruppierte Mikroverkalkungen).

Galaktographie: ist selten erforderlich und ggf. bei unklarer, einseitiger Mamillensekretion indiziert ⇨ pathologische Milchgangaussparungen od. -abbrüche weisen auf ein Mammakarzinom hin, weiterhin sind Ektasien der Milchgänge und Papillome erkennbar.

3. Endoskopische Verfahren:
   – **Hysteroskopie**: Eingriff meist in Kurznarkose, falls erforderlich Zervixdilatation, Einführen des Endoskops mit Kameraoptik, Lichtquelle und Arbeitskanal zur Inspektion des Uteruslumen, durch den Arbeitskanal sind gleichzeitig kleine Eingriffe mögl. (z.B. Trennung von Septen, Blutungsstillung, Resektion submuköser Myome, diagnostische Gewebeentnahme), zur besseren Sicht kann CO_2 mit leichtem Überdruck in den Uterus insuffliert oder auch das Cavum uteri mit Ringer-Lactat-Lösung aufgefüllt werden
   – Vaginoskopie: selten bei Kindern od. sehr engem Introitus vaginae/intaktem Hymen erforderlich
   – **Laparoskopie**: Betrachtung des gesamten Abdominalraumes mittels einer transabdominell eingeführten Kamera, über weitere Arbeitskanäle können dann zusätzlich Instrumente für die verschiedenen diagnostischen und operativen Eingriffe eingeführt werden. Im gynäkologischen Bereich sind die Tuben und Ovarien besonders gut bei der Laparoskopie zugänglich.
   – Selten wird auch eine Tubenendoskopie (Syn: Falloposkopie, Salpingoskopie) mit einem von vaginal eingeführten Kamerakatheter, kombiniert mit einer Laparoskopie, bei der Sterilitätsdiagnostik eingesetzt.

4. Labordiagnostik: s. jeweiliges Kapitel und Appendix
   Prolaktinbestimmung (soll Prolaktin bestimmt werden, dann Blut vor Tastuntersuchung der Mamma entnehmen)
   Harndiagnostik: Screening mit Mehrfachtest (auf Blut, Nitrit [Bakterien], Leukozyten, pH, Eiweiß, Glukose, Keton, Urobilinogen, Bilirubin, z.B. mit Combur[9]-Test[®]), Harnsediment, ggf. Bakterienkultur und Resistenzbestimmung (Antibiogramm)

5. CTG (engl. cardiotocogram, Kardiotokographie) in der Geburtshilfe: s. Kap. Geburt

VORSORGEUNTERSUCHUNGEN

Etlg: # Vorsorgeuntersuchung zur **Krebsfrüherkennung** (Syn: Krebsvorsorge, Karzinomvorsorge, Krebsvorsorgeuntersuchung, ICD-10: Z12.-)
  # **Nachsorgeuntersuchungen** bei Krebserkrankung (s.u. Kap. allgemeine Tumornachsorge)
  # **Schwangerschaftsvorsorgeuntersuchung** (s.u. Kap. Schwangerschaft)

Def: Die Früherkennungsuntersuchung für Genitalkrebs bei der Frau dient insb. der Erkennung früher Krebsstadien od -vorstufen, insb. der Zervix (z.B. CIN = cervical intraepithelial neoplasia), der Vulva und der Mamma (Carcinoma in situ), die in diesem Stadium leicht und mit bester Prognose therapiert werden können.

Epid: ◊ Die ärztliche Krebsvorsorgeuntersuchung sollte 1x/Jahr durchgeführt werden.
  ◊ Beginn: **ab 21. Lj.** (wird von der Krankenkasse in Deutschland 1x/Jahr bezahlt)
  ◊ In Deutschland nehmen derzeit ca. 50-60 % der Frauen an der Krebsfrüherkennungsuntersuchung teil (mit deutlicher Abnahme der Teilnahme mit zunehmendem Alter).

Diag: 1. Selbstuntersuchung der Brust: jede Frau sollte sich 1x/Monat die Brust abtasten! (Zeitpunkt: möglichst kurz nach der Menstruation), dazu gehört eine Betrachtung vor dem Spiegel (Größenveränderungen, Einziehungen, Vorwölbung, Sekretion), Palpation der Brüste im Stehen und im Liegen und Abtastung der Axilla
  2. **Ärztliche Krebsvorsorgeuntersuchung:** (Umfang in Deutschland seit 2004)
  Anamnese: Tumoranamnese (Familienanamnese), Vorerkrankungen
  Inspektion der Haut (Melanom?) und der äußeren Genitalien, Blutdruckkontrolle
  Bimanuelle vaginale Tastuntersuchung
  Vaginale Spekulumuntersuchung und **Abstrichentnahme** von der Portio und dem Zervikalkanal ⇨ **Zytodiagnostik** nach PAPANICOLAOU

ab 30. Lj. zusätzlich Palpation der Mammae und der axillären Lk
ab 50. Lj. zusätzlich rektale Tastuntersuchung und Haemoccult®-Test
ab 55. Lj. Koloskopie (dann wieder nach 10 J. od. alle 2 J. Haemoccult®-Test)
3. Mammographie: diese wird einmalig im 40. Lj. (als Vergleichsaufnahme für später) empfohlen, dann vom 50.-69. Lj. in 2- bis 3-jährigem Abstand. Bei Risikopatientinnen (z.B. Brustkrebserkrankung der Mutter od. Schwester) jährliche Mammographie, mit den Untersuchungen 5 J. vor dem Erkrankungsalter der jüngsten betroffenen Verwandten beginnen, ggf. Sonographie der Mamma als Ergänzung zur Mammographie.
In Deutschland wurde 2004 mit der Einführung eines flächendeckenden Mammographie-Screeningprogramm für Frauen vom 50.-70. Lj. begonnen.
Sonographie (insb. als Vaginalsonographie): gehört derzeit in Deutschland nicht zum (bezahlten) Vorsorgekatalog der Krankenkassen, gleichwohl wird diese von den Fachgesellschaften empfohlen. Sie sollte zumindest immer bei suspektem Befund bei der vaginalen Tastuntersuchung od. bei Verdachtsdiagnose aufgrund anamnestischer Angaben durchgeführt werden.

ALLGEMEINE TUMORKLASSIFIKATION

FIGO-Klassifikation

Die FIGO-Stadien (der Fédération Internationale de Gynécologie et d'Obstétrique) für gynäkologische Tumoren gibt es seit Ende der 20er Jahre und entspricht meist in etwa der TNM-Klassifikation (im Text werden jeweils beide Klassifikationen gegenübergestellt).

Grundprinzip der FIGO-Einteilung:

Stadium I:	Tumor auf das Ursprungsorgan begrenzt
Stadium II:	Tumor auf unmittelbar angrenzendes Gewebe ausgedehnt
Stadium III:	Tumor bis zu benachbarten Organen ausgedehnt
Stadium IV:	Tumor infiltriert angrenzende Organe oder Fernmetastasen

TNM-Klassifikation maligner Tumoren

Aktuell z.Zt. in der **6. Auflage der UICC** (Union Internationale Contre le Cancer) **von 2002**; alle TNM-Klassifizierungen in diesem Buch entsprechen der aktuellen gültigen Nomenklatur. Diese stimmen darüberhinaus völlig mit der 6. Auflage des American Joint Committee on Cancer (AJCC) – Cancer Staging Manual von 2002 überein. Abweichungen zu anderen Lehrbüchern ergeben sich durch die dort eventuell noch alten zitierten Klassifikationen.

Einteilung anhand des klinischen Aspekts und klinischer Untersuchung:

T = Primärtumor:	T_0 = Kein Anhalt für einen Primärtumor
	T_x = Primärtumor kann nicht beurteilt werden
	T_{is} = Carcinoma in situ
	T_{1-4} = Zunehmende Größe und/oder lokale Ausdehnung des Primärtumors

N = Nodi = regionäre Lymphknotenmetastasen:	
N_0 = Keine regionären Lymphknotenmetastasen	
N_x = Lymphknotenmetastasen nicht beurteilbar	
N_{1-3} = Zunehmender Befall regionärer Lymphknoten	
(Anmerkung: Metastasen in entfernten Lymphknoten werden als Fernmetastasen klassifiziert)	

M = Fernmetastasen:	M_0 = Keine Fernmetastasen
	M_x = Fernmetastasen nicht beurteilbar,
	M_1 = Fernmetastasen vorhanden, dazu zählen auch alle ***nicht lokoregionären Lk-Metastasen***

Die **pTNM**-Klassifikation ist gleich wie die o.g. klinische TNM, die Angabe wird postoperativ vom Pathologen anhand des histologischen Präparates erstellt (entspricht also dem C-Faktor C4, s.u.).
pT_{is} = Carcinoma in situ ist ein präinvasives Karzinom (sog. Oberflächenkarzinom), das die Basalmembran nicht durchbrochen hat. Histologisch liegen hochgradige zelluläre u. epitheliale Atypien vor, wie bei einem karzinomatös entarteten Epithel. Es ist das obligate Anfangsstadium eines invasiven Karzinoms und ist vom Mikro- bzw. sog. Frühkarzinom (Basalmembran durchbrochen! ⇨ Metastasierung mögl.) abzugrenzen. Die Zeit bis zum Übergang in ein invasives Karzinom ist nicht vorhersagbar (oft lange Latenz).

Neue fakultative Kategorien und Angaben:

L = Lymphgefäßinvasion: L_0 = keine Lymphgefäßinvasion, L_1 = Lymphgefäßinvasion
Zunehmende Bedeutung hat auch der Begriff des **Sentinel-Lymphknoten** (engl. sentinel = der Wachposten, Syn: Schildwächterlymphknoten) = erster Lymphknoten im Abflussgebiet des Primärtumors. Dieser wird erkannt durch ^{99m}Tc-Humanalbuminkolloid-Injektion um das Tumorgewebe herum 3-18 Std. vor Op (zusätzlich Lymphabstrom-Szintigraphie präop. mögl.) und ggf. zusätzlich durch eine Farbstoffinjektion [Isosulfanblau, Patentblau V, Lymphazurin] um das Tumorgewebe herum während der Op. Der erste Lk wird dann mit einer Gamma-Handsonde bei Radioaktivität aufgesucht (ggf. bestätigt anhand der Blaufärbung durch die Farbstoffmarkierung). Ist dieser dann Tumorfrei ($pN_{0(sn)}$) kann ggf. auf eine weitere Lk-Entfernung verzichtet werden. Etabliert ist das Verfahren für das Mammakarzinom u. maligne Melanom, in Erprobung für Vulva-, Zervix-, Prostata- u. Peniskarzinom. Vorteil: geringeres Op-Trauma und der entnommene Lk kann besonders exakt auf Mikrometastasen untersucht werden.

V = Veneninvasion: V_0 = keine Veneninvasion, V_1 = mikroskopische Veneninvasion, V_2 = makroskopische Veneninvasion

C-Faktor: C_1 = Diagnosesicherung durch Standardverfahren (Rö, Endoskopie)
C_2 = Diagnosesicherung durch spezielle Verfahren (MRT, Nuklearmedizin, Biopsie)
C_3 = Diagnosesicherung durch chirurgische Exploration mit Biopsie
C_4 = Diagnosesicherung durch **definitive Chirurgie** und **pathologische Untersuchung**
C_5 = Autopsie

y-Symbol: ein y wird vorangestellt (ypTNM), wenn die Klassifizierung während od. nach initialer multimodaler Therapie erfolgt.

Häufige zusätzliche Klassifikation: **Residualtumor-(R)-Klassifikation**
R_0 = kein Residualtumor
R_x = Vorhandensein eines Residualtumors kann nicht beurteilt werden
R_1 = mikroskopischer Residualtumor (Tumor an den Resektionsrändern im histologischen Präparat noch sichtbar)
R_2 = makroskopischer Residualtumor an den Resektionsrändern am Operationspräparat sichtbar.

Histopathologisches Grading

G1: gut differenzierter Tumor
G2: mäßig differenzierter Tumor
G3: schlecht differenzierter od. undifferenzierter (= entdifferenzierter, anaplastischer) Tumor
(in einigen Einteilungen wird G3 noch in G3 und G4 aufgeteilt)

Karnofsky-Index

In der Onkologie benutzter Index zur Beschreibung des Allgemeinzustandes eines Tumorpatienten (100 % bis 10 %), sog. **Aktivitätsindex**:

100 % = volle Aktivität ohne Beschwerden
80 % = gewohnte Lebensweise unter Anstrengung möglich, einige Beschwerden
70 % = Arbeitsunfähigkeit, Patient kann sich aber noch selbst versorgen
50 % = Patient benötigt regelmäßig Hilfe und häufige medizinische Betreuung
<40 % = Pflegefall, meist Hospitalisierung erforderlich
10 % = moribund (0 % = Tod)

ALLGEMEINE TUMORNACHSORGE

Nach allen Eingriffen, die einen malignen Prozess in der histopathologischen Untersuchung ergeben, sollte ein Staging durchgeführt werden (falls dies nicht schon präoperativ erfolgt ist) sowie künftig die Tumornachsorge betrieben werden. ICD-10: Z08.9

Epid: ◊ Jährlich erkranken in Deutschland ca. 340.000 Personen an Krebs
◊ Das mittlere Erkrankungsalter aller Krebspatienten beträgt 66 Jahre

Staging: ♦ Sonographie des Abdomens, ggf. CT-Abdomen/Becken
♦ Röntgen des Thorax, ggf. CT-Thorax
♦ Skelettszintigraphie (insb. bei Knochenschmerzen)
♦ Bei verdächtigen Lk ⇨ Biopsie/Exstirpation und histologische Untersuchung
♦ Tumormarker (möglichst schon präop. um einen Verlaufsparameter zu haben)

Ther: • Allgemeiner zeitlicher Ablauf der Nachsorgeuntersuchungen: 1. Kontrolle nach 4-6 Wochen, dann für 2-3 Jahre in 3-monatigem Abstand, dann für weitere 2 Jahre in 6-monatigem Abstand, danach nur noch jährliche Nachuntersuchung (dies gilt nur für komplikationslose = rezidivfreie Verläufe, bei Auftreten von Rezidiven müssen die Zeitintervalle verkürzt werden)
• **Zwischenanamnese** (Leistungsfähigkeit, Gewichtsabnahme, Fieber, Nachtschweiß, Knochenschmerzen, Stuhl- od. Miktionsbeschwerden, Husten oder Atemnot, Blutungen, Lymphödem von Armen oder Beine) und klinische Untersuchung (allg. körperlicher Status, Lokalbefund, Lymphknoten-Status)
• **Gynäkologische Untersuchung:** vaginale Tastuntersuchung und Spekulumuntersuchung, ggf. mit Kolposkopie, Abstrichentnahme und Zytologie (bei Tumoren der unteren Genitalorgane)
• Sonographie: Abdominalorgane (insb. Leber wichtig)
• Spezielle Untersuchungen (nicht bei jeder Tumornachsorge notwendig):
 – Labor (BB, BSG, Leberwerte, Nierenwerte), okkultes Blut im Stuhl, Urinbefund, präoperativ tumorspezifische Tumormarker (nur falls diese präoperativ erhöht waren, sind sie als Verlaufs- und Rezidivkontrollparameter geeignet)
 – CT-Abdomen bei V.a. intraabdominelle Filiae
 – CT-Schädel bei V.a. intrakranielle Filiae
 – Röntgen: Thorax (2 Ebenen), Zielaufnahmen bei V.a. Knochenmetastasen
 – Mamma-Tumoren: Mammographie, ggf. Mamma-Sonographie, Skelettszintigraphie bei V.a. Metastasierung

Proph: Allgemeine Empfehlungen für Tumorpatienten:
♥ Stress vermeiden, ausreichend Schlaf und Erholung
♥ Kein Nikotin und wenig (besser kein) Alkohol
♥ Ausgewogene Ernährung, frisches Obst und Gemüse, Getreideprodukte aus Vollkorn und Milchprodukte sollten bevorzugt werden, damit auch ausreichend Spurenelemente und Vitamine (A, E, C)
♥ Schmerztherapie bei Tumorschmerzen kombiniert mit normalen Analgetika + Opiate (z.B. Morphinsulfat, MST®) nach einem festen Stufen- und Zeitplan (s.u.)
♥ Möglichkeit des Versuchs einer Immunstimulationstherapie mit Mistelextrakten (Viscum album, zytotoxisch wirksam sind die Mistellektine hieraus; Helixor®, Iscador®), die Wirksamkeit ist in Studien aber bisher nicht belegt.
♥ Selbsthilfegruppen: Frauenselbsthilfe nach Krebs e.V., B6 10/11, 68159 Mannheim Tel: (06 21) 2 44 34, Fax: (06 21) 15 48 77, Internet: http://www.frauenselbsthilfe.de
Deutsche Krebshilfe e.V., Thomas-Mann-Str. 40, 53111 Bonn, Tel.: (02 28) 7 29 90-0, Fax: -11, Internet: http://www.krebshilfe.de
Regionale Adressen über NAKOS (Nationale Kontakt- und Informationsstelle der Deutschen Selbsthilfegruppen), Wilmersdorfer Str. 39, 10627 Berlin, Tel.: (0 30) 31 01 89-60, Fax: -70, Internet: http://www.nakos.de, E-mail: selbsthilfe@nakos.de

Gynäkologische Untersuchung | Seite 7

- ♥ Eine Liste der onkologisch tätigen Kliniken findet sich bei der Arbeitsgemeinschaft Deutscher Tumorzentren im Internet: http://www.tumorzentren.de
- ♥ Weitere aktuelle wissenschaftliche Informationen zu allen Tumorarten im Internet bei Cancernet: http://www.meb.uni-bonn.de/cancernet und beim Deutschen Krebsforschungszentrum – Krebsinformationsdienst (KID), Im Neuenheimer Feld 280, 69120 Heidelberg, Tel.: (0 62 21) 41 01 21 (Montag bis Freitag von 8.00 bis 20.00 Uhr), Internet: http://www.krebsinformation.de und bei Onkolinks, Internet: http://www.oncolinks.de

Prog: Statistisch verliert ein Pat. mit der Diagnose „Krebs" 8 Jahre an seiner ferneren Lebenserwartung, die kumulierte 5-JÜR aller Krebsarten beträgt für Frauen 54 %, für Männer 43 %

Schmerztherapie

Ind: – **Palliative** Schmerztherapie bei **finaler Tumorerkrankung**, Tumorrezidiv, **Knochenmetastasen**, pathologischer Fraktur, Tumornekrose an den Schleimhäuten (Ulzeration)
- **Nervenkompression** durch den Tumor
- Viszerale Tumorinfiltration/Metastasen (⇨ intestinale Obstruktion) oder Weichteilinfiltration
- Leberkapselschmerz, Aszites, Hirnödem, Lymphödem, venöse Ödeme
- SUDECK-Syndrom, Phantomschmerz nach Extremitätenamputation
- Iatrogen: Op-Narben, Nervenläsionen, postoperative Kontrakturen, Strahlenfibrose (Plexusfibrose, Osteoradionekrose, Mukositis, Neuropathie), Tumorembolisation, Chemotherapie

Diag: 1. Anamnese (Grunderkrankung, Krankheitsstadium, Begleiterkrankungen), **Schmerztagebuch** führen lassen (Schmerzdauer, Intensität, Lokalisation und Ausstrahlung, beeinflussende Faktoren, Begleitbeschwerden)
2. Klinische und neurologische Untersuchung: neurologische Ausfälle, DMS
3. Je nach Form und Lokalisation der Schmerzen erforderliche spezifische Diagnostik durchführen (z.B. zur Klärung Rezidiv, Metastasierung, kausale Behandlungsmöglichkeit durch Bestrahlung od. Op mögl.?)

Allgemein: ♦ Mit der Schmerztherapie **frühzeitig** beginnen. Chronische Schmerzen führen zur Ausbildung eines sog. „Schmerz-Gedächtnisses", das dazu führt, dass die Schmerzen dann therapeutisch schwerer zu beeinflussen sind.
♦ Behandlung gem. dem Stufenschema (s.u., Tab.)
♦ **Langwirksame** Präparate (Retardpräparate) und orale, rektale od. transdermale Applikation bevorzugen und bei Dauerschmerzen **regelmäßige Medikation** (Einnahmeplan für den Pat. erstellen), keine Einnahmepause oder Verordnung „nur bei Bedarf" (außer für Zusatzmedikation zum Abfangen von extremen Schmerzspitzen)
♦ Ausreichend **hohe Dosierung** (keine Scheu vor hohen Dosen, Maximaldosis ausschöpfen bevor eine Kombinationstherapie begonnen wird), keine Kombination von Medikamenten aus der selben Wirkstoffgruppe
♦ Psychoonkologische Betreuung des Pat. (Krisenintervention, Gesprächstherapie, menschliche Zuwendung)

Stufenschema gem. WHO zur Behandlung von chronischen Tumorschmerzen

Stufe 1	normale Analgetika			
Stufe 2	normale Analgetika	schwache Opiate		
Stufe 3	(±)		starke Opiate	
Stufe 4	(±)	(±)	(±)	invasive Schmerztherapie

Stufe: 1. **Normale Analgetika** (Nichtopioidanalgetika): oral od. rektal appliziert
2. Stufe 1 + **schwache Opiate**: oral od. rektal appliziert
3. **Starke Opiate** ± Stufe 1: oral, rektal od. transdermal appliziert
4. Invasive Schmerztherapie: **intravenös, intramuskulär, subkutan, epidural, intrathekal** appliziert oder regionale Schmerzblockade

Präp: • Normale Analgetika (in Klammern Handelsname und übliche Dosierung/Tag für Erwachsene [in eckiger Klammer max. Tagesdosis]):
Acetylsalicylsäure (Aspirin®, 3 x 500-1.000 mg [6.000 mg]),
Paracetamol (Benuron®, 3 x 500-1.000 mg [4.000 mg]),
Metamizol (Novalgin®, 3 x 625-1.000 mg = 25-40 Trpf. [5.000 mg]),
Diclofenac (Voltaren®, 3 x 25-50 mg [300 mg]),
Ibuprofen (Imbun®, 2-3 x 400 mg [2.400 mg]),
Indometacin (Indomet®, 1-3 x 50 mg [200 mg]),
Flupirtin (Trancopal®Dolo, 3 x 100 mg [600 mg]),
Naproxen (Proxen®, 2-3 x 250 mg [1.250 mg]),
Piroxicam (Felden®, 2 x 10 mg [40 mg])
• Schwache Opiate:
Tramadol (Tramal®, 4 x 50-100 mg = 20-40 Trpf. [600 mg]),
Tilidin + Naloxon (Valoron®, 4 x 50-100 mg [600 mg]),
Nalbuphin (Nubain® i.v. od. i.m., 4 x 0,15-0,30 mg/kgKG [2,4 mg/kgKG]),
Meptazinol (Meptid®, i.v. od. i.m., 50-100 mg alle 2-4 Std.),
Dihydrocodein (Remedacen®, 2 x 30 mg [360 mg])
• Starke Opiate (unterliegen der BtMVV und erfordern ein BtM-Rezept):
Morphin (MST® Retardtabletten od. Granulat, 2 x 10-200 mg [900 mg oral]),
Buprenorphin (Temgesic® sublingual Tabletten, 3 x 0,4 mg [1,8 mg], Transtec®-Pflaster, 35-140 µg/h alle 72 Std.),
Fentanyl (Durogesic®-Membranpflaster, 50-100 µg/h alle 72 Std. [700 µg/h alle 72 Std., frühestens alle 48 Std. Pflasterwechsel], für kurzfristige Schmerzspitzen Fentanyl-Lutschtabletten 200-1.600 µg, Actiq®),
Pethidin (Dolantin® Tropfen od. Supp., 1-3 x 50-100 mg [500 mg])
• Zusätzliche Medikamente (Adjuvantien):
Antiemetika (Metoclopramid, Paspertin®) bei Übelkeit/Erbrechen (bei Chemotherapie stark wirksame, wie Ondansetron [Zofran®] od. Granisetron [Kevatril®], ggf. + Dexamethason und Aprepitant [Emend®]),
Quellstoffe und Laxanzien (Bisacodyl, Dulcolax®) bei Obstipation, Spasmolytika (Butylscopolamin, Buscopan®, Metamizol ist auch spasmolytisch) bei kolikartigen Schmerzen,
Antikonvulsiva: Carbamazepin (Tegretal®) od. Pregabalin (LYRICA®) bei neuropathischen/Phantomschmerzen,
Tetrazepam (Musaril®) bei Myogelosen,
Glukokortikoide bei entzündlichem Prozess/Hirnödem/Rückenmarkkompression/Subileus,
Calcitonin (Karil® s.c., i.m. od. i.v.) od. Bisphosphonate (Zoledronat, Zometa® od. Clodronat, Ostac®) bei Knochenmetastasenschmerzen,
H_2-Blocker (Ranitidin, Sostril®) od. Sucralfat (Ulcogant®) als Magenschutz
Weitere Zusatzmedikation: Antidepressiva, insb. **Amitriptylin** (Saroten® retard Kapseln, mit 25 mg zur Nacht beginnen, steigerbar bis 25-25-50-50 mg) ⇨ moduliert das Schmerzempfinden und bessert die oft gleichzeitig vorhandene depressive Symptomatik; od. Neuroleptika, z.B. Levomepromazin (Neurocil®, einschleichend bis max. 300 mg/Tag)
• Invasive Schmerztherapie (wird meist vom Anästhesist/**Schmerztherapeut** durchgeführt):
 – i.v., i.m. od. s.c. Opiate: Morphin (MSI®-Ampullen, max. 50 mg alle 4 Std.), Piritramid (Dipidolor®, max. 22,5 mg alle 6 Std.), Pethidin (Dolantin®, max. 100 mg alle 4 Std.) zur Behandlung von Schmerzspitzen. Längere Applikation auch mittels s.c. Katheter und Pumpe (z.B. Pegasus light) mögl.
 – epidurale Opiatanalgesie (Morphin, MSI®-Ampullen) über subkutan getunnelten Katheter oder subkutan implantierten Port (evtl. auch mit subkutan implantierter Pumpe, z.B. Medtronic): 1-4 ml verdünnt mit physiolog. Kochsalzlösung
 – intrathekale Opiatanalgesie (Morphin, MSI®-Ampullen): 0,5-1 mg verdünnt mit 1-4 ml physiologischer Kochsalzlösung über Katheter mit implantiertem Port od. Pumpe
 – regionale Schmerzblockaden: Plexus coeliacus und Interkostalblockade od. chemische Neurolyse (5%iges Phenol), Intrapleuralblockade mit Bupivacain (Carbostesin® 0,5%ig)

- Unterstützende Maßnahmen:
  Krankengymnastik, physikalische Therapie, Lymphdrainage,
  TENS (transkutane elektrische Nervenstimulation),
  bei Myogelosen Neuraltherapie mit Hautinfiltration eines Lokalanästhetikums ("quaddeln" z.b. mit Lidocain, Xyloneural®)
- Operativ: Ind: finale Erkrankung und Versagen aller anderen analgetischen Methoden
  – DREZ-Läsion (dorsal root entry zone): Koagulation od. Chemoneurolyse (mit Phenol-Glyzerin) der afferenten Schmerzbahn im Bereich der Hinterwurzel am Rückenmark od. auch operative Durchtrennung der Hinterwurzelnerven (Rhizotomie, FOERSTER-Operation) mögl.
  – Chordotomie: offene operative Durchtrennung od. perkutane Thermoläsion/Radiofrequenzablation des Tractus spinothalamicus im Rückenmark in Höhe C1/C2
  – Intrathekale Neurolysen, Thermokoagulation des Ganglion trigeminale GASSERI
- Radiatio: punktuelle Bestrahlung bei Knochenmetastasen
- Weitere Informationen für Ärzte und Patienten: Informationsdienst Krebsschmerz beim KID, Im Neuenheimer Feld 280, 69120 Heidelberg, Tel.: (0 62 21) 42 2-0 00, Fax: -1 60, Internet: http://www.ksid.de

Kompl: * Nichtopioidanalgetika: Magenschmerzen, Gastritis, Ulcus ventriculi, Ulkusperforation
* Metamizol: selten Agranulozytose, Anaphylaxie
* Opiate: limitierend in der Dosissteigerung ist die **Obstipation**, daneben Miktionsstörungen mit Harnverhalt, Übelkeit, Erbrechen, Sedation, Verminderung des Reaktionsvermögens (Aufklärung: kein Autofahren!), Schwindel, Miosis, Atemdepression (Antidot bei Intoxikation: Naloxon). Das Abhängigkeitspotential spielt bei der Behandlung chronischer Tumorschmerzen keine Rolle.

Gynäkologie

LEBENSPHASEN UND ENTWICKLUNGSSTÖRUNGEN DER FRAU

Lebensphasen der Frau

Neugeborenenperiode (Geburt bis 1. Lebensmonat)	Mit der Geburt sind beim weiblichen Neugeborenen bereits alle Eizellen angelegt (eine postnatale Oogenese [= Eizellenneubildung] erfolgt beim Menschen nicht). Die erste Reduktionsteilung (Meiose I) ist ebenfalls begonnen und bis zur Geschlechtsreife treten die Oozyten in eine Ruhephase (Diktyotän, weitere Entwicklung s. Kap. Adnexe-Ovarium). Äußerlich findet sich ein weißlicher Fluor neonatalis (gebildet in der Zervixschleimhaut, dieser tritt bei normaler Anatomie aus der Vulva aus). Durch den postpartalen Hormonentzug kann es zu einem sichtbaren vaginalen Blutabgang (häufiger zu einer okkulten Blutung aus dem Endometrium) kommen (HALBAN-Reaktion). Der Uterus besteht zu 2/3 aus Zervix und ist gestreckt. Die Brustdrüsen sind gut sichtbar (durch die mütterlichen plazentaren Hormone während der Schwangerschaft), selten kann auch eine Milchsekretion (sog. „Hexenmilch") erfolgen.
Kindheit (0-9. Lj.)	kindlicher Habitus, keine relevante Hormonproduktion, keine sekundären Geschlechtsmerkmale, absolute Sterilität und Amenorrhoe
Pubertät (9.-15. Lj.)	Hormone: zunehmende GnRH-, LH-, FSH-, DHEA- u. Östrogenproduktion Ovarien: zunehmendes Wachstum der Ovarien (von 0,5 auf 7,5 g) Vagina: Wachstum und Ausbildung des Scheidengewölbes Uterus: Corpus uteri vergrößert sich zunehmend (Verhältnis Zervix zu Korpus verändert sich von 2 : 1 auf 1 : 2) und geht von der gestreckten Form in die Anteflexion über, der Zervixkanal öffnet sich, physiologischer Fluor **Menarche** (= erste Regelblutung, heute im Durchschnitt im **12 ½. Lj.** durch Überschreiten von FSH über den erforderlichen Schwellenwert) meist noch anovulatorische und unregelmäßige Zyklen (bis zum 15. Lj., da LH noch zu niedrig) und Corpus-luteum-Insuffizienz, daher nur begrenzte Fertilität Mammae: zunehmende Entwicklung der Brustwarzen u. -drüsen, Aussprossung der Milchgänge (**Thelarche**, ab 9. Lj., TANNER-Stadien s.u. Kap. Pubertät) Pubesbehaarung: Wachstum der Schambehaarung (Pubarche, ab 10. Lj., TANNER-Stadien, s.u.) und Axillarbehaarung (ab 12. Lj.) allgemeiner Wachstumsschub (ab 11. Lj. bis zum ca. 16. Lj.), Breitenentwicklung des Beckens
Geschlechtsreife (15.-45. Lj.)	volle feminine Geschlechtsmerkmale, biphasische Hormonproduktion, regelmäßiger Menstruationszyklus mit **Ovulation** (s.u. Kap. Menstruationszyklus) und absolute **Fertilität**
Klimakterium (45.-55. Lj.) sog. „Wechseljahre"	Prämenopause: Hitzewallungen, Schweißausbrüche, **Zyklusanomalien** (unregelmäßige Blutungen), inkonstante Ovulation, Corpus-uteum-Insuffizienz, begrenzte Fertilität Menopause (ca. 50. Lj.): **letzte Regelblutung** Postmenopause: abnehmende Östrogenproduktion, vegetative Störungen, genitale Involution, Amenorrhoe, völlige Sterilität
Senium (>55. Lj.)	weiter abnehmende Östrogenproduktion, Amenorrhoe, völlige Sterilität

Alle Angaben zu den Lj. sind Mittelwerte der Normalbevölkerung und können individuell (ohne Krankheitswert) stark abweichen.

Lebensphasen und Entwicklungsstörungen der Frau | Seite 11

GESCHLECHTSENTWICKLUNSSTÖRUNGEN

Syn: Gonadendysgenesie-Syndrome ICD-10: Q96.9, Trisomien ICD-10: Q92.9
Chromosomenaberrationen/Chromosomenanomalien ICD-10: Q99.9
Intersexualität/Zwitter/Hermaphroditismus ICD-10: Q56.0

Anatomie: Die Festlegung des Geschlechts kann in 4 Phasen eingeteilt werden (in allen Phasen sind Störungen/Abweichungen von der Norm mögl.):
1. genetisches Geschlecht = durch die Geschlechtschromosomen bestimmt (**Gonosomen**: XX = weiblich, XY = männlich)
2. gonadales Geschlecht = embryonale Anlage der Genitalorgane, diese ist als **Grundprogrammierung primär weiblich**. Durch das genetische Geschlecht wird die weitere Entwicklung gesteuert ⇨ durch den **TDF** = T̲estis-d̲eterminierender F̲aktor auf dem Y-Chrom. entwickelt sich in der 7.-8. Embryonalwoche eine männlich Anlage (Hoden), fehlt der TDF entwickeln sich gemäß der Grundprogrammierung weibliche Gonaden (Ovarien).
Durch die in der 8. Embryonalwoche beginnende Hormonproduktion der LEYDIG-Zwischenzellen (Testosteron) und der SERTOLI-Zellen (**AMH** = A̲nti-M̲ÜLLER-H̲ormon ⇨ verhindert die Ausbildung von Tuben, Uterus u. Vagina) in den sich entwickelnden Hoden werden die männlichen Geschlechtsteile dann weiter ausgebildet.
3. phänotypisches/somatisches Geschlecht = in der **Pubertät** sich entwickelnde **sekundäre Geschlechtsmerkmale** (Behaarungstyp, Bartwuchs, Stimmlage, Brustentwicklung, charakteristische Fettverteilung), die sich durch die synthetisierten Hormone der Genitalorgane am gesamten Körper ausbilden
4. psychisches Geschlecht = Identifikation des Individuums mit seinem phänotypischen Geschlecht

Ät: – **Numerische Chromosomenaberrationen** (der normale Chromosomensatz enthält 46 Chromosomen = 44 Autosomen + 2 Gonosomen)
– **Chromosomale Strukturanomalien, Punktmutationen** ⇨ Gendefekte ⇨ diese können zu
  - Enzymdefekten,
  - Hormonsynthesestörungen oder
  - Rezeptorendefekten führen
– Androgenproduzierende Tumoren (NNR- od. Gonadentumoren)
– Psychogene Intersexualität (Transsexualität)

Path: ♦ Numerische Chromosomenaberrationen (Aneuploidien): entstehen durch falsche Aufteilung der Chromosomen (meiotische Non-disjunction) während der Reduktionsteilung (Meiose) ⇨ ein Gamet enthält dann kein, der andere noch 2 des betroffenen Chromosoms. Nach der Konjugation entsteht somit entweder eine Zelle mit nur einem (**Monosomie**) oder eine Zelle mit 3 betreffenden Chromosomen (**Trisomie**).
Bsp: Monosomien: 45 X0 = ULLRICH-TURNER-Syndrom
das Fehlen eines Autosomen od. 45 Y0 (fehlendes X-Chromosom) sind mit dem Leben nicht vereinbar ⇨ Abort
Trisomien: 47 XXX = Triplo-X-Syndrom, 47 XXY (48 XXXY, 49 XXXXY od. 49 XXXYY) = KLINEFELTER-Syndrom, 47 XYY-Syndrom
autosomale Trisomien: Trisomie 21 = DOWN-Syndrom (Mongolismus), Trisomie 18 = EDWARDS-Syndrom, Trisomie 13 = PÄTAU-Syndrom
Fehlverteilungen (mitotische Non-disjunction, sog. Non-separation) in der postzygotischen Phase (erste Teilungen nach der Konjugation) führt zu zwei od. mehreren Zellinien mit unterschiedlichem Chromosomensatz innerhalb eines Körpers = sog. **Mosaik**
♦ Chromosomale Strukturanomalien: entstehen meist während des Crossing-over (Austausch homologer Chromatidenschnitte der gepaarten Chromosomen) in der Prophase der Meiose, folgende Anomalien können entstehen:
- Deletion: ein Stück eines Chromosoms geht verloren
- Defizienz: Verlust eines Chromosomenendes, ggf. Ausbildung eines Ringchromosoms
- Isochromosom: Verlust beider kurzer od. beider langer Arme

Gynäkologie

- Translokation: Übertragung eines Armes od. Chromosomenteils auf ein anderes Chrom.
- Reziproke Translokation: Austausch von Chromosomenenden od. -armen ⇨ dadurch entstehen partielle Mono- od. Trisomien
♦ Punktmutationen: Austausch, Verlust (Deletion) od. Einfügen (Insertion) einzelner Basen od. Basensequenzen ⇨ Verschiebung des Leserahmens od. Aminosäureaustausch ⇨ verändertes Genprodukt (aber auch unverändertes = stille Mutation mögl.)
Bsp: Testikuläre Feminisierung = Mutation des Androgenrezeptor-Gens (Genlokus X_{q11-12}) ⇨ fehlerhafter, nicht funktionstüchtiger Androgenrezeptor
Pseudohermaphroditismus masculinus internus durch 5α-Reduktasemangel (aut.-rez., SRD5A2-Mutation auf Chrom. 2) ⇨ gestörte periphere Wirkung von Testosteron
Adrenogenitales Syndrom (AGS) = Mutation einer Oxidoreduktase (aut.-rez. erbl. od. Spontanmutation) ⇨ gestörte Steroidbiosynthese der NNR
Fragiles X-Chromosom = Mutation im FMR1-Gen (Genlokus $X_{q27.3}$) durch CGG-Triplettexpansion (normal: 6-54 Triplett-Repeats, symptomlose Überträger 55-200, Erkrankte >200 Repeats)

Epid: ◊ Gesamtrisiko: für eine (lebensfähige) Chromosomenaberration ist abhängig vom Alter der Eltern, insb. der Mutter ⇨ **mütterliches Alter** 35 J. Risiko: 10/1.000 Lebendgeburten, 40 J. 25/1.000, 45 J. 60/1.000
Eine Indikation für eine Amniozentese (Syn: Fruchtwasserpunktion) od. Chorionzottenbiopsie wird daher heute bei Vorliegen einer genetischen Erkrankung d. Eltern od. deren direkten Verwandten, vorhergehendem Kind mit einer Chromosomenanomalie od. mütterlichem Alter >35 J. bzw. väterlichem Alter >50 J. u. bei ICSI wegen Oligospermie gesehen.
Es wird geschätzt, dass bis zu 50 % aller Schwangerschaften nach der Befruchtung sich u.a. wegen Chromosomenaberrationen nicht weiterentwickeln und beim nächsten Menstruationszyklus (meist unbemerkt) abgestoßen werden.

◊ Einzelne Häufigkeiten: KLINEFELTER-Syndrom: 2/1.000 lebendgeborene Jungen
ULLRICH-TURNER-Syndrom: 0,4/1.000 Lebendgeburten (95 % der Embryos mit 45 X0 entwickeln sich nicht weiter, sterben intrauterin u. werden abgestoßen)
Fragiles X-Chromosom: 0,5/1.000 Lebendgeburten
Adrenogenitales Syndrom: 0,1/1.000 Lebendgeburten
Testikuläre Feminisierung: 0,05-0,1/1.000 Lebendgeburten
Transsexualität: 2/100.000, m > w (ca. 2:1)

Klin: ⇒ ULLRICH-TURNER-Syndrom (45 X0 od. Mosaik 45X0/46XX, auch 45X0/46XY mögl.): Mammae/Vulva/Vagina/Uterus/Ovarien hypoplastisch (stattdessen bindegewebige Stränge, sog. gonadal streaks) ⇨ primäre Amenorrhoe, Sterilität, Kleinwüchsigkeit, Schild-/Fassthorax mit weit auseinanderliegenden Mamillen, Pterygium colli (Flügelfell am Hals), anti-mongoloide Augenstellung, Lymphödeme an Hand und Fuß, in 1/3 d.F. Herzfehler (Aortenisthmusstenose)
NOONAN-Syndrom: ähnliche Symptome wie das TURNER-Syndrom jedoch ohne numerische Chromosomenaberration (in der Hälfte d.F. findet sich eine Mutation im PTPN11-Gen und damit auch Disposition für die Entwicklung einer juvenilen myelomonozytären Leukämie), Pulmonalklappenstenose
⇒ XX-Gonadendysgenesie (eine Punktmutation führt zu einem defekten FSH-Rezeptor ⇨ Untergang der Granulosazellen): primäre Amenorrhoe, Sterilität
⇒ XX-Mann-Syndrom (46 XX, Translokation eines Y-Chromosomenteils auf das X-Chromosom ⇨ TDF wird exprimiert): männlicher Phänotyp bei weiblichem Karyotyp ⇨ kleine Testes, rudimentärer Penis, Azoospermie, Gynäkomastie, weiblicher Körperbau
⇒ SWYER-Syndrom (phänotypisch weiblich bei männlichem Karyotyp, 46 XY, Mutation im SRY-Gen, keine Expression des TDF): Uterus/Ovarien hypoplastisch ⇨ primäre Amenorrhoe, Sterilität, vorhandene Keimleisten mit maligner Entartungspotenz
⇒ Triplo-X-Syndrom (47 XXX): vorzeitiges Klimakterium, evtl. Sterilität, psychiatrische Erkrankungen, epileptische Anfälle, bei Fertilität haben männliche Nachkommen oft ein KLINEFELTER-Syndrom
⇒ KLINEFELTER-Syndrom (47 XXY od. 48 XXXY): männliche äußere Genitale, hypoplastische u. retinierte Hoden (keine Spermiogenese, Infertilität) u. Nebenhoden, kleines Skrotum, Pubertas tarda, häufig Gynäkomastie, Behaarung weiblich, Hochwuchs (durch verzögerter Epiphysenfugenschluss der Extremitäten), leichte Intelligenzminderung, Osteoporose

Lebensphasen und Entwicklungsstörungen der Frau | Seite 13

⇒ Testikuläre Feminisierung (Syn: Androgen-Insensitivitäts-Syndrom, Pseudohermaphroditismus masculinus internus = männlicher Scheinzwitter, Hairless-woman-Syndrom, Form der Intersexualität, Karyotyp männlich 46 XY), Path: durch Androgenresistenz durch Rezeptordefekt bei normaler Testosteronkonzentration äußere Verweiblichung, Inguinalhoden od. Hoden im kleinen Becken ohne Spermatogenese. Klin: weiblicher Habitus, normale Brustentwicklung, blind endende Vagina, Uterus/Tuben/Ovarien fehlen, Amenorrhoe, Sterilität, fehlende Sekundärbehaarung (keine Scham- u. Axillarbehaarung = hairless woman), Hochwuchs (>1,75 m), meist weibliche sexuelle Identität
partielle testikuläre Feminisierung (Syn: REIFENSTEIN-Syndrom, inkomplette Androgenrezeptorenresistenz): intersexuelles Genitale mit Hypospadie, kleine atrophe Hoden, in der Pubertät Ausbildung einer Gynäkomastie, spärliche Sekundärbehaarung

⇒ Pseudohermaphroditismus masculinus internus (46 XY, durch 5α-Reduktasemangel gestörte Konversion von Testosteron zu 5-Dihydrotestosteron ⇨ 5-DHT ist für die äußerliche Virilisierung und Entwicklung von Prostata, Penis und Skrotum erforderlich): weibliche äußere Genitale, Inguinalhoden od. Hoden im kleinen Becken, Sterilität, die Kinder werden als Mädchen aufgezogen

⇒ XY-Gonadendysgenesie-Syndrome (46 XY, Testosteronsynthesestörungen z.B. durch verschiedene Enzymdefekte od. LEYDIG-Zell-Dysplasie ⇨ Testosteronmangel): weiblicher Habitus, kleine u. retinierte Hoden, Sterilität

⇒ Fragiles X-Chromosom (Syn: Marker-X-Syndrom, MARTIN-BELL-Syndrom): meist Männer betroffen mit Hodenvergrößerung, Hyperaktivität, deutlich geistige Entwicklungsverzögerung (IQ um 50), Epilepsie, großer Hirnschädel, Frauen mit einer Vollmutation können eine Intelligenzminderung aufweisen, mit einer Teilmutation sind sie symptomfrei

⇒ Adrenogenitales Syndrom (durch 21-Monooxygenasedefekt verminderte Cortisolbildung ⇨ vermehrte ACTH-Ausschüttung ⇨ Überstimulation der NNR führt zu NNR-Hyperplasie mit vermehrter Bildung von Kortisolvorstufen und Androgenen. Durch den hohen Androgenspiegel erfolgt eine verminderte Gonadotropinbildung ⇨ Hemmung der Entwicklung der Keimdrüsen = hypogonadotroper Hypogonadismus):
bei Mädchen: Pseudohermaphroditismus femininus mit primäre Amenorrhö, Virilisierung, Hirsutismus (bei normalen Ovarien und inneren Genitalen)
bei Jungen: Pseudopubertas praecox, Penishypertrophie, verfrühter Bartwuchs, Hodenatrophie mit Azoospermie
beide schnelles Wachstum, dann beschleunigte Knochenreifung ⇨ verminderte Körperlänge, kräftig ausgebildete Muskulatur

⇒ Hermaphroditismus verus = echter Zwitter (Syn: Intersexus): Vorhandensein von Ovar und Hoden (getrennt od. als Ovotestis/Testovar, ein- od. beidseitig od. gemischt) bei normalem männlichem (70 % d.F.) od. weiblichem Karyotyp od. sehr selten als Mosaik. Die äußeren Genitale und sekundären Geschlechtsmerkmale können zwischen rein männlich, rein weiblich oder gemischt ausgeprägt sein, Sterilität

⇒ Transsexualität: psychisches Wunsch und Handeln (Drängen auf Operation = „Geschlechtsumwandlung", hochdosierte Hormontherapie) um dem anderen anatomischen Geschlecht angehören zu können. Gefühl der Nichtzugehörigkeit zum eigenen Geschlecht

Diag: 1. Anamnese (Amenorrhoe, Sterilität?), Familienanamnese (Indexfälle?)
2. Gynäkologische Untersuchung: Gonaden tastbar, bei fehlendem Descensus testis leeres Skrotum des männlichen Säuglings, vaginale bzw. rektale Tastuntersuchung, Behaarungstyp, Fettverteilung, phänotypisch sind alle Übergangsstadien mögl., assoziierte Fehlbildungen
3. Sonographie: Uterus/Ovarien vorhanden (ggf. auch MRT)?
4. Labor: Chromosomenanalyse (**Karyogramm** nach der DENVER-Klassifikation) aus einer Blutprobe oder mittels Amniozentese (Fruchtwasserpunktion) im 2. Trimenon oder Chorionzottenbiopsie (bereits in der 9.-12. SSW mögl.) mögl. ⇨ Ziel der Geschlechtsfestlegung
Suche nach Enzymdefekten
Hormone: bei Gonadendysgenesie-Syndromen Östrogen ↓ bzw. Testosteron ↓, Gonadotropine (FSH, LH) ↑ = hypergonadotroper Hypogonadismus
Adrenogenitales Syndrom: Cortisol ↓, Testosteron ↑, DHEA ↑, Gonadotropine (FSH, LH) ↓ = hypogonadotrope Hypogonadismus

Gynäkologie

Ther: • ULLRICH-TURNER-Syndrom: Wachstumshormongabe (Somatropin 0,05 mg/kgKG/Tag s.c., Saizen®, NutropinAq™, Genotropin®), ab 12. Lj. zusätzlich Gabe von Geschlechtshormonen (Östradiol oral)
- Bei XX-Gonadendysgenesie-Syndromen ab der Pubertät zyklische Östrogen-Gestagen-Gabe zur Entwicklungsförderung der sekundären Geschlechtsmerkmale (führt auch zu einem Größenwachstum der Patientin), z.B. Presomen®0,6-Comp. [0,6 mg konjugierte Östrogene + 5 mg Medrogeston in der 2. Zyklushälfte], ggf. Wachstumshormongabe s.c. bei Minderwuchs
- Testikuläre Feminisierung, Pseudohermaphroditismus masculinus internus, XY-Gonadendysgenesie-Syndrome: Hormonsubstitution durch Östrogen-Gestagen-Gabe
- KLINEFELTER-Syndrom: bei Hormonmangel Substitution mit Testosteron (damit wird aber keine Fertilität erreicht)
- Adrenogenitales Syndrom: Hydrocortison, bei Erwachsenen Prednison od. Dexamethason
- Operativ:
  - Testikuläre Feminisierung, SWYER-Syndrom, Pseudohermaphroditismus masculinus internus, XY-Gonadendysgenesie-Syndrome: rudimentäre Keimleisten od. Inguinalhoden/Beckenhoden müssen wegen der malignen Entartungstendenz entfernt werden (heute meist laparoskopische Op)
  - Bei testikulärer Feminisierung ggf. operative Geschlechtskorrektur je nach psychischer Identifikation mit den (vorhandenen od. nicht vorhandenen) äußeren Geschlechtsmerkmalen
  - Androgenproduzierende Tumoren: operative Entfernung
  - Echter Zwitter: ggf. plastische Chirurgie und Hormonsubstitution zur Erlangung der gewünschten Geschlechtsidentifikation ⇨ je nach Geschlechtszuweisung Reduktionsplastiken bei phänotypisch ♀ oder Aufbauplastik bei phänotypisch mehr ♂ Anteil der äußeren Genitale
- Transsexualität: Geschlechtsumwandlung (nach mindestens einjährigem „Probeleben" in der angestrebten Geschlechtsrolle = Alltagstest, „full time real life test" und psychiatrischer Begutachtung) durch plastische Chirurgie, prä- und postoperative lebenslange Hormontherapie, psychotherapeutische Begleitung, Namens- und Personenstandsänderung (männlich ⇔ weiblich) nach dem Transsexuellengesetz mögl., adjuvante Maßnahmen wie Epilationsbehandlung (Enthaarung), Stimmbildung usw.
  - Frau → Mann: Testosterongabe, operative Entfernung von Uterus + Ovarien, subkutane Mastektomie mit Erhalt der Mamillen, plastische Bildung eines Penis + Penisprothese (für Erektion) und Skrotum (aus den großen Schamlippen + Implantation von 2 Hodenprothesen), Harnröhrenverlängerung (aus Vaginalepithel). Sehr aufwändige Op.
  - Mann → Frau: Östrogengabe + Antiandrogene, plastische Bildung einer Vulva u. Vagina (Kolpopoese = Neovagina aus Colon sigmoideum, Ileum od. Caecum, Auskleidung des Vaginalrohrs mit der Penishaut), ggf. Mammaaufbauplastik (z.B. Silikonprothesen)
- Selbsthilfegruppen: Menschen mit gonadalen u. hormonellen Varianten, Ursula Müller, Leopoldstr. 261, 82467 München, Tel.: (0 89) 8 34 16 00
Turner-Syndrom-Vereinigung Deutschland e.V., Am Talstückbach 7, 53809 Ruppichteroth-Fusshollen, Tel./Fax: (0 22 47) 75 97 5-0, Fax: -6, Internet: http://www.turner-syndrom.de
Noonan Kinder e.V., Rathausstr. 17, 52146 Würselen, Tel./Fax: (0 24 05) 1 88 43, Internet: http://www.noonan-kinder.de
Deutsche Klinefelter-Syndrom Vereinigung e.V., Markusweg 4, 93167 Falkenstein, Tel.: (0 94 62) 56 73, Internet: http://www.klinefelter.de und http://www.klinefelter-syndrom.de
Interessengemeinschaft Fragiles-X e.V., Goethering 42, 24576 Bad Bramstedt, Tel./Fax: (0 41 92) 40 53, Internet: http://www.frax.de
AGS-Eltern und Patienteninitiative, Bergstr. 32, 77704 Oberkirch, Tel.: (0 78 02) 97 00-36, Fax: -35, E-mail: Welle-Basler@t-online.de
Swyer-Syndrom Kontaktgruppe, Nibelungenstr. 7, 93051 Regensburg, Internet: http://www.swyer.de

Prog: Bei den meisten Geschlechtsentwicklungsstörungen ist eine Schwangerschaft nicht mögl.

Kompl: ∗ Echter Zwitter: Urethra mündet in der Vagina (Sinus urogenitalis) ⇨ begünstigt Infektionen, häufig Inguinalhernien, häufig zusätzliche Nierenanomalien (einseitige Agenesie, Verschmelzungsnieren, Doppelnieren, gekreuzte Dystopie)

* Rudimentäre Keimleisten, Leistenhoden od. Hoden im kleinen Becken zeigen eine malignen Entartungstendenz (Gonadoblastom, Dysgerminom)

DD: – Pubertas tarda durch hypothalamisch/hypophysäre Insuffizienz
– Hypophysär bedingter Minderwuchs
– Isolierte Genitalfehlbildungen ohne Intersexualität: Vaginalaplasie u rudimentärer Uterus (ROKITANSKY-KÜSTER-HAUSER-Syndrom), Uterusaplasie, Maldescensus testis (Kryptorchismus), Epi-/Hypospadie
– Transvestismus: Tragen gegengeschlechtlicher Kleidung (cross dressing), aber ohne Wunsch nach tatsächlicher Geschlechtsänderung, meist Männer betroffen

PUBERTÄT / PUBERTÄTSSTÖRUNGEN

Def: Pubertät (lat. pubertas = Geschlechtsreife, engl. puberty): Zeitspanne vom Beginn der Ausbildung sekundärer Geschlechtsmerkmale bis zur Geschlechtsreife

◊ Pubertas praecox = vorzeitige Geschlechtsentwicklung (ICD-10: E30.1) bei Mädchen **<8. Lj.**, bei Jungen <10. Lj.

◊ Pubertas tarda = verzögerte Geschlechtsentwicklung (ICD-10: E30.0), noch keine Pubertät bei Mädchen **>16. Lj.**, bei Jungen >18. Lj.

Phys: ♦ Pubertät in Europa bei Mädchen zwischen **9.-15. Lj.**, bei Jungen zwischen 12.-17. Lj.

♦ Die Östrogenproduktion in den Ovarien beginnt im 8.-9. Lj. ⇨ erstes Zeichen ist dann die Thelarche (Entwicklung der Mammae, TANNER-Stadien, s.u.): Beginn 9.-11. Lj.

♦ Pubarche (Wachstum der Schambehaarung durch die ebenfalls zunehmende Androgenproduktion in der NNR = Adrenarche) und Verdickung des Mons pubis: 10.-12. Lj., Axillarbehaarung ca. 2 Jahre später

♦ Wachstumsschub bei Mädchen ab 11.-16. Lj. (max. 8 cm/Jahr bis zur Menarche), Beckenwachstum, Hüftrundung

♦ Menarche (= erste uterine Regelblutung): **12.-13. Lj.** (Schwellengewicht im Durchschnitt bei 48 kg), dies ist anfänglich eine Östrogenentzugsblutung (monophasischer Zyklus = meist noch unregelmäßige und anovulatorische Zyklen bis zum ca. 15. Lj., da LH noch zu niedrig und Corpus-luteum-Insuffizienz, daher nur begrenzte Fertilität)

Epid: ◊ Das Menarchenalter hat sich in den letzten 100 Jahren v. 16. Lj. auf das 12.-13. Lj. verschoben. Ursache ist vor allem der gute Ernährungszustand der Mädchen im Kindesalter.

◊ In Deutschland haben 10 % der Mädchen im Alter von 14 J. bereits Koituserfahrung, mit 17 sind es über 50 % (dies führt in den letzten Jahren trotz Aufklärung und Pille auf Krankenkassenrezept für Minderjährige zu einem Anstieg von Abtreibungen)

Ät: – Pubertas praecox vera: **hypothalamisch** bedingte, vorzeitige ovarielle Hormonproduktion (**idiopathische** Fehlsteuerung, Hirntumoren wie Teratome, Hamartome od. Pinealom, Z.n. Enzephalitis, Schädel-Hirn-Trauma), McCune-Albright-Syndrom (Mutation Chrom. 20, dadurch Überfunktion endokriner Organe) ⇨ isosexuelle Frühentwicklung, Fertilität ist theoretisch gegeben

Pseudopubertas praecox: periphere Störung (nicht hypothalamisch bedingt), z.B. Keimdrüsen- (östrogenproduzierender Granulosazelltumor der Ovarien, hCG-bildende Tumoren) od. NNR-Störung (AGS = adrenogenitales Syndrom) ⇨ iso- od. heterosexueller Frühentwicklung, aber ohne Ovulation, **keine Fertilität**
auch durch exogene Hormonzufuhr möglich (z.B. hormonale Kontrazeptiva)

– Pubertas tarda: primärer **Hypogonadismus** (z.B. Gonadendysgenesie-Syndrome, ULLRICH-TURNER-Syndrom = Karyotyp 45X0, primäre Ovarialinsuffizienz, Gonadotropin-resistente Ovarien), sekundärer (= hypophysäre Insuffizienz ⇨ fehlende Gonadotropin-Produktion) od. tertiärer Hypogonadismus (= Schädigung des Hypothalamus, z.B. bei Tumoren im Bereich

Gynäkologie

der Hypophyse/Hypothalamus, KALLMANN-Syndrom (dysrhaphische olfakto-ethmoido-hypothalamische Fehlbildung), Unterernährung, konsumierender Prozess, Hochleistungssportlerinnen, idiopathisch (familiäre Häufung)

Diag:
1. Anamnese (Hormoneinnahme, Familienanamnese) und gynäkologische Untersuchung: Mammae, Schambehaarung ⇨ TANNER-Stadium (s. Übersicht), Axillarbehaarung
2. Labor: **Hormonbestimmung** von Östradiol, Progesteron, Prolaktin, DHEA (Dehydroepiandrosteron, Vorstufe der Androgene aus der Nebennierenrinde), Testosteron, FSH, LH und TSH im Serum
   Pubertas praecox: Östradiol ↑, FSH ↑, LH ↑, mehrfacher Anstieg von LH u. FSH (LH > FSH) im LH-RH-Test (25 µg LH-RH/m² Körperoberfläche, Relefact®, Norm: nur geringer und gleich hoher LH- u. FSH-Anstieg vor der Pubertät)
   Pseudopubertas praecox: Östradiol ↑, Testosteron ↑
   Adrenogenitales Syndrom: FSH ↓, LH ↓, Testosteron ↑, DHEA ↑, Cortisol ↓
   Pubertas tarda: Hormonwerte wie beim Kind, ggf. Chromosomenanalyse durchführen
3. Sonographie: Darstellung der Ovarien (Norm: Länge bis zur Pubertät max. 2,5 cm), Uterusgröße (Norm: 10. Lj. <4,5 cm, 13. Lj. <6 cm Länge)
4. Neurologische Untersuchung und MRT zum Ausschluss eines Hirntumors
5. Röntgen: Das **Knochenalter** (li. Hand a.p.) zeigt bei Pubertas tarda durch den fehlenden Einfluss der Sexualhormone einen Rückstand von 2 J. od. mehr gegenüber dem Vergleichskollektiv und bei Pubertas praexox eine vorzeitige Skeletreifung (Norm: erstes Daumensesambein mit ca. 10,5 J.)

TANNER-Stadien (nach TANNER, 1962): physiologische Entwicklung der Brustdrüsen und der Scham-Schambehaarung während der Pubertät (B/P1-5)

Brust	Schambehaarung
B1: keine palpable Drüse	P1: keine Behaarung
B2: Brustknospe, Drüse im Bereich des vergrößerten Warzenhofes vorgewölbt, **Thelarche**	P2: beginnende Behaarung um die Labia minora, **Pubarche**
B3: Drüse größer als der Warzenhof	P3: kräftige Behaarung mit geringer Ausdehnung
B4: Drüse weiter vergrößert, Warzenhof hebt sich gesondert von der übrigen Drüse ab	P4: kräftige Behaarung wie bei der erwachsenen Frau, aber mit geringerer Ausdehnung
B5: reife Brust, Warzenvorhof in die allgemeine Kontur integriert, nur die Mamille tritt hervor	P5: ausgedehnte kräftige Behaarung, nach oben horizontal begrenzt
	P6 (pathologisch): Behaarung bis zum Nabel ausgedehnt und am Oberschenkel, Hirsutismus

Lebensphasen und Entwicklungsstörungen der Frau | Seite 17

Klin: ⇒ **Pubertas praecox** = vorzeitiges Auftreten von Thelarche, Pubarche und Menarche (die prämature Menarche kann auch isoliert auftreten), verfrühter Wachstumsschub und dann aber sistieren des Wachstums durch die vorzeitige Skelettreifung (Epiphysenfugenschluss durch die Östrogenwirkung) ⇨ Minderwuchs, Virilisierung, Mamillensekretion
⇒ **Pubertas tarda** = fehlende Menarche und fehlende sekundäre Geschlechtsmerkmale (Brustentwicklung und Behaarung) bis zum 16. Lj., primäre Amenorrhoe, hypoplastischer Uterus, enge Vagina, fehlende weibliche Beckenform und Hüftrundung

Ther: • Pubertas praecox: medikamentöse Hemmung der vorzeitigen Gonadotropinsekretion durch **GnRH-Analoga** (führen zur Down-Regulation der GnRH-Rezeptoren und somit zur Hemmung der hypophysären Hormonproduktion ⇨ FSH ↓ und LH ↓) Leuprorelin i.m. (Enantone®), Triptorelin i.m. (Decapeptyl®) od. Buserelin (3-6 x 0,15 mg/Tag, Suprecur®-Nasenspray) od. GnRH-Antagonist Cetrorelix (Cetrotide®), bei vermindertem Wachstum unter Ther. ggf. zusätzlich Wachstumshormongabe (Somatropin)
• Pubertas tarda: zyklusanaloge Substitution von Östrogen und Gestagen (ggf. bis zum Senium) Estradiol 2 mg + Norgestrel 0,5 mg (Cyclo-Progynova®)
• Operativ: Ind: Nachweis eines hormonbildenden Tumors bei Pubertas praecox oder Nachweis eines (destruierenden) Tumors bei Pubertas tarda
– Exstirpation des Tumors soweit möglich, ggf. Radiatio

Kompl: * Acne vulgaris ist häufig in der Pubertät (ab 15. Lj.)
* Psychisch: Unsicherheitsgefühle bis zu Suizid, wesentlichen Einfluss haben auch Milieufaktoren

DD: – Thelarche (Entwicklung der weiblichen Brust in der Pubertät): gutartige Mammatumoren (Fibroadenome, Lipome, Milchgangspapillome), Mammakarzinom
– Anorexia/Bulimia nervosa kann durch die Unterernährung zur Pubertas tarda führen

ANOREXIE UND BULIMIE

Syn: Psychogene Magersucht, Pubertätsmagersucht, *Anorexia nervosa*, ICD-10: F50.0
Bulimie, Ess-Brechsucht, Heißhungerattacken, Hyperorexie, *Bulimia nervosa*, ICD-10: F50.2

Ät: – Psychische Störung, familiäre Disposition
– Selten Psychose

Path: ♦ Psychodynamik: Gestörte Mutterbeziehung, ödipaler Konflikt zum Vater, **geringes Konfliktlösungspotential**, Störung der Körperwahrnehmung ("überwertige" Idee zu dick zu sein), Retardierung der psychosexuellen Entwicklung, **Identifikationsproblem** mit der Frauenrolle, unbewusste Gleichsetzung von Gewichtszunahme und Schwangerschaft, besonders gefährdete Personengruppen sind Ballettänzerinnen, Models, Leistungssportlerinnen
♦ Hypothalamische Ovarialinsuffizienz (hypogonadotroper Hypogonadismus) ⇨ Amenorrhoe

Epid: ◊ Prädisp.alter: Adoleszenz (10.-25. Lj.) mit zwei Gipfeln bei 14 u. 18 J.
◊ Prävalenz: 1-2 % der Frauen zwischen 10. und 35. Lj., w >> m (15 : 1)

Klin: ⇒ Allgemein bei beiden Erkrankungen: **Fehlende Krankheitseinsicht**, Körperwahrnehmungsstörung (die Pat. halten sich trotz Untergewicht für zu dick)
–Körperliche Funktionsstörungen: **Amenorrhoe**, Libido- u. Potenzverlust, Wachstumsverzögerung, Pubertas tarda mit fehlender Brustentwicklung und Pubesbehaarung, Ödeme, Bradykardie, arterielle Hypotonie, orthostatische Dysregulation, erniedrigte Körpertemperatur, Muskelschwächen bis zur **Kachexie**, Lanugo-Behaarung, Haarausfall, Ösophagitis (durch das Erbrechen)
–Sekundäre endokrine u. metabolische Folgen (durch die Unterernährung, Erbrechen),

Gynäkologie

z.B. Elektrolytstörungen, Exsikkose, Eiweißverminderung, hypophysäre Störungen
−Psychisch: Depressive Verstimmung, Kontaktstörungen, Leistungsehrgeiz, Zwänge, hysterische Persönlichkeitszüge

⇒ Anorexie: Absichtlich selbst herbeigeführter **Gewichtsverlust** durch verminderte Nahrungsaufnahme, induziertes (heimliches) **Erbrechen** und Abführen (**Laxanzien**), übertriebene körperliche Belastung, Hyperaktivität, Missbrauch von **Appetitzüglern** (z.B. das Antidepressivum Sibutramin [Reductil®]) od. Fettresorptionshemmer Orlistat [Xenical®]) und Diuretika

⇒ Bulimie: Zusätzlich **anfallartige Heißhungerattacken** mit anschließendem herbeigeführtem **Erbrechen**, ständige **gedankliche Beschäftigung mit Nahrungsaufnahme** und Furcht zu dick zu werden, geht häufig aus einer früheren Anorexie oder auch Adipositas hervor, das Körpergewicht ist meist normal, ausgeprägte Karies (durch das Erbrechen sauren Mageninhalts, Zuckergenuss)

Diag: 1. Anamnese (Essgewohnheiten, Diäten, Heißhungerattacken, körperliche Aktivitäten), typischer klinischer Befund (Kachexie, fehlende sekundäre Geschlechtsmerkmale), Med: Laxantien-Abusus, Appetitzügler, Diuretika, Schilddrüsenhormone, Alkohol od. Drogen?
2. **Ausschluss organischer Erkrankungen** (z.B. konsumierender Prozess, Malignom, Hirntumoren, Hyperthyreose, Hypogonadismus)
3. Gewichtsberechnung: **BMI** (body mass index)
$BMI = Körpergewicht [kg] : Körpergröße^2 [m^2]$
zur schnellen Bestimmung siehe Nomogramm
normal: BMI 20-25 kg/m²,
Untergewicht <19 kg/m², **Anorexie/Bulimie <17,5 kg/m²**
(s. Abb. mit Bsp.: 1,64 m groß, 42 kg Gewicht = BMI 16 kg/m²)
Übergewicht >25 kg/m², Adipositas >30 kg/m², Adipositas permagna (morbid obesity) >40 kg/m²

Ther: • Akut: Stationäre Therapie zur **Gewichtszunahme** nötig (manchmal sogar parenterale Ernährung zu Beginn notwendig), **Verhaltenstherapie** zur Nahrungsaufnahme, Förderung der Krankheitseinsicht, Ernährungsberatung
• Tiefenpsychologisch orientierte **Psychotherapie**, Familientherapie bei jungen Pat.
• Nachbetreuung der Pat. nach der stationären Therapie für mind. 2 J., Integrationshilfen
• Med: ggf. zyklusanaloge Substitution von Östrogen und Gestagen (z.B. Estradiol 2 mg + Norgestrel 0,5 mg, Cyclo-Progynova®) für 6 Mon.
• Selbsthilfegruppen: ANAD e.V. - Beratungsstelle für Essstörungen, Seitzstr. 8, 80538 München Tel.: (0 89) 21 99 73-0, Fax: -23, Internet: http://www.anad.de
Beratungszentrum bei Eß-Störungen - Dick & Dünn e.V., Innsbrucker Str. 25, 10825 Berlin, Tel.: (0 30) 8 54 49 94, Internet: http://www.dick-und-duenn-berlin.de

Prog: Unbehandelt **Chronifizierung** mit schlechter Prognose, 2/3 der Pat. bessern sich durch eine Therapie. Prognostisch schlecht bis hin zum Exitus im Verlauf ist ein BMI bei stationärer Aufnahme <13 kg/m² (Beispiel: 37 kgKG bei 1,70 m Größe).

Kompl: * Kachexie bis zum Exitus, zerebrale Anfälle
* Entwicklung einer **Osteoporose**, pathologische Frakturen
* Depression und **Suizidalität**, Substanzmissbrauch gehäuft vorkommend
* Appetitzügler auf Amphetaminbasis [z.B. Cathin, Antiadipositum X112S®], sind seit 2001 wegen mögl. NW (pulmonale Hypertonie, Herzklappenschädigung, Herzrhythmusstörungen, Halluzinationen und Abhängigkeitspotential) nicht mehr zugelassen. Missbräuchlich eingenommen werden aber auch Psychostimulantien, z.B. Methylphenidat (Ritalin®) od. Drogen wie Kokain od. Ecstasy.

DD: − Organische Ursachen: Malabsorption, Pylorusstenose, Tumorkachexie, Morbus CROHN
− Pubertas tarda durch hypothalamisch/hypophysäre Insuffizienz
− Alkohol- und/oder Drogenabhängigkeit

FERTILITÄT – MENSTRUATIONSZYKLUS

Syn: Fertilität = Fruchtbarkeit, engl. menstrual cycle

Phys: ♦ Menstruationszyklus-Phasen (s. Abb.):
1. **Menstruation** (1.-4. Tag, Syn: Menses, Regelblutung, Periode) = Hormonentzugsblutung mit Vasodilatation u. -konstriktion der Spiralarterien, Kontrakton des Myometriums und Abstoßung des Endometriums (**Desquamationsphase**)
2. Postmenstruum (5.-12. Tag, auch präovulatorische Phase genannt): hormonell **Östrogen**-Phase, Follikelreifungsphase des Ovars (durch FSH), **Proliferationsstadium** (Wachstum) der Uterusschleimhaut (durch Östrogen), Steigerung der Tubenmotilität und Tubensekretproduktion (durch Östrogen), Erweiterung des Zervixkanales und zunehmender wässriger Zervixschleim (s.u., durch Östrogen), Proliferation der Zellen in der Vagina (durch Östrogen)
3. Intermenstruum oder Intervall (12.-17. Tag): hormonell **FSH**- und **LH-Peak** ⇨ **Ovulation** (Eisprung): am 14. Tag vor der nächsten Menstruation (bei einem 28-Tage-Zyklus also am 14. Tag von der letzten Menstruation an gerechnet, bei einem 30-Tage-Zyklus wäre es der 16. Tag, da die Gestagen-Phase immer 14 Tage beträgt)
4. Prämenstruum (17.-28. Tag): hormonell **Gestagen**-Phase (Syn: Corpus-luteum-Phase) mit Transformation der Uterusschleimhaut (Lam.functionalis lockert sich auf) in das prägravide **Sekretionsstadium** (durch **Progesteron** des Corpus luteum) mit zunehmender Glykogeneinlagerung und Sekretion von spezifischen Proteinen sowie Wachstum der typischen spiraligen Arterien im Endometrium.
Kommt es zur Befruchtung bleibt der Progesteronspiegel (durch das Corpus luteum graviditatis) hoch (stimuliert durch hCG, das im embryonalen Trophoblast gebildet wird). Die Zervix ist fest verschlossen und der Zervixschleim ist jetzt zäh und für Spermien undurchdringbar (durch Progesteron). Proliferation, verstärkte Durchblutung und Ödemneigung des Brustdrüsengewebes (durch Progesteron).
Temperaturanstieg des Körpers als Zeichen sympathikotoner ergotroper Regulierung (durch Progesteron).

Bleibt eine Befruchtung und Nidation aus, sinkt der Hormonspiegel durch das sich zurückbildende Corpus luteum wieder und es kommt zur Desquamation (= Abstoßung des Endometriums sowie Menstruationsblutung als Hormonentzugsblutung) und der Zyklus beginnt von vorne (siehe 1.).

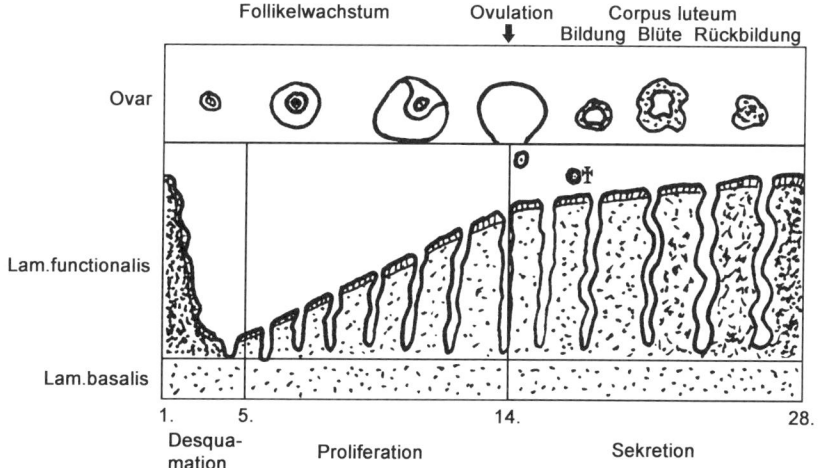

Gynäkologie

* <u>Ovarieller Regelkreis:</u> **Hypothalamus – Hypophyse – Ovarien**
  Die pulsatile Freisetzung von **GnRH** (<u>G</u>onadotropin-<u>R</u>eleasing-<u>H</u>ormon) des Hypothalamus stimuliert die Sekretion der Gonadotropine **FSH** (<u>f</u>ollikel<u>s</u>timulierendes <u>H</u>ormon, Follitropin) und **LH** (<u>l</u>uteinisierendes <u>H</u>ormon, Lutropin) aus der Adenohypophyse. Der bereits prämenstruell beginnende FSH-Anstieg bewirkt das Heranwachsen einer neuen Follikelgeneration. Nach Ausbilden des dominanten Follikels zum Tertiärfollikel produziert dieser zunehmend Östradiol, was zur Zyklusmitte hin zur erhöhten kurzzeitigen Ausschüttung von LH und FSH führt (positiver Feedback) ⇨ **Ovulation** des GRAAF-Follikels (größter tertiärer Follikel)
  Nach der Ovulation bildet sich der Rest der Follikelzellen und angrenzenden Bindegewebszellen im Ovar zum Corpus luteum um und produziert Progesteron.
  Kommt es zu keiner Konzeption (Befruchtung) bildet sich das Corpus luteum zurück und FSH steigt erneut an (der Regelkreis beginnt wieder von vorne, Hormonspiegel s. Abb.).

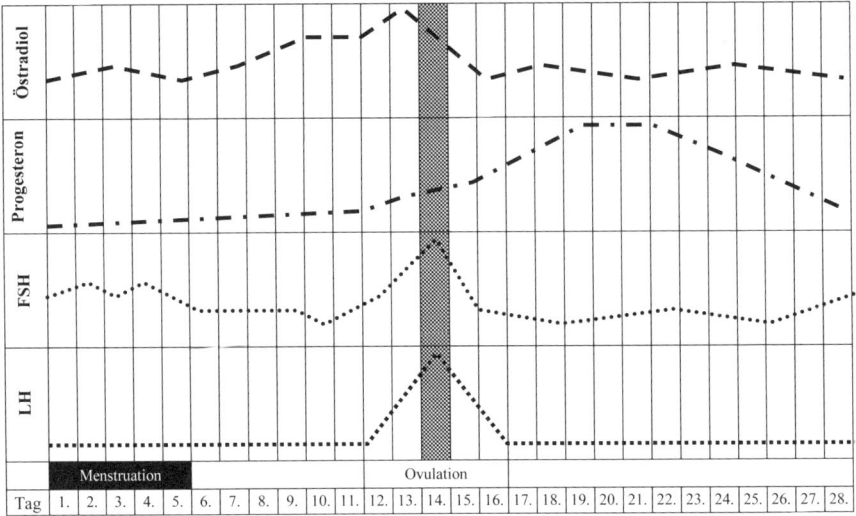

Epid: ◊ Menarche = erste Regelblutung, heute im Durchschnitt im 12 ½. Lj. durch Überschreiten von FSH über den erforderlichen Schwellenwert, danach noch anovulatorische und unregelmäßige Zyklen (bis 15. Lj., da LH noch zu niedrig) und Corpus-luteum-Insuffizienz, daher auch nur begrenzte Fertilität.

◊ Zyklusdauer (Zeit vom 1. Tag einer Regelblutung bis zum letzten Tag vor der nächsten Regelblutung): zwischen 26 u. 32 Tagen (im Mittel **28 Tage**) mit erheblicher physiologischer Schwankungsbreite bei relativ individueller Konstanz.
Nimmt man die kürzeren (21-25 Tage) und etwas längeren Zyklen (33-35 Tage) hinzu, so befinden sich 98 % der Frauen in diesem Zeitintervall.
Ein Zyklus ohne Eisprung in der Mitte (= anovulatorischer Zyklus) kommt in 8 % d.F. vor.

Klin: ⇨ Die **Eizelle** bleibt nach der Ovulation **6-12 Std. befruchtungsfähig**, die Spermien sind 2-3 Tage lebensfähig (⇨ fruchtbare Zeitspanne 4 ± 1 Tag)
Die optimale Zeit für eine Befruchtung ist eine Kohabitation zw. dem 12. u. 15. Tag post menstruationem (bei einem 28-Tage-Zyklus s. Abb.), da der Zyklus aber nicht immer regelmäßig ist, sollte Tag 9-16 im Zyklus genutzt werden.

⇨ Veränderung der Brüste: in der 2. Zyklushälfte Größenzunahme von 15-40 ml, dies kann zu Spannungsgefühl (= Mastodynie) führen.

⇨ **Basaltemperaturkurve** während eines Menstruationszyklus (tägliche rektale Temperaturmessung nach mind. 6 Std. Schlaf noch <u>vor!</u> dem Aufstehen): typisch ist ein biphasischer Verlauf (s. Abb.).

Lebensphasen und Entwicklungsstörungen der Frau | Seite 21

Das Konzeptionsoptimum (zum Zeitpunkt der Ovulation) liegt 1-2 Tg. vor dem Temperaturanstieg (durch Progesteronwirkung). Der Temperaturanstieg beträgt im Durchschnitt 0,4-0,6 °C und dauert 12-14 Tage, bzw. 3 Monate wenn es zu einer Schwangerschaft kommt.

⇒ **Zervixschleimveränderungen** während eines Menstruationszyklus (Übersicht s. Abb.):
Zur Ovulation hin nimmt durch Östrogeneinfluss die Menge und die Durchsichtigkeit zu, der Zervixschleim wird klar, flüssiger und **spinnbar** (es bildet sich ein Faden zwischen zwei Fingern, die man langsam spreizt ⇨ Fadenlänge 6-15 cm), sog. positives **Farnkrautphänomen** (Syn: Arborisationsphänomen = Bildung von farnkrautähnlichen Kristallen des getrockneten Zervixschleims auf dem Objektträger) ⇨ die Penetrierbarkeit für Spermien ist jetzt leicht.
Nach der Ovulation (Gestagen-Phase) wird der Zervixschleim dick und zäh und für Spermien undurchdringbar.

Diag: 1. Anamnese (bisherige Zyklusdauer, Menstruationskalender) und gynäkologische Untersuchung: die Zervixschleimveränderungen lassen sich gut beobachten
2. Sonographie: die Ovulation erfolgt, wenn der reife Follikel eine Größe von ca. 28 mm erreicht hat

Ther: • Menstruationshygiene: Die monatliche Regelblutung dauert im Durchschnitt 3-4 Tage und beträgt 40-80 ml. Das Blut ist durch lokale Plasmin-vermittelte Fibrinolyse ungerinnbar. Zur Hygiene kommen intravaginale saugfähige **Tampons** oder Slipeinlagen (Syn: Vorlagen, **Binden**) zur Anwendung und sollten häufig (3-5x tgl.) gewechselt werden.
• Keine Einschränkung bzgl. Sport od. Kohabitationswunsch erforderlich.

Kompl: ∗ Zyklusstörungen und Blutungsanomalien, s.u.
∗ PMS (Prämenstruelles Syndrom), s.u.
∗ Anovulatorische Zyklen, Sterilität (s.u. Kap. Reproduktionsmedizin)

* Während der Menstruation ist die Keimaszension durch den leicht geöffneten Muttermund begünstigt ⇨ Endometritis, Adnexitis

BLUTUNGSANOMALIEN

Syn: Anomalien des Menstruationszyklus, Zyklusanomalien, **Zyklusstörungen**, engl. menstruation disorders, ICD-10: schwache/seltene Menstruation N91.-; starke/häufige Menstruation, Zwischenblutungen N92.-

Ät: Hyper-/Polymenorrhoe/Meno-/Metrorrhagien = **zu viel Blut**
- Endometriose
- Endometritis, Zervizitis, Adnexitis
- Zervixriss
- Endometriumkarzinom, Uterussarkom, Tubenkarzinom
- Zervixpolyp, Portioektopie, zervikale intraepitheliale Neoplasie, Zervixkarzinom
- Uterusmyome, Myoma in statu nascendi, Uteruspolyp
- Mechanische Irritation (Druckulkus) bei Descensus uteri od. vaginae, Ringpessar
- Hormonell: Ovulationsblutung, hormonbildender Ovarialtumor, Pubertas praecox
- Trauma: Kohabitationsblutung, Masturbation, Vergewaltigung, Pfählungsverletzung
- Abort in der Frühschwangerschaft
- Iatrogen: Intrauterinpessar (IUP)
Med: Hormonersatztherapie im Klimakterium
....

Hypo-/Oligo-/Br**a**chy-/Amenorrhoe = **zu wenig Blut**
- Zervixstenose, Uterusfehlbildung, genitale Hypoplasie, MAYER-ROKITANSKY-KÜSTER-Syndrom (Syn: ROKITANSKY-KÜSTER-HAUSER-Syndrom = kongenitale Vaginalaplasie/-atresie, zweigeteilter rudimentärer Uterus ohne Lumen, hochstehende Ovarien), fehlendes Endometrium
- Hormonell: polyzystische Ovarien, Hyperthecosis ovarii (= familiäre Hyperplasie der Thekazellen), Ovarialinsuffizienz, anovulatorische Zyklen, Corpus-luteum-Insuffizienz, Follikelpersistenz (LUF-Syndrom = luteinized unruptured follicle), Hyperprolaktinämie (Prolaktinom), adrenogenitales Syndrom, androgenbildender Tumor, SHEEHAN-Syndrom (= postpartale Hypophysenvorderlappen-Insuffizienz), KALLMANN-Syndrom (= olfaktogenitales Syndrom), Hypothyreose, Pubertas tarda
- Genetisch: ULLRICH-TURNER-Syndrom (45 X0), Gonadendysgenesie (46 XX / 46 XY, SWYER-Syndrom = phänotypisch weiblich bei männlichem Karyotyp)
- Psychisch: seelischer Stress, chronische Überforderung, psychovegetative Erschöpfung, Partnerschafts-/Eheprobleme
- Anorexia u. Bulimia nervosa
- Kachexie (fortgeschrittene HIV-Infektion, Endstadium einer Tumorerkrankung)
- frühzeitiges Einsetzen des Klimakteriums (Wechseljahre)
- Iatrogen: zu starke Abrasio ⇨ Endometrium-Verlust und Verwachsungen (ASHERMAN-FRITSCH-Syndrom), Chemotherapie/Radiatio des Ovars od. Uterus
Med: Gestagentherapie, GnRH-Analoga, hormonale Kontrazeptiva (Hormonimplantat, Gestagen-haltige Spirale, Minipille, Gestagen-betonte Mikropille)
- *Schwangerschaft* (die Amenorrhoe ist dann natürlich physiologisch; zwischen dem 20. u. 30. Lj. ist dies der häufigste Grund für eine Amenorrhoe)

Etlg: # Blutungsfrequenz (Tempoanomalien): **Oligomenorrhoe** (Zyklus >35 Tage), **Polymenorrhoe** (Zyklus <25 Tage)
Amenorrhoe: primär (= noch nie eine Menstruation bis zum 16. Lj.), sekundär (>5 Monate keine Menstruation mehr)
Blutungsstärke (Typusstörungen): **Hypomenorrhoe** (<2 Vorlagen/Tag), **Hypermenorrhoe** (>5 Vorlagen/Tag, >80 ml)

Lebensphasen und Entwicklungsstörungen der Frau — Seite 23

\# **Blutungsdauer:** **Menorrhagie** (verlängert, >6 Tage), **Brachymenorrhoe** (verkürzt, wenige Stunden bis 1½ Tage)

\# **Zusatzblutungen:** biphasisch im Zyklus ⇨ Schmierblutung (Spotting): prämenstruelle Blutung, postmenstruelle Blutung, Ovulationsblutung (mittzyklisch)
Zwischenblutungen (Zyklus-<u>un</u>abhängig): **Metrorrhagie**, Dauerblutung

\# **KALTENBACH-Schema** (graphisches Schema, abgebildet wird die Blutungsstärke über einen Zeitraum von 4 Zyklen, s. Abb.):

Eumenorrhoe

Monat	1.	2.	3.	4.
stark				
normal				
schwach				

Amenorrhoe

Monat	1.	2.	3.	4.
stark				
normal				
schwach				

Hypermenorrhoe

Monat	1.	2.	3.	4.
stark				
normal				
schwach				

Hypomenorrhoe

Monat	1.	2.	3.	4.
stark				
normal				
schwach				

Polymenorrhoe

Monat	1.	2.	3.	4.
stark				
normal				
schwach				

Oligomenorrhoe

Monat	1.	2.	3.	4.
stark				
normal				
schwach				

prämenstruelle Blutung

Monat	1.	2.	3.	4.
stark				
normal				
schwach				

postmenstruelle Blutung

Monat	1.	2.	3.	4.
stark				
normal				
schwach				

Zwischenblutung (spotting)

Monat	1.	2.	3.	4.
stark				
normal				
schwach				

Ovulationsblutung

Monat	1.	2.	3.	4.
stark				
normal				
schwach				

Menorrhagie

Monat	1.	2.	3.	4.
stark				
normal				
schwach				

Metrorrhagie

Monat	1.	2.	3.	4.
stark				
normal				
schwach				

Klin: ⇒ **Vaginaler Blutabgang** (blutiger Fluor)
⇒ Kontaktblutung (beim Geschlechtsverkehr)
⇒ Dysmenorrhoe (schmerzhafte Menstruation durch langdauernde schmerzhafte Uteruskontraktion): primär = regelmäßig seit der Menarche (durch verstärkte Prostaglandin-

Bildung, PGF$_{2\alpha}$) od. sekundär = später bei Erkrankungen einsetzend (z.b. Endometriose)
⇒ Juvenile Blutungsstörung häufig durch Follikelpersistenz bedingt

Diag: 1. Anamnese: Menarche, bisheriges Zyklus- u. Blutungsverhalten, Behaarungstyp, Gewicht, Brustentwicklung, Schwangerschaft?
Patientin einen **Menstruationskalender** nach dem KALTENBACH-Schema und eine Basaltemperaturkurve führen lassen
2. Gynäkologische Untersuchung: **Spekulumuntersuchung** und Abstrichentnahme
Östrogendefizit ⇨ kleine Basalzellen im Abstrichpräparat
Progesteronwirkung ⇨ gefältete basophile Zellen
Zervixsekret ⇨ bei Östrogendefizit od. Progesteronwirkung keine Spinnbarkeit, kein Farnkrautphänomen auf dem Objektträger
3. Sonographie: insb. transvaginal Ausmessung der Endometriumdicke mögl. (Norm: doppelte Dicke <15 mm, postmenopausal <8 mm)
4. Labor: Hormonanalyse von Östradiol, Progesteron, Prolaktin, FSH, LH, Testosteron
5. Bei Amenorrhoe Funktionstests:
Gestagentest: 10 Tage Gestagen geben, danach sollte eine Entzugsblutung erfolgen, ist dies nicht der Fall war zuvor keine Östrogenwirkung vorhanden
Östrogentest: Östrogen einmalig i.m., nach 14 Tage sollte es zu einer Entzugsblutung kommen, ist dies nicht der Fall ist das Endometrium nicht reaktionsfähig oder fehlt völlig
GnRH-Test: fehlender Anstieg von FSH u. LH nach Gabe von GnRH zeigt Hypophyseninsuffizienz an

Ther: • Med: eine Normalisierung des Zyklus kann oft mit einer **Östrogen-Gestagen-Kombination** (z.B. orale Kontrazeptiva od. sonstige Hormonpräparate) erreicht werden
Symptomatisch kann bei Unterbauchschmerzen z.B. Butylscopolamin (Buscopan®) verordnet werden
• Amenorrhoe s. Kap. Sterilität
• Operativ: Ind: organische Ursachen wie Zervixpolypen, zervikale intraepitheliale Neoplasie, Zervixkarzinom, Myom in statu nascendi, Endometriumkarzinom
⇨ Op. je nach Grunderkrankung (siehe jeweiliges Kapitel)

DD: – Rein vaginale Blutung bei Verletzungen (Kohabitation, Masturbation, Vergewaltigung, Defloration)
– Kolpitis, Vaginaltumoren, Vaginalfehlbildungen, Hymenalatresie

PRÄMENSTRUELLES SYNDROM

Syn: Prämenstruelle neurovegetative Störung, engl. premenstrual syndrome, häufig gebräuchliche Abkürzung: **PMS**, ICD-10: N94.3

Ät: Letztlich nicht geklärt
– Endokrine Faktoren: Gestagenmangel
– Psychisch: Partnerschaftskonflikte, psychovegetative Überforderung

Path: Nachlassende Gestagenwirkung gegen Ende der 2. Zyklushälfte

Epid: ◊ 80 % aller Frauen während der Geschlechtsreife kennen prämenstruelle Beschwerden
◊ Prädisp.alter: während der gesamten Geschlechtsreife, insb. aber >35. Lj.

Klin: ⇒ **Gegen Ende der 2. Zyklushälfte** sind als Symptome mögl.: **Stimmungsschwankungen**, Nervosität und vermehrte Reizbarkeit, Müdigkeit, verminderte Leistungsfähigkeit, Konzentrationsstörungen

Lebensphasen und Entwicklungsstörungen der Frau | Seite 25

⇒ **Spannungsgefühl der Brüste** (= Mastodynie), **Hitzewallungen**
⇒ Völlegefühl, Verdauungsbeschwerden, Blähungen, Kopf- und Rückenschmerzen, Gewichtszunahme durch Flüssigkeitseinlagerung und oft **Heißhunger**, Gelenkschwellungen, Hautveränderungen wie Akne
⇒ Zyklische (meist Ende der 2. Zyklushälfte) **Migräne** mögl.
⇒ Mit Beginn der Menstruation lassen die Symptome dann spontan nach

Diag: 1. Anamnese (typische Beschwerden gegen Ende der 2. Zyklushälfte)
2. Gynäkologische Untersuchung

Ther: • Allgemein: Vermeidung psychischer Belastungen, ggf. auch diätetische Maßnahmen, Physiotherapie und regelmäßig sportliche Betätigung
• Bei ausgeprägten psychischen Symptomen ggf. auch psychotherapeutische Maßnahmen
• Med: Eine Verminderung der Beschwerden kann oft mit einer **Östrogen-Gestagen-Kombination** (orale Kontrazeptiva) od. Gestagentherapie erreicht werden.
 – Symptomatisch können nichtsteroidale Antiphlogistika (Ibuprofen, Imbun®) gegeben werden
 – Bei starker Ödemneigung ggf. Spironolacton (Aldactone®)
 – Migräne: gegen die Übelkeit Metoclopramid (Paspertin® p.o.) und ca. 15 Min. später ein Analgetikum (Acetylsalicylsäure [Aspirin®] 1,0 g p.o. als Brausetablette od. Paracetamol [Benuron®]1,0 g p.o. od. als Supp.)
 Zur Prophylaxe kann ab 2 Tg. vor der Regelblutung ein Östrogenpflaster über 7 Tage versucht werden
 – Bei ausgeprägten depressiv-dysphorischen und psychosozialen Beschwerden 14-tägige Ther. in der 2. Zyklushälfte mit dem Antidepressivum Sertralin (Zoloft®) od. Fluoxetin (Prozac®)
• Homöopathisch: versucht wird die Gabe von Sepia Officinalis (D30) Globuli
Phytotherapeutika (pflanzliche Med.): Mönchspfefferkraut (verwendet wird die Keuschlammfrucht, Vitex Agnus-Castus, Agnolyt® od. Femicur®N)
Vitamine: Vit-B_6-Gabe (Pyridoxin, Bonasanit®)

Kompl: ∗ Frauen mit Migräne im prämenopausalen Alter haben statistisch ein 3- bis 4fach höheres Risiko für einen Schlaganfall und ein potenziertes Risiko bei zusätzlichem Nikotinabusus od. Einnahme hormonaler Kontrazeptiva
∗ Bei Einnahme von Acetylsalicylsäure verstärkte Periodenblutung mögl.

KLIMAKTERIUM UND SENIUM

Syn: Klimax, sog. „**Wechseljahre**" der Frau, vegetativ-klimakterisches Syndrom, Menopausensyndrom, engl. climacteric, menopausal syndrome, ICD-10: N95.1

Def: Klimakterium: Übergangsphase ab dem Beginn unregelmäßiger Blutungen bis hin zur Postmenopause
Senium: Zeit nach der Postmenopause, ungefähr ab dem 55. Lj.

Path: ♦ Klimakterium: kontinuierlich **abfallende Östrogenproduktion** (Keimparenchym/Primordialfollikel sind verbraucht), abfallendes Inhibin der Ovarien (dadurch entfällt die neg. Rückkoppelung auf Hypothalamus/Hypophyse), **verminderte Ansprechbarkeit der Ovarien** auf die **vermehrten hypophysären Gonadotropine** ⇨ Erlöschen der zyklischen Ovarialfunktion bis hin zur letzten Regelblutung = Menopause (ca. 50. Lj.)
♦ Hormonlage: Östrogen ↓, Inhibin ↓ und GnRH ↑, FSH ↑, LH ↑ ⇨ hypersympathikotone Lage der vegetativen Zentren im Hypothalamus (hypergonadotroper Hypogonadismus)

Gynäkologie

Epid: ◊ 50 % d. Frauen leiden unter klimakterischen Beschwerden
◊ In der Altersgruppe der 50- bis 60-jährigen haben in den vergangenen Jahren in Deutschland bis zu 40 % der Frauen ein Hormonpräparat eingenommen Wegen den bekannten Risiken hat die Einnahme jetzt stark abgenommen. Der Nutzen, Nebenwirkungs- und die Karzinomrisikoabschätzung ist weiterhin Gegenstand mehrerer Studien.
◊ Senium: Die statistische **Lebenserwartung** (engl. life expectancy) beträgt bei der Geburt heute in Deutschland für Frauen **81,5 J.** (eine 50-jährige Frau hat eine weitere Lebenserwartung von 33 J., 60-jährige 24 J., 70-jährige 16 J. u. 80-jährige noch 9 J.).
Der Anteil postmenopausaler Frauen an der Bevölkerung in Deutschland beträgt 10 % (= 8 Mio.) und steigt weiter.

Etlg: # Klimakterium = normal zwischen 45.-55. Lj., bestehend aus drei Phasen:
- **Prämenopause**: erste **Zyklusanomalien** (unregelmäßiger Blutungen), ca. 4-5 Jahre vor der Menopause
- **Menopause** (in Deutschland statistisch im **51. Lj.**) = **letzte Regelblutung**, Perimenopause = 2 Jahre vor und nach der Menopause
- **Postmenopause** (ab 1 Jahr nach der Menopause): genitale Involution und dauerhafte Amenorrhoe, absolute Sterilität

Klimakterium praecox (Syn: prämature Ovarialinsuffizienz) = Eintritt ins Klimakterium vor dem 40. Lj. (ca. 1 % der Frauen betroffen u. auch iatrogen bedingt mögl., z.B. durch operative Kastration = Ovarektomie, z.B. bei beidseitigem Ovarialkarzinom jüngerer Frauen, durch eine hochdosierte Chemotherapie od. Radiatio des kleinen Beckens)
Klimakterium tardum = verzögerter Eintritt ins Klimakterium >55. Lj.

Senium = jenseits des 55. Lj.: weiter abnehmende Östrogenproduktion, Amenorrhoe, absolute Sterilität

Klin: ⇒ Allgemein: je 1/3 der Frauen haben keine, leichte oder ausgeprägte Beschwerden
⇒ Prämenopause: Zyklusanomalien mit verkürzter oder verlängerter Zyklusdauer, Zwischenblutungen, verlängerte/verstärkte Menstruationsblutung
⇒ Menopausensyndrom (= klimakterischen Beschwerden): typische Trias mit **Hitzewallungen, Schweißausbrüchen** und **Schwindel**
- funktionelle **Herzbeschwerden** (Tachyarrhythmien, Palpitationen)
- fleckige Hautrötungen an Kopf u. Hals, trockene Schleimhäute (Mundtrockenheit, trockenes Auge)
- Kopfschmerzen, Gelenk- und Muskelschmerzen
- Gewichtszunahme (veränderte Stoffwechsellage)
- Psychisch: vermehrte **Reizbarkeit**, Aggressivität, Nervosität, **depressive Verstimmung** (Angst vor dem Älterwerden, sich unattraktiv fühlen, Fruchtbarkeitsverlust), Lustlosigkeit, nachlassende Libido, Leistungsabfall, Konzentrationsstörungen, Vergesslichkeit, Tagesmüdigkeit, Ein- und Durchschlafstörungen, Hypochondrie
- **Atrophie im Urogenitalbereich** und der Mammae: verminderte Dehnbarkeit und Transsudation der Vagina ⇨ führen zu Kohabitationsbeschwerden, Brennen u. Juckreiz im Genitalbereich ⇨ größeres Risiko für genitale Infektionen und Harnweginfekte
⇒ Senium:
- beginnende **Osteoporose** (Rücken- u. Gliederschmerzen), die fortgeschritten zu Kompl. führen kann (s.u.)
- Zunahme des Risikos für **kardiovaskuläre Erkrankungen** durch Lipidprofilveränderungen und Arteriosklerose
- Haarausfall (androgenetische Alopezie, durch Überwiegen der Androgene, da die Östrogene vermindert sind)

Diag: 1. Anamnese: Zyklusveränderungen, Menstruationsblutung, typische Symptome?, psychosoziale Anamnese (Beziehungskonflikte, Kommunikationsfähigkeit in der Partnerschaft, eigene Wertigkeit, soziale Unterstützung durch das Umfeld), Frakturanamnese bei älteren Pat.
2. Gynäkologische Untersuchung: Inspektion und Abstrichentnahme ⇨ Atrophie des Vaginalepithels
3. Labor: Östradiol ↓ (postmenopausal <30 pg/ml), FSH ↑ (postmenopausal >30 I.E./l)

Ther:
- Aufklärung über die Harmlosigkeit der Beschwerden und dass sich diese auch ohne Therapie meist nach 1-2 J. in der Postmenopause deutlich bessern.
- In der Prämenopause können bei Beschwerden und dem Wunsch nach kontrazeptiver Sicherheit hormonelle Antikonzeptiva od. IUP (z.B. Hormonspirale mit einem Gestagen beschichtet) eingesetzt werden.
- Med: zur Behandlung des symptomatischen Menopausensyndroms kann eine Hormontherapie (**HRT** = hormone replacement therapy) mit einer **Östrogen-Gestagen-Kombination** für ca. 2 Jahre eingesetzt werden (so kurz und niedrig dosiert wie mögl. wegen der mögl. Risiken, s.u). Diese mildern die klimakterischen Beschwerden, steigern das Wohlbefinden und vermindern Urogenitalinfektionen. Anmerkung: der „routinemäßige" Einsatz von Hormonen in der Menopause (ohne dass die Frau nennenswerte Beschwerden hat) wird im Gegensatz zu früher nicht mehr empfohlen (Konsensus-Empfehlung der Dt. Gesellschaft für Gynäkologie u. Geburtshilfe, 2003)
  – Hormongabe als **sequentielle** Östrogen-Gestagen-Therapie, Tag 1-14 0,3 od. 0,6 mg konjugierte Östrogene, dann 0,3 od. 0,6 mg konjugierte Östrogene + 5 mg Medrogeston v. 15.-28. Tag (z.B. Presomen®28-compositum). NW: bei vorhandenem Uterus kann es zu Abbruchblutungen kommen
  – **kontinuierliche** Östrogen-Gestagen-Therapie ⇨ es kommt zu keiner Blutung mehr. Präp: z.B. Climopax® (0,625 mg konjugierte Östrogene + 2,5 od. 5 mg Medroxyprogesteron) ⇨ es werden 28 Tbl. mit stets gleichem Hormongehalt gegeben, die weitere Einnahme beginnt mit der nächsten Packung sofort ohne Pause
  – Daneben gibt es noch verschiedene weitere Präparate, Zusatzindikationen od. andere Applikationsformen:
  Gestagene mit antiandrogener Wirkung (haben günstige Wirkung auf Haut u. Haare) in Climen® (sequentiell: 2 mg Estradiolvalerat für Tag 5-15, 2 mg Estradiolvalerat + 1 mg Cyproteronacetat für Tag 16-25 = 11 + 10 Tbl., dann 7 Tg. Pause) oder Climodien®, Lafamme®1mg/2mg od. 2mg/2mg (kontinuierlich: 1 od. 2 mg Estradiolvalerat + 2 mg Dienogest, 28 Tbl.)
  Auch transdermale Applikation mögl.: Estalis®sequi (sequentielle Ther. mit entsprechend 0,05 mg Estradiol/Tag für 2 Wo., dann 0,05 mg Estradiol/Tag + 0,25 mg Norethisteronacetat für Woche 3 + 4 ⇨ Woche 1 + 2: 2x wöchentlich ein Phase-I-Pflaster, Woche 3 + 4: 2x wöchentlich ein Phase-II-Pflaster gluteal aufkleben)
  Estragest TTS® (kontinuierliche Ther. mit 0,025 mg Estradiol/Tag + 0,125 mg Norethisteronacetat ⇨ durchgehend 2 Pflaster/Woche)
  Für eine Hormonersatztherapie ist auch ein erstes synthetisches Steroid (mit Östrogenähnlicher und zusätzlicher Gestagen-Wirkung) zugelassen, das weniger negative Wirkung auf Brustgewebe und Endometrium haben soll (Tibolon, Liviella®), aber 3-mal so teuer.
  ʊ Cave: bei vorhandenem Uterus und Ovarien **keine** Östrogen-Monopräparate verordnen (Risikoerhöhung für Endometrium- und Ovarialkarzinom!). Bei Z.n. Hysterektomie sollte eine Monotherapie mit Östrogenen eingesetzt werden, z.B. Östradiol als Nasenspray, 1-4 Hübe/Tag (Aerodiol®) od. als Minipflaster, 2x/Wo. (Estradot®) od. als Gel, 0,5-1,5 g/Tag (Sisare®) od. als Spritze, 1x/Monat, Gynodian®Depot (enthält zusätzlich das Androgen Prasteron). Wenn Spray, Gel, Pflaster od. Spritze bei vorhandenem Uterus eingesetzt werden soll, so muss ein Gestagen (oral) dazugegeben werden.
  Eine Hormontherapie ist bei strenger Betrachtung der Indikation auch nach der Op. eines Genitalkarzinomes mögl. (zumindest mit einer Gestagenmonotherapie). Beim Mammakarzinom sollte eine Hormontherapie aber nicht gegeben werden, keinesfalls bei Rezeptor-pos., Lk pos. od. metastasiertem Mammakarzinom (diese erhalten Antiöstrogene od. Aromatasehemmer und ggf. später bei Knochendichteabnahme den Östrogenrezeptor-Modulator Raloxifen [Evista®]).
  – **Phytotherapie** (pflanzliche Med.): Actaea-(Cimicifuga)-racemosa-Extrakt (aus dem Wurzelstock der Traubensilberkerze) mit nachgewiesener Wirkung bei klimakterischen Beschwerden (z.B. Cefakliman®, Elana®, Femisana®, Klimadynon®, Remifemin®), ggf. auch in Kombination mit Johanniskraut (Remifemin®plus) bei depressiven Symptomen Phytoöstrogene (Isoflavon-Wirkstoffe mit Östrogen-Wirkung aus der Rhapontikrhabarberwurzel): diese können wie die o.g. anderen Östrogene benutzt weren (Phytoestrol®N)

Gynäkologie

- Lokal können östrogenhaltige Präparate bei atropher Vulva/Vagina angewendet werden: Cremes (OeKolp®Vaginalcreme), Vaginalsuppositorien (Ovestin®Ovula) oder als Vaginalring (Estring®)
- Bei ausgeprägten depressiven Beschwerden können Antidepressiva erforderlich sein, z.B. Behandlung mit dem Serotonin-Wiederaufnahme-Hemmer Fluoxetin (Prozac®) od. Venlaxafin (Trevilor®), Venlaxafin (37,5 mg/Tag) führt zudem zur Reduktion von Hitzewallungen
- **Operativ:** Ind: erhebliche Blutungen, die durch die konservativen Maßnahmen nicht behoben werden können
  - Abrasio od. Endometrium-Ablation
  - vaginale (od. abdominale) Hysterektomie
- Selbsthilfegruppen: Arbeitskreis Frauengesundheit in Medizin e.V., Knochenhauerstraße 20/25, 28195 Bremen, Tel: (04 21) 4 34 93 40, Internet: http://www.akf-info.de
  Bundesselbsthilfeverband Osteoporose e.V., Kirchfeldstr. 149, 40215 Düsseldorf, Tel.: (02 11) 30 13 14-0, Fax: -10, Internet: http://www.bfo-aktuell.de
  Kuratorium Knochengesundheit e.V., Leipziger Str. 6, 74889 Sinsheim, Tel.: (0 72 61) 92 17-0, Internet: http://www.osteoporose.org

Prog: Die Östrogenmangel-bedingten Beschwerden vermindern sich auch ohne Hormonersatztherapie meist nach 1-2 J. in der Postmenopause deutlich.

Kompl: * Entwicklung einer neurotischen Störung durch langanhaltende klimakterische Beschwerden (bis zu 10 %)
* Suizidalität bei ausgeprägten Beschwerden mögl.

* **Osteoporose:**
  Path: die größte Knochenmasse (peak bone mass) liegt zw. 20.-30. Lj. vor. Die trabekuläre Knochenmasse nimmt innerhalb von 20 J. nach der Menopause um 50 % ab (physiologischer Mineralsalzverlust von 1-2 % /Jahr).
  Risikofaktoren: familiäre Disposition, Menopause <45. Lj., Östrogen-, Bewegungsmangel, enterale Malabsorption, Morbus CROHN, chronische Niereninsuffizienz, Hyperparathyreoidismus, CUSHING-Syndrom, Hyperthyreose, Hypogonadismus, Alkohol-, Nikotinabusus, Med: Glukokortikoide, Schilddrüsenhormone, Antiepileptika
  Epid: das Risiko für einen Oberschenkelhalsfraktur verdoppelt sich alle 5 J. nach der Menopause (bei 90-jährigen hat jede 5. Frau bereit seine Schenkelhalsfraktur erlitten), Frauen sind wesentlich häufiger als Männer betroffen, **w >> m** [= 4 : 1], statistisch erkrankt **jede 3. postmenopausale Frau** an einer Osteoporose. Für Deutschland werden 5 Mio. Betroffene geschätzt.
  Klin: allgemeine Symptome im fortgeschrittenen Stadium sind schmerzbedingte Immobilität, Deformierung der Wirbelkörper (Keilwirbelbildung, zunehmende Kyphosierung ⇨ Rundrücken sog. „Witwenbuckel", Rumpfverkürzung ⇨ quere Hautfalten am Rücken, sog. Tannenbaumphänomen), höhere Frakturgefährdung (z.B. typischer Oberschenkelhalsbruch, Sinterungsfrakturen der Wirbelsäule od. auch distale Radiusfraktur, Rippenfrakturen) und pathologische Frakturen (= ohne adäquates Trauma), parodontaler Zahnverlust
  Diag: Knochendichtemessung (mit Dual-Röntgen-Absorptiometrie, Abk. DXA) am Schenkelhals od. der LWS oder (mit Ultraschalldensitometrie, Syn: Ultrasonometrie) am Kalkaneus (Vorteil: keine Strahlenbelastung) od. mit quantitativer CT-Messung (QCT) an der oberen LWS (sehr genau, Nachteil: höhere Strahlenbelastung, sehr teuer)
  Die Knochendichtemessung (DXA-Verfahren) wird in Dtl. nur nach Eintreten einer Fraktur von den Krankenkassen bezahlt, zur Vorsorge bisher nicht.
  Ther. u. Prophylaxe s.u.
  DD: Knochenmetastasen, Plasmozytom, Osteomalazie (Knochenverbiegungen)
  Med: * Allgemeine NW der Hormontherapie: Spannungsgefühl der Brüste (Mastodynie), Ödeme, Magenbeschwerden, Übelkeit, Gewichtszunahme, Kopfschmerzen/Migräne, Krämpfe in den Beinen, erhöhtes Risiko für venöse **Thrombosen**/Thromboembolien (relatives Risiko 2,11), Herzinfarkt (relatives Risiko 1,29) und Schlaganfall (relatives Risiko 1,41)
    * **Risikoerhöhung** für das **Mamma-** und für das Ovarial-/**Endometriumkarzinom** (bei Östrogen-Monopräparaten), insb. bei langdauernder Einnahme **(>5 Jahre)**

Proph: ♥ Osteoporoseprophylaxe durch **körperliche Aktivität**, Verhinderung von Frakturen (Sturzprophylaxe), ausreichende **Kalzium-** (1.000 mg/Tag, z.B. 1 l Milch, kalziumreiches Mineralwasser) u. **Vit.-D-Zufuhr** (800 I.E./Tag), Alkohol-, Koffein- u. **Nikotinkarenz**. Eine alleinige Kalzium- u. Vit.-D-Gabe vermindert das Frakturrisiko aber nicht.
Die Einnahme von **Östrogenen** (möglichst direkt nach der Menopause beginnend) wirkt protektiv und ist in vielen Studien belegt (besser noch eine Östrogen-Gestagen-Kombination mit dem Gestagen Norethisteronacetat, das zusätzlich noch eine östrogenunabhängige additive, osteoprotektive Wirkung hat, z.B. im Kombinationspräparat Activelle® od. Kliogest®N). Zugelassen zur Prophylaxe und Therapie der Osteoporose ist auch der Östrogenrezeptor-Modulator Raloxifen [Evista®].
Ther: bei bereits bestehender Osteoporose: **Calcium** (1.500 mg/Tag) **+ Vit. D** (Colecalciferol, 1.000 I.E./Tag), evtl. + Fluorid (25 mg/Tag, Nafril®), bei ausgeprägter manifester Osteoporose **Bisphosphonate** für 2-4 Jahre (Alendronsäure, Fosamax® od. Risedronat, Actonel®) od. Calcitonin (200 I.E./Tag, Karil® Nasenspray).

♥ Der bisher angenommene positive Effekt einer längerfristigen Östrogen-/Gestagengabe als primäre Prävention kardiovaskulärer Erkrankungen (z.B. Herzinfarkt, ischämischer Schlaganfall) ist fraglich (ein Arm der größten Studie in den USA hierzu wurde daher 6/2002 wegen neg. Ergebnisse auch abgebrochen). Insb. kein protektiver Effekt als Sekundärprävention *nach* einem Herzinfarkt oder *nach* einem Apoplex festgestellt.
Ein gesicherter positiver Nebeneffekt besteht bezüglich der Osteoporoseprophylaxe (relatives Risiko für Hüftkopffrakturen 0,66, allerdings nur bei Langzeitanwendung und es sollten hierzu konjugierte Östrogene verwendet werden) und geringeres Darmkrebsrisiko (relatives Risiko 0,63).
⇨ Nach derzeitiger Datenlage sollte aus alleinigen Gründen einer Prävention keine Hormonersatztherapie mehr begonnen werden (sondern nur wenn diese wegen nennenswerten klimakterischen Beschwerden eindeutig indiziert ist od. z.B. bei jüngeren Pat. mit der Indikation Klimakterium praecox/Ovarektomie).

DD: – Eine erneute Blutung nach der Menopause sollte immer abgeklärt werden (⇨ Endometriumbiopsie zum Tumorausschluss)

VULVA UND VAGINA

Anatomie

Vulva = äußerer Anteil der weiblichen Genitale, sog. weibliche Scham (Pudendum femininum). Besteht aus dem Schamhügel/-berg = Fettgewebe über der Symphysenregion (Mons pubis, Venushügel mit horizontaler Haargrenze), den großen Schamlippen (**Labia majora pudendi**), der Schamspalte (Rima pudendi) und dem Kitzler (**Klitoris**). Der Scheidenvorhof (**Vestibulum vaginae** mit dem Introitus/Ostium vaginae) wird von den kleinen Schamlippen (**Labia minora pudendi**) und den auf deren Innenseite mündenden BARTHOLIN-Drüsen (**Glandulae vestibulares majores**) umgeben. Dort mündet auch die Urethra mit dem **Ostium urethrae externum** (s. Abb.).

- Clitoris
- Ostium urethrae ext.
- Labia majora pudendi
- Labia minora
- Introitus vaginae
- Gld. vestibularis major
- Anus

Innervation: sensibel durch den N.pudendus (aus dem Plexus pudendus, S3-S5), Rr.labiales ant. des N.ilioinguinalis u. R.genitalis des N.genitofemoralis

Lymphgefäßversorgung: jeweils in die ipsilateralen oberflächlichen inguinalen Lk (dann zu den tiefen inguinalen und weiter zu den Becken-Lk), im Bereich der hinteren Kommissur entlang der A.pudenda int. auch direkt zu pelvinen Lk und auch im Bereich der Klitoris entlang der Urethra zu den pelvinen Lk

Vagina (Syn: Scheide): 8-10 cm langer, abgeplatteter, dehnbarer muskulös-bindegewebiger Schlauch als „Begattungsorgan" und Geburtskanal. Beginnt außen mit dem **Introitus/Ostium vaginae** im Scheidenvorhof (Vestibulum vaginae). Der Introitus ist bis zur Defloration durch das Jungfernhäutchen (dem **Hymen**, griechisch „der Hochzeitsgott") teilweise verschlossen, danach bleibt ein narbiger Hymenalsaum (Carunculae hymenales od. myrtiformes) am Rande übrig.

Innen ist die Vorderwand der Scheide mit dem Septum vesicovaginale u. urethrovaginale mit Harnblase und Urethra, die Hinterwand mit dem Septum rectovaginale mit dem Rektum verbunden (s. Abb.). Dazwischen befindet sich Bindegewebe um die Scheide (**Paracolpium**). Am oberen Ende wird die **Portio vaginalis uteri** umfasst. Dahinter ein größeres, seitlich kleineres u. ein vorderes Scheidengewölbe (**Fornix vaginae**). Das hintere Scheidengewölbe (auch Receptaculum seminis, sog. Samenbehältnis genannt, da das hintere Scheidengewölbe das ejakulierte Sperma beim Koitus aufnimmt) liegt dem DOUGLAS-Raum (Excavatio rectouterina = tiefster Punkt des Peritonealraumes) des Bauchraumes direkt an (von hier aus ist eine Tastuntersuchung und auch Punktion des DOUGLAS-Raum möglich).

- Vesica urinaria
- Symphyse
- Uterus
- Tuba uterina
- Ovar
- Excavatio rectouterina
- Urethra
- Vagina
- Anus
- Rectum

weibliches Becken (Medianschnitt)

Blutversorgung: kranial A.vaginalis aus der A.uterina, in der Mitte aus der A.vesicalis inf., kaudal aus der A.rectalis media u. A.pudenda int. (aus A.iliaca int.)

Histologie: Das Vaginalepithel (Tunica mucosa vaginae) besteht aus einem glykogenreichen, **mehrschichtigen unverhornten Plattenepithel** ohne Drüsen, dessen Reifung erfolgt durch den Einfluß der Sexualhormone. Beurteilung durch Kolpozytologie = Abstrich von der seitlichen Scheidenwand:
  ➢ Follikelphase (Proliferationsphase): große, einzeln liegende Epithelien (Parabasalzellen) mit zunächst bläschenförmigem, später kleinem pyknotischem Kern
  ➢ Corpus-luteum-Phase (Sekretionsphase): Massenabschilferung der Epithelienzellen mit typischer Haufen-, Faltenbildung und Einrollung; vorwiegend Intermediärzellen mit bläschenförmigem Kern und basophilem Zytoplasma

Aufbau des Epithels (von innen nach außen): Stratum basale, Stratum spinosum profundum (Parabasalschicht), Stratum spinosum superficiale (Intermediärschicht), Stratum superficiale
Das subepitheliale Bindegewebe besteht aus vielen venösen Gefäßen und gitterförmig vernetzten Bindegewebe- und Muskelfasern. Im äußeren Drittel der Vagina entstehen dadurch kleine quere Falten (Rugae), die meist nach der ersten Geburt verschwinden.
Das Scheidenepithel kann mukoide Flüssigkeit durch **Transsudation** durch porenähnliche Spalten abgeben, pro Tag ca. 2-5 ml, bei sexueller Erregung bis 15 ml (Lubrikation).
MÜLLER-Epithelzysten: versprengte Reste der MÜLLER-Gänge bilden klinisch meist symptomlose Epithelzysten (75 % aller Vaginalzysten, ebenfalls im Uterus mögl.)
Scheidenflora: vom hormonell gesteuerten Glykogengehalt des Scheidenepithels abhängige Besiedlung. Bis zur Pubertät überwiegen Staphylo- u. Streptokokken (alkalisches Milieu).
Mit Pubertätsbeginn bis in die Postmenopause (Glykogenablagerung auf der Vaginaloberfläche) v.a. **Lactobacillus acidophilus** (und L. casei, L. fermentum u. L. cellobiosus ⇨ grampositive, fakultativ anaerobe Stäbchenbakterien, sog. DÖDERLEIN-Bakterien), ca. 10^5-10^7 Keime/ml. Diese vergären Glykogen zu Milchsäure ⇨ durch das dann vorhandene **saure Scheidenmilieu (pH-Wert 3,8-4,5)** besteht ein Schutz vor Infektion der Vagina und Keimaszension für die höher gelegenen Genitalorgane.
Daneben lassen sich auch apathogene (Staphylococcus epidermis, Korynebakterien), ggf. pathogene (Streptococcus viridans, nichthämolysierende, mikroaerophile Streptokokken) und fakultativ pathogene Keime (Enterokokken, E. coli, Proteus, Bacteroides) mit verschiedener Häufigkeit finden.

KONGENITALE ANOMALIEN DER VULVA UND VAGINA

Entstehen durch embryonale Störungen bei der Entwicklung der **MÜLLER-Gänge** (Syn. Ductus paramesonephricus), die sich zu Beginn des 2. SSM jeweils aus einer Einsenkung des Zölomepithels seitlich vom re. u. li. WOLFF-Gang (= Urnierengang) bilden. Es entstehen normalerweise daraus im oberen Abschnitt jeweils die re. u. li. Tuba uterina und kaudal durch Verschmelzung mit dem MÜLLER-Gang der Gegenseite ein Uterus und die oberen Anteile der **Vagina** (eine fehlende Verschmelzung führt zu allen Arten von Doppelmissbildungen/Septierungen; fehlende Ausbildung führt zu einseitiger od. vollständiger Aplasie). Die Vulva und der untere Abschnitt der Vagina gehen aus dem Sinus urogenitalis der embryonalen Kloake (aus einem Teil des Allantois) hervor.
⇨ immer auch **urologische Untersuchung** durchführen, da häufig Kombination mit Fehlbildungen der ableitenden Harnwege (z.B. Hypo-, Epispadie, Blasenekstrophie, Doppelureter, Megaureter, Urethralklappen, Meatus-urethrae-externus-Stenose) od. Nieren (Nierenagenesie, Nierenverschmelzung, dystope Niere).

Hymenalatresie

Syn: Hymen imperforatus
Path: embryonale Hemmungsfehlbildung ⇨ fehlende Hymenalöffnung (persistierende Membran am MÜLLER-Hügel)
Klin: bei Neugeborenen fehlender vaginaler Fluor (wird oft aber nicht bemerkt), führt dann später ab der Menarche (= erste Menstruationsblutung fließt nicht nach außen ab = **Kryptomenorrhoe**) zu abdominellen monatlichen Schmerzen (= Molimina menstrualis), über Monate zunehmende abdominelle Raumforderung.
Diag: vorgewölbter Hymen, dunkle Verfärbung (durchschimmerndes altes Blut), in der Sonographie große blutgefüllte Vagina (**Hämatokolpos**), evtl. auch Blut im Uterus (**Hämatometra**) und in den Tuben (**Hämatosalpinx**).
Ther: Teilexzision des Hymens, Entfernung des alten Blutes aus der Vagina, bei Frühgeborenen kann sich die Atresie noch spontan zurückbilden
DD: Verklebung der kleinen Labien (= Labiensynechie, lässt sich mit Östrogen-haltiger Salbenmassage öffnen), doppelte Hymenalöffnung (Hymen bifenstratus, die 2 kleine Öffnungen können zu gleichen Beschwerden wie bei der Atresie führen)

Vaginalaplasie

Path: angelegte aber nicht entwickelte Vagina, s. Abb.
Klin: normale Kohabitation nicht mögl., sonstige weibliche Geschlechtsmerkmale und Funktion bei isolierter Vaginalaplasie unauffällig, ab der Menarche primäre Amenorrhoe (aufgrund der Aplasie bleibt die Menstruationsblutung verborgen und kann nicht nach außen abfließen = **Kryptomenorrhoe**), abdominelle monatliche Schmerzen (= Molimina menstrualis) und über Monate zunehmende abdominelle Raumforderung
Diag: ggf. kleine Restvagina von einigen Zentimetern Länge vorhanden (Recessus uterovaginalis), Sonographie: normaler Uterus vorhanden?
Ther: operative Anlage einer künstlichen Scheide (Syn: Kolpopoese, **Neovagina**) aus Sigma-, Ileum- od. Caecumschleimhaut, Auskleidung der Neovagina mit Spalthaut od. Peritoneum und regelmäßige Dehnung (Kunststoffphantom)
Kompl: häufig zusätzliche Fehlbildungen der ableitenden Harnwege (Doppelureter) od. Nieren (Nierenagenesie, dystope Niere)
DD: Vaginalatresie (durch Verletzung, Verätzung od. Infektionen), testikuläre Feminisierung (blind endende Vagina, fehlende Scham- u. Axillabehaarung), Atresie der Zervix uteri, gleichzeitige Aplasie des Uterus = MAYER-ROKITANSKY-KÜSTER-Syndrom (s.u. Kap. Uterus)

normal   Vaginalaplasie

Septierte Vagina

Klin: teilweise (Vagina subsepta, s. Abb.) od. vollständig septierte Vagina, evtl. erschwerte/schmerzhafte Kohabitation
Diag: isoliert zweigeteilte Vagina oder zusätzlich mit doppeltem Uterus (Uterus duplex mit Vagina septa, s. Abb.)
Ther: Resektion des Septums
DD: Verklebungen der Vagina durch Entzündungen, Anus vestibularis (= Mündung des Darmes in der hinteren Scheidewand)

Vagina subsepta   Uterus duplex mit Vagina septa

VERLETZUNG VON VULVA UND VAGINA

Syn: ICD-10: S31.4

Ät: – Kohabitationsverletzung
– Vergewaltigung, sexueller Missbrauch von Kindern
– Pfählungsverletzung
– "Religiös": rituelle Beschneidung mit Entfernung der Klitoris, insb. in Afrika (Einzelheiten s. Kap. Sexualstörungen)
– Kinder: Einführen von Fremdkörpern in die Vagina (Münzen, Lego-Steine usw.)
– Geburtstrauma, vaginal operative Entbindung (Zangengeburt), Dammriss (s. Kap. Geburtskomplikationen)
– Iatrogen: Verletzung bei intrauterinen Eingriffen, z.B. vaginale Hysterektomie, Intrauterinpessar (IUP)

Klin: ⇒ Beim ersten Geschlechtsverkehr (od. Masturbation) kommt es zum Zerreißen (= **Defloration**, Syn: Entjungferung, engl. deflowering) des bis dahin intakten Hymens (sog. Jungfernhäutchen) am Scheideneingang. Dabei ggf. leichte Blutung, die von alleine sistiert. Selten auch stärkere Blutung bei Einriss im Bereich der Klitoris.
⇒ Kohabitationsverletzung: typisch ist ein Einriss im hinteren Scheidengewölbe am Ende der Vagina ⇨ starke Blutung, operative Versorgung erforderlich.
⇒ Vergewaltigung: typisch ist ein Einriss der seitlichen Scheidenwände od. -gewölbe. Bei starkem Trauma kann es auch zur Verletzung des Dammes kommen (der Penis dringt zwischen Vagina und Rektum ein)

Vulva und Vagina | Seite 33

Diag: 1. Anamnese und gynäkologische Untersuchung: sorgfältige Wundinspektion (Vergewaltigung?), ggf. Dokumentation mit Foto
2. Bei Vergewaltigung Abstrichentnahme zum Nachweis von Sperma (mikroskopischer Nachweis, saure Phosphatase, DNA-Analyse)
Abstrichentnahme zur Erreger- (insb. auf venerische Infektion: Gonorrhoe, Chlamydien) und Resistenzbestimmung. Ggf. Labor zum HIV-, Hepatitis- u. Lues-Nachweis (nach 3 Mon. kontrollieren)
3. Apparative Untersuchungen (Sonographie, Rektoskopie, Zystoskopie) je nach Befund od. Komplikationen

Ther:
- Kleine Hämatome od. kleine Risswunden können konservativ behandelt werden
- Operativ: Ind: stark blutende Verletzung
  - größere Blutung mit Umstechungsnaht stillen
  - sorgfältige Naht mit resorbierbarem synthetischem Faden
  - ggf. Antibiotikaprophylaxe gegen eine Wundinfektion
  - Kinder: Entfernen des Fremdkörpers und Inspektion auf Verletzungen
- Bei Verletzungen mit Fremdkörpern Tetanusprophylaxe
- Vergewaltigung: Einschalten der Polizei (bei Einverständnis der betroffenen Frau), psychotherapeutische Betreuung anbieten
- Geburtshilfe: Dammschutz und rechtzeitige Episiotomie (bevor es zu einem Dammriss kommt)

Kompl:
* Infektion (Vulvitis, Kolpitis, aszendierende Infektion), HIV-, Hepatis-B- od. -C-Infektion
* Mitverletzung des Dammes und des M.sphincter ani ⇨ Stuhlinkontinenz
* Mitverletzung der Urethra ⇨ Harninkontinenz
* Einriss vom hinteren Scheidengewölbe bis in den DOUGLAS-Raum
* Descensus od. Prolaps der Vulva/Vagina, der Zervix od. sogar des Uterus
* Kohabitationsbeschwerden durch Narbenbildung

VULVITIS

Syn: Entzündliche Veränderungen der Vulva, ICD-10: N76.2, chronisch N76.3

Ät: – Primäre Vulvitis (exogen): **infektiös** durch Bakterien, Mykosen (insb. Candida albicans), Herpes simplex genitalis (s. auch Kap. Venerologie), Condylomata acuminata [HPV-Infektion, insb. Typ 6 u. 11, s. Kap. Venerologie], Condylomata lata [Lues, s. Kap. Venerologie], Oxyuren (Madenwürmer aus dem Darm), Parasitosen (z.B. Scabies durch die Krätzmilbe)
allergisch: Slipeinlagen, Binden, Seifen, Waschmittel, synthetische Fasern, Arzneimittel
mechanisch (Intertrigo, insb. bei Adipositas, Volksmund „Wolf")
– Sekundäre Vulvitis (fortgeleitet od. endogen): bei Kolpitis (⇨ **Vulvovaginitis**), hormonale Veränderungen (Östrogenmangel in der Postmenopause), dermatologisch (Psoriasis vulgaris, Lichen ruber planus, Neurodermitis circumscripta vulvae), infektiös (Syphilis, bei Mädchen evtl. Enterobiasis), Allgemeinerkrankungen (Diabetes mellitus, Hyperbilirubinämie)
– Babies/Kinder: Windeldermatitis, Reinigungsmittel, Desinfizienzien, mechanische Irritationen, Begleitreizung bei Angina tonsillaris, Scharlach, Diphterie, Harnweginfekt, Pneumonie, Madenwürmer (Oxyuren)

Path: ♦ Keime: Neisseria gonorrhoeae, Staphylococcus aureus, Chlamydien (insb. in Verbindung mit einer Urethritis), E. coli, Trichomonas vaginalis, Herpesviren, Papillomaviren (HPV), Candida albicans

♦ Formen der Entzündung: Folliculitis und Furunculosis vulvae (Staphylokokken-Infektion der Haarbälge), Bartholinitis, BARTHOLIN-Abszess

Klin: ⇒ Starker Juckreiz (**Pruritus vulvae**)
⇒ **Rötung** (Dermatitis), lokale Schwellung, **brennende Schmerzen** (insb. auch beim Gehen), Hitzegefühl
⇒ Fluor genitalis
⇒ Schwellung inguinaler Lymphknoten mögl.
⇒ Schmerzen beim Wasserlassen
⇒ Kohabitationsschmerzen bzw. -unmöglichkeit
⇒ Bartholinitis: meist einseitige Schwellung mit Entzündung der kleinen und großen Schamlippen (ausgehend von den Bartholindrüsen-Ausführungsgängen)
⇒ Condylomata acuminata (sog. Feigwarzen durch HPV-Infektion): blumenkohlartige Gewächse (auch intravaginal od. anal mögl.), insb. an den kleinen Schamlippen
⇒ Herpes genitalis: kleine Bläschen (2-3 mm) mit klarem Inhalt, platzen diese bleiben kleine Ulzerationen mit rötlichem Randsaum und Krusten, evtl. geringes Fieber
⇒ Scabies: im Perianal-, Damm-, Inguinal- od. Vulvabereich (sowie typisch in den Interdigitalfalten) blind endende Gänge in der Hornschicht der Haut, Juckreiz (insb. bei Wärme, z.B. Abends im Bett), allergisches Ekzem (durch die Zerfallsprodukte der Milben)

Diag: 1. Anamnese und gynäkologische Untersuchung: Rötung, Kratzspuren, Schmerzen bei Berührung, evtl. Ulzerationen im Bereich der Vulva
2. **Spekulumuntersuchung** zur Klärung der Mitbeteiligung der Vagina, ggf. Abstrichentnahme für Nativpräparat und evtl. zur Erreger- sowie Resistenzbestimmung

Ther: • Allgemein: Umschläge (z.B. mit Kamille, Kamillosan®) und Sitzbäder (Phenolsulfonsäure-Phenol, Tannolact®) sind entzündungshemmend und wirken gegen den Juckreiz
• Bakterielle Infektion: Antiseptika (Povidon-Iod, Traumasept® Vaginal-Ovula od. Octenidin, Octenisept® Lösung) reichen meist aus
Folliculitis: Zugsalbe (Ammoniumbituminosulfonat, Ichthyol®) und Sitzbäder, Inzision bei großer Furunculosis mit Einschmelzung und Abszessbildung
• Kandida-Infektion: lokal Antimykotika (ggf. Partnermitbehandlung) mit Clotrimazol (Canifug®-gyn Creme)
• Bei Rhagaden: Dexpanthenol-Salbe (Bepanthen®)
• Bei Allergien: kortisonhaltige Salben (z.B. Volon A® Salbe antibiotikafrei)
• Östrogenmedikation in der Postmenopause u. östrogenhaltige Creme (Estradiol, Linoladiol® N Creme)
• Condylomata acuminata: bei kleinen Feigwarzen z.B. Podophyllotoxin-Auftragung (Condylox® Lösung)
• Scabies: Lindan (Jacutin®) äußerlich, bzw. bei Schwangerschaft Benzylbenzoat (Antiscabiosum®-25%) äußerlich
• Operativ: Ind: größere abgekapselte Abszesse
 − Inzision (ausreichend groß und tief, um eine Abfließen des Eiters zu ermöglichen) des Abszesses, ggf. Drainagebehandlung (damit die Wunde offen bleibt und es zu keinem Sekretverhaltung kommt)
 − Bei BARTHOLIN-Abszess: fensterförmige Inzision Bereich des Vestibulum vaginae und Vernähen der Zystenwand mit der Haut (= Marsupialisation)
 − Große und multiple Condylomata acuminata: CO_2-Laser-Abtragung oder auch Elektrokoagulation und operative Entfernung

Kompl: ∗ Gleichzeitige Entzündung, bzw. Keimaszension in die Vagina (= Vulvovaginitis)
∗ Bartholinitis: meist einseitige Entzündung der Glandulae vestibulares majoris und/oder ihrer Ausführungsgänge bis zum Empyem (sog. BARTHOLIN-Abszess). Bei Verklebung der Ausführungsgänge ⇨ chronische Entzündung, Entwicklung einer BARTHOLIN-Zyste (bis zu 5 cm groß) mögl.

Vulva und Vagina | Seite 35

* Bei chronischer Reizung ⇨ hypertrophische Vulvadystrophie
* Urethritis
* HPV: insb. Typ **16** u. **18** führen häufig zu höheren Atypiegraden (**Dysplasie**) an der Portio, diese werden auch als sog. high-risk HPV-Typen bezeichnet ⇨ **CIN** (<u>c</u>ervical <u>i</u>ntraepithelial <u>n</u>eoplasia) ⇨ invasives **Zervixkarzinom**

DD: – Pruritus vulvae: Infektionen (s.o.), Allergien (Kontaktekzem) bzw. chemische Reizung (Intimspray, Seifen), mechanische Reizung, schlechte Hygiene (auch übertriebene Hygiene, Säuberungszwang), **Vulvadystrophie** (hypertrophisch oder im Alter atrophisch), Fibrome, **Vulvakarzinom**, Diabetes mellitus, Urämie, Hepatosen, Lichen ruber planus, Psoriasis vulgaris

– Ulcus vulvae acutum LIPSCHÜTZ: solitäres od. multiple schmerzhafte Ulzera an der Innenseite der kleinen Schamlippen (Aphthenkrankheit od. Herpesinfektion, meist <25. Lj.)

– Retentionszysten (Reste des GARTNER-Ganges od. Verschluss der Ausführungsgänge der BARTHOLIN- od. Paraurethral-Drüsen)

KOLPITIS

Syn: Vaginitis, engl. colpitis, ICD-10: N76.0

Def: Entzündung der Vagina, häufig gleichzeitig auch Entzündung der Vulva (= Vulvovaginitis)

Ät: – Übertragung von Keimen beim **Geschlechtsverkehr**
– Atrophes Vaginalepithel (physiologisch in der Kindheit bis zur Pubertät und in der Postmenopause/Senium) durch **Östrogenmangel** ⇨ fehlendes saures Scheidenmilieu (pH >4,5), wenig Zervix- und Vaginalsekret
– **Schädigung der physiologischen Scheidenflora**, z.B. durch eine Antibiotikatherapie, Scheidenspülungen, Fremdbesiedelung der Vagina (bakterielle Vaginose)
– **Fremdkörper** in der Scheide (z.B. vergessene Tampons, Spielsachen bei *Kindern*)
Sexualpraktik in Afrika (auch heute noch!): „dry sex" = vaginales Einführen von Aluminiumhydroxidsteinchen, die die Vaginalschleimhaut trocken machen (die trockene Vagina soll den Lustgewinn des Mannes steigern)
– Iatrogen: Strahlentherapie
– Prädisp.: Diabetes mellitus, Immunsuppression, HIV-Infektion, Leukämien u.a. Tumoren, konsumierenden Prozesse, Schwangerschaft (hormonale Umstellung)
Med: Antibiotika, Glukokortikoide, Hormonpräparate (hormonale Kontrazeption), Zytostatika

Path: ♦ Physiologisch: **saures Scheidenmilieu** (pH 4) von Pubertätsbeginn bis in die Postmenopause durch **Lactobacillus acidophilus** (DÖDERLEIN-Bakterien), gefördert durch reichlich Zervix- und Vaginalsekret ⇨ Schutz vor Infektion der Vagina und Keimaszension für die höher gelegenen Genitalorgane

♦ **Keime:** Trichomonas vaginalis (begeißeltes Protozoon), **Candida albicans** (auch vorkommend: Candida glabrata, Candida africana), **Gardnerella vaginalis** (früher: Haemophilus vaginalis genannt, anaerobes Kurzstäbchenbakterium; die Besiedlung der Vagina mit Gardnerella wird **bakterielle Vaginose** genannt), Staphylokokken, Enterokokken, Streptokokken (Gruppe B od. A), E. coli, Proteus, Klebsiellen, Bacteroides, Mykoplasmen, Chlamydien, Neisseria gonorrhoeae, Viren (genitaler HSV 2, HPV)

Etlg: # Colpitis simplex: diffuse Rötung und Schwellung der Scheidenwand
Colpitis granularis/macularis: diffuse oder herdförmige Rötung mit Knötchen (Leukozyteninfiltrate) und kleinen Kratern, nach Abheilung auch graubraune Flecken
Colpitis senilis: durch die altersbedingte Atrophie des Vaginalepithels (Östrogenmangel in

der Postmenopause und Senium) mit Verlust des Säureschutzes durch aszendierende Hautkeime verursacht

\# Bakterielle Vaginose: Besiedlung der Vagina mit Gardnerella vaginalis und anderen anaeroben Keimen (z.B. Mobiluncus curtisii u. mulieris, Bacteroides, Mycoplasma hominis, Bacteroides) bei gleichzeitiger Reduktion der DÖDERLEIN-Bakterien ⇨ pH >4,5

Klin: ⇨ Allgemein: **Fluor genitalis** (Ausfluss, engl. discharge), **Pruritus** (Juckreiz), **brennende Schmerzen** der Vaginalschleimhaut, Dyspareunie (Schmerzen bei Sexualverkehr), evtl. Dysurie (Miktionsbeschwerden, Brennen beim Wasserlassen)

⇨ Trichomoniasis: schaumiger, übelriechender grünlicher Fluor genitalis, quälender Juckreiz

⇨ Vulvovaginitis candidomycetica (häufig bei Säuglingen, Schwangeren, Pat. mit Immunschwäche [Diabetes mellitus, AIDS, maligne Tumoren], langdauernde Antibiotika- od. Glukokortikoidtherapie): kann asymptomatisch sein oder o.g. Symptome verursachen. Inspektorisch findet sich eine starke Rötung und typischer rasenartige, grauweißekrümelige Beläge an Vulva u. Vaginalwand sowie der Portio, bei Entfernung der Beläge Blutung mögl.

⇨ Bakterielle Vaginose: dünnflüssiger weißlicher Fluor, Amingeruch (= nach Fisch riechend durch den Gehalt an Aminen [Putrescin, Cadaverin] im Ausfluss, sog. "Aminkolpitis")

⇨ Vulvovaginitis gonorrhoica (bei erwachsenen Frauen durch die Schutzfunktion der Scheidenflora selten, vor der Pubertät = V.g. infantum od. in der Postmenopause = V.g. senilis): zu Beginn meist wenig Symptome, später Fluor genitalis, Brennen beim Wasserlassen

⇨ Dysurie und Pollakisurie bei gleichzeitiger Urethritis (insb. bei Chlamydien-Infektion)

Diag: 1. Anamnese (Fluor, Pruritus, Dysurie, Dyspareunie?) und gynäkologische Untersuchung (Inspektion ⇨ ggf. entzündlich gerötete Vulva, Kratzspuren) mit Spekulumuntersuchung: gerötete und verdickte Vaginalschleimhaut, Fluor, Vulnerabilität der Wand, evtl. Beläge, fischartiger Amingeruch (bei Trichomonas vaginalis u. Gardnerella vaginalis)
⇨ **Abstrichentnahme** und Diagnostik im **Nativpräparat** unter dem Mikroskop (Kokken, Stäbchenbakterien, Pilze [Pseudomyzel = kettenförmig aneinandergelagerte Sprosspilzen], begeißelte Trichomonaden?), bei der unspezifischen Kolpitis findet sich eine bakterielle Mischflora (insb. Stuhlkeime), die im Nativpräparat nicht weiter differenziert werden können ⇨ kulturelle Anzüchtung
bei bakterieller Vaginose rasenförmiger Besatz der Epithelzellen mit Bakterien (sog. clue cells od. Schlüsselzellen genannt)
Ausdruck der Dysbiose des Scheidenmilieus ergibt sich aus dem **erhöhten pH** (>4,5), gilt nicht für Pilze, die sich auch bei physiologischem, niedrigem pH vermehren können

2. Kultureller Erregernachweis aus der Abstrichentnahme auf Wachstumsmedien (Agarplatten) und zur Resistenzbestimmung bei unklarem Befund, PCR auf Chlamydien (aus der Zervix u. ggf. aus der Urethra)

Ther: • Atrophe (senile) Kolpitis: lokal Östrogene (Estriol, OeKolp® Vaginalzäpfchen/-creme od. als Vaginalring, Estradiol, Estring®)

• Bei schmerzhaftem Sexualverkehr (Dyspareunie) durch fehlende Lubrikation (trockene Scheide) Anwendung von Gleitmittel (Lubrikano®, Lubrin®GelStixs)

• Kokken-Infektion (bakterielle Mischflora): lokal antiseptisch mit Povidon-Iod (Traumasept® Vaginal-Ovula) od. lokale Tetracyclingabe (Mysteclin® Vaginaltabletten) oft ausreichend, bei Therapieresistenz auch Tetracyclin oral (Doxycyclin am ersten Tag 2 x 100 mg, dann 14 Tage 1 x 100 mg/Tag, Supracyclin®)
In der Schwangerschaft bei manifester Infektion Clindamycin als Vaginalcreme (Sobelin®)

• Trichomonas vaginalis: Metronidazol oral (Clont® 2 x 4 Tbl. im Abstand v. 6 Std. am 1. Tag (= 2 g), dann noch 1 x 4 Tbl. am nächsten Morgen), Partnermitbehandlung. Bei Rezidiv Behandlung für 7-10 Tage.
Bei Schwangerschaft: lokal antiseptische Behandlung (Nifuratel, Inimur®), ab 14. SSW auch Clotrimazol lokal (Antifungol®-3 Vaginaltabletten) mögl.

• Kandida-Infektion: **lokal** antimykotisch (ggf. + Partnermitbehandlung) mit Clotrimazol (Canifug®-Cremolum-200-Vaginalzäpfchen und Canifug®-Vaginalcreme) für 3 Tage

Vulva und Vagina | Seite 37

- bei Rezidiv: Fluconazol oral 1 x 150 mg (Fungata®) als Einmaldosis, bei erneutem Rezidiv Ketoconazol 2 x 200 mg/Tag (Nizoral®) für 5-10 Tage
- bei zusätzlicher systemischer/oraler/intestinaler Candidose: Nystatin 3 x 1 Mio. I.E./Tag (Moronal®) für eine Woche
- bei Schwangerschaft im 1. Trimenon Ansäuerung der Vagina durch Lactobacillus-Instillation (Vagiflor® Vaginalzäpfchen), die Pilze wachsen allerdings auch im sauren Milieu, ggf. kann Econazol (Gyno Pevaryl®) lokal angewendet werden, ab dem 2. Trimenon kann Clotrimazol lokal angewendet werden (zur Sanierung des Geburtskanales)
- Bakterielle Vaginose: Metronidazol lokal 0,1 g/Tag für 6 Tage (Clont® Vaginaltabletten)
  - bei Persistenz Metronidazol oral (Flagyl® 400) 2 x 400 mg/Tag für 5 Tage (ggf. + Partnermitbehandlung)
  - Schwangerschaft: ansäuern des Scheidenmilieus mit Lactobacillus-Instillation (Vagiflor® Vaginalzäpfchen) u. Vit.-C-Gabe (Vagi-C® Vaginaltabletten)
- Gonorrhoe: bei unkomplizierter Erkrankung Spectinomycin (Stanilo®) einmalig i.m., ggf. Gyrasehemmer oral, bei ausgedehnterer Form ggf. für mehrere Wochen Cephalosporine
- Mykoplasmen: lokal antiseptisch mit Povidon-Iod (Traumasept® Vaginal-Ovula), in der Schwangerschaft bei gleichzeitiger vorzeitiger Wehentätigkeit Erythromycin oral 3 x 500 mg/Tag für 2 Wochen
- Chlamydien: Tetracyclin oral (Doxycyclin 2 x 100 mg/Tag für 10 Tage, Supracyclin®), bei Schwangerschaft Erythromycin oral 4 x 800 mg/Tag für 10 Tage. Gleichzeitig Partnermitbehandlung
- Für alle Infektionen gilt: immer **Partnermitbehandlung/-untersuchung**
- Fremdkörper: entfernen, meist ist dann keine weitere Ther. erforderlich
- Allgemein in der Schwangerschaft: immer frühzeitige Behandlung einleiten, um eine Infektion nicht zu verschleppen = Keimaszension vermeiden und um eine Infektion des Neugeborenen unter der Geburt sicher zu verhindern!
Prophylaktisch kann das Säuremilieu der Scheide durch Vit.-C-Instillation gefördert werden (Vagi-C® Vaginaltabletten, ½ Tbl./Tag mit Vaseline einlegen)

Kompl:
- Aszendierende Infektion mit Endometritis und Salpingitis, Perioophoritis, Tuboovarialabszesse, chronische Adnexitis (Sterilität, Tubargravidität mögl.), Peritonitis
  in der Schwangerschaft: vorzeitiger Blasensprung, Amnioninfektionssyndrom (Chorioamnionitis mit Infektion von Fruchtwasser, Eihäute, Plazenta und Fetus), Risiko für Abort oder Frühgeburt, Endometritis postpartum bis zur Puerperalsepsis
- Kandida-Mykose: **Organmykose** bei Immunschwäche, insb. der Atemwege, selten auch Endokarditis, Meningitis, Nephritis od. Endophthalmitis mögl., Infektion des Kindes unter der Geburt mögl., Ther: Amphotericin B, Fluconazol, Ketoconazol od. Flucytosin als Monotherapie od. kombiniert bei Therapieresistenz (orale/systemische Ther. ist in der Schwangerschaft aber kontraindiziert)
- Gonorrhoe: benigne Gonokokkensepsis, Meningitis, Monarthritis, Endokarditis, Perihepatitis acuta gonorrhoica (Entzündung der Leberkapsel), Gonoblennorrhoe (des Auges des Neugeborenen, Übertragung beim Geburtsvorgang, Proph. nach CREDÉ durch Eintropfen 1%iger AgNO₃-Lösung in den Bindehautsack)
- Chlamydien: meist gleichzeitig **Urethritis**, Cave: unter der Geburt Infektion des Kindes mögl. ⇨ Konjunktivitis, Chlamydienpneumonie
- Streptokokken-A: müssen immer behandelt werden, da Gefahr der Septikämie
- **Toxic shock syndrome** (Tamponkrankheit): fulminante Staphylococcus-aureus-Infektion, meist im Zusammenhang mit der Menstruation ⇨ Fieber, Exanthem, Kreislaufzusammenbruch, ARDS, Nierenversagen, DIC, Multiorganversagen (durch Enterotoxin F der Staphylokokken). Ther: Intensivtherapie, Antibiose, Toxin-neutralisierende Immunglobuline

DD:
- Vaginaltumoren, Zervixkarzinom
- Endometriose
- Übersicht zur DD des Fluor genitalis:

Gynäkologie

Ursprung	Ätiologie	Klinik
Vulva	physiologische Sekretion aus den Schweiß-, Talg-, Duft- und BARTHOLIN-Drüsen, z.B. bei sexueller Erregung	Nässegefühl
	Vulvitis	Pruritus, Brennen, Rötung, Nässegefühl od. Fluor
Vagina	physiologische Sekretion bei sexueller Erregung od. Schwangerschaft	dünnflüssiger weißgrauer Fluor
	Colpitis senilis (Östrogenmangel)	weißlicher Fluor, atrophes verdünntes Vaginalepithel
	bakterielle Kolpitis, Viren, Protozoen oder Pilzbefall	Fluor, Pruritus, brennende Schmerzen, Dyspareunie, evtl. Miktionsbeschwerden
	bakterielle Vaginose (Aminkolpitis)	dünnflüssiger, nach Fisch riechender Fluor
	mechanische Reizung: Fremdkörper, z.b. Tampon, Scheidendiaphragma, Portiokappe	übelriechender Fluor, Pruritus, Schmerzen
	chemische Reizung, z.b. durch Scheidenspülungen, spermizide Schaumzäpfchen	Fluor, Pruritus, Schmerzen
	zerfallendes Uterussekret (z.b. Menstruationssekretreste)	übelriechender bräunlich-blutiger Fluor, Pruritus
Zervix uteri	physiologische Sekretion der Zervixdrüsen	glasiger dünnflüssiger Schleim, insb. präovulatorisch
	Zervizitis (bakteriell, z.b. Gonokokken, Chlamydien)	eitriger zervikaler Fluor
	Ektopie, Zervixriss	glasiger Schleim
	Zervixpolyp, Zervixkarzinom	zervikaler Fluor, Schmierblutung
Corpus uteri	Endometritis	eitriger Fluor
	mechanisch: IUP, postop. nach Kürettage	blutiger Fluor, Schmierblutung
	Endometriose, Korpuspolyp, Myome (insb. submukös)	blutiger Fluor, Schmierblutung
	Endometriumkarzinom	blutiger Fluor, Schmierblutung
Tuba uterina	Tubenkarzinom	dünnflüssiger Fluor, der sich stoßweise entleert

DESCENSUS / PROLAPSUS VAGINAE ET UTERI

Syn: Descensus, Senkung = Tiefertreten, ohne dass Teile außerhalb der Vulva sichtbar werden
Prolapsus = Vorfall (Organteile prolabierend sichtbar aus der Vulva)
ICD-10: vaginae N81.1, uteri N81.4, Genitalprolaps uteri et vaginae N81.3

Anatomie: Uterus und Vagina werden durch den **Bandapparat** (insb. Lig.cardinale uteri im Ligamentum latum uteri u. Lig.sacrouterinum, die übrigen Bänder [s. Kap. Uterus] tragen weniger zur Haltefunktion bei) gehalten (*Halteapparat*). Dieser fixiert den Uterus im kleinen Becken nach allen Seiten und verhindert beim Geburtsvorgang das Ausweichen des Uterus bei den Wehen nach oben.
Durch die physiologische **Anteversio** (die Cervix uteri ist gegen die Achse der Vagina nach ventral um ca. 90° geneigt) u. **Anteflexio** (der Uteruskörper ist gegenüber der Cervix uteri nach ventral um ca. 135° abgeknickt und liegt auf der Harnblase auf) des Uterus erfolgt eine zusätzliche Absicherung.
Der **Beckenboden** verschließt den Bauchraum nach kaudal und fängt den gesamten intraabdominalen Druck ab (*Stützapparat*). Er besteht aus (von kranial nach kaudal):
 – Diaphragma pelvis: **M.levator ani** mit dem Levatorspalt zwischen li. u. re. Muskelanteil (Syn: Levatortor, Hiatus genitalis = Durchtritt für Anus, Vagina und Urethra), hierzu gehören der M.pubococcygeus (mit M.puboperinealis, M.pubovaginalis, M.puboanalis), M.puborectalis und M.iliococcygeus
 – Diaphragma urogenitale: **M.transversus perinei** prof., Lig.transversum perinei

Vulva und Vagina | Seite 39

– Äußere Schließmuskelschicht: M.transversus perinei supf., M.ischiocavernosus u. M.bulbospongiosus, M.sphincter ani

Ät: – Beckenbodeninsuffizienz durch Überdehnung (insb. nach **Geburten**) od. Verletzungen (insb. nach Geburtsverletzungen bei vaginal-operativen Geburten) des M.levator ani, Denervierung der Beckenbodenmuskulatur (z.B. durch diabetische Neuropathie)
– Allgemeine Erschlaffung des Halteapparates (allgemeine **Bindegewebsschwäche**)
– Enteroptose (Eingeweidesenkung), chronischer Aszites, Adipositas permagna, schwere körperliche Arbeit, chronisches Asthma, chronische Obstipation od. sehr großer abdomineller Tumor ⇨ **erhöhter Druck** von abdominal auf den Beckenboden

Path: ♦ Das anatomische Haltesystem ist v.a. in der Spätschwangerschaft und in der **Austreibungsperiode** der Geburt gefährdet und es kann zu bleibenden Schäden kommen, wie statische Insuffizienz, einem Descensus genitalis od. Insuffizienz der muskulären Verschlusssysteme an Anus od. Harnblase.
♦ Descensus uteri evtl. verbunden mit einer Retroversio und **Retroflexio** uteri (= der Uterus ist aus der physiologischen Anteposition nach hinten abgekippt)
Descensus der vorderen Scheidenwand ⇨ Ausbildung einer Zystozele (Aussackung der hinteren Blasenwand in die Vagina)
Descensus der hinteren Scheidenwand ⇨ Ausbildung einer Rektozele (Aussackung der vorderen Rektumwand in die Vagina) od. einer Entero- od. Douglasozele
Eine Ausziehung der Zervix (Elongatio colli) entsteht bei Beckenbodeninsuffizienz bei noch intaktem Bandapparat
♦ Bei Progredienz eines Descensus uteri et vaginae entwickelt sich ein Prolaps:
Partialprolaps (Subtotalprolaps) = nur ein Teil des Uterus, die Portio uteri oder ein Teil der Scheide liegen außerhalb der Vulva (Grenze die sichtbar überschritten sein muss, ist der Hymenalsaum)
Totalprolaps = gesamte Vagina und Uterus sind umgestülpt und liegen außerhalb der Vulva (bei der gynäkologischen Untersuchung kann der gesamte Uterus mit der Hand umfasst werden)
Sonderform: Scheidenblindsackprolaps = bei Z.n. früherer Hysterektomie fällt nur die blind verschlossene Vagina vor

Epid: Häufigkeit: mit dem Alter zunehmend, es wird geschätzt, dass 11-12 % der Frauen im Alter von 80 J. einen operationsbedürftigen Befund haben

Klin: ⇨ **Druckgefühl nach unten**, Fremdkörpergefühl („als falle etwas aus der Scheide")
⇨ **Kreuzschmerzen** (Zug am Halteapparat)
⇨ Blasenbeschwerden, insb. **Belastungsinkontinenz** (unwillkürlicher Harnabgang bei intraabdomineller Druckerhöhung, z.B. **beim Husten**, Lachen od. Niesen od. Aufstehen u. Treppensteigen, Gehen)
Pollakisurie (häufiges Entleeren kleiner Harnmengen), rezidivierende Harnweginfekte evtl. auch obstruktiv bedingte Miktionsbeschwerden (Überlaufinkontinenz) bis zum Harnverhalt (durch Kompression der Urethra)
⇨ Defäkationsbeschwerden (insb. bei Rektozele), Obstipation
⇨ Evtl. Blutabgang bei mechanischer Irritation (Druckulzera), Fluor

Diag: 1. Anamnese: typische Beschwerden, Anzahl der Geburten?
2. Gynäkologische Untersuchung: bei **Inspektion** Pat. pressen lassen ⇨ ein Descensus kann dann durch Erscheinen der Portio im Introitus sichtbar werden, bei einem Prolaps des Uterus ist dieser unter Umstülpung der Vagina aus der Vulva getreten, eine Rektozele, Entero- od. Douglasozele ist ggf. in der rektal-digitalen Untersuchung als Ausbuchtung tastbar od. zeigt sich beim Pressen durch eine Vorwölbung der hinteren Vaginalwand
3. Evtl. Zystoskopie bei Zystozele, urodynamische Messung bei Harninkontinenz (s. Urologie), Defäkographie bei Rektozele od. besser funktionelles (dynamisches = die Pat. presst während der Untersuchung) MRT des Beckenbodens (damit lassen sich alle Kompartimente gut beurteilen)

Ther: • Konservativ: Physiotherapie: Beckenbodengymnastik über mehrere Monate, bei Frauen im Klimakterium zusätzlich Hormontherapie mit Östrogen-Gestagen-Kombination
Bei Harninkontinenz mdeikamentöse Ther. je nach Befund (s.u. Abschnitt Urologie).
• ARABIN-Pessar: vorübergehende Einlage eines Ring- od. Würfelpessars in die Vagina (diese stützen von innen ab) und müssen alle 4-6 Wo. (Würfelpessar tägl.) zur Reinigung gewechselt werden (keine Dauertherapie)
• Operativ: Ind: manifester Prolaps
  – Scheidenplastik (Syn: **Kolporrhaphie**) bei isolierten Zelen: Inzision der Scheidenwand, Zurückschieben der Zele, Raffung der Faszien/Beckenbodenmuskulatur, Resektion der überschüssigen Scheidenhaut und Naht mit resorbierbarem Faden
  – Bei Prolapsus uteri et vaginae: **vaginale Hysterektomie mit vorderer u. hinterer Kolporrhaphie** und Scheidenstumpffixation (Vernähen der Vaginaspitze mit den Haltebändern des entfernten Uterus, Ligg.sacrouterina)
  Bei alten Pat. ohne Kohabitationswunsch kann auch eine Kolpohysterektomie (= Entfernung von Uterus + Vagina und Vernähen des Dammes) durchgeführt werden.
  – Bei Scheidenblindsackprolaps (nach früherer Hysterektomie): Fixierung der Vagina am Kreuzbein (= Sakrokolpopexie) mit einem nicht-resorbierbaren Polypropylen-Netz (Marlex®) als Interponat, perioperative Antibiotikaprophylaxe
  alternativ (weniger invasiv, vaginaler Zugang) infracoccygeale Kolpopexie mit einem Proleneband
  – Neues Verfahren mit guten Ergebnissen ist die Implantation größerer Netze (TVM-Verfahren = trans<u>v</u>aginal <u>m</u>esh), die über einen vaginalen Zugang zwischen Blase und Beckenboden wie eine Hängematte ausgebreitet werden (Prolift®-System)
  – Bei Harninkontinenz (s.u. Abschnitt Urologie) notwendige Zusatzeingriffe (z.B. TVT-Operation, Kolposuspension) können ggf. in gleicher Sitzung erfolgen, die Symptome können sich aber auch durch d. operative Beckenbodenrekonstruktion bereits bessern.
  – postoperativ: ebenfalls Beckenbodengymnastik erforderlich, lebenslang Heben schwerer Lasten vermeiden (nicht >5 kg)
• Bei Inoperabilität (multimorbide Pat.): Pessarbehandlung
• Selbsthilfegruppen: Gesellschaft für Inkontinenzhilfe e.V., Friedrich-Ebert-Str. 124, 34119 Kassel, Tel: (05 61) 78 06 04, Internet: http://www.gih.de

Prog: Die operativen Techniken haben eine Erfolgsrate von 90-95 %.

Kompl: * Dekubitalgeschwür ⇨ Blutung
 * aszendierende Infektion
 * gleichzeitige Harn- und/oder Mastdarmstörungen (Inkontinenz)
Op: * Rezidiv
 * Harninkontinenz durch Vernarbungen („tethered vagina"), Ureterscheidenfistel

DD: – Angeborene Lageanomalien: Retroflexio uteri mobilis / Retroflexio uteri fixata, Elevatio uteri (= abnormer Uterushochstand) s. Kap. Uterus
 – Elongation colli (in seltenen Fällen kann ein besonders verlängerter Gebärmutterhals einen Descensus vortäuschen)
 – Gering ausgeprägter Descensus nach Geburten (macht keine/wenig Beschwerden und ist ohne Krankheitswert)
 – Scheidenstumpfprolaps: Prolaps der Restvagina nach vorhergegangener operativer Entfernung des Uterus (vaginale od. abdominale Hysterektomie) und schlechter Scheidenstumpffixation

MALIGNE VULVATUMOREN

Syn: Vulvakarzinom, engl. vulvar cancer, ICD-10: C51.9

Ät: – Vulvadystrophie **mit Epithelatypien = VIN** (<u>v</u>ulväre <u>i</u>ntraepitheliale <u>N</u>eoplasie): Präkanzerose, leichte bis schwere Vulvadysplasie (**VIN I bis III**, Grad III = Carcinoma in situ, Ery-

Vulva und Vagina | Seite 41

throplasie QUEYRAT, Morbus BOWEN) mögl. ⇨ es Entwickelt sich in der Folge das Vulvakarzinom
- Bei einem Teil der Vulvakarzinomen (eher bei jüngeren Frauen) kann ein Infektion mit **HPV**, insb. Typ 16, 18 od. 33 (Human-Papilloma-Viren) nachgewiesen werden, Vorstufe ist die bowenoide Papulose = flache Kondylome (Condylomata plana) als Sonderform der Condylomata acuminata. Erhöhtes Risiko bei HIV-HPV-Koinfektion.
- Morbus PAGET (ekzematöse Präkanzerose der Ausführungsgänge der Hautanhangsdrüsen an Vulva, Perianalhaut od. im Inguinalbereich; sehr selten, kommt sonst üblicherweise an der Brustwarze vor)
- Adenokarzinom der BARTHOLIN-Drüsen
- Malignes Melanom (ca. 3-5 % der malignen Vulvatumoren), Sarkom, Basaliom
- Prädisp.: Lues, Granuloma inguinale, Nikotinabusus, Immunsuppression, HIV-Infektion

Path:
- Histo: 90 % sind (meist verhornende, gut differenzierte) **Plattenepithelkarzinome**, 5 % sind Basalzellkarzinome
- Lok: meist an den **großen Schamlippen** (Labia majora)
- Metastasierung: frühzeitig **lymphogen** (ab FIGO II bereits in ca. 40 % d.F.), insb. in **inguinalen Lk** (im Bereich der Vulva sind sehr viele Lymphgefäße vorhanden) od. femorale Lk (femorale Lk können auch bei unauffälligen inguinalen Lk befallen sein), auch nach kontralateral mögl., später auch in die pelvinen Lk entlang der Iliakalgefäße

Epid:
- ◊ Prädisp.alter für das Vulvakarzinom: 60.-80. Lj., Präkanzerosen finden sich bereits ab dem 20.-40. Lj., der Altersgipfel für das Carcinoma in situ (VIN III) liegt bei 50-55 J.
- ◊ Inzidenz: 2/100.000 Frauen/Jahr (stark altersabhängig: 30-jährige 0,4/100.000/Jahr, >70. Lj. 20/100.000/Jahr), insg. seltener Tumor
- ◊ Häufigkeit: ca. 4 % aller weiblichen Genitalkarzinome

Etlg:
FIGO-Stadien (der Fédération Internationale de Gynécologie et d'Obstétrique) und die entsprechende TNM-Klassifikation (= in Klammern) für das Vulvakarzinom

0	(= Tis)	Carcinoma in situ (präinvasives Karzinom, Basalmembran intakt)
I	(= T1)	Tumor <2 cm auf Vulva od. Perineum begrenzt
		Ia (= T1a) Stromainvasionstiefe* <1 mm
		Ib (= T1b) Stromainvasionstiefe* >1 mm
II	(= T2)	Tumor >2 cm auf Vulva od. Perineum begrenzt
III	(= T3)	Tumor über die Vulva hinaus ausgebreitet (Urethra, Vagina und/oder Anus) oder
	(= N1)	unilaterale lokoregionäre Lk-Metastasen (femorale und inguinale Lk)
IVA	(= T4)	Tumor infiltriert die obere Urethralschleimhaut, Blase, Rektum oder den Beckenknochen oder
	(= N2)	bilaterale lokoregionäre Lk-Metastasen (femorale und inguinale Lk)
IVB	(= M1)	Fernmetastasen (hierzu zählen auch pelvine Lymphknotenmetastasen)

* Die Stromainvasion ist definiert als die tiefste Ausdehnung der Infiltration gemessen zum Abstand der am weitesten, oberflächlich lokalisierten, benachbarten dermalen Papille

Klin:
⇨ Häufig keine Symptome
⇨ Allgemein: chronischer Juckreiz (**Pruritus** vulvae), Hyperpigmentierung, papelartiger erhabener, derber Herd (häufig auch multipel), weißlich verfärbte Haut (Leukoplakie durch Epithelverdickung), evtl. auch gerötete Stellen und Kratzspuren/Erosionen/Ulzerationen, blutig-seröser Fluor
⇨ Im fortgeschrittenen Stadium: blumenkohlartiges Wachstum, Kontaktblutung, inguinale Lk-Schwellung, Ausbreitung auf Vagina, Urethra od. Anus
⇨ Erythroplasie QUEYRAT: runde oder ovale, feucht glänzende, scharf begrenzte, dunkelrote, weiche, wenig erhabene bis maximal münzengroße Herde = entspricht einem Carcinoma in situ des Übergangepithels ⇨ Plattenepithelkarzinom mögl.
⇨ Morbus BOWEN: papulöse Dysplasie im Hautbereich der Vulva, meist multipel
⇨ Morbus PAGET: ekzematöse Hautveränderungen, auch perineal od. inguinal

Gynäkologie

Diag: 1. Anamnese und gynäkologische Untersuchung: **Inspektion** der Vulva (Vulvoskopie) nativ, mit 3%iger Essigsäure und Toluidinblaulösung (COLLINS-Test), Stanz**biopsie** bzw. direkt Entfernung (sog. Exzisionsbiopsie) wenn nur ein kleiner Herd vorhanden ist ⇨ **histologische Untersuchung** Spekulumuntersuchung zur Beurteilung von Vagina und Zervix (**Zweittumor?**)
2. Sonographie: Suche nach Zweittumoren, Infiltration von Harnblase od. Rektum?
3. Evtl. Rektoskopie, Zystoskopie, i.v.-Pyelographie, Röntgen-Thorax

Ther:
- Bei VIN I bis III ist die diagnostische Entfernung des Herdes auch gleichzeitig die ausreichende Therapie (Voraussetzung: Entfernung im Gesunden mit 5-10 mm Sicherheitsabstand)
- Operativ: Ind: Vulvakarzinom
  - Bis 2 cm und <1 mm Invasionstiefe (FIGO Ia): Exzision im Gesunden mit 1-2 cm Sicherheitsabstand, bei FIGO Ib zusätzlich ipsilaterale inguinale u. femorale Lk-Resektion. In Studien wird bei T1-Tumoren alternativ nur eine inguinale Sentinel-Lk-Entnahme (radioaktiv- u. farbmarkiert) durchgeführt.
  - Bei >2 cm (FIGO II): Vulvektomie = Resektion der großen u. kleinen Schamlippen + beidseitige Entfernung der inguinalen- u. femoralis-Lk über getrennte Inzisionen (triple-incision-Op), evtl. auch Op der pelvinen Lymphknoten bzw. Radiatio der Iliakalregion (wenn die inguinalen Lk pos. sind)
  Eine Deckung des Gewebedefekts mit Hautlappenverschiebeplastik od. Schwenklappen (M.glutaeus-maximus-Lappen) ist durch die getrennten Inzisionen bei FIGO II nur noch selten notwendig und nur bei ausgedehnten Tumorresektionen erforderlich
  Je nach Ausdehnung des Tumors werden die unteren Anteile der Vagina oder ein Stück des äußeren Teil = 1 cm der Urethra kann ohne Risiko einer Inkontinenz entfernt werden) reseziert.
- Evtl. postoperative Radiatio: bei nicht radikal resezierbaren Tumoren (FIGO IVa) od. palliativ (ggf. auch in Kombination mit einer Chemotherapie, bzw. Bestrahlung des iliakalen Lymphknotenbetts bei pos. Lk-Befall der Leistenlymphknoten
- Chemotherapie: hat nur geringe Ansprechrate, geringe Remissionsdauer (wenige Monate) und wird daher nur selten eingesetzt (z.B. bei Fernmetastasierung bei jungen Frauen mit 5-FU, Cisplatin, Mitomycin C und Bleomycin)

Prog: Insg. schlecht, 5-JÜR aller Vulvakarzinome 30-50 %, stadienabhängige 5-JÜR bei FIGO I 90 %, FIGO II 60 %, FIGO III 50 %, FIGO IV 20 %, beim malignen Melanom 30-35 %.

Kompl:
* Zweitkarzinome mögl., z.B. Zervixkarzinom
* Rezidive sind häufig (15-40 %), meist als **Lokalrezidiv** (daher klinische Nachkontrollen als Tumornachsorge wichtig)
* Radiatio: ausgeprägte Vulvitis, Lymphödem der unteren Extremität
Op: * Verletzung von Urethra od. Anus

Proph:
♥ **Tumornachsorge** in 3-monatigem Abstand in den ersten 3 Jahren mit klinischer Untersuchung um frühzeitig ein Lokalrezidiv zu erkennen, dann für 2 J. alle ½ J., ab dem 6. Jahr dann jährliche klinische Kontrolle
♥ Lymphödemprophylaxe: an den unteren Extremitäten Überanstrengungen und insb. Verletzungen vermeiden, kein Sonnenbrand, keine Mückenstiche und Lymphdrainagetherapie durchführen

DD:
- Benigne Vulvatumoren: Viruserkrankung (**Condylomata acuminata, Papillome** durch HPV-Infektion, insb. Typ 6 u. 11), bindegewebige Tumoren (Fibrome, Fibromyom, Schweißdrüsenadenom/Hidradenom)
- Vulvadystrophie (Syn: Craurosis vulvae): Dystrophie der Übergangsschleimhaut der Vulva ohne oder mit Epithelatypien (mit Epithelatypien ⇨ VIN s.o. = Vulvadysplasie, dann Präkanzerose):
  - **hyperplastische Vulvadystrophie** mit starker Verhornung (Leukoplakie, Plattenepithelhyperplasie mit Hyperkeratose und Akanthose) und ödematöser Schwellung durch chronische Reizung, Prädisp.alter: 30.-60. Lj.
  - gemischte Dystrophie (hyperplastische u. atrophische Anteile)

Vulva und Vagina | Seite 43

- atrophische Dystrophie (**Lichen sclerosus et atrophicus**, auch Kraurosis vulvae genannt) mit regressiven Veränderungen (Schrumpfung der Vulva, Sklerosierung des Fettgewebes, grauweiß schimmernde Haut, Rhagaden) des äußeren Genitales, Prädisp.alter: Postmenopause durch Östrogenmangel, auch familiäre Häufung
  Diag: Biopsie mit Histologie durchführen (aufgrund des alleinigen Inspektionsbefundes kann ein Carcinoma in situ oder ein bereits invasiv wachsendes Karzinom nicht ausgeschlossen werden!) ⇨ Atrophie der Dermis, Dystrophie des Fettgewebes, keine Atypien (= keine Dysplasie, beim Lichen sclerosus nur Dystrophie! Anm: wird im Examen gerne gefragt)
  Ther: bei Dystrophie ohne Atypien lokale Behandlung mit Testosteron- od. Progesteronhaltiger Salbe, ggf. auch kortisonhaltige Salbe für 2-3 Wo. (Clobetasol, Clobegalen®), dauerhaft mit Fettsalbe behandeln
- Vulvitis chronica plasmacellularis
- Bartholinitis, BARTHOLIN-Abszess, BARTHOLIN-Zyste
- Exophytisch wachsendes Urethrakarzinom
- Rituelle Genitalverstümmelungen werden hauptsächlich in **Afrika** (auch heute noch!) durchgeführt: bei den Mädchen im Alter von 4-8 J. wird die Spitze der Klitoris (Sunna Circumcision) beschnitten od. vollständig die Klitoris (pharaonische Zirkumzision) und die kleinen Schamlippen od. zusätzlich auch noch die großen Schamlippen entfernt. Die verbleibende Haut/Gewebe werden dann „vernäht" (sog. Infibulation, z.B. mit Dornen aneinandergeheftet) od. mit „Klebstoff" aus Kautschuk und Eigelb verklebt und die Beine für 2-3 Wo zusammengebunden, sodass sich Narbengewebe bildet und nur noch eine kleine Öffnung für Urin u. Menstruationsblut verbleibt. In der Hochzeitsnacht wird die Vagina dann durch den Ehemann gewaltsam mit einem Dolch wieder „eröffnet" ⇨ Narben, Fisteln, Urethra-, Analstenosen, sexuelle Störungen, Geburtsschwierigkeiten, psychische Traumatisierung, Infektionsgefahr u.a. für HIV.

MALIGNE VAGINALTUMOREN

Syn: **Vaginalkarzinom**, Scheidenkarzinom, engl. vaginal carcinoma, ICD-10: C52

Ät: - Primäres Vaginalkarzinom:
  - Vaginaldystrophie mit **Epithelatypien** = **VAIN** (vaginale intraepitheliale Neoplasie): Präkanzerose, leichte bis schwere Dysplasie (**VAIN I** bis **III**, Grad III = Carcinoma in situ) mögl. ⇨ es entwickelt sich in der Folge das Karzinom
  - meist Plattenepithelkarzinom: häufig auch Nachweis einer Infektion mit **HPV** Typ 16 od. 18 (Human-Papilloma-Viren), Vorstufe ist die bowenoide Papulose = flache Kondylome (Condylomata plana) als Sonderform der Condylomata acuminata.
    Erhöhtes Risiko bei HIV-HPV-Koinfektion.
  - selten auch Adenokarzinom: in USA nach Behandlung der Mutter während der Schwangerschaft mit Diäthylstilböstrol (= synthetisches Östrogen, was als Pille-danach und bei drohender Fehlgeburt in den 50er Jahren verordnet wurde), Vorstufe Adenosis vaginae
- Sekundäres Vaginalkarzinom: **Übergreifen anderer genitaler Karzinome** (Zervix-, Vulva-Korpus-, Chorionkarzinom) auf die Vagina oder Metastasen extragenitaler Karzinome (z.B. Hypernephrom, Mammakarzinom)
- Malignes Melanom der Scheidenhaut (meist im unteren 1/3) mit frühzeitiger lymphogener u. hämatogener Metastasierung (mit schlechter Prog.)
- *Kind:* Sarkoma botryoides (embryonales Rhabdomyosarkom) = maligner mesenchymaler Vaginaltumor (Altersgipfel: 2.-3. Lj.)

Path: ♦ Vaginalkarzinom: Lok. meist im oberen 1/3 der Hinterwand, frühzeitige lymphogene Metastasierung in inguinale, perirektale, iliakale, sakrale, pelvine Lk
  ♦ Histo: primäre Vaginalkarzinome sind in 95 % d.F. **Plattenepithelkarzinome**, selten hellzellige Adenokarzinome, Sarkome und maligne Melanome sind sehr selten. Häufig sind Absiedlungen anderer genitaler Karzinome und damit Histologie des Primärtumors.

Epid: ◊ Prädisp.alter: Vaginalkarzinom bei **älteren Frauen**
◊ Inzidenz: 0,5/100.000/Jahr, damit **selten**
◊ Verteilung: Vaginalkarzinome machen nur ca. 1-2 % aller weiblichen Genitalkarzinome aus

Etlg: # FIGO-Stadien (der Fédération Internationale de Gynécologie et d'Obstétrique) und die entsprechende TNM-Klassifikation (= in Klammern), gilt nur für Tumoren der Vagina (bei Übergriff auf Vulva od. Zervix werden die Tumore dort klassifiziert)

0	(= Tis) Carcinoma in situ (präinvasives Karzinom)
I	(= T1) Tumor auf die Vagina begrenzt
II	(= T2) Tumor infiltriert paravaginales Gewebe (Beckenwand tumorfrei)
III	(= T3) Tumor infiltriert paravaginales Gewebe bis zur Beckenwand od. Symphyse
	(= N1) Lk-Metastasen in Becken- oder Leistenlymphknoten
IVA	(= T4) Tumor infiltriert die Mukosa der Blase und/oder des Rektums oder überschreitet die Grenzen des kleinen Beckens
IVB	(= M1) Fernmetastasen

Klin: ⇒ Allgemein: Fluor genitalis, Zwischenblutungen (Metrorrhagie), Kohabitationsblutung
⇒ später auch Schmerzen und Druckgefühl, Dysurie oder Stuhlunregelmäßigkeiten bei Einbruch in Urethra, Blase oder Rektum
⇒ Kind: genitale Blutung

Diag: 1. Anamnese und gynäkologische Untersuchung: Spekulumuntersuchung, bzw. Kolposkopie: höckrige Oberfläche oder geschwürig zerfallender Tumor, Kontaktblutung
2. Abstrich für Zytologie, Probeexzision zur histologischen Untersuchung
3. Sonographie: Suche nach Zweittumoren, bzw. anderem Primärtumor (Zervix od. Endometrium), Infiltration von Harnblase od. Rektum?

Ther: • Operativ: Ind: hochsitzende Tumoren werden wie Zervixkarzinome (s.u.) behandelt, tiefsitzende wie Vulvakarzinome (s.o.), Vaginalkarzinome im mittleren Drittel werden nur bei kleinem, lokal begrenztem Tumor operiert (FIGO 0 bis II)
– Zervixkarzinome und Vulvakarzinome mit tief-/hochsitzender Tumorabsiedlung in die Vagina s. jeweiliges Kap.
– Kleiner primärer Vaginaltumor: Tumorausschneidung und primärer Verschluss, bei größerem Defekt auch mit plastischer Rekonstruktion
Kolpektomie und Hysterektomie (Radikaloperation) bei größerem Vaginaltumor bis FIGO II
• Strahlentherapie lokal (60 Gy) und zusätzlich perkutan inkl. der inguinalen Lk-Stationen ab FIGO III

Prog: 5-JÜR: FIGO I 70 %, FIGO II 60 %, FIGO III 35 %, FIGO IV 5 %

Kompl: * Ausbreitung u. Fistelbildung zu Urethra, Blase oder Rektum
Op: * Radiatio: Fistelbildung zu Urethra, Blase oder Rektum

DD: – Benigne Vaginaltumoren: Viruserkrankung (Condylomata acuminata, Papillome durch HPV-Infektion, insb. Typ 6 u. 11), bindegewebige Tumoren (Fibrome, Fibromyome)
– Zysten aus Resten des GARTNER-Ganges (erhaltene Endabschnitte des WOLFF-Ganges in der seitlichen Scheidenwand)
– Vaginalpolypen: benigne Polypen, z.B. nach Uterusexstirpation am Vaginalstumpf
– Adenosis vaginae (hochzylindrisches Drüsenepithel) ⇨ Entwicklung eines Adenokarzinoms der Vagina mögl.

UTERUS

Anatomie

Der Uterus (Syn: **Gebärmutter**, Fruchthalter, griechisch: Hystera) liegt zwischen Harnblase und Rektum im kleinen Becken der Frau. Es ist ein muskelstarkes birnenförmiges Organ, in nichtgravidem Zustand bei der erwachsenen Frauen ca. **7-10 cm** lang (Sondenlänge 6-7 cm), 1,5-3 cm dick und 80-120 g schwer.

Organteile:
- Uteruskörper (**Corpus uteri**) mit der Kuppel (**Fundus uteri**), die die beidseitigen Eileiterabgänge überragt.
- Verbindungsstück (**Isthmus uteri**, 0,6-1 cm lang) zwischen Corpus u. Cervix uteri. Dieses gehört anatomisch zur Zervix, trägt jedoch Korpusschleimhaut, die aber nicht an den zyklischen Veränderungen teilnimmt. Das Myometrium ist schwach ausgebildet (15 %). Ab dem 3. SSM wird der Isthmus in den „Brutraum" einbezogen = sog. unteres Uterinsegment, während der Geburt zählt er wegen der geringen Muskulatur zum Weichteilrohr.

Uterus u. Vagina, Sagittalschnitt

- Gebärmutterhals (**Cervix uteri**, Collum, 3 cm lang) mit einem supravaginalen Teil (Portio supravaginalis, innerer Muttermund) und dem kaudalen Teil des Gebärmutterhalses, der zapfenartig in den oberen Teil der Scheide als Gebärmuttermund (**Portio vaginalis**) ragt und dort für eine gynäkologische Untersuchung und Abstrichentnahme einfach zugänglich ist.

Unterschieden wird die **Endozervix** = Zervixhöhle/-kanal und die **Ektozervix** = sichtbare Portio vaginalis.

Der Uterus hat einen flaches dreieckiges Lumen (**Cavum uteri**). Über die Eileiterabgänge besteht eine Verbindung mit der Bauchhöhle. Das Cavum uteri geht unter Verengung mit dem inneren Muttermund (Orificium internum canalis isthmi) in den Canalis isthmi über. Der sich anschließende Canalis cervicis mündet auf der Portio vaginalis bei Nullipara mit einem grübchenförmigen äußeren Muttermund (Ostium uteri).

Beim Neugeborenen ist das Korpus-Zervix-Verhältnis 1:2, bei der erwachsenen Frauen 2:1 (beim hypoplastischen Uterus bleibt die Relation umgekehrt).

Flexio u. Versio uteri (s. Abb.): Der Uteruskörper ist gegenüber der Cervix uteri leicht nach ventral (**Anteflexio**, ca. 135°) abgeknickt und liegt auf der Harnblase auf. Die Cervix uteri ist gegen die Achse der Vagina fast rechtwinklig nach ventral geneigt (**Anteversio**, ca. 90°).

Die Winkel sind vom Füllungszustand der Harnblase abhängig und es gibt in 10-20 % d.F. Normvarianten (z.B. Retroversio, s.u.).

Aufbau:
- Außen wird der Uterus von einer bindegewebigen Schicht (**Perimetrium**, Tunica serosa) umschlossen. Der Bauchfellüberzug (Peritoneum) reicht vom kranial bis zu der auf der Harnblase ruhenden Vorderfläche (Facies vesicalis) des Uterus und weiter abwärts bis zum Isthmus uteri u. schlägt dort auf die Harnblase um (Excavatio vesicouterina). Auf der Rückseite (Facies intestinalis uteri) zieht das Peritoneum bis zur Zervix hinab und von dieser auf das hintere Scheidengewölbe schlägt dann vom Rektum um (⇨ Excavatio rectouterina, DOUGLAS-Raum = tiefster Punkt des Peritoneal-Raumes).
- Der Gebärmutterkörper selbst besteht hauptsächlich aus einer scherengitterartig aufgebauten, glatten Muskulatur (**Myometrium**, Tunica muscularis), am stärksten am Fundus (ca. 1,5 cm). Das Myometrium ist in drei unscharf abgrenzbare Schichten an-

geordnet, die eine Vergrößerung während der Schwangerschaft („Fruchthalter"), die Austreibung der Frucht („Gebärmutter") und die postnatale Retrahierung (Involutio uteri) ermöglichen. Die Muskulatur steht mit dem bindegewebigen Halteapparat (Parametrien, s.u.) in Verbindung.
➢ Innen ist der Uterus mit einer drüsenreichen Schleimhaut (**Endometrium**, Tunica mucosa) ausgekleidet. Sie besteht aus der Lamina basalis u. Lamina functionalis (s.u.).
Sonographie: während der Geschlechtsreife soll das Endometrium <15 mm sein, postmenopausal (ohne Hormonsubstitution) <8 mm (es wird dabei die Gesamtdicke von Vorder- und Hinterwand zusammen gemessen = doppelte Dicke).

Bindegewebiger Halteapparat (**Parametrien**, Retinacula uteri): straffe Bindegewebsbänder, die teilweise glatte Muskulatur enthalten und von allen Seiten der Gebärmutter zur Beckenwand ziehen (s. Abb., Bänder zur besseren Übersicht jeweils nur auf einer Seite eingezeichnet). Diese fixieren den Uterus im kleinen Becken nach allen Seiten. Beim Geburtsvorgang verhindern sie zudem ein Ausweichen des Uterus bei den Wehen nach oben.

Lig. latum uteri
Lig. cardinale uteri (Lig. Mackenrodt) mit Vasa uterina
Lig. sacrouterinum
Plica rectouterina
Lig. suspensorium ovarii (Lig. infundibulopelvicum) mit Vasa ovarica
Tuba uterina
Lig. ovarii proprium (Lig. uteroovaricum)
Lig. teres uteri (Lig. rotundum)
Lig. pubovesicale
Lig. vesicouterinum

Lig.latum uteri (Syn: Plica lata): Bindegewebsplatte (von Bauchfell überzogen) von der Seitenwand des Corpus uteri zur lateralen Beckenwand, daran oben angrenzend der Eileiter, wird von den Vasa uterina und dem Ureter im unteren Anteil durchzogen

Lig.teres uteri (auch Lig.rotundum genannt): vom Tubenwinkel des Uterus in die Vorderwand des Lig.latum uteri nach vorne durch den Leistenkanal, Insertion dort fächerförmig am Tuberculum pubicum und in die Labia majora ziehend

Lig.cardinale uteri (Syn: Lig.MACKENRODT): von der Cervix uteri in der Basis des Ligamentum latum uteri zur lateralen Beckenwand, enthält die **Vasa uterina**

Lig.ovarii proprium (Syn: Lig.uteroovaricum): vom Tubenwinkel des Uterus in der Hinterwand des Ligamentum latum zum Ovar ziehend (enthält einen R.ovaricus aus der A.uterina)

Lig.suspensorium ovarii (Syn: Lig.infundibulopelvicum): von der Extremitas tubaria des Ovars zur seitlichen Beckenwand aufsteigend, es enthält die Vasa ovarica

Lig.vesicouterinum: von der Harnblase zum Uterus

Lig.pubovesicale: vom Schambein zur Cervix uteri

Plica recto-uterina: von der Cervix uteri zur Excavatio rectouterina (DOUGLAS-Raum) und weiter nach hinten ziehend

Lig.sacrouterinum: von der Hinterwand des Uterus halbbogenförmig um das Rektum zum Os sacrum

Blutversorgung:
Die paarige **A.uterina** aus der re. u. li. A.iliaca int. tritt jeweils am Isthmus uteri ein und teilt sich dort in einen Ast zur Cervix und in einen Ast zum Corpus uteri auf. Es besteht zusätzliche eine Anastomose zur A.ovarica (die direkt aus der Aorta abdominalis gespeist wird) die den Uterus von kranial mit Blut versorgt, die Uterusmitte ist relativ gefäßarm (⇨ geringe Blutung bei Op).
Der venöse Abfluss erfolgt aus dem **Plexus venosus uterinus** (Netz klappenloser Venen) in die re. u. li. V.iliaca int.

Lymphgefäße: Cervix: Abfluss zu **iliakalen** und **sakralen Lk**, Corpus u. Fundus: Abfluss in lumbale und **paraaortale Lk**. Über das Lig.teres uteri ist noch ein Abfluss in inguinale Lk mögl.

Innervation: parasympathisch aus dem sakralen Rückenmark (vom N.pelvicus), sympathisch nach Umschaltung in den paravertebralen Plexus (v.a. Ganglion mesenterica inf.) vom Plexus renalis (aus dem N.splanchnicus minor). Alle Nervenfasern bilden zusammen den Plexus uterovaginalis, in dem das FRANKENHÄUSER-Ganglion an der Hinterwand (retroperitoneal) in Höhe der Cervix uteri liegt.

Uterus | Seite 47

Histologie:
Die Uterusschleimhaut (**Endometrium**, Tunica mucosa) besteht aus dem Epithel und der Lamina propria. Das **einschichtige hochprismatische Epithel** zeigt stellen- u. zeitweise Kinozilien. Die bindegewebige Lamina propria besteht aus einer Lam.functionalis u. basalis:

Lamina functionalis: faserarmes, zell- und gefäßreiches Schleimhautbindegewebe, das sich unter dem Einfluss der weiblichen Geschlechtshormone während des Zyklus verdickt (von 1,5 mm auf 3-4 mm bis zum 14. Tag = Östrogenbedingte Proliferationsphase).

Lam.functionalis
Lam.basalis
1. 5. 14. 28.
Desquamation — Proliferation — Sekretion

Im Sekretionsstadium (gestagene Phase) wird das Epithel noch höher (6-9 mm) und sondert schleimiges Sekret ab. Kommt es nicht zur Einnistung (Nidation) eines befruchteten Eies folgt das Desquamationsstadium und die gesamte Funktionalis wird abgestoßen (= Menstruation, Monatsblutung).

Lamina basalis: ca. 1 mm hohe Regenerationsschicht mit der Basalmembran, die ohne zwischengeschaltete Submukosa direkt an das Myometrium grenzt.

Epithelgrenze (engl. epithelial border) = Grenze zwischen dem drüsenbildenden Zylinderepithel der Zervixschleimhaut und dem geschichteten Plattenepithel der Vagina/Portio. Diese verschiebt sich in den verschiedenen Lebensabschnitten der Frau unter dem Einfluß der Sexualhormone aus dem Zervikalkanal auf die Portiooberfläche (Ektopia cervicis, während der Geschlechtsreife der Frau ein physiologischer Befund) und postmenopausal wieder zurück (s. Abb.).

Kindheit — Geschlechtsreife — Postmenopause

Merksatz: **P**ortio = **P**lattenepithel, **Z**ervix = **Z**ylinderepithel

Aufgrund der ständigen dynamischen Umbauvorgänge (Transformation) in diesem Bereich kommt es häufig zu epithelialen Atypien ⇨ **Transformationszone** (Syn: Umwandlungszone, engl. transformation zone) = Bereich der Portio an der Epithelgrenze, in dem eine ständige Umwandlung des Zylinderepithels der ektropionierten Zervixschleimhaut in nicht verhornendes Plattenepithel durch Basal- und Reservezellen stattfindet. Dies kann offen oder bei Überwachsen und Verschluss der Ausführungsgänge der Zervixdrüsen zur geschlossenen Umwandlung mit Ausbildung von Retentionszysten (sog. Ovula Nabothi) erfolgen. Die Transformationszone hat vermutlich eine höhere Empfindlichkeit gegenüber den Papilloma-Viren und ist Ausgangspunkt der meisten zervikalen intraepithelialen Neoplasien (CIN) und Zervixkarzinome.

Kleines Becken (Syn: Pelvis minor, engl. small pelvis, true pelvis, lesser pelvis): Für die Beurteilung der Ausdehnung der Uteruskarzinome wichtig sind auch noch die Grenzen des kleinen Beckens (werden diese überschritten, wird FIGO **IVA** [= T4] klassifiziert). Es wird nach kranial begrenzt durch die **Linea terminalis** (= Linea arcuata). Diese zieht vom Promontorium [= Angulus lumbosacralis, Abwinkelung der Lendenwirbelsäule gegen das Kreuzbein], an der Innenseite des Darmbeins nach vorne verlaufend, dann als Pecten ossis pubis (= obere Kante des R.superior des Schambeins) über das Tuberculum pubicum bis zur Symphyse (s. Abb.).

Linea terminalis

KONGENITALE ANOMALIEN DES UTERUS

Entstehen durch embryonale Störungen bei der Entwicklung des MÜLLER-Gangs (Syn. Ductus paramesonephricus), der sich zu Beginn des 2. SSM jeweils aus einer Einsenkung des Zölomepithels seitlich vom re. u. li. WOLFF-Gang (= Urnierengang) bildet. Es entstehen normalerweise daraus im oberen Abschnitt jeweils die re. u. li. Tuba uterina und kaudal durch Verschmelzung mit dem MÜLLER-Gang der Gegenseite ein **Uterus** und Teile der Vagina.

Eine **fehlende Verschmelzung** führt zu allen Arten von Doppelmissbildungen/Septierungen; fehlende Ausbildung führt zu einseitiger od. vollständiger Aplasie (normale Entwicklung s. Abb.).

⇨ immer auch **urologische Untersuchung** durchführen, da häufig Kombination mit Fehlbildungen der ableitenden Harnwege (Hypo-, Epispadie, Blasenekstrophie, Doppelureter, Megaureter) od./und den Nieren (Nierenagenesie, Nierenverschmelzung, dystope Niere) durch Entwicklungsstörung der WOLFF-Gänge

Hypoplasie des Uterus

Path: genetisch bedingt bei Gonadendysgenesie-Syndromen (⇨ Sterilität, s. dort), Zervix-Korpus-Verhältnis bleibt bei 2:1 wie beim Neugeborenen

MAYER-ROKITANSKY-KÜSTER-Syndrom

Syn: ROKITANSKY-KÜSTER-HAUSER-Syndrom

Path: kombinierte **Aplasie von Uterus und Vagina** (embryonale Fehlbildung der MÜLLER-Gänge im 2. SSM), Häufigkeit: 1:5.000 Mädchen

Klin: **primäre Amenorrhoe** (bei normalem weiblichem XX-Karyotyp und biphasischem Zyklus = normale Ovarialfunktion, normale sekundäre Geschlechtsmerkmale), keine normale Kohabitation mögl., hochstehende (normal entwickelte) Ovarien, häufig zusätzliche Missbildungen im Urogenitaltrakt (dystope Einzelnieren, Nierenaplasie, Harnweganomalien, Doppelanlagen, Inguinalhernien), primäre Sterilität

Diag: evtl. kleine rudimentäre Vagina sichtbar, ein zweigeteilter rudimentärer Uterus ohne Lumen (Uterus bicornis rudimentarius solidus) ist ggf. rektal als strangförmiges Gebilde palpabel, Sonographie: fehlender Uterus, normale Ovarien

Ther: operative Anlage einer künstlichen Scheide (Syn: Kolpopoese, **Neovagina**) aus Sigma-, Ileum- od. Caecumschleimhaut, Auskleidung der Neovagina mit Spalthaut od. Peritoneum und regelmäßige Dehnung (Kunststoffphantom, bzw. regelmäßige Kohabitation). Der Uterus kann nicht ersetzt werden und eine Schwangerschaft ist daher nicht mögl.

DD: isolierte Atresie der Zervix uteri, Hymenalatresie

Uterus arcuatus

Path: Eindellung im Fundusbereich
Klin: Uterusfehlbildung meist ohne Beschwerden, evtl. Sterilität od. Störung des Schwangerschaftsverlaufs (Aborte, vorzeitige Wehen, Frühgeburtlichkeit, Lageanomalien des Fetus)

Uterus subseptus / Uterus septus

Klin: Blutungsanomalien, Sterilität od. Störung des Schwangerschaftsverlaufs (**Aborte**, vorzeitige Wehen, Frühgeburtlichkeit, Lageanomalien des Fetus)

Diag: Sonographie, Hysteroskopie

Ther: Entfernung des Septums bei Beschwerden (bei Sterilität vervierfacht sich dadurch die Chance für eine Schwangerschaft) mittels operativer Hysteroskopie

Uterus | Seite 49

DD: ASHERMAN-FRITSCH-Syndrom (= Synechien, Verklebungen des Uteruskavums mit Bildung bindegewebiger Narbenstränge, z.B. nach Kürettage bei Fehlgeburt)

Uterus unicornis
Path: normale Entwicklung eines MÜLLER-Ganges einer Seite und Agenesie der anderen Seite (mit einem bindegewebigem Strang oder einem rudimentären Horn, evtl. kombiniert mit Nieren- und Ovarialagenesie dieser Seite)
Diag: Sonographie, Hysteroskopie
Klin: Blutungsanomalien aber auch keine Beschwerden od. Beeinträchtigung mögl., evtl. Sterilität od. Störung des Schwangerschaftsverlaufs
Ther: nur bei Beschwerden erforderlich, z.b. Entfernung des rudimentären Horns

Uterus unicornis

Uterus bicornis
Etlg: es sind verschiedene Formen mögl.
Uterus bicornis unicollis = doppelter Uterus mit einer Mündung in die Vagina
Uterus bicornis unicollis mit rudimentärem Horn = einseitig normale Uterusanlage mit einer Mündung in die Vagina, Gegenseite mit einem rudimentären Horn ohne Anschluss
Uterus bicornis bicollis = doppelter Uterus mit doppelter Zervix-Mündung in die Vagina
Maximalform: Uterus didelphys mit Vagina septa (s.u.)
Klin: Blutungsanomalien, Sterilität od. Störung des Schwangerschaftsverlaufs (Aborte, vorzeitige Wehen, Frühgeburtlichkeit, Lageanomalien des Fetus), bei rudimentärem Horn mit funktionellem Endometrium ab der Menarche Größenzunahme und monatliche Schmerzen durch nicht möglichen Abfluss des Menstruationsblutes aus dem rudimentären Horn
Diag: Sonographie, Hysteroskopie
Ther: evtl. STRASSMANN-Op. (Metroplastik = Vereinigung der beiden Uteri zu einer einheitlichen Höhle ⇨ Erhöhung der Chance für eine Schwangerschaften von 5 % auf 80 %)
DD: Atresie der Zervix uteri

Uterus duplex

Zervixatresie

Syn: **Uterus didelphys mit Vagina septa**
Klin: Blutungsanomalien, Kohabitationsbeschwerden, Sterilität od. Störung des Schwangerschaftsverlaufs (Aborte, vorzeitige Wehen, Frühgeburtlichkeit, Lageanomalien des Fetus)
Diag: Sonographie, Vaginoskopie, Hysteroskopie
Ther: STRASSMANN-Op. (Metroplastik): Vereinigung der beiden Uteri zu einer einheitlichen Höhle (⇨ Erhöhung der Chance für eine Schwangerschaften von 5 % auf 80 %) und Resektion des Vaginalseptums
DD: septierte Vagina ohne Uterusfehlbildung

Uterus bicornis unicollis   Uterus bicornis bicollis   Uterus duplex mit Vagina septa

LAGEANOMALIEN

Retroflexio / Retroversio uteri
Klin: eine Retroflexio od. Retroversio kommt als **Normvariante** bei 10-20 % aller Frauen vor. Die Retroflexio/Retroversio uteri kann variabel (mobilis) od. fixiert (fixata, z.B. nach peritonealer Entzündung, retrouterine od. Douglas-Endometriose) sein.
I.d.R. keine Beschwerden, mögl. Symptome können Kreuzschmerzen, Kohabitationsschmerzen, Dys- u. Hypermenorrhoe sowie Sterilität sein.
Diag: in der Schwangerschaft regelmäßige Kontrolle (meist richtet sich der Uterus von alleine aus einer Retro-Position auf, bzw. kann manuell bei der bimanuellen Untersuchung aufgerichtet werden)

Retroflexio u. Retroversio uteri

Ther: ohne Beschwerden ergibt sich keine Therapienotwendigkeit (auch bei angegebenen Symptomen muss kritisch geprüft werden, ob diese von einer Flexio oder Versio uteri bedingt sind) Bei Op. einer retrouterinen Endometriose die zur fixierten Retroflexio/Retroversio uteri geführt hat, kann neben der Endometrioseherdentfernung auch eine Antefixation des Uterus erfolgen.
DD: Descensus uteri meist mit Retroversio und Retroflexio

Anteflexio uteri

Klin: Die Anteflexio ist physiologisch (Uteruskörper gegenüber der Cervix uteri nach ventral, ca. 135°) und ist u.a. vom Füllungszustand der Harnblase abhängig. Eine vermehrte Anteflexio (spitzwinklig = Winkel wird kleiner) kommt bei Hypoplasie der Genitalorgane (z.b. Östrogenmangel) vor und ist meist gleichzeitig mit einer **Sinistropositio** des Uterus verbunden. I.d.R. aber keine Beschwerden.

Ther: nur bei Beschwerden, z.B. Menstruationsstörungen ⇨ Hormonsubstitution

DD: Elevatio uteri (= abnormer Uterushochstand) durch raumfordernden Prozess im kleinen Becken

ENTZÜNDUNGEN DES UTERUS

Syn: Zervizitis, ICD-10: N72; Endo-/Myo-/Endomyometritis, ICD-10: N71.9; Parametritis, ICD-10: N73.2

Ät: – **Venerische Infektion** (Geschlechtskrankheiten): Chlamydieninfektion, Gonorrhoe
Prädisp. (insb. für die Zervizitis): frühe Kohabitarche, hohe Kohabitationsfrequenz, Promiskuität, Bakteriospermie des Sexualpartners
– **Aszendierte Infektion** ausgehend von einer **Kolpitis** (Vaginitis od. Vulvovaginitis), z.B. bei geöffnetem Zervikalkanal während der Menstruation
– Endometritis senilis (aszendierende Infektion z.B. mit E. coli, begünstigt durch den Östrogenmangel)
– Tuberkulose (hämatogen oder von den Adnexe deszendierend entstehend)
– Nach Entbindung im Wochenbett (Endometritis puerperalis) od. Abort (Endometritis post abortum)
– Iatrogen: Einlage eines Intrauterinpessars (IUP), Hysteroskopie, Kürettage
– Als Komplikation bei Zervixriss, submukösen Myomen, Korpuspolyp, Korpuskarzinom ⇨ chronisch Entzündung

Path: Keime: **Chlamydien** (Chlamydia trachomatis Serotyp D-K), **Gonokokken** (Neisseria gonorrhoeae), Streptokokken, Staphylokokken, E. coli, Anaerobier, Mykoplasmen, Ureaplasma, Trichomonaden, Actinomyces israeli, Herpes-Simplex-Virus (HSV 2), HPV, Candida albicans

Epid: Außerhalb des Wochenbetts sind Entzündungen des Uterus selten, dann meist Zervizitis gleichzeitig mit einer Vaginitis

Etlg: # **Zervizitis**: Entzündung des Endometriums der Endozervix (= Zervikalkanal) auch Endometritis cervicis od. Endozervizitis genannt
Endometritis: Entzündung der Korpusschleimhaut (Endometritis corporis), **Pyometra** (= Eiteransammlung im Cavum uteri)
Myometritis: Entzündung des Myometriums
Perimetritis: Entzündung des Perimetriums (Tunica serosa)
Metritis: Entzündung des gesamten Uterus
Parametritis: Entzündung der Parametrien, Phlegmone im Beckenbindegewebe und Ausbreitung der Infektion entlang der Beckenlymphgefäße

Uterus | Seite 51

Klin: ⇒ Zervikaler eitriger **Fluor genitalis**
⇒ Blutungsanomalien (Menorrhagie [verlängerte Menstruation], Metrorrhagie [nicht Zyklusabhängige Blutung]), Kohabitationsblutung
⇒ Allgemeinsymptome: Fieber, Unterbauchschmerzen
⇒ Harnentleerungsstörungen (reflektorisch od. gleichzeitige Infektion)
⇒ Wochenbett: übelriechende Lochien, uterine Blutung, druckempfindlicher Uterus, Kopfschmerzen

Diag: 1. Anamnese und gynäkologische Untersuchung: Bei der Spekulumuntersuchung sichtbarer **eitriger Fluor** aus der Zervix, Druckschmerz des Uterus, bei Parametritis tastbare Infiltrate im Bereich der Parametrien, fischartiger Geruch (bei Trichomonas vaginalis u. Gardnerella vaginalis)
2. Zervixabstrich als Nativpräparat (Nachweis von Leukozyten, Einschlusskörperchen bei Chlamydien, Diplokokken bei Gonorrhoe) und zur Bestimmung von Erregern und Resistenz, erhöhter pH (>4,5), PCR auf Chlamydien
3. Sonographie: inhomogene Flüssigkeitsansammlung im Uterus bei Pyometra

Ther: • Bettruhe, evtl. Spasmolytika (Butylscopolamin, Buscopan®)
Systemische Antibiose: Co-trimoxazol (Cotrim®) bei leichten Fällen, Breitbandantibiose i.v. bei schwereren Verläufen mit Cephalosporinen (Cefuroxim, Zinacef®) und/oder Metronidazol (Clont®) und Aminoglykoside (Gentamicin, Refobacin®), bzw. nach Erreger- und Resistenzbestimmung gezielt
Im Wochenbett: Ampicillin (Binotal®) oder o.g. Kombination (bei Metronidazol nicht stillen und die Milch vorübergehend abpumpen, damit anschließend wieder gestillt werden kann) + Kontraktionsmittel (Oxytocin u. Methylergometrin [Syntometrin®])
• Endometritis senilis: Östrogengabe (Ethinylöstradiol, Progynon® C) für 20 Tage, ab Tag 10 zusätzlich Gestagengabe für 10 Tage (Medrogeston, Prothil®)
• Operativ: Ind: Pyometra
  – Zervikalkanal dilatieren ⇨ Eiteransammlung entlasten, Povidon-Jod-Spülung (Betaisodona®), ggf. Einlage eines FEHLING-Röhrchens zur Drainage
  – Bei Phlegmone des Parametriums Inzision von der Vagina aus

Kompl: * Zervizitis ⇨ aszendierende Infektion auf den Uteruskörper
* Übergreifen vom Endometrium auf das Myometrium ⇨ Endomyometritis
* Übergreifen auf die Lymphbahnen des Parametriums ⇨ Parametritis, eitrige Einschmelzung und Abszessbildung ⇨ Phlegmone, Ureterstenose mögl.
* Weiter aszendierende Infektion ⇨ **Salpingitis** (Entzündung der Eileiter) und **Adnexitis** (Entzündung von Eileiter und Ovar) bis hin zur Pelveoperitonitis u. einem akutem Abdomen
* Subileus bis paralytischer Ileus mögl.
* Wochenbett: lebensbedrohliche hämatogene **Puerperalsepsis**

DD: – Zerfallendes Korpuskarzinom
– Intraligamentäres Myom
– Spasmus der Ligg.sacrouterina durch psychischen Sress

ENDOMETRIOSE

Syn: Engl. endometriosis, ICD-10: N80.9

Def: Endometriumähnliches verstreutes (ektopes) Gewebe **außerhalb** der Uterusschleimhaut, das entsprechend dem menstruellen Zyklusgeschehen die gleichen Veränderungen durchmacht.

Gynäkologie

Ät: Letztlich unklar, verschiedene Hypothesen:
- Wachstum in die Tiefe, ausgehend vom physiologischen Endometrium (Migrationstheorie)
- Verschleppung von menstruell abgestoßenem Endometrium („retrograde Menstruation" über die Tuba uterina in die Bauchhöhle oder über Blut-/Lymphbahnen) u. Implantation mit Neoangiogenese (Transplantationstheorie)
- Embryonal verstreutes Zölomepithel = embryonale MÜLLER-Gänge (embryonale Theorie)
- Umwandlung von Serosa od. Urothel in Endometrium (metaplastische Theorie)
- familiäre Häufung

Path: ◆ Dignität: **gutartig**
◆ Endometriosegewebe unterliegt dem **hormonellen Zyklus** ⇨ Östrogen stimuliert die Proliferation, während der Menstruation kommt es zur Blutung in den ektopen Gewebsinseln, Gestagene führen zur Atrophisierung

Epid: ◊ Prädisp.alter: geschlechtsreifes Alter (Gipfel im 30.-40. Lj.), sistiert nach d. Menopause
◊ Häufigkeit: 2-10 % der Frauen im reproduktionsfähigen Alter

Etlg: # Nach der Lokalisation:
- Endometriosis genitalis interna (primäre Endometriose, bestehende Endometriose zum Endometrium): im **Myometrium** (= Adenomyosis uteri, diffus), Tuba uterina (Ostium-Bereich)
- Endometriosis genitalis externa: **Ovarien** (Syn: Teerzyste, Schokoladenzyste), **Tuba uterina**, Excavatio rectouterina (DOUGLAS-Raum), Lig.sacrouterinum, Lig.teres uteri (Lig.rotundum), Vulva, Vagina, Perineum
- Endometriosis **extragenitalis** (selten): Bauchdecke, Nabel, Harnblase, Retroperitoneum, Ureter (Ummauerung od. intrinsisch), Leiste, Rektum, Lymphknoten, Narben (z.B. nach Sektio), Lunge, Gehirn

Endometriose - mögl. Lok.

Stadieneinteilung nach der WHO

I: Herde <5 mm im kleinen Becken oder Portio
II: Herde >5 mm im kleinen Becken oder Portio, Harnblasendach, Stenose der Tuba uterina durch Verwachsungen, Blutablagerungen im DOUGLAS-Raum
III: Adenomyosis uteri, Tubenwinkel-, Lig.sacrouterinum-Endometriose, Teerzysten
IV: Extragenitale Endometriose

Nach der Aktivität (makroskopisches Erscheinungsbild):
- aktive Herde: rote Herde, dünnwandige Zysten, Einblutungen, starke Vaskularisierung, Entzündungszeichen
- inaktive Herde: schwarz-braune Herde, dickwandige Zysten, Fibrose, geringe Vaskularisierung ⇨ benötigen i.d.R. keine Therapie

Klin: ⇒ Allgemein: je jünger die Pat. bei der Erstmanifestation, umso stärker die Symptome
⇒ **Menstruationszyklus-synchroner** (perimenstrueller) **Unterbauchschmerz** (= Dysmenorrhoe)
evtl. Dauerschmerzen bei Verwachsungen od. sehr großen ovariellen Zysten
⇒ Bei retrozervikaler Endometriose (DOUGLAS-Raum): zyklussynchrone od. uncharakteristische Kreuzschmerzen, Defäkationsbeschwerden, Kohabitationsschmerzen (Dyspareunie)
⇒ Bei Harnblasenendometriose: Zyklus-synchrone Hämaturie, Dysurie, Schmerzen am Ende der Miktion
⇒ Bei Darmendometriose: Blut im Stuhl
⇒ Blutungsstörungen: Menorrhagie (verlängerte Menstruation)
⇒ Es finden sich aber auch viele Pat. mit einer Endometriose (die aus anderem Grund untersucht od. operiert wurden), die keine Beschwerden haben.

Uterus | Seite 53

Diag: 1. Anamnese (zyklussynchrone Beschwerden) und klinische Untersuchung: bimanuelle Palpation und rektale Untersuchung
2. Sonographie: Zysten mit homogenem Inhalt (z.B. am Ovarium)
3. Je nach Lok: **Laparoskopie** (Pelviskopie), Zysto- od. Rektoskopie (ggf. in gleicher Sitzung Entfernung isolierter Herde mögl.)

Ther: • Asymptomatische Patientin (Zufallsbefund) wird nur kontrolliert.
• Konservativ: Bei diffuser Endometriose **Hormonbehandlung** für 3-6 (max. 12) Monate mit Gestagenen (Orgametril®), Danazol (ein Testosteronderivat mit Gestagen-ähnlicher Wirkung, 600-800 mg/Tag Danazo-ratiopharm®) od. **GnRH-Agonisten** (Buserelin nasal applizierbar [Suprecur®], Goserelin s.c. [Zoladex®] od. Leuprorelin 1x/Monat i.m. [Enantone®-Gyn Monats-Depot]), in Studien werden auch Mifepriston (Progesteronagonist, bisher aber nur für Schwangerschaftsabbrüche zugelassen) und Aromatasehemmer (Letrozol, 2,5 mg/Tag) versucht.
Gestagenbetonte Ovulationshemmer können die Symptomatik bessern (z.B. Marvelon®) und auf Dauer gegeben werden.
Nichtsteroidale Analgetika/Antirheumatika (NSAR) können symptomatisch gegen die Schmerzen verordnet werden (diese wirken aber nur symptomatisch = haben keinen Einfluss auf die Herde).
• Operativ: Ind: einzelne große Konglomerattumoren, Versagen der kons. Ther., Harnstau
 – Isolierte intraabdominale Herde werden laparoskopisch entfernt (Elektrokoagulation, Laservaporisation od. Ausschälung), bei isolierten rektovaginalen Herden ggf. auch Zugang über die Hinterwand der Vagina mögl.
 – Sehr große Herde müssen per Laparotomie reseziert werden
 – Bei diffuser Adenomyosis uteri Hysterektomie (nicht bei bestehendem Kinderwunsch)
 – Postoperativ: ebenfalls Hormonbehandlung zur Unterdrückung von Restherden
• Selbsthilfegruppen: Endometriose Vereinigung Deutschland e.V., Bernhard-Göring-Str. 152, 04277 Leipzig, Tel./Fax: (03 41) 3 06 53 04, Internet: http://www.endometriose-vereinigung.de und http://www.endometriose.de

Prog: 70 % bilden sich mit der konservativen Ther. zurück, spontane Rückbildung auch nach einer Schwangerschaft mögl., ansonsten Rückbildung nach der Menopause.

Kompl: * Tubenendometriose ⇨ Hämatosalpinx (Blutansammlung), verminderte Fertilität od. **Sterilität** durch Verklebung der Tuben, Tubargravidität
* Retrouterine Endometriose ⇨ Retroflexio/Retroversio uteri fixata (s.o.)
* Narbenstrikturen um den Ureter bei retroperitonealer Endometriose ⇨ Harnstau
* Schwangerschaft allgemein: verminderte Implantationsrate und erhöhte Abortrate
* Rezidive auch nach Ther. mögl.
* maligne Transformation in ein Adenokarzinom (extrem selten)
Med: * Hormonbehandlung: Demineralisation des Knochens (daher Ther. auch auf max. 6 Mon. beschränken)
Op: * Adhäsionen

DD: – Adenomyoma uteri: hypertrophiertes Uterusmyometrium (Myom) mit einigen Absiedlungen von Endometrium-Gewebe (östrogene Überstimulation), Prädisp.alter: 40.-50. Lj., Klin: Uterusvergrößerung, Menorrhagie, Dysmenorrhoen, spricht nicht auf eine Gestagentherapie an, Ther: Hysterektomie, bei jungen Frauen mit Kinderwunsch ggf. Teilresektion
 – Entzündlich: Pelveoperitonitis, DOUGLAS-Abszess, Periappendizitis, Perihepatitis (FITZ-HUGH-CURTIS-Syndrom bei ausgedehnter Chlamydieninfektion)
 – Verwachsungen im Bauchraum
 – Endometriumpolyp, Endometriumkarzinom, Uterusmyome
 – Ovarialzysten, Ovarialtumoren

POLYPEN DES UTERUS

Syn: Uteruspolypen, Gebärmutterpolypen: Korpuspolyp, Korpusadenom, engl. corpus polyp, ICD-10: N84.0; Zervixpolyp, engl. cervical polyp, ICD-10: N84.1

Ät: – Östrogen-abhängige Hyperplasie des Endometriums (Progesteronrezeptordefekt führt nicht zur Abstoßung während der Menstruation)
– Med: langdauernde Einnahme von Tamoxifen

Epid: ◊ Prävalenz: 10 % der Frauen im Klimakterium/Senium (Prädisp.alter: ab dem 50. Lj.)
◊ Dignität: **benigne**

Etlg: # **Endometriumpolyp** (Syn: **Korpuspolyp**, im Corpus uteri): bevorzugt im Fundus uteri (Tubenwinkel) u. zervikokorporalen Übergang gelegen, meist solitär und gestielt
– Hyperplastische Polypen: Hyperplasie des Endometriums, von der Basalisschicht ausgehend (Basalisadenome), Östrogen-sensibel
– Atrophische Polypen: zystisch, atrophes Epithel, postmenopausal
– Funktionelle Polypen mit Zyklus-synchronen Veränderungen des Epithels
– Polyposis uteri: gesamtes Cavum uteri kopfsteinpflasterartig mit Polypen ausgefüllt

Zervixpolyp (in der Cervix uteri), bei Prolaps aus der Portio mit Plattenepithel der Vagina überzogen + Entzündungszeichen (sog. Portiopolyp)

Klin: ⇒ Häufig Zufallsbefund ohne klinische Symptome
⇒ **Postmenopausale Schmierblutung**, bzw. prämenopausal unregelmäßige Regelblutung und Metrorrhagie (nicht Zyklus-abhängige Blutung), Hypermenorrhoe (verstärkte) und Menorrhagie (verlängerte) od. auch Hypomenorrhoe mögl.
⇒ schleimig-eitriger/blutiger Fluor genitalis
⇒ Kohabitationsblutung bei prolabierten Zervixpolypen
⇒ Unterbauchschmerzen (wehenartig), Dysmenorrhoe

Diag: 1. Anamnese und gynäkologische Untersuchung: Zervixpolypen können aus dem Muttermund prolabieren und bei der Spekulumuntersuchung gesehen werden
2. Sonographie: insb. transvaginal gute Darstellbarkeit der Polypen, ggf. Hydrosonographie (Instillation von isotoner Kochsalzlösung in das Cavum uteri) für noch bessere Darstellung
3. **Histologie** des Op.-Präparates (Ausschluss eines Karzinomes)

Ther: • Operativ: Ind: wegen Möglichkeit eines Karzinomes immer gegeben
– Prämenopausale Korpuspolypen: Entfernung durch **Kürettage** (Ausschabung)
– Große („Matronenpolypen"), bzw. postmenopausale Korpuspolypen: Entfernung unter Sicht mit dem Hysteroskop
– Zervixpolypen: Abtragung mit der Elektroschlinge (nicht in der Schwangerschaft, wegen Gefahr des Aborts!)

Kompl: ∗ Endometriumkarzinom in einem Korpuspolypen (1 % d.F.)
Op: ∗ Blutung (aus dem Polypenstiel), Infektion
∗ Kürettage: Rezidiv

DD: – Endometriumkarzinom
– Uterusmyome
– Glandulär-zystische Hyperplasie: große zystische Hohlräume durch Proliferation des Endometriums (Schweizer-Käse-Muster in der Histo), Ät: Östrogenüberschuss, z.B. bei Follikelpersistenz, endokrin aktivem Ovarialtumor (Granulosazelltumor, Thekazelltumor), Ther: Gestagene

UTERUSMYOME

Syn: Myoma uteri, *Leiomyom des Uterus*, ICD-10: D25.9

Ät: – Defekt der Progesteronrezeptoren?
– Familiäre Disposition
– Chromosomenaberrationen (Chrom. 1, 7, 12, 14)
– Hormonelle Substitutionstherapie, eine hormonale Kontrazeption (>10 J.) scheint hingegen protektiv zu sein

Path: ♦ **Gutartige Muskelgeschwulst** (Leiomyom, Fibroleiomyom, Adenomyom) mit **östrogenabhängigem Wachstum** (keine Myome bei Kindern und keine neuen Myome nach dem Klimakterium bzw. sistieren des Wachstums oder Schrumpfung bestehender Myome) Maligne Entartung zum Sarkom (oder primäres Sarkom) selten in 0,1-0,5 % d.F.
♦ Pathoanatomisch: derbe Konsistenz (wie bei einem nicht graviden Uterus, evtl. Fibrosierung mit Ausbildung einer Pseudokapsel, Verkalkung), bei Ernährungsstörung ⇨ Erweichung und Zerfall (Durchsetzung mit kavernösen Bluträumen, ödematöse u. myxomatöse Veränderungen, fettige Degeneration, Nekrosen)
♦ Lok: meist **Korpusmyom**, seltener Zervixmyom, häufig **multipel** auftretend (sog. Uterus myomatosus)
♦ Histo: glatte Muskulatur und Bindegewebe

Epid: ◊ Prävalenz: **sehr häufig**, bei 10-20 % aller Frauen finden sich nach dem 30. Lj. Myome
◊ Prädisp.alter: 35.-55. Lj.

Etlg: Lokalisation und Wachstumsrichtung (s. Abb.):
\# **Intramural** (= im Myometrium liegend, häufigste Form, 50 % d.F.)
\# **Subserös** (unterhalb des Perimetriums liegend, wachsen Richtung Bauchhöhle, 35 % d.F.)
\# **Submukös** (direkt unterhalb des Endometriums liegend, in Richtung Uterushöhle wachsend, 5 % d.F.)
Myom in statu nascendi (entsteht aus einem submukösen Myom, das durch „Austreibung" aus dem Muttermund prolabiert)
\# **Intraligamentär** (von d. Seitenwand d. Uterus ausgehend, wachsen entlang im/am Ligamentum latum uteri, selten)
\# Diffuse Leiomyomatose: viele kleine Myome im gesamten Uterus
\# Peritoneale Leiomyomatose: disseminierte kleine Myome intraperitoneal
\# Intravenöse Leiomyomatose: Wachstum entlang der V.ovarica / V.cava inf. bis zum Herzen mögl.
\# Lymphatische Stromamyose: Wachstum entlang der Lymphgefäße im kleinen Becken

Klin: ⇨ Symptome sind von der Lokalisation, Wachstumsrichtung u. Größe der Myome abhängig. Kleine intramurale od. subseröse Myome machen meist keinerlei Symptome.
⇨ Blutungsstörungen: **Menorrhagie** (= verlängerte), Hypermenorrhoe (= verstärkte Menstruation), **Metrorrhagie** (Dauerblutung, Zwischenblutungen), **Dysmenorrhoe** (schmerzhafte Menstruation), Polymenorrhoe (verkürzte Abstände zwischen den Zyklusblutungen)
⇨ **Unterbauchschmerzen** (wehenartig insb. bei submukösen Myomen), Rückenschmerzen bei Ausdehnung in die Kreuzbeinhöhle
⇨ Symptome durch die Raumforderung: Druck auf die Harnblase ⇨ **Miktionsstörungen** mit Harndrang (ohne Schmerzen) mit Pollakisurie (häufiges Entleeren kleiner Urinmengen), Druck auf den Darm ⇨ **Obstipation** bis hin zum Ileus mögl.
⇨ Verzögerung des Auftretens der Menopause (= Climax tarda)
⇨ Erschwerte Konzeption (insb. der Einnistung) bzw. Sterilität

⇒ Pseudo-MEIGS-Syndrom: Symptomenkomplex mit Aszites u. Pleuraerguss
⇒ Schwangerschaft: vorübergehende Größenzunahme, Schmerzhaftigkeit, Gefahr eines Abortes, Plazentainsuffizienz, Frühgeburtlichkeit, große (intraligamentäre, od. im Zervixbereich sitzende) Myome können ein Geburtshindernis sein, Lageanomalien des Feten ⇨ Zwangshaltung (z.B. Schiefhals als Folge), vermehrt atonische Nachblutungen (gestörte Plazentaablösung), verlangsamte postpartale Uterusinvolution, Infektion im Wochenbett

Diag: 1. Anamnese (Regelblutungsstörungen) und gynäkologische Untersuchung: Tastbarkeit bei der **bimanuellen Untersuchung**: (meist mehrere) rundliche derbe Tumoren im Bereich des Uterus, im Statu nascendi aus dem Muttermund prolabierender Tumor
2. Sonographie: runde, echoarme Tumoren, evtl. mit Zysten od. Verkalkungen bei Fibrosierung od. Zerfall
3. Evtl. Ausscheidungsurographie (IVP = i.v.-Pyelographie) bei Miktionsstörungen

Ther: • Konservativ: kleine Myome ohne Beschwerden werden lediglich alle 6-12 Monate **kontrolliert**
Med: Hormonbehandlung mit Gestagenen (Lynestrenol, Orgametril®) od. auch gestagenbetonter Pille (z.B. Microgynon®) zur Normalisierung der Blutungsstörungen
Antiöstrogene (GnRH-Agonisten, Buserelin nasal applizierbar, Suprecur®) für einige Monate zur Größenreduktion mögl.
• Interventionell: Katheterembolisation der distalen Anteile beider Aa.uterinae mit Polyacrylpartikeln (Zugang über A.femoralis) ⇨ Myomrückbildung (NW: postinterventionell diffuse Schmerzen)
• Operativ: Ind: erhebliche Größe mit klinischen Beschwerden, schnelles Wachstum (Malignitätsverdacht), akute Komplikationen (Stieldrehung, Infektion, Nekrose)
 – **Myomenukleation** (wenn noch Kinderwunsch besteht) über eine Hysteroskopie (submuköse) oder Laparoskopie/Laparotomie (subseröse u. intramurale Myome)
 – **Hysterektomie** (= Totalexstirpation des Uterus): in ¾ d.F. über vaginalen Zugang mögl. (= vaginale Hysterektomie), Voraussetzung ist ein gute Beweglichkeit des Uterus und nicht zu große Myome (ein Uterus mit größeren Myomen kann ggf. auch vaginal entfernt werden, hierzu wird der Uterus während der Op zerstückelt (= Morcellement)). Bei Z.n. früheren Kaiserschnittentbindungen (⇨ Adhäsionen) kann eine vaginale Hysterektomie mit gleichzeitig assistierender Laparoskopie durchgeführt werden.
Bei großen und verwachsenen Myomen Op von abdominal.
Evtl. gleichzeitige Mitentfernung der Adnexe in der Postmenopause.
Perioperative Antibiotikaprophylaxe mit einem Cephalosporin + Metronidazol
• Selbsthilfegruppen: FrauenGesundheitsZentrum Heidelberg e.V., Alte Eppelheimer Str. 38, 69115 Heidelberg, Tel.: (0 62 21) 2 13 17, Internet: http://www.fgz-heidelberg.de

Prog: Myomenukleation neigt häufig zu Rezidiven
Hysterektomie sehr gut (es ergeben sich primär keine Störungen der Hormone, Nerven oder des Sexualempfindens), Op-Letalität: 0,03 % (bei vaginalem Zugang, etwas höher bei abdominalem Zugang)

Kompl: ∗ **Anämie** bei verstärkter Menstruation od. Dauerblutung
∗ Harnstauung (Ureterverlegung) bei großem Myom (insb. bei intraligamentärem Myom)
∗ Stieldrehung (bei sehr großem subserösem Myom) ⇨ Bild eines akuten Abdomens
∗ Venöse Abflussstörung der unteren Extremität durch Kompression der Gefäße im kleinen Becken
∗ Myomnekrose (aseptisch) od. Verjauchung mit septischer Nekrose, Fieber u. eitrigem Fluor genitalis (bei submukösem Myom, insb. im Wochenbett mögl.)
∗ Übergang in ein Leiomyosarkom (extrem selten, 0,2-0,8 %) ⇨ rasche Größenzunahme
∗ Med: durch hormonale Kontrazeptiva kann es (bei östrogenbetonten) zur Größenzunahme, aber auch zu Wachstumsstillstand und sogar zur Reduktion (bei gestagenbetonten) kommen

Op: ∗ Myomenukleation: 15 % Rezidive; bei folgender Schwangerschaft Geburt durch Sektio erforderlich, da Gefahr der Uterusruptur unter der Geburt
∗ Vaginale und abdominale Hysterektomie: **Blutungen**, Verletzung der Blase, der Urete-

ren (Posthysterektomiefistel) od. des Darmes
* Scheidenstumpfprolaps: Prolaps der Restvagina bei schlechter Scheidenstumpffixation

DD: – Uterussarkom, Korpuskarzinom, Zervixkarzinom, Uteruspolypen, Uterusfehlbildung
– Ovarialtumor, entzündliche Adnexprozesse
– Adenomyoma uteri: Myom mit Absiedlungen von Endometrium-Gewebe (s.o. bei Endometriose)
– Pyometra (= Eiteransammlung im Cavum uteri), Hämatometra (Menstruationsblutansammlung im Uterus bei zervikaler Stenose oder Atresie)
– Gravidität, alte Extrauteringravidität
– Rektumtumor, Blasentumor
– Beckenniere

ZERVIKALE INTRAEPITHELIALE NEOPLASIE

Syn: CIN (engl. cervical intraepithelial neoplasia), leichte bis schwere Dysplasie (CIN I bis III), ICD-10: N87.9; CIN III / Zervix-Carcinoma in situ, D06.0

Ät: – **Infektion mit HPV** (Human-Papilloma-Viren), insb. Typ **16, 18**, 26, 31, 33, 34, 35, 39, **41, 45**, 51, 52, 53, 56, 58, 59, 66, 68, 70, 73 ⇨ bei HPV **16** u. **18** zeigen sich am häufigsten höhere Atypiegrade. Die o.g. Typen werden auch als sog. **high-risk HPV-Typen** bezeichnet.
Zusätzlich genetische Faktoren, die eine Eliminierung der HPV-Infektion verhindert (einige HLA-Typen präsentieren einige HPV-Typen nicht ⇨ Persistenz der Infektion mögl.)

– Prädisp.: früher regelmäßiger Geschlechtsverkehr, schlechte Genitalhygiene, niedriger sozio-ökonomischer Status, Promiskuität (= häufiger Partnerwechsel, z.B. 4faches Risiko bei Prostituierten), Infektion mit Neisseria gonorrhoeae (Gonorrhoe), HIV-Infektion (auch des Sexualpartners), Nikotinabusus (der Zervikalkanal speichert Nikotin!)

Path: ♦ Die Dysplasien entstehen i.d.R. im Bereich der **Transformationszone**. Während der Geschlechtsreife sieht diese an der Portio sichtbar und wird als Ektopie (früher Portioerosion genannt) bezeichnet. In dieser Zone erfolgt ein ständiger Ersatz des ektopischen Zervix-Zylinderepithels durch metaplastisches Plattenepithel, das dieses teilweise überwächst (= Transformation). Die Transformationszone hat vermutlich eine höhere Empfindlichkeit gegenüber den Papilloma-Viren.
Die Transformationszone liegt bei geschlechtsreifen Frauen in der Ektozervix (= sichtbare Portio), bei älteren eher in der Endozervix, da die **Epithelgrenze** (zwischen dem Plattenepithel der Portio/Vagina und dem Zylinderepithel des Uterus) bei älteren Frauen (und in der Kindheit) in der Zervixhöhle liegt und während der Geschlechtsreife östrogenbedingt Richtung Portio wandert (s. Abb.).

Geschlechtsreife   Postmenopause

Daher wird altersabhängig auch die Konisation bei jungen Frauen breitbasig stumpf durchgeführt, während bei alten Frauen ein spitzer und somit tiefer in den Zervixkanal vordringender Kegel entnommen wird (s. Abb.).

♦ Die chronische HPV-Infektion mit den high-risk-Typen 16 u. 18 erhöht das Risiko für eine CIN um das 20- bis 60fache (bei den anderen Typen um ca. das 10fache gegenüber HPV-negativen Frauen)

Epid: ◊ Häufigkeitsgipfel: Dysplasien 28. Lj., Zervix-Carcinoma in situ 35. Lj. (10 Jahre später folgt dann der Häufigkeitsgipfel für das invasive Zervixkarzinom, s.u.)
◊ Für Deutschland werden 300.000 Frauen/Jahr mit CIN III od. einem Carcinoma in situ geschätzt

Gynäkologie

◊ 20 % der Frauen mit einer high-risk-HPV-Infektion entwickeln eine CIN, 2 % der Frauen nach durchschnittlich 15 J. (8-30 J.) ein Karzinom der Zervix

Klin: ⇒ meist keinerlei Symptome
⇒ ggf. Metrorrhagie (Zyklus-unabhängige Zwischenblutungen), Kohabitationsblutung

Diag: 1. Anamnese und gynäkologische Untersuchung: vaginale Untersuchung mit Inspektion und **Spekulumuntersuchung, Kolposkopie** (Leukoplakie od. Erosion bei Betupfen der Portiooberfläche mit 3%iger Essiglösung für 20-30 Sek. sichtbar) und **Abstrichentnahme + Zytodiagnostik**, evtl. auch Knipsbiopsie und histologische Untersuchung. Ein zusätzlicher Abstrich für den Papilloma-Virus-Nachweis (Hybrid-Capture-Verfahren zum Nachweis von HPV-DNA, DNAPAP™) erhöht den Vorhersagewert weiter.
Wichtig: Die Dysplasien entstehen im Bereich der **Transformationszone** aus metaplastischem Plattenepithel. Da diese Zone je nach Alter der Patientin (s.o.) nicht immer mit dem Spekulum einsehbar ist, ist es wichtig bei der Abstrichentnahme nicht nur einen Abstrich von der Portio sondern auch aus dem Zervixkanal zu entnehmen (z.B. mit einem kleinen Bürstchen, Cervexbrush™). Die Treffsicherheit beträgt dann 80-95 %.

2. Auswertung der Zytodiagnostik: Ausstrich der Abstriche auf einem Objektträger, Fixierung (mit Fixationsspray od. mit 96%igem Äthylalkohol für 15 Min.) und PAPANICOLAOU-Färbung ⇨ mikroskopische Beurteilung der Zellen im Ausstrich (s. Abb.). Mit der Methode der Dünnschichtzytologie (ThinPrep™) ist dabei eine noch bessere Darstellung und Auswertung mögl. (wird in Deutschland von den Krankenkassen aber nicht bezahlt). Angabe des Untersuchungsergebnisses entsprechend der **Einteilung von PAPANICOLAOU** (bzw. mit der in etwa gleichen Einteilung der Deutschen Gesellschaft für Zytologie = MÜNCHNER-**Nomenklatur**):

	Superfizial-	Intermediär-	Parabasal-/Basalzellen
normal	●	●	●
CIN			
Karzinom			

PAP I: regelrechtes Zellbild (typische Superfizialzellen)
PAP II: normales Zellbild, entzündliche (Beimengung von Leukozyten u. Mikroorganismen), regenerative, metaplastische od. degenerative Veränderungen
PAP III: suspektes Zellbild, schwere entzündliche, atrophische od. degenerative Veränderungen ⇨ Malignität nicht sicher auszuschließen
PAP IIID: Dysplasie leichten bis mittleren Grades (Dyskariosen von Superfizial- und Intermediärzellen) ⇨ CIN I bis II
PAP IVa: pathologische Zellen, Dysplasie schweren Grades (Dyskariosen von tiefen Zellen = Parabasal- u. Basalzellen) ⇨ CIN I bis III, V.a. Carcinoma in situ
PAP IVb: pathologische Zellen, Dysplasie schweren Grades (Dyskariosen der tiefen Zellen), V.a. Mikrokarzinom ⇨ CIN III (Carcinoma in situ), invasives Karzinom ist nicht auszuschließen
PAP V: massenhaft eindeutig maligne Tumorzellen, hochgradiger V.a. invasives Karznom

Die Zytodiagnostik gibt einen ersten Hinweis auf einen möglicherweise malignen Befund. Beweisend ist dann aber erst die Histologie, daher:
ab PAP III sollte eine **Knipsbiopsie** und histologische Untersuchung erfolgen
bei PAP IIID Kontrolle alle 3 Monate, nach 3-maligem pathologischem Befund Konisation
ab PAP IV ist eine **Konisation** u. histologische Untersuchung indiziert, diese erlaubt auch die sicherste Aussage über die Ausdehnung der Atypien od. Karzinoms

3. Sonographie: Ausschluss einer größeren Raumforderung im Bereich der Portio, der Zervix od. des Uterus

Etlg: Histologie des Epithels:
\# CIN I: verstärkte basale Proliferation des Epithels mit geringer Anzahl an Mitosen, Kernatypien in den Superfizialzellen (≅ PAP IIID im zytologischen Befund)

Uterus | Seite 59

CIN II: deutliche Verbreiterung der Basalschicht mit vermehrten Mitosen und atypischen Zell- u. Kernformen, Kernatypien von Superfizial- und tieferen Zellen ($\cong$ PAP IIID / IVa)
CIN III: Kernatypien in **allen** Schichten des Epithels, Epithelschichten aber noch erkennbar ($\cong$ PAP IV a)
CIN III und Zervix-Carcinoma in situ: gesamtes Epithel durchgehend atypisch verändert, **Epithelschichtung nicht mehr erkennbar**, Basalmembran nicht durchbrochen ⇨ noch keine Metastasierung möglich ($\cong$ PAP IVa / IVb)

BETHESDA-Nomenklatur:
Low grade SIL (squamous intraepithelial lesion) = CIN I / PAP IIID
High grade SIL = CIN II-III / PAP IVa

Ther:
- CIN I: zunächst abwarten, kolposkopische Kontrolle nach 3 Mon. (spontane Remission in 60% d.F.) ⇨ zeigt sich dann nach einer weiteren Kontrolle keine Rückbildungstendenz sollte eine Entfernung (Konisation) und Histologie erfolgen
  Bei hoher Viruslast von high-risk HPV-Typen ggf. α-Interferon (in Erprobung).
- **Laserkoagulation** bei kolposkopisch eindeutig sichtbarer und abgegrenzter Läsionen (nach vorheriger histologischer Sicherung durch Knipsbiopsie und Ausschluss eines Prozesses im Zervixkanal) im Stadium CIN I (ggf. auch III) im Bereich der Ektozervix mögl.
- Operativ: Ind: ab CIN II, Carcinoma in situ
  – **Konisation**, wird zunächst als Diagnostik durchgeführt, bei CIN II bis III und dem Carcinoma in situ ist die Konisation dann auch gleichzeitig die Therapie ⇨ anschließend kolposkopische Kontrollen, Zytodiagnostik u. HPV-Test in 3- bis 6-monatigem Abstand
  – Findet sich bei der Konisation bereits ein mikroinvasives Karzinom ist die weitere Ther. abhängig vom Alter der Pat. und vom weiteren Kinderwunsch (s.u. Kap. Zervixkarzinom)
- Schwangerschaft: findet sich beim Zervixabstrich in der ersten Schwangerschaftsvorsorgeuntersuchung ein PAP IIID so sind Abstrichkontrollen alle 3-4 Mon. erforderlich
  bei PAP IVa ist eine Knipsbiopsiekontrolle erforderlich, bei Bestätigung des Befundes Konisation 8 Wo. nach der Entbindung
  bei PAP IVb od. V ist eine sofortige Konisation zur weiteren Abklärung erforderlich ⇨ bestätigt sich ein invasives Zervixkarzinom weiteres Vorgehen wie unten (Kap. Zervixkarzinom)

Prog: CIN I (bis II) kann sich spontan zurückbilden. CIN III und das Carcinoma in situ sind obligate Präkanzerosen und müssen operativ entfernt werden.

Konisation

Kompl: * Der zeitliche Übergang von der Dysplasie in das Carcinoma in situ (präinvasives Karzinom), das die Basalmembran (noch) nicht durchbrochen hat und dann in das **invasive Karzinom** übergeht, ist nicht vorhersagbar. Anhand der Altersverteilung der Häufigkeitsgipfel werden ca. 10 Jahre geschätzt.

Op: * Konisation: Nachblutung, Uterusinfektion, Parametritis, Zervixinsuffizienz mit erhöhtem Abortrisiko, Zervixstenose

Proph: ▼ Vorsorge: **Früherkennung** der präkanzerösen Vorstadien durch regelmäßige Krebsfrüherkennungsuntersuchungen (ab dem 20. Lj.) in **jährlichem Abstand** mit vaginaler Untersuchung, Spekulumuntersuchung, **Abstrichentnahme + Zytodiagnostik** nach PAPANICOLAOU. Ziel: ist das Erkennen einer Dysplasie bevor sich ein invasives Karzinom entwickelt hat.

Ein zusätzliches HPV-Screening (mit dem Hybrid Capture®HPV DNA Test 2) wird von den Fachgesellschaften für Frauen ab dem 30. Lj. alle 3-5 J. diskutiert (gehört aber bisher nicht zum Leistungskatalog der Krankenkassen).
Nach Nachweis und Ther. einer CIN Kontrollabstriche auf high-risk-HPV-DNA (Persistenz od. Rezidiv einer CIN wird durch pos. HPV-Nachweis besser vorhergesagt als durch die Zytodiagnostik).

♥ Ein Impfstoff gegen HPV Typ 16 u. 18 (Cervarix®) sowie ein 4fach-Kombinationsimpfstoff gegen die wichtigsten HPV-Serotypen (6, 11, 16 u. 18, Gardasil®) befinden sich derzeit in der Erprobung. Die bisherigen Ergebnisse weißen eine sehr gute Wirksamkeit aus, mit einer Zulassung wird in 2007 gerechnet. Zeitpunkt für die Impfung wäre dann vor dem 12. Lj. (vor Beginn der Geschlechtsreife, mit einer 3-maligen Impfung).

DD: – HPV-Infektion (⇨ primär benigne papilläre Epitheliome ohne Dysplasien): manifestiert sich klinisch als Condylomata acuminata (Syn: Feigwarzen, spitze Kondylome, insb. durch HPV-Typ 6 u. 11) oder als Condylomata plana (flache, weißliche Kondylome bei den high-risk-Typen 16 u. 18 ⇨ zur Sicherung der Diagnose ist eine Histologie erforderlich, da DD: Leukoplakie, CIN, Zervixkarzinom), weiteres s. Kap. Condylomata acuminata – Abschnitt Venerologie

– Erosio vera: bei mechanischer Alteration (z.B. Pessare), Östrogenmangel ⇨ Ther: mechanische Reizung vermeiden, Östrogen-haltige Salbe

– Hyperplastische Ektopie (glandulär-papilläre Ektopie): vor allem in der Schwangerschaft oder bei Einnahme gestagenbetonter Ovulationshemmer vorkommend

– Ovula Nabothi: durch Überwachsen und Verschluss der Ausführungsgänge der Zervixdrüsen bei der ständigen Umwandlung des Zylinderepithels in nicht verhornendes Plattenepithel in der Transformationszone kann es zu Retentionszysten kommen

– Zervixpolyp (s.o.)

– Leukoplakie: hyperkeratotischer Plattenepithelbezirk, liegt dieser in der Transformationszone, kann dies ein Hinweis für ein CIN sein und sollte mittels Probeentnahme histologisch untersucht werden

– Zervixkarzinom (invasives Mikrokarzinom = mikroskopische Diagnose bis makroskopisch sichtbares Karzinom, s.u.)

ZERVIXKARZINOM

Syn: Gebärmutterhalskrebs, Kollumkarzinom, Portiokarzinom, engl. cervical carcinoma, ICD-10: C53.9

Ät: – **Zervikale intraepitheliale Neoplasie (CIN**, s.o.) als Präkanzerose durch **Infektion mit high-risk HPV-Typen** (Human-Papilloma-Viren), insb. Typ 16, 18, 31, 33, 35, 39, 45, 51, 56, 58, 59, 66, 68. Insb. bei **HPV 16 u. 18** kommen häufig höhere Atypiegrade vor (bowenoide Papulose, Condylomata plana). In 99,8 % der Zervixkarzinome lässt sich HPV-DNA nachweisen! Das Risiko für ein Zervixkarzinom bei Infektion mit HPV-Typ 16 od. 18 ist 30- bis 900fach erhöht.

Zusätzlich spielen genetische Faktoren eine Rolle: Einige HLA-Typen präsentieren das HPV nicht ⇨ Immunsystem kann die Infektion nicht erkennen ⇨ Persistenz der Infektion mögl. Weiterhin ist ein prädisponierender genetischer Nukleotidpolymorphismus im Bereich des Fas-Promotors u. von p53 bekannt ⇨ zelluläre Tumorkontrolle vermindert

– Prädisp.: Risikofaktoren sind früher regelmäßiger Geschlechtsverkehr,
schlechte Genitalhygiene (auch Smegma des Sexualpartners),
niedriger sozio-ökonomischer Status,
Promiskuität (= häufiger Partnerwechsel, z.B. 4faches Risiko bei Prostituierten),
Infektion mit Neisseria gonorrhoeae (Gonorrhoe),
HIV-Infektion (auch des Sexualpartners),
Nikotinabusus (der Zervikalkanal speichert Nikotin!).

Path: ♦ Expression viraler Onkogene E6 und E7 in den HPV-infizierten Zellen ⇨ genetische Instabilität, Anhäufung von Mutationen und unregulierte Proliferation der Zervixzellen

♦ **Dysplasie** (leicht, mittelgradig, schwer ⇨ Anisozytose, Polymorphie, Hyperchromasie, Mitosereichtum aber noch ohne invasives Wachstum in das Bindegewebe) ⇨ **Carcinoma in situ** ⇨ **invasives Zervixkarzinom**

Uterus | Seite 61

Carcinoma in situ (Tis) ist ein präinvasives Karzinom (sog. Oberflächenkarzinom), das die Basalmembran (noch) nicht durchbrochen hat (⇨ noch keine Metastasierung). Histologisch liegen hochgradige zelluläre u. epitheliale Atypien vor, wie bei einem karzinomatös entarteten Epithel. Es ist das obligate Anfangsstadium eines invasiven Karzinoms und ist vom Mikrokarzinom (Basalmembran durchbrochen! ⇨ Metastasierung mögl.) abzugrenzen. Die Zeit bis zum Übergang in ein invasives Karzinom ist nicht vorhersagbar (oft lange Latenz).

♦ Lok: Portiokarzinom (= Ektozervix) u. Zervixhöhlenkarzinom (= Endozervix) Bei jüngeren Frauen eher in der Ektozervix (Portio) gelegen. Bei älteren eher in der Endozervix, da die **Epithelgrenze (Transformationszone** zwischen dem Plattenepithel der Portio/Vagina und dem Zylinderepithel des Uterus) bei älteren Frauen (und in der Kindheit) in der Zervixhöhle liegt (s.o.). Zervixhöhlenkarzinome treiben die Zervix tonnenförmig nach außen, sog. Tonnenkrebs.

Wachstumsrichtung: exophytisch (= blumenkohlartiges Wachstum in Richtung Vagina) und endophytisch (= Wachstum in die Zervixwand, das dann nach zentralem Gewebezerfall blutende Tumorkrater ausbildet)

♦ Metastasierung: frühzeitig per continuitatem (Vagina, Parametrien, Nachbarorgane, s. ab FIGO-Stadium II), dann lymphogen in die parametranen, iliakalen u. sakralen Lymphknoten der Beckenwand, von dort in paraaortale Lk (ganz selten auch in mediastinale u. Skalenus-Lk), selten und spät hämatogene Metastasierung (Leber, Lunge, Becken, Wirbelkörper, Gehirn)

Epid: ◊ Prädisp.alter: 35.-45. Lj. und 65.-75. Lj. (statistisches mittleres Erkrankungsalter 52 J.)
◊ Inzidenz: 13/100.000 Frauen/Jahr, ca. 7.000 Neuerkrankungen/Jahr in Deutschland, weltweit werden 370.000/Jahr geschätzt (höchste Inzidenz in den Entwicklungsländern). In Deutschland versterben jährlich ca. 2.000 Frauen an einem Zervixkarzinom.
◊ Auch während einer Schwangerschaft kann ein Zervixkarzinom auftreten (Verwechslung mit einer gutartigen hyperplastische Schwangerschaftsektopie mögl.) ⇨ daher bei Verdacht wiederholte Abstrichentnahme und Zytodiagnostik durchführen

Etlg: # Histo: **Plattenepithelkarzinom** (80 % d.F.), Adenokarzinom (15 %), Mischtumoren und Karzinome des GARTNER-Ganges (5 %), selten auch hochgradig entdifferenziertes, nicht verhornendes, kleinzelliges Karzinom bei jungen Frauen <35 J.

FIGO-Stadien (der Fédération Internationale de Gynécologie et d'Obstétrique) und die entsprechende TNM-Klassifikation (= in Klammern)

0	(= Tis) Carcinoma in situ (präinvasives Karzinom)

I	(= T1) Tumor auf den Uterus begrenzt
	IA (= T1a) **mikroinvasives Karzinom** (nur mikroskopische Diagnose)
	  IA1 (= T1a1) Stromainvasion <3 mm Tiefe und <7 mm horizontal (sog. frühe Stromainvasion)
	  IA2 (= T1a2) Stromainvasion 3-5 mm Tiefe und <7 mm horizontal (sog. Mikrokarzinom)
	IB1 (= T1b1) Tumordurchmesser <4 cm (bereits klinisch sichtbar)
	IB2 (= T1b2) Tumordurchmesser >4 cm (klinisch sichtbar)

II	(= T2) Tumor **überschreitet** denUterus (jedoch noch nicht bis zur Beckenwand und nicht in das untere 1/3 der Vagina ausgebreitet) IIA (= T2a) ohne Infiltration der Parametrien IIB (= T2b) mit Infiltration der Parametrien (Beckenwand aber noch nicht erreicht)
III	(= T3) Tumor überschreitet die Cervix uteri **bis zur Beckenwand** oder/und bis in das untere 1/3 der Vagina IIIA (= T3a) Infiltration des unteren 1/3 der Vagina, Infiltration der Parametrien erreicht aber noch nicht die Beckenwand IIIB (= T3b) Tumorausbreitung bis zur Beckenwand und/oder Hydronephrose oder stumme Niere, regionärer Lk-Befall (= N1)
IVA (= T4) Infiltration **benachbarter Organe** (= Schleimhaut der Blase od. Rektum) und/oder Überschreitung der Grenze des kleinen Beckens IVB (= M1) **Fernmetastasen**	

Klin: ⇒ Keine Frühsymptome (Klink erst ab einer gewissen Größe u. bei Ulzeration und Zerfall des Tumors)
⇒ Unregelmäßige Blutabgänge, **bräunlich-blutiger Fluor** genitalis
⇒ Kontaktblutung beim Geschlechtsverkehr
⇒ Schmerzen selten (erst bei Einbruch in Nachbarorgane, wie Blase, Rektum, Ureteren, Beckengefäße u. -nerven) = Spätsymptom
⇒ Ebenfalls sehr spätes Symptom kann eine venöse Stauung und Lymphödem der unteren Extremität sein (durch Tumor im kleinen Becken mit Verlegung der Gefäße)

Diag: 1. Anamnese und gynäkologische Untersuchung: vaginale Spekulumuntersuchung (knotig höckrige Portiooberfläche, Ulkus, Kontaktblutung), **Kolposkopie, Abstrichentnahme + Zytodiagnostik** (PAP), bzw. direkt zusätzliche Knipsbiopsie bei begründetem Verdacht.
Zeichen für Malignität in der Kolposkopie (mit Betupfen der Portiooberfläche mit 3%iger Essiglösung für 20-30 Sek., s. Abb.): sichtbare Weißverfärbung des Epithels, Punktierung, gefelderte netzartige Oberfläche (Mosaik), atypische korkenzieherartige Gefäße, exophytisches Wachstum od. erhabene Transformationszone
Wichtig: Die Dysplasien entstehen meist im Bereich der Transformationszone aus metaplastischem Plattenepithel. Da diese Zone je nach Alter der Patientin nicht immer mit dem Spekulum einsehbar ist, ist es wichtig bei der Abstrichentnahme nicht nur einen Abstrich von der Portio sondern mit einem Wattestäbchen oder einem kleinen Bürstchen auch aus dem Zervixkanal zu entnehmen.

Punktierung — atypische Gefäße
exophytischer Tumor — Mosaik
pathologische Kolposkopiebefunde

Zusätzlich Abstrich für den Papilloma-Virus-Nachweis (Hybrid-Capture-II-Test zum Nachweis von HPV-DNA), eine Kontrolle auf HPV-DNA ist auch zum Rezidivnachweis nach Konisation geeignet.
Bimanuelle Untersuchung zur Beurteilung der Parametrien und rektale Untersuchung
2. Sonographie: Größenausdehnung?, Abdomen: Leberfiliae, paraaortale Lymphome? Ureterstenose od. Hydronephrose?
3. **Diagnostische Konisation** und fraktionierte Kürettage (= zuerst Zervikalkanal, dann Cavum uteri) mit histologischer Untersuchung bei unklarem Befund, evtl. + Hysteroskopie. Bei schon klinisch eindeutigem Befund eines Karzinomes nur **Biopsie**.
4. Staging und Zusatzuntersuchungen je nach Verdacht und Ausdehnung: Röntgen-Thorax, Rektoskopie, Kolon-KE, i.v.-Pyelographie, Zystoskopie, Röntgen von Becken, LWS, CT od. MRT des kleinen Beckens
5. Labor: Tumormarker haben insg. wenig Nutzen, evtl. SCA beim Plattenepithelkarzinom, CEA u. CA 125 beim Adenokarzinom

Ther: • Evtl. präoperative Chemotherapie zum Down-Staging
• Operativ: Ind: für alle Tumoren gegeben, deren Infiltration die Beckenwand noch nicht erreicht hat (bis Stadium FIGO IIIA)
  – **Konisation**, wird bei frühen Stadien zunächst als Diagnostik durchgeführt ⇨ ergibt sich ein Stadium FIGO 0 oder IA1 bei jungen Frauen mit noch bestehendem Kinderwunsch, ist die Konisation auch gleichzeitig die Therapie ⇨ im Abstand von 3 Monaten klinische Kontrollen (für ein Jahr, dann halbjährl.) Bei Frauen in der Postmenopause (oder jüngere ohne weiteren Kinderwunsch) sollte sich eine Hysterektomie anschließen (entweder direkt innerhalb einer Woche oder nach 6 Wo.)
  Im Stadium FIGO IA2 u. IB1 (<2 cm) bei Frauen mit noch bestehendem Kinderwunsch kann eine **Trachelektomie** (= Entfernung eines Teils der Cervix uteri mit dem Halteapparat über vaginalen Zugang), kombiniert mit einer laparoskopischen Lymphadenektomie (bzw. in Studien auch nur mit einer radioaktiv- u. farbmarkierten Sentinel-Lymphonodektomie) durchgeführt werden.
  – WERTHEIM-MEIGS-Operation (Stadium FIGO IB2– IIB): **Hysterektomie** u. Entfernung der Tuben (die Ovarien können erhalten werden) + Entfernung des parametranen u. paravaginalen Gewebes und eines Teils der Vagina (sog. **Scheidenmanschette**) sowie

Uterus | Seite 63

der Ligg.sacrouterina + **Lk-Entfernung** der pelvinen und paraaortalen Lk bis in die Höhe der V.renalis. Perioperative Antibiotikaprophylaxe mit einem Cephalosporin + Metronidazol. Postoperativ kombinierte Strahlen- (50 Gy) u. Chemotherapie mit Cisplatin.
- Bei fortgeschrittener Erkrankung (ab Stadium FIGO III oder bei Rezidiven) **primäre Strahlen-** od. **Radio-Chemo-Therapie**. Die Radiatio erfolgt kombiniert = vaginale Kontaktbestrahlung (sog. Brachytherapie) durch Afterloading-Technik (mit ^{192}Iridium) + perkutane Hochvoltbestrahlung (des kleinen Beckens bis zur Beckenwand u. ggf. paraaortal bei Lk-Metastasen, ggf. zuvor Ovaripexie = hochhängen der Ovarien, damit diese nicht im Bestrahlungsfeld liegen). Chemotherapie mit Cisplatin, ggf. auch in Kombination mit einem Taxan. In einigen Zentren wird vorab ein chirurgisches Staging durchgeführt = extraperitoneale Lk-Dissektion über 2 kleine seitliche abdominelle Schnitte, sind die Lk pos. ⇨ Radiatio, sind sie neg. dann WERTHEIM-MEIGS-Op.
- Schwangerschaft: bestätigt sich in der Konisation (im 1. u. 2. Trimenon mögl.) ein Zervixkarzinom, so kann im Stadium FIGO IA die Schwangerschaft ausgetragen werden, dann Sektio und Hysterektomie in einer Sitzung
bei höheren Stadien frühzeitige Sektio (je nach Reife des Fetus mit Lungenreifeinduktion im 3. Trimenon) oder im 1.-2. Trimenon Abbruch der Schwangerschaft und WERTHEIM-MEIGS-Op in einer Sitzung bzw. Bestrahlung

Prog: 5-JÜR aller Zervixkarzinome **65 %**, im Stadium FIGO 0 und IA sehr gut (5-JÜR nahe 100 %), Stadium FIGO II 5-JÜR 55 %, Stadium FIGO III 5-JÜR 35 %, im Stadium FIGO IV sehr schlecht (5-JÜR 5-10 %).

Kompl: * Ummauerung der Ureteren durch fortgeschrittenen Tumor od. Lk-Metastasen ⇨ **Ureterstenose** mit oberer Harnstauung bis zur Hydronephrose mit chronischer Niereninsuffizienz u. Urämie
* Infiltration von Harnblase oder Rektum ⇨ Ausbildung von Blasen-, Harnröhren-, oder Rektum-Scheiden**fisteln** mögl. bis hin zur sog. Kloake (= durch die Fisteln entsteht ein gemeinsamer Darm- u. Urogenitalkanal)
* Kompression von Gefäßen im kleinen Becken ⇨ venöse Stauung in den Beinen
* Strahlentherapie: Zystitis, Proktitis, Kolitis, rezidivierende Enteritiden, Hormonausfall durch Ovarialbestrahlung, Blutungen, Kolpitis, Scheidenverwachsungen u. Kohabitationsbeschwerden, Fisteln, aktinische Harnleiterstenose, Strahlendermatitis, Harnblasenkarzinom

Op: * Blasen-, Rektum-, Ureterverletzungen, akuter Harnverhalt
* Nach Lk-Entfernung: Lymphzysten, Lymphödem der unteren Extremität u. evtl. der Bauchdecke
* Rezidiv-Karzinom (Vaginalstumpf, kleines Becken u. Lk)
* Konisation: Zervixinsuffizienz mit erhöhtem Abortrisiko

Proph: ♥ Vorsorge: Früherkennung von präkanzerösen Vorstadien (s.o. CIN) durch regelmäßige Krebsfrüherkennungsuntersuchungen (vaginale Untersuchung, Spekulumuntersuchung, **Abstrichentnahme + Zytodiagnostik** nach PAPANICOLAOU)
Der Wert einer Vorsorge durch Selbstentnahme eines vaginalen Abstrichs und Untersuchung auf high-risk-HPV wird derzeit in Studien untersucht (gute Ergebnisse bisher), ebenso der routinemäßige Einsatz des Hybrid-Capture-II-Test bei der Vorsorgeuntersuchung auf HPV alle 5 J. für Frauen ab dem 30 Lj.
♥ Tumornachsorge: 1. Kontrolle nach 4-6 Wochen, dann für 2-3 Jahre in 3-monatigem Abstand, dann für weitere 2 Jahre in 6-monatigem Abstand, danach nur noch jährliche Nachuntersuchung (bei Auftreten von Rezidiven müssen die Zeitintervalle verkürzt werden)
♥ Ein Impfstoff gegen HPV Typ 16 u. 18 (Cervarix®) sowie ein 4fach-Kombinationsimpfstoff gegen die wichtigsten HPV-Serotypen (6, 11, 16 u. 18, Gardasil®) befinden sich derzeit in der Erprobung. Die bisherigen Ergebnisse weißen eine sehr gute Wirksamkeit aus, mit einer Zulassung wird in 2007 gerechnet.

DD: – CIN I bis III und Carcinoma in situ (s.o.)
– Endometriumkarzinom

ENDOMETRIUMKARZINOM

Syn: **Korpuskarzinom**, Gebärmutterkrebs, Carcinoma corporis uteri, engl. corpus carcinoma, ICD-10: C54.9

Ät: – **Östrogenwirkung, adenomatöse Hyperplasie** (insb. bei Endometriumhyperplasie **mit Atypien** = Präkanzerose)
- Prädisp. für ein Adenokarzinom: höheres Alter, Nullipara, **Adipositas** + Diabetes mellitus + arterielle Hypertonie (⇨ Umwandlung v. Androstendion in Östron im Fettgewebe), polyzystisches Ovarialsyndrom bei jüngeren Frauen, Granulosazelltumor (semimaligner Ovarialtumor, Östrogen-bildend), Leberzirrhose (vermehrte Östrogenkonversion aus Testosteron/Androstendion), Assoziation mit Ovarial- und Mammakarzinomen, häufiger in der weißen Bevölkerung
- Med: reine Östrogenmedikation in der Postmenopause (2fach höheres Risiko), langdauernde Tamoxifen-Medikation (2- bis 4fach höheres Risiko)
- Iatrogen: vorangegangene Beckenbestrahlung
- Mutationen im p-53-Tumorsuppressorgen (führt zu nicht-hormonabhängigen und entdifferenzierten Karzinomen)

Path: ♦ Pathoanatomisch: es können 2 Gruppen unterschieden werden
1. **Adenokarzinome** (>80 % d.F.): hormonabhängig durch **östrogenbedingte** Überstimulation ohne kompensatorische Gestagenaktivität (⇨ Vorstufe: **adenomatöse Hyperplasie**, mit leichter bis schwerer Dysplasie, Karzinomrisiko 5-30 %), vom Endometrium ausgehend u. **gut differenziert** (G1), selten auch Adenokankroid (Syn: Adenoakanthom) = Adenokarzinom + Plattenepithelanteile durch Metaplasien des embryonalen MÜLLER-Epithels
2. **Entdifferenzierte** (G3) muzinöse, klarzellige (clear-cell-cacinoma) od. serös-papilläre Karzinome (<20 %): **Östrogen-unabhängig**, meist in der späten Menopause, häufiger in der schwarzen Bevölkerung, häufig Mutationen des p53-Gen, **Progesteronrezeptor-ngeativ** (insg. **schlechtere Prog.**) oder verhornendes Plattenepithelkarzinom

♦ **Lok:** meist vom **Fundus** od. **Tubenwinkel** ausgehend in Richtung Uteruslumen oder Myometrium wachsend, dann Wachstum in die Zervix/Vagina, Tuba uterina und bis zu den Ovarien mögl., bei Durchbruch des Perimetriums ⇨ peritoneale Aussaat und Infiltration von Harnblase oder Rektum mögl., auch diskontinuierliche Metastasierung mögl. (= Parametrien werden dabei übersprungen und sind selbst nicht infiltriert)

♦ **Metastasierung** (insg. später als beim Zervixkarzinom): lymphogen in Beckenlymphknoten (iliakale, sakrale, an den Parametrien) und paraaortale Lk sowie späte hämatogene Metastasierung in die Lunge (über die V.cava inferior), Leber, Knochen und Gehirn

Epid: ◊ Häufigste maligne Erkrankung des Genitaltraktes der Frau, 4. häufigstes Karzinom der Frau (10 % aller Malignome)
◊ Prädisp.alter: **Postmenopause** (75 % d.F.), Altersgipfel 50.-70. Lj., mit zunehmendem Alter steigt das Risiko an
◊ Inzidenz: 18/100.000 Frauen/Jahr, ca. 10.000 Neuerkrankungen/Jahr in Deutschland

Etlg: # Histopathologisches Grading: G1: gut differenzierter Tumor (= typisches Adenokarzinom)
G2: mäßig differenzierter Tumor
G3: undifferenzierter anaplastischer Tumor (= entdifferenzierte Karzinome)
Nach dem Hormonverhalten: Typ 1 = Östrogen-abhängig
Typ 2 = nicht Östrogen-abhängig (mit eher schlechterer Prognose)
FIGO-Stadien (der Fédération Internationale de Gynécologie et d'Obstétrique) und die entsprechende TNM-Klassifikation (= in Klammern)

Uterus | Seite 65

0	(= Tis) Carcinoma in situ (präinvasives Karzinom)
I	(= T1) Tumor auf den **Corpus uteri** begrenzt **IA** (= T1a) auf das Endometrium begrenzt **IB** (= T1b) Tumor infiltriert max. die innere Hälfte des Myometriums **IC** (= T1c) Tumor infiltriert bis in die äußere Hälfte des Myometriums
II	(= T2) Tumor auf **Cervix uteri** ausgebreitet **IIA** (= T2a) nur endozervikale Drüsen befallen **IIB** (= T2b) Infiltration des Stromas der Zervix
III	(= T3) Tumor über den Uterus hinaus ausgebreitet (Perimetrium, Vagina, Adnexe, Lk) **IIIA** (= T3a) Tumor infiltriert Perimetrium, Adnexe und/od. Tumorzellen in der Peritonealflüssigkeit/Aszites **IIIB** (= T3b) Tumor infiltriert die Vagina **IIIC** (= N1) Beckenlymphknoten od. paraaortale Lk befallen
IVA	(= T4) Tumor über das kleine Becken hinaus ausgebreitet oder Infiltration benachbarter Organe (= Schleimhaut von Harnblase, Rektum) **IVB** (= M1) Fernmetastasen

Klin: ⇒ **Postmenopausaler vaginaler Blutabgang** (jede Blutung nach den Wechseljahren ist Karzinom-verdächtig und sollte abgeklärt werden!)
⇒ Prämenopausal: Menorrhagie (= verlängerte Menstruation), Metrorrhagie (Dauerblutung, Zwischenblutungen), intermittierende leichte Blutungen (Schmierblutungen)
⇒ Wehenartige Unterbauchschmerzen, evtl. dunkler, fötide riechender Fluor

Diag: 1. Anamnese (Blutungsanamnese) und gynäkologische Untersuchung: evtl. tastbar vergrößerter Uterus mit inhomogener Konsistenz in der bimanuellen Untersuchung, Blutungsquelle sichtbar (Blutung aus dem Zervikalkanal kommend?)
2. Sonographie, insb. transvaginale Sonographie: **Verdickung des Endometrium** (zystisch verändert = unruhiges Echomuster, >10 mm Dicke postmenopausal) und Infiltration von Nachbarorganen feststellbar, Sono-Abdomen zum Ausschluss von Metastasen (paraaortale Lk, Leber)
3. Kürettage (unter Narkose als **fraktionierte Abrasio** = Zervix- u. Korpusschleimhaut werden getrennt entnommen) und histologische Untersuchung oder Gewebeentnahme unter Sicht mit einem Hysteroskop (hysteroskopische Biopsie)
4. Ggf. CT od. MRT zur Beurteilung der Ausdehnung im kleinen Becken (ggf. auch i.v.-Pyelographie, Zystoskopie u. Rektoskopie), Röntgen-Thorax zum Ausschluss von Metastasen
5. Labor: als Tumormarker können CA 72-4, CA 125 u. CEA bestimmt werden

Ther: • Bei adenomatöser Hyperplasie: es können höher dosierte **Gestagene** eingesetzt werden (100 mg/Tag Medroxyprogesteronacetat, Clinovir®) ⇒ Kontroll-Kürettage nach 6 Monaten. Bei Persistenz der Hyperplasie bei prämenopausalen Patientin mit Kinderwunsch Wiederholung der Gestagentherapie und Hysteroskopie; bei postmenopausalen Frauen Hysterektomie empfohlen.
• Operativ: Ind: bei Malignitätsnachweis grundsätzlich gegeben
  – Abdomineller Zugang (untere mediane Laparotomie), perioperative Antibiotikaprophylaxe mit einem Cephalosporin + Metronidazol, Spülzytologie aus dem Bauchraum abnehmen
  – **Hysterektomie** + Entfernung der **Adnexe** (Tuben u. Ovarien = beidseitige Salpingoophorektomie) im Stadium I (bei entdifferenzierten Karzinomen immer zusätzlich pelvine Lk-Entfernung)
  – WERTHEIM-MEIGS-Operation (ab Stadium II): Hysterektomie + Entfernung der Adnexe (Tuben und Ovarien) + Entfernung des parametranen u. paravaginalen Gewebes und eines Teils der Vagina (sog. **Scheidenmanschette**) sowie der Ligg.sacrouterina + **Lk-Entfernung** der pelvinen und paraaortalen Lk bis in die Höhe der V.renalis

- Radiatio: postoperative Strahlentherapie in Afterloading-Technik (^{192}Iridium wird in die Vagina eingebracht = Kurzdistanzbestrahlung, Brachytherapie) ab Stadium **IB**, externe perkutane Hochvoltbestrahlung bei pos. Lk (**IIIC**) od. Inoperabilität (Stadium **IVA**, palliativ zur Tumorverkleinerung) od. nach unvollständiger Resektion (R_1- oder R_2-Situation).
- Chemotherapie bei Inoperabilität od. Tumorrezidiv mit Cisplatin und Adriamycin (Syn. Doxorubicin) mögl. (insg. aber nur geringe Remissionsdauer). Palliativ ist auch eine endokrine Ther. bei rezeptorpositiven Tumoren mit 200 mg/Tag Medroxyprogesteronacetat mögl.

Prog: 5-JÜR aller Endometriumkarzinome: **78 %**. Bei Diagnosestellung befinden sich 85 % im Stadium FIGO I u. II und haben damit eine sehr **gute** Prog. (Stad. I 80-90%ige 5-JÜR, Stad. II 65%ige 5-JÜR, prognostisch günstig ist das Vorhandensein von Progesteronrezeptoren), 15 % befinden sich bei Diagnosestellung im Stadium FIGO III u. IV mit schlechterer Prog. (Stad. III 45%ige 5-JÜR, im Stad. IV nur noch 20%ige 5-JÜR).

Kompl: * Pyometra (Eiteransammlung im Cavum uteri) durch Infektion
* Infiltration von Harnblase oder Rektum
* in 6-10 % d.F. Zweittumor (insb. Mammakarzinom u. Magen-Darm-Trakt-Karzinome)

Op: * Verletzung der Ureteren, Blase oder Urethra
* Rektum-Scheiden-Fistel
* Lokalrezidiv (Scheidenstumpf, Harnröhrenmündung)
* Bei prämenopausalen Frauen durch die Adnexektomie Eintritt in die Menopause mit typischen Wechseljahresbeschwerden
* Strahlentherapie: Zystitis, Proktitis, Kolitis, rezidivierende Enteritiden, Fisteln, Blutungen, Kolpitis, Scheidenverwachsungen u. Kohabitationsbeschwerden, Strahlendermatitis, Lymphödeme der Beine

Proph: ♥ Eine postmenopausale Östrogenmedikation immer mit einem Gestagen kombinieren!
♥ Die Einnahme hormonaler Kontrazeptiva verringert das Risiko für Endometriumkarzinome (relatives Risiko: 0,5).
♥ Tumornachsorge: 1. klinische Kontrolle nach 4-6 Wochen, dann für 3 Jahre in 3-monatigem Abstand, dann für weitere 2 Jahre in 6-monatigem Abstand, danach nur noch jährliche Nachuntersuchung (bei Auftreten von Rezidiven kürzere Zeitintervalle). Jährliche Mammographie empfohlen, da häufig Koinzidenz mit Mammakarzinom.

DD: – DD der postmenopausale Blutung: Hormontherapie, Ovarialtumoren, Uteruspolypen, Uterusmyom, adenomatöse Hyperplasie, glandulär-zystische Hyperplasie, Colpitis senilis, Portioektopie, Zervixkarzinom, Uteruskarzinom, Uterussarkom, mechanisch durch Kratzen bei Pruritus, Fremdkörperverletzung, Gerinnungsstörungen, Blasentumoren, Rektumkarzinom
– Ichthyosis uteri: metaplastisches Plattenepithel (benigne) durch chronische Endometritis oder mechanische Reizung

UTERUSSARKOM

Syn: Engl. uterus sarcomas, ICD-10: C55

Etlg: Nach dem Ursprungsgewebe:
  # Endometrium: mesenchymale Tumoren: Stromasarkom (Schleimhautsarkom), gemischtzellige Sarkome (Chondro-, Osteo-, Rhabdomyosarkom)
  mesodermale Tumoren: Adenosarkom, Karzinofibrom, malignes papilläres Zystadenofibrom, maligne MÜLLER-Mischtumoren (Anteile aus Sarkom und Karzinom)
  # Myometrium: **Leiomyosarkome**

Path: ♦ Lok: Sarkome meist vom Corpus uteri ausgehend
♦ Stromasarkom: vom Endometrium ausgehend, lymphogene u. hämatogene Metastasierung
♦ MÜLLER-Mischtumoren: vom embryonalen MÜLLER-Epithel ausgehend, infiltrierendes Wachstum, frühzeitig lymphogene u. hämatogene Metastasen
♦ Leiomyosarkome: vom Myometrium ausgehend, können aus einem Myom hervorgehen, hämatogene Metastasierung

Epid: 3 % der bösartigen Tumoren des Uterus sind Sarkome

Klin: ⇒ Stromasarkom und MÜLLER-Mischtumoren: zerfallen frühzeitig ⇨ Metrorrhagie (Dauerblutung, Zwischenblutungen)
⇒ Leiomyosarkome: seltener Blutung, rasche Uterusvergrößerung

Diag: 1. Anamnese und gynäkologische Untersuchung: palpabler Unterbauchtumor
2. Sonographie: insb. in der Vaginalsonographie Vergrößerung des Uterus feststellbar, Sono-Abdomen zum Ausschluss von Metastasen
3. Kürettage (fraktionierte Abrasio = getrennte Entnahme von Zervix u. Korpusschleimhaut) und histologische Untersuchung sowie Hysteroskopie (je nach Lok. des Tumors können die Befunde aber auch unauffällig sein)
4. Ggf. CT od. MRT zur Beurteilung der Ausdehnung im kleinen Becken, Röntgen-Thorax zum Ausschluss von Metastasen

Ther: • Operativ: Ind: grundsätzlich gegeben
 – **Hysterektomie** u. Entfernung der **Adnexe** (Tube + Ovar)
• Postoperative Radiatio bei Stromasarkom und MÜLLER-Mischtumoren, bei Metastasierung auch Polychemotherapie (z.B. CyVADIC-Schema)

Prog: Insg. schlechter als bei den Endometriumkarzinomen, 5-JÜR ca. 50 %

DD: – Uterusmyome (in 0,1 % d.F. bei Op eines Uterusmyoms findet der Pathologe in der Histologie ein Uterussarkom)
– Endometriumkarzinom

ADNEXE

Anatomie

Die Adnexe (lat. adnectere, adnexus = anknüpfen) bestehen paarig aus jeweils einem **Eileiter** (Tube) und einem **Eierstock** (Ovar), s. Abb.

Tuba uterina (FALLOPIO-Tube)
Syn: **Eileiter, Tube, Salpinx,** Muttertrompete, engl. fallopian tube, oviduct = vom Fundus uteri zur unmittelbaren Nähe der Ovarien führende Röhre mit längsverlaufenden Falten.
Makroskopisch: Länge ca. 10-15 cm, Unterteilung: in eine Pars uterina (Syn: Pars interstitialis, intramuraler Anteil noch in der Uteruswand mit dem Ostium uterinum tubae liegend), Isthmus (Durchmesser 2-3 mm, Länge 3- 4 cm), Ampulla (Durchmesser 4-10 mm, Länge 7-8 cm, knickt im Verlauf nach dorsal um), Infundibulum tubae uterinae (Trichter) mit den **Fimbrien** (= Fransen, die dem Ovar von dorsal anliegen) und der Öffnung, dem Ostium abdominale tubae. Die Tuben sind mit dem Lig.latum uteri als kranialem Abschluss verbunden.

Ostium uterinum tubae
Isthmus
Ampulla tubae
Infundibulum, Fimbriae und Ostiium abdominalis
Lig.ovarii proprium Ovar
Lig.suspensorium ovarii mit Vasa ovarica

linke Adnexe von ventral bei entferntem Lig.latum uteri (liegt vor dem Ovar)

Histologie: Mucosa (Syn: Endosalpinx, einschichtiges flimmerndes und sezernierendes Zylinderepithel), Submucosa, Muscularis propria (äußere und innere Längs- und mittlere Ringschicht) und lSerosa (peritonealer Überzug)

Funktion: **Eiabnahme** mit den Fimbrien bei der Ovulation vom betreffenden Ovar (das Fimbrienende legt sich vermutlich chemotaktisch gesteuert über den sprungreifen Follikel).
Eitransport (durch Flimmern des Epithels und durch peristaltische Bewegung in Richtung Uterus), dieser erfolgt nach Aufnahme des Eis in das Ostium abdominale tubae in ca. 4-5 Tagen bis zum Uterus.

Ovarium:

Syn: **Eierstock,** Oophoron, engl. ovary = weibliche Keimdrüse
Makroskopisch: die Ovarialgröße ist innerhalb des Zyklus sehr variabel ⇨ Breite: 1,5-3,0; Länge: 3,0-5,0; Dicke: 0,6-1,5 cm; Volumen pro Seite 5-10 cm³, bzw. 2,5-3,5 cm³ postmenopausal), Gewicht: 5-8 g.
Das Ovar ist aufgehängt zwischen dem **Lig.ovarii proprium** (am Uterus) und dem **Lig.suspensorium ovarii** (zur seitlichen Beckenwand, Syn: Infundibulum). Mit der Vorderfläche ist es über das Mesovar u. Hilus ovarii mit dem Lig.latum uteri verbunden, die Hinterfläche liegt frei im Becken (Margo liber).
Gefäße: die re. u. li. **A.ovarica** (direkt aus der Aorta abdominalis, Abgang kaudal der Nierenarterien) sowie die abführenden Venen und Lymphgefäße verlaufen alle im Lig.suspensorium ovarii, zusätzlich gibt es jeweils einen R.ovaricus (aus der A.uterina) im Lig.ovarii proprium, der mit der A.ovarica anastomosiert. Venös sammelt sich das Blut im **Plexus pampiniformis** ovarii (Syn: Plexus venosus ovaricus) und fließt über die V.ovarica rechts direkt in die V.cava inf. und links in die V.renalis. Die Lymphgefäße des Ovars drainieren zur seitlichen Beckenwand in die iliakalen Lk.
Histologie: außen Oberflächen-/Keimepithel (Peritonealüberzug) mit ausgeprägter Basalmembran, es folgt die **Rindenschicht** mit den pränatal angelegten (Ei-)Follikeln (= **Primordialfollikel,** bei Geburt sind etwa 500.000 Oozyten pro Ovar vorhanden, Durchmesser: 30-50 μm) und innen eine gefäßreiche Markschicht.
Funktion: 1. Generativ: Produktion von befruchtungsfähigen Eiern im Keim-/Oberflächenepithel ⇨ **Follikelreifung,** Ovulation, Gelbkörperbildung (Corpus luteum)
2. Vegetativ (endokrin): **Hormonbildung** in den Stromazellen ⇨ Östrogene, Gestagene (Progesteron) und geringe Mengen von Androstendion (Vorstufe des Testosteron).

Adnexe | Seite 69

Diese Steroidhormone werden über verschiedene Zwischenstufen aus Cholesterin (27 C-Atome) gebildet ⇨ Gestagene 21 C-Atome, Androgene 19 C-Atome und Östrogene 18 C-Atome.

Oogenese (Syn: Ovogenese, Eizellenentwicklung, Entwicklung der weiblichen Gamete)
Aus den Urkeimzellen der weiblichen Gonadenanlage differenzieren sich in der 5. Embryonalwoche die sog. **Oogonien**. Diese vermehren sich mitotisch bis zum 5. Fetalmonat auf die maximale Zahl von ca. 7 Millionen. Bis zur Geburt nimmt die Zahl der Oogonien durch Apoptose (programmierter Zelltod) wieder ab. Die verbleibenden, in der Nähe der Oberfläche liegenden Oogonien differenzieren sich im 3.-7. Fetalmonat zu den **primären Oozyten** (ca. 700.000 bis 1,5 Millionen bei der Geburt), die die erste Reifeteilung beginnen (Prophase) und sich dann in ein Ruhestadium (Diktyotän) bis zur Geschlechtsreife begeben.
Bis zur Pubertät vermindert sich die Zahl der primären Oozyten dann weiter bis auf ca. 40.000. Eine Oozyte und das umgebende flache Epithel werden Primordialfollikel genannt. Die Oozyte ist die größte Zelle des menschlichen Körpers (Ø 120 µm).
Während der Geschlechtsreife (ab der Pubertät bis zur Menopause) entwickeln sich dann über die Jahre insg. ca. 500 Primordialfollikel i.R. des Ovarialzyklus durch **Follikelreifung** (s.u.) komplett weiter und jeweils einer schließt kurz vor der Ovulation die erste Reifeteilung ab (Meiose I, es entsteht dabei eine sekundäre Oozyte und ein erstes Polkörperchen, das nur wenig Zytoplasma enthält).
Die 2. Reifeteilung (Meiose II) beginnt erst nach der Ovulation und wird nur bei einer Befruchtung mit einem Spermium abgeschlossen (⇨ der haploide Chromosomensatz mit 23 Chromosomen [22 Autosomen + 1 Gonosom] kann sich dann mit dem Chromosomensatz des Spermiums verbinden = Konjugation, weiter s. Kap. Schwangerschaftsentwicklung). Es entsteht also bei der 2. Reifeteilung die endgültige Eizelle + 1 Polkörperchen (+ 2 Polkörperchen aus dem einen Polkörperchen der ersten Reifeteilung = insg. 3 Polkörperchen).

Follikelreifung (Follikulogenese, engl. follicle maturation, s. Abb.)
In jedem Ovarialzyklus entwickeln sich mehrere (5-100) Primärfollikel. Es erreicht dann gewöhnlich aber nur 1 Follikel das Tertiärstadium, die übrigen entstandenen Primär- und Sekundärfollikel bilden sich zu atretischen Follikeln zurück (die Selektion des dominanten Follikels erfolgt bis zum 7. Zyklustag, der genaue Mechanismus hierfür ist nicht geklärt). Die verschiedenen Follikelstadien gehen kontinuierlich ineinander über.
Primärfollikel: die primäre Oozyte nimmt an Größe zu und die umgebende Schicht flacher Epithelzellen (Follikelepithel) wird kubisch (Durchmesser: 50 µm) ⇨
Sekundärfollikel: Größenzunahme der Oozyte, das umgebende kubische Epithel wird dann mehrschichtig und bildet eine Glykoproteinmembran um die Oozyte aus (Zona pellucida, Oolemma).

In der Schicht der Follikelzellen beginnt sich zusätzlich ein flüssigkeitsgefüllter Hohlraum (Follikelhöhle) auszubilden (Durchmesser: 200-400 µm) ⇨
Tertiärfollikel (Syn: Graaf-Follikel = reifer sprungbereiter Tertiärfollikel, Bläschenfollikel, Durchmesser: 5-8 mm bis **18-25 mm** kurz vor der Ovulation, Folliculus ovaricus maturus): in dem flüssigkeitsgefüllten Hohlraum liegt die **Oozyte** (Durchmesser: 120-150 µm) jetzt exzentrisch in der Zellansammlung (Corona radiata mit Zona pellucida, Cumulus oophorus genannt) des umgebenden Follikelepithels (Granulosazellen, produzieren **Östrogen** u. Inhibin). Der gesamte Follikel wird von zwei bindegewebigen Schichten, der inneren (Theca interna ist gefäßreich, dient der Ernährung des Follikels und produziert Östrogen) u. der äußeren Schicht (Theca externa) umgeben, die in das Ovarialstroma übergehen.
Durch die Größenzunahme wölbt sich an der Oberfläche der GRAAF-Follikel zunehmend vor (Stigma) und durch Einriss des Follikels kommt es dann zur Ablösung der Oozyte mit einem Mantel von Cumulus-oophorus-Zellen und zusammen mit der Flüssigkeit werden sie nach außen (= Richtung Bauchraum) gespült (**Ovulation**) und von den Fimbrien der Tube aufgefangen und in das Ostium abdominale tubae geleitet. Aus den Resten des Follikelepithels entsteht nach Ovulation dann das hormonproduzierende Corpus luteum.

Corpus luteum (Syn: Gelbkörper)
Nach der Ovulation bildet sich aus den Theca- und Follikelzellen (Granulosazellen) des gesprungenen Follikels innerhalb von 3-4 Tagen das Corpus luteum. Dieses wird weiter vaskularisiert und produziert dann Östrogene und große Mengen **Progesteron**.
Kommt es zur Befruchtung der Eizelle sezerniert das Corpus luteum (graviditatis, Durchmesser: bis 3 cm) über Monate Progesteron weiter und wird dann ab dem 4. SSM langsam zurückgebildet (die hormonelle Funktion übernimmt dann die Plazenta).
Kommt es zu keiner Konzeption (keine Stimulation durch hCG, das im Trophoblast des Embryos gebildet wird) bildet sich das Corpus luteum zurück, die Hormonproduktion fällt ab und es kommt zur Menstruation. Die Reste des Corpus luteum (cyclicum) atrophieren dann über Monate zu einer bindegewebigen Narbe (Corpus albicans).

ADNEXITIS

Syn: Adnexitis (engl. PID = pelvic inflammatory disease) = ein- oder beidseitige Entzündung der weiblichen Adnexe (Eileiter + Ovar): **Salpingitis** (= Eileiterentzündung) + **Oophoritis** (= Eierstockentzündung), ICD-10: N70.9

Ät: – Salpingitis: meist **aszendierende Infektion** aus den unteren Genitalabschnitten (begünstigt während der Menstruation), selten hämatogene Infektion (bei Tuberkulose)
– Post partum (im Wochenbett begünstigt durch den weit geöffnetem Zervikalkanal, evtl. infizierte Lochien od. Endometritis puerperalis)
– Oophoritis: aszendierende aber auch lymphogene od. hämatogene Infektion (z.B. bei Sepsis, Tuberkulose), Peritonitis
– Iatrogen: transzervikale intrauterine Fingriffe (Abrasio, Abruptio, IUP, Pertubation)

Path: ♦ **Keime: Neisseria gonorrhoeae**(Gonorrhoe), aerobe und anaerobe bakterielle Mischinfektionen, **Chlamydien** (Serotypen D - K), Mykoplasmen, selten Mycobacterium tuberculosis (= hämatogene Salpingitis et Oophoritis tuberculosa)
♦ **Infektion: Keimaszension** aus der Vagina/Zervix, Erregerreservoir ist meist die Endozervix, begünstigend sind Sexualkontakte, Geburt/Puerperium, Menstruation, transzervikale Operationen

Epid: ◊ Prädisp.alter: geschlechtsreifes Alter, insb. während der Menstruation (leichtere Keimaszension durch den geöffneten Zervikalkanal und Veränderung des Scheidenmilieus)
◊ ca. 10 % der sexuell aktiven Frauen erkranken einmal an einer Salpingitis/Adnexitis

Etlg: # Endosalpingitis = zunächst klinisch meist stumm verlaufende Tubenschleimhautinfektion (sog. „Tubenkatarrh"), kann ohne Residuen ausheilen
Perisalpingitis = Entzündung des die Tuben umgebenden Gewebes
Saktosalpinx serosa/purulenta/haemorrhagica = Verschluss der Tube durch Verklebung des Fimbrientrichters mit Retention von serös-fibrinösen (Hydrosalpinx) od. eitrigem Exsudat (Pyosalpinx), evtl. auch mit Einblutung (Hämatosalpinx)
Saktosalpinx (Lig.latum und Ovar entfernt)
Perioophoritis = Übergriff der Entzündung von den Tuben auf die Ovarien, als Maximalform entsteht der sog. Tuboovarialabszess
Oophoritis = isolierte Entzündung des Ovars als parenchymatöse Form durch Follikel- und Corpus-luteum-Abszesse (häufig), exsudativ-interstitielle Form (serös, eitrig, hämorrhagisch) od. entzündlich-atrophische Form

Klin: ⇒ **Fieber, Schmerzen im Unterbauch**, peritoneale Reizerscheinungen
⇒ Dysurie als Zeichen einer Paraurethritis, Ausfluss als Zeichen einer Vaginitis/Zervizitis
⇒ Darmkoliken, Übelkeit/Erbrechen, Stuhlveränderungen reaktiv od. bei Darmmitbeteiligung
⇒ Eine chronische Entzündung kann auch keine oder nur geringe Beschwerden machen

Adnexe | Seite 71

Diag: 1. Anamnese und gynäkologische Untersuchung: umschriebene **Abwehrspannung**, palpatorisch Portioschiebeschmerz, evtl. prallelastische druckdolente Resistenzen und Verdickungen im Bereich der Adnexe bei der bimanuellen Untersuchung tastbar Spekulumuntersuchung und **Abstrichentnahme** aus dem Zervikalkanal zur bakteriologischen Untersuchung
2. Sonographie: **Tubenverdickung**, Saktosalpinx = flüssigkeitsgefüllte Tuben, Abszesse der Ovarien oder im DOUGLAS-Raum
3. Labor: Entzündungszeichen (BSG ↑, CRP↑, Leukozytose mit Linksverschiebung), hCG normal (↑ bei Extrauteringravidität)
4. Laparoskopie: Ödem und Hyperämie der Tubenwände, Adhäsionen, Pseudo-/Retentionszysten des Peritoneums (die Laparoskopie ist bei einer Adnexitis nicht indiziert, jedoch manchmal bei unklarem Befund od. im Rahmen der Sterilitätsdiagnostik erforderlich)

Ther: • Konservativ: **Breitband-Antibiose**, da meist Mischinfektion (200 mg Doxycyclin [Supracyclin® Tabs 200] + 2 x 500 mg Metronidazol [Clont®] oral) für 10-14 Tage, Antiphlogistika und Analgetika (z.B. Diclofenac, Voltaren®), evtl. Glukokortikoide, hyperämisierende physikalische Maßnahmen
Bei Pat. mit Peritonitis/septischem Schock intensivmedizinische Behandlung, systemische Breitband-Antibiose mit 4 x 2 g/Tag Ampicillin (Binotal®) + 3 x 1,5 mg/kgKG/Tag Gentamicin (Refobacin®) + 3 x 900 mg Clindamycin (Sobelin®) i.v., bzw. nach Erreger- und Resistenzbestimmung gezielt.
Bei Urogenitaltuberkulose mind. 3fach Antituberkulotika (z.B. Isoniacid, Rifampicin und Ethambutol) für 6-12 Mon.
• Operativ: Ind: Abszessbildung, Abszessruptur (Notfallindikation)
 – Pyosalpinx (Saktosalpinx purulenta): Punktion und Drainage (Zugang: von der Vagina)
 – DOUGLAS-Abszess: Punktion und Drainage des Abszesses (Zugang: von der Vagina im hinteren Scheidengewölbe aus punktieren), Antibiose
 – Salpingektomie/Ovarektomie (wenn eine Punktion nicht erfolgreich war und der Prozess weiter progredient ist od. eine Abszessruptur vorliegt) über eine Laparatomie (⇨ bei beidseitigem Eingriff folgt zwangsläufig Sterilität), Saug-Spül-Drainage, Antibiose, intensivmedizinische Überwachung

Prog: Sterilität in 20-30 % d.F.

Kompl: ∗ Salpingitis ⇨ weitere Ausbreitung auch auf das Ovar (Oophoritis) = dann komplette Adnexitis, **Tuboovarialabszess**
∗ **Pelveoperitonitis**, DOUGLAS-Abszess, generalisierte (diffuse) Peritonitis, **septischer Schock**, Periappendizitis, Perihepatitis (FITZ-HUGH-CURTIS-Syndrom, seltene Entzündung der Leberkapsel durch disseminierten Gonokokken- od. auch bei Chlamydiatrachomatis-Infektion), Verwachsungen im Bauchraum
∗ **Chronische Adnexitis** ⇨ Tubenverklebungen, Verklebung des Fimbrientrichters, Bildung von Taschen, Adhäsionen und Verwachsungen, Peritonealzysten ⇨ **Sterilität**, Tuboovarialzyste
∗ **Tubargravidität** (Syn: Eileiter- od. Tubenschwangerschaft) = Nidation des befruchteten Eis im Eileiter bei fehlenden Transport in den Uterus. Diese **Extrauteringravidität** führt nach wenigen Wochen zum Tubarabort, evtl. mit Perforation in die Bauchhöhle und lebensbedrohlicher Blutung!
∗ Fixierung der Tube und somit Einschränkung der Uterusbeweglichkeit (Retroflexio uteri fixata) ⇨ führt zu Dysmenorrhoe, Algopareunie (Koitusschmerzen), Schmerzen bei körperlicher Arbeit od. Defäkation

DD: – Endometriose im Bereich der Adnexe
 – Extrauteringravidität (⇨ hCG bestimmen)
 – Ovarialtumoren (z.B. große Zyste) mit Stieldrehung ⇨ führt ggf. zur peritonealen Reizung
 – Tubenkarzinom, Ovarialkarzinom
 – seröse Flüssigkeitsansammlung in der Tube nach Sterilisation

- Appendizitis (Schmerzen im re. Unterbauch), Divertikulitis (Schmerzen im li. Unterbauch), Colon irritabile (Reizdarmsyndrom)
- Interstitielle Zystitis

TUBENKARZINOM

Syn: Eileiterkarzinom, engl. carcinoma of the fallopian tube, ICD-10: C57.0

Path: ♦ Histo: Adenokarzinom (vom MÜLLER-Epithel abstammend)
♦ Metastasierung: lokal entlang der Tube, dann in regionäre Lk: iliakale, inguinale, sakrale und paraaortale Lk sowie peritoneal Aussaat (Omentum majus und Peritoneum)

Epid: ◊ Prädisp.alter: >50. Lj.
◊ Inzidenz: 0,3/100.000/Jahr, damit **sehr selten**

Etlg: # FIGO-Stadien (der Fédération Internationale de Gynécologie et d'Obstétrique) und die entsprechende TNM-Klassifikation (= in Klammern)

0 (= Tis)	Carcinoma in situ (präinvasives Karzinom)
I (= T1)	Tumor auf die Tuba uterina begrenzt IA (= T1a) Tumor auf eine Tuba uterina begrenzt, keine Penetration der Serosa, keine maligne Zellen in der Peritonealspülung / Aszites IB (= T1b) Tumor auf beide Tuben begrenzt, keine Penetration der Serosa, keine maligne Zellen in der Peritonealspülung / Aszites IC (= T1c) Tumor auf die Tuben begrenzt, Ausdehnung auf oder durch die Serosa, und/oder maligne Zellen in der Peritonealspülung / Aszites
II (= T2)	Tumor der Tuben + Ausbreitung im Becken IIA (= T2a) Ausbreitung auf Uterus od. Ovarien IIB (= T2b) sonstige Ausbreitung im Becken IIC (= T2c) Ausbreitung im Becken + maligne Zellen in der Peritonealspülung / Aszites
III (= T3)	Peritonealmetastasen außerhalb des Beckens od. regionäre LK-Metastasen IIIA (= T3a) mikroskopische Peritonealmetastasen außerhalb des Beckens IIIB (= T3b) makroskopische Peritonealmetastasen außerhalb des Beckens <2 cm IIIC (= T3c od. N1) makroskopische Peritonealmetastasen außerhalb des Beckens >2 cm od. regionäre LK-Metastasen (sakral, paraaortal, paracaval, inguinal)
IV (= M1)	Fernmetastasen (ausschließlich Peritonealmetastasen)

Klin: ⇒ Einseitig lokalisierte Unterbauchschmerzen
⇒ Unregelmäßige Blutungen und Fluor genitalis
⇒ Manchmal intermittierende Entleerung großer Mengen an Fluor (sog. Hydrops tubae profluens)
⇒ Fortgeschritten: Aszites (leider ist dies oft auch erst das erste klinische Zeichen)

Diag: 1. Anamnese und gynäkologische Untersuchung: bei der Palpation **einseitig tastbare Raumforderung** (ähnlich wie bei einem Ovarialtumor), im Abstrichpräparat der Zervix evtl. Nachweis von Tumorzellen
2. Sonographie: Tumor im Bereich der Tube mit Binnenechos, verschwommene Grenze zu Uterus und/oder Ovar, evtl. sichtbarer Aszites

Ther: • Operativ:
Radikaloperation mit Hysterektomie, Entfernung beider Adnexe (Tuben + Ovarien), pelvine und paraaortale Lk-Dissektion, evtl. + Resektion des Omentum majus bei V.a. perito-

nealer Ausbreitung. Perioperative Antibiotikaprophylaxe mit einem Cephalosporin + Metronidazol.
- Postoperative Chemotherapie bei Fernmetastasen und Radiatio bei pelvinen Metastasen
- Bei Nachweis von Rezeptor-positivem Tumorgewebe: Gestagene mögl. (Medroxyprogesteron, Clinovir®)

Prog: FIGO I 5-JÜR 70 %, FIGO III 15 %

DD:
- Gutartige Tubentumoren (ebenfalls sehr selten): Papillome, Fibrome, Myome, Lipome
- Zysten der Tube, gestielte Zysten der Pars ampullaris der Tube (MORGAGNI-Hydatiden), Parovarialzysten (aus Urnierenganganteilen, liegen im Lig.latum uteri), Ovarialzysten Endosalpingiose = sehr kleine papillär-seröse Zysten auf der Serosa der Tuben (auch auf dem Uterus od. im DOUGLAS-Raum vorkommend) ohne Krankheitswert
- Adnexitis ⇨ Hydrosalpinx (Syn: Saktosalpinx), Tuboovarialabszess
- Extrauteringravidität, Endometriose, Hämatosalpinx
- Ovarialkarzinom

OVARIALINSUFFIZIENZ

Syn: Ovarielle Dysfunktion, ovarielle Hyposekretion, engl. ovarian insufficiency, ICD-10: E28.3

Ät: - Anatomisch/angeboren: **Ovarialhypoplasie** (kleine rudimentär Ovarien, vermindertes od. völlig fehlendes Keimepithel, nur geringe od. fehlende Östrogenbildung), **Ovarialaplasie** (= fehlende Ovarien)
- **PCO**-Syndrom (= **polycystische Ovarien**, Syn: STEIN-LEVENTHAL-Syndrom), durch dauerhaft gesteigerte LH-Sekretion (als Kofaktor ggf. Übergewicht, s.u. Kompl.) oder durch adrenerge Androgenüberproduktion (⇨ **Hyperandrogenämie**)
- **Gonadendysgenesie-Syndrome** (genetisch): ULLRICH-TURNER-Syndrom mit hypoplastischen Ovarien (45 X0), SWYER-Syndrom (Uterus/Ovarien hypoplastisch, phänotypisch weiblich bei männlichem Karyotyp, 46 XY), testikuläre Feminisierung (Hairless-woman-Syndrom, durch Androgenrezeptorresistenz äußere weibliche Genitale, Uterus/Ovarien fehlen und Inguinalhoden ohne Spermatogenese, 46 XY), Triplo-X-Syndrom mit Hypogonadismus (47 XXX)
- Adrenogenitales Syndrom (**AGS**, aut.-rez. erblich): NNR-Hyperplasie durch neg. Rückkoppelung bei 21-Hydroxylasemangel (gestörte Cortisolsynthese ⇨ ACTH ↑ ⇨ Hyperandrogenämie durch Umwandlung von Kortisolvorstufen in Androgene) erworbenes AGS: androgenbildender NNR- od. Ovarialtumor
CUSHING-Syndrom: das dabei erhöhte ACTH stimuliert auch die Sexualsteroide-produzierende Zona reticularis der Nebennierenrinde mit ⇨ Hyperandrogenämie
- Hyperthecosis ovarii = familiäre Hyperplasie der Thekazellen (⇨ starke Hyperandrogenämie)
- Hypophysäre/hypothalamische Ursache: **Hyperprolaktinämie** (Galaktorrhoe-Amenorrhoe-Syndrom, idiopathisch als ARGONZ-AHUMADA-CASTILLO-Syndrom od. bei Hypothyreose), **Prolaktinom** (FORBES-ALBRIGHT-Syndrom), hypothalamische Raumforderung (z.B. Kraniopharyngeom ⇨ GnRH ↓), destruierender Hypophysentumor, Hypophysenvorderlappen-Insuffizienz, KALLMANN-Syndrom (olfaktogenitales Syndrom mit fehlender Gonadotropinsekretion), SHEEHAN-Syndrom (postpartale Hypophysenvorderlappen-Insuffizienz), chronische Anorexia nervosa oder Bulimie (GnRH ↓), Hochleistungssportlerinnen, chronischer psychischer Dysstress
- Hyposensitive Ovarien (verminderte Gonadotropinrezeptoren)
- Corpus-luteum-Insuffizienz (hypertherme Phase <8 Tg.), Follikelpersistenz (LUF-Syndrom = <u>l</u>uteinized <u>u</u>nruptured <u>f</u>ollicle)
- Prämature Ovarialinsuffizienz (<40. Lj. ohne erkennbare Ursache od. autoimmunolo-

Gynäkologie

gisch/familiär bedingt, Syn: Klimakterium praecox ⇨ Menopause mit starken klimakterischen Symptomen, ca. 1 % d. Frauen)
- Destruierende Ovarialtumoren, Ovarialendometriose
- Iatrogen: operative Entfernung der Ovarien, Bestrahlungen des kleinen Beckens (zur Zerstörung der Oozyten kommt es bereits ab einer Dosis von 2 Gy), Chemotherapie
Med: Psychopharmaka (Neuroleptika: Phenothiazine, Butyrophenone, Thioxanthene), trizyklische Antidepressiva, Metoclopramid, Cimetidin, Domperidon, Cyproteronacetat, α-Methyldopa ⇨ machen alle eine Hyperprolaktinämie

Path: ♦ Primäre Ovarialinsuffizienz pathoanatomisch bedingt: fehlende Ovarien, Ovarialhypoplasie
♦ Sekundäre Ovarialinsuffizienz: hormonelle, hypophysär-hypothalamische Störung oder auch psychogen bedingt
♦ PCO-Syndrom: follikuläre Selektionsstörung, dabei wird aus den im normalen Zyklus entstehenden mehreren Follikeln nicht ein dominanter Follikel ausgewählt und weiterentwickelt ⇨ verlängerter Zyklus, fehlende Ovulation, erhöhter/verlängerter Östrogenspiegel

Epid: PCO: Prävalenz im gebährfähigen Alter 4-7 % (und damit häufigste endokrinologische Erkrankung von Frauen im reproduktionsfähigen Alter)

Etlg: 1. Generative Ovarialinsuffizienz: Ausbleiben von Follikelreifung, Ovulation od. Bildung eines funktionsfähigen Corpus luteum
2. Vegetative/hormonelle Ovarialinsuffizienz: fehlende Synthese weiblicher Sexualhormone durch die Ovarien ⇨ Atrophie von Uterus, Vulva/Vagina und Mamma
Einteilung nach der hormonellen Charakteristik:
Normogonadotrop
Hypogonadotrop (Syn: hypothalamische Amenorrhoe): GnRH ↓, LH ↓, FSH ↓
Hypergonadotrop: FSH ↑ bei Gonadendysgenesie-Syndromen
Hyperprolaktinämisch: hypophysäre Prolaktinsekretion ↑ (>50 ng/ml)
Hyperandrogenämisch: PCO, AGS, Hyperthecosis ovarii ⇨ Androgene ↑

Klin: ⇨ Bei den meisten Störungen: **Zyklusstörungen** bzw. **Amenorrhoe** und **Sterilität**
⇨ Evtl. auch Schmierblutungen od. bei Follikelpersistenz auch Hypermenorrhoe
⇨ Bei völlig fehlender Hormonproduktion der Ovarien: Atrophie des Uterus, Amenorrhoe, Sterilität, Vaginal-, Vulva- u. Mammaatrophie
⇨ PCO: Symptomentrias (= STEIN-LEVENTHAL-Syndrom) aus Amenorrhoe, Hirsutismus und Adipositas (dazu ggf. alle anderen mögl. Symptome einer Hyperandrogenämie), 1/3 der Pat. hat eine gestörte Glukosetoleranz, 10 % d.F. einen Diabetes mellitus Typ II
⇨ Allgemein bei Hyperandrogenämie: Virilisierungssymptome wie **Hirsutismus** (Ausziehung der Schamhaargrenze, Behaarung der Brust, Barthaare im Gesicht), Seborrhoe/Akne, Alopezie (Haarausfall vom maskulinen Typ), tiefe Stimme, Klitorishypertrophie, Hemmung der Keimdrüsenentwicklung, Zyklusstörungen (Oligomenorrhoe) bzw. Amenorrhoe, Fertilitätsstörung bzw. Sterilität

Diag: 1. Anamnese (Menstruationszyklus vorhanden?, Schmier-/Zwischenblutungen, ggf. Kalender führen lassen), Medikamenteneinnahme?
2. Gynäkologische Untersuchung: bimanuale Tastuntersuchung (vaginal + abdominal) ⇨ Lage, Form, Größe und Konsistenz von Uterus, Adnexe und Parametrien
3. Sonographie: bei Hypo- od. Aplasie nur rudimentäre od. keine Ovarien zu finden
PCO-Syndrom: kleine, perlschnurartig angeordnete, randständige Zysten ("neck lace sign") im Ovar (DD: polyzystische Veränderungen ohne weiteren Krankheitswert finden sich bei bis zu 20 % der Frauen im reproduktionsfähigen Alter) und hyperdenses verdicktes Ovarialstroma
4. Labor: **Hormonanalyse** von Östradiol, Progesteron, Prolaktin, FSH, LH, DHEA-S, Testosteron (besonders hoch bei NNR-Tumoren, >1,5 ng/ml), 17α-Hydroxyprogesteron (bei AGS stark erhöht), Schilddrüsenhormone (TSH basal, fT3, fT4)
5. Bei Amenorrhoe sind folgende Funktionstests zur weiterführenden Diagnostik möglich: Gestagen-Test: 10 Tage Gestagen geben, danach sollte beim Absetzen eine Entzugsblu-

tung erfolgen, ist dies nicht der Fall war zuvor keine Östrogenwirkung vorhanden
Östrogentest: Östrogen einmalig i.m., nach 14 Tage sollte es zu einer Entzugsblutung
kommen, ist dies nicht der Fall ist das Endometrium nicht reaktionsfähig oder fehlt völlig
GnRH-Test: fehlender Anstieg von FSH u. LH nach Gabe von GnRH zeigt Hypophysen-
insuffizienz an
Bei V.a. Erkrankung der NNR Dexamethasonhemmtest und ACTH-Stimulationstest

Ther:
- Bei angeborener Ovarialhypoplasie, fehlenden Ovarien od. Ovarektomie (beidseitige Ad-
nexektomie) wegen Ovarialkarzinom besteht Sterilität, ggf. Hormonsubstitution
- AGS: Substitution von Glukokortikoiden (Prednison od. Dexamethason)
Virilisierungserscheinungen: antiandrogenes Gestagen (Cyproteronacetat) + Östradiol
(Diane®35), bei Persistenz ggf. zusätzlich 10-50 mg Cyproteronacetat (Androcur®)
- Hyperprolaktinämie, Prolaktin-Mikroadenome: Prolaktinhemmer (Dopaminagonist Bro-
mocriptin, Pravidel® od. Lisurid, Dopergin®) ⇨ Zyklusnormalisierung, Schwangerschaft
mögl.
Kommt es unter der konservativen Bromocriptin-Therapie bei Prolaktin-Mikroadenom zur
Schwangerschaft ⇨ regelmäßige Prolaktin-Serumspiegel-Kontrollen und Visus- sowie
MRT-Kontrolle zw. 20. und 30. Schwangerschaftswoche
- Zur Ther. ovariell-bedingter Sterilität s. auch u. Kap. Sterilität
- <u>Operativ:</u>
  – Bei androgenbildendem NNR- od. Ovarialtumor operative Entfernung
  – Bei großem Prolaktinom (Makroadenome >10 mm) neurochirurgische Resektion

Kompl: * PCO-Syndrom: gleichzeitige Hyperinsulinämie durch periphere Insulinresistenz und
Übergewicht Ther: Gewichtsreduktion, sportliche Betätigung, Med: Metformin (3 x 500
mg, Glucophage®), dies führt bei 50 % der Pat. auch zu einer Normalisierung des Zyklus
erhöhtes Risiko für die Entwicklung eines manifesten Diabetes mellitus Typ II (5- bis
10faches Risiko) und kardiovaskuläre Erkrankungen (Herzinfarktrisiko 7fach erhöht) ⇨
alle 3-5 J. Kontrolle mit oGTT
erhöhtes Risiko für Mamma-, Endometrium- und Ovarialkarzinom
weitere Informationen (von der Klinik für Endokrinologie der Universitätsklinik Essen) im
Internet: http://www.pcos-selbsthilfe.org, http://www.pco-syndrom.de
* AGS: zusätzliche Störung der Mineralokortikoidbiosynthese ⇨ Salzverlustsyndrom,
Ther: zusätzliche Substitution von Mineralokortikoiden

DD: – Normale Pubertät: **Menarche** (= erste Regelblutung) im 12.-13. Lj., bis zum 15. Lj. noch
anovulatorische, unregelmäßige Zyklen (LH noch zu niedrig) u. Corpus-luteum-Insuffizienz
– Normale Menopause: **Klimakterium** normal zwischen 45.-55. Lj., Menopause (= letzte
Regelblutung) ca. im 50. Lj., Postmenopause u. Senium mit kontinuierlich abnehmender
Östrogenproduktion und verminderter Ansprechbarkeit der Ovarien auf die hypophysären
Gonadotropine = entspricht einem hypergonadotropen Hypogonadismus ⇨ Amenorrhoe
– Amenorrhoe u. Sterilität aufgrund uteriner Ursache (s. Kap. kongenitale Anomalien des
Uterus), Vaginalaplasie, Hymenalatresie (s. Kap. kongenitale Anomalien der Vagina)

OVARIALZYSTEN

Syn: Engl. ovarian cysts, ICD-10: N83.2

Ät: – Follikelzyste (nicht gesprungener GRAAF-Follikel mit Vermehrung der Follikelflüssigkeit ⇨
Follikelpersistenz = Retentionszyste) durch Störung hypothalamisch-hypophysär-ovarieller
Regelung
– Corpus-luteum-Zyste (meist während einer Schwangerschaft im 1. Trimenon)
– Endometriosezysten, Teerzysten

- Thekaluteinzysten (durch hohen hCG-Spiegel): bei Blasenmole, malignem Chorionepitheliom, Mehrlingsschwangerschaft od. iatrogen bei längerer hochdosierter Anwendung von Gonadotropinen (Überstimulation durch Hormontherapie zur Reproduktionsförderung)
- PCO = polycystische Ovarien (typisch sind perlschnurartig aufgereihte, kleine [bis 1 cm], randständige Zysten im Ovar)

Path: Follikelzyste: intakte Granulosa- und Thekaschicht. Bildet sich die Follikelzyste nicht von alleine zurück, kann sich über Monate die Granulosa auch abbauen und die Theka fibrosieren ⇨ zystisch-atretischer Follikel

Klin: ⇨ Kleine Zysten machen meist keinerlei Beschwerden
⇨ Große Zysten können diffuse Unterleibsbeschwerden, Kreuz-/Rückenschmerzen, Beeinträchtigungen des Allgemeinbefindens, Zunahme des Leibesumfangs verursachen
⇨ Evtl. Zyklus- und Menstruationsstörungen

Diag: 1. Anamnese (zyklusabhängige Beschwerden?) und gynäkologische Untersuchung: bimanuelle Palpation
2. Sonographie: kurz vor der Ovulation beträgt der physiologische Durchmesser des Tertiärfollikels 18-25 mm
Ovarialzyste **>3 cm** kann ein persistierender Follikel sein, Spiegelbildung bei Endometriosezysten
Ovarialzysten **>5 cm** sind **tumorverdächtig**, insb. beim **Nachweis von Binnenechos**, Septen od. Wandverdickungen ⇨ histologische Abklärung erforderlich

Ther: • Follikelpersistenz >2 Mon. ⇨ 1 Zyklus mit Gestagengabe (Lynestrenol 5 mg/Tag, Orgametril®), dann sonographische Kontrolle
• Operativ: Ind: Ovarialzysten >5 cm, insb. beim Nachweis von Binnenechos, Symptome
- Entfernung und histologische Abklärung (Ausschluss eines malignen Tumors)

Prog: Follikelzysten bilden sich meist innerhalb von 1-3 Monaten spontan zurück.
Corpus-luteum-Zysten bilden sich (während einer Schwangerschaft meist im 2. Trimenon) spontan zurück zum Corpus albicans (Narbe).

Kompl: * **Stieldrehung** des Ovars mit seinem Halteapparat bei sehr großer Ovarialzyste (REGAD-Syndrom) ⇨ hämorrhagische Infarzierung, Nekrose, Ruptur, peritoneale Reizung bis zum peritonealen Schock (**akutes Abdomen**), Ther: Frühoperation innerhalb von 8 Std.
* Zystenruptur: Gefahr der intraabdominellen Blutung bei Einriss von Gefäßen
* Follikelzysten können Östrogen produzieren (je nach Anzahl der enthaltenen Granulosazellen) ⇨ glandulär-zystische Hyperplasie des Uterusendometriums mögl.

DD: - Physiologischer Follikel (Tertiär- od. GRAAF-Follikel): bis zu einer Größe von 2,5 cm kurz vor der Ovulation
- Schwangerschaft: physiologisches Corpus luteum (bis zur 12. SSW, Durchmesser: 3 cm, normalerweise solide, kann aber auch durch kleine Blutungen bei der Vaskularisation zystische Anteile enthalten = zystisches Corpus luteum ⇨ bildet sich dann bis zur 16. SSW zurück)
- Ovarialödem (vergrößertes Ovar, selten bei jungen Frauen vorkommend, Cave: auf Stieldrehung achten), Ther: bei Stieldrehung Fixierung des Ovars
- **Parovarialzysten** (dysontogenetische Retentionszysten vom Parovarium od. heterotopen Ovarialgewebe ausgehend, liegen im Lig.latum uteri [Mesosalpinx], teilweise gestielt)
- Pseudozysten, z.B. postoperativ
- Endosalpingiose = kleine Zysten oder Papillome im kleinen Becken, im Peritoneum, im Omentum od. in den Lymphknoten
- Endometriose
- Perityphlitischer Abszess (Appendizitis)
- Tuboovarialabszess, Tubenkarzinom
- solide Ovarialtumoren (s.u.)

OVARIALTUMOREN

Syn: engl. ovarian tumours, ICD-10: benigne D27, maligne C56

Etlg: # Epitheliale Ovarialtumoren (gehen vom Keimepithel aus, 70 % d.F.):
papillär-seröse, endometrioide, muzinöse od. **klar-/hellzellige** Tumoren (benigne od. maligne [= **Ovarialkarzinom**, s.u.] mögl.), **Kystadenom** (Ovarialkystom, seröses Zystadenom), Kystadenokarzinom, BRENNER-Tumor (vom Zölomepithel abstammend, meist benigne)
Mesenchymale Ovarialtumoren: **Ovarialfibrom** (benigne), Mischtumoren (Adenofibrom)
Keimstrang-Stroma-Tumoren (leiten sich von d. Keimleisten ab, Syn: Sex-cord-Tumoren):
Granulosazelltumor (mit od. ohne Östrogenproduktion, maligne aber mit guter Prog.)
Thekazelltumor (Syn: Thekom, „weibliche" Form mit Östradiolbildung, meist benigne)
Sertoli-Leydig-Zell-Tumor (Syn: Androblastom, Arrhenoblastom, „männliche" Form mit Testosteronbildung, meist benigne), Gynandroblastom (Mischform)
Keimzelltumoren (leiten sich von der Eizelle ab, meist benigne):
embryonalen Zellen: **Dermoidzysten/Dermoide**, Teratome, dystopes Schilddrüsengewebe [„Struma ovarii", Hyperthyreose und Schilddrüsenkarzinom mögl.], Embryonalkarzinom, Polyembryom
unreife Keimzellen: Gynandroblastom, Dysgerminom ⇨ entspricht beim Mann dem Seminom
extraembryonale Zellen: endodermaler Sinustumor, malignes Chorionepitheliom = Chorionkarzinom
Undifferenzierte Ovarialkarzinome (keinem Ursprungsgewebe zuzuordnen)
Metastasen im Ovar (in 80 % d.F. dann beidseitig): insb. durch Endometriumkarzinom, Mammakarzinom, Karzinome des Magen-Darm-Traktes (sog. KRUKENBERG-Tumor, fast immer beidseitig durch Implantationsmetastasierung = Absinken von Tumorzellen in den DOUGLAS-Raum), maligne Lymphome

Path: ♦ Dignität: in der Histologie sind 75 % aller Ovarialtumoren benigne, ca. 25 % sind maligne (vor der Pubertät ca. 15 % maligne). Da viele Ovarialtumoren, die als benigne eingestuft werden, aber gar nicht erst operiert werden, ist der tatsächliche Anteil maligner Tumoren auch abhängig vom Lebensalter noch viel geringer, geschätzt <5 %.
90 % der malignen Ovarialtumoren sind dann **Ovarialkarzinome** (= vom Keimepithel ausgehend, weiteres s.u. Kap. Ovarialkarzinom).
Maligne Keimzelltumoren kommen meist <25. Lj. vor und sind hoch maligne (sprechen dann aber sehr gut auf eine Chemotherapie an und haben eine sehr gute Prog.)
Borderline-Tumoren (10 % d.F.): epitheliale Ovarialtumoren mit atypischem Epithel (potentiell maligne, LMP = low-malignant-potency Tumoren) bei noch intakter Basalmembran (= nicht invasiv wachsend), z.B. seröser, muzinöser Ovarialtumor od. Ovarialkystom, Häufigkeitsgipfel 40.-50. Lj.
Dermoide (sind benigne): es finden sich Reste aller 3 Keimblätter, darin enthalten können Talg, Haut, Haare, Zähne od. Knochen sein
Teratome: können verschiedene dystope Gewebe enthalten und benigne od. maligne sein (z.B. Schilddrüsenkarzinom, Plattenepithelkarzinom)
♦ Makroskopisch: die papillär-serösen und muzinösen Ovarialtumoren können über 40 cm groß und 20 kg schwer werden und den ganzen Bauchraum ausfüllen („Riesenkystom")

Epid: Lebenszeitprävalenz: Ovarialtumoren sind **häufig**, 1,5 % aller Frauen entwickeln im Laufe ihres Lebens einen malignen Ovarialtumor.

Klin: ⇨ Unabhängig von der Dignität **meist keine charakteristischen Frühsymptome**
⇨ Später: Zyklusstörungen, Dysmenorrhoe, diffuse Unterleibsbeschwerden, Kreuz-/Rückenschmerzen, Beeinträchtigungen des Allgemeinbefindens, Zunahme des Leibesumfangs (dann hat der Ovarialtumor aber schon **beträchtliche Größe erreicht** od. durch Aszites-Bildung)

Gynäkologie

⇒ Blutungen in der Postmenopause, glandulär-zystische Hyperplasie des Uterusendometriums bei hormonbildendem Ovarialtumoren (Granulosa-, Thekazelltumor)
⇒ Sertoli-Leydig-Zell-Tumor: Hirsutismus u. Bartwuchs, Klitorishypertrophie, tiefe männliche Stimme, sekundäre Amenorrhoe, Libidosteigerung durch die Testosteronwirkung
⇒ MEIGS-Syndrom: typischer Symptomenkomplex mit Aszites u. Pleuraerguss (meist rechtsseitig) bei Ovarialfibrom (= benigner Tumor, insb. ältere Frauen, ungeklärte Genese)
⇒ Pseudo-MEIGS-Syndrom: Symptomenkomplex mit Aszites u. Pleuraerguss bei malignen Ovarialtumoren

Diag: 1. Anamnese und gynäkologische Untersuchung: bei der bimanuellen Untersuchung tastbare Raumforderung im Bereich der Adnexe (vergrößertes Ovar, normal ist im reproduktionsfähigen Alter eine Größe von 2 x 4 cm. Je älter eine Frau dann postmenopausal wird, um so kleiner werden die Ovarien, bis sie bei einer Greisen nicht mehr tastbar sind) od. des kleinen Beckens (bei großem Tumor auch oberhalb des kleinen Beckens tastbar)
2. <u>Sonographie (transabdominell u. insb. transvaginal):</u> solide echoreiche Raumforderung, bei Ovarialzysten >5 cm besteht Tumorverdacht (insb. beim Nachweis von Binnenechos, Septen od. Wandverdickungen), Aszites
Farbkodierte Duplexsonographie: vermehrte Vaskularisation bei solidem Tumor bei Malignität (DD: aber auch bei Entzündungen u. physiologisch bei einem Corpus luteum)
3. Röntgen: CT- od. MRT-Abdomen
4. Laparoskopie bzw. Probelaparotomie und Histologie bei unklarem Befund

Ther: • <u>Operativ:</u> Ind: jeder solide Ovarialtumor muss operativ entfernt und histologisch untersucht werden (gilt auch in der Schwangerschaft)
  – Enukleation des Tumors in toto (heute meist laparoskopisch) od. bei Malignitätsverdacht einseitige Ovarektomie (dann mit Laparotomie und Inspektion des ganzen Abdominalraumes) ⇨ histologische Untersuchung
  – Bei malignem Ovarialtumor: Zweitoperation (od. bei Schnellschnittuntersuchung noch in der gleichen Sitzung): Radikaloperation + adjuvante Chemotherapie (s.u. bei Ovarialkarzinom)
  – Schwangerschaft: Op (Enukleation des Tumors/einseitige Ovarektomie) um die 16. SSW durchführen (ab ca. 14. SSW ist die hormonelle Corpus-luteum-Funktion durch die Plazenta gewährleistet). Muss vorher operiert werden (z.B. wegen Stieldrehung), dann Hormonsubstitution mit 500 mg Progesteron + 10 mg Estradiol 2x/Woche (Gravibinon®) bis zur 14. SSW

Kompl: * **Stieldrehung** bei sehr großem Tumor (REGAD-Syndrom) ⇨ heftige abdominelle Schmerzen, Abwehrspannung, Schockzeichen bis zum peritonealen Schock (akutes Abdomen), ohne Op. Nekrose, Peritonitis, Verwachsungen
* **Ruptur:** insb. bei serösen und muzinösen Tumoren ⇨ intraabdominelle Blutung durch Einriss von Gefäßen, Talgperitonitis bei Ruptur eines Dermoids, Peritonealkarzinose bei Aussaat maligner Tumorzellen, Pseudomyxoma peritonei bei Ruptur eines muzinösen Kystoms (eigentlich benigne, aber durch Kachexie schlechte Prog.)
* Paraneoplastisches Syndrom mit ausgeprägten Hypoglykämien bei Pseudomyxomen des Ovars (ROSENFELD-Syndrom) durch Sekretion insulinähnlicher Substanzen
Hyperthyreose bis zu thyreotoxischen Symptomen bei Struma ovarii mögl.
* Aszites (auch bei gutartigen Tumoren mögl., z.B. Ovarialfibrom)
* **Maligne Entartung** primär benigner Ovarialtumoren, insb. bei serösen, muzinösen und Granulosazelltumoren mögl.
<u>Op:</u> * Verwachsungen, Infektion (Pelveoperitonitis)

DD: – **Ovarialzysten** (s.o.)
– Ovarialödem (Cave: auf Stieldrehung achten), Ther: bei Stieldrehung Fixierung des Ovars
– Stromahyperplasie des Ovars in der Menopause (Thekomatose)
– Normale Schwangerschaft, Extrauteringravidität im Ovar (meist dann bis zur 6.-7. SSW Ruptur unter dem klinischen Bild eines akuten Abdomens, persistierende Corpus-luteum-Zyste (Ther: abwarten, bildet sich meist bis zur 16. SSW zurück)
– Endometriose, Uterusmyom, Tubenkarzinom (FIGO >IIa)
– Perityphlitischer Abszess (Appendizitis), Darmtumoren, Kotsteine
– Hormonproduzierende Nebennierentumoren

OVARIALKARZINOM

Syn: engl. ovarian cancer, ICD-10: C56

Ät: – Meist keine Ursache zu finden (95 % d.f. sporadisch).
Statistische Risikofaktoren sind Kinderlosigkeit (protektiv: Multipara), primäre Sterilität, spätgebärende Frauen, Zahl der Eisprünge (langjährige Einnahme hormonaler Kontrazeptiva wirkt daher protektiv, da weniger Eisprünge), PCO, hoher sozioökonomischer Status
– Familiäre Häufung, ca. 5 % d.F. (familiäres Ovarialkarzinomsyndrom, familiäres Mamma-Ovarialkarzinomsyndrom [Mutation von BRCA-1- od -2-Gen, aut.-dom. Erbgang], LYNCH-Syndrom = kolorektales Karzinom in Kombination mit Ovarial-, Endometrium-, Magen-, Nierenbecken- oder hepatobiliären Tumoren): dann bis 40faches Risiko bzw. Life-time-risk 15-45 %

Path: ♦ Vom oberflächlichen **Keimepithel** abstammende maligne Tumoren werden Ovarialkarzinome genannt.
♦ Ausbreitung: durch das Wachstum vom **Oberflächenepithel** ausgehend ⇨ frühzeitige Absiedlung in die freie Bauchhöhle, zuerst innerhalb des kleinen Beckens/DOUGLAS-Raum, dann auch übergreifend auf das Omentum majus, Oberfläche der Leber, rechte Zwerchfellkuppel oder gesamtes Peritoneum (**Peritonealkarzinose**)
♦ Regionäre Lk-Metastasen: iliakale, inguinale, sakrale u. paraaortale Lk
hämatogene Metastasierung ist sehr selten

Etlg: # FIGO-Stadien (Fédération Internationale de Gynécologie et d'Obstétrique) und die entsprechende TNM-Klassifikation (in Klammern) für das Ovarialkarzinom:

I (= T1)	Tumor auf die Ovarien begrenzt
	IA (= T1a) Tumor auf ein Ovar begrenzt, intakte Kapsel, keine maligne Zellen in der Peritonealspülung / Aszites
	IB (= T1b) Tumor auf beide Ovarien begrenzt, intakte Kapsel, keine maligne Zellen in der Peritonealspülung / Aszites
	IC (= T1c) Tumor auf die Ovarien begrenzt, Kapsel durchbrochen (= Tumor an der Ovaroberfläche) u./od. maligne Zellen in der Peritonealspülung/Aszites
II (= T2)	Tumor der Ovarien + Ausbreitung im Becken
	IIA (= T2a) Ausbreitung auf Tuben od. Uterus
	IIB (= T2b) sonstige Ausbreitung im Becken
	IIC (= T2c) Ausbreitung im Becken + maligne Zellen in der Peritonealspülung / Aszites
III (= T3)	Peritonealmetastasen außerhalb des Beckens od. regionäre LK-Metastasen
	IIIA (= T3a) mikroskopische Peritonealmetastasen außerhalb des Beckens
	IIIB (= T3b) makroskopische Peritonealmetastasen außerhalb des Beckens <2 cm
	IIIC (= T3c od. N1) makroskopische Peritonealmetastasen außerhalb des Beckens >2 cm od. regionäre LK-Metastasen (sakral, paraaortal, paracaval, inguinal)
IV (= M1)	Fernmetastasen (ausschließlich Peritonealmetastasen)

Epid: ◊ Inzidenz: 15/100.000 Frauen/Jahr, ca. 8.000 Neuerkrankungen/Jahr in Deutschland
◊ Häufigkeitsgipfel: ab dem 45. Lj. beginnend mit Spitze um 60.-70. Lj.
◊ Steht an der 7. Stelle der malignen Tumoren der Frau, Life-time-risk (Risiko im Laufe des Lebens an einem Ovarialkarzinom zu erkranken): 1-2 %

Klin: ⇨ **Keine Frühsymptome** (2/3 der Pat. befinden sich daher bei Diagnosestellung bereits im Stadium III od. IV)
⇨ Symptome können sein: Zyklusstörungen, Dysmenorrhoe od. postmenopausale Blutung, diffuse Unterbauchbeschwerden, Zunahme des Bauchumfanges (durch den Tumor od. insb. bei Aszites), Beeinträchtigungen des Allgemeinbefindens, Gewichtsverlust, Leistungsminderung

Gynäkologie

⇒ Pseudo-MEIGS-Syndrom: später Symptomenkomplex mit Aszites u. Pleuraerguss bei malignen Ovarialtumoren (durch Peritoneal- u. Pleurakarzinose)

Diag: 1. Anamnese (Familienanamnese = Mutter od. weitere Verwandte erkrankt?)
2. Gynäkologische Untersuchung: tastbare Raumforderung im Bereich einer oder beider Adnexen bei der bimanuellen Untersuchung. Bei rektovaginaler Untersuchung bei Peritonealkarzinose kleine Knötchen im DOUGLAS-Raum tastbar, ggf. vergrößerte Leisten- od. supraklavikuläre Lymphknoten, Knoten im Nabelbereich
3. <u>Sonographie (insb. transvaginal):</u> solide echoreiche **Raumforderung**, Vorwölbung oder Überschreitung der Organgrenze des Ovars, unregelmäßige Binnenechos (solide und zystische Anteile, Tumorzerfall), freie Flüssigkeit im Abdomen (Aszites)
Farbkodierte Duplexsonographie: vermehrte Vaskularisation beim Ovarialkarzinom (DD: Entzündung, physiologisch bei Corpus luteum)
4. <u>Röntgen:</u> CT- od. MRT-Abdomen zum Staging
5. <u>Labor:</u> Tumormarker **CA 125** (>35 I.E./ml), CA 72-4 (>6 I.E./ml), CASA (>6 I.E./ml), bei Keimzelltumoren hCG, AFP [Anmerkung: die Tumormarker werden zur **Verlaufskontrolle** bei präoperativ erhöhten Werten eingesetzt; ein Einsatz zum Screening/Frühdiagnose ist nicht sinnvoll (Sensitivität und Spezifität sind zu gering)]

Ther: • <u>Operativ:</u> Ind: **grundsätzlich gegeben** ⇨ Ziel: komplette Entfernung des Primärtumors und aller intraperitonealen Metastasen
- Zugang: untere Laparatomie (Symphyse-Bauchnabel-Längsschnitt, muss ggf. je nach Eingriff dann im Verlauf noch nach oben erweitert werden), perioperative Antibiotikaprophylaxe mit einem Cephalosporin + Metronidazol
- Inspektion der gesamten Bauchhöhle, mehrfache **Probeentnahmen** vom Omentum, DOUGLAS-Raum, Beckenwand, ggf. auch von der Leberoberfläche, Zwerchfellkuppen und der peritonealen Spülflüssigkeit zum genauen Staging
- **Radikaloperation** (nach Malignitätsnachweis durch intraoperativen Schnellschnitt) mit Entfernung von Ovar + Tube + Halteapparat = Adnexektomie (beidseitig, Syn: Salpingoophorektomie), Entfernung des Uterus (Hysterektomie), Appendektomie, Resektion des Omentum majus und iliakale + paraaortale/paracavale Lymphadenektomie. Die Prognose hängt entscheidend davon ab, ob das gesamte Tumor/Absiedlungen komplett entfernt werden können (R0-Resektion).
- Bei Infiltration von Nachbarorganen (Harnblase, Rektum, Milz): soweit mögl. operative Tumorentfernung oder zumindest Tumorreduktion (sog. Tumor-debulking), ggf. auch mit Anlage eines Anus praeternaturalis bei notwendiger Kolonresektion
- Junge Frauen mit Kinderwunsch im Stadium Ia: einseitige Entfernung von Ovar + Tube (bei malignen Keimzelltumoren zusätzlich Chemotherapie). Eine Schwangerschaft ist dann ab 6 Mon. nach Ther. mögl.

• Adjuvante (= postoperative) **Chemotherapie: ab Stadium IB** indiziert (meist mit platinhaltigen Chemotherapeutika), i.d.R. werden **6 Zyklen** (1 Zyklus/alle 3 Wo.) durchgeführt (danach klinisches Staging, bei Chemotherapie lediglich zur Tumorreduktion erneutes Staging/Second-look-Op bereits nach 3 Zyklen). Infusionstherapie kurz vor und nach der Chemotherapie zum Schutz der Nieren, bei verminderter Kreatinin-Clearance Dosis reduzieren.
- Epitheliale Ovarialkarzinome: derzeitiger Standard ist Carboplatin (400 mg/m²KOF, Ribocarbo®-L) + Paclitaxel (175 mg/m²KOF, Taxol®) (früher wurde Cisplatin mit Cyclophosphamid [Endoxan®] kombiniert)
- Maligne Keimzelltumoren (leiten sich von der Eizelle ab): Cisplatin + Bleomycin + Etoposid (3-6 Zyklen, bei fehlendem Ansprechen od. Rezidiv ist mit Cyclophosphamid + Vincristin + Actinomycin auch noch eine Heilung mögl.
- Rezidivierender Aszites: Mitoxantron (Onkotrone®) od. Cisplatin intraperitoneal
- Bei Tumorprogression trotz Chemotherapie od. Frührezidiv (= palliative Indikation): Versuch einer Chemotherapie mit Etoposid (Vepesid®) od. Carboplatin + Topotecan (Hycamtin®) od. Treosulfan (Ovastat®) od. Gemcitabin (Gemzar®) oder Doxorubicin (Caelyx®) + Topotecan. Bei fehlendem Erfolg kann auch eine endokrine Therapie versucht werden (Ansprechrate aber nur <20 %), z.B. hochdosiert Gestagene (200-400 mg/Tag Medroxyprogesteronacetat), Tamoxifen od. GnRH-Analoga.

- Beimedikation gegen Übelkeit: z.B. Ondansetron (Zofran®), bei Paclitaxel zusätzlich 20 mg Dexamethason (wegen Allergiegefahr)
- Second-look-Op/Laparoskopie: zum Staging nur noch indiziert, wenn bei der primären Op keine komplette Tumorentfernung mögl. war ⇨ evtl. bei Ansprechen auf die Chemotherapie dann Tumorrestentfernung mögl.
- Palliativ: Strahlentherapie bei Knochenmetastasen zur Schmerzlinderung; bei inoperablem Befund od. Tumorrezidiv indiziert, wenn wegen vorbestehender Niereninsuffizienz od. Kardiomyopathie keine Chemotherapie mögl. ist. Punktion bei rezidivierendem Aszites.
- Selbsthilfegruppen: Frauenselbsthilfe nach Krebs e.V., B6 10/11, 68159 Mannheim Tel: (06 21) 2 44 34, Fax: (06 21) 15 48 77, Internet: http://www.frauenselbsthilfe.de und Arbeitsgemeinschaft Gynäkologische Onkologie, Internet: http://www.eierstock-krebs.de

Prog: insg. schlecht, 5-JÜR aller Ovarialkarzinome **30-40 %**, der Verlust an Lebenserwartung für eine Frau mit einem Ovarialkarzinom beträgt statistisch 11 Jahre.
Hauptproblem sind die **späte Diagnose** durch fehlende Frühsymptome (70-80 % d.F. werden im ungünstigen Stadium FIGO IIB-IV diagnostiziert) sowie die **hohe Rezidivgefahr** (55 % d. Pat. entwickeln ein Rezidiv)
FIGO I: 80%ige 5-JÜR (IA/IB: 95 %), II: 60 %, III: 23 %, IV: nur noch 14%ige 5-JÜR.
Mit der Polychemotherapie ist in 1/3 d.F. eine Komplettremission mögl.

Kompl:
* Aszites (Peritonealkarzinose) ⇨ aufgetriebenes Abdomen, Tumorkachexie
* Blutabgang aus dem Endometrium (bei Östrogenbildung im Tumor)
* Intestinale Obstruktion bei Ausbreitung im Becken ⇨ Ileusgefahr, akutes Abdomen, Obstruktion der Harnleiter ⇨ Stauungsniere
* Stieldrehung bei großem Tumor od. Ruptur des Tumors mit Blutung ⇨ akutes Beschwerdebild (akutes Abdomen)
* Pleurakarzinose

Op:
* Verletzung von Harnblase, Rektum, Gefäße
* postoperative Verwachsungen
* **Tumorrezidiv** (dadurch ergibt sich auch die insg. eher schlechte Gesamtprognose), eine erneute Op bei Tumorrezidiv ist i.d.R. nur bei einem Spätrezidiv (>12 Mon. rezidivfreies Intervall nach Beendigung der Primärtherapie) erfolgversprechend. Eine Chemotherapie hat in der Rezidivsituation letztlich nur **palliativen Charakter** und sollte sich daher auch an der Lebensqualität orientieren, eine kurative Therapie gibt es für die Rezidivsituation derzeit nicht.
* Chemotherapie: allgemein Haarausfall (⇨ Perücke verschreiben), Übelkeit und Erbrechen (⇨ Antiemetika, z.B. Ondansetron [Zofran®] od. Granisetron [Kevatril®], + Glukokortikoide als Begleitmedikation), Knochenmarkdepression (⇨ Leukozytenzahl 1x/Wo. kontrollieren), platinhaltigen Chemotherapeutika neuro- u. nephrotoxisch

Proph:
- ♥ Eine allgemeine Vorsorge für das Ovarialkarzinom wird derzeit für die Allgemeinbevölkerung nicht empfohlen, da es mit den heutigen Verfahren nicht möglich ist, frühe Stadien zu erkennen.
Bei Pat. mit familiärem Ovarial-/Mammakarzinom und Nachweis eines Gendefektes (BRCA-Mutation) kann eine prophylaktische beidseitige Ovarektomie und Mastektomie nach Abschluss der Familienplanung erwogen werden. Derzeit wird ab dem 25. Lj. ein jährliches Vorsorgescreening mit CA-125-Bestimmung u. Sonographie der Ovarien und halbjährliche klinische Kontrollen für das Mammakarzinom empfohlen.
- ♥ Die Einnahme hormonaler Kontrazeptiva verringert das Risiko für Ovarialkarzinome (relatives Risiko: 0,5).
- ♥ Tumornachsorge: zu Beginn in 3-monatigem Abstand, dann nach 2 Jahren alle 6 Monate: gynäkologische Untersuchung, Blutbildkontrolle, Tumormarker (steigt CA 125 wieder an, ist dies ein Hinweis auf ein Rezidiv), alle 12 Monate zusätzlich Sono-Abdomen und Mammographie

DD:
- Ovarialzysten (s.o.), Ovarialödem, Endometriose
- Benigne Ovarialtumoren (s.o.), Borderline-Tumoren des Ovars (potentiell maligne, s.o.)
- Metastasen anderer Tumoren im Ovar usw. (s.o.)
- Extraovarielles seröses Karzinom: feinknotige Peritonealkarzinose mit Histologie wie beim Ovarialkarzinom, ohne dass das Ovar selbst der Primärtumor ist; Ther. wie Ovarialkarzinom

MAMMA

Vorbemerkung: Die Lehre von den Erkrankungen der weiblichen Brust wird **Senologie** genannt.

Anatomie

Lok: Die Mammae (Syn: Brust- oder Milchdrüsen) liegen jeweils von der 2.-3. bis 6.-7. Rippe und von der vorderen Axillar- bis zur Parasternallinie. Verschieblich verbunden sind sie mit der Faszie des M.pectoralis maj., evtl. auch mit der Faszie des M.serratus ant. (als Lobus axillaris bei sehr großer Brust). Die Entwicklung der Brustdrüse erfolgt vornehmlich in der Pubertät (Mammogenese) durch den Anstieg der ovariellen Hormone.
Gewicht (nach der Pubertät): 200-450 g, in der Schwangerschaft bis 600 g, beim Stillen bis 800 g.

Aufbau: aus 2 Teilen: Drüsenkörper und Fett-Bindegewebs-Körper

- **Drüsenkörper:** 15-20 bindegewebig getrennte, radiär angeordnete Lappen (Lobus) mit je einem Milchgang (Ductus lactiferus). 1 Lobus besteht wiederum aus 10-15 Lobuli mit 10-15 Ductuli. 1 Lobulus (Drüsenläppchen) besteht aus 20-40 Azini (beerenförmige Drüsenendstücke) mit den Alveolen (bilden die Milch). Alveolen und Azini haben Myoepithelzellen, die sich durch Oxytocin-Stimulation (v.a durch den Saugakt) kontrahieren können.
- **Fettkörper:** umhüllt die Drüsenlappen, fehlt unter dem Warzenhof und nimmt im Laufe des Lebens zu.
- **Bindegewebe:** um die Lappen u. Läppchen, von Nerven und Gefäßen durchzogen. Das Bindegewebe ist sehr hormonsensibel (⇨ prämenstruelles Syndrom mit Brustspannen bei nachlassender Gestagenwirkung). Die großen Septen um die einzelnen Drüsenlappen geben Stabilität (sog. COOPER-Ligamente).

Brustwarze (Syn: **Mamille**, Papilla mammae): vom pigmentierten Warzenhof (**Areola** mammae) umgeben, mit Duft- (Glandulae areolares, MONTGOMERY-Drüsen), Schweiß- und Talgdrüsen. Glatte Muskulatur zur Erektion der Brustwarze für den Saugakt.
Vor der Mamille erweitern sich die Milchgänge zu Milchsinus (Sinus lactiferus), verengen sich dann wieder und münden dann an der Spitze der Brustwarze (einige Lobi haben auch einen gemeinsamen Ausführungsgang) und sind als kleine Vertiefungen sichtbar.

Arterien: – **Medial:** Rami mammarii mediales (hauptsächlich aus dem 2. u. 3. ICR) aus der A.thoracica interna (Syn: A.mammaria int., aus der A.subclavia)
- **Lateral:** Rami mammarii laterales der Thoraxarterien aus dem Stromgebiet der A.axillaris (v.a. A.thoracica lat. und A.thoracodorsalis)
- **Basis:** Interkostalarterien
Die med. u. lat. Arterien verlaufen konzentrisch im subkutanen Fettgewebe und anastomosieren um dem Warzenhof und unter dem Warzenhof.

Venen: Warzenhof mit Plexus venosus areolaris. Verbindung zwischen subkutanen und tiefen Venen. Abfluss zur V.thoracica interna, Vasa thoracica lateralia und evtl. zu Bauchwandvenen (V.thoracoepigastrica) und nach kranial zur V.jugularis externa.

Nerven: Rami cutanei laterales et anteriores aus den Interkostalnerven (hauptsächlich 2.-6.) und vom Hals aus die sensiblen Nn.supraclaviculares des Plexus cervicalis.

Lymphabfluss:
1. zur Axilla (Level I-III): Nll.pectorales, interpectorales, axillares centrales u. apicales (infraclaviculares) und weiter nach supraklavikulär, zervikal
2. entlang der A.mammaria int. zu parasternalen u. mediastinalen Lk (und weiter entlang den Rippen zum Duct.thoracicus vor der Wirbelsäule)
3. zur kontralateralen Brustseite (über die Nll.interpectorales)

Das **axilläre Gebiet** ist am wichtigsten für das Mamma-Ca ⇨ am häufigsten betroffen, bei der Op. leicht zugänglich. Es besteht aus ca. 30-60 Lk; wichtigste Gruppe = Level I (lat. des lateralen M.pectoralis-Randes), durchschnittl. 12 Lk ⇨ als erste u. häufigste Station von Metastasen befallen

Mamma | Seite 83

(erster Lk = Sentinel-Lk). Entfernung dieser Lk bei der Op. v.a. aus prognostischen Gründen und zur Festlegung der weiteren Therapie.

Physiologie

Laktation: Die Milchproduktion und -sekretion in den Zellen der Alveolen/Acini und den terminalen Gängen sowie die Exkretion durch die Myoepithelzellen ist hormonabhängig:
Durch den abrupten Abfall der Plazentahormone + Anstieg des Prolaktin kommt es zum Milcheinschuss. Für 2-3 Tage post partum wird die Vormilch = **Kolostrum** sezerniert.
- **Prolaktin** (aus Adenohypophyse): Vorbereitung (Laktogenese) und Aufrechterhaltung der Milchsekretion (Galaktogenese und Galaktopoese)
- **Oxytocin** (Sekretion aus der Neurohypophyse, Produziert in Hypothalamuskerngebieten): Ausschüttung v.a. auf taktilen Reiz an der Mamille ⇨ Kontraktion der Myoepithelzellen der Ausführungsgänge der Mamma ⇨ Entleerung der Milch (Galaktokinese)
- Östrogen, hPL (human placental lactogen): Stimuliert die Drüsenepithelproliferation
Gestagen: Fördert die Sekretionsbereitschaft

Allgemeine Untersuchung der Brust

Allgemein: alle Befundangaben werden immer mit der Angabe des Quadranten versehen
Inspektion: Haltung ⇨ Arme locker hängen lassen, Arme über Kopf, Arme in die Hüfte gestemmt
Größe und Form: Ein Tumor kann sowohl eine Verkleinerung als auch eine Vergrößerung bewirken, wichtig ist der Seitenvergleich und anamnestische Angabe.
Oberflächenkontur: Einziehung, Abflachung, Hautverfärbung, Knötchenbildung, Apfelsinenhaut durch Ödematisierung, Vermehrte Venenzeichnung.
Mamille: Lageveränderung, Ekzem, Pro- oder Retraktion, Sekretion.
Palpation: Mit der flachen Hohlhand von außen nach innen palpieren. Normale Konsistenz nimmt von lateral nach medial ab. Verschieblichkeit der Haut über dem Drüsenkörper und der Lk in der Achselhöhle sowie supraklavikulär überprüfen.

KONGENITALE ANOMALIEN DER MAMMA

Bestehen schon von Geburt an oder mit Pubertät einsetzend.

Athelie: Fehlen einer oder beider Brustwarzen ⇨ Ther: ggf. kosmetischer Ersatz (von der Gegenseite, Schamlippe od. evtl. Tätowierung)

Amastie: Fehlen einer oder beider Mammae (= Aplasie) ⇨ Ther: Prothesen-Implantation bei psychischer Belastung

POLAND-Symptomenkomplex: einseitige Hypo- od. Aplasie der Mamille od. Mamma und des M.pectoralis, Hypo- od. Aplasie der gleichseitigen Niere, homolaterale Syndaktylien der Hand (pathogenetisch durch frühembryonalen Verschlusses der A.subclavia bedingt)

Anisomastie: unterschiedliche Größe beider Mammae ⇨ Ther: bei Beschwerden (v.a. psychische Beeinträchtigung) Mammareduktionsplastik einer Seite od. Brustaufbau auf der kleineren Seite

Tubuläre Brust: unzureichende Entwicklung der beiden unteren Quadranten, riesige Brustwarze, dadurch schlauchförmiges Aussehen (sog. „Rüsselbrust") ⇨ Ther: Prothesen-Implantation und Mamillenkorrektur bei psychischer Belastung

Hohl-, Spalt- u. Flachwarzen: stellen evtl. ein Stillhindernis dar

Polythelie: überzählige Brustwarzen (entlang der sog. Milchleiste, diese geht von der Axilla bis zur Vulva, beim Mensch ist normalerweise nur das 4. Drüsenpaar der Säugetiere ausgebildet, s. Abb.)
Häufigkeit: 1-5 % der Frauen

Formen: Polythelia areolaris = zusätzlicher Warzenhof ohne Mamille und Drüsengewebe, Polythelia mamillaris = zusätzliche Mamille, Polythelia completa = zusätzliche Mamille und Areola (ohne Brustdrüsengewebe), Lok: meist Axilla od. ober-/unterhalb der Grenze der Mamma
Ther: Entfernung aus kosmetischen Gründen

Polymastie: meist an einer Stelle im Bereich der Milchleiste
Mamma aberrans (Polymastia glandularis): zusätzliches heterotopes Drüsengewebe (meist in Verlängerung des oberen äußeren Quadranten/Axilla od. Vulva) ohne Mamille
Polymastia completa: rudimentäre, komplette zusätzliche Mammae (Mamille, Areola + Drüsengewebe)
Klin/Kompl: während der Schwangerschaft/Laktationsperiode Anschwellung, Sekretverhaltung, Mastitis
Ther: Entfernung aus kosmetischen Gründen und wegen des erhöhten Entartungsrisikos

WACHSTUMSBEDINGTE FEHLBILDUNGEN

Mikromastie (= Mammahypoplasie, Gewicht <200 g): meist beide Mammae betroffen
Ät: konstitutionell bedingt, juvenile Hypoplasie, extremes Untergewicht (Anorexie), Adrenogenitales Syndrom, ULLRICH-TURNER-Syndrom, Pseudohermaphroditismus, involutionsbedingte Hypoplasie nach längerem Stillen
Die Brustdrüsenentwicklung ist bis zum 17. Lj. abgeschlossen (operaitve Korrekturen sollten daher auch nicht früher durchgeführt werden)
Ther: bei psychischer Belastung ggf. Augmentationsplastik mit Silikoneinlage (kosmetische Op.)
Kompl. der Op: fibröse Kapselschrumpfung, Silikonleckage

Makromastie (Gigantomastie): Größenzunahme einer oder beider Brüste über das dem Alter entsprechende Maß hinaus (Brustvolumen >800 ml).
Ät: Pubertätsmakromastie, Graviditätsmakromastie
Kompl: sekundäre gewichtsbedingte Wirbelsäulenbeschwerden, erosive Infektionen in der Submammarfalte durch die Ptose
Ther: Mammareduktionsplastik; ist die Brust sehr groß, muss zusätzlich die Mamille nach oben transplantiert werden (als freie Mamillentransplantation, Schnittführung s. Abb.). Die Mamille wächst auch fast immer wieder an, jedoch dann grundsätzlich Sensibilitätsverlust und natürlich kein Stillen mehr möglich.

Mastoptose: "Hängebusen" (bei Adipositas, Bindegewebeschwäche und Drüsenatrophie im höheren Alter) ⇨ Mammareduktionsplastik

Mammareduktionsplastik

MASTITIS

Syn: Mastadenitis, Mammaentzündung, Entzündung der Brustdrüse
Mastitis nonpuerperalis (= außerhalb des Wochenbettes), ICD-10: N61
Mastitis puerperalis (= im Wochenbett) ICD-10: O91.2
Thelitis (= Entzündung nur der Brustwarze) ICD-10: N61

Ät: – Wochenbett oder beim Stillen (begünstigt durch Milchstau, Rhagaden der Mamille/Areola, ungenügende Stillhygiene, Übertragung von Keimen aus dem Nasen-Rachenraum des Neugeborenen) = **Mastitis puerperalis** (ca. 70 % der Mastitiden)
– Sekretstau bei Hyperprolaktinämie
– Verletzungen der Brust od. Mamille, Brustwarzenpiercing, Ekzem der Warze
– Prädisp.: Zigarettenrauchen

Mamma | Seite 85

Path: ♦ **Aszendierende Infektion** über das Milchgangsystem oder über Risse an der Brustwarze (durch Saugakt ⇨ Entzündung der Brustwarze = **Thelitis**), dann ins Parenchym über die **Lymphbahnen** ausbreitend
♦ Keime: meist **Staph. aureus**, selten Proteus, Bacteroides, E.coli, Pyocyaneus od. Mischinfektion. Tuberkulose, Mykosen od. Parasiten sind in Deutschland extrem selten.

Epid: ◊ Prädisp.alter: 20.-30. Lj. und 50.-60. Lj., daneben gibt es noch die Neugeborenenmastitis
◊ Eine Mastitis puerperalis entwickelt sich in ca. 1 % der Schwangerschaften und ist eine der häufigsten Komplikation des Wochenbettes, meist 1-2 Wo. nach der Geburt

Klin: ⇨ Derbe druckempfindliche Infiltration tastbar
⇨ Schmerz, Schwellung, Rötung, Überwärmung der Brust, schmerzhafter Stillvorgang
⇨ **Fieber**, Schüttelfrost, frühzeitige **axilläre Lk-Schwellung**
⇨ Später tastbare Fluktuation bei Gewebeeinschmelzung (= mastitischer Abszess), evtl. gelblich-eitrige Mamillensekretion

Diag: 1. Anamnese und klinische Untersuchung
2. Sonographie: Einschmelzungen, Abszesse
3. Labor: Blutbild, BSG, CRP, Prolaktin
4. Mikrobiologische Untersuchung + Antibiogramm von Abszesspunktaten

Ther: • Konservativ: bei Thelitis lokale Salbenbehandlung (z.B. Dexpanthenol, Bepanthen®)
Mastitis puerperalis: Kühlung (z.b. mit Quark) und Ruhigstellung der Brust (Abpumpen der Milch, Hochbinden der Brust), mit der nicht betroffenen Brust weiterstillen
Med: **Prolaktinhemmer** (niedrigdosiert Bromocriptin: 2 x 1,25 mg/Tag, Pravidel®), Antiphlogistika, **Antibiose** (penicillinasefestes Penicillin, z.B. Oxacillin [Stapenor®] oder Erythromycin, bei nonpuerperaler Form mit Cotrimoxazol od. einem Cephalosporin + Metronidazol)
• Kann mit den kons. Maßnahmen eine Abszessbildung nicht verhindert werden, dann im Spätstadium: Förderung der Einschmelzung durch Wärme (Rotlicht) ⇨ dann operative Abszessspaltung
• Operativ: Ind: Spätstadium (Abszessbildung)
– Abszessspaltung durch **radiäre Inzision** (Schonung der Milchgänge)
  Bei retromammärer Lokalisation Zugang über BARDENHEUER-Bogenschnitt (in der submammären Falte)
– Evtl. Spülung/Instillation mit antibiotischer Lösung, **Drainage** der Abszesshöhle
– Ggf. Nekrosenabtragung

Prog: Primär gut, Rezidive kommen aber in bis zu 40 % d.F. vor.

Kompl: ∗ Einschmelzung und **Abszessbildung**: intramammärer (glandulärer) Abszess, retromammärer Abszess, Subpektoralphlegmone, subkutaner (präglandulärer) Abszess, paramammärer Abszess, MONTGOMERY-Abszess (= Furunkel einer Talgdrüse der Areola mammae)
∗ Nekrotisierung von Drüsengewebe
∗ **Rezidive** bzw. chronische Mastitis mit **Fistelbildung** (insb. bei Raucherinnen) ⇨ Ther: operative Entfernung des Fistelganges, bei weiterem Rezidiv: Resektion des retroareolären Milchgangbündels
∗ Tuberkulose: Fistelbildung ⇨ Ther: Fistelspülungen, Antituberkulotika

Proph: ♥ Hygiene beim Stillen beachten, richtige Stilltechnik, ggf. Stillhütchen zur Schonung der Mamillen benutzen

DD: – Mastopathie, granulomatöse Mastitis (autoimmunologisch)
– Thrombophlebitis der Brust
– Tuberkulöse Mastitis (mit Fisteln und livider Verfärbung, ausgehend von einer Lungen-TBC hämatogen gestreut oder per continuitatem von den Rippen übergreifend)

- Tumoren der Brustdrüse (insb. bei chron. Abszessen mit geringen Entzündungszeichen), Morbus PAGET (ekzematöse Veränderung der Brustwarze mit Carcinoma in situ in den Milchgängen), inflammatorisches Mammakarzinom ⇨ bei Unsicherheit der Diagnose Biopsie und histologische Untersuchung durchführen.

GYNÄKOMASTIE

Def: Abnorme Größenzunahme einer oder beider männlicher Mammae durch Drüsen- und/oder Fettgewebshypertrophie, ICD-10: N62

Ät: – **Idiopathisch** (ca. 50 % d.F.)
- Hormonell (Östrogenüberschuss, Androgenmangel): KLINEFELTER-Syndrom (XXY), testikuläre Feminisierung (Organresistenz gegen Testosteron), REIFENSTEIN-Syndrom (Pseudohermaphroditismus), Hypothyreose, Kastration, Hodenatrophie, hormonbildende Hodentumoren (Chorionepitheliom, SERTOLI-Zell-Tumor, LEYDIG-Zell-Tumor), Hypophysentumor (mit gesteigerte Sekretion von Prolaktin od. Gonadotropinen), Akromegalie, NNR-Tumoren, Androgenrezeptordefekt
- Leberzirrhose (vermehrte Östrogenkonversion aus Testosteron/Androstendion), Hungerdystrophie, chron. Hämodialyse
- Paraneoplastisch (Bronchial-Karzinom), bei BASEDOW-Krankheit, myotoner Dystrophie
- Medikamentös: Spironolacton, Herzglykoside (Digitalis), α-Methyldopa, Reserpin, Meprobamat, Phenothiazin
Hormontherapie: Östrogene (Ther. bei Prostatakarzinom), Testosteron, hCG
Anabolika bei Sportlern! (Bodybuilder, Leistungssportler)
- Physiologische Gynäkomastie: Neugeborenenperiode, **Pubertät**, Senium

Etlg: # Echte Gynäkomastie: hormonabhängige Vergrößerung des Brustdrüsenparenchyms
 # Falsche Gynäkomastie (Pseudogynäkomastie): Lipideinlagerung bei **Adipositas** (Lipomastie), Tumoren (z.B. Lipome)

Klin: ⇒ Größenzunahme (beidseits bei hormoneller oder medikamentöser Form, sonst häufig nur einseitig ein Knoten tastbar)
 ⇒ Nicht schmerzhaft
 ⇒ evtl. Galaktorrhoe (Mamillensekretion z.B. bei Hyperprolaktinämie)

Diag: 1. Anamnese (Medikamente, Hormonpräparate bei Sportlern) und klinische Untersuchung: Hoden, Behaarungstyp kontrollieren
 2. Labor: Hormonbestimmung v. Östrogen, Testosteron, Prolaktin, LH, hCG, Schilddrüsenhormone; Leberwerte
 3. Sonographie: DD: Zyste / Knoten
 4. Evtl. Kerngeschlechtsbestimmung
 5. Tumorsuche: Rö-Hypophyse (Rö-Sella od. CCT/MRT), Lunge, Nebennieren (CT/MRT)

Ther: • Eine Gynäkomastie von Neugeborenen, in der Pubertät und im Senium ist physiologisch und bedarf keiner Therapie
 • Konservativ: Androgensubstitution bei nachgewiesenem Hypogonadismus mit Testosteronmangel
 • Operativ: Ind: meist Wahleingriff (psychologisches, kosmetisches Moment), daher Pat. gut aufklären, bei Karzinomverdacht immer
  – Lokalanästhesie (Tumeszenz), periareolärer Schnitt (= Schnittgrenze entlang der pigmentierten Warzenhofgrenze, somit später kaum eine Narbe sichtbar) od. submammäre Inzision
  – Bei lediglich einzelnem Knoten wird nur dieser exstirpiert, sonst scharfe Präparation

und Entfernung des gesamten Drüsenkörpers, evtl. in Kombination mit einer Liposuktion, Einlage einer Drainage
Immer **Histologie** durchführen! (Ausschluss eines Karzinomes)
– Postoperativ: Redon-Drainage ex am 2. postop. Tag, Fäden ex am 5.-8.Tag. Elastischer Brustwickel zur Wundkompression direkt postop. für 1 Woche.

DD: – Fibrome, Fibroadenome, Lipome, retromammäre Angiome
– **Mammakarzinom** des Mannes (insb. bei einseitiger Vergrößerung ⇨ Histo wichtig!)
– Adipositas (Lipomastie) = Pseudogynäkomastie

MASTOPATHIE

Syn: Mammadysplasie, Mastopathia cystica fibrosa SCHIMMELBUSCH, Mastopathia chronica fibrosa cystica, ICD-10: N60.-

Def: Verschiedene proliferativ-hyperplastische oder regressive Umbauvorgänge der Milchgänge, der Drüsenbestandteile und/oder des Bindegewebes der Brust.

Ät: – Endokrine Dysregulationen, labile Zyklusfunktion (insb. im Klimakterium)
– Gestagenmangel (dadurch relativer Östrogenüberschuss)
– Gehäuftes familiäres Auftreten (genetische Disposition)
– diabetische Mastopathie (bei prämenopausal lange bestehendem Diabetes mellitus)

Path: ♦ Histo: vielgestaltiges Bild möglich: Verschmelzungszysten der Drüsenazini, adenomartige Strukturen, papilläre Zystenwandwucherungen, Milchgangektasien, intra- oder extraduktale Epithelproliferationen, Epithelmetaplasien, myoepitheliale Zellwucherungen
♦ Meist überwiegen **zystische** oder **fibrotische** Veränderungen
♦ Mastopathie mit atypischer Proliferationstendenz und Zellatypien bedingt ein erhöhtes Karzinomrisiko = komplizierte Mastopathie

Epid: ◊ **Häufigste gutartige Veränderung der Brust**, fast die **Hälfte aller Frauen** betroffen
◊ Meist im geschlechtsreifen Alter, Gipfel im 40.-50. Lj. (Beginn des Klimakteriums)

Etlg: Gradeinteilung der Mastopathie nach PRECHTEL (1972)

Grad I:	Einfache Mastopathie **ohne** Epithelproliferationen (70 % d.F.)
Grad II:	Mastopathie **mit Epithelproliferationen**, aber ohne Zellatypien (20 % d.F.)
Grad III:	Mastopathie **mit atypischer Epithelhyperplasie** (= Präkanzerose), aber ohne die als Carcinoma in situ definierten Zeichen (ca. 10 % d.F.)

Klin: ⇒ Kirschkerngroße gut abgrenzbare verschiebliche Verhärtungen (höckeriger Drüsenkörper, kleinzystisch-knotig, sog. "Schrotkugelbrust")
⇒ Evtl. prallelastische tastbare Zysten, evtl. milchartige Mamillensekretion
⇒ Prämenstruelles Schwere- und Spannungsgefühl (= **Mastodynie**), evtl. Ausstrahlung der Schmerzen in die Axillarregion und Arm

Diag: 1. Anamnese (zyklusabhängige Beschwerden?) und klinische Untersuchung (Palpation): kleine verschiebliche Knötchen, ggf. Mamillensekretion auf Druck
2. Sonographie: solide und zystische Strukturen
3. Mammographie: kleinknotige dichte Veränderungen, im Stadium III ggf. Mikroverkalkungen zu sehen (DD: Mammakarzinom ⇨ histologische Untersuchung erforderlich)
4. Punktionszytologie, Jet-Biopsie
5. Endgültige Diagnose: **Histologie** bei Exstirpation der Knoten

Ther: • Konservativ: bei Grad I Gestagengabe (z.B. Lynestrenol, Orgametril®) ab Mitte des Zyklus, gestagenhaltige Salben (Progesteron, Progestogel®), Prolaktinhemmer (Bromocriptin), antigonadotropes Steroid (z.B. Danazol, Winobanin®) od. gestagenbetonte Ovulationshemmer ➪ beheben nur die Symptome, keine Heilung
• Operativ:
– Mastopathie Grad I-II: Exstirpation des Knoten und histologische Untersuchung
– Mastopathie Grad III: häufig Knotenrezidive und Therapieresistenz ➪ einfache oder subkutane Mastektomie mit Erhalt der Mamille, evtl. Einlage eines Expanders, anschließend Silikonprothese
– Mikroverkalkungen können unter Röntgenkontrolle mittels Mammotom abgesaugt werden od. offene Biopsie nach vorheriger Markierung unter Röntgenkontrolle

Prog: Entartungsrisiko der Mastopathie Grad III ist 3- bis 4fach erhöht!, daher ist in diesem Stadium eine operative Entfernung des Brustdrüsengewebes gerechtfertigt:

Kompl: ∗ Entzündung ➪ Mastitis
∗ Zystenbildung ➪ Punktion und zytologische Untersuchung
∗ Entartungstendenz (PRECHTEL II u. III) ➪ Karzinomentstehung

Proph: ♦ Bei bekannter Mastopathie: Mammographische und sonographische Kontrollen in 12-monatigem Abstand, klinische Kontrollen in ½-jährigem Abstand

DD: – Gutartige Tumoren der Brust
– Diabetische Mastopathie (bei lange bestehendem Typ-I-Diabetes)
– Carcinoma in situ der Brust
– **Mammakarzinom** (muss durch die Histologie letztlich immer ausgeschlossen werden)
– **DD des Brustschmerzes:** zyklusabhängige Mastodynie, Mastitis, Milchgangektasie, HWS-/BWS-Schmerzen mit Ausstrahlung, koronare Herzkrankheit, Pleuritis

GUTARTIGE TUMOREN DER BRUST

Epid: Gutartige Geschwülste machen ca. 20 % der Mamma-Tumoren aus

Fibroadenom

Syn: Mammaadenom, engl. fibroid adenoma, ICD-10: D24

Path: ♦ Ät: fetal versprengte Drüsen, diese bestehen meist aus Bindegewebeanteilen (mesenchymal, Fibrom) und drüsigen Anteilen (epithelial, Adenom), selten reine Fibrome oder Adenome (1-3 %)
♦ Meist solitär, in 10 % d.F. auch multipel auftretend, in 5-10 % d.F. beide Mammae betroffen, Größe meist 1-3 cm
♦ Lok: peri- od. intrakanalikulär mit Bindegewebskapsel
♦ Dignität: **gutartig**, deutliche Wachstumsprogredienz in der Schwangerschaft und Laktationsperiode, Stimulation des Wachstums durch Östrogenwirkung
♦ Postmenopausal: häufig regressive Veränderungen (Verkalkungen)

Epid: ◊ Vor allem bei **jungen Frauen** 20.-35. Lj., etwa 1/3 der Frauen betroffen
◊ **Häufigster gutartiger Tumor der Brust** (ca. 75 % d.F.)

Klin: ⇒ Deutlich abgrenzbarer, verschieblicher, harter Knoten
⇒ Nicht schmerzhaft

Diag: 1. Anamnese und klinische Untersuchung: Palpation
2. Sonographie: solider, echoarmer, scharf begrenzter Knoten
3. Mammographie: homogene Verschattung
4. Bei kleinen Fibroadenomen (bis max. 3 cm) bei Frauen zw. 20-40 J. reicht eine ultraschallgesteuerte Stanzbiopsie mit **histologischer Untersuchung** zur Sicherung der Diagnose aus. 1/3 der Fibroadenome bilden sich im Verlauf zurück. Aufgrund der Unsicherheit insb. der Pat. wird häufig dann später doch noch eine Exstirpation des Knotens durchgeführt.

Ther: Operativ: **Exstirpation des Knotens** und histologische Untersuchung.
Eine subkutane Mastektomie kann bei Befall der gesamten Brust notwendig sein.

Prog: Gut, keine Risikoerhöhung für ein Mammakarzinom.

DD: – Lipom (aus dem Brustdrüsenfettgewebe entwickelnd) ⇨ Ther: Exstirpation des Knotens
– Hamartom (gutartiger Tumor aus Brustdrüsengewebe, „Mamma in der Mamma") ⇨ Ther: Exstirpation des Knotens (geht gut, da Hamartome von einer Kapsel umgeben sind)
– Adenom (selten, überwiegend aus azinären und tubulären Anteilen bestehend) ⇨ Ther: Exstirpation des Knotens
– Mastopathie, Solitärzysten, Fettgewebsnekrose ("Ölzyste")
– Phylloidestumor (**Cystosarcoma phylloides**) seltener, rasch und groß wachsender, mit dem Fibroadenom pathogenetisch verwandter Tumor, ca. 20 % sind maligne (Sarkom) ⇨ Ther: immer komplette Exstirpation und Histologie, bei Malignitätsnachweis Mastektomie
– Mammasarkom (ausgehend vom Bindegewebe), **Mammakarzinom** (muss durch Biopsie oder Histologie des Op.-Präparates letztlich immer ausgeschlossen werden)

Papillom

Syn: Milchgangpapillom, engl. ductal breast papilloma, ICD-10: D24

Path: ♦ Histo: papillomatöse Milchgangepithelwucherung (gefäßführendes Bindegewebe, mit Epithel überzogen)
♦ Vorkommen: in den Milchgängen (**intraductal**) oder in Zysten
♦ Lok: meist mamillennah gelegen
♦ Dignität: meist gutartig, die Papillomatose (= multiple Milchgangspapillome) zeigt ein erhöhtes Entartungsrisiko

Epid: In der Menopause gehäuft, insb. bei fibrös-zystischer Mastopathie

Klin: Blutende/**sezernierende Mamma** (pathologische Mamillensekretion)

Diag: 1. Anamnese und klinische Untersuchung
2. Sonographie: erweiterter Milchgang, solider kleiner Tumor
3. Röntgen: Mammographie und **Galaktographie** ⇨ erweiterter Milchgang, stecknadelkopfgroße Kontrastmittelaussparungen
4. Exfoliativzytologie

Ther: Operativ: Papillom-/Milchgangexstirpation (Resektion des betroffenen Lappens)

DD: – Galaktorrhoe (milchige Mamillensekretion) bei **Hyperprolaktinämie** (z.B. durch Hypophysenadenom, Medikamenten-NW, Hypothyreose)
– Mastopathie, aberrierendes Gangsystem ⇨ jede sezernierende Mamma muss abgeklärt werden!
– **Mammakarzinom** (muss durch die Histologie letztlich immer ausgeschlossen werden), insb. duktales Karzinom (= von den Milchgängen ausgehend)

MAMMAKARZINOM

Syn: **Brustkrebs**, bösartige Neubildung der Mamma, ICD-10: C50.9

Ät: – **Prädisposition:** Nullipara („hoher sozioökonomischer Status", „Nonnen-Karzinom"), späte Erstparität (>30. Lj.), nicht stillende Frauen, frühes Menarchenalter (vor 12. Lj.) u. spätes Menopausenalter (nach 52. Lj.), Adipositas in der Postmenopause/Senium (vermehrte Konversion von Androstendion zu Östrogen im Fettgewebe), Makromastie, Diabetes mellitus, **Zigarettenrauchen** (besonders erhöhtes Risiko, wenn bereits in der Jugend geraucht wird), erhöhter Alkoholkonsum, vorangegangenes Mamma-Ca der Gegenseite (5- bis 10faches Risiko)
– **Familiäre Brustkrebsbelastung**/genetische Disposition in ca. 5 % d.F. (z.B. Schwester erkrankt: 8faches Risiko, Mutter vor dem Klimakterium erkrankt: 4faches Risiko) ⇨ Suche nach Gendefekten möglich: am häufigsten sind Mutationen im **BRCA-1-Gen** (breast-cancer-Gen, aut.-dom., Chromosom 17_{q21}, in 80 % d.F. sind diese dann Hormonrezeptoren negativ und haben ein früheres Erkrankungsalter und eine Risikoerhöhung bei Schwangerschaft) od. BRCA-2-Gen (aut.-dom., Chrom. 13_{q12-13}), seltener auch im TP53-Gen (LI-FRAUMENI-Syndrom, Chrom. $17_{p13.1}$), ATM-Gen (Ataxia teleangiectatica, Chrom. 11_{q23}), PTEN-Gen (COWDEN-Syndrom mit multiplen Hamartomen, Chrom. 10_{q23})
⇨ bei Genmutationen ergibt sich ein hohes Erkrankungsrisiko (10faches Risiko), Life-time-risk für ein Mammakarzinom dann 80-90 % + gleichzeitig erhöhtes Risiko für die Entwicklung eines **Ovarialkarzinoms** (s. dort), Hirntumoren (Astrozytome), Sarkome und Leukämien
– Fibrozystische präkanzeröse **Mastopathie** (Stadium: **Prechtel III** der Mastopathie) mind. 10%iges Entartungsrisiko
– Carcinoma in situ: ductale, lobulare, Morbus PAGET der Mamille (ekzematöse Veränderung mit Rötung und nässenden krustenartigen Belägen auf der Brustwarze mit Carcinoma in situ in den großen Ausführungsgängen), in 30-50 % d.F. entwickelt sich später ein invasives Karzinom!
– 3 % aller Karzinome entstehen während einer Schwangerschaft (mit gleicher Prognose wie außerhalb der Schwangerschaft)
– Med: Hormonale Kontrazeptiva: Wirkung ist letztlich noch nicht abschließend beurteilt (widersprüchliche Studien), vermutlich aber kein signifikanter Effekt
Hormonsubstitution in den Wechseljahren: Risikoerhöhung insb. bei längerdauernder Einnahme **>5 J.** (relatives Risiko 1,35)
– Strahlung: Risikoerhöhung (3faches Risiko für damals 10- bis 20-jährige Frauen bei den Atombombenabwürfen in Japan im 2. Weltkrieg). Durch die regelmäßigen Mammographien (alle 2 J., je 4 Aufnahmen) extrem geringe, statistische Risikoerhöhung von 0,05 %
– Allgemein positiv: frühe erste Geburt (mehrere Geburten <30. Lj., längeres Stillen) sowie regelmäßige sportliche Aktivität in jungen Jahren **VERRINGERN** das Risiko!

Path: ♦ Diskutiert wird ein Östrogenübergewicht im Körper
♦ Wachstum: insb. bei alten Frauen sehr langsam, man geht von einer Zeitspanne von 10-20 Jahren aus, bis ein Tumor eine Größe von 1 cm erreicht hat
♦ Lok: Quadrant
außen, oben 50 % 15 %   5-25 % multizentrisch in einer Mamma
             15 %   1-3 % primär in beiden Mammae
             10 %   5 %

♦ Histo: **duktal** (= von den Milchgängen ausgehend, ca. 75 % d.F., Unterformen: tubulär, papillär, medullär, adenoid-zystisch, mukoid, Gallert, Comedo, inflammatorisch), **lobulär** (= von den Lobuli od. Azini ausgehend, ca. 15 % d.F.) und Mischformen
nicht invasiv und **invasiv** wachsend
♦ Metastasierung: insg. leider häufige und relativ **frühe** Metastasierung. Es wird geschätzt, dass bei der Primärbehandlung bereits mind. 50 % d. Pat. (klinisch oft noch nicht nachweisbare) Metastasen haben.

Mamma | Seite 91

Lymphogen: hauptsächlich **ipsilaterale Axilla** (insb. bei Tumoren in den äußeren Quadranten, aber auch bei den inneren Quadranten), parasternale Lk = A.mammaria-interna-Lk (bei Tumoren in den inneren Quadranten), seltener: supraklavikuläre Lk, retrosternale/mediastinale Lk, kontralaterale Mamma
Hämatogen: Skelett (osteolytische Knochenmetastasen in Rippen, Becken, Wirbelkörper [LWS > BWS], Femur), Pleura, Lunge, Haut/Weichteile, Leber, ZNS, Ovarien, Uterus, Nebennieren

Epid: ◊ **Häufigstes Karzinom der Frau**,
Life-time-risk: in Deutschland erkrankt statistisch **jede 10. Frau** im Laufe ihres Lebens! 25 % der Malignome bei der Frau entfallen auf das Mammakarzinom.
◊ Inzidenz: 75/100.000/Jahr (145/100.000 Frauen/Jahr), in Deutschland ca. 47.000 Neuerkrankungen/Jahr (weltweit über 1 Mio.). In der Tendenz nimmt die Häufigkeit weiter zu und das mittlere Manifestationsalter sinkt. Die Mortalität nimmt insg. aber leicht ab (durch die Früherkennung und die besseren adjuvanten Therapiestrategien).
Geographische Faktoren: in Nordeuropa und USA deutlich höhere Inzidenz als z.B. in Ostasien od. Südamerika und die weiße Bevölkerung ist häufiger betroffen als die schwarze.
◊ In Deutschland sterben jährlich ca. 19.000 Frauen, weltweit 370.000 an einem Mammakarzinom
◊ Altersverteilung: 45.-50. Lj. und **>60. Lj.** weiter zunehmend (bis zu einer Inzidenz von 500/100.000 Frauen/Jahr bei den >70jährigen), vor dem 35. Lj. sehr selten.
Während einer Schwangerschaft kommt ein Mammakarzinom mit einer Inzidenz von ca. 1:10.000 Schwangere vor.
◊ Männer machen ca. 1 % d.F. aus (meist hochmaligne, familiär mit Mutationen im BRCA-2-Gen), entspricht **w >>> m** (= 100:1), Ausnahme: bei Knaben und Mädchen vor der Pubertät etwa gleich häufig vorkommend (insg. aber extrem selten in dieser Altersstufe).

Etlg: # **TNM-Klassifikation** (gilt auch für Karzinome der männlichen Brust, bei multiplen Tumoren wird das T nach dem größten bestimmt, intramammäre Lk werden wie axilläre klassifiziert)

T_{is}:	Carcinoma in situ = nicht infiltrierendes intraduktales Ca od. lobuläres Carcinoma in situ oder Morbus PAGET der Mamille ohne nachweisbarem Tumor

T_1:	Tumor <2 cm (T_{1mic}: <0,1 cm, T_{1a}: 0,1-0,5 cm, T_{1b}: 0,5-1 cm, T_{1c}: 1-2 cm)
T_2:	Tumor 2-5 cm
T_3:	Tumor >5 cm
T_4:	Tumor jeglicher Größe mit Infiltration in Brustwand (T_{4a}) oder Haut (T_{4b}), (T_{4c} = T_{4a} + T_{4b}), entzündliches (inflammatorisches) Karzinom (T_{4d})

N_0:	keine Lk befallen, isolierte Tumorzellen (ITC, <0,2 mm werden ebenfalls als N_0 klassifiziert)
N_{1mi}:	Lk-Mikrometastase (>0,2 mm bis 0,2 cm)
N_1:	Metastasen in 1-3 beweglichen ipsilateralen axillären Lk (N_{1a}), ipsilaterale Mikrometastase(n) in Lk entlang der A.mammaria int. (N_{1b}), (N_{1c} = N_{1a} + N_{1b})
N_2:	Metastasen in 4-9 fixierten ipsilateralen axillären Lk (N_{2a}) oder ipsilaterale klinisch erkennbare Metastase(n) in Lk entlang der A.mammaria int. (N_{2b}) ohne gleichzeitige axilläre Lk-Metastasen
N_3:	Metastasen in ≥10 ipsilateralen axillären Lk od. ipsilaterale infraklavikuläre Lk (N_{3a}), Lk entlang der ipsilateralen A.mammaria interna + axillären Lk (N_{3b}) oder ipsilaterale supraklavikuläre Lk (N_{3c})

M_1:	Nachgewiesene Fernmetastasen (auch kontralaterale Mamma, Lk ab zervikaler Lok., Lk entlang der kontralateralen A.mammaria int.)

Stadiengruppierung: I: $T_1N_0M_0$
IIA: $T_2N_0M_0$ und $T_1N_1M_0$　　　IIB: $T_3N_0M_0$ und $T_2N_1M_0$
IIIA: $T_{1-2}N_2M_0$ und $T_3N_{1-2}M_0$　　IIIB: $T_4N_{0-2}M_0$
IIIC: alle N_3M_0　　　　　　　　　　IV: alle M_1

Gynäkologie

St.Gallener-Risikoeinteilung (von 2005, diese wird alle 2 Jahre überarbeitet):

- **Low-risk-Mammakarzinom**: Tumorgröße <2 cm Durchmesser, Lk-Befall negativ, Östrogenrezeptor (und/oder Progesteronrezeptor) positiv, niedriges histologisches und zytologisches Stadium (Grading 1), keine peritumorale vaskuläre Invasion, HER-2 neg. sowie Alter der Pat. >35 J. (es müssen *alle* Bedingungen erfüllt sein)
- **Medium-risk-Mammakarzinom**: Lk neg., aber Alter <35 J. od. Tumorgröße >2 cm od. Grading 2/3 od. HER-2 pos. oder Lk-Befall positiv (**1-3 Lk** befallen) mit HER-2 neg.
- **High-risk-Mammakarzinom**: Lk-Befall **positiv** (4 od. mehr Lk befallen oder 1-3 Lk befallen mit HER-2 pos.), **Fernmetastasierung**

Klinische Einteilung der axillären Lymphknoten:
- Level I: untere axilläre Nodi (lat. des lat. Randes des M.pectoralis minor)
- Level II: mittlere Axilla u. interpektorale (ROTTER)-Lk
- Level III: apikale Axilla und Lk medial des medialen Randes des M.pectoralis minor), ausschließlich der als subklavikulär oder infraklavikulär bezeichneten Lk

Zusätzliche Lk-Gebiete:
- subklavikuläre od. infraklavikuläre, supraklavikuläre, ipsilaterale Lk an der A.mammaria int. (gehören gem. neuer TNM-Klassifikation jetzt alle zu den regionären Lk)
- Kopf (zervikale, juguläre Lk ⇨ werden als Fernmetastasen klassifiziert = M1) und Streuung in das Blut über den Duct.thoracicus (⇨ Fernmetastasen in anderen Organen)

Klin: ⇒ **KEINE DIREKTEN FRÜHSYMPTOME!**, als erstes ist ein **tastbarer Knoten** zu finden (50 % d.F. befinden sich derzeit bei Diagnose bereits im Stadium T_2 od. höher, mit der Einführung eines generellen Mammographie-Screenings sollte dies sinken)

Selten: zirkumskripter Schmerz, Parästhesien, Kribbeln, blutig-seröse Mamillensekretion, Ekzem der Brustwarze (Morbus PAGET)

⇒ **Spätzeichen: Einziehung der Haut** (Plateauphänomen, bei der Untersuchung auch das JACKSON-Phänomen = bei der Kompression der Brust Einziehung der Haut im Bereich des Tumors) und Adhärenz (Unverschieblichkeit), **Retraktion der Mamille** (evtl. auch ringförmige Furche um die Mamille), *peau d'orange* (Apfelsinenhaut = Grobporigkeit und feinhöckerige Vorwölbungen durch lokales Lymphödem über dem Tumor), Hautödeme, entzündlich infiltrierte Haut (inflammatorisches Karzinom), kleine Tumorknoten in der Haut,

Größenveränderung der Brust (Vergrößerung aber auch Verkleinerung mögl.), **axilläre Lymphknotenschwellung**, Lymphödem des ipsilateralen Armes,

Fortgeschritten: **exulzerierender Tumor**, Fixation des Tumors auf dem M.pectoralis major oder sogar am Brustkorb (*Cancer en cuirasse* = Panzerkrebs)

⇒ Bei ossären Metastasen: persistierende Wirbelsäulen-, Extremitäten- oder Gelenkschmerzen, pathologische Fraktur

Diag: 1. **Anamnese** (Risikofaktoren, gynäkologische Anamnese, Veränderungen der Brustdrüse), **Familienanamnese** (familiäre Disposition)

2. **Klinische Untersuchung:** im Vergleich beide Mammae auf Konsistenz, Verhärtungen, Größe, Form, Abgrenzbarkeit, Verschieblichkeit, Schmerzhaftigkeit von Knoten beurteilen, axilläre, infra- + supraklavikuläre **Lk-Gebiete abtasten**, Klopfschmerzhaftigkeit von Wirbelsäule u. Extremitäten

Wichtig: Die Palpation der Brust von der Patientin selbst ergibt einen positiven Befund meist erst bei einer Größe >2 cm mit harter, nicht druckschmerzhafter, höckeriger Konsistenz ⇨ stets die **ärztlichen Vorsorgeuntersuchungen** empfehlen! Erschwerend für eine Frühdiagnose ist eine allgemein knotige Brust (Mastopathiebrust)

3. **Röntgen: Mammographie** in 2 Ebenen (beide Mammae oblique Schrägaufnahme und

Mamma | Seite 93

kranio-kaudal, wenn mögl. kurz nach der Menstruation, Treffsicherheit: 85-95 %) ⇨ Tumoren ab 5 mm erkennbar: Herdschatten mit **sternförmigen Ausläufern** (sog. "Krebsfüßchen") und **gruppierte Mikroverkalkungen** (insb. bei intraduktalen Karzinomen, 95 %ige Treffsicherheit).
Selten Galaktographie erforderlich: bei einseitiger Mamillensekretion indiziert ⇨ pathologische Milchgangabbrüche weisen auf ein Mammakarzinom hin.
4. Ultraschall: Schallabschwächung bei einem soliden Tumor (Tumorschatten), unscharfe Begrenzung, Inhomogenität, Komprimierbarkeit eingeschränkt bei malignen Tumoren (insg. geringe Spezifität). In der farbkodierten Duplexsonographie kann eine vermehrte Flussrate dargestellt werden (durch Gefäßneubildungen im Bereich von Karzinomen).
5. MRT mit KM (T1-gewichtet mit Gadolinium) mit guter Sensitivität u. Spezifität mögl., kann für spezielle Fragestellungen eingesetzt werden (z.B. Rezidivtumor, diskrepante Befunde zwischen Mammographie und Sonographie, kleine brustwandnahe Herde, Status hinter einem Silikonimplantat, Vorsorge für Pat. mit BRCA-Gendefekt)
6. Thermographie: Hyperthermie im Tumorbereich (DD: Mastitis)
7. Feinnadelpunktion (evtl. ultraschallgesteuert, Ø 0,5 mm) od. besser Jet-Biopsie (Hochgeschwindigkeitsstanze, Ø 1 mm) od. Vakuumbiopsie mit dem Mammotom (Ø 3 mm), bzw. PE (Probeentnahme) des gesamten Knotens mit Sicherheitsabstand und **intraoperativer Schnellschnitt** (bei suspekten Bezirken auch aus beiden Mammae gleichzeitig)
Histologie des Operationspräparates mit Bestimmung des histologischen Typs und Differenzierungsgrades (= tubuläre Differenzierung, Anzahl der Mitosen, Zellpolymorphie ⇨ G1-G3), des S-Phasen-Anteils der Zellen und Bestimmung des **Hormonrezeptorstatus** (insb. Östrogene: ER-/ER+ u. auch Gestagene: PR-/PR+) des Tumorgewebes (ca. 80 % aller Mammakarzinome sind Östrogen- oder Progesteron-Rezeptor-positiv)
Zusätzlicher Prognoseparameter: Bestimmung des **HER-2-Proteins** (human epidermal growth factor receptor 2) durch immunhistochemische Bestimmung am Op-Präparat, (HercepTest^{TM}, in den USA ist auch bereits ein Serumtest zugelassen) ⇨ eine Überexpression (Score 3+) zeigt eine mögl. höhere Rezidiv- und Metastasierungsrate und somit schlechtere Prognose mit höherer Letalität an.
Weitere Prognoseparameter (derzeit alle noch unter Studienbedingungen) sind die Bestimmung von Kathepsin-D, Protease (Plasminogenaktivator u. -inhibitor) uPA u. PAI-1, Cyclin, p27^{kip1}, koregulatorische Proteine NCOR1 u. AIB1, Genexpressionsanalyse (DNA-Mapping), Mikrometastasen im Knochenmark.
8. Staging: wurde mit Mamma-Ca operativ bestätigt ⇨ Mammographie der Gegenseite (wenn nicht schon präop. erfolgt), Rö-Thorax (ggf. auch CT-Thorax), Skelettszintigraphie (bei verdächtigen Bezirken Röntgenkontrolle bzw. konventionelle Rö-Tomographie), Sonographie des Abdomens (Leber!), gynäkologische Sonographie, ggf. CT-Schädel bei neurologischer Pathologie
9. Labor: Tumormarker CEA, MCA, CA 15-3, CA 19-9, CA 549 (als Verlaufskontrollparameter bei erhöhtem Ausgangswert) und Kontrolle auf erhöhtes Prolaktin. Bestimmung von LH, FSH u. Östrogen zur Klärung der Frage ob prä- oder postmenopausal.

Ther: • **Operativ:** Ind: kurative Absicht oder palliativ zur Tumormassenreduktion bei Inoperabilität (Vorliegen von Fernmetastasen)
Alle Verfahren sind Gegenstand vieler Studien. Das heutige operative Standardverfahren ist bei entsprechender Indikation die **brusterhaltenden Operation** (60-70 % d.F.).
– **Brusterhaltende Therapie:** Ind: T$_{is}$, T1 oder bis max. 2,5-3 cm Tumordurchmesser **Quadrantenresektion** (nach VERONESI), bzw. Wide excision (Lumpektomie) = **Tumorentfernung mit 2 cm Sicherheitsabstand** + Entfernung der **axillären Lk** (u. evtl. infraklavikulärer Lk) ⇨ mind. 10 Lk sollten dabei entfernt werden (Level I-II bis zur V.axillaris). Alternativ kann heute bei T1 (ggf. auch bei T2) und klinisch freier Axilla nur der radioaktiv- u. farbmarkierte Sentinel-Lk (sog. „Wächter"-Lk) entnommen werden ⇨ nur wenn dieser befallen ist, werden dann die restlichen axillären Lk entfernt (Pat. über das Verfahren aufklären, da es noch kein Standard ist). Bei T$_{is}$ keine Lk-Entfernung.
Nach brusterhaltender Op erhält die Restbrust immer eine **Bestrahlung** (vermindert die Rezidivrate).
Bei Tumoren <2 cm, keinen Lk-Metastasen, Grading 1 und Hormonrezeptoren pos. (= Low-risk-Mammakarzinom) kann auf eine weitere (adjuvante) Therapie verzichtet od. eine endokrine Therapie durchgeführt werden.

- **Eingeschränkt radikale Mastektomie** (Modifiziert nach PATEY) Ind: alle Tumoren >3 cm, Befall der Brustwarze, multizentrische Tumoren, Infiltration der Haut od. auch Wunsch der Patientin:
  Ablatio mammae (Resektion des Brustdrüsengewebes mit der Mamille und querovaläre Schnittführung im Hautniveau, s. Abb.) **+ Entfernung der regionären und axillären Nodi Level I + II** (ca. 16-20 Lk vom Hautschnitt der Brust aus), Level III wird nur entfernt, wenn Level I u. II makroskopisch befallen aussehen.
- Die **ultraradikale Mastektomie** (nach ROTTER-HALSTED), die noch vor 20 Jahren als Standard angesehen wurde (dabei neben der Entfernung der gesamten Mamma, noch Resektion des M.pectoralis maj. et min., der axillären Lk und der parasternalen Lk entlang der A.mammaria interna) wird heute nur noch in wenigen Fällen angewendet (z.B. bei Durchbrechen des Tumors durch die Faszie des M.pectoralis maj.).
- Postoperativ: Redon-Drainage ex am 2. postop. Tag, Fäden ex. an der Brust am 8. Tag, in der Axilla am 10. Tag

- **Rekonstruktion:** An eine Mastektomie kann sich in gleicher Sitzung (wenn keine Radiatio erfolgen wird) od. sekundär eine subpektorale Expandereinlage anschließen. Die endgültige Prothese (kohäsives Silikongel) wird dann 3-6 Monate später unter den M.pectoralis eingesetzt.
  Alternativ ist ein Brustaufbau mit körpereigenem Gewebe durch Latissimusdorsi-Schwenklappen (für kleine Brust, s. Abb.) oder TRAM-Flap (transversaler muskulokutaner Lappen, mit dem unteren Anteil des M.rectus abdominis getunnelt vom Bauch aus verschoben, s. Abb.) od. DIEP-Flap (deep inferior epigastric artery perforator, ist ein mikrochirurgisch frei transplantierter Lappen vom Bauch mit Anschluss an Mammaria-int.- und thorakodorsale Gefäße) mögl., sind aber alle sehr aufwändig.

  Latissimus-Lappen   TRAM-Flap

  Zeitpunkt: nach Strahlentherapie od. nach Mastektomie in gleicher Sitzung, wenn sicher keine Radiatio erforderlich ist. Später dann noch Mamillenrekonstruktion durch freie Transplantation einer halben Mamille von der Gegenseite (Nipple-Sharing) od. durch Tätowierung. Ggf. auch Reduktionsplastik der Gegenseite bei unterschiedlicher Brustgröße.

- **Adjuvante Maßnahmen** (= zusätzliche **postoperative** Polychemotherapie / Hormontherapie / Bestrahlung) heute obligat bei allen Mammakarzinomen ab *mittlerem* Risiko. Die Therapieverfahren sind Gegenstand vieler Studien und werden laufend für die verschiedenen Risikogruppen weiterentwickelt und angepasst.
  1. Bei **Lk positiven** Mammakarzinomen:
     mit Hormonrezeptor-pos.: Polychemotherapie + anschließende Hormontherapie
        bei nur Medium-risk-Mammakarzinom (max. 1-3 Lk befallen u. HER-2 neg.) auch nur Hormontherapie mögl.
     mit Hormonrezeptor-neg.: Polychemotherapie
  2. Lk neg. Mammakarzinomen, aber mit **Hormonrezeptoren neg.** erhalten eine Polychemotherapie, bei Hormonrezeptoren pos. Hormontherapie
  3. Bei **metastasiertem Mammakarzinom** (durch die Ther. kann aber keine Heilung erreicht werden): bei hormonabhängigen Tumoren endokrine Therapie
     bei langsamer Progression: Monochemotherapie (z.B. Anthracyclin od. Taxan)
     bei weiterer Progredienz: Polychemotherapie (Epirubicin + Paclitaxel), ggf. + nichtzytostatische Substanzen (Antikörper, s.u.)

  Durchführung:
  Polychemotherapie: heute meist mit 6 Zyklen (4 Wo. nach Op beginnen, Zyklus alle 3 Wo.) der Zytostatika **5-Fluorouracil** + ein **Anthracyclin** (gehören zu den „Antibiotika", Wirkstoffe: Epirubicin od. Adriamycin [Syn: Doxorubicin]) + **Cyclophosphamid** (FEC-Schema). Ein weiterer Vorteil ergibt sich bei Hormonrezeptor-neg.-Tumoren noch durch den Austausch des 5-FU gegen ein **Taxan** (Paclitaxel, Taxol® od. Docetaxel, Taxotere®). In Studien werden auch eine dosisdichte Ther. versucht (weniger Pausen zwischen den

Mamma | Seite 95

Zyklen). Weiterhin wird erprobt, ob eine präop. gegebene Chemotherapie besser ist. Das bisher verwendete Chemotherapieschema CMF mit 6 Zyklen (1 Zyklus/Monat) Cyclophosphamid (Alkylans) + Methotrexat (Antimetabolit) + 5-Fluoruracil (Antimetabolit) wird nur noch selten eingesetzt (hat geringere Toxizität als das FEC-/FAC-Schema). Bei erfolgloser Chemotherapie (Metastasierung und nachgewiesene HER-2-Überexpression 3+, s.o.) ist ein Versuch mit dem monoklonalen **Antikörper** Trastuzumab (Herceptin®, bindet an den HER-2-Rezeptor, NW: kardiotoxisch), ggf. auch in Kombination mit einem Taxan (Paclitaxel, Taxol® od. Docetaxel, Taxotere®) od. einem Aromatasehemmer mögl. Auch eine zusätzliche, kontinuierliche orale Gabe des Zytostatikum Capecitabin (Xeloda®) kann versucht werden.

Für eine Hochdosis-Chemotherapie mit autologer Stammzelltransplantation bei Hochrisikopatientinnen (>9 Lk befallen) ergab sich in neuen Studien ein geringer Vorteil in Bezug auf das rezidivfreie Überleben. Diese Therapieform ist aber noch in der Diskussion und hat natürlich hohe Toxizität.

Bestrahlung: Im Anschluss an die Chemotherapie (od. auch simultan) bei allen Tumoren >5 cm, >3 pos. Lk, R1/2-Resektion oder nach brusterhaltender Op **Radiatio** mit 50 Gy + 10 Gy direkt auf das Tumorbett. Eine supraklavikuläre Axillabestrahlung (50 Gy) erfolgt ab pN2.

Hormonale Therapie: wird im Anschluss an die Op bzw. nach Chemotherapie bei Hormonrezeptor-pos.-Tumoren gegeben,

als additive Hormontherapie mit:

– **Tamoxifen** (20 mg/Tag, Nolvadex®) = **Antiöstrogen** (mit Östrogen-Partialwirkung) ist das Mittel der Wahl bei Lk positiven, prämenopausalen Frauen mit pos. Hormonrezeptorstatus für 5 Jahre (bei jungen prämenopausalen Frauen in Kombination mit GnRH-Analoga, s.u.). Postmenopausale Frauen erhalten Tamoxifen für 2-3 J. gefolgt von einem Aromatasehemmern für weitere 2-3 J. (insg. 5 J. Hormontherapie). Toremifen (Fareston®) wirkt wie Tamoxifen, etwas weniger NW auf das Endometrium (s.u. bei Kompl.)

– Gestagene hochdosiert (Methoxyprogesteron 2 x 500 mg/Tag, Farlutal®, Clinovir® od. Megestrol 160 mg/Tag, Megestat®) = haben antiöstrogene Wirkung, Ind: bei Metastasierung

– evtl. Androgene (= funktionelle Antiöstrogene) od. Kortisolsubstitution

und/od. als ablative Therapie (= Entfernung eines Bestandteils des Hormonregelkreises):

– **Aromatasehemmer** (Anastrozol 1 mg/Tag [Arimidex®], Letrozol 2,5 mg/Tag [Femara®] od. Exemestan 25 mg/Tag [Aromasin®]): Hemmung der Umwandlung von Testosteron in Östradiol durch Katalyse der Aromatase. Diese waren bisher bei Tamoxifenversagen od. nicht tolerablen Tamoxifen-NW indiziert; die Aromatasehemmer zeigen aber teilweise bessere Wirksamkeit als Tamoxifen (und weniger NW, außer Osteoporose), sodass diese postmenopausal auch schon primär für 5 Jahre (bei HER-2 pos.) od. ergänzend eingesetzt werden (bzw. nach bereits laufender Tamoxifentherapie im Anschluss gegeben werden).

– GnRH-Analoga [Gonadotropin Releasing Hormon] (Goserelin, Zoladex®): anregende Funktion auf die Hypophyse ⇨ Überstimulation ⇨ verminderte Gonadotropinausschüttung (FSH ↓, LH ↓) = funktionelle Ovarektomie (sog. Menolyse, Ind: jüngere prämenopausale Frauen, für 3 J. in Kombination mit Tamoxifen geben)

– Östrogenrezeptor-Down-Regulation: Fulvestrant (Faslodex™) kann bei Tamoxifen- od. Aromatasehemmerversagen und Metastasierung versucht werden

– evtl. Bromocriptin (Pravidel®) bei erhöhtem Prolaktinspiegel

– Operativ (heute nur noch selten durchgeführt, indiziert bei Versagen der medikamentösen Therapie): Ovarektomie bzw. Ovarialbestrahlung im Sinne einer Kastrationsbestrahlung (= Radiomenolyse) od. Adrenalektomie

- Konservativ: **Radiatio** als **palliative** Maßnahme (z.B. bei Inoperabilität), Applikation: großflächig auf die Thoraxwand und Axilla im tangentialen Strahlengang und/oder kleinvolumig gezielt auf Metastasen (z.B. Wirbelkörper, Gehirn). Zur Schmerzlinderung bei ossären Metastasen werden auch Radionuklide (radioaktives Bisphosphonat, ¹⁵³SM-EDTMP, Quadramet®) und/od. die Gabe von Bisphosphonaten (Clodronat, Ostac® od. Zoledronat, Zometa® od.) eingesetzt.

- Schwangerschaft: Diagnostik und operative Ther. gleich und ohne Einschränkung während der Schwangerschaft mögl., Polychemotherapie ab der zweiten Schwangerschaftshälfte mögl., besser jedoch erst im Wochenbett (und dann auch nicht stillen). Bestrahlung und Hormontherapie erst nach Ende der Schwangerschaft beginnen. Fetale Metastasen

Seite 96 | **Gynäkologie**

wurden bisher nicht beobachtet (jedoch in der Plazenta mögl. ⇨ histologische Untersuchung der Plazenta nach der Geburt durchführen).
Betroffene Pat. sollten in das Register der German Breast Group aufgenommen werden (Internet: http://www.germanbreastgroup.de/pregnancy).
Schwangerschaftsplanung: bei (jungen) Pat. mit Z.n. einem Low-risk-Mammakarzinom, die 2 J. rezidivfrei sind, bestehen keine Einwände gegen eine Schwangerschaft.
Zur Ovarprotektion kann bei jungen Pat. vor u. während einer notwendigen Chemotherapie mit GnRH-Analoga die Ovarialfunktion ruhiggestellt und damit die Chancen für eine spätere Schwangerschaft erhöht werden. Es kann auch vor Therapie entnommenes Ovarialgewebe kryokonserviert werden.
Kontrazeption: hormonale Kontrazeptiva sollten nicht gegeben werden (⇨ Barrieremethoden, z.B. Kondome od. IUP einsetzen oder bei abgeschlossener Familienplanung Sterilisation).

- Informationen für Ärzte u. Betroffene: Deutsches Krebsforschungszentrum - Krebsinformationsdienst (KID) Heidelberg, Im Neuenheimer Feld 280, 69120 Heidelberg, Brustkrebstelefon: (0 62 21) 42 43 43, Internet: http://www.krebsinformation.de
Weitere Internetadressen: http://www.mammakarzinom.at, http://www.brustkrebs.de, http://www.breastcancerprevention.org, http://www.brustkrebsvorbeugen.de

Prog: Insgesamt versterben 50 % der Frauen, die an einem Mammakarzinom erkranken. Statistisch gehen jeder erkrankten Frau 6 Jahre ihrer ausstehenden Lebenserwartung verloren.
5-JÜR aller Mammakarzinome zusammen bei optimaler Ther.: **79 %** (10-JÜR: 50 %)
5-JÜR bei T_1 85 %, T_2 75 %, T_3N_{1-2} 55 %, T_4N_{1-3} 40 %, M_1 15 % (mittlere Überlebenszeit bei einem Rezidiv mit Skelettmetastasen 2 J., bei Organmetastasen 6-12 Mon.)

Kompl: * Knochenmetastasen mit Spontanfrakturgefahr (pathologische Fraktur), bei Wirbelkörpermetastasen Gefahr der Querschnittsymptomatik ⇨ Radiatio durchführen, ggf. operative Stabilisierung
* Inflammatorisches Karzinom durch Ausbreitung in den Lymphspalten ⇨ schlechte Prog.

Op: * Verletzung des N.intercostobrachialis (sensible Innervation des med. Oberarms) bei der axillären Lk-Ausräumung (wird sehr häufig durchtrennt)
Verletzung des N.thoracodorsalis u. evtl. des N.thoracicus longus oder Anteile des Plexus brachialis, Thrombophlebitis der Vv.thoracoepigastricae
* Einschränkung der Schulterbeweglichkeit, chronische Schmerzen im Arm ⇨ Ther: Krankengymnastik
* **Lymphödem des Armes** (insg. bei ca. 20 % d.F., meist innerhalb der ersten 12 Mon. nach Op. beginnend, aber auch noch nach Jahren mögl.), insb. nach ausgedehnter axillärer Lk-Entfernung (Level III) und Bestrahlungstherapie
Ther: täglich manuelle Lymphdrainage, Entstauungsgymnastik und Kompressionsbandage für ca. 4 Wo., danach Lymphdrainage bei Bedarf 1-2/Wo. und Kompressionsarmstrumpf
Sonderform: STEWART-TREVES-Syndrom (= sekundäres Lymphangiosarkom bei schwerem chronischem Armlymphödem) mit schlechter Prog.
* **Loko-regionäres Tumorrezidiv od. Fernmetastasen noch nach Jahren** möglich (bis zu 20 Jahre, bedingt durch das sehr langsame Wachstum), Risiko: 5-15 %
* Silikonprothesen: Kapselfibrose, Leckage, Verschlechterung von Autoimmunkrankheiten
* TRAM-/DIEP-Flap: aufwändige Op, sehr lange (schmerzhafte/hypästhetische) Narbe am Bauch, Lappennekrose (bis Lappentotalverlust), Bauchwandhernie mögl.
* Radiatio: Teleangiektasien, Induration der Haut, vermehrt Armlymphödeme
* Chemotherapie: Haarausfall (⇨ Perücke verschreiben), Übelkeit und Erbrechen (⇨ Antiemetika, z.B. Ondansetron [Zofran®] od. Granisetron [Kevatril®], + Glukokortikoide, z.B. 20 mg Dexamethason als Begleitmedikation (⇨ Leukozytenzahlkontrolle 1x/Wo.), Amenorrhoe (+ Sterilität durch POF-Syndrom = premature ovarian failure) und Osteoporose (evtl. vorab Knochendichtemessung, um einen Ausgangswert zur Beurteilung einer therapiebedingten Osteoporose zu haben). Die NW sind bei anthracyclinhaltiger Chemotherapie insg. ausgeprägter.
* Tamoxifen-Langzeitmedikation: Stimulierung des Wachstums des Uterusendometriums (durch Östrogen-Partialwirkung) ⇨ vermehrt Endometriumhyperplasie, -polypen und

Endometriumkarzinom (2- bis 4faches Risiko), Thrombozytopenie, Thromboembolien, klimakterische Beschwerden

Proph: ♥ <u>Vorsorgeuntersuchung:</u> ab 30. Lj. 1x /Jahr Tastuntersuchung durch den Arzt
<u>Wichtigste Maßnahme:</u> **jede Frau sollte 1x/Monat selbst die Brust abtasten!** (Zeitpunkt: möglichst kurz nach der Menstruation)
Im 40. Lj. einmalige **Mammographie** (als Vergleichsaufnahme für später, sog. Basis-Mammographie), dann vom 50.-69. Lj. in 2- bis 3-jährigem Abstand. Bei Risikopatientinnen (z.B. Brustkrebserkrankung der Mutter od. Schwester) jährliche Mammographie, mit den Untersuchungen 5 J. vor dem Erkrankungsalter der jüngsten betroffenen Verwandten beginnen, ggf. Sonographie der Mamma als Ergänzung zur Mammographie.
Anmerkung: seit 2004 wird in Deutschland ein flächendeckendes Mammographie-Screeningprogramm für Frauen vom 50.-70. Lj. eingeführt (zusammen mit qualitätssichernden Maßnahmen, z.B. Zweitbefundung).
Bei familiärer Brustkrebsbelastung (Mammakarzinom der Mutter od. Schwester <30. Lj. od. Ovarial- + Mammakarzinom): Gentest auf Mutationen im BRCA-1- od. -2-Gen (Test ist sehr aufwändig, teuer, dauert ca. ½ Jahr und ist nur in universitären Zentren mögl.) nach vorheriger genetischer Beratung mögl. Bei defektem Gen ⇨ hohes Erkrankungsrisiko, daher häufigere (halbjährliche) und früher beginnende, klinische Kontrollen (ab 25. Lj.) durchführen.

♥ Bei Pat. mit familiärem Mamma-/Ovarialkarzinom und Nachweis eines Gendefektes (BRCA-Mutation) kann eine prophylaktische Mastektomie (mit der Pektoralisfaszie) und beidseitige Ovarektomie erwogen werden. Derzeit wird ein jährliches Vorsorgescreening mit CA-125-Bestimmung u. Ultraschallkontrolle für das Ovarialkarzinom und o.g. vorgezogene Vorsorge für das Mammakarzinom (ggf. mit MRT der Mamma bei jüngeren Betroffenen) empfohlen.
Bei. Pat. mit einem hohen Risikoprofil wird derzeit in Studien die Wirksamkeit einer Primärprophylaxe mit dem Östrogenrezeptor-Modulator Raloxifen [Evista®] oder mit dem Aromatasehemmer Anastrozol untersucht. Eine wirksame Prophylaxe ist mit Tamoxifen bereits belegt, hat jedoch für einen generellen Einsatz zu viele NW (u.a. Risiko für Endometriumkarzinom und Thrombosen) und die Prophylaxe hat nur Auswirkung auf Östrogenrezeptor-pos. Karzinome (45%ige Risikoreduktion). Bei Pat. mit potentiell hohem Risiko für ein Mammakarzinom kann Tamoxifen zur Prophylaxe eingesetzt werden.

♥ **Tumornachsorge:** sorgfältige klinische und psychisch betreuende Nachkontrollen beim Mamma-Ca empfohlen, da ein erhöhtes Risiko für einen Zweittumor besteht und Rezidive bis 20 Jahre nach Behandlung des Primärtumors möglich sind.
Die häufigsten Rezidive treten in den ersten 3 Jahren auf, daher anfangs für 3 Jahre **vierteljährliche Kontrolle** mit **Anamnese, körperlicher Untersuchung** (eine Labor-Kontrolle mit Tumormarkern, Rö-Thorax, Sonographie der Leber, Knochenszintigraphie usw. werden <u>nicht</u> empfohlen [aber doch manchmal durchgeführt], Konsensusbeschluss in Deutschland 2/1995. Weiterführende Untersuchungen nur bei klinischem Verdacht auf Rezidiv od. Metastasierung) + **Mammographie** bei erhaltener Brust halbjährlich und der kontralateralen Brust jährlich, ggf. + Mamma-Sonographie. Ab 4. Jahr postop. Kontrollen alle 6 Monate, ab dem 6. Jahr dann in jährlichem Abstand.
Sonstige gynäkologische Vorsorgeuntersuchung unabhängig davon immer einmal pro Jahr durchführen (bei Tamoxifen-Medikation alle ½ J. wegen mögl. Endometriumkarzinom).

♥ Lymphödemprophylaxe: am betroffenen Arm der Axilladissektion keine Injektionen!, Überanstrengung und insb. Verletzungen des Armes vermeiden, kein Sonnenbrand, vor Mückenstichen schützen

DD: – **Mastopathie, gutartige Tumoren** der Brust (s.o.)
– Abszesse, Zysten, TBC-Herde
– Mammasarkom: 3 % der Mammamalignome, sehr frühe hämatogene Metastasierung ⇨ Ther: Radikaloperation (nach ROTTER-HALSTED)
– Manifestation eines malignen Lymphoms in der Brust

SCHWANGERSCHAFT

SCHWANGERSCHAFTSENTWICKLUNG

Syn: Bestätigte Schwangerschaft, Konzeption, ICD-10: Z32.-

In zeitlicher Reihenfolge laufen folgende physiologische Prozesse ab:
- In der hormonellen Östrogen-Phase kommt es zur Follikelreifung im Ovar und Proliferation der Uterusschleimhaut. Mit dem hormonellen FSH- und LH-Peak kommt es dann zur **Ovulation** (Eisprung, s. Kap. Menstruationszyklus).

Koitus (Syn: Kohabitation, Vereinigung) = Geschlechtsverkehr mit Samenerguss (2-6 ml Ejakulat) des Mannes mit ca. 200-400 Mio. **Spermien** in die Vagina der Frau. In den Zervixkanal gelangen einige Millionen Spermien und vermischen sich mit dem Zervixschleim und sind dort für 2 Tage nachweisbar. Die Tuba uterina erreichen dann gerade noch ca. 500 Spermien durch die Eigenbeweglichkeit der Spermatozoen (Geschwindigkeit 30-40 µm/s).

Ist jetzt ein befruchtungsfähiges **Ei** (Ovulation) vorhanden kommt es im ampullären Bereich der Tube zur **Konzeption** (die Eizelle bleibt nach der Ovulation 6-12 Std. befruchtungsfähig, die Spermien 2-3 Tage).

In der folgenden hormonellen Gestagen-Phase (Syn: Corpus-luteum-Phase) kommt es zur Transformation der Uterusschleimhaut (Lam.functionalis lockert sich auf) in das prägravide Sekretionsstadium und die befruchtete Eizelle kann sich in das so vorbereitete Endometrium einnisten **(Nidation)**, s. Übersicht.

Im Einzelnen kommt es dabei zu folgende Vorgängen:
- Konzeption (= Befruchtung, Fertilisation): erfolgt durch aktives Eindringen (Akrosomenreaktion, s. Abb.) eines reifen Spermiums (Kapazitationsvorgang abgeschlossen) in die Eizelle (= Imprägnation). Nach dem Eindringen eines Spermiums verändert sich die oberflächliche Zona pellucida der Oozyte und wird für weitere Spermien undurchdringbar (Polyspermiebarriere). Gleichzeitig schließt die Oozyte die 2. Reifeteilung ab und es liegen nun die Zellkerne von Eizelle und Spermium nebeneinander (Pronukleusstadium), es folgt ⇨

Schwangerschaft | Seite 99

die Fusion der Zellkerne von Spermium und Eizelle (= **Konjugation** des jeweils haploiden Vorkerns [jeweils 22 Autosomen + 1 Geschlechtschromosom] der beiden Gameten. Das Ergebnis nennt sich dann **Zygote** mit einem vollständigen diploidem Chromosomensatz). Dann beginnt die mitotische Zellteilung (Furchung) der Zygote in jeweils kleinere Zellen (= **Blastomere**) bis zum Stadium der Morula ⇨
- **Morula** = 4- bis 8-Zellenstadium (3.-4. Tag p.c. [post conceptionem] = nach Befruchtung): hier sind die einzelnen Blastomere noch omni-/totipotent (= jede einzelne Zelle kann einen kompletten neuen Embryo bilden), bei einem Auseinanderfallen kann so ein eineiiger Zwilling (oder Mehrlinge) entstehen. Hieraus entwickelt sich dann die **Blastozyste** durch funktionelle Aufteilung der Zellen ⇨
- Es bildet sich die Blastozystenhöhle, diese besteht aus einer äußeren Zellschicht (= **Trophoblast**) und einer innere Zellmasse (= **Embryoblast** ⇨ daraus entwickelt sich der Embryo). Abgegrenzt wird sie außen immer noch durch die Zona pellucida. Kurz vor der Implantation eröffnet sich die Zona pellucida und die Blastozystenzellen schlüpfen heraus (engl. hatching) und die Nidation kann erfolgen ⇨

Nidation (= Einnistung, **Implantation**): der „Embryo" befindet sich bis zum 5. Tag post ovulationem noch in der Tuba uterina und erreicht dann durch den Zilienschlag, Sekretstrom und Peristaltik der Tuba uterina im Stadium der **Blastozyste** das Cavum uteri. Die Implantation erfolgt um den **6. Tag** p.c. bei funktionsfähigem Endometrium normalerweise hoch im Fundus uteri an der Vorder- od. Hinterwand.

Der Trophoblast (Syn: Blastoderm) hat begrenzt invasive Eigenschaften und dringt damit nach und nach in das Uterusendometrium ein (s. Abb.). Dabei kann es zu einem kurzen vaginalen Blutabgang kommen (Nidationsblutung, in ca. 5 % d.F. Eine Verwechslung mit einer „Menstruationsblutung" ist dann mögl. und die Schwangerschaft bleibt zunächst unbemerkt).

Der Trophoblast differenziert sich dann weiter in einen **Synzytiotrophoblast** (äußere vielkernige Schicht ⇨ hieraus entwickelt sich durch Eröffnung und Umwandlung der spiraligen Kapillargefäße des Endometriums bis zum 11.-12. Tag der uteroplazentare Kreislauf = Plazentation, s.u.) und in einen **Zytotrophoblast** (innere einkernige Zellschicht, sog. LANGHANS-Zellen ⇨ bilden mit der HEUSER-Membran den primären Dottersack bis zum 9. Tag anstelle der Blastozystenhöhle). Die Zytotrophoblastzellen bilden dabei die Zellen des Synzytiotrophoblast, die sich zu einem Zellschlauch ohne Zellgrenzen zusammenlagern.

Vom Zytotrophoblast reißt am 13. Tag der primäre Dottersack ab u. verbleibt als kleiner sekundärer Dottersack in d. verbliebenen Höhle, die jetzt Chorionhöhle (Exozölom) genannt wird (s. Abb.)
- Keimscheibe: am 8. Tag hat sich der Embryoblast bereits in 2 Keimblätter (**Ektoderm** u. **Entoderm**) differenziert, in der 3. Woche entsteht dann noch das **Mesoderm** durch Invagination von Ektodermzellen (damit sind dann alle 3 Keimblätter vorhanden ⇨ **Embryo**). Durch den Haftstiel bleibt die plateauförmige Embryonalanlage (auch Embryonalschild genannt) mit der Blastozystenwand verbunden (Haftstiel ⇨ entwickelt sich später zur Nabelschnur weiter).
- Zwischen dem Trophoblasten u. dem Ektoderm des Embryoblast bildet eine embryonale Zellschicht die **Amnionhöhle**. Im weiteren Verlauf stülpt sich diese von dorsal nach ventral über den Embryo und bildet damit die innerste (embryonale), ganz glatte Eihaut. Die Amnionzellen sezer-

nieren in der Folge Amnionflüssigkeit = **Fruchtwasser** in die Amnionhöhle. Die Amnionhöhle verdrängt dann die Chorionhöhle und Amnionzellen und Chorionzellen verschmelzen.
- Fruchtwasser (Syn: Liquor amnii, engl. amniotic fluid): klare Flüssigkeit Menge in der 10. SSW ca. 30 ml, 16. SSW ca. 150 ml, 20. SSW ca. 500 ml und am Ende der Schwangerschaft 800-1.500 ml, spez. Gewicht: 1,007, pH 7, enthält 500 mg/dl Proteine, 22 mg/dl Glukose, 23 mg/dl Harnstoff, abgeschilferte Wollhaare, Epidermisschüppchen u. Talgdrüsenreste sowie den fetalen Urin. Das Fruchtwasser wird ca. alle 3 Std. einmal ausgetauscht. Funktion: Transport- u. Austauschmedium, mechanisches Polster zum Schutz des Fetus.
- Chorion (= mittlere embryonale Eihaut): entwickelt sich aus dem Zytotrophoblast und ist zunächst ganz mit Zotten besetzt (Chorion villosum). Die Richtung Uteruslumen gelegenen Zotten atrophieren bis zum Ende des 2. SSM (partielle Zottenreduktion). Daraus entwickelt sich das Chorion laeve (= Zottenglatze) als mittlere Eihaut
Die der Uterusendometriumbasis (Decidua basalis) anliegenden Primärzotten aus Zytotrophoblasten und Synzytiotrophoblasten hingegen wirken weiter und entwickeln sich zum **Chorion frondosum** (Chorionplatte). Die Zottenbäume verschmelzen mit der Decidua basalis, entwickeln sich durch Einwachsen von mesenchymalem Gewebe zu Sekundärzotten weiter und sind ein Teil der **Plazenta**.
- Dezidua = das weiterentwickelte (mütterliche) Endometrium. Nach der Nidation unterscheidet man drei Abschnitte (s. Abb.):
1. Decidua capsularis (Syn: Decidua reflexa): überzieht das eingebettete Ei an der Implantationsstelle (Richtung Uteruslumen). Durch das Wachstum des Embryos wölbt sich diese immer weiter in das Uteruslumen hinein (ist dann die äußere, mütterliche Eihaut).
2. Decidua parietalis (Syn: Decidua vera): das die übrige Uterushöhle auskleidende Endometrium. Ab dem Ende der 16. SSW ist der Embryo so groß, dass Decidua capsularis u. Decidua parietalis ganz aneinanderliegen und miteinander verschmelzen. Das bisherige Uteruslumen ist damit verschwunden.
3. **Decidua basalis** (Syn: Decidua serotina, Basalplatte): liegt zwischen der Uterusmuskulatur und Eibasis. Zusammen mit der kindlichen Chorionplatte (Chorion frondosum) bildet sich hieraus die **Plazenta**.
- Eihaut: setzt sich aus 3 Anteilen zusammen, die alle miteinander verschmelzen
1. Amnionepithel (Syn: Schafshaut): innerste (zum Fetus hin gerichtete) Eihaut, embryonalen Ursprungs, ganz glatte Oberfläche
2. Chorion (Syn: Zottenhaut): mittlere Eihaut, trophoblastären Ursprungs
3. Dezidua (Syn: Siebhaut): äußerste Eihaut, mütterlichen Ursprungs. Diese kann noch in ein Stratum compactum und ein Stratum spongiosum unterteilt werden. Bei der Geburt erfolgt die Lösung der gesamten Eihäute und der Plazenta im Bereich des Stratum spongiosum.
- Bildung und Reifung der Plazenta (Syn: **Plazentation**, Entstehung des Mutterkuchens): diese entsteht aus dem kindlichen Teil (Pars fetalis) = Chorionplatte (Chorion frondosum) mit den zahlreichen Chorionzotten sowie dem mütterlichen Teil (Pars materna od. Pars uterina) aus der Basalplatte (Decidua basalis). Zwischen den Zotten (= **intervillöser Raum**) fließt das mütterliche Blut (= Placenta haemochorialis).
Ab dem 20. Tag p.c. werden die Sekundärzotten von (embryonalen) Blutgefäßen durchsetzt (und werden jetzt **Tertiärzotten** genannt, s. Abb.), die mit der sich aus dem Haftstiel entwickelnden Nabelschnur verbunden sind. Im Verlauf der Entwicklung verzweigen sich d. Zotten immer weiter, die Gesamtoberfläche vergrößert sich dadurch immens (auf 10-15 m²), die Blutgefäße werden immer mehr und wandern dicht an die Zottenoberfläche, um die Diffusionsstrecke zu verringern (minimal 2,5-5 µm).

Lok: Die Implantation der Blastozyste erfolgt normalerweise hoch im **Fundus uteri** an der Vorder- od. Hinterwand ⇨ an dieser Stelle bildet sich dann auch die Plazenta. Die scheibenförmige Plazenta erreicht im Verlauf der Schwangerschaft eine maximale Größe von 15-20 cm Durchmesser, 2-4 cm Dicke und ein Gewicht von 500 g. Die Plazenta ist makroskopisch durch die Plazentarsepten in 15-20 höckerige Felder (Syn: Kotyledonen, Plazentonen) aufgeteilt. Die Septen dienen als Gerüst der Stabilität der Plazenta. Einige Zotten sind zusätzlich als Haftzotten mit der Basalplatte verbunden. Zum Fetus/Amnionhöhle hin ist die Plazenta mit Amnionepithel überzogen

Funktion: Ernährung des Feten (Austausch von Nährstoffen und Stoffwechselprodukten sowie von Sauerstoff u. CO_2 zwischen dem mütterlichen u. fetalen Blut). Zwischen kindlichem und mütterlichem Blut besteht kein direkter Kontakt (= **Plazentaschranke**). Der Austausch erfolgt über Diffusion (Konzentrationsgefälle), erleichterte Diffusion (mit Carriermolekülen), Diapedese (Übertritt korpuskulärer Bestandteile durch Membranporen) und aktive Transportmechanismen (Pinozytose von IgG). Der Sauerstoffaustausch wird zusätzlich erleichtert durch das fetale Hämoglobin (HbF) mit höherer Sauerstoffbindungskapazität (nimmt bei niedrigerem pO_2 leichter und mehr O_2 auf).

Endokrine Drüse (⇨ Plazentahormone: Proteohormone: humanes Choriongonadotropin [hCG], Plazentalaktogen [hPL, Syn: Chori100somatomammotropin, hCS] und Steroidhormone: Östrogene, Progesteron, Glukokortikoide)

Durchblutung: fetale Seite: Inhalt (Nabelschnur + Zotten): 100 ml, Blutmin.volumen: 200-350 ml
maternale Seite: Inhalt (intervillöser Raum): 200 ml, Blutmin.volumen: 350-500 ml

- Nabelschnur (Syn: Nabelstrang, Funiculus umbilicalis, engl. umbilical cord): Embryo und fetale Seite der Plazenta sind über die Nabelschnur verbunden, die sich aus dem Haftstiel zwischen Embryonalanlage und Blastozystenwand gebildet hat. Sie ist beim Geburtstermin 50-60 cm lang, meist spiralig gedreht (schützt vor Abknickung) und entspringt aus der Mitte der Plazenta (Insertio centralis). In ihr fließt immer nur fetales Blut von und zur Plazenta.
Inhalt: 2 muskelstarke **Aa.umbilicales** (aus den Aa.iliacae internae des Fetus ⇨ Plazenta, enthalten sauerstoffarmes Blut), 1 großvolumige **V.umbilicalis** (von der Plazenta ⇨ Fetus, enthält sauerstoff- und nährstoffreiches Blut). Die 3 Nabelschnurgefäße sind umgeben von der gallertartigen bindegewebigen WHARTON-Sulze als elastische Schutzschicht aus Mukopolysacchariden und die Nabelschnur ist außen von Amnionepithel überzogen. Nach postpartaler Durchtrennung der Nabelschnur kommt es (auch ohne abklemmen) spontan zur Blutstillung durch den intravasalen Druckabfall.

- Schwangerschaftshormone:
Östrogene werden im Verlauf zuerst vom Follikelepithel des Tertiärfollikel (GRAAF-Follikel), vom Corpus luteum und dann von der Plazenta (die chemischen Vorstufen stammen aus den mütterlichen und im weiteren Verlauf auch von den fetalen Nebennieren) gebildet. Sie steigen während der gesamten Schwangerschaft zunehmend an.

Progesteron: wird bis zur 10. SSW vom Corpus luteum graviditatis gebildet (stimuliert durch hCG), dann von der Plazenta. Funktion: Erhalt der Schwangerschaft, Proliferation des Brustdrüsengewebes, immunprotektive Funktion (antigenmaskierende Ak gegen die väterlichen Antigenanteile des Embryos, vermehrt T-Suppressorzellen). Die Progesteronwerte steigen während der gesamten Schwangerschaft zunehmend an.

hCG (humanes Choriongonadotropin, wird vom Trophoblast gebildet): bewirkt die Umwandlung des Corpus luteum menstruationis in das Corpus luteum graviditatis. Funktion: Erhalt des Corpus luteum graviditatis bis zur 10. SSW (zu diesem Zeitpunkt auch der höchste Wert im Serum), Stimulation der mütterlichen Schilddrüsenhormonproduktion, Stimulation der LEYDIG-Zwischenzellen bei männlichem Fetus (die Testosteron produzieren).

hCS (humanes Choriosomatomammotropin, Syn: hPL, humanes Plazentalaktogen, wird von den Synzytiotrophoblasten gebildet): entspricht in der Struktur dem STH der Hypophyse, führt zur Freisetzung freier Fettsäuren (Lipolyse) der Mutter, fördert die Mammaentwicklung, stimuliert die fetale Erythropoese. Steigt ab der 10. SSW kontinuierlich an.

- Uterus: die Masse des Uterus nimmt im Verlauf der Schwangerschaft um das 20- bis 30fache zu (auf 1.000-1.500 g), bedingt durch Hypertrophie der Muskelfasern (diese verlängern sich um das 10- bis 40fache und ihre Querschnittsfläche nimmt um das 10fache zu) insb. im Fundus und Corpus uteri. Der Isthmus und die Zervix bestehen überwiegend aus Bindegewebe, welches sich im Schwangerschaftsverlauf dehnt und auflockert. Die uterine Durchblutung steigert sich um das 100fache, insb. der kontinuierliche diastolische Blutfluss (durch Erweiterung der Spiralarterien für die Plazenta).

Gynäkologie

- **Mamma:** Stimuliert durch Prolaktin, Östrogen und Progesteron erfolgen bereits im 1. Trimenon eine Vermehrung und Wachstum des Drüsenepithels und der Milchgänge (Laktogenese). Im weiteren Schwangerschaftsverlauf folgt eine weitere Zellhypertrophie und Differenzierung des Milchgangepithels. Im letzten Schwangerschaftsdrittel kann es bereits vereinzelt zur Bildung von Kolostrum (Erstmilch, durch Östrogenwirkung wird eine zu frühe Produktion unterdrückt) kommen.

Sonstige Anpassungen des mütterlichen Organismus:
- **Gewichtszunahme:** im Durchschnitt **12,5 kg** (die Hälfte davon entfällt auf Wasser durch Vermehrung von Blutvolumen und extravasaler/interstitieller Flüssigkeit sowie das Fruchtwasser).
Im 1. Trimenon meist keine Zunahme (evtl. sogar etwas Gewichtsverlust, s. Abb.), im 2. Trimenon ca. 200 g/Wo., im 3. Trimenon 400-500 g/Wo.
- Der Energiebedarf der Schwangeren beträgt in der ersten Schwangerschaftshälfte ca. 2.200 kcal/Tag, in der zweiten ca. 2.500 kcal/Tag und während der Stillzeit ca. 3.000 kcal/Tag.

- **Herz-Kreislauf:** peripherer Gefäßwiderstand sinkt ⇨ **arterielle Hypotonie** von ca. -10 mmHg (syst. und diastol.), als Anpassung steigt das Blutvolumen (insg. +30 %, Plasma +40 % [Schwangerschaftshydrämie], Erythrozyten +20 % ⇨ Hkt -10 %, Hb niedriger als außerhalb der Schwangerschaft), Herzminutenvolumen ↑ (ca. +40 %), exzentrische linksventrikuläre Hypertrophie, Zunahme des ZVD und Abnahme des onkotischen Drucks (⇨ **Ödeme**, Varikosis mögl., insb. in der unteren Körperhälfte, z.B. Knöchelödeme).
Während den Wehen (+ 20 mmHg) und unter der Geburt beim Pressen steigt der Blutdruck stark an (systolisch Spitzen bis 200 mmHg und ZVD bis 80 cmH$_2$O)
Im EKG Linkstyp, SI-QIII-Typ, ST-Senkung, T-Abflachung und ventrikuläre Extrasystolen (ohne pathologische Bedeutung) mögl.

- **Blut:** vermehrter Eisenbedarf (ca. 1.000 mg für die gesamte Schwangerschaft), Leukozytose (10-16.000/µl) mit Linksverschiebung (gesteigerte Leukopoese), erhöhte BSG (durch vermehrte Globuline im Blut), Hyperkoagulabilität durch vermehrte Gerinnungsfaktoren (VII, VIII, X, Fibrinogen), verminderte Fibrinolyse ⇨ **Thrombosegefahr** (insb. der unteren Extremität/Becken bei Kompression der V.cava inf./Vv.iliacae durch den Fetus/Uterus), die Thrombozytenzahl nimmt hingegen ca. 10 % während der Schwangerschaft ab (am meisten um den Geburtstermin herum)

- **Lunge:** Atemzugvolumen ↑, Lungenperfusion ↑, Zwerchfellhochstand im Verlauf der Schwangerschaft ⇨ **Dyspnoe**.

- **Schilddrüse:** evtl. Hyperplasie durch relativen Jodmangel (vermehrter Verbrauch durch den Fetus und renaler Jodverlust), T3, T4 u. TGB ↑ bei insg. euthyreoter Stoffwechsellage (freies T3/T4 normal).

- **Nebenschilddrüse:** Parathormon ↑ ⇨ vermehrte intestinale Ca^{++}-Resorption (eine Resorption von Ca^{++} aus dem mütterlichen Knochen wird durch gleichzeitig erhöhtes Calcitonin verhindert).

- **Nieren:** renale Durchblutung ↑, glomeruläre Filtration ↑, Vergrößerung des Nierenbeckens und der Ureteren (Progesteron-bedingte Dilatation der Hohlorgane und durch Kompression der Ureteren durch den Fetus/Uterus im kleinen Becken, re. > li.), eine Glukosurie und Proteinurie ist mögl. und in geringem Umfang nicht pathologisch während der Schwangerschaft (s.u. Kap. Gestose).

- **Nebennieren:** Cortisol ↑, Aldosteron ↑ (gleicht damit die natriuretische Wirkung des Progesterons aus).

- **Magen-Darm-Trakt:** Gingivitis hypertrophicans, Schwangerschaftsepulis mit Zahnfleischbluten mögl., pH ↓ des Speichels ⇨ Karies mögl., allgemeine Motilitätsabnahme und Tonusminderung der glatten Muskulatur durch Progesteronwirkung im gesamten GI-Trakt ⇨ Insuffizienz der Kardia mit **Sodbrennen**, **Obstipation**, verlangsamte Magenentleerung, Verdickung der Gallenblasenflüssigkeit bis zu Gallensteinen, intrahepatische Cholestase mögl.

- **Insulin und Glukose:** erhöhte Insulinempfindlichkeit in der Frühschwangerschaft ⇨ **BZ** ↓ (Hypoglykämiegefahr bei Diabetikerinnen), vermehrte Bildung und Einlagerung von Fett (anabole Stoffwechsellage). In der 2. Schwangerschaftshälfte zunehmende Insulinresistenz (durch hPL,

Schwangerschaft | Seite 103

Glukagon), vermehrte Lipolyse der Mutter (als Glukosesparstoffwechsel), vermehrter Insulinbedarf (evtl. Entwicklung eines Gestationsdiabetes aus einem bisher latenten Diabetes mellitus), sehr hoher Glukoseverbrauch des Fetus und Plazenta ⇨ BZ weiterhin ↓

- Haut: **Hyperpigmentierung** (vermehrtes hypophysäres MSH und direkte Melanozytenstimulation), im Gesicht wird dies Chloasma gravidarum (Syn: Chloasma uterinum, Melasma gravidarum) genannt, Pigmentierung der Linea alba bzw. Symphyse und Bauchnabel (sog. Linea fusca od. Linea nigra), verstärkte Pigmentierung der Brustwarze, Spider naevi (kleine rote, radiäre Teleangiektasien, Syn: Naevus araneus), Palmarerythem, vermehrter Haarausfall, ab dem 6. SSM rote **Striae gravidarum** (Syn: Striae cutis atrophicae, Striae distensae, Schwangerschaftsstreifen) durch Schädigung elastischer Fasern mögl. Die Hyperpigmentierungen u.a. Symptome bilden sich nach der Schwangerschaft meist zurück (90 % d.F.), lediglich die Striae bleiben oft und werden zu weißen Narbenstreifen.

- Psychisch: Glücksgefühl, aber auch Angst vor Verlust oder Fehlbildungen des werdenden Kindes, im Verlauf zunehmende Akzeptanz der Schwangerschaft, Angst vor der Geburt (Geburtsschmerz bis zur Todesangst).

Path: ♦ **Gametopathie**: präkonzeptionelles Fehlen oder Überzahl eines oder mehrerer Chromosomen bei Frau od. Mann (z.B. Trisomien, Mosaik) oder Chromosomenbrüche
♦ **Genopathie**: präkonzeptionelle Schädigung an einem Genlocus bei Frau od. Mann
♦ **Blastopathie**: 1.-14. Tag conceptionem ⇨ bei Schädigung Fruchttod (50 %) oder Ersatz der geschädigten Zelle durch die zu dieser Zeit noch pluripotenten Zellen ohne Folgen oder sehr selten Doppelmissbildungen („siamesische Zwillinge")
♦ **Embryopathie**: 2.-9. SSW p.c., Störung der Organogenese (= Teratogenität) ⇨ schwere Organmissbildungen
♦ **Fetopathie**: Störung ab 9 SSW p.c. (nach Abschluss der Organogenese), somit nur noch Ausreifungsstörungen mögl.

Vulnerable Phasen der Organogenese: (angegebene SSW hier = **p.c.**)

Blasten-phase	Embryonalperiode			Fetalperiode			Geburts-termin
1.-2. SSW	3.-4.	5.-6.	7.-8.	9.-12.	12.-16.	16.-36.	36.-38.
„alles oder nichts"-Prinzip ⇨ i.d.R. keine Missbildungen in dieser Periode, sondern bei Störungen Fruchttod	ZNS						
	Ohr						
	Augen						
	Gaumen						
	Zähne						
	Herz						
	Gonaden			äußere Genitale			
	Extremitäten						
Abort	schwere Missbildungen			funktionelle Defekte			

■ kritische Phase, besondere Empfindlichkeit   ▓ weniger empfindliche Phase

Epid: ◊ Innerhalb eines Jahres kommt es bei regelmäßigem ungeschütztem Koitus bei **60-85 %** der Paare zu einer Schwangerschaft
◊ In ca. **1 %** d.F. kommt es zu einer **Mehrlingsschwangerschaft**:
Zwillinge (Syn: Gemini) 1:85 = 1,2 % (davon 2/3 zweieiig, 1/3 eineiig), Drillinge 1:85² = 0,01 %, Vierlinge 1:85³ = 0,0002 %, Fünflinge 1:85⁴ = 0,000002 % (HELLIN-Regel)
◊ Fehlbildungsrate: statistisch sind 68 Kinder mit Fehlbildungen unterschiedlichen Schweregrades (von kleinen Anomalien ohne Krankheitswert bis hin zu infausten Fehlbildungen) pro 1.000 geborene Kinder zu erwarten (= **7 % aller Neugeborenen**)
◊ Es wird geschätzt, dass insg. ca. 70 % der befruchteten Eizellen sich im Verlauf nicht weiterentwickeln und beim nächsten „Menstruationszyklus" (meist unbemerkt) abgestoßen werden od. es zu Frühaborten kommt. Bedingt ist dies u.a. durch die hohe Rate an Chromosomenstörungen (die wohl vom Körper erkannt werden und zur Abstoßung führen):

Die Chromosomenstörungsrate beträgt statistisch bei Oozyten 32 %, Spermien 8 %, befruchteten Eizellen 37 %, Präimplantationsembryo 20 %, Embryo im 1. Trimenon 10 % (zum Vergleich: bei termingerechten Neugeborenen 0,8 % d.F.)

◊ Optimales Gebäralter: statistisch im 25.-30. Lj.

Spätgebärende (≥ 35. Lj.): ihr Anteil hat in den letzten 20 J. in Deutschland von 5 auf 22 % zugenommen (und damit verbunden sind erhöhte Risiken). Das durchschnittliche statistische Gebäralter in Deutschland liegt heute bei **30 J.** (und damit 5 J. höher als noch vor 20 Jahren).

Optimaler Zeitpunkt für eine erneute Schwangerschaft ist eine Konzeption 18-24 Monate nach einer vorangegangenen Entbindung (statistisch erhöhtes Risiko für Früh- od. Mangelgeburt bei Konzeption <6 Mon. nach vorhergehender Geburt)

30 % der Frauen in Deutschland bleiben kinderlos

◊ Schwangerschaftsdauer (Syn: Tragezeit, engl. duration of pregnancy): wird meist in Schwangerschaftswochen **SSW p.m.** angegeben (post menstruationem = vom ersten Tag der letzten Menstruation an gerechnet, genau angegeben wird die Zeit z.B. als 4.+4 = 4. SSW plus 4 Tage, die Tage werden immer von 0-6 gezählt) und beträgt ca. 280 Tage (= **40 Wochen, 10 Lunarmonate** zu 28 Tagen). Die eigentliche Dauer von der Konzeption (Empfängnis) an gerechnet = p.c. (post conceptionem) ist 2 Wochen kürzer.

◊ Die Schwangerschaft wird in Drittel = **Trimenon** eingeteilt: 1. Trimenon = 1.-13. SSW, 2. = 14.-26. SSW, 3. = 27.-40. SSW p.m.

◊ Geschlechtsverhältnis: es werden statistisch 48,6 % Mädchen und 51,4 % Jungen geboren

Klin: ⇒ Sichere Schwangerschaftszeichen:
- **Ultraschallnachweis** des Embryos ab der 6. SSW p.m. (in der Vaginalsonographie ist ab der 5. SSW p.m. der Nachweis einer Chorionhöhle mit einem Durchmesser von 3-4 mm mögl.). Sicherster Befund ist der Nachweis von Herzaktionen beim Embryo (ab der 7. SSW erstmals sichtbar).
- **kindliche Herztöne** auskultierbar (ab der 12. SSW p.m.)
- eindeutiges Wahrnehmen von **Kindsbewegungen** (Primipara fühlen dies meist um die 20. SSW, Multipara ab der 18. SSW) oder sicheres Fühlen von Kindsteilen durch die Bauchdecke
- Nachweis hoher hCG-Konzentration im Urin od. Serum (DD: kann aber auch ein hCG-bildender Tumor sein)

⇒ Sonstige Schwangerschaftszeichen: livide violette Verfärbung des Introitus vaginae, Aufrauhung und Auflockerung der Vulva und Vagina, vermehrte Sekretbildung/Ausfluss, Anstieg des pH (weniger DÖDERLEIN-Bakterien), Ausbleiben der Menstruation (sekundäre Amenorrhoe)

Vergrößerung und Auflockerung des Corpus uteri, evtl. sog. Schwangerschaftswehen
HEGAR-Zeichen (die Cervix uteri ist im Isthmusbereich in der 8.-12. SSW besonders weich und leicht komprimierbar)
GAUSS-Zeichen (Auflockerung des unteren Uterinsegments führt bei bimanueller Untersuchung zur vermehrten Beweglichkeit der Cervix uteri nach allen Seiten, ohne dass der Korpus sich mitbewegt, sog. Wackelportio)
PSCHYREMBEL-Zeichen (Syn: Stock-Tuch-Zeichen: ab der 8.-12. SSW tastbarer fester Kern in der Cervix uteri bei aufgelockertem umgebenden Gewebe)
OSIANDER-Zeichen (fühlbare Pulsation am Zervixrand in der 4.-8. SSW)
PISKACEK-Zeichen (asymmetrische Ausladung des Uterus auf der Seite der Nidationsstelle)
Mamma: **Spannungsgefühl** und Schwellung der Brüste (Mastodynie durch vermehrte Durchblutung) sowie Bildung von Kolostrum (Sekretion von Erstmilch wird manchmal bereits ab der 6. SSW beobachtet)

⇒ Weitere mögl. allgemeine Zeichen (unsichere Zeichen): **Übelkeit** und Erbrechen (meist im 1. Trimenon und eher **morgens**), Unterbauchschmerzen, Neigung zu Obstipation, Zunahme des Bauchumfanges, Sodbrennen, Hautpigmentierungen, Striae gravidarum, Haarausfall, Pollakisurie, arterielle Hypotonie u. orthostatische Beschwerden (Kollapsneigung), nervöse Störungen, gesteigertes Hungergefühl („Gelüste"), metallischer Geschmack auf der Zunge, vermehrter Speichelfluss

Schwangerschaft | Seite 105

Diag: 1. Anamnese: letzte Menstruation, Konzeptionstermin, Übelkeit?
Berechnung des Geburtstermines: nach der NAEGELE-Regel:
1. **Tag der letzten Menstruation –3 Monate + 7 Tage = voraussichtlicher Geburtstermin**
bezogen auf einen 28-Tage-Zyklus, bei kürzerem od. längerem Zyklus ± Tage rechnen
(allerdings kommen nur 4 % der Kinder wirklich genau an diesem Tag zur Welt, in einem Zeitraum von 2 Wo. davor und 2 Wo. danach sind es aber insg. 80 % der Geburten)
2. Gynäkologische Untersuchung (s.u., Schwangerschaftsvorsorgeuntersuchung)
3. Labor: quantitativer **Schwangerschaftstest** durch Nachweis von ß-hCG (engl. human chorionic gonadotropine) im **Urin** (Antigen-Antikörper-Reaktion, nicht schwanger <20 I.E./l, sicher schwanger >50 I.E./l) od. **Serum** (RIA, sehr empfindlich, daher schon früh noch vor Ausbleiben der Menstruation einsetzbar, nicht schwanger <5 I.E./l, in der 4. SSW 100-5.000 I.E./l, Maximum in der 10. SSW bis 150.000 I.E./l)

HCG-Verlauf im maternalen Urin

Die frei verkäuflichen (qualitativen = + od. -) Schwangerschaftstests (z.B. Femtest®, Evatest®Direct) funktionieren ebenfalls über den Nachweis von hCG im Urin und können zuverlässig ab der 4./5. SSW p.m. (= 2./3. Wo. p.c. = direkt nach Ausbleiben der normalerweise auftretenden Menstruation) eingesetzt werden.
4. Sonographie (s.u., Schwangerschaftsvorsorgeuntersuchung)
5. Größe und Gewichtsentwicklung des Embryo/Fetus (SSW p.m., 50. Perzentile):

SSW	Größe (cm)	Gewicht (g)	SSW	Größe (cm)	Gewicht (g)
4.	0,02	0,00001	24.	28	530
6.	0,3	0,05	26.	31	900
8.	1,7	10	28.	34	1.100
10.	3,4	20	30.	37	1.500
12.	6	45	32.	41	1.900
14.	8	60	34.	43	2.250
16.	10	80	36.	46	2.850
18.	13	150	38.	49	3.200
20.	18	250	40.	50	**3.450**
22.	24	390	41.	51	3.550

Ther: • Schwangerschaftsvorsorgeuntersuchungen (s.u.)
• **Substitution:** Für Folsäure, Eisen, Jod und zum Teil für Kalzium besteht während der Schwangerschaft auch bei „gesunder" Ernährung ein erhöhter Bedarf.
  - **Folsäure:** zur Protektion von Neuralrohrdefekten (Dysrhaphiesyndrome = Spaltbildungen, z.B. Meningomyelozele) sollte direkt ab Beginn der Schwangerschaft (besser noch bei geplanter Schwangerschaft 4 Wo. **davor** beginnen = perikonzeptionell) bis zur 14. SSW 400 µg/Tag substituiert werden (Lafol®, Folsan®0,4mg), bei bekanntem Neuralrohrdefekt eines Geschwisterkindes 10fach höhere Dosis geben (Folsan®5mg).
  - **Eisen** (Bedarf 5 mg/Tag): bei Hb <10 g/dl Eisen-II-Salze oral 100-200 mg/Tag (ferro sanol®), prophylaktisch kann 60 mg Fe^{2+}/Tag von Beginn an gegeben werden (in der geringen Dosierung meist auch keine NW wie Übelkeit od. Obstipation).
  - **Jod** (Bedarf 300 µg/Tag): Verwendung von **jodiertem Speisesalz** und 1x/Woche Seefisch, prophylaktisch kann Jod substituiert werden (Jodid® 200 µg/Tag)
  Bei bekannter Hypothyreose L-Thyroxin (Euthyrox®) nach Bedarf (alle 4 Wo. kontrollieren), meist ist der Bedarf erhöht.
  - **Kalzium: 1 Liter Milch/Tag** deckt den erforderlichen Bedarf. Ohne Milchprodukte sollte

Gynäkologie

0,5 g Kalzium/Tag substitutiert werden (z.B. Calcium-Sandoz ® forte).
- Sonstige Vitamine, Elektrolyte u. Spurenelemente: bei normaler Ernährung ist eine Substitution nicht erforderlich, evtl. Magnesium- u. Zink-Substitution, bei Vegetariern ggf. Vit.-B12 (Vitamin-B12-ratiopharm®, 2 Tabl./Woche). Vorsicht bei Multivitaminpräparaten, diese können für Schwangere schädlich hohe Dosen von Vit. A u. D enthalten!
- Trinkmenge: pro Tag 2 Liter empfohlen

Kompl: * Blutungen in der Schwangerschaft:
Frühschwangerschaft: Nidationsblutung (ohne Krankheitswert), Portioblutung bei Ektopie, Polypen, Extrauteringravidität, Blasenmole, drohender Abort, Frühabort
Spätschwangerschaft: Placenta praevia, Plazentarandblutung, vorzeitige Plazentalösung, Insertio velamentosa, Uterusruptur, vorzeitige Wehen mit Muttermunderöffnung (sog. Zeichnen)
* **Extrauteringravidität** (s.u.): Einnistung des befruchteten Eis extrauterin, z.B. in der Tuba uterina, Ovar, Peritoneum, Omentum majus
* **Mehrlingsschwangerschaft** (Zwillings-, Drillingsschwangerschaft oder höhergradige Mehrlinge): Risiko durch fetale Hypotrophie ab der 28. SSW durch intrauterine Mangelversorgung; Frühgeburtlichkeit (Häufigkeit 40-65 %), Gestose (ca. 30% d.F.), Zwillingstransfusionssyndrom bei monochorischer Plazentaanlage (ca. 20 % d.F.) insb. mit Blutvolumenverschiebungen unter der Geburt, Gefahr der vorzeitigen Plazentalösung für den zweiten Zwilling, perinatale Mortalität 10-15 % erhöht, in der Nachgeburtsperiode oft atonische Nachblutung durch starke Uterusüberdehnung
* Hyperemesis gravidarum (s.u. Kap. Gestosen): anhaltendes Erbrechen mit Stoffwechselstörung, Gewichtsabnahme, Exsikkose, Leberfunktionsstörungen bis zum Delir mögl.
* Gestose, Eklampsie, HELLP-Syndrom (s.u.)
* Plazentastörungen (s.u.): Plazentareifungsstörung, Plazentainsuffizienz, Placenta praevia, vorzeitige Plazentalösung
* **Intrauterine Wachstumsretardierung**
* **V.cava-inferior-Syndrom** = Kompression der V.cava durch den Uterus, insb. im 3. Trimenon in Rückenlage ⇨ Reduzierung des venösen Blutrückstroms zum Herzen ⇨ Verminderung des Herzminutenvolumens, Tachykardie, RR-Abfall, fetale Hypoxie (sporadische Dezeleration und Bradykardie im CTG bei Rückenlage der Mutter), Ther: Lagerung in leichter Linksseitenlage
* **Frühgeburtlichkeit**: Geburt eines lebenden Kindes vor Beendigung der 37. SSW (s.u.)
* **Übertragung** (Syn: partus serotinus, engl. postmaturity, post-date labour): echte Übertragung bei Geburtstermin >42. SSW (bei ca. 2,5 % der Schwangerschaften) oder relative Übertragung (= durch vorzeitige eingeschränkte Plazentafunktion) ⇨ Anstieg der perinatalen Mortalität mit zunehmender Tragzeit (insb. >43. SSW durch „Alterung" der Plazenta ⇨ Plazentainsuffizienz). Ther: sonographische Überwachung, CTG, evtl. Amnioskopie und bei Gefährdungshinweisen (im Wehenbelastungstest) Einleitung der Geburt (Zervixreifung, Weheninduktion, Amniotomie)
* Abort (s.u.)

Kind: * **Infektionskrankheiten** (TORCH-Komplex: Toxoplasmose, other [andere wie Lues, Listeriose, Tuberkulose, usw.], Röteln, Cytomegalie, Herpes simplex) s.u.
* **Trisomie 21** (Syn: DOWN-Syndrom, Mongolismus): Gesamtprävalenz in der Bevölkerung 1:700 (Risiko stark abhängig vom Alter der Mutter, s. Kap. Risikoschwangerschaft)
Klin: Geburt mit Brachyzephalus (Kurzkopf mit abgeflachtem Hinterkopf), Epikanthus (Hautfalte am inneren Augenwinkel) u. schräge Lidachsen, beim Säugling meist sog. BRUSHFIELD-Flecken auf der Iris, Makroglossie (verdickte große Zunge), offener Mund mit vermehrter Speichelsekretion, Vierfingerfurche in den Handflächen, Sandalenlücke zw. 1. u. 2. Zehe am Fuß, Muskelhypotonie, in 50 % d.F. Herzfehler (meist AV-Kanal), Minderwuchs (Endgröße ca. 1,40 m), erhöhte Leukämierate (1 % d.F.), erhöhte Infektanfälligkeit.
Prog: Lebenserwartung ca. ½ der Normalbevölkerung, motorische und geistige Entwicklung deutlich verzögert, IQ im Kindesalter um 50 (= Debilität), später auch geringer
Selbsthilfegruppen: Arbeitskreis Down-Syndrom e.V., Gadderbaumer Str. 28, 33602 Bielefeld, Tel.: (05 21) 44 29 98, Internet: http://www.down-syndrom.org
Deutsches Down-Syndrom InfoCenter, Hammerhöhe 3, 90207 Lauf/Pegnitz, Tel.: (0 91

23) 98 21-21, Fax: -22, Internet: http://www.ds-infocenter.de
Bundesvereinigung Lebenshilfe für Menschen mit geistiger Behinderung e.v., Raiffeisenstr. 18, 35043 Marburg, Tel.: (0 64 21) 4 91-0, Fax: (0 64 21) 4 91-1 67, Internet: http://www.lebenshilfe.de
Down-Syndrom-Netzwerk Deutschland, Eifgenweg 1a, 51061 Köln, Tel.: (02 21) 6 00-20 30, Fax: -23 61, Internet: http://www.down-syndrom-netzwerk.de

* Trisomie 18 (Syn: EDWARDS-Syndrom): Häufigkeit: 1:5.000, Geburt mit Minderwuchs, Gesichtsdefekten, Beugekontrakturen der Fingergelenke, Daumen und Kleinfinger kreuzen die anderen Finger, psychomotorische Retardierung, Herzfehler, Prog: sehr schlecht, Letalität im 1. Lj. 90 % (etwas bessere Prog. für die Mädchen)
* Trisomie 13 (Syn: Pätau-Syndrom): Häufigkeit: 1:10.000, Geburt mit multiplen Hirnfehlbildungen, Lippen-Kiefer-Gaumen-Spalte u. Gesichtsdysmorphien, Iriskolobom, Herzfehler, Zystennieren, Prog: schlecht, Jungen sterben alle bis zum 5. Lj., Mädchen bis zum 10. Lj. in 90 % d.F.
* Neuralrohrdefekte (Dysrhaphiesyndrome = Spaltbildungen, z.B. Spina bifida, Meningozele, Myelozele, Meningomyelozele, Enzephalozele od. Anenzephalie) entstehen bei Störungen während des 22.-28. Schwangerschaftstages p.c. (Verschluss des embryonalen Neuralrohres in dieser Zeit), Häufigkeit: 1,5/1.000 Neugeborene

Mutter:
* Verschlechterung vorbestehender internistischer Erkrankungen mögl.: Diabetes mellitus, Herz-Kreislauf-Erkrankungen (z.B. angeborene Herzfehler, Herzklappenstenose, pulmonale Hypertonie), Nierenerkrankungen, chronisch entzündliche Darmerkrankungen (Colitis ulcerosa, Morbus CROHN), Hypothyreose
* Arterielle Hypotonie (RR syst. <110 mmHg) ⇨ Kopfschmerzen, Schwindel, Leistungsminderung, kalte Füße/Hände, orthostatische Beschwerden (RR-Abfall beim Aufstehen), eine chronische ausgeprägte Hypotonie kann auch zu fetaler Wachstumsstörung führen
* Erhöhte **Thromboseneigung** (ca. 5-10faches Risiko), tiefe Bein- und Beckenvenenthrombose (in 90 % d.f. links) ⇨ Gefahr der Lungenembolie (häufigste Todesursache bei schwangeren Frauen!). Außerdem vermehrte venöse Insuffizienz mit Varizenbildung. Frauen mit einem bekannten hereditären Thromboserisiko (z.B. Protein-S-, -C-, Antithrombinmangel, Faktor-V-LEIDEN-Mutation, Antiphospholipid-Syndrom) sollten während der gesamten Schwangerschaft Kompressionsstrümpfe tragen u. ggf. auch Thromboseprophylaxe mit einem niedermolekularen Heparin durchführen.
* Probleme bei Erkennen von mögl. Erkrankungen: insb. **Appendizitis** (Schmerzen im re. Mittelbauch durch die Verlagerung der Appendix nach kranial) ⇨ Cave: erhöhte fetale Mortalität bei verspäteter Diagnosestellung (Perforation, Peritonitis), Ther: bei Verdacht auf akute Appendizitis immer Op. (NW einer Op: vorzeitige Wehen mögl.)
Asymptomatische Harnweginfektion (5-10 % aller Schwangeren betroffen): Bakteriurie ⇨ Gefahr der aszendierenden Infektion (Zystitis) bis zur Pyelonephritis gravidarum (begünstigt durch die tonogene Ureterdilatation in der Schwangerschaft), erhöhte Rate an Frühgeburten, Ther: immer **Antibiose** und Kontrolle des Urinbefundes (Uricult)
Aufsteigende Infektion ⇨ **Amnioninfektionssyndrom**
* Karpaltunnelsyndrom (7-25 % der Schwangeren betroffen, insb. im 3. Trimenon) mit typischen nächtlichen Parästhesien und/oder anhaltenden Sensibilitätsstörungen im N.medianus-Versorgungsgebiet an der Hand (Dig. I-III)
* Schwangerschaftsrhinitis (haben 20-30 % während d. Schwangerschaft, sistiert danach)
* Hämorrhoiden und perianale Thrombosen (haben 1/3 der Schwangeren durch vermehrte Obstipation u. Pressen beim Stuhlgang, diese bilden sich postpartal meist zurück)
* Idiopathischer Schwangerschaftsikterus (intrahepatische Schwangerschaftscholestase, 1 % aller Schwangeren betroffen) mit Pruritus (Ikterus eher selten), erhöhtes Risiko für Frühgeburtlichkeit (20 %), intrauterinen Fruchttod u. perinatale Mortalität (1-2 %). Auftreten eher im 2. od. 3 Trimenon (1. Trimenon nur 10 % d.F.).
Labor: Bilirubin ↑, AP ↑, Ther: symptomatisch mit Antihistaminika (Dimetinden [Fenistil®], Diphenhydramin [Emesan®]), evtl. Ionenaustauscher Colestyramin (Quantalan®, bindet Gallensäuren im Darm, dann ggf. fettlösliche Vit. substituieren und Gerinnung kontrollieren), in Studien auch gute Ergebnisse mit Ursodeoxycholsäure (ab dem 2. Trimenon einsetzbar, wird sonst zur Gallesteinauflösung eingesetzt). Die Symptome bilden sich nach der Schwangerschaft spontan zurück.
Die gleiche Symptomatik ist bei der Einnahme hormonaler Kontrazeptiva mögl. und kann bei erneuter Schwangerschaft rezidivieren.

* Akute Schwangerschaftsfettleber: sehr seltene schwere Leberfunktionsstörung (0,01 % aller Schwangeren), meist zw. 30.-38. SSW, ausgeprägter Ikterus, abdominelle Schmerzen, Aszites, verminderte Synthese von Gerinnungsfaktoren, Kompl: disseminierte intravasale Gerinnung, Nierenversagen, Leberkoma, maternale u. fetale Mortalität 10 %, Ther: umgehende Entbindung (Sektio), intensivmedizinische Überwachung
* Auftreten einer Karzinomerkrankung während der Schwangerschaft (am häufigsten ist das Zervix- u. das Mammakarzinom sowie HODGKIN-Lymphome, Inzidenz: ca. 1 Tumorerkrankung auf 1.000 Schwangerschaften). Ein Übergreifen auf den Fetus kommt praktisch nicht vor (wegen der Plazentaschranke, Ausnahme ist das malignen Melanom).
* Schwangerschaftsdermatosen (engl. dermatoses of pregnancy) = pathologische Hautveränderungen in der Schwangerschaft mit guter Prog. ⇨ diese verschwinden meist mit dem Ende der Schwangerschaft und haben auch meist keinen negativen Einfluss auf den Schwangerschaftsverlauf:
  - Autoimmunprogesterondermatitis: juckende, akneartige (Papeln, Pusteln, Komedonen) Dermatose im 1. Trimenon, Ät: autoimmunologische zellvermittelte Reaktion auf endogenes Progesteron
  - Herpes gestationis: juckende Bläschenbildung periumbilikal und an den Extremitäten, meist in der 2. Schwangerschaftshälfte od. nach der Geburt, Ät: autoimmunologische Ursache mit Antikörpern gegen ein im Amnionepithel und in der Lamina lucida der Basalmembran vorhandenes Antigen, Ther: symptomatisch mit Antihistaminika, glukokortikoidhaltige Cremes od. Austrocknung mit Farbstoffen
  - Prurigo gestationis: juckende Papeln an den Extremitätenstreckseiten, Schulter und Bauch in der 2. Schwangerschaftshälfte
  - Pruritus gravidarum: generalisierter Juckreiz im letzten Trimenon, vermutlich in Zusammenhang mit Cholestase (idiopathischer Schwangerschaftsikterus, s.o.), Ther: symptomatisch mit Antihistaminika
  - Juckende polymorphe Dermatose (Syn: PEP = polymorphic eruption of pregnancy, PUPPP = pruritic urticarial papules and plaques of pregnancy): juckende Papeln und Bläschen am Bauch (nicht periumbilikal) und Oberschenkel sowie Neigung zu Striae gegen Ende der Schwangerschaft
  - Impetigo herpetiformis: sehr seltene und schwere Verlaufsform einer Psoriasis pustulosa (Typ ZUMBUSCH) bei Nebenschilddrüseninsuffizienz mit Hypokalzämie, submammäre und inguinale Pusteln in der 2. Schwangerschaftshälfte, Kompl: Fieber, Durchfall u. Erbrechen, tonisch-klonische Krämpfe, Ther: Glukokortikoide, Flüssigkeits- u. Elektrolytersatz/evtl. vorzeitige Geburtseinleitung erforderlich, Rezidivneigung bei erneuter Schwangerschaft
  - Papulöse Schwangerschaftsdermatose: während der gesamten Schwangerschaft auftretende, stark juckende Papeln jeweils für einige Tage, erhöhtes Abortrisiko (unbekanntes Plazentaantigen?)
  - Systemischer Lupus erythematodes: Autoimmunkrankheit (antinukleäre Ak, Anti-ds-DNA-Ak), häufig mit Nierenschädigung, in der Schwangerschaft Symptomverstärkung (bei 1/3 auch Besserung oder Erstmanifestation) mögl., Kompl: Pfropfgestose, Wachstumsretardierung, Abort/Totgeburt, neonataler Lupus erythematodes (= durch transplazentare Übertragung maternaler Autoantikörper bedingter AV-Block III. Grades ab der 2. Schwangerschaftshälfte, Hepatitis, Hautveränderungen, Zytopenie ⇨ Rückbildung bis 6 Mon. postpartal entsprechend dem Abbau der mütterlichen IgG-Antikörper, der kongenitale Herzblock kann aber auch irreversibel sein!). Ther: Low-dose-Heparinisierung, ASS 100 mg/Tag, gute Blutdruckeinstellung (s. Kap. Gestosen). Bei aktivem SLE ist von einer Schwangerschaft abzuraten.

Proph: ♥ Bei geplanter Schwangerschaft sollte bereits einige Wochen vor der Konzeption mit der Gabe von 0,4 mg/Tag Folsäure (Lafol®) zur Protektion von Neuralrohrdefekten begonnen werden. Das Risiko für Neuralrohrdefekte lässt sich damit um ca. 75 % verringern. Ebenfalls wird damit das Risiko für Herzfehler (Septumdefekte), für Missbildungen der ableitenden Harnwege und Gaumenspalten vermindert.
♥ Bei geplanter Schwangerschaft sollte bereits vorab eine Titerkontrolle (u. soweit mögl. bei unzureichendem Titer eine Impfung) auf Röteln, Varizellen, Toxoplasmose, ggf. auch auf Hepatitis B u. HIV erfolgen. Routineimpfungen wie Tetanus, Diphterie, Pertussis usw. sollten aktualisiert werden (auch beim Vater).
♥ Aufklärung über **toxische Substanzen** (insb. Alkohol, Drogen, Nikotin, s.u. Kap. Risikoschwangerschaft)

Schwangerschaft | Seite 109

SCHWANGERSCHAFTSVORSORGEUNTERSUCHUNGEN

Syn: Mutterschaftsvorsorge, Betreuung einer normalen Schwangerschaft, ICD-10: Z34.-

Epid: ◊ Die Angaben SSW, SSM werden in der Klinik/Praxis immer p.m. = **p**ost **m**enstruationem (= von der letzten Menstruation an gerechnet) angegeben.
◊ Termine: 1.-4. SSM alle 4 Wochen
5.-7. SSM empfohlen alle 3 Wo. (gem. den Mutterschaftsrichtlinien alle 4 Wo.)
8.-9. SSM alle 2 Wo.
im 10. SSM möglichst wöchentlich (gem. den Mutterschaftsrichtlinien alle 2 Wo.) und ab dem errechneten Geburtstermin alle 2 Tage.
Bei Risikoschwangerschaft sind meist individuell häufigere Termine erforderlich.

Diag: 1. Anamnese: Alter der Schwangeren, Tag der letzten Menstruation, frei verkäuflichen Schwangerschaftstest durchgeführt, sonstige allgemeine Schwangerschaftszeichen wie Übelkeit od. Mastodynie
frühere Schwangerschaften: Anzahl und Verlauf der Schwangerschaften, Fehlgeburten und Geburtsmodus od. Geburtskomplikationen, Behinderungen oder Erkrankungen bei den früheren Kindern
gynäkologische Anamnese: gynäkologische Erkrankungen od. Op, Abrasio/Kürettage, Interruptiones
sonstigen Erkrankungen: Diabetes mellitus, Gerinnungsstörungen, sonstige wichtige Erkrankungen und **Medikamenteneinnahme**
Noxen: Frage nach Alkoholkonsum, Nikotinabusus od. Drogengebrauch
Familienanamnese: genetische Erkrankungen (auch des Partners)?
Sozialanamnese: Beruf, besondere Belastungen im Beruf od. der Familie
Bei jedem Termin: nach Auffälligkeiten, Allgemeinbefinden, Sorgen, Ängste oder Befürchtungen fragen

2. Gynäkologische Untersuchung:
Inspektion: **Fundusstand** (1.LEOPOLD-Handgriff) ⇨ typische Marken: 12. SSW an Symphysenoberkante, 16. SSW 3 Querfinger über der Symphyse, 20. SSW 3 Querfinger unter dem Nabel, 24. SSW am Nabel, 28. SSW 3 Querfinger über dem Nabel, 32. SSW 3 Querfinger unter dem Processus xiphoideus, 36. SSW höchster Stand am Rippenbogen, danach sinkt der Fundusstand bis zur 40. SSW wieder etwas ab (durch Verminderung des Fruchtwassers und Eintreten des Kopfes in das kleine Becken, s. Abb.
Spekulumuntersuchung/Kolposkopie: Inspektion von Vulva, Vagina und Portio/Zervix auf Auffälligkeiten.
Bei der ersten Schwangerschaftsvorsorgeuntersuchung wird in Deutschland ein **Zervixabstrich** zum Nachweis von **Chlamydia-trachomatis-Antigen** durchgeführt, evtl. auch allgemeiner bakterieller Abstrich (bakterielle Vaginose?), ebenfalls meist auch ein zytologischer Abstrich (zur allgem. Krebsvorsorge)
Untersuchung der Brust (Ausschluss eines Tumors, Anomalien, Entzündung)
Allgemeine körperliche Untersuchung: Herz- u. Lungenbefund, Varizen u. Ödeme?
Bei jedem Vorsorgetermin außerdem Kontrolle von **Blutdruck** und **Körpergewicht**

SSW - Fundusstand

3. Labor:
– Bei jedem Termin **Urinkontrolle** (auf Eiweiß u. Glukose, heute meist mit Teststreifen, z.B. Combur10®Test) und Urinsediment. Bei Nachweis eines Harnweginfekt (ist meist asymptomatisch!) immer Antibiose durchführen, bei pos. Glukosenachweis Blutzuckerbestimmung u. oGTT (s.u. bei Diabetes mellitus).
– **Blutgruppenbestimmung** bei der ersten Schwangerschaftsvorsorgeuntersuchung (insb. wegen des Rhesus-Faktors, näheres s. Kap. Morbus haemolyticus fetalis) und **Antikörper-Suchtest** (auf irreguläre Antikörper = Ak gegen C,c, D, E, e, Kell, S u. Fy) bei der ersten Schwangerschaftsvorsorgeuntersuchung und 2. Antikörper-Suchtest zur Kontrolle im 6. SSM

Gynäkologie

- Hb-Bestimmung bei der ersten Schwangerschaftsvorsorgeuntersuchung (sollte >11,5 g/dl sein) u. im 6. SSM und engmaschiger um den Geburtstermin
- einmalige Blut**glukose**bestimmung ab der 24. SSW (soll nüchtern <100 mg/dl sein) Die generelle Einführung eines 50-g-oGTT in der 24.-28. SSW zur Diagnostik eines Schwangerschaftsdiabetes wird derzeit diskutiert
- **Lues-Serologie** (TPHA-Test) bei der ersten Schwangerschaftsvorsorgeuntersuchung
- Bestimmung der **Röteln**-Ak vor einer geplanten Schwangerschaft, bzw. bei der ersten Schwangerschaftsvorsorgeuntersuchung: Titer sollte im Röteln-HAH-Test (Hämagglutinationshemmtest) 1:16 od. mehr betragen (bzw. >15 I.U./ml im Enzymimmunoassay). Bei niedrigerem Titer ist eine Kontrolle sowie eine intensive Aufklärung der Schwangeren hinsichtlich der Gefahren erforderlich.
- Untersuchung auf **Hepatitis B**-surface-Antigen (HBsAg) ab der 32. SSW (möglichst nahe am Entbindungstermin)
- Fakultative Laboruntersuchungen: ein **HIV-Test** sollte auf freiwilliger Basis immer angeboten werden (wegen des Risikos der vertikalen Infektion von Mutter auf das Neugeborene und der sehr guten Schutzmöglichkeiten des Neugeborenen, wenn die Infektion der Mutter bekannt ist, s.u. Kap. AIDS), ebenso sinnvoll **Toxoplasmose-Ak** (falls kein Titer vorhanden, Kontrolle alle 8-10 Wochen), weitere mögl. Untersuchungen sind Zytomegalie-Ak, Varizellen-Ak, Parvovirus-B19-Ak (Ringelröteln) u. Listeriose

4. **Sonographie:** Routinemäßig werden in Deutschland gemäß den Mutterschaftsrichtlinien (s.u.) **drei Ultraschalluntersuchungen** in der 9.-12. SSW, 19.-22. SSW und in der 29.-32. SSW durchgeführt (Merksatz: 10-20-30er Sono). Alle folgenden biometrische Angaben der SSW entsprechen immer der **SSW p.m.** (= von der letzten Menstruation an gerechnet)

Ziele der Untersuchung: Sicherung einer Schwangerschaft (Embryo sichtbar, Herzaktion, spontane Bewegungen), Nachweis der intrauterinen Lage, Berechnung des Gestationsalters und Geburtstermines, Diagnose von Mehrlingsschwangerschaft, Verlaufsbeobachtung des fetalen Wachstums, Diagnose pathologischer Veränderungen (z.B. Uterusfehlbildungen) oder fetaler Entwicklungsstörungen und Fehlbildungen, Plazentalage, -reife und Plazentafunktion, Feststellung der Kindslage, Fruchtwassermenge

Biometrie (intrauterine Kephalometrie, Thorakometrie usw.): folgende Parameter werden abhängig vom Gestationsalter zur Beurteilung der fetalen Entwicklung bestimmt (Normwerte s. auch Appendix Sonographie):

In der Frühschwangerschaft: **SSL** (Scheitel-Steiß-Länge, s.Diagramm) von der 7.-12. SSW sowie **CHD** (Chorionhöhlen-Durchmesser) von der 4.-10. SSW und MAD (mittlerer Amniondurchmesser) von der 8.-12. SSW und Durchmesser des Dottersacks (sekundärer) von der 6.-10. SSW (dieser sollte nicht <3 und nicht >7 mm sein)
Beurteilung von Vitalitätskriterien: **Herzaktion** und spontane Bewegungen ab der 8. SSW sichtbar
Ab der 12. SSW bis zur Geburt:

BPD (biparietaler Schädeldurchmesser, s. Diagramm): max. querer Abstand der beiden Scheitelbeine (außen-außen gemessen) oder FOD (frontookzipitaler Kopflängsdurchmesser) oder fetaler Kopfumfang (KU)

ThQ (Thoraxquerdurchmesser, s. Diagramm): Durchmesser quer durch den Thorax

ATD (abdominaler Transversaldurchmesser, s. Diagramm) od. AAPD (abdominaler anterior-posterior Durchmesser) od. **AU** (Abdomenumfang) in Höhe der Leber mit Darstellung des dorsalen 1/3 der V.umbilicalis/V.portae

FL (Femurlänge, s. Diagramm): Längenmessung der ossifizierten Femurdiaphyse
Bei der ersten Ultraschalluntersuchungen (idealerweise in der 11.-14. SSW) Beurteilung der **Nackentransparenz** (pathologisch ist eine Dicke >3 mm durch ein Nackenödem ⇨ Hinweis für eine Chromosomenstörung od. Neuralrohrdefekt)

Schwangerschaft | Seite 111

Ther:
- Die Ergebnisse der Schwangerschaftsvorsorgeuntersuchungen werden in den hellblauen **Mutterpass** eingetragen.
- Zur Beurteilung der fetalen Entwicklung werden die biometrischen Daten per Ultraschall ermittelt. Zur Einschätzung von Wachstumsverzögerungen gilt gegen Ende der Schwangerschaft ein Kopf-Thorax-Index von 1 (BPD = ThQ). Das voraussichtliche Geburtsgewicht lässt sich z.B. im BPD-ThQ-**Nomogramm** (s. Abb.) ablesen. Das Gegenüberstellen von voraussichtlichem Geburtsgewicht und SSW gibt ebenfalls Hinweis auf eine normales Wachstum (**zwischen der 90. und 10. Perzentile**, s. Abb.). Ein sonographisch geschätztes Gewicht unterhalb der 10. Perzentile gilt als hypotroph und erfordert eine weitere Diagnostik und ggf. Einleitung der Geburt (z.B. bei Plazentainsuffizienz). Ein Gewicht oberhalb der 90. Perzentile ist ebenfalls pathologisch (Hypertrophie), z.B. bei unerkanntem Diabetes mellitus der Mutter. Beispiel der Abb.: Fetus in der 38. SSW, BPD 97 mm, ThQ 96 mm, geschätztes Gewicht gem. Nomogramm 3.400 g, normale Gewichtsentwicklung (3.400 g u. 38. SSW [x] = innerhalb der 10.-90. Perzentile)
- Ergeben sich bei den routinemäßigen Schwangerschaftsvorsorgeuntersuchung Hinweise auf eine Pathologie, so ist eine weiterführende **pränatale Diagnostik** (ICD-10: Z36.9) indiziert:

Gynäkologie

- **Ultraschallfeindiagnostik** (sog. Organultraschall, hochauflösender Ultraschall, in der 20.-22. SSW) bei besonderer Indikation, z.B. Beurteilung bei Risikoschwangerschaft, bei früher Wachstumsretardierung, bei Oligo- oder Polyhydramnion, Suche nach Missbildungen, **Echokardiographie** bei V.a. Herzfehler, **3D-Ultraschall** zur Darstellung von Lippen-Kiefer-Gaumenspalten
Farbkodierte Duplexsonographie (dopplersonographische Blutflussmessung der A.uterina, A.umbilicalis, Aorta fetalis, A.cerebri media, Ductus venosus), z.B. bei V.a. Plazentainsuffizienz, intrauterine Wachstumsretardierung, Gestose, HELLP-Syndrom, Fetus: fetale Erythroblastose, angeborene Herzfehler
- **Labor:** Blutzuckertagesprofil, Triple-Test und weitere Parameter (s.u. Kapitel Risikoschwangerschaft)
- **Amniozentese** (Syn: Fruchtwasserpunktion, s.u. Kapitel Risikoschwangerschaft), Nabelschnurpunktion (Syn: Chordozentese)
- Bei (meist asymptomatischem) Harnweginfekt immer Antiblose durchführen um eine Aszension od. Übergreifen der Infektion zu verhindern: z.b. mit Ampicillin oral (Amoxypen®) 3x750 mg/Tag für 1 Woche
Eine 2-mal wöchentliche Selbstmessung des pH in der Scheide der Frau während der Schwangerschaft mit einem Indikatorhandschuh (Selfcare®) kann frühzeitig eine genitale Infektion anzeigen. Bei pH >4,4 wird eine Kontrolle beim Gynäkologen durchgeführt und ggf. eine Behandlung eingeleitet, z.B. Lactobacillus-Instillation [Vagiflor® Vaginalzäpfchen] zur Ansäuerung, bei bereits manifester Infektion Clindamycin-Creme [Sobelin®]), bei Chlamydien-Nachweis ab der 14. SSW Erythromycin 4 x 800 mg/Tag p.os für 10 Tage (+ Partnermitbehandlung).
- Bei pathologischem Zervixabstrich (ab PAP IIID) weitere Kontrollen erforderlich (s. Kap. zervikale intraepitheliale Neoplasie/Zervixkarzinom)
- Bei rh-neg. Mutter ohne nachweisbare Anti-D-Antikörper **Rh-Prophylaxe** mit 1.650 I.E. Anti-D-Immunglobulin i.m. (Partobulin®) in der 28. SSW und direkt nach der Geburt, falls zuvor nichts durchgeführt wurde und das Kind RH-pos. ist.
- Beratung: Aufklärung über den normalen Schwangerschafts- und Geburtsverlauf (zusätzliches Informationsmaterial wird heute von der Industrie in großer Menge kostenlos zur Verfügung gestellt), über toxische Substanzen (insb. Alkohol, Drogen, Nikotin, s.u. Kap. Risikoschwangerschaft), Ernährung, evtl. Substitution von Eisen, Jod, Kalzium und Folsäuregabe (s.o. Kap. Schwangerschaftsentwicklung), Stillen und Brustpflege
Empfehlung zur Teilnahme an einem Geburtsvorbereitungskurs (ab 6.-7. SSM)
Sport: normaler Freizeitsport ist gut, kein Leistungssport (führt zu vermindertem Geburtsgewicht), keine Kampf- od. Kontaktsportarten, kein Aufenthalt im Hochgebirge (>2.500 m), Tauchsport (Gerätetauchen) ist streng kontraindiziert. Dies alles gilt bei unkomplizierter Schwangerschaft, bei Kompl. wie Zervixinsuffizienz, Blutungen, vorzeitigen Wehen usw. kein Sport.
Die empfohlene Gewichtszunahme in der Schwangerschaft ist in Abhängigkeit vom BMI (Body-mass-Index): BMI <20 kg/m² (= untergewichtige Mutter vor der Schwangerschaft) Zunahme von 12,5-18 kg, BMI 20-25 kg/m² (= Normalgewicht) von **11,5-16 kg**, BMI >25 kg/m² (= übergewichtig) von 7,0-11,5 kg. Bei übergewichtigen Schwangeren sollte die Kalorienzufuhr hierzu auf 25 kcal/kgKG beschränkt werden.
- Impfungen: generell sollten erforderliche Impfungen **vor** einer (geplanten) Schwangerschaft durchgeführt werden. **Kontraindiziert sind Lebendvakzine** (Röteln, Masern, Mumps, Varizellen, Gelbfieber, Tuberkulose [BCG], Poliomyelitis oral [OPV], Pocken) während einer Schwangerschaft! Impfungen mit Totimpfstoffen od. Toxoiden (z.B. Tetanus) sind mögl. Bei Kontakt einer nicht-immunen Schwangeren mit potentiell schädigenden Infektionen (z.B. Röteln) ist eine sofortige passive Immunisierung zur Prophylaxe erforderlich (s.u. Kap. TORCH-Komplex).
- Rechtliche Aspekte (in Deutschland):
  - **Mutterschaftsrichtlinien** des Bundesausschusses der Ärzte u. Krankenkassen (v. 10.12.1985, letzte Änderung 24.4.1998): regelt die **ärztliche** Betreuung in der Schwangerschaft als Regelleistung der gesetzlichen Krankenversicherung (GKV, § 92 SGB V u. § 196 RVO). Darin enthalten ist der Anspruch auf Feststellung der Schwangerschaft, Ausstellen einer ersten Bescheinigung für den Arbeitgeber, Schwangerschaftsvorsorgeuntersuchungen (ca. 10-12 Termine) mit o.g. Routinediagnostik, Ausstellen eines Mutterpasses, Ausstellen einer zweiten Bescheinigung für die Krankenkasse in der 34.

SSW (mit dem ermittelten genauen Geburtstermin zur Errechnung des Beginns der Schutzfrist = 1. Tag der 35. SSW), Beratungen (ggf. auch humangenetische), Erkennung/Überwachung einer Risikoschwangerschaft u. ggf. weiterführende Untersuchungen, ggf. Anti-D-Prophylaxe, Untersuchung/Beratung der Wöchnerin (1. u. 6.-8. Wo. post partum)
Kostenfreie Verordnung von Medikamenten, Verband- u. Heilmitteln bei schwangerschaftsbedingten Beschwerden.
- **Mutterschutzgesetz** (v. 17.5.1952, letzte Änderung im Jahr 2000): regelt die **Schutzfrist**, in der ein Beschäftigungsverbot besteht (= 6 Wo. vor der errechneten Entbindung und 8 Wo. post partum, bei Früh- u. Mehrlingsgeburten 12 Wo. p.p., bei Frühgeburten werden zusätzlich noch die fehlenden Tage vor der Entbindung an die p.p.-Tage angerechnet), während dieser Zeit wird ein **Mutterschaftsgeld** (anteilig vom Arbeitgeber und der Krankenkasse/Bundesmitteln) bezahlt. Ein Kündigungsschutz besteht während der Schwangerschaft und bis 4 Mon. post partum. Die Mutter ist aber auch zur frühzeitigen Mitteilung der Schwangerschaft an den Arbeitgeber verpflichtet.
- Während der Schwangerschaft gesetzlich **verbotene Arbeiten**: Nachtarbeit, Akkordarbeit, Arbeit mit ionisierender Strahlung (z.B. Röntgengeräte, Nuklearmedizin), Arbeit mit gesundheitsgefährdenden Stoffen (z.B. Labor, Op, chemische Industrie)
- **Elternzeit** (wurde bisher Erziehungsurlaub genannt), geregelt im Bundeserziehungsgeldgesetz BErzGG v. 1.12.2000: Sonderurlaub (ohne Gehalt) bis 3 J. mit Kündigungsschutz für Arbeitnehmer/in, die/der ein Kind selbst betreut od. erzieht. Die Elternzeit kann anteilig, von jedem Elternteil allein od. von beiden Eltern gemeinsam genommen werden. Eine Erwerbstätigkeit ist in dieser Zeit bis 30 Wochenstunden zulässig. Für die Zeit von 2 J. wird je nach Einkommen ein **Erziehungsgeld** vom Staat gewährt.
- Selbsthilfegruppen: Schwangerschaftsberatung Kidnet.de, Mainzer Str. 71, 50678 Köln, Tel.: (02 21) 2 22 18-75, Fax: -76, Internet: http://www.kidnet.de

Prog: Die Schwangerschaftsvorsorgeuntersuchungen verringern statistisch das Risiko einer Erkrankung für Mutter und Kind. Zusätzliche Termine außer zu den empfohlenen Routineterminen bringen bei normalem Verlauf jedoch keinen weiteren Vorteil.
Bei einer Risikoschwangerschaft ist vor der Anwendung von Testmethoden oder der erweiterten pränatalen Diagnostik eine **qualifizierte Beratung** erforderlich, z.B. Angabe des Risikos für eine (genetische) Anomalie. Die Schwangere muss sich für oder gegen die Tests entscheiden können (Grund, Art, Risiko der Untersuchung) und mögliche Konsequenzen sind zu besprechen, z.B. Schwangerschaftsabbruch bei schwerer Fehlbildung (würde die Schwangere bei Nachweis einer schweren Fehlbildung eine Abruptio ablehnen, so ist eine erweiterte pränatale Diagnostik auch nicht sinnvoll).

EXTRAUTERINGRAVIDITÄT

Syn: Abkürzung EU od. **EUG**, ektope Schwangerschaft, Tubenschwangerschaft, Bauchhöhlenschwangerschaft, Graviditas extrauterina, engl. extrauterine/ectopic pregnancy, tubal pregnancy, abdominal pregnancy, ICD-10: O00.9

Def: Nidation des befruchteten Eis außerhalb des Uteruskavums durch Transport- oder Reifungsstörung

Gynäkologie

Ät: – Begünstigend für eine Tubargravidität: **Salpingitis** (aufsteigende Infektionen) ⇨ Tubenverwachsungen, Tubendivertikel, Endometriose, frühere EUG
– Tubendysplasie (Insuffizienz der Tunica muscularis od. Zilien der Tubenschleimhaut)
– Rauchen: Tubenmotilität u. Zilienaktivität durch Nikotin vermindert
– Iatrogen: Sterilisations-Op, Intrauterinpessar (4- bis 10fach häufiger), Z.n. chirurgischen Eingriffen im Bauchraum, Med: hormonelle Sterilitätsbehandlung

Path: Behinderung od. Verlangsamung des Eitransportes ⇨ Befruchtung und Einnistung des Implantationsembryos in der Tube, Ovar od. freien Bauchhöhle

Etlg: Nach der Lokalisation (s. Abb.):
Tube: **Tubargravidität** (Syn: Tuben- od. Eileiterschwangerschaft), häufigste Form 98 % d.F., diese kann noch unterteilt werden in:
- ampulläre Eileiterschwangerschaft (85 % d.F.)
- isthmische Eileiterschwangerschaft
- interstitielle Eileiterschwangerschaft im intramuralen Anteil am Übergang zum Uterus (uteriner Tubenabschnitt)
- Tuboovarialgravidität am Übergang zum Ovar
Eierstock: Ovarialgravidität (1 % d.F.)
Uterus/Vagina: tiefe Implantation in der Zervix uteri od. in der Vagina, in einem rudimentären Uterushorn
Bauchhöhle (1 % d.F.): Abdominalgravidität am Peritoneum, z.B. im DOUGLAS-Raum, Parametrien, Dünndarm, Rektum

Epid: ca. 1 auf 100 Schwangerschaften entwickelt sich ektop.

Klin: ⇨ Viele EUG sind vermutlich klinisch stumm, das Schwangerschaftsprodukt stirbt nach wenigen Tagen bis Wochen wegen der ungünstigen Nidationsbedingungen ab und wird abgestoßen/resorbiert
⇨ Leitsymptom: einseitige/seitenbetonte wehenartige **Unterbauchschmerzen**
⇨ Fehlende Vergrößerung des Uterus trotz pos. Schwangerschaftstest
⇨ Bei ampullärer Eileiterschwangerschaft „Tubarabort" mit Blutung und Ausstoßung der Frucht aus dem Fimbrienende in die freie Bauchhöhle (innerer Fruchtkapselaufbruch) ⇨ Hämatom peritubar oder Hämatozele im DOUGLAS-Raum
⇨ Evtl. uterine **Schmierblutung** (eher dunkelrot) mit Abgang von Koagel oder Gewebeteilen, auch als Hormonentzugsblutung (durch Abfall der Schwangerschaftshormone, da sich keine funktionsfähige Plazenta ausgebildet hat)
⇨ Bild eines **akuten Abdomens** (30 % d.F.) mit plötzlichen, starken und meist seitenbetonten Schmerzen durch peritoneale Reizung und hämorrhagischem Schock bei **Tubenruptur** (äußerer Fruchtkapselaufbruch) od. Ovarialgravidität mögl.

Diag: 1. Anamnese: letzte Menstruation (typischerweise zuletzt vor 6-8 Wo. od. auffällig schwächere/kürzere Regelblutung, Schwangerschaftszeichen (unsichere wie Übelkeit, Spannungsgefühl der Brüste usw.), Frage nach früheren Adnexentzündungen, Sterilitätsbehandlung od. früherer EUG
2. Gynäkologische Untersuchung: fehlende Vergrößerung des Uterus (Größe entspricht nicht dem Gestationsalter), einseitig vergrößerte Adnexe, Portioschiebeschmerz, diffuser Tumor im hinteren Scheidengewölbe bei Hämatozelenbildung, schmerzhafter DOUGLAS-Raum
3. Labor: **hCG** im Serum >5 I.E./l, trotz fehlendem sonographischem Nachweis einer intrauterinen Fruchtblase ⇨ V.a. Extrauteringravidität (z.B. hCG 1.000 I.E./l in der 6. SSW)
4. Sonographie: „leere" Uterushöhle (der vaginalsonographische Nachweis eines Schwangerschaftsproduktes im Uterus ist normalerweise ab der 5. SSW p.m. mögl.), Suche nach EUG im Bereich der Adnexe, freie Flüssigkeit im DOUGLAS-Raum. Cave: Ein sog. Pseudogestationssack in der Uterushöhle kann mit einer Chorionhöhle anfänglich verwechselt werden.

Schwangerschaft | Seite 115

Farbkodierte Duplexsonographie: zeigt den typischen, starken peritrophoblastären Blutfluss (hohe systolische + diastolische Flussgeschwindigkeit) z.B. in der Tube
5. Laparoskopie: Sicherung der Diagnose u. gleichzeitig Ther. mögl.

Ther:
- Konservativ: bei beschwerdefreier Patientin (Zufallsbefund) und geringem hCG (<2.000 I.E./l) Abwarten unter engmaschiger sonographischer u. hCG-Kontrolle (hCG sollte kontinuierlich abfallen = spontanes Absterben des Schwangerschaftsproduktes)
- Operativ: Ind: das akute Abdomen ist eine absolute Notfallindikation (kein Zeitverzug)
  - Op-Vorbereitung: Notfalllabor (BB, Gerinnung, Elektrolyte), Kreuzblut für 2 Blutkonserven, Klysma zur Darmentleerung
  - Zugang: heute meist **laparoskopische Op**, bei Komplikationen/Patientin im Schock offene Op (Laparotomie)
  - In frühem Stadium sonographisch kontrollierte Injektion von Methotrexat od. Prostaglandin (PGF$_{2\alpha}$) in den Trophoblasten mögl. ➪ führt zum Absterben und Resorption des Schwangerschaftsproduktes (hCG-Abfall nach 4-8 Tagen, Kontrolle von hCG)
  - Bei größerer EUG ohne Kompl. Versuch die Tube zu erhalten: am Fimbrienende Tube ausdrücken und **Absaugung** des Schwangerschaftsproduktes, bei isthmischer o. interstitieller Lokalisation Inzision der Tubenwand (Syn: Sectio tubae, Salpingotomie), Entfernung des Schwangerschaftsproduktes und mikrochirurgische Naht d. Tubenwand
  - Bei unstillbarer Blutung kann aber auch eine einseitige Salpingektomie od. Adnexexstirpation erforderlich sein.
  - Postoperative hCG-Verlaufskontrolle (muss auf 0 abfallen) zur Bestätigung, dass alles Trophoblastgewebe entfernt wurde

Kompl:
* Lebensbedrohliche Blutung bei Tuben- od. Ovarialruptur (durch Arrosion von Ästen der A.uterina od. A.ovarica bei perforierter isthmischer od. intramuraler Eileiterschwangerschaft), meist so um die 6.-7. SSW ➪ Bild eines akuten Abdomen
* Evtl. intrauterine u. extrauterine Fruchtblase (= Zwillingsschwangerschaft, die EUG wird dann zuerst übersehen), Ther: Salpingektomie, intrauterine Schwangerschaft bleibt

Op:
* Blutung
* Bei EUG im Abdominalraum bei Versuch der Entfernung Arrosion des Darms mögl., evtl. ist eine Segmentresektion dann erforderlich
* Trophoblastenpersistenz ➪ Ther: einmalig Methotrexat i.m. 1 mg/kgKG
* Sterilität, Risiko ca. 50 %
* Rezidivrisiko: erneute EUG nach tubenerhaltender Op in 15-20 % d.F. (auch erhöhtes Risiko der Gegenseite), nach 2 EUG in 40 % d.F.

Proph: ♥ Aufsteigende Infektionen (insb. venerische Infektionen = sexuell übertragbare Krankheiten) vermeiden.

DD:
- Gutartige Tubentumoren (sehr selten): Papillome, Fibrome, Myome, Lipome
- Zysten der Tube, gestielte Zysten der Pars ampullaris der Tube (MORGAGNI-Hydatiden), Parovarialzysten (aus Urnierengangsanteilen, liegen im Lig.latum uteri), Ovarialzysten Endosalpingiose = sehr kleine papillär-seröse Zysten auf der Serosa der Tuben (auch auf dem Uterus od. im DOUGLAS-Raum vorkommend) ohne Krankheitswert
- Ovarialtumoren, Ovarialzysten, Tuboovarialabszess
- Nach einer „Abortkürettage" wird kein Trophoblast od. nur atypisches sezernierendes Drüsenepithel (ARIAS-STELLA-Phänomen) gefunden ➪ EUG übersehen
- DD des **Akuten Abdomens**. Übersicht folgende Seite
Die häufigsten gynäkologischen Ursachen für eine akutes Abdomen sind Adnexitis, Ovarialzysten, Torsionsovar (Stieldrehung einer Ovarialzyste od. eines Ovarialtumors) und die Extrauteringravidität.
Differentialdiagnostische Probleme bereiten während der Schwangerschaft oft intraabdominelle Erkrankungen, wie z.B. die Appendizitis u.a., weil schwangerschaftsbedingt die typische Abwehrspannung od. genau lokalisierbare Schmerzen fehlen oder die Beschwerden uncharakteristisch sind und an untypischer Stelle auftreten können. Dies kann zu einer verzögerten Diagnostik und Therapie führen. Daher ist in der Schwangerschaft bei abdominellen Beschwerden immer besondere Vorsicht erforderlich.

GENERELLE PERITONITIS

Ileus (mechanisch/Briden, zirkulatorisch, paralytisch)
Perforation (Magen, Duodenum, Appendix, Gallenblase, Tumoren)
Mesenterialarterieninfarkt, Mesenterialvenenthrombose
abdominelles Kompartmentsyndrom
Tumormetastasen, Peritonealkarzinose, Pankreasnekrose
Kollagenosen: Panarteriitis nodosa, Lupus erythematodes

RECHTER OBERBAUCH

Cholezystitis, Cholelithiasis
Choledocholithiasis
Papillenstenose, Courvoisier-Zeichen
Stauungsleber, Pfortaderthrombose
Ulcus duodeni, Ulkusperforation
Nephrolithiasis, Niereninfarkt
akute Pyelitis / **Pyelonephritis**
atyp. **Appendizitis**, Divertikulitis
Pankreaskopftumor, Kolontumor
subphrenischer Abszess
basale Pleuritis, Pneumonie

EPIGASTRIUM

Hiatushernie
Ösophagitis
Ösophagusulkus
Ösophagustumor
Magenulkus
Magentumor
Herzinfarkt
Angina pectoris

LINKER OBERBAUCH

Milzinfarkt, Milzruptur
Magenulkus
Pankreatitis
Pankreasnekrose, Pankreastumor
kardial: Herzinfarkt, Angina pectoris
Aortenaneurysma
Nephrolithiasis, Niereninfarkt
akute Pyelitis / **Pyelonephritis**
subphrenischer Abszess
basale Pleuritis, Pneumonie

NABEL-REGION

Pankreatitis
Pankreasnekrose
Appendizitis
Nabelhernie
Aortenaneurysma
MECKEL-Divertikel

RECHTER UNTERBAUCH

Appendizitis,
perityphlitischer Abszess
Ileitis (Morbus CROHN)
Kolontumor, Divertikulitis
Torsion des großen Netzes
**Adnexitis, Ovarialzysten
Torsionsovar** (Stieldrehung)
**Extrauteringravidität
Uretersteine**
Leistenhernie

SUPRAPUBISCH

**Zystitis
akuter Harnverhalt**
neurologische Blasenstörungen
**Erkrankungen des Uterus
Gravidität**
vorzeitige Plazentalösung,
Uterusruptur, V.cava-inf.-Syndrom
septischer Abort, Dead-fetus-Synd.
Appendizitis, Divertikulitis
Sigmatumor, Rektumkarzinom

LINKER UNTERBAUCH

Divertikulitis
Kolontumor
Torsion des großen Netzes
Colitis-Komplikationen
**Adnexitis, Ovarialzysten
Torsionsovar** (Stieldrehung)
**Extrauteringravidität
Uretersteine**
Leistenhernie

PSEUDOPERITONITIS

Angina abdominalis (Angiopathie)
Diabetisches Koma (Ketoazidose)
Hyperlipidämie, Hyperkalzämie
Addison-Krise
Urämie, Porphyrie, hämolytische Krise, Leukosen
Tabes dorsalis (Lues)
abdominelle Migräne, Herpes zoster, Psychosen
Intoxikationen (z.B. Blei, Thallium)
Endometriose

NSAP (= non-specific abdominal pain): abdominelle
Beschwerden ohne Nachweis einer Ursache

TROPHOBLASTÄRE SCHWANGERSCHAFTSTUMOREN

Syn: Trophoblasttumoren, engl. trophoblast tumours

Ätlg: # Benigne: Invasive hydatiforme Molen (lat. mola „verunstalteter Embryo", Syn: **Blasenmole**, Traubenmole, Mola hydatiformis, engl. cystic mole), ausgehend von den Chorionzotten der Plazenta, ICD-10: D39.2

Maligne: Trophoblastischer Plazentatumor (Syn: Chorionepitheliosis, destruierende invasive Blasenmole), ausgehend von den Synzytio- od. Zytotrophoblasten ICD-10: C58 hierzu gehört auch das **Chorionkarzinom** (Syn: malignes Chorionepitheliom, Placentalsite-Tumor, endodermaler Sinustumor), ausgehend von extraembryonalen fetalen Zellen des Uterus oder auch im Ovar vorkommend, ICD-10: C58

Ät: – Blasenmole: defekte Embryonalanlage mit Persistenz pathologischer Trophoblasten und Absterben des Embryoblasten
– Chorionkarzinom: pathologische maligne Proliferation des Trophoblastgewebes

Path: ♦ Blasenmole: hydropisch-ödematöse Degeneration der Chorionzotten der Plazenta mit Ausbildung von flüssigkeitsgefüllten Bläschen (traubenförmig angeordnet), Proliferation der Zyto- u. Synzytiotrophoblasten (gehört daher auch zu den Trophoblasttumoren), Absterben der Embryonalanlage

♦ Destruierende invasive Blasenmole (Syn: Chorionadenoma destruens, Chorionepitheliose): Invasion der Trophoblasten in das Myometrium des Uterus ⇨ Blutungsgefahr

♦ Chorionkarzinom: **hoch maligne**, wächst ohne das Zottenstroma invasiv **destruierend** in das Uterusmyometrium, starke Blutungsneigung durch Einwachsen u. Arrosion von Gefäßen, frühzeitige Metastasierung in die Vagina und Lungen
Lok: vom Uterus ausgehend; sehr selten auch primär als Keimzellgeschwulst im Ovar od. Hoden oder extragenital im Mediastinum

FIGO-Stadien (Fédération Internationale de Gynécologie et d'Obstétrique) der von 2001 und die entsprechende TNM-Klassifikation (in Klammern, eine N-Klassifikation ist nicht vorhanden)

I	(= T1)	Tumor auf den Uterus beschränkt
II	(= T2)	Tumor breitet sich auf Vagina, Ovar, Lig.latum od. Tuba uterina aus
III	(= M1a)	Lungenmetastasen
IV	(= M1b)	andere Fernmetastasen mit oder ohne Lungenmetastasen

Zusätzliche Klassifikation der FIGO-Stadien in 2 Risikokategorien (**IA-IVA, IB-IVB**):
A = niedriges Risiko (≤7 Pkt.), B = hohes Risiko (≥8 Pkt.)
Die Gesamtpunktezahl wird anhand folgender Tabelle ermittelt:

Prognosefaktor / Pkt.	0	1	2	4
Alter der Patientin	<40 J.	≥40 J.		
vorausgegangene Schwangerschaft	Blasenmole	Abort	Schwangerschaft am Termin	
Diagnose in Monate nach Schwangerschaft	<4	4-6	7-12	>12
hCG vor Ther. (I.E./l)	<1.000	1.000 bis <10.000	10.000 bis <100.000	>100.000
Tumordurchmesser	<3 cm	3-4,9 cm	≥5 cm	
Metastasen	Lunge	Milz, Niere	Verdauungstrakt	Leber, Gehirn
Metastasenzahl	keine	1-4	5-8	>8
fehlgeschlagene Chemotherapie			Rezidiv nach Monochemotherapie	Rezidiv nach Polychemotherapie

Gynäkologie

Epid: ◊ Blasenmole: Entwicklungsstörung beginnt etwa ein Monat post conceptionem, Häufigkeit: 30/100.000 Schwangerschaften (in Asien und Südamerika 10-mal häufiger)
◊ Chorionkarzinom: v.a. nach Geburten (25 % d.f.), Aborten (25 % d.f.) od. aus einer Blasenmole (50 % d.f.) hervorgehend

Klin: ⇒ Blasenmole: verglichen mit dem theoretischen Gestationsalter vergrößerter Uterus, evtl. uterine Blutung mit Abgang von Bläschen, Gestosezeichen, Hyperemesis gravidarum
⇒ Chorionkarzinom: vergrößerter bzw. ungenügende Rückbildung des Uterus, anhaltende **uterine Blutung** nach Geburt/Wochenbett/Abort oder nach einer Blasenmole. Symptome bei Fernmetastasierung je nach Lokalisation (z.b. Bluthusten bei Lungenmetastasen, Ikterus bei Leberfiliae, neurologische Ausfälle bei Hirnmetastasen)

Diag: 1. Anamnese und gynäkologische Untersuchung:
  - Blasenmole: vergrößerter Fundusstand (**großer weicher Uterus**), Fehlen kindlicher Herztöne
  - Chorionkarzinom: ungenügende Rückbildung des Uterus, evtl. sichtbare Scheidenmetastasen (blau-rot blutende Knoten in der Scheidenwand)
2. Sonographie:
  - Blasenmole: Fehlen von Kindsbewegungen und kindlicher Herzaktion, evtl. Luteinzysten im Ovar (durch die hormonelle Überstimulation), **„Schneegestöber"-Bild** der Plazenta (kleinzystisch aufgelockerte Strukturen, kein Embryo mehr sichtbar)
  - Chorionkarzinom: „Schneegestöber"-Bild des Uterus, evtl. Ovarialzysten, Metastasen in Ovar od. Leber?
3. Labor: Blasenmole und Chorionkarzinom: **hCG ↑↑** (im Serum bis >500.000 I.E./l durch das pathologisch wachsende Chorionepithel), bei destruierender invasiver Blasenmole erhöhtes hPL (humanes plazentares Laktogen)
4. Röntgen: Thorax zum Ausschluss von Lungenmetastasen, evtl. CT-Schädel, Skelettszintigraphie bei V.a. auf weitere Metastasierung
5. Kürettage und Histologie zur Diagnosesicherung

Ther: • Blasenmole: medikamentöse Austreibung mit Wehenmitteln (Prostaglandine, z.B. Gemeprost [Cergem®] 1 mg Vaginaltablette zur Zervixreifung und Sulproston-Infusion [Nalador®]) dann vorsichtige Kontrolle durch Nachtastung, ggf. Vakuumabsaugung
hCG-Verlaufskontrolle (nach 3(-8) Wo. sollte hCG auf 0 sein) und sichere Antikonzeption (hormonale Ovulationshemmer) für ca. 1 Jahr, dann ist auch eine Schwangerschaft wieder mögl.
Operativ:
  – Op-Vorbereitung: Kreuzblut für mind. 2 Erythrozytenkonzentrate, perioperative Antibiotikaprophylaxe (z.B. 1,5 g Cefuroxim, Zinacef®)
  – Saugkürettage bei Blasenmole (bei verbliebenem Rest nach medikamentöser Austreibung)
  – Destruierende invasive Blasenmole: operative Lokalexzision, bei Durchbruch durch die Uterusserosa auch Hysterektomie
  – Bei unstillbarer Blutung ⇨ Hysterektomie
• Chorionkarzinom FIGO **A** = low risk: Monochemotherapie mit Methotrexat od. Polychemotherapie mit Methotrexat + Actinomycin D mit 3 Zyklen im Abstand von je 4 Wochen. Bei fehlendem Ansprechen Polychemotherapie.
Bei FIGO **B** = high risk: Polychemotherapie nach dem EMACo-Schema (Etoposid + Methotrexat + Actinomycin D + Cyclophosphamid + Vincristin)

Prog: Blasenmole: bei vollständiger Entfernung gut
Destruierende invasive Blasenmole: meist komplette Rückbildung nach Lokalexzision
Chorionkarzinom: 5-JÜR >50 % (schlechtere Prog. bei Risikokategorie FIGO **B** = Alter ≥40 Lj., Serum-hCG >100.000 I.E./l, mehrere vorausgegangene Schwangerschaften, Intervall nach vorausgegangener Schwangerschaft >6 Mon., Metastasen, Rezidiv nach vorausgegangener Chemotherapie), eine erneute Schwangerschaft ist bei Rezidivfreiheit nach 2-3 J. mögl.

Kompl: * Blasenmole: Infektion, Blutung, EPH-Gestose, Torsion od. Ruptur von Luteinzysten des Ovars, Risiko für Entwicklung eines Chorionkarzinoms 2 %
* Destruierende invasive Blasenmole: selten auch Metastasierung mögl.
* Chorionkarzinom: Fortleitung/Metastasierung in Vagina, Tube, Ovar
* Chemotherapie, insb. Polychemotherapie: Leukozytopenie (ggf. Gabe von koloniestimulierenden Faktoren), Thrombozytenabfall, Leber- u. Nierenstörungen, Alopezie

Op: * Kürettage: **massive Blutung, Uterusperforation**, verbliebene Reste bei der Kürettage

Proph: ♥ Blasenmole u. destruierende invasive Blasenmole: zur Kontrolle auf verbliebene Reste und wegen des Risikos einer Entwicklung eines malignen Chorionepithelioms aus verbliebenen Resten einer Blasenmole postop. regelmäßige hCG-Kontrolle (spätestens nach 3 Monaten sollte der hCG-Titer in der Norm sein, bei anhaltend erhöhten Werten liegt verbliebenes Tumorgewebe vor)
♥ Nachsorge beim Chorionkarzinom: wiederholte hCG-Kontrollen

DD: – Partielle Blasenmole: teilweises verstärktes Wachstum der Trophoblastenanlage mit blasiger Degeneration, der Rest ist normal und die Schwangerschaft kann fortbestehen (Ät: triploider Chromosomensatz [69xxx] durch Befruchtung einer noch diploiden Eizelle)
– Molenschwangerschaft (Syn: Abortivei, Windei): Entwicklungsstörung (ist im Gegensatz zur Blasenmole kein trophoblastärer Tumor) der Zottengefäße ⇨ Absterben der Embryonalanlage, Spontanabort nach einigen Tagen, ggf. stumpfe Abrasio bei Blutung oder Resten erforderlich
– Chorioangiom, Teratom
– Extrauteringravidität
– Uterustumoren: Myome, Endometriumkarzinom
– Plazentapolyp

ABORT / INTRAUTERINER FRUCHTTOD / TOTGEBURT

Syn: Abort: Abortus, **Fehlgeburt**, engl. miscarriage, abortion, ICD-10: O03.9
Intrauteriner Fruchttod, engl. intrauterine fetal death, death in utero, ICD-10: P95
Totgeburt, engl. stillbirth, ICD-10: P95

Def: **Abort** = vorzeitiges Ende einer Schwangerschaft mit einem Fetus ohne Lebenszeichen und einem Gewicht **<500 g**
- Frühabort: bis zur 16. SSW p.m. (eher embryonale Ursache, z.B. Chromosomenanomalie)
- Spätabort: 16.-28. SSW p.m. (eher mütterliche Ursache, z.B. Zervixinsuffizienz od. Infektionen)

Intrauteriner Fruchttod = Absterben des Fetus noch im Uterus vor Geburtsbeginn (in der 2. Hälfte der Schwangerschaft)

Totgeburt = totgeborener Fetus >500 g ohne Lebenszeichen. In Deutschland besteht für Totgeborene >500 g eine standesamtliche Meldepflicht und Pflicht zur Bestattung (gem. Personenstandsgesetz v. 1994 zählen Totgeburten >500 g zu den Frühgeburten). Es gelten darüber hinaus ebenfalls die Mutterschaftsrichtlinien mit den Schutzfristen (⇨ Beschäftigungsverbot für 12 Wo. nach der Geburt).

Ät: – Häufig ist keine direkte Ursache erkennbar
– Mütterliche Ursachen:
  - **Uterusfehlbildungen**, Endometriuminsuffizienz (z.B. nach vorangegangener Abrasio), Uterusmyom
  - **Zervixinsuffizienz** (z.B. nach Konisation, Schwangerschaftsabbrüchen, Abortkürettagen)
  - **Plazentainsuffizienz** od. vorzeitiger Plazentalösung, Placenta praevia, Gestose
  - schwere Allgemeinerkrankung, schwere Anämie

- endokrinologische Störungen (Prädiabetes, vorbestehender Diabetes mellitus, Schwangerschaftsdiabetes), mangelnde Schwangerschaftshormonproduktion (Corpus-luteum-Insuffizienz), Hypo- od. Hyperthyreose
- hereditäre Thrombophilie: Antiphospholipid-Syndrom (Lupusantikoagulans, Anticardiolipin-Antikörper), APC-Resistenz/Faktor-V-LEIDEN-Mutation, Prothrombinmutation, Antithrombin-III-Mangel, Protein-S- u. -C-Mangel, erhöhtes Lipoprotein a (Lp(a) >30 mg/dl)
- psychisches Trauma, individuelle Prädisposition
- Übertragung (>42. SSW 4faches Risiko für intrauterinen Fruchttod)
- **Infektionen** (insb. aufsteigende ➪ **Amnioninfektionssyndrom**), TORCH-Komplex (s.u)
- Abortivei (sog. Windei, **Molenschwangerschaft** = Trophoblasten und Eihüllen sind vorhanden, durch die ungenügende Ausbildung der Zottengefäße stirbt aber die Embryonalanlage ab)
- **Chromosomenanomalien** (insb. bei Frühaborten finden sich im Abortmaterial häufig Trisomien, Polyploidien, Monosomien, Mosaike od. Translokalisationen), Fehlbildungen des Fetus
- Nabelschnurkomplikationen
- Erhöhtes Risiko auch bei Mehrlingsschwangerschaft
- Immunologisch: **Blutgruppeninkompatibilität** (Morbus haemolyticus fetalis), fehlende Bildung blockierender Ak (durch die Mutter), die eine Abstoßung des Embryos verhindern sollen (da der Embryo/Trophoblast zu 50 % väterliche Antigene trägt und diese eine Abstoßungsreaktion verursachen können)
- Trauma: stumpfes Bauchtrauma (z.B. Verkehrsunfall), Stich- od. Schussverletzung, illegal versuchter Schwangerschaftsabbruch
- Iatrogen: Amniozentese, Chorionzottenbiopsie, Fetoskopie, Abort nach (zunächst erfolgreicher) **IVF/ICSI** (10%ige Abortrate bei Alter der Frau bis 35 J., danach sprunghaft ansteigend auf >30 % bei >40. Lj und >60 % bei >44 Lj.)
- Medikamente: Zytostatika, Lebendimpfung, fertilitätsfördernde Med. (GnRH-, HMG-, FSH-, Clomifen-Gabe)
- Ionisierende Strahlung (>200 mSv)
- Weitere Risikofaktoren: **Nikotinkonsum** (bei Zigarettenrauchen Risiko 1,8fach), sehr starker Kaffeekonsum, Kokaingebrauch

Epid: ◊ Häufigkeit: es wird geschätzt, dass bis zu **50 %** der Schwangerschaften nach der Befruchtung sich nicht weiterentwickeln und beim nächsten „Menstruationszyklus" (meist unbemerkt) abgestoßen werden (sehr frühe Frühaborte). Weitere ca. 20 % gehen als Frühaborte verloren. Bei 1-4 % aller dann weiter fortgeschrittenen Schwangerschaften kommt es noch zum intrauterinen Fruchttod.
Chromosomenanomalien: 50-60 % der Frühaborte weißen Chromosomenstörungen auf. 30 % der Feten mit einer Trisomie 21 und 80 % mit einer Trisomie 18 sterben später noch zw. 12.-40. SSW ab ➪ die hohe Abortrate bei Chromosomenstörungen ist als natürliches Regulativ der Natur zu bewerten.
Bei 10 % der Aborte findet sich eine Infektion.

◊ Geschlechtsverhältnis bei Aborten: **m** > w (1,6 : 1)

Etlg: # **Abortus imminens** = drohende Fehlgeburt (noch intakte Schwangerschaft, geschlossener Muttermund)
Abortus incipiens = beginnender Abort mit Blutung, Wehen und deutlicher Eröffnung des Muttermundes, Blasensprung
Abortus cervicalis = durch einen rigiden äußeren Muttermund verhaltener Abort (selten), mit starken krampfartigen Unterbauchschmerzen einhergehend
Abortus completus = einzeitige od. vollständige Fehlgeburt ➪ meist **Frühabort** (bis zur 16. SSW p.m.) unter Ausstoßung von Embryo, Amniosack und Chorionhülle in toto
Abortus incompletus = zweizeitige od. unvollständige Fehlgeburt ➪ oft **Spätabort** (16. – 28. SSW) mit Blasensprung und geburtsähnliche Ausstoßung des Fetus, Reste der Plazenta verbleiben häufig im Uteruslumen (➪ Nachkürettage erforderlich)
Abortus febrilis = fieberhafter Abort (bis 38° C) durch Infektion:
- unkomplizierte Endometriuminfektion

Schwangerschaft — Seite 121

- komplizierte fieberhafte Fehlgeburt mit Adnexitis
- septischer Abort (Fieber >38° C) mit Pelveoperitonitis od. diffuser Peritonitis, Gefahr des Endotoxinschocks od. generalisierter Sepsis
Missed abortion = verhaltener Abort mit bis zu monatelanger Retention des abgestorbenen Fetus (intrauteriner Fruchttod) im Uterus
Abortus habitualis (habitueller Abort) = mind. 3-maliger Abort vor Ende der 16. SSW (Definition der European Society of Human Reproduction and Embryology), z.b. durch Uterusfehlbildungen. Die Wiederholungswahrscheinlichkeit nach 3 Aborten für einen erneuten Abort bei einer Schwangerschaft beträgt 40-80 %.
Induzierter Abort = Schwangerschaftsabbruch (s.u.)

Klin: ⇒ Intrauteriner Fruchttod: fehlende Kindsbewegungen, fehlende kindliche Herztöne, sinkender Fundusstand (ca. 14 Tage nach dem intrauterinen Fruchttod durch Retentionsvorgänge und fehlendes Uteruswachstum), Verringerung des Bauchumfanges durch Abnahme der Fruchtwassermenge und Involution = missed abortion
⇒ Drohender Abort: Unterbauchschmerzen, **Blutung**
Zunehmende Wehen, vorzeitiger Blasensprung, Abgang von Koagel oder Gewebeteilen
⇒ Beim Abort fehlen die Zeichen einer Lebendgeburt: kein nachweisbarer Herzschlag, keine natürliche Lungenatmung, keine Pulsation der Nabelschnur

Diag: 1. Anamnese und gynäkologische Untersuchung
2. Sonographie: beim intrauterinen Fruchttod fehlende Lebenszeichen des Fetus (kein Herzschlag, keine Spontanbewegungen), Ablösung der Plazenta mögl.
3. Labor: bei Missed abortion in der Frühschwangerschaft fehlender hCG-Anstieg bzw. hCG-Abfall
4. Bei habituellen Aborten zur Klärung der Ursache: Hysteroskopie, genetische Untersuchung auf Chromosomenanomalien, Hormondiagnostik, Schilddrüsenuntersuchung, Abklärung von Gerinnungsstörungen

Ther: • Bei drohendem Abort und lebendem Fetus: Bettruhe (stationär), kein Geschlechtsverkehr, Ultraschallkontrolle alle 2-3 Tg., bei nachgewiesener Corpus-luteum-Insuffizienz Hormonsubstitution (Progesteron + Estradiol, Gravibinon® od. reines Progesteron, Utrogest® bis zur 14. SSW), in der Spätschwangerschaft evtl. auch kurzzeitige Tokolyse (s. Kap. Frühgeburt)
• Operativ:
  − Bei Abortus incipiens od. komplettem Abort in der Frühschwangerschaft: Zervixdilatation und stumpfe Nachkürettage (Syn: Ausschabung, Abrasio) des Uteruslumens (zur Sicherheit auch bei „komplettem" Abort, um alle Schwangerschaftsprodukte zu entfernen)
  − Bei Abortus incipiens in der fortgeschrittenen Spätschwangerschaft, intrauteriner Fruchttod und missed abortion: Vorbehandlung mit Prostaglandin intrazervikal/vaginal (z.B. Gemeprost 1 mg) od. i.v (Sulproston) zur Erleichterung der Zervixdilatation, Oxytocin-Infusion zur Weheninduktion und vaginale „Geburt", dann stumpfe Nachkürettage
  − Bei Abortus cervicalis: Dehnung der Zervix, Entfernung des Abortes, stumpfe Nachkürettage
  − Bei inkomplettem Abort/Totgeburt in der Spätschwangerschaft: Zervixdilatation (diese ist meist durch den „Geburtsvorgang" bereits vorgedehnt) und stumpfe Nachkürettage
  − Bei fieberhaftem Abort: Antibiose (Cefotaxim 3 x 2 g i.v. [Claforan®] + Metronidazol 2 x 0,5 g i.v. [Clont®]) bis zur Entfieberung, dann stumpfe Nachkürettage
  Bei septischem Abort: gleiche Antibiose, Intensivüberwachung u. -therapie, Heparinisierung, Entleerung des Uterus (mit Sulproston i.v. 1.000 μg/1.000 ml NaCl über 10 Std.), dann schonende Kürettage
• Nachbehandlung: keine Vollbäder, kein Geschlechtsverkehr für 1-2 Wo. bzw. nach Totgeburt bis zum Ende des Wochenflusses (4-6 Wo.), Nachuntersuchung einige Tage und einige Wochen nach dem Abort
Med: nach dem Abort/Op zur Verminderung der Blutung 3 x 125-250 μg/Tag Methylergometrin (Methergin® ⇨ länger anhaltende Uteruskontraktion) für 1-2 Wo. und ggf. zum „Abstillen" (bei Spätabort, wenn die Brüste bereits gewachsen waren) einmalig 1 mg Ca-

bergolin innerhalb von 24 Std. (= 2 Tbl. Dostinex®)
Bei rh-neg. Mutter Rh-Prophylaxe mit 1.650 I.E. (= 330 µg) Anti-D-Immunglobulin i.m. (Partobulin®) nach dem Abort/Kürettage (bis max. 72 Std. danach) od. bei Blutungen in der Schwangerschaft (bei Persistenz alle 12 Wo.)
• Selbsthilfegruppen: Regenbogen - Glücklose Schwangerschaft e.V., Westring 100, 33378 Rheda-Wiedenbrück, Tel.: (0 52 42) 3 52 97, Internet: http://www.initiative-regenbogen.de Verwaiste Eltern in Deutschland e.V., Fuhrenweg 3, 21391 Reppenstedt, Tel.: (0 41 31) 6 80 32 32, Internet: http://www.veid.de und weitere Informationen/Chats im Internet: http://www.muschel.net und http://www.schmetterlingskinder.de

Prog: Risiko nach einem Abort für eine erneute Fehlgeburt beträgt 15 %, nach 2 Aborten 25-35 %

Kompl: ∗ Abortivei. bei fehlender Ausstoßung entsteht durch Blutung um das Ei und in die Eihöhle eine Blutmole ⇨ durch Organisation des Hämatoms entsteht die sog. Fleischmole, durch Kalkablagerung sehr selten eine sog. Steinmole
∗ Missed abortion: **Dead-fetus-Syndrom** ⇨ Gerinnungsstörungen bis zur Verbrauchskoagulopathie bei Retention (länger als 4 Wochen) des abgestorbenen Fetus im Uterus durch Freisetzung proteolytischer Enzyme und fibrinolytischer Aktivatoren Plazentapolyp, Chorionepitheliom
∗ Septischer Abort: Gefahr eines septisch-toxischen Schocks durch Bakteriämie, akutes Abdomen, akutes Nierenversagen ⇨ evtl. Hysterektomie zur (lebensrettenden) Entfernung des septischen Fokus erforderlich, die Ind. hierfür nicht zu spät stellen!
∗ Psychisch: längerdauernde Trauerreaktion, Wunsch nach einer baldigen neuen Schwangerschaft (bei gleichzeitiger Angst vor der neuen Schwangerschaft)

Op: ∗ starke Nachblutung (eine Blutung in Menstruationsstärke für einige Tage ist normal), zu ausgiebige Entfernung des Endometriums und nachfolgend Verwachsungen (ASHERMAN-FRITSCH-Syndrom)
∗ Uterusperforation

Proph: ♥ Schwangerschaftsvorsorgeuntersuchungen (s.o.)
♥ Harnweginfekte immer mit Antibiotika behandeln um eine Übergreifen der Infektion zu verhindern, z.B. mit Ampicillin oral (Amoxypen®) 3x750 mg/Tag für 1 Woche
♥ 2-mal/Woche Selbstmessung des pH in der Scheide der Frau während der Schwangerschaft mit einem Indikatorhandschuh (Selfcare®). Bei pH >4,4 wird eine Kontrolle beim Gynäkologen durchgeführt und ggf. eine Behandlung eingeleitet (Lactobacillus-Instillation [Vagiflor® Vaginalzäpfchen], bei bereits manifester, bakterieller Infektion Clindamycin-Creme [Sobelin®]).

DD: – Frühgeburt (s.u. Geburtshilfe, Kap. Frühgeburt): Geburt eines lebenden Fetus vor der abgeschlossenen 37. SSW
– Uterusgasbrand (Infektion durch gasbildenden Clostridium perfringens) ⇨ septischen Abort, Puerperalsepsis mögl.
– Blutung in der Schwangerschaft: Nidationsblutung (physiologisch 1-1½ Wo. p.c.), Verletzung (häufig Kohabitationsblutung), Pseudomenstruation (kommt in 1-4 % aller Schwangerschaften vor), hämorrhagische Kolpitis (Vaginitis od. Vulvovaginitis), Zervixektopie, Zervixkarzinom, Abortus imminens, drohende Frühgeburt

SCHWANGERSCHAFTSABBRUCH

Syn: **Interruptio**, Abtreibung, Abruptio graviditatis, induzierter Abort, engl. induced / voluntary / artificial / therapeutic abortion, termination of pregnancy, ICD-10: O04.9

Def: Medikamentöse od. instrumentelle vorzeitige Beendigung einer Schwangerschaft (vor Erreichen der extrauterinen Lebensfähigkeit des Embryo/Fetus).

Schwangerschaft | Seite 123

Ind: Rechtslage: In Deutschland durch das Abtreibungsstrafrecht v. 1.10.1995 u. das Schwangeren- und Familienhilfeänderungsgesetz v. 21.8.1995 geregelt. Der Schwangerschaftsabbruch ist danach (mit Ausnahme von Nidationshemmern) grundsätzlich gem. § 218 StGB (Strafgesetzbuch) strafbar, er kann jedoch gem. § 218a StGB bei Vorliegen von bestimmten Indikationen, Beratung und Fristen durch einen Arzt rechtmäßig (und somit straffrei für den Arzt und die Schwangere) vorgenommen werden.

– Beratener Schwangerschaftsabbruch (§ 218a Abs. 1), häufigste Form: Abbruch auf **Wunsch der Schwangeren**, Voraussetzung ist eine mindestens 3 Tage zuvor stattgefundene Beratung gemäß § 219 durch eine anerkannte Beratungsstelle (diese stellt dann einen Beratungsschein aus), Frist: zulässig **bis zur 12. SSW p.c.** (post conceptionem).

– Medizinische Indikation (§ 218a Abs. 2): **Gefahr** für das Leben oder schwerwiegende Beeinträchtigung des körperlichen oder seelischen Gesundheitszustands **der Schwangeren** (die früher in § 218a geltende eugenische/embryopathische Indikation ist in der Gesetzesänderung von 1995 nicht mehr enthalten. Ein Schwangerschaftsabbruch wegen eines fehlgebildeten Embryos kann aber aufgrund der starken seelischen Belastung der Mutter eine solche Schwangerschaft auszutragen jetzt hierunter subsumiert werden), Frist: **keine zeitliche Begrenzung** für die Zulässigkeit des Abbruchs (allgemein sollte der Abbruch aber nicht später als die 22. SSW p.m. erfolgen, da sonst der Fetus nach der „Frühgeburt" leben könnte und der Arzt dann verpflichtet wäre das Leben zu erhalten), keine Beratungspflicht (im rechtlichen Sinne, sehrwohl sollte die Schwanger, z.B. über die Fehlbildungen, Risiken usw. intensiv beraten und aufgeklärt werden).

– Kriminologische Indikation (§ 218a Abs. 3): bei Vergewaltigung, sexueller Nötigung oder sexuellem Missbrauch Widerstandsunfähiger od. von Kindern (unter 14 Jahren), Frist: zulässig bis zur 12. SSW p.c. (post conceptionem), Feststellung der Indikation nur durch den Amtsarzt.

Epid: ◊ In Deutschland werden jährlich ca. 130.000 (registrierte) Schwangerschaftsabbrüche durchgeführt. 40 % der Frauen hatten vor dem Eingriff noch keine Lebendgeburt, 6 % sind <18 J. (bei <16-jährigen ist die Zustimmung der Eltern erforderlich). **98 %** der Abbrüche werden nach der **Beratungsregelung** vorgenommen.

◊ Für einen beratenen Schwangerschaftsabbruch besteht in Deutschland für die gesetzliche Krankenversicherung keine Leistungspflicht (bei geringem Einkommen ggf. Übernahme der Kosten durch das Sozialamt), bei medizinischer und kriminologischer Indikation werden die Kosten von der Krankenkasse getragen.

◊ Die Mitwirkung/Durchführung an einem beratenden Schwangerschaftsabbruch ist jedem Arzt freigestellt.

◊ Meldepflicht: jeder Schwangerschaftsabbruch ist in anonymisierter Form (= ohne Name der Patientin) an das statistische Bundesamt zu melden.

Etlg: # Medikamentös: Wehenerzeugung zur Spontanausstoßung der Frucht durch Antihormone und Prostaglandine. Applikationsmöglichkeiten: oral, intravaginal, intrazervikal, retroamnial od. intraamnial

Instrumentell: Kürettage, Saugkürettage

Diag: 1. Anamnese und gynäkologische Untersuchung der Schwangeren
2. Vor einem Schwangerschaftsabbruch ist stets auch durch den durchführenden Arzt eine **medizinische Beratung** und **Aufklärung** über den Eingriff vorgeschrieben (unabhängig von dem Beratungsgespräch durch eine anerkannte Beratungsstelle bei Abbruch gem. § 218a Abs. 1)
3. Sonographie: genaue Bestimmung des Gestationsalters (post conceptionem, bei der sonst üblichen Angabe der Schwangerschaftsdauer von der letzten Monatsblutung aus gerechnet = post menstruationem müssen also 2 Wo. abgezogen werden)

Ther: • Nidationshemmer (Postkoitalpille, „Pille-danach", „morning after pill", Interzeption): reines Gestagen (Levonorgestrel, Duofem®, Levogynon®), das den Eitransport und Entwicklung des Eis einschränkt sowie die Nidation der Blastozyste verhindert, 98%ige Zuverlässigkeit bei Einnahme innerhalb von max. 72 Std. nach dem Koitus [PEARL-Index: 0,1-2,6]. Die Nidationshemmer sind keine Abortiva (nach § 218 StGB), da sie vor dem Ende der Nidation wirken. Ebenfalls mögl. ist die Einlage einer Spirale postkoital.

Gynäkologie

- **Medikamentös:** bis zum 49. Tag (= 7. SSW p.c.) mögl.
  Mifepriston 600 mg oral (RU 486, Mifegyne®, seit 7/1999 auch in Deutschland zugelassen, darf jedoch nur von Ärzten verordnet werden, die auch sonst Schwangerschaftsabbrüche durchführen) + **Prostaglandin** (PGE$_1$-Analoga, Gemeprost 1 mg vaginal [Cergem® Vaginalzäpfchen] oder Misoprostol 400 µg oral [Cytotec®]) 48 Std. nach der Mifepriston-Einnahme zur Abstoßung
  Wirkung: Mifepriston ist ein Progesteronantagonist und führt zur Hemmung der Progesteronwirkung am Endometrium ⇨ uterine Blutung mit Ablösung des Chorions von der Uteruswand ⇨ hCG ↓ und damit kommt die Funktion der Decidua graviditatis des Uterus zum Erliegen ⇨ Absterben des Schwangerschaftsproduktes
  In Deutschland werden derzeit etwa 5 % der Schwangerschaftsabbrüche mit Mifepriston durchgeführt.

- Für Schwangerschaftsabbrüche im 2. Trimenon (bei medizinischer Indikation) erfolgt meist eine „normale" Geburtseinleitung u. Geburt: PgE$_2$-Gel intrazervikal [Minprostin®] und Oxytocin i.v. [Syntocinon®] zur Weheninduktion, evtl. Ballondilatation der Zervix. Ist ein Fetozid vor dem Abort erforderlich, so wird dieser durch i.v.-Gabe von KCl-Lösung in die Umbilikalvene od. fetal-intrakardiale Injektion durchgeführt. Die Analgesiemöglichkeiten sind wie bei einer normalen Geburt (s. Kap. Geburt). Bei nicht vollständiger Plazentalösung ist eine stumpfe Nachkürettage erforderlich.

- Operativ:
  - Gemeprost 1 mg Vaginaltablette (Cergem®) zur Zervixreifung 3-6 Std. vor dem Eingriff
  - Op in Periduralanästhesie (od. Vollnarkose)
  - Dilatation des Zervixkanals
  - Saugkürettage: (Syn: Vakuumaspiration) durch **Absaugung** des Amnioninhaltes mit einem elektrischen Absauggerät bis zur 8 SSW p.c.
  - Kürettage: operative Ausschabung mit einer gefensterten stumpfen Kürette bei >12. SSW, ggf. auch in Kombination mit einer Absaugung bis das gesamte Cavum uteri entleert ist (ggf. Nachkürettage der Tubenwinkel mit einer kleinen Kürette)

- Nachbehandlung: bei rh-neg. Mutter Rh-Prophylaxe mit 1.650 I.E. Anti-D-Immunglobulin i.m. (Partobulin®), bei Schwangerschaft >16. SSW „abstillen" mit Cabergolin einmalig 1 mg innerhalb von 24 Std. nach dem Eingriff (= 2 Tbl. Dostinex®), keine Vollbäder, kein Geschlechtsverkehr für 1-2 Wo., über sichere Kontrazeption beraten für einige Monate empfehlen

- Selbsthilfegruppen: pro familia – Bundesverband e.V., Stresemannallee 3, 60596 Frankfurt, Tel.: (0 69) 63 90 02, Fax: (0 69) 63 98 52, Internet: http://www.profamilia.de

Prog: Mütterliche Letalität bei operativem Schwangerschaftsabbruch heute bei 0,004 %, die Komplikationsrate liegt bei ca. 10 %

Kompl: * Mifepriston: Übelkeit und Erbrechen, starke Blutungen, Uterus-Krämpfe bis zur -Ruptur, gastrointestinale Krämpfe, arterielle Hypotonie, Kopfschmerzen, allergische Reaktionen. Misserfolgsrate 2-8 % (daher auch 2 Wochen nach Anwendung Kontrolluntersuchung erforderlich), erfolgt keine Schwangerschaftsabstoßung besteht ein Risiko für Fehlbildungen des Embryos! (Moebius-Sequenz: Hirnnervenstörungen, Fehlbildungen an Kopf und Extremitäten) ⇨ Saugkürettage

* Psychisch: Schuldgefühle, längerdauernde Trauerreaktion

Op: * Zervixverletzung, Zervixinsuffizienz, Uterusperforation, uterine Blutung, aszendierende Infektion, Endometritis, Sterilität

* Unvollständige Entfernung des Fetus, Plazentationsstörungen bei nachfolgender Schwangerschaft

* Zu starke Kürettage ⇨ Endometrium-Verlust und Verwachsungen (ASHERMAN-FRITSCH-Syndrom) ⇨ Sterilität

RISIKOSCHWANGERSCHAFT

Syn: Risikogravidität, engl. high-risk pregnancy, ICD-10: Z35.-

Def: Schwangerschaft mit Gefährdung des Feten oder der Mutter

RF: Mütterliche Risikofaktoren:
- Primipara >30. Lj. oder Multipara >35. Lj.
- Sehr junge Erstgebärende <18. Lj. (Uterus noch relativ hypoplastisch, ggf. höheres Gestose- u. Frühgeburtsrisiko, in Deutschland werden ca. 1 % der Kinder von Müttern <18 J. geboren)
- Zervixinsuffizienz
- Frühere Uterus-Op
- Beckenanomalien, bzw. Missverhältnis zwischen Größe des kindlichen Kopfes und dem Becken der Mutter
- frühere Früh- od. Totgeburten, mehrere aufeinanderfolgende Aborte, schnelle Schwangerschaftsfolge (<1 Jahr), Multipara (>4 Kinder)
- vorherige Schnittentbindungen (Sektio) oder schwierige (operative) vaginale Entbindungen
- schwere Schwangerschaftsanämie der Mutter (Hb <8 g/dl), Folsäuremangelanämie, homozygote Form der Sichelzellenanämie, Thalassämie
- Gerinnungsstörungen: Blutungsneigung bei Hämophilie, WILLEBRAND-JÜRGENS-Syndrom, Thrombozytopenie oder Thrombophilie bei APC-Resistenz (insb. bei homozygoter Faktor-V-LEIDEN-Mutation), AT-III-, Protein-S-, Protein-C-Mangel, Faktor-II-Mutation, Lupusantikoagulans, Polyzythämie, Thrombozytose
- vorbestehende organische Erkrankungen: **Diabetes mellitus** (vorbestehend oder auch Schwangerschaftsdiabetes), **arterielle Hypertonie** (vorbestehend oder auch schwangerschaftsbedingt, dann meist ab der 20. SSW, >140/90 mmHg), chronische Nierenerkrankung od. Hämodialyse, neurologische Erkrankungen (s.u.), unbehandelte Hypo- od. Hyperthyreose (Morbus BASEDOW), Hypo- od. Hyperparathyreoidismus, Phäochromozytom, CUSHING-Syndrom, Morbus ADDISON (NNR-Unterfunktion), Diabetes insipidus, angeborene Herzfehler od. rheumatische Endokarditis, koronare Herzkrankheit, Herzinsuffizienz, Herzrhythmusstörungen, systemischer Lupus erythematodes, Porphyrie, Allergien
Z.n. Organtransplantation: z.B. Nierentransplantation (eine Transplantation ist bei stabiler Transplantatfunktion keine prinzipielle Kontraindikation gegen eine Schwangerschaft, allerdings häufig mit fetalen u. maternalen Komplikationen behaftet, insb. Frühgeburtlichkeit [50 %] und art. Hypertonus mit Präeklampsie [30 %])
- Auftreten einer Karzinomerkrankung während der Schwangerschaft (am häufigsten ist das Zervix- u. das Mammakarzinom sowie HODGKIN-Lymphome), Inzidenz: ca. 1 Tumorerkrankung auf 1.000 Schwangerschaften. Aufgrund des meist schon fortgeschrittenen Stadiums und des jungen Alters ist die Prog. für die Mutter meist ungünstig. Je nach Malignität und Stand der Schwangerschaft kann bis zur 28.-30. SSW zugewartet werden, dann Geburt. Operationen sind davor meist mögl. Es kann aber auch ein Schwangerschaftsabbruch erforderlich werden, z.B. wegen notwendiger Chemotherapie (bei hochmalignen Non-HODGKIN-Lymphomen od. akuter Leukämie) in der Frühschwangerschaft
- Prolaktinom der Mutter (Mikro- od. Makroprolaktinom) ⇨ Größenzunahme mögl. (Überprüfung des Prolaktinspiegels und Gesichtsfeldes alle 2 Mon. durchführen)
- Adipositas
- Kleinwüchsigkeit

Schwangerschaftsbedingte Risikofaktoren:
- **Mehrlingsschwangerschaft** (Zwillings-, Drillingsschwangerschaft oder höhergradige Mehrlinge)
- Frühgestose (Hyperemesis gravidarum), **Gestose** (hypertensive Schwangerschaftserkrankung), EPH-Gestose, HELLP-Syndrom

Gynäkologie

- **Blutungen** in der zweiten Schwangerschaftshälfte (>23. SSW)
- **Übertragung** (Geburtstermin >42. SSW bzw. relative Übertragung = in Relation zu einer vorzeitig eingeschränkten Plazentafunktion zu lange Schwangerschaftsdauer)
- **Frühgeburt** (drohende oder bereits in Gang befindliche), vorzeitige Wehen (<33. SSW)
- Missverhältnis zwischen Größenzunahme des Uterus und der Schwangerschaftsdauer = intrauterine Wachstumsretardierung
- Oligohydramnion oder Polyhydramnion
- Morbus haemolyticus fetalis (fetale Erythroblastose, meist durch irreguläre Blutgruppenantikörper gegen die kindlichen Rhesus-Blutgruppen = **Rhesus-Inkompatibilität** durch eine vorherige Schwangerschaft)
- Reifungsstörungen der Plazenta, Plazentainsuffizienz, Placenta praevia, vorzeitige Plazentalösung
- Fehlbildungen des Fetus, die zu einem Geburtshindernis führen
- **Lageanomalien**: Beckenendlage, Querlage
- V.a./bestätigte Chromosomenaberration in der Schwangerschaftsvorsorgeuntersuchung

Infektionskrankheiten: insb. TORCH-Komplex (s.u.): <u>T</u>oxoplasmose, <u>o</u>ther (andere wie Lues, Listeriose, Tuberkulose), <u>R</u>öteln, <u>C</u>ytomegalie, <u>H</u>erpes simplex Hepatitis B, C od. E, HIV, Masern, Mumps, Varizellen, Herpes zoster, Ringelröteln, Mononukleose, LCM, Chlamydia trachomatis, Gonorrhoe, Streptokokken Gruppe B, Gardnerella vaginalis (bakterielle Vaginose), Mykoplasmen, Candidose

Potentielle Noxen:
- erforderliche (oder versehentliche) **Medikamenteneinnahme**, die ein erhöhtes Risiko für Missbildungen oder sonstigen Störungen bedingen (s. Kap. Medikamente bei Schwangerschaft u. Stillzeit), insb. Antiepileptika, Zytostatika, Kumarine, Retinoide
- **Alkoholabusus** ⇨ Alkoholembryopathie (s.u.)
- **Nikotinabusus** (s.u. Kompl.), **Drogen** (s.u. Kompl.)
- Ionisierende Strahlung (z.B. Bestrahlungstherapie) >100 mSv Äquivalentdosis
- Koffein: schädlich nur in hohen Dosen [>400 mg/Tag], normaler Konsum von Kaffee, Tee, Cola, Kakao od. Schokolade ist unbedenklich (eine Tasse Kaffee hat ca. 100 mg, eine Tasse Tee ca. 30 mg, ein Liter Cola ca. 120 mg Coffein)

Sonstige Risikofaktoren:
- Chromosomale Anomalien (Trisomien: 21 = Mongolismus, 18 = EDWARDS-Syndrom, 13 = Pätau-Syndrom, 47 XXX = Triplo-X-Syndrom, 47 XXY = KLINEFELTER-Syndrom) oder sonstige Fehlbildungen bei einem vorherigen Geschwisterkind
- Bekannte familiäre Erkrankung, Fehlbildungen od. Stoffwechselstörungen (Mukoviszidose, Muskeldystrophie DUCHENNE, Hämophilie, Lipidosen, Ahornsirup-Krankheit, Galaktosämie)
- Alter des Vaters >50. Lj.
- Besondere psychische od. soziale/wirtschaftliche Belastungen

Epid: ◊ Häufigkeit: als Risikoschwangerschaft gelten heute bis **30 % der Schwangerschaften**, Hochrisikoschwangerschaften sind 3 % d.F. (diese erfordern eine Verlegung/Behandlung in einem Perinatalzentrum)

◊ Generelles Risiko für Chromosomenaberrationen (s. Abb.): insb. abhängig vom **Alter der Mutter** ⇨ 35 J. 1 %, 40 J. 2,5 %, 45 J. 6 %, 48 J. 30 % (in diesen Zahlen sind Spätaborte mit enthalten, in der Abb. werden nur die Lebendgeborenen berücksichtigt)

Trisomie 21: insg. 1,5/1.000 Lebendgeburten (stark abhängig vom mütterlichen Alter: Risiko im 35. Lj.: 3/1.000, 40. Lj.: 10/1.000, 43. Lj.: 25/1.000, 45. Lj. 45/1.000)
Trisomie 18: 0,2/1.000 Lebendgeburten, Trisomie 13: 0,1/1.000

Häufigkeit von Chromosomenstörungen
☐ Trisomie 21 ■ insgesamt
mütterliches Alter

Eine Risikoerhöhung für chromosomale Störungen bedingt durch den Mann ergibt sich erst bei einem Alter >45 J.

◊ Fehlbildungsrate: statistisch sind 68 Kinder mit Fehlbildungen unterschiedlichen Schweregrades (von kleinen Anomalien ohne Krankheitswert bis hin zu infausten Fehlbildungen) pro 1.000 geborene Kinder zu erwarten (= **7 % aller Neugeborenen**). Die größte Gruppe dabei sind Fehlbildungen des Herzens (8-9/1.000 Lebendgeburten). In Deutschland damit ca. 49.000 Neugeborene mit Fehlbildungen/Jahr.

Diag: Anamnese und gynäkologische Untersuchung wie oben bei den Schwangerschaftsvorsorgeuntersuchungen. Die Termine für die Schwangerschaftsvorsorgeuntersuchungen sind aber insg. meist häufiger erforderlich.

Weiterführende pränatale Diagnostik:

1. Labor: Im ersten Trimenon (11.-13. SSW) wird zunehmend der sog. **kombinierte Test** durchgeführt: das **PAPP-A** (pregnancy-associated plasma protein-A, pathologisch sind hier erniedrigte Serumwerte) und die freie ß-Untereinheit des hCG werden in speziellen Labors bestimmt + Sonographie der Nackentransparenz, s.u. (Detektionsrate für fetale Chromosomenstörungen damit um 90 %)

Bisheriger Standard war der **Triple-Test** bestehend aus Blutabnahme und Bestimmung von α-Fetoprotein (AFP), unkonjugiertes freies Östriol (uE3) u. humanes Choriongonadotropin (hCG) um die 16. SSW (erweitert auch als Quadruple-Test mit der zusätzlichen Bestimmung von Inhibin A) ⇨ Risikobeurteilung (nicht Diagnose!) in Beziehung zum Gestationsalter für fetale Chromosomenstörungen (insb. Trisomie 21 sowie 18), Neuralrohrdefekte (AFP-Erhöhung bei Spina bifida, Meningomyelozele od. Anenzephalus) u. Bauchwanddefekte (AFP-Erhöhung bei Omphylozele od. Ösophagusatresie) od. kongenitaler Nephrose (AFP-Erhöhung) mögl. Ind: mütterliches Alter >35. Lj.

Pathologisch ist ein AFP >2 MoM (= Multiple of the Median), hCG <0,25 MoM. Die Spezifität des Tests ist mit ca. 65 % aber nicht hoch (= häufig falsch positiv), dies muss mit der Pat. (insb. zur Beruhigung bei pathologischem Ergebnis) besprochen werden. Bei pathologischem Ergebnis ist dann aber eine weitere Abkl. mit Amniozentese indiziert.

2. Sonographie: Bewertung der **Nackentransparenz** (NT = nuchal translucency) des Embryos zwischen der 11. u. 14. SSW (Beurteilung ist schwierig, wird aber mittlerweile von vielen Gynäkologen und in allen klinischen Zentren durchgeführt), pathologisch ist eine Dicke **>3 mm** der Nackenstruktur des Embryo durch ein Nackenödem (⇨ mögl. Hinweis für eine Chromosomenstörung, Neuralrohrdefekt oder Herzfehler). Beim kombinierten Test wird die Nackendicke in Verhältnis zur Scheitel-Steiß-Länge gesetzt (s. Abb. mit Bsp. Gestationsalter 12.+1 SSW, SSL 55 mm, NT 1,5 mm) und zusammen mit den Laborwerten eine Risikobewertung durchgeführt.

Weitere „Soft-marker" als Hinweis für eine mögl. Chromosomenstörung sind neben der Nackentransparenz: **fehlende Nasenbeinverknöcherung** (nasal bone), Plexuschorioideus-Zyste, „white spot" im Herzen („Golfball-Phänomen"), Nierenpyelektasie, hyperechogener Darm, verkürzter Humerus od. Femur, Retrogenie, singuläre Nabelschnurarterie. Diese können einzeln alle „normal" sein, bei Nachweis mehrerer Marker steigt die Wahrscheinlichkeit für das tatsächliche Vorliegen einer Chromosomenstörung aber stark an.

Bei einer Risikoschwangerschaft sind im Verlauf neben den 3 Routine-Sonographien häufig zusätzliche Sonographien zur Verlaufskontrolle der Entwicklung von Fetus und Plazenta erforderlich.

- Dazu je nach Befund noch die **Ultraschallfeindiagnostik** (sog. Organultraschall, hochauflösender Ultraschall in der 20.-22. SSW), z.B. Suche nach Missbildungen, bei Oligo- oder Polyhydramnion, bei intrauteriner Wachstumsretardierung
- Vierkammerblick und bei V.a. Herzfehler des Fetus komplette fetale **Echokardiogra-**

phie (Darstellung von Herz, Klappen, Flussverhältnissen und Ausflusstrakt)
- 3D-Sonographie zur Darstellung von Lippen-Kiefer-Gaumenspalten
- **Farbkodierte Duplexsonographie** (dopplersonographische Blutflussmessung der A.uterina, A.umbilicalis, A.cerebri media, Ductus venosus) bei V.a. Plazentastörung, intrauterine Wachstumsretardierung, Gestose, HELLP-Syndrom, Diabetes mellitus od. Schwangerschaftsdiabetes, Fetus: angeborene Herzfehler, fetale Erythroblastose
- Bestimmung der Zervixlänge im Verlauf und Beurteilung der Stabilität des inneren Muttermundes (Trichterbildung am inneren Muttermund in Ruhe und unter Belastung) ⇨ eine verkürzte Zervix <2,5 cm Länge bzw. rasche Verkürzung, >3 cm Breite und >8 mm Zervikalkanalweite oder Trichterbildung zeigt ein erhöhtes Frühgeburtsrisiko bei vorzeitigen Wehen od. Mehrlingen an.

3. Amniozentese (Syn: **Fruchtwasserpunktion**) ab der 15. SSW mögl. (Frühamniozentese bereits ab der 12. SSW)
   Ind: Frühschwangerschaft: Vorliegen einer genetischen Erkrankung der Eltern od. deren direkten Verwandten, vorhergehendes Kind mit einer Chromosomenanomalie, **mütterliches Alter >35 J.** (heute häufigste Ind.) bzw. Alter des Vaters >50 Lj., pathologischer Triple-Test, pathologisches Nackenödem in der Sonographie, ICSI bei Oligospermie des Vaters
   Spätschwangerschaft: V.a. fetale Erythroblastose, V.a. urologische Erkrankung des Fetus, Lungenreifebestimmung, Diabetes mellitus der Mutter
   Durchführung: sterile transabdominelle Punktion mit einer dünnen Nadel unter Ultraschallkontrolle (Vermeidung der Punktion durch die Plazenta oder der versehentlichen Punktion des Fetus) und Aspiration von ca. 10-20 ml Fruchtwasser. Bettruhe für 2 Std. und Kontrollsonographie am Folgetag (Fruchtwassermenge und Vitalität des Fetus). Bei rh-neg. Mutter Rh-Prophylaxe mit 1.650 I.E. Anti-D-Immunglobulin i.m. (Partobulin®).
   Diagnostik: nach in-vitro-Kultivierung von enthaltenen Zellen **Chromosomenanalyse** (Karyogramm nach der DENVER-Klassifikation, dauert insg. 2-3 Wo.), ein Schnelltest auf chromosomale Störungen dauert nur 1 Tag, muss dann aber auf jeden Fall noch mit dem Karyogramm überprüft werden
   Bestimmung von **AFP** (α_1-Fetoprotein, erhöht bei Neuralrohrdefekten und Spaltbildung des Abdomens) sowie der Acetylcholinesterase
   Suche nach Enzymdefekten mögl. (z.B. Mukopolysaccharidosen)
   Erregernachweis (PCR) für Toxoplasmose und Zytomegalie mögl.
   Lecithin- u. Sphingomyelinkonzentration zur Lungenreifebestimmung mögl.
   Insulinbestimmung zum Ausschluss einer diabetischen Fetopathie
   Bilirubin bzw. photometrisches Bilirubin-Absorptionsmaximum bei 450 nm (bei positivem Antikörpersuchtest mit Titer >1:16, V.a. fetale Rh-Erythroblastose)
   Elektrolyte bei V.a. urologische Erkrankung des Fetus
   Kompl: Abortrate durch die Punktion 0,6-1 %, Infektion, vorzeitiger Blasensprung, Verletzung des Fetus ⇨ Hautnarben beim Kind

Chorionzottenbiopsie (Syn: Chorionbiopsie)
Ind: gleiche Ind. und diagnostische Möglichkeiten der Chromosomenanalyse wie bei der Amniozentese, jedoch früher durchführbar (bereits ab der 10. SSW mögl.)
Durchführung: transabdominal (od. Desinfektion der Scheide und transzervikal) eingeführter Katheter unter Ultraschallkontrolle, Aspiration von Chorionzotten des Chorion frondosum am Rand der Plazenta. Vorteil: Die Chromosomenanalyse kann sofort erfolgen, da eine in-vitro-Kultivierung der Trophoblastzellen nicht erforderlich ist. Eine Abruptio wegen einer Chromosomenanomalie könnte also 6 Wo. früher als bei einer Amniozentese erfolgen.
Nachteil: Kompl.-Rate wesentlich höher als bei der Amniozentese ⇨ Abortrate 2,5 %, Blutungen in 10 % d.F., vaginale und aszendierende Infektion, Perforation, vorzeitiger Blasensprung

4. Chordozentese: transabdominale Punktion eines Nabelschnurgefäßes und Entnahme von fetalem Blut (ab 17. SSW mögl.) ⇨ Hb-Bestimmung, Blutgruppe, Hämoglobinopathien, Antikörpernachweis, Chromosomenanalyse, Infektionsnachweis beim Fetus (z.B. Röteln, Toxoplasmose)
   Haupt-Ind: V.a. fetale Anämie ⇨ bestätigt sich diese, kann über die Nabelschnurpunktion auch direkt Blut transfundiert werden (Blutgruppe 0, rh neg.)

5. Fetoskopie: direkte Betrachtung des Fetus in utero mit einem von abdominal eingeführtem Spezialendoskop (ab 16. SSW mögl.)
Ind: Biopsie seltener und schwerwiegender Hautkrankheiten, Diagnostik von Gesichtsfehlbildungen, Laserverödung v. plazentaren Gefäßanastomosen beim feto-fetalen Transfusionssyndrom, Tracheaclipping bei Zwerchfellhernie (in spezialisierten Zentren)
Kompl: Abortrate 2-5 %

Ther: Qualifizierte **Beratung vor der Anwendung von Testmethoden** und der erweiterten pränatalen Diagnostik (die Schwangere muss sich für oder gegen die Tests entscheiden können und mögliche Konsequenzen sind zu besprechen, z.B. Schwangerschaftsabbruch bei schwerer Fehlbildung). Die Sicherheit der Ergebnisse der Testmethoden und die Grenzen der Möglichkeiten der pränatalen Diagnostik müssen erläutert werden. Die mögliche psychische Belastung bei vorliegen eines pathologischen Ergebnisses besprechen.
Aufklärung über mögliche Komplikationen (z.B. Abortrate).

Kompl: * Alkoholabusus ⇨ Alkoholembryopathie, fetales Alkoholsyndrom, fetale Alkoholeffekte, (s.u. Kap. Alkoholembryopathie)

* Nikotinabusus: bei 20 Zigaretten/Tag vermindert sich das Geburtsgewicht des Neugeborenen im Durchschnitt um 250-500 g (Reifungsstörung der Plazenta, intrauteriner O_2-Mangel, Anstieg der Herzfrequenz), erhöhte Abortrate (2faches Risiko) und Frühgeburtlichkeit (2faches Risiko), vermehrt Placenta praevia und vorzeitige Plazentalösung, transplazentarer Übergang von tabakspezifischen Karzinogenen von der rauchenden Mutter auf den Fetus, erhöhte perinatale Sterblichkeit. Für Deutschland werden allein etwa 60 Todesfälle bei Säuglingen durch Rauchen der Mutter geschätzt.
⇨ Proph: absolute **Nikotinkarenz!** (auch „nur" 1 oder 2 Zigaretten/Tag schaden bereits), leider befolgen dies nur ca. 40 % der Schwangeren.

* Drogen:
  - Opiate: Wachstumsretardierung, Frühgeburtlichkeit, Atemdepression, Fieber, Schnupfen, Hyperexzitabilität und motorische Unruhe, Tremor, zerebrale Krampfanfälle (postpartales Entzugssyndrom!, ohne Ther. Beginn nach 12-48 Std. ⇨ Prophylaxe mit Phenobarbital direkt nach Geburt beginnen und dann über Wochen ausschleichen), erhöhte perinatale Sterblichkeit, plötzlicher Kindstod
  Kein Heroin-/Opiatentzug der Mutter während der Schwangerschaft wegen erheblicher Gefahren für das Kind ⇨ Umstellung auf L-Polamidon (Methadon, 40 mg/Tag, Methaddict®) od. Buprenorphin (2-4 mg/Tag, Subutex®) als orale „Ersatzdroge".
  - Barbiturate können Atemdepression und Entzugserscheinungen nach der Geburt sowie Gerinnungsstörungen (Einfluss auf den Vit.-K-Metabolismus) verursachen.
  - Benzodiazepine können zur postpartalen Atemdepression u. Floppy-infant-Syndrom (Muskelhypotonie, Hypothermie, Trinkschwäche) führen.
  - Psychostimulantien (Kokain, Amphetamine, Ecstasy): Mikrozephalie, ZNS-Störungen, Nierenschädigung, urogenitale Fehlbildungen, intestinale Störungen (Atresien), Darmnekrosen (nekrotisierende Enterokolitis), zerebrale und intestinale Infarkte, Skelettfehlbildungen, Wachstumsretardierung, erhöhte Abortrate, Abruptio placentae, Frühgeburtlichkeit, plötzlicher Kindstod, Hypertonie, Schlafstörungen, Trinkschwäche, Tachypnoe, Fieber
  - LSD: Missbildungen von Skelett und ZNS, Chromosomenbrüche
  - Cannabis: Abnahme der fetalen Herzfrequenz, erhöhte perinatale Sterblichkeit, beeinträchtigte Sprach- u. Gedächtnisleistung, 8fach höhere Konzentration in der Muttermilch gegenüber dem mütterlichen Serum! (⇨ nicht stillen)
  - Schnüffelstoffe (insb. Toluol): Schäden wie beim fetalen Alkoholsyndrom mögl., bei chronischem Gebrauch ist ein Schwangerschaftsabbruch zu diskutieren.
  ⇨ Proph: **vor** einer „geplanten" Schwangerschaft unbedingt Entzugstherapie durchführen und absolute Drogenkarenz!
  Bei bestehender Drogenabhängigkeit aber kein Drogenentzug während der Schwangerschaft (extrem hohe Gefahr für schwerwiegende Plazentastörungen, vorzeitige Wehen, intrauterine Asphyxie od. Fruchttod), sondern Substitutionsbehandlung einleiten. Im letzten Schwangerschaftsdrittel häufigere Kontrollen auf eine Wachstumsretardierung u. ggf. vorzeitige Entbindung (ca. 20 % d.F.)

Proph: ♥ absolute **Drogen-, Nikotin- und Alkoholkarenz!**
♥ Kontraindiziert sind während einer Schwangerschaft alle Lebendimpfungen: gegen Röteln, Masern, Mumps, Varizellen, Gelbfieber, Tuberkulose (BCG), OPV (Polio oral) und Pocken

MEHRLINGSSCHWANGERSCHAFT

Syn: Zwillings- (Syn: Gemini, Gemelli, engl. twins, gemini), Drillingsschwangerschaft (engl. triplets), Vierlingsschwangerschaft (engl. quadruplets) oder höhergradige Mehrlinge, engl. multiple pregnancy, plural pregnancy, polycyesis, ICD-10: O30.9

Ät: – Familiäre Häufung
– Hormonelle Sterilitätsbehandlung (Ovuarialstimulation), Reproduktionsmedizin mit IVF und Embryonentransfer (15faches Risiko)

Path: ♦ Bei Mehrlingsschwangerschaft kommt es in etwa 1/3 d.F. zum Absterben eines Embryos (vanishing twin) und zur normalen Geburt des anderen (früher meist unbemerkt, heute kann dies durch die Ultraschalluntersuchung im 1. Trimenon festgestellt werden)
♦ Vorzeitige Verlangsamung des intrauterinen Wachstums, bei Zwillingen ab der 34. SSW, bei Drillingen od. höhergradigen Mehrlingen bereits ab der 28. SSW

Epid: ◊ Inzidenz: in **1-1,5 %** d.F. kommt es zu einer **Mehrlingsschwangerschaft** (die Inzidenz ist in den letzten Jahren durch die Sterilitätsbehandlungen gestiegen)
◊ HELLIN-Regel (spontane Rate für Mehrlinge): Zwillinge 1:85 = 1,2 % (davon 2/3 zweieiig, 1/3 eineiig), Drillinge $1:85^2$ = 0,01 %, Vierlinge $1:85^3$ = 0,0002 %, Fünflinge $1:85^4$ = 0,000002 %

Etlg: # **Eineiige Zwillinge** (EZ, monozygot = erbgleich, 30 % aller Zwillinge): Befruchtung einer Eizellen, dann vollständige Durchschnürung des Embryoblasten im späten Entwicklungsstadium der Blastozyste, der sich dadurch in zwei gleiche Embryonalanlagen teilt ⇨ diese haben dann immer auch das gleiche Geschlecht. Sie können sich (selten, 3 % aller EZ) 1 Chorionhöhle, 1 Amnionhöhle und 1 Plazenta teilen oder getrennte Höhlen und 1 od. 2 Plazenten haben. Liegt nur eine Plazenta vor (70 % aller EZ) sind durch intraplazentare Gefäßanastomosen bei der Geburt die beiden Zwillinge meist unterschiedlich entwickelt.
Zweieiige Zwillinge (ZZ, dizygot = erbungleich, 70 % aller Zwillinge): Befruchtung zweier Eizellen ⇨ können verschiedenes Geschlecht haben und haben immer 2 Trophoblastenanlagen mit 2 Chorionhöhlen (sog. dichorische Zwillinge), 2 Amnionhöhlen und 2 Plazenten

Klin: ⇒ evtl. verstärkte Schwangerschaftsbeschwerden, wie Hyperemesis
⇒ vermehrte Kindsbewegungen, größerer Uterus, höherer Fundusstand

Diag: 1. Anamnese und gynäkologische Untersuchung
2. Sonographie: ab der 8. SSW p.m. getrennte Embryos mit Herzaktionen nachweisbar, Delta- od. Lambda-Zeichen: die Amniotrennwand zieht sich in dreieckiger Form durch das Chorion bei getrennten Plazenten, eine T-förmige Ausziehung deutet auf Monochorialität hin
Überwachung des intrauterinen Wachstums (Gewichts-/Größen**diskordanz** deutet auf eine intrauterine Mangelversorgung eines Mehrlings hin)
3. CTG: immer mit jeweils getrennter Herztöne-Ableitung für jeden Mehrling
4. Postnatale Unterscheidung ob ein- od. zweieiige Zwillinge vorliegen, ist durch Blutgruppenuntersuchung und molekulargenetisch (DNA-Fingerprint) mögl. (z.B. bei Vaterschaftsfrage, zweieiige Zwillinge können auch von zwei Vätern stammen)

Risikoschwangerschaft | Seite 131

Ther:
- Entbindung immer möglichst in einem **Perinatalzentrum** durchführen! (bei Risikofällen, z.B. Frühgeburt pro Kind ein Geburtshelfer, eine Hebamme und ein Neonatologe)
- Bei normaler Entwicklung von Zwillingen ohne Komplikationen ca. in der 38. SSW vaginale Geburt einleiten (Voraussetzung: erster Zwilling in Schädellage).
- Operativ: primäre Sektio bei Beckenendlage, Placenta praevia, pathologischen CTG, geschätztem Gewicht je Kind <1.500 g und ab Drillinge
- Selbsthilfegruppen: Mehrlingstreff Willich-Schiefbahn e.V., Parkstr. 22, 47877 Willich, Tel.: (0 21 54) 85 78, Internet: http://www.zwillingeunddrillinge.de
ABC-Club e.V. – Internationale Drillings- u. Mehrlingsinitiative, Bethlehemstr. 8, 30451 Hannover, Tel.: (05 11) 2 15 19 45, Internet: http://www.abc-club.de

Prog: Perinatale Mortalität 10-15 % erhöht sowie deutlich erhöhtes Risiko für perinatale Komplikationen (daher Geburt möglichst in einem Perinatalzentrum durchführen)

Kompl:
- * Risiko durch **fetale Hypotrophie** ab der 28. SSW durch intrauterine Mangelversorgung
- * **Frühgeburtlichkeit** (Häufigkeit 40-65 %), Zervixinsuffizienz, vorzeitige Wehentätigkeit, vorzeitiger Blasensprung
- * **Zwillingstransfusionssyndrom** (Syn: feto-fetales Transfusionssyndrom) bei monochorialer Plazentaanlage durch plazentare Gefäßanastomosen (ca. 20 % d.F.) ⇨ die chronische Form (Manifestation zw. 18.-24. SSW) führt zu Anämie, Dehydratation, Hypotrophie u. Oligurie, Oligohydramnion beim Donator-Zwilling (evtl. auch letal) sowie Polyglobulie, Hypertonie, Ödeme, Herzinsuffizienz u. Polyurie, Polyhydramnion sowie erhöhte Nackentransparenz beim Empfänger-Zwilling (Akzeptor), akut kann es auch zu Blutvolumenverschiebungen unter der Geburt kommen.
Ther: Versuch der intrauterinen Laserkoagulation (Argon-Laser) der plazentaren Gefäßanastomosen, ggf. wiederholte Amniondrainage (zur Reduktion des Polyhydramnions), evtl. auch selektiver Fetozid. Ggf. vorzeitige Geburtseinleitung bzw. Sektio. Nach Geburt Aderlass u. Hämodilution (beim Akzeptor) bzw. Bluttransfusion (beim Donator) je nach kindlichem Zustand erforderlich.
- * höhere Abortrate
- * Tod eines Embryos ⇨ kaum nachweisbarer Rest od. späterer intrauteriner Tod eines Fetus ⇨ Fetus papyraceus bei Geburt nachweisbar
- * Reproduktionsmedizin: besonderes Risiko für Mutter und Kinder insb. bei Drillingsschwangerschaft (daher werden bei Frauen <35. Lj. auch nur noch 2 Embryonen übertragen)

Mutter:
- * **Gestose** (ca. 30% d.F.)
- * Schwangerschaftsanämie
- * vermehrt Beinödeme, Varizen, Dyspnoe (Zwerchfellhochstand)

Geburt:
- * Verhaken der Kinder bei normaler Geburt wenn diese verdreht zueinander liegen, Gefahr der Hypoxie für den 2. Zwilling nach Geburt des ersten Zwillings ⇨ der 2. Zwilling sollte nach Geburt des 1. möglichst schnell entbunden werden (Oxytocingabe, Dauer-CTG, ggf. Eröffnug der 2. Fruchtblase, Richtwert: Geburt innerhalb <30 Min.).
- * Nabelschnurvorfall
- * Gefahr für den zweiten Zwilling durch vorzeitige Plazentalösung
- * Nachgeburtsperiode: **Uterusatonie** mit atonischer Nachblutung durch starke Uterusüberdehnung

DD:
- "Siamesische Zwillinge" (Doppelfehlbildung, engl. doubling malformation, duplicitas): nicht vollständige Durchschnürung des Embryoblasten im späten Entwicklungsstadium der Blastozyste ⇨ Embryonen bleiben miteinander teilweise verbunden und haben ggf. einige gemeinsame Organanlagen. Formen: Verwachsung am Thorax (Thorakopagus), Bauch (Omphalopagus), Pygopagus (Steißbein), Kraniopagus (Kopf). Häufigkeit: 2/100.000 Geburten. Ther: bei Lebensfähigkeit und doppelter Anlage der lebenswichtigen Organe kann eine operative Trennung erfolgen
- Frühembryonale Ausbildung eines Acardius beim Zwillingstransfusionssyndrom = nichtlebensfähiger Siamesischer Zwilling ohne eigenes Herz. Ther: Unterbrechung der arterioarteriellen Gefäßverbindung zum nicht lebensfähigen Zwilling

GESTOSEN

Syn: Hypertensive Schwangerschaftserkrankung, **Präeklampsie**, Toxikose, Schwangerschaftstoxikose, EPH-Gestose (= Edema, Proteinurie, art. Hypertonie), engl. gestosis, ICD-10: O14.9

Def: Als Gestosen werden schwangerschaftsbedingten Adaptationsstörungen bezeichnet (Frühgestose, Spätgestose s.u.), heute werden damit in der Klinik meist die **hypertensiven Schwangerschaftserkrankungen** bezeichnet.

Phys: Während der Schwangerschaft sinkt der periphere Gefäßwiderstand und es kommt zu einer relativen arteriellen Hypotonie (vom Ausgangsblutdruck ca. -10 mmHg systolisch u. diastol.) ⇨ als Anpassung steigt das Blutvolumen an.
Eine Zunahme des ZVD, Abnahme des onkotischen Drucks und erhöhte Permeabilität der Gefäße führt zu geringen Ödemen (insb. in der unteren Körperhälfte, z.B. Knöchelödeme).
Eine Proteinurie bis 300 mg/l im 24-Std.-Urin ist während der Schwangerschaft normal.

Ät: – Multifaktorielles Geschehen (hormonelle Umstellung, Anpassungsstörung des Organismus, immunologische Fehlreaktion zwischen Mutter und Fetus, genetische Disposition)
– Prädisposition: Erstgebärende, sehr junges (<18. Lj.) od. höheres Lebensalter (>35. Lj.) präexistente Gefäßveränderungen bei essentieller arterieller Hypertonie, Präklampsie in vorangegangener Schwangerschaft, familiäre Hochdruckdisposition, genetische Disposition (Präklampsie der Mutter der Schwangeren), Mehrlingsschwangerschaft, Blasenmole, Polyhydramnion, Hydrops fetalis, Diabetes mellitus, Hyperthyreose, chronische Nephropathie, systemischer Lupus erythematodes, belastende sozioökonomische Faktoren

Etlg: # Frühgestosen (in der Frühschwangerschaft): **Hyperemesis gravidarum** (übermäßiges Schwangerschaftserbrechen, meist im ersten Trimenon), Ptyalismus gravidarum (übermäßiger Speichelfluss, meist im 2.-4. SSM durch verstärkte Parasympathikuswirkung)
Gestationshypertonie: vorübergehende arterielle Hypertonie ohne Proteinurie, meist von der 20. SSW an bis einige Wo. nach der Geburt
Spätgestose (= **Präklampsie**, Zeitpunkt: meist erst **im letzten Trimenon**, selten vor der 20. SSW): schwangerschaftsinduzierte **arterielle Hypertonie** und **Proteinurie**, häufig zusätzlich mit **Ödemen** (= komplette EPH-Gestose)
Pfropfgestose: chronische (präexistente = bereits vor der Schwangerschaft bestehend) arterielle Hypertonie mit zusätzlicher Präklampsie-Entwicklung = Proteinurie u. Ödeme im 3. Trimenon, vorwiegend bei Mehrgebärenden, häufig schwerer Verlauf

Path: Präklampsie: Uteroplazentare Durchblutungsstörung (mit nachweisbaren Veränderungen der Plazentagefäßreagibilität, Störung der Endothelfunktion) durch trophoblastäre Implantationsstörung mit ungenügender Invasion in die Spiralarterien ⇨ **plazentare Minderperfusion** (vaskulär bedingt = vaskuläre Gestose od. durch übermäßige Spannung der Uteruswand = Spannungsgestose) und Freisetzung toxischer Substanzen. Es kommt in der Folge zu arterieller Hypertonie (periphere Vasokonstriktion) ⇨ Gefahren: Wachstumsretardierung des Fetus und **Plazentainsuffizienz** (⇨ Mangelgeburt), vorzeitige Plazentalösung, und **generalisierte Mikrozirkulationsstörung**. Diese kann als Kompl. zur Gerinnungsaktivierung (DIC), zum HELLP-Syndrom, in der Niere zur Proteinurie und im ZNS zur Eklampsie (Krampfanfälle) führen.

Epid: ◊ Häufigkeit: eine der häufigsten Komplikationen in der Schwangerschaft, **5-10 % aller Schwangeren** sind von hypertonen Blutdruckwerten betroffen
◊ 60-70 % aller Präklampsien kommen bei **Erstgebärenden** vor
◊ Bei **Mehrlingsschwangerschaft** 6fach häufiger als bei Einlingsschwangerschaft

Klin: ⇒ Hyperemesis gravidarum: anhaltendes nicht-stillbares Erbrechen (>3-mal/Tag, meist in der 6.-8. SSW beginnend bis zur 14.-16. SSW), unabhängig von der Nahrungsaufnahme, bis zu 10x/Tag ⇨ Stoffwechselstörung: hypochlorämische Alkalose, Ketonkörper (Azeton-Foetor ex ore), Hyponatriämie, Gewichtsabnahme, Dehydrierung bis zur Exsikkose, star-

Risikoschwangerschaft | Seite 133

ker Durst, Fieber, Leberfunktionsstörungen (Ikterus), Benommenheit bis zum Delirium
⇒ Gestationshypertonie: vorübergehende (= transitorische) arterielle Hypertonie (systol. >140 mmHg, diastol. >90 mmHg oder Blutdruckanstieg >30 mmHg systol. od. >15 mmHg diastol.) ohne Proteinurie, meist von der 20. SSW an bis einige Wo. nach der Geburt, dann sind die Blutdruckwerte wieder normal, i.d.R. keine negativen Auswirkungen auf den Schwangerschaftsverlauf
⇒ Vollbild der EPH-Gestose (= Präklampsie) und Pfropfgestose: arterielle Hypertonie (>140/90 mmHg) + Proteinurie (>0,5 g/24 Std.) + Ödeme (Knöchel/prätibial od. generalisiert) ⇨ je nach Schwere Gefährdung für Mutter und Kind
Schwere Präeklampsie (Blutdruck >160/110 mmHg): Kopfschmerzen, Erbrechen, Licht- und Geräuschempfindlichkeit, Hyperreflexie, Oligurie (<400 ml/24 Std., drohendes Nierenversagen), Atembeschwerden (Lungenödem), epigastrische Schmerzen (Leberkapseldehnung), schnelle Gewichtszunahme (durch generalisierte Ödeme) ⇨ drohende Eklampsie (Krampfanfälle)

Diag: 1. Anamnese und gynäkologische Untersuchung: berechnetes Gestationsalter des Fetus, regelmäßige Blutdruckkontrolle (mehrmals täglich bis stündlich), auf **Beinödeme** achten, Gewichtskontrolle
2. Labor: Gesamtprotein im 24-Std.-Urin (wiederholte Messungen bei Schwangeren mit vorbestehender arterieller Hypertonie, um rechtzeitig eine Pfropfgestose zu erkennen), Blutbild, Harnsäure und Kreatinin, Gesamteiweiß, Leberwerte (GOT/AST, GPT/ALT, γGT, LDH, Bilirubin), Gerinnungsparameter (PTT, Thrombozytenzahl, AT-III, Fibrinogen, FSP), Schilddrüsenwerte (TSH, fT3 u. fT4)
3. Sonographie: Überwachung der Entwicklung des Fetus (entspricht das Wachstum dem berechneten Gestationsalter?), fehlende Spontanbewegungen des Fetus und Verminderung des Fruchtwassers sind Alarmzeichen
Farbkodierte Duplexsonographie (dopplersonographische Blutflussmessung, alle 2-3 Tage): pathologisch ist eine Abnahme der Strömungsgeschwindigkeit der uteroplazentaren (A.arcuata, A.uterina) und fetalen Gefäße (A.umbilicalis, Aorta fetalis, A.cerebri media) = Verminderung des diastolischen Flusses, frühdiastolische Inzisur (notch) bis hin zum diastolischen Stopp
4. CTG: bei Präeklampsie mehrmals täglich ableiten, pathologisch sind fehlende Akzelerationen nach Weckversuch, variable Dezelerationen
5. Augen-Konsil: bei schwerer Präeklampsie retinale Einblutungen, Papillenödem und Exsudat mögl.

Score zur Beurteilung der Schwere einer EPH-Gestose

	Ödeme (E)	Proteinurie (P)	Blutdruck (systol./diastol.)
0	nach Bettruhe keine	<500 mg/l/24 Std.	<140/90 mmHg
1	Ödeme am Unterschenkel	500-2.000 mg/l/24 Std.	140-160/90-100 mmHg
2	generalisierte Ödeme	2.000-5.000 mg/l/24 Std.	160-180/100-110 mmHg
3	starke generalisierte Ödeme	>5.000 mg/l/24 Std.	>180/110 mmHg

Score: Summe der Punkte der 3 Kriterien (max. 9 Punkte) ⇨ normal: 0 Punkte
1-3 Punkte: geringe Gefährdung für Mutter und Kind
≥ 4 Punkte: erhöhte Gefährdung für Mutter und Kind

Ther: • Hyperemesis gravidarum: stationäre Aufnahme, Infusionen zur Volumen- und Elektrolytsubstitution, Vitamine, H1-Antihistaminika mit antiemetischer Wirkung (Mittel der Wahl: Meclozin [Postadoxin®N]) und Sedativa je nach Bedarf, langsamer Nahrungsaufbau, psychotherapeutische Begleitung, Vermeidung von Stress
• Gestationshypertonie: Vermeidung von Stress, ausreichend Schlaf und Ruhepausen am Tag, bei Blutdruckwerten >160/100 **Blutdrucksenkung** mit antihypertensiver Medikation (als Mittel der Wahl gelten heute: Dihydralazin und α-Methyldopa, im 1.+2. Trimenon auch β-Blocker [Metoprolol od. Atenolol])
• **Präklampsie:** stationäre Einweisung, Stabilisierung des Krankheitsbildes bis zur Entbindung: bei Schwangerschaft >34. SSW sollte die Entbindung bald erfolgen, um weitere Komplikationen zu vermeiden (Geburtseinleitung mit PgE2-Gel intrazervikal [Minprostin®] und Oxytocin i.v. [Syntocinon®]).

Gynäkologie

Bei leichter Präeklampsie: Bettruhe in Seitenlage, Überwachung des Fetus durch tägliche CTG-Kontrolle, dopplersonographische Blutflussmessung der A.uterina und fetalen Gefäße alle 2-3 Tage, eiweißreiche Ernährung, ausreichende Flüssigkeitszufuhr, Thromboseprophylaxe (Heparin)
Med: **Blutdrucksenkung** mit antihypertensiver Medikation: **Dihydralazin** [Nepresol®] oral (12,5-0-12,5 bis 25-25-25 mg/Tag) od. i.v. (50 mg auf 500 ml NaCl-Lösung, bis 100 mg/Tag nach Wirkung dosieren) od. bei leichten Fällen α-Methyldopa 0,5-1 g/Tag [Presinol®] od. im 1.+2. Trimenon auch β-Blocker Metoprolol 50-200 mg/Tag [Beloc-Zok®]
evtl. 100 mg/Tag ASS (Acetylsalicylsäure) oral zur Hemmung der Thromboxan-Synthese (sicherheitshalber nur bis zur vollendeten 35. SSW geben)
evtl. Sedierung mit Diazepam (5-0-5 bis 10-10-10 mg/Tag, Valium®) und Magnesiumsulfat (s.u. Kap. Eklampsie) zur Krampfprophylaxe
bei drohender Frühgeburtlichkeit Lungenreifeinduktion (s.u. Kap. Frühgeburt)
Ödemausschwemmung mit vorsichtiger Diurese (insb. bei Herzinsuffizienz od. Lungenödem), bzw. Mannit-Infusion bei Oligurie
Bei schwerer Präeklampsie: Intensivüberwachung, Dauer-CTG, je nach mütterlicher Gefährdung muss auch bei schlechtem kindlichem Reifegrad (<34. SSW) eine vorzeitige Beendigung der Schwangerschaft erfolgen (wenn mögl. Versuch einer vaginalen Entbindung in Notfallsektio-Bereitschaft)
Med: **Diazoxid** [Hypertonalum®] zur kurzfristigen Ther. hypertoner Krisen (150 mg i.v., schneller Wirkungseintritt innerhalb von Minuten), sonst Dihydralazin i.v. (s.o.)
Humanalbumin i.v. (3 x 50 ml 20%ig/Tag)
Low-dose-Heparinisierung (3 x 5.000 I.E./Tag) zur Thromboseprophylaxe
bei drohender Eklampsie antikonvulsive Medikation mit Magnesiumsulfat (s.u.)
bei Gerinnungsstörung ggf. Substitution (s.u. HELLP-Syndrom)
- Selbsthilfegruppen: Arbeitsgemeinschaft Gestose-Frauen e.V., Postfach 12 53, 47654 Issum, Tel.: (0 28 35) 26 28, Internet: http://www.gestose-frauen.de

Prog: Nach der Entbindung i.d.R. keine bleibenden Schäden für die Mutter.
Eine Präeklampsie bei Primipara wiederholt sich in der nächsten Schwangerschaft im Gegensatz zur Pfropfgestosen meist nicht.

Kompl: * Hyperemesis gravidarum: Exsikkose und Elektrolytverschiebung bis hin zum Delirium, niedriges Geburtsgewicht beim Kind
* Schwere Präeklampsie:
Entwicklung eines **Nierenversagens**, Lungenödems, Linksherzversagens
⇨ **Eklampsie** (Krampfanfälle, s.u.)
⇨ **HELLP-Syndroms** (s.u.)
* Intravaskuläre Thrombosen, Hämolyse, Thrombozytopenie, Verbrauchskoagulopathie = **DIC** (disseminated intravasal coagulation) ⇨ häufigste mütterliche Todesursache ist eine Gehirnblutung
* Notfallsektio: erhöhtes Blutungsrisiko

Fetus: * Uteroplazentare Perfusionsstörung ⇨ vorzeitige Wehen, Plazentainfarkte, vorzeitige Plazentalösung, verzögerte Reifung der Plazenta, Reifungsstörung des Fetus, intrauterine Wachstumsretardierung (Mangelgeburt), Frühgeburt, intrauteriner Fruchttod und erhöhte perinatale Mortalität

Proph: ♥ Regelmäßige Schwangerenvorsorge
♥ Bei einer vorhergehenden Schwangerschaft mit einer schweren Präklampsie wird die prophylaktisch Gabe von (80-150) **100 mg Acetylsalicylsäure**/Tag für die gesamte Dauer einer erneuten Schwangerschaft bis zur vollendeten 35. SSW empfohlen (bei dieser Low-dose-Therapie besteht auch keine Gefahr für einen vorzeitigen Verschluss des Duct.arteriosus BOTALLI oder für Gerinnungsstörungen beim Neugeborenen). Die Studien hierzu sind aber noch nicht abgeschlossen und der Effekt noch nicht abschließend gesichert.

DD: – „Normales" Schwangerschaftserbrechen: morgendliche Übelkeit und ggf. Erbrechen im 1. Trimenon, aber ohne Beeinträchtigung der Stoffwechselfunktion. Übelkeit haben bis zu 80

% aller Schwangeren und Erbrechen bis zu 30 %, ca. 10 % haben Beschwerden in der gesamten Schwangerschaft. Ther: Aufklärung über die Normalität der Beschwerden, häufigere und kleine Mahlzeiten, ausreichende Flüssigkeitszufuhr, ggf. Antiemetika.
- Gastroenteritis mit Erbrechen, Gastritis, gastroösophagealer Reflux, Hepatitis
- Hydrops gravidarum: vermehrte Wasserretention mit Ödemen, insb. mit Labienödem (aber ohne arterielle Hypertonie od. Proteinurie)
- Schwangerschaftsunabhängige (essentielle od. organisch bedingte) arterielle Hypertonie, daher ist diese auch schon vor der 20.SSW nachweisbar (diese kann aber auch im 1.-2. Trimenon durch die physiologische schwangerschaftsbedingte Blutdrucksenkung möglicherweise kaschiert sein). Schwangere mit vorbestehender arterieller Hypertonie sollten daher wiederholte auf ein Proteinurie getestet werden, um rechtzeitig eine drohende Pfropfgestose zu erkennen.
- Transitorische arterielle Hypertonie (Gestationshypertonie): kommt bei besonderer Empfindlichkeit auch bei der Einnahme hormonaler Kontrazeptiva vor

EKLAMPSIE

Syn: Schwangerschaftskrampf, engl. eclampsia, ICD-10: O15.0

Ät: **Komplikation einer Präeklampsie** (das Auftreten von Krampfanfällen ist aber nicht unbedingt abhängig von der Schwere einer Präeklampsie)

Path: Lokale **Gefäßverengungen** (Spastik) und Störung der **Endothelfunktion** ⇨ Stase, Ödem, Fibrinablagerungen ⇨ Schädigung von Gehirn (Hirnödem), Niere (bis zum Nierenversagen), Leber (Leberzellnekrosen, subkapsuläre Blutungen), Mikrothrombosen und Gerinnungsaktivierung (bis zur Verbrauchskoagulopathie), Plazentastörung (hämorrhagische Infarkte, Plazentainsuffizienz)

Epid: ◊ Häufigkeit: wie bei der Präeklampsie sind in 70-80 % **Primipara** betroffen, bei Mehrlingsschwangerschaft 6fach häufiger als bei Einlingsschwangerschaft
ca. jede 10. Schwangere mit einer Präeklampsie entwickelt eine Eklampsie (bis 10/1.000 Schwangerschaften betroffen)
◊ Zeitpunkt: wie bei der Präeklampsie meist im **3. Trimenon** bis max. 48 Std. nach der Geburt auftretend

Klin: ⇒ Prodromalsymptome (Eclampsia imminens, drohende Eklampsie): schneller Blutdruckanstieg, Übelkeit, Magendruck, Erbrechen, **frontal betone Kopfschmerzen**, **Sehstörungen** (Flimmern vor den Augen, Doppelbilder, Schleiersehen), Ohrensausen, **Hyperreflexie**, Somnolenz od. motorische Unruhe
⇒ Eklampsie: blitzartig auftretende, generalisierte, **tonisch-klonische Krampfanfälle** (Eclampsia convulsiva) mit od. ohne Bewusstseinsverlust, Zungenbiss, Zyanose

Diag: 1. Anamnese und gynäkologische Untersuchung
2. Labor: wie bei der Präeklampsie
3. Sonographie: Überwachung des Fetus
4. CTG: Dauerüberwachung
5. Neurologisches Konsil: in der transkraniellen Dopplersonographie evtl. Nachweis von Spasmen der Hirnbasisarterien

Ther: • Akut: sofortige Klinikeinweisung und schonender Transport, Intensivüberwachung, Dauer-CTG, Seitenlagerung (wegen Aspirationsgefahr), evtl. Bisskeil, Intubationsbereitschaft
Med: **Anfallsbehandlung** mit **Magnesiumsulfat** 2-4 g als Bolus i.v. (MgSO$_4$ zeigt sehr gute antiepileptische Wirkung, Mg5-Sulfat®10%). Die Magnesiumgabe hat gleichzeitig auch einen antihypertensiven Effekt.
Bei weiteren Anfällen (od. Status epilepticus) auch Diazepam (langsam i.v. 20-40 mg bis max. 120 mg/Tag) od. Phenytoin i.v.

Zur Prophylaxe weitere Anfälle dann Magnesiumsulfat 1-2 g/Std. i.v. (die Dosis kann anhand des Patellarsehnenreflexes titriert werden, der gerade noch auslösbar sein sollte bzw. anhand des Magnesiumspiegels im Serum: Ziel 2,0-3,0 mmol/l). Überwachung der Atmung wegen atemdepressiver-NW des Mg (Atemfrequenz sollte >14/Min. sein).
Bei nicht ausreichender Blutdrucksenkung durch das Magnesium zusätzlich Dihydralazin 5-10 mg i.v. (Nepresol®)
Low-dose-Heparinisierung (3 x 5.000 I.E./Tag)
Nimodipin (Nimotop®) kann gegen die intrakraniellen Gefäßspasmen versucht werden
- **Vorzeitige**, möglichst **vaginale Entbindung** wegen des hohen mütterlichen Risikos (Geburtseinleitung mit PgE₂-Gel intrazervikal [Minprostin®] und Oxytocin i.v. [Syntocinon®])
  - <u>Operativ:</u> Ind: unmittelbar vitale Bedrohung der Mutter od. des Kindes ⇨ Notfall-Sektio

<u>Prog:</u> Mütterliche Letalität bei eklamptischem Anfall bis **5 %**, bei wiederholten Anfällen/Status bis 40 %, perinatale Letalität für das Kind bis 30 %

<u>Kompl:</u> * Mutter: Status epilepticus, Apnoe, Zyanose, Hirnödem ⇨ Koma
* Gerinnungsaktivierung mit Thrombosen, Verbrauchskoagulopathie = DIC (<u>d</u>isseminated <u>i</u>ntravasal <u>c</u>oagulation), Blutungen (insb. **intrazerebrale Blutungen**), ischämische Infarkte, akutes Nierenversagen, subkapsuläre Blutungen der Leber, Leberzellnekrosen, Herz-Kreislaufversagen, Lungenödem, Hirnödem, Amaurosis (passagere Blindheit), hirnorganisches Psychosyndrom
* Hämorrhagische Infarzierung der Plazenta, vorzeitige Plazentalösung, **Plazentainsuffizienz** mit Gefährdung des Fetus (Hypoxie, intrauteriner Fruchttod)

<u>Op:</u> * **Vorzeitige Entbindung** ⇨ je nach Gestationsalter noch kindliche Unreife und fehlende Lebensfähigkeit des Fetus (dies ist wegen des hohen, vital-bedrohlichen mütterlichen Risikos aber untergeordnet)

<u>Med:</u> * Magnesium: Atemdepression, Somnolenz, Reflexverlust, EKG-Veränderungen bis zum Herzstillstand mögl. (bei Serumkonzentration >7,0 mmol/l). Cave: Überdosierungsgefahr bei Oligurie, da Magnesium renal eliminiert wird (Antidot: Calciumgluconat 10%ig 10-20 ml i.v.)

<u>DD:</u> – Postpartale zerebrale Angiopathie (ähnliche klinische Symptomatik und vermutliche Pathogenese wie die Eklampsie, jedoch später nach der Geburt auftretend)
– Frauen mit vorbestehender Epilepsie (s.u. Kap. neurologische Erkrankungen)

HELLP-SYNDROM

<u>Syn:</u> ICD-10: O14.1

<u>Def:</u> von L. WEINSTEIN (1982) definierte, sehr gefährliche **Maximalvariante einer Präeklampsie** HELLP = **Hämolyse** (<u>h</u>emolysis), pathologisch **erhöhte Transaminasen** u. Bilirubinwerte (<u>e</u>levated <u>l</u>iver function test), **erniedrigte Thrombozytenzahl** (<u>l</u>ow <u>p</u>latelet counts) mit erniedrigtem Fibrinogen und pos. FSP

<u>Ät:</u> Ursache bisher unklar, möglicherweise Störung im Verhältnis vasodilatatorischer zu vasokonstriktorischer Prostaglandine

<u>Path:</u> Endothelzellschädigung, Vasokonstriktion, Aktivierung der intravasalen Gerinnung, Mikrozirkulationsstörung, Bildung von Mikrothromben (⇨ Verbrauchskoagulopathie, spontane Blutungen), Kapillarschädigung, hypoxische Leberzellschädigung

<u>Epid:</u> Häufigkeit: 1-3/1.000 Schwangerschaften

<u>Klin:</u> ⇒ Symptome der Präeklampsie (arterielle Hypertonie, Proteinurie, Ödeme), Übelkeit/Erbrechen

⇒ **Schmerzen im rechten Oberbauch** (Kapseldehnungsschmerz der Leber)
⇒ Ausgeprägte **Anämie** (durch die Hämolyse) ⇨ blasse Haut, evtl. Ikterus

Diag: 1. Anamnese (Zeichen einer Gestose, frühere Schwangerschaft mit einer Gestose) und allgemeine gynäkologische Untersuchung, Blutdrucküberwachung
2. Labor: Kontrolle der **Gerinnungsparameter** mit Thrombozytenzahl (Abfall auf <100.000/µl), PTT, Quick (INR), AT III, Fibrinogen, FSP (Fibrinspaltprodukte), D-Dimere, Blutbild (insb. **Hb-Abfall** durch die Hämolyse, erniedrigtes Haptoglobin), Nierenretentionswerte (Kreatinin, Harnsäure, Harnstoff), Leberwerte (GOT/AST, GPT/ALT, γGT, AP, LDH, Bilirubin), Urinstatus (Proteinurie)
3. Sonographie: genaue Bestimmung des Alters des Fetus (wichtig zur Einleitung von Reifungsmaßnahmen für den dann frühgeborenen Fetus), pathologische Verminderung der Fruchtwassermenge
Farbkodierte Duplexsonographie (dopplersonographische Blutflussmessung): pathologisch ist eine Abnahme der Strömungsgeschwindigkeit der uteroplazentaren und fetalen Gefäße (= Verminderung des diastolischen Flusses bis hin zum diastolischen Stopp)
4. CTG: pathologisch sind fehlende Akzeleration nach Weckversuch, Dezelerationen

Ther: • Sofortige **intensivmedizinische Überwachung**, kontinuierliches CTG-Monitorin, Messung der Urinausscheidung
Med: Low-dose-Heparinisierung (3 × 5.000 I.E./Tag), Gabe von FFP (fresh frozen plasma), AT III u. Thrombozytenkonzentraten je nach Gerinnungsstatus
• Nach erster Stabilisierung des mütterlichen Zustandes und zu erwartendem reifem Neugeborenem (>34. SSW) sofortige **vaginale Entbindung anstreben** (Gefahr der unstillbaren atonen Uterusblutung bei Sectio caesarea), Geburtseinleitung mit PgE₂-Gel intrazervikal [Minprostin®] und Oxytocin i.v. [Syntocinon®]
Bei Vorliegen erheblichen Frühgeburtlichkeit und stabilisiertem Zustand der Mutter kann ein abwartendes intensivmedizinisches Vorgehen unter kontinuierlichem Monitoring und Gabe von Glukokortikoiden versucht werden.
• Operativ: Ind: akute Verschlechterung des kindlichen Zustandes, die eine vaginale Entbindung nicht mehr möglich macht (aber hohes Risiko für Mutter und Kind)
– Notfall-Sektio (Cave: Gerinnungsstatus, Thrombozytenzahl sollte >50.000/µl sein)

Prog: Sehr ernstes Krankheitsbild für Mutter und Fetus: Letalität: bei der Mutter ca. 3,5 %, die perinatale Sterblichkeit des Kindes beträgt je nach Frühgeburtlichkeit 10-60 %!

Kompl: * Neurologisch: Kopfschmerzen, Sehstörungen und zusätzliche **Eklampsie** (tonischklonische Krämpfe), intrakranielle Vasospasmen
* Schwere Gerinnungsstörungen (insb. bei vorzeitiger Plazentalösung): **Verbrauchskoagulopathie** (DIC = disseminated intravascular coagulation), spontane z.B. intraabdominelle od. **intrazerebrale Blutung**, Sinusvenenthrombose, Cave: bei Thrombozytenzahl <20.000/µl (tödlicher Ausgang mögl.!)
* Leberinfarzierung, Lebernekrosen, **Leberruptur** mit intraabdominelle Blutung
* Nierenrindennekrose bis zum dialysepflichtigen akuten **Nierenversagen**
Op: * Massive, unstillbare atone Uterusblutung nach Sektio (hohe maternale Letalität!) ⇨ bei vitaler Indikation ist ggf. eine (puerperale) Hysterektomie indiziert

DD: – Oberbauchbeschwerden: Gastroenteritis, Appendizitis, Ulcus ventriculi od. duodeni, Pyelonephritis, Peritonitis, Sepsis
– Leberfunktionsstörung: idiopathischer Schwangerschaftsikterus (intrahepatische Cholestase), akute Cholezystitis, Cholezystolithiasis (evtl. auch mit Pankreatitis), akute Schwangerschaftsfettleber, akute fulminante Hepatitis
– Gerinnungsstörung: thrombotisch-thrombozytopenische Purpura (Syn: MOSCHCOWITZ-Krankheit, thrombotische Mikroangiopathie), WERLHOF-Krankheit (idiopathische thrombozytopenische Purpura)
– Nierenfunktionsstörung: hämolytisch-urämisches Syndrom, Glomerulonephritis, akute Nierenrindennekrose, akutes Nierenversagen
– Medikamentenintoxikation

SCHWANGERSCHAFTSDIABETES

Syn: Gestationsdiabetes, engl. gestational diabetes, ICD-10: O24.4
od. vorbestehender **Diabetes mellitus**, „Zuckerkrankheit", ICD-10: Typ I = E10.-, Typ II = E11.-

Ät: Einteilung nach WHO, American Diabetes Association (1997) und Expert Committee on the Diagnosis and Classification of Diabetes Mellitus (1999)
1. **Diabetes mellitus Typ I** (früher juveniler D.m. od. IDDM = insulin-dependent diabetes mellitus genannt), 10 % d.f., Destruktion der B-Zellen der LANGERHANS-Inseln
   - **autoimmunologisch:** z.B. Autoantikörper gegen Inselzellen (ICA), gegen Insulin (IAA), gegen Glutamatdecarboxylase (GAD), gegen Tyrosinphosphatase (IA2), genetische Faktoren (Assoziation mit HLA DR3, DR4, B5, B8 und anderen Autoimmunkrankheiten)
   - selten auch idiopathisch
   - Sonderformen: LADA (latent autoimmune diabetes in adults) = Diabetes Typ I mit spätem Manifestationsalter u. sich langsam ausbildendem Insulinmangel
   "Brittle-Diabetes" = extrem instabiler und damit schlecht einstellbarer Diabetes Typ I
2. **Diabetes mellitus Typ II** (früher NIDDM = non-insulin-dependent diabetes mellitus genannt) meist **mit Adipositas** (häufigste Form, mit zusätzlichem Risiko durch die Adipositas, „Wohlstandskrankheit", metabolisches Syndrom), 90 % d.f.; auch ohne Adipositas mögl. = normalgewichtiger Pat. (dies sind oft aber auch LADA-Formen)
3. Andere spezifische Formen:
   - **Genetische Defekte**/immunologisch: auf Chrom. 7, 12, 20 (alle früher MODY = maturity onset diabetes of the young bezeichnet), der mitochondrialen DNA der B-Zellen, Insulinresistenz Typ A, anti-Insulin-Rezeptor-Antikörper, sekundäre Folge bei DOWN- (Trisomie 21), ULLRICH-TURNER- (45 X0) od. KLINEFELTER-Syndrom (47 XXY), PRADER-WILLI-Syndrom (Chrom. 15), WOLFRAM-Syndrom (DIDMOAD-Syndrom = Diabetes insipidus, Diabetes mellitus, Optikusatrophie, Deafness (Taubheit), Polyneuropathie, aut.-rez.), FRIEDREICH-Ataxie (Chrom. 9), dystrophische Myotonie (Chrom. 19), Stiff-man-Syndrom
   - **Endokrinopathien** (Ausschüttung kontrainsulinärer Hormone): CUSHING-Syndrom (Glukokortikoide), Phäochromozytom (Katecholamine), Akromegalie (STH), Hyperthyreose, Glukagonom, Somatostatinom, Aldosteronom, autoimmun polyglanduläres Syndrom Typ 2 (SCHMIDT-Syndrom)
   - Krankheiten des exokrinen Pankreas mit **Untergang von Pankreasgewebe** (chronische Pankreatitis, zystische Fibrose, Karzinom), fortgeschrittene Hämochromatose (Eisenspeicherkrankheit), latrogen: operative Pankreatektomie (z.B. wegen Pankreaskarzinom)
   - **Infektiös:** Pankreatitis, kongenitale Röteln, Zytomegalie, Parotitis epidemica (Mumps)
   - **Medikamentös:** Glukokortikoide, Katecholamine/β-Sympathomimetika, Thiazid-Diuretika, Schilddrüsenhormone, Diazoxid, Phenytoin, Pentamidin, α-Interferon
   - Malnutritiv bedingter Diabetes (3. Welt, Proteinmangel)
4. **Schwangerschaftsdiabetes:** erstmals während einer Schwangerschaft auftretender Diabetes, u.a. bedingt durch hohe Exkretion kontrainsulinärer Hormone in der Schwangerschaft; ein erhöhtes Risiko besteht für übergewichtigen Frauen (BMI >27,0 kg/m²) und bei familiärer Disposition. Habituelle Abortneigung (≥3 Aborte) kann Hinweis auf einen Gestationsdiabetes geben.

Path: ♦ Physiologisch: erhöhte Insulinempfindlichkeit in der Frühschwangerschaft ⇨ BZ ↓ (Hypoglykämiegefahr bei Diabetikerinnen), vermehrte Bildung und Einlagerung von Fett (anabole Stoffwechsellage). In der 2. Schwangerschaftshälfte **zunehmende Insulinresistenz** (durch hPL, Glukagon), vermehrte Lipolyse der Mutter (als Glukosesparstoffwechsel), **vermehrter Insulinbedarf** (evtl. Entwicklung eines Gestationsdiabetes aus einem bisher latenten Diabetes mellitus), sehr hoher Glukoseverbrauch des Fetus und Plazenta ⇨ BZ weiterhin ↓

♦ Schwangerschaftsdiabetes/Diabetes mellitus (nicht/schlecht eingestellt): gesteigerte transplazentare "Glukosedauerinfusion" durch erhöhten Blutzucker der Mutter (⇨ **Polyhydramnion**, **Permeabilitätsstörung** der Plazenta ⇨ **Sauerstoffmangel**), fetaler **Hyperinsulinismus** (⇨ **Unreife** von Lunge u. Leber), verstärkte Wirkung der Steroidhormone der mütterlichen Nebennierenrinde und „Insulinmast" (⇨ fetale Makrosomie, sog. **Riesenkinder**, stammbetonte Zunahme des Fettgewebes). Eine erhebliche Gefährdung liegt ab einem Nüchtern-BZ von >120 mg/dl, bzw. HbA1c ≥10 % vor.

♦ Eine zusätzliche Gefährdung einer Schwangeren bei einem bereits vorbestehendem Diabetes mellitus (meist jugendlicher Typ I) ist im wesentlichen von der vorliegenden Ausbildung und Ausprägung sekundärer vaskulärer u. neuropathischer Störungen und ihren Komplikationen und somit auch von der Güte der Diabeteseinstellung in der vorangegangenen Zeit abhängig (Übersicht s. folgende Seite).
Eine gut eingestellte Diabetikerin hat keine verminderte Fertilität im Vergleich zu einer gesunden Frau.

♦ Von einer Schwangerschaft sollte wegen mögl. Kompl. (Pfropfgestose) abgeraten werden, wenn bei einer Diabetikerin bereits ausgeprägte vaskuläre Schäden (WHITE Klasse F, s.u.) vorliegen, z.b. Nephropathie mit Kreatinin-Clearance <50 ml/min.

Übersicht über Diabetes mellitus Typ I und II

	Typ-I-Diabetikerin	Typ-II-Diabetikerin
Verteilung	10 % der Fälle	90 % der Fälle
Insulinmangel	absolut	relativ / Insulinresistenz
Manifestationsalter	15.-25. Lebensjahr	>40. Lebensjahr
Beginn	oft rasch	schleichend
Ätiologie	Autoimmunerkrankung, Ak gegen Inselzellen, Insulin usw., genetische Faktoren	Insulinrezeptordefekt, Insulinresistenz, Überernährung mit Adipositas
B-Zellen	auf <10 % vermindert	kaum vermindert
Körperbau	asthenisch	meist adipös / pyknisch
Plasmainsulin	niedrig bis fehlend	normal bis erhöht
Stoffwechsellage	labil	meist stabil
Ketoseneigung	hoch	gering, eher hyperosmolare Dehydratation
Komplikationen	Risiko für Embryofetopathia diabetica des Kindes, autonome Neuropathie	Hypovolämie
Insulintherapie	insulinpflichtig	nur bei Erschöpfung der Insulinreserve und perioperativ

Etlg: Risikoklassifikation eines Diabetes in der Schwangerschaft, modifiziert n. WHITE

Klasse A: subklinischer Diabetes, pathologischer oGTT, diätetische Einstellung ausreichend, keine Insulinpflicht
Klasse B: insulinpflichtiger Diabetes <10 J. Dauer, Beginn nach dem 20. Lj., keine Gefäßschäden
Klasse C: insulinpflichtiger Diabetes >10 J. Dauer od. Beginn vor dem 20. Lj. oder geringer Gefäßschaden
Klasse D: insulinpflichtiger Diabetes >20 J. Dauer od. Beginn vor dem 10. Lj. oder deutlicher Gefäßschaden (diabetische Retinopathie, arterielle Hypertonie)
Klasse E: Arteriosklerose/Verkalkungen der Beckenarterien
Klasse F: Nephropathie, Nierentransplantation, proliferative Retinopathie, koronare Herzkrankheit

Epid: ◊ Geschätzt 4-7 % der Bevölkerung in Deutschland/Europa/USA haben einen Diabetes mellitus. In Deutschland etwa 4 Millionen Menschen betroffen.
◊ **3-5 % aller Schwangeren** entwickeln eine Schwangerschaftsdiabetes. Nur jede 10. dieser hat aber einen vorbestehenden Diabetes mellitus (insg. 1 % aller Schwangeren sind od. werden insulinpflichtig).

Klin: ⇒ Die sonst typischen Symptome eines (unbehandelten) Diabetes mellitus, wie Polyurie (Glukosurie), vermehrter Durst (Polydipsie), Dehydratation, Gewichtsabnahme und Leistungsminderung **fehlen** bei einem Schwangerschaftsdiabetes meist

Gynäkologie

⇒ Der Schwangerschaftsdiabetes tritt meist **im zweiten Trimenon** auf und wegen der fehlenden Klinik sollte immer bei einer Vorsorgeuntersuchung ab der 24. SSW eine nüchtern-BZ-Bestimmung durchgeführt werden

⇒ Alle weiteren Symptome und **Risiken** ergeben sich aus den möglichen Folgen eines (meist vor der Schwangerschaft bereits manifesten Typ I) Diabetes mellitus:

MAKROANGIOPATHIE
Plazentaminderperfusion
Arteriosklerose
Arterielle Hypertonie
Myokardinfarkt
Zerebrale Durchblutungsstörungen
Periphere arterielle Durchblutungsstörungen
Gangrän („diabetischer Fuß")

MIKROANGIOPATHIE
Allgemeine Gewebsischämie, Gangrän
Nephropathie
Glomerulosklerose Kimmelstiel-Wilson
Mikroalbuminurie, Hypoalbuminämie
Retinopathie

ELEKTROLYT- UND VOLUMENVERSCHIEBUNGEN
Polyhydramnion
Hypokaliämie, Phosphatverlust
Polydipsie, Adynamie
Osmotische Diurese
Hypovolämie, Exsikkose
Hyperviskosität
Mikrozirkulationsstörungen

HYPOGLYKÄMIEN

HYPERGLYKÄMIE
Embryofetopathia diabetica
Makrosomie (Riesenkinder)
Proteinglykosilierung
Gesteigerte Blutviskosität
Erhöhte Gerinnbarkeit
HbA1c erhöht die Sauerstoffaffinität ⇨ Gewebehypoxie

DIABETES MELLITUS

INFEKTIONEN
Verminderte Aktivität der Infektabwehr
Harnweginfekte, Pyelonephritis, Kolpitis
Wundheilungsstörungen

POLYNEUROPATHIE
<u>Autonomes Nervensystem</u>
Hypotonie, orthostatische Dysregulation
Kardioneuropathie mit Frequenzstarre,
  Ruhetachykardie
Kardiorespiratorische Insuffizienz
Ösophagusmotilitätsstörung
Gastroparese
Obstipation oder Diarrhoe
Blasenentleerungsstörungen
  Blasenatonie, Überlaufblase
Potenzstörungen
Dyshidrosis, **trophische Störungen**

<u>Sensomotorische Neuropathie</u>
Hypästhesie u. Parästhesien (strumpfförmig)
Trophische Störungen des Integuments
Malum perforans pedis

KETOAZIDOTISCHE STÖRUNGEN
Metabolische Azidose, Ketonkörper
Hyperlipazidämie, Fettleber
Erhöhung der Blutviskosität
Polyurie, Hypovolämie, Oligurie
Abdominelle Beschwerden
  ('Pseudoperitonitis')
Bewusstseinsstörungen bis hin zum
  ketoazidotischen **Koma**

HYPEROSMOLARE STÖRUNGEN
Exzessive Hyperglykämie
Osmotische Diurese
Polyurie, Exsikkose
Bewusstseinsstörungen
Zerebrale Krampfanfälle

DIABETISCHE LAKTAZIDOSE
Auffällige Unruhe
Gastrointestinale Beschwerden
Gefahr bei der Ther. mit Biguaniden oder bei
verminderter Gewebeperfusion

Risikoschwangerschaft | Seite 141

Diag: 1. Anamnese: bei einem bekannten Diabetes: Diabetesdauer, Diabeteseinstellung, Diätführung, kardiale und andere Vorerkrankungen, diabetische Komplikationen, orthostatische Probleme, nächtliche Diarrhoen, Ruhetachykardien, Hyp- oder Parästhesien (z.B. 'burning feet'), Probleme bei vorhergehenden Schwangerschaften (Riesenkind, Gestose, Frühgeburtlichkeit, Fehlbildungen, Aborte), Medikamentenanamnese (Kortikosteroide, Diuretika, Schilddrüsenhormone, Östrogene)
2. Klinische Untersuchung: Gefäßstatus, trophische und Heilungsstörungen, Herzauskultation (physiologische respiratorische Arrhythmie vorhanden? nein ⇨ vegetatives Nervensystem beeinträchtigt), distaler Vibrations- u. Lagesinn gestört (Polyneuropathie)
3. Labor: In der Schwangerschaft bei **jeder Schwangerschaftsvorsorgeuntersuchung** u.a. auf **Glukose im Urin** (mit Teststreifen, z.B. Combur10®Test)
Bei einer der Vorsorgeuntersuchung ab der 24. SSW sollte **einmalig** auch die **Nüchternglukose** im Blut bestimmt werden (Norm: nüchtern <100 mg/dl). Empfohlen wird auch die einmalige Durchführung eines verkürzten oGTT mit 50 g Glukose (in 200 ml Wasser gelöst) in der Zeit 24.-28. SSW (Pat. muss hierzu nicht nüchtern sein, der Test kann also immer durchgeführt werden), Norm: BZ-1-Std.-Wert sollte <140 mg/dl sein
Bei pathologischem Wert (BZ nüchtern >100 mg/dl, od. 50-g-oGTT >140 mg/dl) od. Nachweis von Glukose im Urin ⇨ vollständigen **ogTT** (**oraler Glukosetoleranztest**) durchführen: Glukosebestimmung im Blut, nüchtern sowie 1 u. 2 Std. nach oraler Gabe von 75 g Glukose (in 300 ml Wasser gelöst), oGTT-Normwerte in der Schwangerschaft (gem. American Diabetes Association): nüchtern <95 mg/dl, 1-Std.-Wert: <180 mg/dl, 2-Std.-Wert: <155 mg/dl
Bei bekannter Diabetikerin: Blutglukosewert (nüchtern, bzw. als Tagesprofil) und Uringlukose (qualitativ), HbA1c (Kontrolle 1x/Mon., zeigt die Einstellung über die letzten Wochen an, Norm: 5-6,5 %, Ziel bei Diabetikern: <7 %), Hämoglobin und Hämatokrit (Dehydratation?), Kreatinin, Harnstoff sowie Elektrolyte, Thrombozyten, PTT, Quick, Lipidstatus
4. Sonographie: Ausschluss von Missbildungen (z.B. Herzfehler) mit hochauflösendem Ultraschall in der 20.-22. SSW. Fetometrie ab 7. SSM alle 1-2 Wo. (pathologisch: geschätztes Gewicht >90. Perzentile, fetales Hautödem), auf **Polyhydramnion** achten
Farbkodierte Duplexsonographie (dopplersonographische Blutflussmessung) zur Beurteilung der Plazentafunktion, bzw. der mütterlichen Gefäße
5. Amniozentese: Bestimmung der Insulinkonzentration mögl. (pathologisch ist >10 μl.E./ml)
6. CTG: Überwachung ab 7. SSM in wöchentlichem Abstand
7. Bei Verdacht auf Stoffwechselentgleisung zusätzlich: Blutglukose (>300 mg/dl oder <50 mg/dl?), pH-Wert des Blutes (<7,25-7,36?), Ketonkörper (>7 mmol/l?), Osmolarität (>350 mOsm/l?), Laktat (>8 mmol/l?)
8. EKG: hypoxische Schäden, früherer Infarkt?, evtl. mit Rhythmusstreifen in tiefer In- und Exspiration (physiologischerweise vorhandene respiratorische Arrhythmie? ⇨ fehlt bei autonomer Neuropathie)
9. Ophthalmoskopische Untersuchung (Fundoskopie) zur Beurteilung des Gefäßsystems

Ther: • Strenge **diätetische Einstellung** (30-35 kcal/kgKG, 50 % Kohlenhydratanteil, bei übergewichtigen Schwangeren [BMI >27 kg/m²] nur 25 kcal/kgKG), Beratung durch Diätassistentin/en (langsam resorbierbare Kohlenhydrate, wie in Obst, Gemüse, Vollkornbrot, Kartoffeln, ausreichend Vitamine, Calcium und Eisen), Essensverteilung auf 6 Mahlzeiten/Tag, körperliche Aktivität, **häufige Blutzuckerkontrollen** (mind. 1x/Wo. bei diätetischer Einstellung)
⇨ Ziel: Blutglukosekonzentration präprandial 60-90 mg/dl, 1 Std. postprandial <140 mg/dl („Mittelwert" sollte insg. <100 mg/dl, bzw. HbA1c <5,5 % sein)
• Können die Zielwerte mit diätetischen Maßnahmen nicht erreicht werden, ist die Einstellung der Schwangeren auf **Insulin** erforderlich (orale Antidiabetika werden in der Schwangerschaft wegen schlechter BZ-Einstellung, fetalen Hypoglykämien, Teratogenität und beobachteter erhöhter perinataler Sterblichkeit grundsätzlich nicht verwendet!)
– Subkutane Injektion von Insulinen, i.d.R. heute nach dem **Basis-Bolus-Prinzip** (1-2 x tgl. Verzögerungsinsulin + Humaninsulin zu den Mahlzeiten). Als Anhalt werden beim Schwangerschaftsdiabetes zu Beginn insg. 0,4-0,7 I.E./kgKG/Tag Insulin benötigt, gegen Ende der Schwangerschaft kann sich der Bedarf durch die zunehmende Insulinresistenz bis zu verdoppeln.

- Vor und 1 Std. nach den Mahlzeiten sowie nüchtern und am Abend wird der BZ-Spiegel kontrolliert (= 6-8 Messungen tgl.) und die erforderliche Insulinmenge angepasst
- Bei vorbestehendem insulinpflichtigem Diabetes mellitus muss im 1. Trimenon durch die erhöhte Insulinempfindlichkeit die Dosis meist etwas verringert werden
- Geburt:
  - Entbindung bei gut eingestelltem Diabetes ohne Komplikationen zum normalen Zeitpunkt
  - Bei schlechter Einstellung stationäre Überwachung ab dem 8. SSM
  - Bei Geburtsterminüberschreitung sollte die Geburt eingeleitet werden
  - Während der Geburt BZ-Kontrolle alle 1-2 Std., 5%ige Glukoseinfusion und bei schlechter Stoffwechsellage Altinsulin kontinuierlich per infusionem i.v. 0,5-1 I.E./Std.
  - Bei nachgewiesener fetaler Makrosomie (⇨ Geburtsmissverhältnis): Sectio caesarea

Prog: Der Schwangerschaftsdiabetes stellt bei **korrekter Einstellung** der Glukosestoffwechsellage **kein Risiko** für Mutter und Kind dar, nach der Schwangerschaft sistiert dieser auch i.d.R. wieder. Im weiteren Verlauf ihres Lebens haben Frauen mit einem Schwangerschaftsdiabetes aber ein erhöhtes Risiko einen Diabetes mellitus Typ II zu entwickeln (50 % in 10 J.).
Ein manifester (vorbestehender) Diabetes mellitus der Mutter ohne Gefäßschäden ergibt bei korrekter Einstellung keine Risikoerhöhung. Ein nicht erkannter oder nicht eingestellter Diabetes mellitus (insb. im 1. Trimenon) hingegen ist mit einer wesentlich erhöhten Fehlbildungsrate (s.u.) verbunden.

Kompl: * Vermehrt **Harnweginfektionen**, Kolpitis, Pyelonephritis, Urosepsis, Blasenatonie, Überlaufblase, Niereninsuffizienz (bis zur Dialysepflicht)
* erhöhte Neigung für die Entwicklung einer **Präeklampsie**
* **Hypoglykämien** (Blutglukosewert bei Erwachsenen <50 mg/dl, insg. selten, eher im 1. Trimenon od. bei Insulinüberdosierung): Symptome können Zittern, Hungergefühl, Kaltschweißigkeit, Blässe der Haut, Tachykardie, Koordinationsstörungen, Doppelbilder und Bewusstseinsstörungen bis zum hypoglykämischen Koma sein
Ein verminderter Insulinbedarf (Cave: Hypoglykämien) besteht nach Sectio caesarea
* Mikrozirkulationsstörungen, thromboembolische Komplikationen, TIA – Apoplexie, Myokardinfarkt, kardiorespiratorische Insuffizienz, Gastroparese
* Progredienz einer diabetischen Retinopathie, Nephropathie od. Neuropathie während der Schwangerschaft bei vorbestehendem Diabetes mellitus
* Wundheilungsstörungen, Wundinfektion, Druckläsionen
* Dekompensierte Stoffwechsellagen: ketoazidotische Störung, hyperosmolare Störung, Laktazidose
* Med-NW: Glukokortikoide (z.B. Betamethason [Celestan®] zur Lungenreifung) und ß-Sympathomimetika zur Tokolyse (Fenoterol, Partusisten®), die bei vorzeitigen Wehen/drohender Frühgeburtlichkeit eingesetzt werden, steigern den BZ erheblich
ʊ Kontraindiziert: in der Schwangerschaft sind orale Antidiabetika (Sulfonylharnstoffe Glibenclamid Euglucon®N, Glukosidasehemmer Acarbose Glucobay®, Biguanide Metformin Glucophage®) wegen unzuverlässiger Blutzuckerregulation und Plazentagängigkeit (Hypoglykämie beim Fetus) sowie möglicher Fehlbildungen kontraindiziert. Bei geplanter Schwangerschaft sollte bereits zuvor auf (humanes) Insulin umgestellt werden.

Kind: * **Embryofetopathia diabetica**: pränatale Entwicklungsstörung durch nicht/schlecht eingestellten Diabetes mellitus/Gestationsdiabetes der Schwangeren. Pathogenese s.o.
- **Erhöhte Fehlbildungsrate** (= diabetische Embryopathie, 10 % d.F.): angeborene Herzfehler, Kardio-, Hepato-, Splenomegalie durch Glykogeneinlagerung, Neuralrohrdefekte, kaudale Regression (s.u.) ⇨ eine gute Stoffwechsellage bereits vor/bei Konzeption vermindert das Risiko (dies betrifft Schwangere mit vorbestehendem Diabetes mellitus)
- Diabetische Fetopathie: in ca. 80% d.F. Geburtsgewicht des termingerechten Neugeborenen **>4.000 g** (= Geburtsgewicht über die 90. Perzentile der Standardgewichtskurve, fetale Makrosomie, sog. **Riesenkinder**, engl. LGA = large for gestational age, large for date baby) durch Hypertrophie des Pankreas mit Hyperinsulinismus (⇨ ge-

Risikoschwangerschaft | Seite 143

steigerte Lipogenese und Proteinsynthese, Hemmung der Lipolyse)
- Weitere Risiken: **Plazentainsuffizienz, Polyhydramnion** (durch fetale Polyurie), vorzeitiger Blasensprung und Frühgeburtlichkeit, intrauteriner Fruchttod (3faches Risiko), Schulterdystokie, postnatale Hypoglykämien, trotz der Makrosomie gleichzeitige kindliche Unreife, **Atemnotsyndrom** durch **fehlende Lungenreife** (5faches Risiko), Hypokalzämie, Hypomagnesiämie und **Hyperbilirubinämie**, Polyzythämie, Nierenvenenthrombose, Septumhypertrophie am Herz, erhöhte perinatale Sterblichkeit (3- bis 4fach erhöht)
- Langfristig erhöhtes Risiko für Stoffwechselstörungen (s.u. Genetik), Adipositas und kardiovaskulären Erkrankungen
- Diag: in der Sonographie vergrößertes Abdomen (ATD >10 mm als BPD), geschätztes Gewicht >90. Perzentile, subkutane Fettschicht >4 mm mit Doppelkontur des Hautmantels (Hautödem), Herzkammerseptumdicke >4 mm als Hinweis auf fetale Kardiomyopathie, Polyhydramnion
- Proph: Schwangerschaftsvorsorgeuntersuchung mit BZ-Bestimmung (s.o.) und bei Diabetes optimale BZ-Einstellung der Schwangeren
- Ther. des Neugeborenen: **Frühfütterung** wegen der Gefahr postpartaler Hypoglykämien als Zusatzfütterung 6-8x/Tag mit Glukoselösung in den ersten Tagen (Hypoglykämie-Grenzwerte des BZ: Frühgeborene: <20 mg/dl, reife Neugeborene: <30 mg/dl, ab dem 2. Lebenstag: <40 mg/dl), schneller Nahrungsaufbau (idealerweise stillen), kurzfristige BZ- und Elektrolyt-Kontrollen in den ersten Lebenstagen, bei Kompl. Verlegung in ein neonatologisches Zentrum, Phototherapie bei Hyperbilirubinämie
* **Kaudale Regression** (Syn: kaudale Dysplasie): sehr seltenes bei Kindern diabetischer Mütter vorkommender Fehlbildungskomplex unklarer Genese mit Agenesie/Hypoplasie der unteren Wirbelsäule, des Beckens u. der unteren Extremitäten sowie zusätzlichen intestinalen (meist analen), urogenitalen od. kardialen Fehlbildungen (Sonderform: Sirenomelie = Fusion der Beine, Analatresie u. Nierenagenesie)
* Der Kohlenhydrat- und Mineralstoffwechsel auch eines gesunden Neugeborenen einer diabetischen Mutter ist labiler ⇨ regelmäßige BZ-Kontrolle in den ersten Lebenstagen (½, 1 u. 3 Std. p.p., 2 x tgl. an den nächsten Tagen), Bestimmung von Kalzium, Magnesium, Hb und Bilirubin. Ther: Frühfütterung und schneller Nahrungsaufbau
* Statistisch: 2fach höheres **Abortrisiko**, 10fache **Totgeburthäufigkeit**, 2fache **Neugeborenensterblichkeit** bei einem Diabetes der Mutter
* Genetik (polygene Vererbung): hat der Vater einen Diabetes mellitus Typ I, so beträgt das Diabetes-Risiko für das Kind ca. 5 %, Diabetes Typ I bei der Mutter ⇨ Risiko 2,5 %, beide Eltern mit einem Diabetes Typ I ⇨ Risiko 20%. Für Kinder von Vater/Mutter mit Diabetes mellitus Typ II beträgt das Risiko für einen späteren Diabetes (dann ebenfalls Typ II) bis 50 %.

DD: – **Schwangerschaftsglukosurie** (= erhöhte, in der Schwangerschaft physiologische Glukoseausscheidung im Harn ohne Vorliegen eines Diabetes mellitus): Zunahme der filtrierten Glukosemenge durch Erhöhung des Glomerulusfiltrats bei gleichzeitig verminderter, tubulärer Rückresorption während einer Schwangerschaft (bei normalem Blutzuckergehalt)

PLAZENTASTÖRUNGEN

Anatomie: Bildung, Reifung und Funktion der Plazenta s. Kap. Schwangerschaftsentwicklung
Lok: Die Ausbildung der Plazenta erfolgt normalerweise hoch im **Fundus uteri** an der Vorder- od. Hinterwand (Implantationsstelle der Blastozyste). Die Nabelschnur entspringt zentral aus der Plazenta.
Die scheibenförmige Plazenta erreicht im Verlauf der Schwangerschaft eine maximale Größe von 15-20 cm Durchmesser, 2-4 cm Dicke und ein Gewicht von 500 g.

Etlg: # **Reifungsstörung der Plazenta**, ICD-10: O43.9
Plazentainsuffizienz (akut od. chronisch, engl. placental dysfunction), ICD-10: O36.5

Gynäkologie

Lageanomalien der Plazenta: **Placenta praevia**, ICD-10: O44.1
Vorzeitige Plazentalösung (Syn: Ablatio/Abruptio placentae, engl. premature placental separation/detachment), ICD-10: O45.9
Plazentainfarkt (engl. placental infarct), ICD-10: O43.8
Plazentitis, ICD-10: O41.1
Formanomalien der Plazenta:
- Placenta bipartita = zweigeteilte Plazenta
- Placenta succenturiata = Plazenta + einige kleine Nebenplazenten, ICD-10: O43.1
- Placenta accreta = Plazentazotten reichen bis an das Myometrium
- Placenta increta = Plazentazotten sind in das Myometrium eingewachsen
- Placenta percreta = Plazentazotten sind durch das Myometrium bis in die Uterusserosa gewachsen, teilweise bis in Nachbarorgane
- Placenta membranacea = Plazenta hat sich über große Teile des Chorions ausgebreitet (Chorionzotten haben sich teilweise nicht zurückgebildet)
Anomalien des Nabelschnurabganges:
- Insertio lateralis = seitlicher Ansatz der Nabelschnur
- Insertio marginalis = Ansatz der Nabelschnur ganz am Rand der Plazenta
- Insertio velamentosa = Ansatz der Nabelschnur außerhalb der Plazenta in den Eihäuten
- Aberrierende Nabelschnurgefäße = einige Gefäße der Plazenta laufen erst seitlich durch d. Eihäute, bis sie in der Nabelschnur münden
Plazentatumoren (Blasenmole, Chorionkarzinom, s.o. Kap. trophoblastäre Schwangerschaftstumoren)

Path: ♦ Reifungsstörung der Plazenta: vorzeitige Reifung der Trophoblasten (Maturitas praecox) bei Frühgeburtlichkeit ⇨ Plazentainsuffizienz
verzögerte Reifung der Trophoblasten (Maturitas retarda) bei Gestose, Diabetes mellitus, Antiphospholipid-Syndrom, Morbus haemolyticus fetalis ⇨ chronische Plazentainsuffizienz
Chronische Plazentainsuffizienz führt zur **intrauterinen Wachstumsretardierung** und **Mangelgeburt** (Geburtsgewicht <10. Perzentile der Standardgewichtskurve)
♦ Akute Plazentainsuffizienz: während der Geburt durch Wehensturm, vorzeitige Plazentalösung, Nabelschnurkomplikation od. Blutung ⇨ Hypoxie des Kindes und Lebensgefahr für das Kind
♦ Placenta praevia: Sitz der Plazenta ganz oder teilweise im **unteren Uterinsegment**:
- tiefsitzende Plazenta: die Plazenta befindet sich im unteren Uterinsegment, überragt den inneren Muttermund aber nicht
- Placenta praevia marginalis (50 % d.F.): der untere Rand der Plazenta erreicht den inneren Muttermund, überragt diesen aber nur mit einem kleinen Teil
- Placenta praevia partialis (30 % d.F.): der innere Muttermund ist von der Plazenta teilweise bedeckt
- Placenta praevia totalis (20 % d.F.): der innere Muttermund ist vollständig bedeckt, liegt die Mitte der Plazenta genau über dem Muttermund, so wird dies Placenta praevia centralis genannt
Zervixplazenta (Placenta praevia cervicalis): seltene Form der Placenta praevia mit Sitz im Halskanal der Gebärmutter
♦ Vorzeitige Plazentalösung: durch Trauma (z.B. Autoauffahrunfall), vorzeitigen Blasensprung, **Gestose**, nach Geburt des ersten Zwillings oder spontan ohne erkennbare Ursache (½ d.F.) kommt es zur Lösung der Plazenta von ihrer normalen Stelle. Es folgt eine Blutung im Bereich der uteroplazentaren Haftfläche mit Bildung eines retroplazentaren Hämatoms bei zentraler Lösung oder eine Blutung nach außen bei randständiger Lösung.
⇨ Ablösung der ½ der Plazenta führt bereits zur Hypoxie des Fetus und intrauterinem Fruchttod, Ablösung von 2/3 od. mehr auch zur lebensbedrohlichen Blutung für die Mutter
♦ Plazentainfarkt: akut kommt es zur hämorrhagischen Infarzierung, später durch Abbau der nekrotischen Bezirke zu weißlichen Fibrinknoten. Bei sehr ausgedehntem nekrotischem Bereich ⇨ Plazentainsuffizienz, intrauteriner Fruchttod mögl. (kleine Infarkte werden aufgrund der Reservekapazität der Plazenta gut kompensiert)
♦ Plazentitis: heute meist durch aszendierende Infektion bedingt (auch Lues-Infektion mögl.)

- ♦ Placenta accreta, increta und percreta: Nachgeburtsperiode verzögert (>30 Min.) durch erschwerte Lösung der Plazenta, Blutungsgefahr
- ♦ Placenta membranacea: Blutungen und Plazentainsuffizienz mögl.
- ♦ Insertio velamentosa od. aberrierende Nabelschnurgefäße: bei der Geburt Ruptur der Gefäße mögl. ⇨ Verblutungsgefahr des Kindes

Epid: ◊ Placenta praevia: 0,4 % der Geburten (eher bei Mehr- u. Vielgebärenden, nach Kürettagen durch Schädigung der Basalis)

◊ Vorzeitige Plazentalösung: 0,5 % der Geburten (eher Erstgebärende und ältere Schwangere betroffen), tritt meist erst ab der 30. SSW auf

Klin: ⇒ Chronische Plazentainsuffizienz: fetale Wachstumsretardierung, Oligohydramnion

⇒ Placenta praevia: schmerzlose Blutung ab dem 6. SSM als sog. **Ankündigungsblutung** (durch Abscheren der Plazenta bei der Entfaltung des unteren Uterinsegments) ⇨ dies ist eine mütterliche Blutung (daher i.d.R. keine Gefährdung für das Kind).
Blutung sub partu vor dem Blasensprung, beim Versuch einer normalen vaginalen Geburt lebensbedrohliche mütterliche Blutung durch die eröffneten intervillösen Räumen und Einreißen der Zervix (durch das Fehlen von Myometrium im unteren Uterinsegment wird die Blutung durch Uteruskontraktion auch nicht gestillt) und/oder lebensbedrohliche kindliche Blutung durch Zerreißung von Zottengefäßen

⇒ Vorzeitige Plazentalösung: in den letzten SSM oder während der Geburt (in der Eröffnungsperiode) **plötzlicher stechender Unterbauchschmerz** (durch die Einblutung in den Uterus), fehlende Kindsbewegungen, Schwindel, Angstgefühl, Tachykardie, Atemnot bis hin zum **Schock**, Gerinnungsstörungen (Hypofibrinogenämie), meist **nur geringe vaginale Blutung**, druckdolenter **brettharter Uterus**

⇒ Insertio velamentosa od. aberrierende Nabelschnurgefäße: Blutung beginnt bei der Geburt bei od. kurz nach dem Blasensprung (durch Einriss der Nabelschnurgefäße) und unmittelbare Verschlechterung des CTG (es blutet das Kind)

Diag: 1. Anamnese und gynäkologische Untersuchung, keine vaginale Tastuntersuchung bei Placenta praevia wegen der Blutungsgefahr

2. Sonographie:
   Lage der Plazenta: normal = hoch im Fundus
   - Placenta praevia totalis (centralis) = Plazenta bedeckt ganz die Zervix
   - Placenta praevia partialis (lateralis) od. marginalis = Plazenta bedeckt teilweise die Zervix
   - tiefsitzende Plazenta = Plazenta im unteren Uterinsegment, bedeckt aber nicht die Zervix
   Ab dem 2. Trimenon lassen sich die **3 Plazentaanteile** (Chorionplatte, Plazentaparenchym und Basalplatte) voneinander abgrenzen.
   Ab der 36. SSW zeigt die Plazenta ein Bild mit echoreichen Septen und **inhomogenem Echomuster** des Parenchyms. Ein solches Bild der „reifen" Plazenta vor der 36. SSW kann ein Hinweis auf eine chronische Plazentainsuffizienz sein.
   Bei vorzeitiger Plazentalösung Darstellung des retroplazentaren Hämatoms.
   Farbkodierte Duplexsonographie (dopplersonographische Blutflussmessung): Darstellung der Durchblutung (diastolischer Blutfluss) der uterinen, plazentaren, umbilikalen und fetalen Gefäße

3. Labor (wird heute nur noch selten kontrolliert): hPL, Estriol

4. CTG: bei Plazentainsuffizienz anhaltende Bradykardie, silenter Oszillationstyp, späte Dezelerationen
   Bei kindlicher Blutung (Einriss der Gefäße bei Insertio velamentosa, aberrierenden Nabelschnurgefäßen, vorzeitiger Plazentalösung) schwere variable Dezelerationen und schwere Bradykardie. Der Nachweis ob es sich um kindliches Blut handelt, kann mittels HbF-Färbung erbracht werden, dies dauert jedoch ca. ½ Std.

Ther: • Akute Plazentainsuffizienz (während der Geburt, bei lebensfähigem Fetus) ⇨ sofortige Sektio

- **Placenta praevia:** während der Schwangerschaft keine körperliche Anstrengung, kein Geschlechtsverkehr, keine vaginale Tastuntersuchungen
  - Bei nachgewiesener Placenta praevia im 3. Trimenon erfolgt aufgrund des erhöhten Risikos (für Mutter und Kind) eine stationäre Überwachung ab der 28. SSW mit Bettruhe und wenn mögl. Geburt nach der 37. SSW am wehenfreien Uterus per Sectio caesarea
  - Bei starker Blutung od. beginnender Wehentätigkeit: Tokolyse, Lungenreifeinduktion (<34. SSW, s. Kap. Frühgeburt), Bereitstellung von Blutkonserven und Sektio
  - Bei Placenta praevia marginalis und tiefsitzender Plazenta kann eine normale vaginale Entbindung versucht werden (der Kopf dichtet dabei beim Tiefertreten die Plazenta ab).
- **Vorzeitige Plazentalösung:** bei geringem retroplazentarem Hämatom (meist Zufallsbefund in der Sonographie) regelmäßige Kontrolle, Bettruhe und normale Entbindung
  - Bei akuten Symptomen und lebendem (u. lebensfähigem) Fetus ⇨ sofortige Sektio
  - Bei akuten Symptomen und intrauterinem Fruchttod ⇨ Blutkonserven bereitstellen, Blutgerinnung überwachen, vaginale „Entbindung" einleiten (Eröffnung der Fruchtblase und medikamentöse Wehenindunktion) od. Sektio bei akuter mütterlicher Gefährdung
- **Placenta accreta, increta und percreta:** lebensbedrohliche Blutung der Mutter in der Nachgeburtsperiode mögl. ⇨ Schock, Verbrauchskoagulopathie
  - bei geringer Blutung/kleinem Defekt u. weiterem Kinderwunsch: Keilexzision des Uterus
  - bei lebensbedrohliche Blutung: Hysterektomie
- **Insertio velamentosa od. aberrierende Nabelschnurgefäße:**
  - bei noch nicht vollständig eröffnetem Muttermund sofortige Notfallsektio
  - bei bereits vollständig eröffnetem Muttermund schnelle vaginale Entbindung durch Forzeps- od. Vakuumextraktion

Prog: Aus einer Placenta praevia im 1./2. Trimenon entsteht in 75 % d.F. im Verlauf des 3. Trimenons eine tiefsitzende Plazenta durch Wachstum und Entfaltung des unteren Uterinsegments ⇨ dann normale vaginale Geburt mögl.
Vorzeitige Plazentalösung: mütterliche Letalität 0,4 %, perinatale Letalität 10 %, Wiederholungsrisiko bei der nächsten Schwangerschaft 5-10 %.

Kompl: * Nikotinabusus: Reifungsstörung der Plazenta, vermehrt Placenta praevia und vorzeitige Plazentalösung ⇨ Proph: absolute Nikotinkarenz!
* Plazentainsuffizienz: chronisch ⇨ Mangelgeburt
  akut (während der Geburt) ⇨ Lebensgefahr für das Kind durch Hypoxie
* Placenta praevia: lebensbedrohliche Blutung bis hin zum Verbluten der Mutter bei vaginaler Geburt, Infektion mit Gefahr der Sepsis, Luftembolie, fetale Hypoxie, posthämorrhagischer Schock od. fetaler Verblutungstod
  Zervixplazenta: lebensbedrohliche mütterliche Blutung, die aufgrund der aufgelockerten Zervix unstillbar sein kann und nur durch Hysterektomie beherrscht werden kann
* Vorzeitige Plazentalösung: retroplazentares Hämatom kann auf bis zu 2 Liter anwachsen oder in das Myometrium einbluten (sog. COUVELAIRE-Uterus ⇨ hämorrhagischer Schock, Verbrauchskoagulopathie
* Insertio velamentosa od. aberrierende Nabelschnurgefäße: Verblutung des Kindes und intrauteriner Fruchttod während der Geburt (vor dem Blasensprung besteht meist noch keine Gefahr)

DD: – Plazentahämangiom
- Plazentapolyp, Zervixpolyp
- Plazentarandblutung (= Randsinusblutung): leichte Blutung bei der Geburt durch Einriss des Sinus circularis placentae (Plazentarandvenen)
- Vasa praevia: frei über die Eihaut verlaufende Blutgefäße, diese verbinden z.B. 2 Plazenten (Placenta succenturiata) od. münden in einer Insertio velamentosa ⇨ bei der Geburt Ruptur der Gefäße mögl. ⇨ Verblutungsgefahr für das Kind
- Uterusruptur (lebensbedrohlich!)
- Intrauterine Wachstumsretardierung: Chromosomenanomalien, Gestosen, Virusinfektion, Nikotin- od. Drogenabusus der Mutter

MORBUS HAEMOLYTICUS FETALIS

Syn: Fetale Erythroblastose, fetomaternale Blutgruppeninkompatibilität, meist **Rhesus-Inkompatibilität**, ICD-10: P55.9

Path: ♦ Mütterliche, meist durch eine vorherige Rhesus-inkompatible Schwangerschaft gebildete **irreguläre Blutgruppenantikörper** (Typ IgG) gegen kindliche **Rhesus-Blutgruppen-Antigene** (meist **Anti-D** mit schwerem Verlauf, Anti-c ebenfalls schwerer Verlauf, Anti-E u. Anti-C meist milderer Verlauf, Anti-e sehr selten) ⇨ **Hämolyse** der fetalen Erythrozyten, Anämie und fetale Erythroblastose durch gesteigerte Erythrozytenregeneration zur Kompensation
Selten auch durch andere irreguläre maternale Alloantikörper verursacht: **Anti-Kell** (K), Anti-Duffy (Fy), Anti-Kidd (Jk), Anti-M/N/S/s, Anti-Lewis (Le), Anti-Diego (Di) ⇨ meist dann nur leichte Symptome
Eine Klinik durch Ungleichheit im AB0-System kommt nur selten vor, da die A/B-Oberflächenantigene der kindlichen Erythrozyten erst gegen Ende der Schwangerschaft ausgebildet werden und die regulären Anti-A/B-Ak zur Klasse der nicht-plazentagängigen IgM-Ak gehören (Frauen mit der Blutgruppe 0 können aber auch nach Sensibilisierung irreguläre IgG-Ak gegen A od. B bilden).

♦ Die „Immunisierung" der Mutter erfolgt bei Inkompatibilität durch fetomaternale Transfusion fetaler Erythrozyten **meist bei der ersten Geburt** (durch Gefäßeinrisse in der Plazenta, außerdem auch bei Abort, Interruptio, Extrauteringravidität, Amniozentese/Chorionzottenbiopsie oder auch durch eine Bluttransfusion mögl.), es reicht zur Sensibilisierung eine Menge von nur 0,1 ml fetalen Bluts! Das erste Kind ist daher meist gesund.
Bei erneuter Schwangerschaft kommt es dann zum Booster-Effekt und somit zu frühzeitig einsetzenden fetalen Symptomen, da das mütterliche **IgG plazentagängig** ist.

Epid: 85 % sind Rh-pos. (DD od. Dd), 15 % rh-neg. (dd), statistisch liegt bei 12 % der Paare eine rh-neg.-Mutter mit einem Rh-pos.-Mann vor. Rh-pos.-Kinder treten aber nur in 10 % d.F. auf (wegen mögl. heterogenem Genotypus des Mannes (= Dd) ⇨ Kind hat dann eine Wahrscheinlichkeit von 50 % rh-neg. zu sein). Durch manchmal fehlende Ak-Bildung (oder durch Zerstörung übergetretener fetalen Erythrozyten bei Inkompatibilität im AB0-Blutgruppensystem durch die regulären Anti-A/B-Ak) liegt das Rhesussensibilisierungsrisiko tatsächlich nur bei 8 % der Schwangerschaften und kann durch die Anti-D-Prophylaxe um mindestens 90 % auf **0,8 %** gesenkt werden.

Klin: Fetale Risiken/Symptome:
⇒ Hämolyse ⇨ **Ikterus** (Bilirubin >20 mg/dl, Icterus gravis)
⇒ Anämie ⇨ **Hypoxie**, kann zu Herzversagen, intrauterinem Fruchttod führen
⇒ Reaktive Steigerung der fetalen Erythropoese ⇨ Leber- und Milzvergrößerung durch die Blutbildungsherde
⇒ Schwerste Verlaufsform: **Hydrops fetalis** (Syn: Hydrops congenitus universalis) = Flüssigkeitseinlagerung in die Plazenta, Polyhydramnion und Ergussbildung/Ödeme beim Fetus durch Hypoproteinämie und Hypoxie ⇨ führt unbehandelt innerhalb weniger Tage zum intrauterinen Fruchttod

Postpartal = Morbus haemolyticus neonatorum:
⇒ Anämie, **Hyperbilirubinämie** ⇨ Icterus praecox (sichtbarer Ikterus bereits am ersten Lebenstag), **Icterus gravis** und Gefahr des sog. **Kernikterus** in den Hirnstammganglien
⇒ Psychomotorische Entwicklungsstörung

Diag: 1. Anamnese und gynäkologische Untersuchung
2. Labor: **Blutgruppenbestimmung** bei der ersten Schwangerschaftsvorsorgeuntersuchung ⇨ ABO-Blutgruppe und Rhesusfaktor (bei rh-neg. Frauen und CE, zusätzliche Bestimmung v. D^{weak} = schwache Rh-pos. Ausprägung)
und **Antikörper-Suchtest** bei der ersten Schwangerschaftsvorsorgeuntersuchung und 2. Antikörper-Suchtest zur Kontrolle im 6. SSM (Ak-Screening auf irreguläre IgG-Ak gegen

C, c, D, E, e, Kell, S u. Fy). Werden Anti-D-Ak nachgewiesen muss noch der Titer bestimmt werden, pathologisch ist ein Titer >1:8.

3. Sonographie: verdickte Haut durch die Ödeme (Galeaödem) beim Hydrops fetalis, weitere Zeichen können Aszites, Pleuraerguss/Hydrothorax, Kardiomegalie, Hepatosplenomegalie, verdickte Plazenta und Polyhydramnion sein
   Farbkodierte Duplexsonographie (dopplersonographische Blutflussmessung) der fetalen Gefäße ⇨ bei Anämie pathologisch erhöhte, systolische Flussgeschwindigkeit

4. Die Beurteilung der fetalen Gefährdung bei V.a. fetale Erythroblastose muss mittels **Amniozentese** (Syn: Fruchtwasserpunktion) erstmals in der 20.-23. SSW erfolgen (bei positivem Antikörpersuchtest mit Titer >1:16 bzw. >1:32 bei den modernen Gel-Testverfahren) und dann je nach Befund alle 4 Wo.
   ⇨ Bestimmung des Bilirubins bzw. des photometrischen Bilirubin-Absorptionsmaximums bei 450 nm (normal: ΔE_{450nm} 24.SSW <0,1, 30. SSW <0,05, 36.SSW <0,03)
   PCR zur Bestimmung der fetalen Blutgruppe (Fetus ist bei heterogenem Genotypus des Mannes = Dd mit einer Wahrscheinlichkeit von 50 % rh-neg. und dann besteht keine Gefährdung)
   Bei rh-neg. Mutter Rh-Prophylaxe direkt nach der Amniozentese, s.u. Proph.

5. Nabelschnurpunktion: zur Anämiediagnostik (niedriger Hb, erhöhte Retikulozyten- und Erythroblastenzahl) und gleichzeitig zur Ther. ⇨ eine erforderliche Bluttransfusion ist in gleicher Sitzung mögl.

Ther:
- Pränatal:
  - Bei leichter Hämolyse (ΔE_{450nm} für Bilirubin 24. SSW 0,1-0,3, 30. SSW 0,05-0,2, 36. SSW 0,03-0,1): Überwachung mittels Amniozentese alle 2 Wo. und geplante vaginale Entbindung ca. in der 34.-36. SSW
  - Beim Nachweis einer schweren fetalen Hämolyse (ΔE_{450nm} für Bilirubin 24. SSW >0,3, 30. SSW >0,2, 36. SSW >0,1): **intrauterine fetale Bluttransfusion** in die Nabelschnurvene (nur in spezialisierten Zentren mögl.) mit Spenderblut der Blutgruppe 0 rh-neg., Menge als Anhalt: (SSW - 20) x 10 = ml, bis zur Geburt meist mehrfach erforderlich
  - Bei Erreichen der 32. SSW (und vorheriger Lungenreifeinduktion) Entbindung mittels Sektio

- Geburt: Sofortabnabelung nach Entwicklung des Kindes

- Postpartal:
  - Übergabe des Kindes an den Pädiater/Neonatologen und Überwachung, nach der Geburt Blutentnahme zur Bestimmung von Anti-D-Ak, Blutgruppe, Hb, pH, Blutgase, Bilirubin und Blutzucker zur Beurteilung des Ausgangszustandes
  - in den Folgetagen wiederholte Laborkontrollen auf Bilirubin ⇨ bei Hyperbilirubinämie:
    Phototherapie (bei Bilirubin über der physiologischen Grenze (s.u. DD) aber noch unter 1/10 des Körpergewichts in μmol/l bzw. Obergrenze bis 340 μmol/l = <20 mg/dl): Lichttherapie mit 425-475 nm Wellenlänge ⇨ durch das Licht entsteht aus dem wasserunlöslichen unkonjugierten Bilirubin durch Isomerisierung in der Haut hydrophiles und damit leicht ausscheidbares Photobilirubin, das auch nicht hirntoxisch ist. Bei der Phototherapie Augenbinde und nur eine kleine Windel verwenden sowie den vermehrten Flüssigkeitsbedarf (20 ml/kgKG) durch Perspiratio insensibilis ausgleichen, häufige Temperaturkontrollen.
    In schweren Fällen (Bilirubin >340 μmol/l = >20 mg/dl bzw. >1/10 des Körpergewichts in μmol/l bei Gewicht unter 3.400 g) **Austauschtransfusion**: Zugang über die Nabelgefäße unter sterilen Bedingungen, Gabe von Blutgruppe 0 rh-neg., es ist dabei das 2- bis 3fache der kindlichen Blutmenge erforderlich (kindliche Blutmenge ca. 90 ml/kgKG) um die Mehrzahl der Antikörper-besetzten kindlichen Erythrozyten zu entfernen (Austauscheffekt 90 %)

Prog: Bei stets sorgfältiger Rh-Prophylaxe sollte es nur noch selten zu einer Sensibilisierung kommen und durch die zusätzliche eingeführte Rh-Prophylaxe in der 28. SSW zusammen mit der Anti-D-Gabe direkt nach der Geburt wird heute eine **Risikoreduktion um 99 %** erreicht.
Unbehandelt bei Zeichen eines Hydrops fetalis ist die Prog. schlecht.

Risikoschwangerschaft | Seite 149

Kompl: * Postpartale Hypoglykämieneigung
* **Kernikterus** (Syn: Bilirubinenzephalopathie, ICD-10: P57.0): Einlagerung des zytotoxisch wirkenden unkonjugierten (= indirekten) Bilirubins (bei Werten >20 mg/dl) in die Hirnstammganglienzellen beim Neugeborenen, verstärktes Risiko bei Hypoxie, Azidose, Hypalbuminämie, Sepsis und Frühgeburtlichkeit
Klin: Ikterus, schrilles Schreien, Trinkschwäche, Muskelhypotonie, Schläfrigkeit, häufiges Gähnen, Hyperreflexie, Krampfanfälle, später Rigidität, Opisthotonus, Dyspnoe bis Apnoe
Kompl: bei Überleben des Neugeborenen Störungen im extrapyramidalen System mit Choreoathetose od. infantiler Zerebralparese, motorischer und geistiger Retardierung, Sprachstörungen, Hörstörungen bis zur Taubheit
Ther: zur Prophylaxe eines Kernikterus Phototherapie und Austauschtransfusion (s.o.), evtl. auch Enzyminduktion mit Phenobarbital (dies dauert aber 3-4 Tage)
* Amniozentese: kann zur Boosterung der Antikörper führen

<u>Op:</u> * Intrauterine Bluttransfusion: Abortrisiko, Fehlpunktion, Infektion durch das Spenderblut (getestet wird auf Hepatitis B/C, Zytomegalie, HIV, es bleibt jedoch ein Restrisiko, z.B. für HIV v. 1:1.100.000)
* Postpartale Austauschtransfusion: Blutdruckschwankungen, Volumenüberladung, Thrombose, Gerinnungsstörungen, Azidose, Hyperkaliämie, Hypokalzämie, Sepsis

Proph: ♥ Bei rh-neg. Mutter <u>ohne</u> nachweisbare Anti-D-Antikörper: **Rh-Prophylaxe** (Syn: Anti-D-Prophylaxe) mit 1.650 I.E. (= 330 µg) Anti-D-Immunglobulin i.m. (Partobulin®) in der 28. SSW (zur Verhindung einer Sensibilisierung während der Schwangerschaft) und in der 40. SSW bzw. direkt nach der Geburt sowie Abort/Schwangerschaftsabbruch/Extrauteringravidität (bis max. 72 Std.) sowie immer nach einem diagnostischen Eingriff (Amniozentese, Chorionzottenbiopsie) od. bei Blutungen in der Schwangerschaft (bei Persistenz alle 12 Wo.)

DD: – Icterus neonatorum = **physiologische Hyperbilirubinämie** mit einem Maximum meist um den **3.-6. Tag** p.p. (Bilirubin gesamt bis max. 13 mg/dl = 220 µmol/l) für 1-2 Wochen durch Abbau von HbF und wegen der vorübergehenden Unreife der Leber (verminderte Aktivität der Glukuronyltransferase). Die Hyperbilirubinämie ist noch etwas verstärkt bei gestillten Kindern (Normal dann bis max. **15 mg/dl** = 250 µmol/l). Im Durchschnitt wird ein Gesamtbilirubinwert von **7-8 mg/dl** erreicht. Für Frühgeborene gilt ein Grenzwert von max. 10 mg/dl.
– Hyperbilirubinämie des Neugeborenen (Gesamtbilirubin >13-15 mg/dl):
Morbus haemolyticus neonatorum (s.o.)
Belastungsikterus nach protrahiertem Geburtsverlauf
Resorption von Blutungen od. Hämatomen (Kephalhämatom od. Caput succedaneum, z.B. nach Forzeps- od. Vakuumentbindung)
Frühgeburtlichkeit (Grenze: >10 mg/dl): verminderte Glukuronidierung des Bilirubins
CRIGLER-NAJJAR-Syndrom (aut.-rez. erblich, Chrom. 2, Fehlen od. verminderte Aktivität der UDP-Glukuronyltransferase der Leber), LUCEY-DRISCOLL-Syndrom (aut.-dom., pathologische Inhibiton des UDP-Glukuronyltransferasesystems)
Hypothyreose
hereditäre Sphärozytose, Glukose-6-phosphat-Dehydrogenasemangel
verstärkte Bilirubinrückresorption bei intestinalen Stenosen od. Mangelernährung
Galaktosämie
Gallengangatresie od. extrahepatische Einengung der Gallenwege, zystische Fibrose, α_1-Antitrypsinmangel, Gallepfropfsyndrom (Abflussbehinderung durch eingedickte Galle)
Diabetes mellitus od. Schwangerschaftsdiabetes (der Mutter)
Infektionen: Hepatitis, Toxoplasmose, Röteln, Listeriose, Zytomegalie, Lues, Sepsis
– Morbus haemorrhagicus neonatorum: durch Verminderung der Vit.-K-abhängigen Gerinnungsfaktoren (Faktor II, VII, IX, X) hämorrhagische Diathese des Neugeborenen (z.B. bei Vitamin-K-Malabsorption bei zystischer Fibrose, Leberparenchymschaden, Gallengangatresie, Stillen [Muttermilch hat wenig Vitamin K], Antibiotikatherapie). Die Blutungen sind an der Haut, Schleimhaut-, Nasenbluten, Blutstuhl [Melaena neonatorum vera] durch Darmblutung, Kephalhämatom, intrakranielle od. intraabdominelle Blutungen.

Ther: 0,2 mg/kgKG Vit. K i.v., ggf. Substitution von Gerinnungsfaktoren
Proph: bei gestillten Neugeborenen wird 2 mg Vit. K bei der U2 u. U3 oral gegeben, bei Frühgeborenen od. Neugeborenen mit schweren Erkrankungen wird das Vit. K i.m. (0,2 mg) verabreicht.

- Neonatale Alloimmunthrombozytopenie (NAIT, Häufigkeit: 0,5/1.000): Inkompatibilität von mütterlichen und fetalen Thrombozytenallogenen (z.b. Mutter HPA1a-neg. = human platelet antigen, Fetus HPA1a-pos.) ⇨ fetale Thrombozytopenie durch plazentagängige IgG-Antikörper der Mutter führt beim Fetus/Neugeborenen zu petechialen Blutungen bis hin zur schweren intrazerebralen Blutung (die Sensibilisierung kann bereits während der 1. Schwangerschaft erfolgen und zu Symptomen beim Fetus führen).
Ther: intrauterine Transfusion von HPA1-neg-Thrombozytenkonzentraten, postnatal auch 7S-Immunglobuline

STÖRUNGEN DES FRUCHTWASSERS

Anatomie: Das Fruchtwasser (Syn: Liquor amnii, Amnionflüssigkeit, engl. amniotic fluid) wird von den Amnionzellen der Amnionhöhle sezerniert. Das Fruchtwasser ist anfangs gelblich, später dann **weißlich klar** bis milchig (milchig wird das Fruchtwasser ab der 38. SSW durch Vermischung mit der Vernix caseosa [„Käseschmiere"] von der Haut des Fetus) und wird ca. alle 3 Std. einmal ausgetauscht. Die Resorption erfolgt wieder über die Eihäute und indirekt über den Respirations- u. Magen-Darm-Trakt des Fetus.
Funktion: Transport- u. Austauschmedium, mechanisches Polster zum Schutz des Fetus.
Menge: in der 10. SSW ca. 30 ml, 16. SSW ca. 150 ml, 20. SSW ca. 500 ml und am Ende der Schwangerschaft 500-1.500 ml
Sonstige Eigenschaften: spez. Gewicht: 1,007, pH 7, enthält 500 mg/dl Proteine, 22 mg/dl Glukose, 23 mg/dl Harnstoff, enthält abgeschilferte Wollhaare, Epidermisschüppchen u. Talgdrüsenreste sowie ab der 12. SSW den fetalen Urin und in den letzten SSW auch Flüssigkeit aus der fetalen Lunge.

Etlg: # **Polyhydramnion** (Syn: **Hydramnion**, Polyhydramnie, engl. hydramnios, ICD-10: O40) = zu viel Fruchtwasser (am Ende der Schwangerschaft >1.500 ml)

Oligohydramnion (Syn: engl. oligohydramnios, ICD-10: O41.0) = verminderte Fruchtwassermenge (am Ende der Schwangerschaft <400 ml)

Ät: Polyhydramnion:
- **Ösophagusatresie / Darmatresie** des Fetus (⇨ Fruchtwasser kann vom Fetus nicht verschluckt werden), 40 % d.F. mit einem Polyhydramnion
- Fehlbildungen des Fetus (insb. Dysrhaphiesyndrome = Spaltbildungen, z.B. Meningomyelozele), Anenzephalie, Chromosomenanomalien
- Mehrlingsschwangerschaft (feto-fetales Transfusionssyndrom beim Akzeptor-Zwilling)
- Diabetes mellitus der Mutter (führt zur fetalen Polyurie)
- Blutgruppeninkompatibilität (Morbus haemolyticus fetalis)
- Intrauterine Infektionen

Oligohydramnion: (in 8 % mit kindlichen Fehlbildungen assoziiert)
- Fehlbildung des **fetalen Urogenitaltraktes** (fetaler Urin wird nicht mehr in das Fruchtwasser abgegeben), z.B. Nierenagenesie, Ureterstenose, Urethrastenose
- Mehrlingsschwangerschaft (feto-fetales Transfusionssyndrom beim Donator-Zwilling)
- Intrauterine Infektionen: Zytomegalie
- Plazentainsuffizienz, intrauterine Wachstumsretardierung
- Übertragung (>42. SSW)

Klin: Polyhydramnion:
⇒ vermehrte Beweglichkeit des Fetus ⇨ vermehrt Beckenend- od. Querlage bei Geburt, Dystokie (gestörter Geburtsverlauf)
⇒ Risiko für vorzeitigen Blasensprung, vorzeitige Wehen ⇨ Frühgeburtlichkeit

Oligohydramnion:
⇒ verminderte Bewegungsmöglichkeit des Fetus ⇨ intrauterine Zwangshaltung, Schiefhals, Hakenfuß
⇒ erhöhtes Geburtsrisiko

Sonstige Veränderungen des Fruchtwassers:
⇒ Übertragung: getrübtes, grünliches mekoniumhaltiges bis gelblich-braun verfärbtes Fruchtwasser, fehlende Vernix-Flocken, verminderte Menge
⇒ fetale Hypoxie: grüngefärbtes Fruchtwasser durch Mekoniumbeimengung (bei fetalem O_2-Mangel kommt es durch vermehrtes CO_2 zur Hyperperistaltik des Darmes)
⇒ Morbus haemolyticus fetalis: gelb- bis braungefärbtes Fruchtwasser (durch die Hämoglobinabbaustoffe)
⇒ V.a. intrauteriner Fruchttod: fleischwasserfarbenes Fruchtwasser

Diag: 1. Anamnese und gynäkologische/geburtshilfliche Untersuchung: bei Polyhydramnion vergrößerter Uterus mit schlecht tastbarem Kind
2. Sonographie: Beurteilung der Fruchtwassermenge insb. im 2. u. 3. Trimenon
zur Orientierung: ein Fruchtwassersaum >2 cm über dem Rücken des Fetus ⇨ Hinweis für Polyhydramnion, <2 cm = Hinweis für Oligohydramnion
Amniotic-fluid-Index (AFI): in den vier Quadranten des Uteruslumens wird die ventrodorsale Länge des jeweils größten Fruchtwasserdepots gemessen und addiert. Normal: 8-18 cm, Polyhydramnion >18 cm, Oligohydramnion 5-8 cm, Anhydramnion <5 cm
3. Bei Pathologie weitere Diagnostik mit Dopplersonographie, **Ultraschallfeindiagnostik** des Fetus (Suche nach Fehlbildungen), Amniozentese, CTG, Amnioskopie (s. Kap. Geburtshilfe), Infektionsdiagnostik, Glukosetoleranztest

Ther: • Polyhydramnion: wiederholte Amniozentesen mit Ablassen eines Teils des Fruchtwassers können versucht werden, bringen jedoch meist keinen dauernden Erfolg und verhindern nicht die Frühgeburtlichkeit (und zusätzliches Risiko für Infektion od. vorzeitigen Blasensprung). Bei Diabetes mellitus, Morbus haemolyticus fetalis od. Infektionen siehe jeweiliges Kapitel.

• Oligohydramnion: bei reifem Kind baldige Entbindung, Amniozentesen mit Auffüllen von Fruchtwassers können versucht werden, bringen jedoch meist keinen dauernden Erfolg.

DD: – Unbemerkter vorzeitiger Blasensprung als DD zum Oligohydramnion

VORZEITIGER BLASENSPRUNG

Syn: Blasensprung, Hydrorrhoea gravidarum, engl. rupture of the foetal membranes od. premature amniorrhexis, ICD-10: O42.9

Anatomie: Der **regelrechte/rechtzeitige Blasensprung** erfolgt unter der Geburt am Ende der Eröffnungsperiode (= Zeitraum vom Wehenbeginn bis zur vollständigen Eröffnung des Muttermundes. Die Eröffnungsperiode dauert bei Erstgebärenden 12-18 Std., bei Multipara 6-9 Std.) durch die Eröffnungswehen. Danach beginnt die Austreibungsperiode der Geburt.

Def: Blasensprung = Einriss od. Zerreißung der Eihäute mit nachfolgendem Abfließen des Fruchtwassers

Ät: – **Aszendierende Infektion**
– Uterine Blutungen während der Schwangerschaft
– Polyhydramnion
– Mehrlingsschwangerschaft
– Querlage
– Uterusfehlbildungen
– Iatrogen: Amniozentese, Chorionzottenbiopsie, Cerclage, Fetoskopie
– Traumatisch: z.B. Verkehrsunfall mit kurzfristiger hoher Kompression des Abdomens

Path: ♦ Aszendierende Infektion führt zur Aktivierung des Arachidonsäuresystems mit Prostaglandinfreisetzung ➪ Erweichung der Eihäute und Wehenindukion ➪ vorzeitiger Blasensprung, Chorioamnionitis, Abort/Frühgeburt
♦ **Keime:** häufig **ß-hämolysierende Streptokokken** Gruppe B, E.coli, Enterokokken, Staphylokokken, bakterielle Vaginose und Anaerobier

Epid: ◊ Ein vorzeitiger Blasensprung bei reifem Kind (>34. SSW) betrifft ca. 10 % aller Schwangerschaften. Die Geburt beginnt dann in 90 % d.f. innerhalb von 24 Std. spontan.
◊ Bei zunächst sterilem vorzeitigem Blasensprung weißen nach 1 Tag 4 % der Kinder eine Infektion auf, nach 2 Tagen bereits 20 %

Etlg: **Nach dem Zeitpunkt werden unterschieden:**
Vorzeitiger Blasensprung: Amnionruptur vor dem Einsetzen der Wehen
früher vorzeitiger Blasensprung = <37. SSW (auch unzeitiger Blasensprung genannt)
Frühzeitiger Blasensprung: während der Eröffnungsperiode der Geburt
Vorwasser: Teil des Fruchtwassers, das während der Wehen in den unteren Eipol gedrückt wird und beim Blasensprung dann zuerst abfließt, der größere Teil verbleibt durch den engen Kontakt des kindlichen Kopfes mit der Uteruswand im oberen Anteil der Amnionhöhle
Verspäteter Blasensprung: Blasensprung erst in der Austreibungsperiode od. erst nach der Geburt (= Kind befindet sich noch in den Eihäuten, sog. „Geburt in der Glückshaube"
➪ Ther: sofortiges Einschneiden erforderlich)
Sonstige Formen des Blasensprungs:
Hoher Blasensprung: Blasensprung oberhalb des unteren Eipols (Vorblase)
Zweizeitiger Blasensprung: zuerst hoher Blasensprung, dann später Blasensprung der Vorblase
Falscher Blasensprung: Entleerung von wenig Fruchtwasser, das zwischen die Eihäute gelangt und sie nacheinander einreißt (zuerst Chorion, dann Amnion)

Klin: ⇒ Bei Infektion: Fieber mögl., wehenähnliche Schmerzen schon über Tage
weiterer Temperaturanstieg der Mutter und fetale Tachykardie ➪ V.a. Amnioninfektionssyndrom
⇒ plötzlicher Abgang des Fruchtwassers (meist verbunden mit Unterleibsschmerzen durch die Wehentätigkeit)
⇒ Ein vorzeitiger Blasensprung vor der 37. SSW führt zur Frühgeburt

Diag: 1. Anamnese und gynäkologische Untersuchung: bei Infektion fötide riechendes Fruchtwasser. Möglichst keine digitale vaginale Untersuchung (kann zur Wehenförderung führen und verkürzt damit die Latenzzeit bis zur Geburt sowie Gefahr der aszendierenden Infektion) bis zum Wehenbeginn.
Kolposkopie (evtl. mit Amnioskopie) mit Vaginal- und **Zervixabstrich** zur Erreger- u. Resistenzbestimmung (insb. auf Chlamydien, bakterielle Vaginose, Streptokokken B, Ureaplasmen)
mind. 2 x tgl. Temperaturkontrolle
2. Labor: im BB **Leukozytose, CRP** ↑ (>5 mg/dl od. Anstieg von Tag zu Tag)
Der Nachweis bei abgehender Flüssigkeit, dass dies tatsächlich Fruchtwasser ist, erfolgt mit einem Schnelltest (Nachgewiesen wird das in der gesamten Schwangerschaft vor-

kommende IGFBP-1 = Insulin-like Growth Factor Binding Protein-1, Amni-Check®)
3. Sonographie: Messung der **verbliebenen Fruchtwassermenge**, Größe des Fetus und sonographische Gewichtsschätzung (Gestationsalter, Reife des Kindes)
Farbkodierte Duplexsonographie (dopplersonographische Blutflussmessung der uterinen und fetalen Gefäße) zum Ausschluss einer Minderperfusion
4. CTG: fetale Tachykardie (>160/Min.) bei Infektion

Ther: • Vorzeitiger Blasensprung <20-23. SSW: abwarten für ca. 1 Wo. und ggf. prophylaktische Antibiotikagabe. Kommt es nach dieser Zeit nicht zu einem spontanen Wiederverschluss des Amnions ⇨ Abortinduktion (bei sicherem Amnioninfektionssyndrom sofortige Beendigung der Schwangerschaft)
• Bei vorzeitigem Blasensprung zwischen der 24. und 32. SSW:
  – **Lungenreifeinduktion** (2 x 12 mg Betamethason i.m. innerhalb von 24 Std., weiteres s.u. Kap. Frühgeburt)
  – bei bereits begonnener Wehentätigkeit Tokolyse für max. 48 Std. (ist eine Geburt dann nicht weiter aufzuhalten ⇨ operative Entbindung [Sectio caesarea] und Übergabe des Kindes an den Neonatologen). Die Tokolyse wird durchgeführt, um die Lungenreife zu erreichen, eine generelle und längere Tokolyse wird nicht mehr empfohlen
  – 12 Std. nach vorzeitigem Blasensprung **prophylaktische Antibiotikagabe** beginnen (Ampicillin + Erythromycin i.v. für 2 Tage, dann Amoxicillin + Erythromycin oral noch für 1 Woche)
  – Überwachung der Schwangeren (regelmäßig BB-, CRP-, CTG- u. Temperaturkontrollen)
  – Eine Wiederauffüllung der Amnionhöhle mittels Amniozentese kann versucht werden
  ⇨ Ziel der Maßnahmen ist das Erreichen der 30.-32. SSW zur Entbindung
• Vorzeitiger Blasensprung >34. SSW: nach Ablauf von 12 Std. (vaginale) Geburt einleiten, falls keine spontanen Wehen auftreten
bei V.a. auf Amnioninfektionssyndrom sofortige Antibiotikagabe und rasche Entbindung
• Ein operativer Verschluss der Zervix od. die Fibrinklebung des Amnions haben keinen Erfolg erbracht.

Prog: Bei vorzeitigem Blasensprung <34. SSW s.u. Kap. Frühgeburt, >34. SSW und guter geburtshilflicher Überwachung und Ther. meist keine Folgeschäden.

Kompl: * Vorzeitiger Blasensprung: **Amnioninfektionssyndrom** (Chorioamnionitis mit Infektion des Restfruchtwassers, der Eihäute, der Plazenta und evtl. des Fetus), Keime: insb. Streptokokken und gramnegativen Stäbchenbakterien
Bei Übergriff der Infektion auf den Feten ⇨ Fetopathie mit hämatogener Streuung (Sepsis), fetale Tachykardie, Pneumonie, Pyodermien, Meningitis und Gefahr für Frühgeburt od. Totgeburt, bei Überleben des Kindes postnatal respiratorische Adaptationsstörung des Kindes, Atemnotsyndrom, psychomotorische Entwicklungsstörungen
Die Antibiotikagabe beim vorzeitigen Blasensprung kann eine kindliche Infektion verschleiern, daher tägliche klinische und Laborkontrolle auf Infektparameter
* Durch das fehlende Fruchtwasser bei frühem vorzeitigem Blasensprung Gefahr der **Lungenhypoplasie** u. von **Gelenkkontrakturen** bei längerem Verbleiben des Fetus in der Fruchthöhle (was aber erforderlich sein kann für die Lungenreifeinduktion) ⇨ überlebende Kinder entwickeln dann häufig eine bronchopulmonale Dysplasie
* **Frühgeburt** (erfolgt letztlich unweigerlich nach einem vorzeitigen Blasensprung vor der 37. SSW) od. Vorfall von Extremitäten (z.B. Arm) je nach Geburtslage
* Gefahr des **Nabelschnurvorfalles** nach Blasensprung (fehlende "Abdichtung" bei noch nicht in den Beckeneingang eingetretenem Kopf)
Mutter: * Endometritis postpartum bis zur Puerperalsepsis der Mutter (septischer Schock)

DD: – **Oligohydramnion**: Verminderung des Fruchtwassers <400 ml in der 2. Schwangerschaftshälfte, z.B. durch zu geringe od. fehlende fetale Urinausscheidung (Anurie mit Lungenhypoplasie und typischem Gesicht wird POTTER-Sequenz genannt), Plazentainsuffizienz, Zwillingstransfusionssyndrom beim Donator-Zwilling

NEUROLOGISCHE ERKRANKUNGEN UND SCHWANGERSCHAFT

Ätlg: # Vorbestehende neurologische Erkrankungen, die sich während einer Schwangerschaft **verschlechtern** (oder aber auch verbessern) können oder/und zu Komplikationen des Schwangerschaftsverlaufs/Geburt führen können: Epilepsie, Myasthenia gravis, dystrophische Myotonie, Migräne, Multiple Sklerose, Neurofibromatose oder neurologische Erkrankungen, die zufällig auch während der Schwangerschaft unabhängig auftreten können: Guillain-Barré-Syndrom, Hirntumoren

Erkrankungen mit **erhöhter Inzidenz** in der Schwangerschaft: Kopfschmerzen, **intrazerebrale Blutungen** (bei Eklampsie, HELLP-Syndrom und auch im Wochenbett), zerebrovaskuläre Insuffizienz (**ischämischer Insult**, auch im Wochenbett), **Subarachnoidalblutung** (ca. 5fach höheres Risiko), **Sinusvenenthrombose** (meist im Wochenbett), neurovaskuläre Engpasssyndrome (insb. **Karpaltunnelsyndrom** des N.medianus und Meralgia paraesthetica des N.cutaneus femoris lat. in der Leiste), Restless-Legs-Syndrom, **Chorea gravidarum** (meist während der ersten Schwangerschaft, 12.-20. SSW, Erwachsenenform der Chorea minor)

Schwangerschaftsspezifische Erkrankungen mit neurologischen Symptomen:
   - **SHEEHAN-Syndrom**: postpartale Störung/Ausfall der Hypophysenvorderlappenfunktion durch Gewebehypoxie (z.B. bei Massenblutung durch geburtshilfliche Komplikationen ➪ hypovolämischer Schock führt zur ischämischen Nekrose des HVL) ➪ akute **Hypophysenvorderlappen-Insuffizienz** (= postpartaler Hypopituitarismus)
   - **Präeklampsie** + epileptische Anfälle = **Eklampsie** (s.o.)
   Postpartale zerebrale Angiopathie (ähnliche klinische Symptomatik wie die Eklampsie, jedoch später nach der Geburt auftretend)
   - **HELLP-Syndrom** (s.o.)
   - **Fruchtwasserembolie** (s.u.)

Klin: ➪ Kopfschmerzen: im ersten Schwangerschaftsdrittel häufig durch die Anpassung des Organismus auf die Schwangerschaft (hormonelle Umstellung, arterielle Hypotonie, vasodilatation der Zerebralgefäße ➪ vasomotorischer Kopfschmerz)

➪ Migräne: in 60-80 % d.F. haben die Frauen keine oder deutlich **seltener** Kopfschmerzattacken (vermutlich durch den hohen Östrogenspiegel) während einer Schwangerschaft. Eine Migräne kann aber auch erstmals in der Schwangerschaft auftreten.

➪ Epilepsie: Konstanz (85 % d.F.), Zunahme (10 %), aber auch Abnahme der Anfallshäufigkeit mögl., in der Schwangerschaft erhöhte Rate an Blutungen u. Präeklampsie, erhöhte Missbildungsrate (auch ohne Antikonvulsiva ca. 2fach erhöht)

➪ Myasthenia gravis: Verbesserung, Verschlechterung oder gleiche Symptomatik mögl., Neugeborenen-Myasthenie (= Myasthenie bei Neugeborenen Myasthenie-erkrankter Mütter): nach der Geburt Trinkschwäche, wenig Spontanbewegungen, schlaffer Muskeltonus, flache Atmung, nur leises Schreien, Aspirationsgefahr (Path: Symptome sind bedingt durch transplazentare Übertragung der Acetylcholin-Rezeptor-Ak ➪ Rückbildung nach 4-8 Wochen entsprechend dem Abbau der maternalen Ak)

➪ Dystrophische Myotonie: Fehlgeburten, Frühgeburtlichkeit, Präeklampsie, Polyhydramnion mögl.

➪ Multiple Sklerose: **Schubrate vermindert** sich meist während einer Schwangerschaft, post partum ist keine eindeutige Zu- oder Abnahme nachzuweisen

➪ Subarachnoidalblutung: akute extreme Kopfschmerzen, Übelkeit und Erbrechen, Meningismus, Bewusstseinsstörungen

➪ Meningeome: beschleunigtes Wachstum während einer Schwangerschaft mögl.

➪ Karpaltunnelsyndrom: typische nächtliche Kribbelparästhesien der Finger I-III der Hände (entstehen durch Flüssigkeitseinlagerung im Karpaltunnel unter dem Lig.carpi transversum), häufig auch Beschwerden tagsüber, 7-25 % der Schwangeren betroffen, insb. im letzten Trimenon. Die Beschwerden bilden sich meist innerhalb von 3-12 Monaten nach der Schwangerschaft von alleine wieder zurück.

palmar   dorsal

⇨ Meralgia paraesthetica: mechanische Kompression des N.cutaneus femoris lat. in der Leiste ⇨ Schmerzen u. Dysästhesien an der Vorderaußenseite des Oberschenkels insb. bei Streckung im Hüftgelenk, bildet sich nach der Schwangerschaft meist spontan zurück
⇨ Restless-Legs-Syndrom: in Ruhe und insb. abends/nächtlich auftretender Bewegungsdrang der Extremitäten, bis 20 % der Schwangeren betroffen
⇨ Chorea gravidarum („Veitstanz"): häufig nur einseitige Hyperkinesen im Bereich der Kopf- und distalen oberen Extremitätenmuskulatur (kurze, arrhythmische Zuckungen und schleudernde Bewegungen), schlaffer Muskeltonus, Affektlabilität, Ängstlichkeit, Verstärkung durch emotionale Erregung
⇨ SHEEHAN-Syndrom: fehlende Milchproduktion (Agalaktie), evtl. Sehstörungen, Okulomotoriuslähmung durch Raumforderung im Bereich der Hypophyse, ADDISON-Krise (Gluko- und Mineralokortikoidmangel durch Ausfall des ACTH) ⇨ Elektrolytstörungen, Hypoglykämie, Hypothyreose mit Adynamie, Zyklusstörungen/Amenorrhoe, Sterilität, Sklerodermie-ähnlichen Hautveränderungen, Pigmentmangel der Haut

Diag: 1. Anamnese: Schwangerschaftswoche, frühere Schwangerschaftskomplikationen, vorbestehende neurologische Erkrankungen ⇨ neurologisches Konsil und enge Zusammenarbeit zwischen Gynäkologen und Neurologen
2. Röntgen: ist nach kritischer Indikationsprüfung eine Röntgen- od. CT-Untersuchung (z.B. V.a. intrazerebrale Blutung) erforderlich und nicht durch ein MRT zu ersetzen, sollte diese immer mit großer abdomineller Bleischürze durchgeführt werden
3. Bei erstmaligem Auftreten epileptischer Anfälle in einer Schwangerschaft EEG, MRT zum Ausschluss/Nachweis organischer Ursachen (z.B. Hirntumor, Sinusvenenthrombose, Fruchtwasserembolie) bzw. einer Eklampsie

Ther: • **Epilepsie:** Bei langjähriger Anfallsfreiheit sollte vor einer geplanten Schwangerschaft ein **Auslassversuch** der Antiepileptika-Medikation gemacht werden. Ist dies nicht mögl., sollte eine **Monotherapie** angestrebt werden, regelmäßige Spiegelkontrollen (mind. monatlich, bei gleichbleibender Dosierung sinken die Spiegel meist im Schwangerschaftsverlauf ⇨ Dosisanpassung erforderlich), Spiegel möglichst nahe dem unteren Grenzbereich einstellen.
Substitution von Folsäure (Folsan® 5 mg/Tag) im ersten Trimenon. 2 Wochen vor Geburt Gabe von Vit. K (20 mg/Tag) wegen der erhöhten Blutungsneigung des Neugeborenen bei Epileptikamedikation der Mutter (bei Carbamazepin, Phenytoin, Phenobarbital, Primidon)
In Europa gibt es ein Zentralregister für Schwangere, die eine Antiepileptika-Medikation erhalten (EURAP – European Registry of Antiepileptic Drugs and Pregnancy in Mailand, in Deutschland an der Charité in Berlin, Internet: http://www.eurap-germany.de, e-mail: eurap.germany@charite.de)
• Myasthenia gravis: Plasmapherese, Pyridostigmin und Glukokortikoide sind akut mögl.
• Multiple Sklerose: ein akuter Schub im 2. od. 3. Trimenon kann mit einer Glukokortikoid-Stoßtherapie behandelt werden
• Migräne: autogenes Training, Muskelrelaxationstraining nach JACOBSON, sind Schmerzmittel erforderlich kann 1.000 mg Paracetamol eingesetzt werden.
Ist eine Prophylaxe erforderlich (häufige Attacken): Propranolol 40-160 mg/Tag od. Magnesium (alle übrigen, sonst gebräuchlichen Medikament sind kontraindiziert)
• Guillain-Barré-Syndrom: Plasmapherese und Immunglobulin-Gabe mögl.
• Hirnödem bei Hirntumoren: Glukokortikoide, bevorzugt initial 100 mg/Tag dann langsam reduzieren, ist der Hirntumor wenig maligne kann mit der Entfernung meist bis nach dem Ende der Schwangerschaft abgewartet werden. Bei hochmalignen, schnell wachsenden Tumoren (Glioblastome) primär Operation, ggf. auch Radiatio.
• Ischämischer Insult und Sinusvenenthrombose: Heparin (ist nicht plazentagängig), 24 Std. vor der Geburt absetzen, bei frischer Sinusvenenthrombose Entbindung mittels Sektio (bei normaler Geburt kann das Pressen zur Verschlechterung führen)
• Subarachnoidalblutung: operative Ausschaltung des Aneurysmas durch Clipanlage
• Karpaltunnelsyndrom: volare Unterarmschiene zur Nacht und lokale Glukokortikoidinjektionen in den Karpaltunnel, auf eine nicht übermäßige Gewichtszunahme während der Schwangerschaft achten, ggf. auch Op in Lokalanästhesie (Op meist dann erforderlich, wenn schon vor der Schwangerschaft Beschwerden bestanden)

Gynäkologie

- Meralgia paraesthetica: Infiltration der Leistenregion mit Lokalanästhetika, ggf. zusätzlich mit Glukokortikoiden kurz unterhalb der Spina iliaca ant. sup.
- Chorea gravidarum: Ruhe, evtl. leichte Sedierung mit Diazepam, ggf. Haloperidol, evtl. Einleitung der Geburt (bei entsprechender Reife des Fetus) bei drohenden Komplikationen, hat eine gute Prognose und sistiert i.d.R. spontan nach der Schwangerschaft
- SHEEHAN-Syndrom mit Addison-Krise: Elektrolytausgleich, Rehydrierung, Azidoseausgleich, Intensivüberwachung und Glukokortikoidsubstitution (1. Tag 3 x 100 mg Cortisol), bei bleibendem Ausfall Substitution von Gluko- und Mineralokortikoiden, z.B. Cortisol (Hydrocortison®) 15 - 10 - 5 mg/Tag + Fludrocortison (Astonin®) 0,1 mg/Tag sowie L-Thyroxin und Östrogen/Progesteron nach Bedarf.

Kompl: * Antiepileptika: 2-' bis 3faches Risiko für **Missbildungen** (= ca. 10 %), **bei Kombinationstherapie Risiko bis 50 %**, z.B. Herzfehler, Lippen-Kiefer-Gaumenspalte, Mikrozephalie und Gesichtsschädelanomalien, Extremitätenfehlbildungen, Spina bifida. Besonders hohes Risiko für die Neuralrohrdefekte (10- bis 20faches Risiko) bei Valproinsäure u. Carbamazepin.
Trotzdem sollten Antiepileptika bei eingetretener Schwangerschaft nicht abgesetzt werden, da dann auftretende Anfälle durch die iktale Hypoxie ebenfalls zu Schäden führen (es ist aber wegen des Missbildungsrisikos unbedingt eine **Monotherapie** anzustreben und zusätzlich sollte eine erweiterte pränatale Diagnostik mit Bestimmung von α-Fetoprotein in der 16. SSW zum Nachweis von Neuralrohrdefekten sowie Ultraschallfeindiagnostik (= Organultraschall) in der 20.-22. SSW durchgeführt werden)
* Chorea gravidarum: Fehlgeburt, Rezidiv bei erneuter Schwangerschaft
* Guillain-Barré-Syndrom: häufig frühere und länger Beatmung erforderlich, doppelt so hohe Letalität während einer Schwangerschaft

K-Ind: ʊ Epilepsie: vermeiden einer medikamentösen **Kombinationstherapie**, insb. mit Carbamazepin, Valproinsäure, Phenytoin oder Phenobarbital (das **Risiko für Missbildungen** vervielfacht sich bei Kombinationstherapie auf bis zu **50 %**)
ʊ Myasthenia gravis: kein Einsatz von Muskelrelaxanzien (daher möglichst bei diesen Pat. keine Vollnarkose, falls z.B. eine Sectio caesarea erforderlich ist), keine Immunsuppressiva wie z.B. Cyclophosphamid wegen teratogener Effekte
ʊ Multiple Sklerose: keine Immunsuppressiva wie z.B. Cyclophosphamid wegen teratogener Effekte, Immunmodulatoren wie ß-Interferon und Copolymer-1 sollten wegen bisher fehlenden Erfahrungen mit diesen Substanzen (noch) nicht eingesetzt werden
ʊ Migräne: keine Acetylsalicylsäure (Aspirin®) wegen mögl. vorzeitigem Verschluss des Duct.arteriosus BOTALLI, keine Ergotaminpräparate wegen mögl. Gefäßspasmen od. Kontrakturen des Uterusmyometriums

Proph: ♥ Substitution von Folsäure (0,4 mg/Tag, Lafol®) im ersten Trimenon zur Prophylaxe von Neuralrohrdefekten (bei geplanter Schwangerschaft schon 4 Wo. vor Konzeption beginnen = perikonzeptionell)

ALKOHOLEMBRYOPATHIE

Syn: Embryofetopathia alcoholica, **fetales Alkoholsyndrom** (FAS), ICD-10: Q86.0 (*Alkohol-Embryopathie mit Dysmorphien*), O35.4 Betreuung der Mutter bei (V.a.) Schädigung des Feten durch Alkohol

Path: ♦ Ein Alkoholabusus während der Schwangerschaft **im 1. Trimenon** ist besonders kritisch
♦ Alkohol und seine Metabolite, wie z.B. Acetaldehyd sind plazentagängig, der Embryo/Fetus kann diese Stoffe aber nur verzögert abbauen.
♦ Erste Entwicklungsstörungen finden sich bereits ab 15 g Alkohol/Tag (= 0,4 Liter Bier). Es gibt aus wissenschaftlicher Sicht keine unkritische Schwellendosis für Alkohol ⇨ Schwangerschaft = Alkoholverbot!

Epid: ◊ Häufigkeit: 1-3/1.000 Neugeborene
◊ Für Deutschland werden jährlich ca. 500 Kinder mit schwerwiegenden Organschäden und ca. 4-5.000 psychomotorisch od. kognitiv entwicklungsgeschädigte Kinder geschätzt.

Klin: ⇒ Es sind einfache und komplexe Fehlbildungen an vielen Organsystemen mögl.
⇒ Allgemein: vermindertes Geburtsgewicht, Muskelhypotonie
⇒ ZNS: Mikrozephalie, Hydrozephalus internus, **geistige Retardierung**
⇒ Herzfehler (insb. Herzscheidewanddefekte) und andere kardiale Fehlbildungen
⇒ **Gesichtsfehlbildungen**: niedrige Stirn, verengte Lidspalten, Ptosis, Epikanthus (sichelförmige Hautfalte vom Ober- zum Unterlid an der Nase), verkürzter Nasenrücken, flaches Philtrum (Rinne über der Oberlippe), Maxillarhypoplasie, verstärkte Nasolabialfalten, schmale Oberlippe, Retrogenie (zurückliegender Unterkiefer), kleiner Mund
⇒ postnataler Minderwuchs
⇒ **bleibendes Intelligenzdefizit** (mittlerer IQ zwischen 90 und 65), Merk- und Gedächtnisschwäche, Lernstörungen, Hyperexzitabilität

Diag: 1. Bei der Anamnese in den Schwangerschaftsvorsorgeuntersuchungen immer nach dem Alkoholkonsum fragen
2. Sonographie: intrauterine Wachstumsretardierung, bei bekanntem Alkoholabusus Ultraschallfeindiagnostik (sog. Organultraschall, in der 20.-22. SSW)

Ther: • Bei manifester Alkoholkrankheit (= Alkoholabhängigkeit) der Mutter ist ein Schwangerschaftsabbruch zu diskutieren.
• Selbsthilfegruppen: FASworld e.V. Deutschland, Hügelweg 4, 49809 Lingen, Tel.: (05 91) 7 10 67-00, Fax: -01, Internet: http://www.fasworld.de
Informationsmaterial gibt es kostenlos bei der Bundeszentrale für gesundheitliche Aufklärung, Ostmerheimerstr. 220, 51101 Köln, Tel.: (02 21) 89 92-0, Fax: -2 57, Internet: http://www.bzga.de

Prog: Die Gesichtsfehlbildungen verlieren sich mit dem Alter, die Intelligenzdefizite bleiben jedoch dauerhaft. Zusätzlich finden sich später vermehrt psychiatrische Störungen.

Proph: ♥ **Aufklärung** über die verbundenen Risiken eines Alkoholkonsums bei den Schwangerschaftsvorsorgeuntersuchungen ⇨ in der Schwangerschaft **absolute Alkoholkarenz**, dies gilt auch für die Stillperiode

DD: Störungen geringen Ausmaßes (z.B. psychomotorische od. kognitive Entwicklungsstörungen) werden **fetale Alkoholeffekte** (ICD-10: P04.3) genannt, der Übergang zwischen FAS und fetalen Alkoholeffekten ist fließend.

TORCH-KOMPLEX

Def: Bezeichnung für die wichtigsten **pränatalen Infektionen** (engl. prenatal infection) des Menschen: **TORCH** = Toxoplasmose, other (andere wie Lues, Listeriose, Tuberkulose usw.), Röteln, Cytomegalie, Herpes simplex [zu den einzelnen Erkrankungen s.u. und im Abschnitt Venerologie]

Path: Infektionswege: **hämatogen** (über die Plazenta durch systemische Infektion der Mutter, diese muss dabei nicht klinisch erkrankt sein), **aszendierend** (meist nach Blasensprung) od. selten deszendierend über die Eileiter

Epid: ◊ Inzidenz: insg. 0,1/100.000/Jahr ⇨ ca. 100 Fälle/Jahr in Deutschland (je 1/3 **Listeriose, Toxoplasmose** und **Zytomegalie**, der Rest ist noch seltener)
◊ Verschieden prä-/perinatale Infektionen aus dem TORCH-Komplex sind in Deutschland

gem. **IfSG meldepflichtig** (namentliche bzw. nichtnamentliche Meldung durch das Labor, s.u. bei den einzelnen Erkrankungen)

Weitere Erkrankungen mit prä-/perinatalem Infektionsrisiko

- Geschlechtskrankheiten: **Lues, Gonorrhoe, Chlamydien, Mykoplasmen, Condylomata acuminata durch HPV, Herpes simplex** und **HIV-Infektion/AIDS** s.u. Kap. Venerologie
- Varizellen (Windpocken), Herpes zoster (Gürtelrose): Durchseuchungsrate 93-100 %, Tröpfcheninfektion; bei Kontakt einer Schwangeren mit Varizellen-Erkrankten Laboruntersuchung auf Varizellen-IgG (Titer sollte >1:128 bzw. >100 I.U./l sein, dann keine Gefahr u. keine Ther. erforderlich) ⇨ Proph: bei seronegativen Frauen und Kontakt mit einem Varizellen-Erkrankten Gabe von Varizella-Zoster-Immunglobulin (0,3 ml/kgKG i.m., Varicellon®)
Bei manifester Erstinfektion mit Varizellen-Viren in der Schwangerschaft bis zur 21. SSW diaplazentare Übertragung mögl. ⇨ Gliedmaßenhypoplasie, zerebrale Defekte, Katarakt, Chorioretinitis, Muskelatrophie, Hautnarben, erniedrigtes Geburtsgewicht mögl. (= **kongenitales Varizellen-Syndrom**, Risiko ca. 1 %)
Bei perinataler Infektion bis 5 Tage vor Geburt durch den gleichzeitigen IgG-Transfer von der Mutter ohne Folgen für das Neugeborene. Bei Infektion der Mutter weniger als 5 Tage vor und bis 2 Tage nach Geburt **neonatale Varizellen** mit einer Letalität bis 30 % mögl. ⇨ Ther: Gabe von Varizella-Zoster-Immunglobulin an die Mutter, Versuch die Geburt auf >5 Tage zu verschieben, Varizella-Zoster-Immunglobulin für das Neugeborene (2 ml) direkt post partum, ggf. auch Aciclovir 3 x 10 mg/kgKG pro Tag (Zovirax®) bei klinischen Symptomen
Proph: eine **Schutzimpfung** ist möglich und wird empfohlen (Ind: bei seronegativen Frauen vor einer geplanten Schwangerschaft, 2 x im Abstand von 6 Wo. [Varilrix®], während der Schwangerschaft ist die Lebendimpfung kontraindiziert!)
Ein Herpes zoster während der Schwangerschaft oder perinatal hat keine Folgen (ist keine Neuinfektion, sondern eine endogene Reinfektion persistierender Varizellen-Viren aus den Spinalganglien).
- Pocken: seit 1980 offiziell ausgerottete Erkrankung, in Deutschland seit 1979 keine Impfpflicht mehr. Wegen des Terrorismus wieder in der Diskussion (das Virus ist noch in einigen Laboren vorhanden). Die Erkrankung verlief bei Infektion in der Schwangerschaft in 30-50 % d.F. primär hämorrhagisch und war dann mit einer Letalität von 90 % verbunden und gleichzeitig erhöhtes Abort-/Totgeburtrisiko sowie Frühgeburtlichkeit. Der vorhandene Lebendimpfstoff (der Einsatz würde politisch beschlossen) kann bei Gabe während der Schwangerschaft auf den Embryo/Fetus übergehen und einen Fruchttod verursachen, daher strikte Kontraindikation! (ggf. Schwangerschaftstest vor Impfung). Eine Schwangere sollte auch den Kontakt zu kürzlich mit Vacciniavirus geimpften Personen meiden, da auch das Impfvirus infektiös ist und damit von Mensch zu Mensch übertragen werden kann.
- Masern: bei Infektion in der Schwangerschaft (sehr selten, da ca. 95%ige Durchseuchung, Tröpfcheninfektion) erhöhtes Abort- und Frühgeburtsrisiko, bei perinataler Infektion schwere Masern des Neugeborenen mögl. ⇨ Ther: Gabe von Immunglobulinen, meldepflichtig gem. IfSG
- Mumps: bei Infektion in der Schwangerschaft (sehr selten, da ca. 90%ige Durchseuchung, Tröpfchen- u. Schmierinfektion) keine Schädigung bekannt, Spontanabort im 1. Trimenon mögl., bei perinataler Infektion schwerer Mumps des Neugeborenen mögl. ⇨ Ther: Gabe von Immunglobulinen
- Mononukleose: (Syn: PFEIFFER-Drüsenfieber durch das EPSTEIN-BARR-Virus) Durchseuchungsrate 60-90 %, Tröpfchen- u. Kontaktinfektion („Kussfieber") bei Infektion in der Schwangerschaft keine Schädigung bekannt
- Ringelröteln (Syn: Erythema infectiosum acutum, Exanthema variegatum, Megalerythema epidemicum sive infectiosum, sog. „fünfte Krankheit", verursacht durch Parvovirus B19): Durchseuchungsrate 50 %, Tröpfcheninfektion. Bei Infektion in der Schwangerschaft in 10-20 % d.F. transplazentarer Übergang auf den Fetus. Bei Infektion zw. 9.-16. SSW Gefahr der Zerstörung von fetalen Erythrozytenvorläufern, schwere Anämie bis zum **Hydrops fetalis** mit Ödemen (verdickte Haut in der Sonographie), anämiebedingter Hypoxie (Dopplersonographie ⇨ Flussgeschwindigkeitserhöhung über dem Aortenbogen), Hypoproteinämie, Pleuraerguss, Aszites, Hydroperikard, Spontanabort od. intrauteriner Fruchttod, Ther: sonographische Überwachung auf Ödeme, Nabelschnurpunktion (Hb-Bestimmung) und ggf. intrauterine Bluttransfusion/Blutaustauschtransfusion (Hb <10 g/dl), Immunoglobuline für die Mutter
- Hepatitis A: Schmierinfektion, nur seltene fetale Auswirkungen bekannt (Hydrops fetalis), bei

Infektion der Mutter peripartal oder puerperal sollte eine passive Immunisierung des Kindes erfolgen und nicht gestillt werden (Virus in der Muttermilch nachweisbar).

Hepatitis B: eine fetale Übertragung des Virus ist bei chronischer Virusträgerin oder Infektion in der Schwangerschaft insb. unter der Geburt möglich. Dann fulminante u. insb. häufiger **chronische Hepatitis** (20 % d.F.) od. chronischer („gesunder") Trägerstatus beim Kind mögl., Hyperbilirubinämie des Neugeborenen mit Gefahr eines Kernikterus, Risiko für spätere Leberzirrhose und Leberzellkarzinom ⇨ Proph: bei allen Schwangeren Untersuchung auf Hepatitis-B-surface-Antigen (HbsAg) ab der 32. SSW.

Bei pos. Hepatitis-B-Status (HBs-Ag pos.) der Mutter normale Geburt, dann wird dem Neugeborenen unmittelbar post partum 1 ml Hyperimmunglobulin (Hepatect®) + eine aktive Hepatitis-B-Impfung (Gen H-B-Vax K®) gegeben, Wiederholung der aktiven Impfung nach 4 Wo. u. 6 Monaten, damit können 95 % der Infektionen verhindert werden (Titerkontrolle zur Bestätigung des Impferfolges erforderlich).

Bei unbekanntem Hepatitis-B-Status der Mutter wird dem Neugeborenen unmittelbar post partum (spätestens innerhalb von 12 Std.) eine aktive Hepatitis-B-Impfung (Gen H-B-Vax K®) gegeben. Bei der Mutter sollte schon sofort bei der Aufnahme in die Klinik eine HBs-Ag-Bestimmung durchgeführt werden. Stellt sich dann ein pos. HBs-Ag-Befund heraus, muss dem Neugeborenen noch möglichst innerhalb 48 Std. post partum (maximal innerhalb der ersten 7 Lebenstage) zusätzlich Hyperimmunglobulin (Hepatect®) gegeben werden.

Hepatitis C: Bei Nachweis einer Hepatitis-C-Infektion der Mutter ist bisher keine postpartale Therapie etabliert, ggf. Standardimmunglobulingabe für das Neugeborene post partum. Ein Risiko für Missbildungen oder Frühgeburtlichkeit besteht nicht. Eine Ther. der Mutter mit α-Interferon (Intron A®, Roferon A®) und Ribavirin (Rebetol®) ist in der Schwangerschaft kontraindiziert. Nicht stillen, da HCV mit der Muttermilch übertragen werden kann.

Hepatitis-E: bei akuter Infektion in der Schwangerschaft (Infektion der Mutter durch fäkal kontaminiertes Trinkwasser, z.B. in Afrika, Asien od. Südamerika) besteht ein hohes Risiko für die Entwicklung einer fulminanten Hepatitis (insb. im 3. Trimenon mit Leberversagen, hämorrhagischem Syndrom, Enzephalopathie, Nierenversagen und einer Letalität bis 20 %). Risiko für das Kind durch Frühgeburtlichkeit und Übertragung des Hepatitis-E-Virus.

– <u>LCM:</u> (= lymphozytäre Choriomeningitis, Syn: ARMSTRONG-Krankheit, RNA-Virus aus der Familie der Arena-Viren, wird von Nagetieren übertragen, z.B. Hausmaus, Goldhamster) bei Infektion in der Schwangerschaft und bei perinataler Infektion sind Abort, Chorioretinitis, Hydrozephalus und Hyperbilirubinämie mögl.

– **Streptokokken Gruppe B:** Infektion des Neugeborenen im Geburtskanal möglich (es wird auch ein erhöhtes Frühgeburtsrisiko, vorzeitiger Blasensprung und Fieber unter der Geburt bei pränatal aszendierender Infektion beobachtet). 5-25 % d. Frauen sind Träger von Streptokokken B in der Vagina (und dabei meist klinisch stumm). Bei Infektion des Neugeborenen nach 1-3 Tagen schwerer Infektionsverlauf mit Sepsis (Early-onset-Sepsis), Pneumonie und Meningitis (mit hoher Letalität, bzw. neurologischen Langzeitschäden) mögl. ⇨ Ther/Proph: bei Nachweis einer Infektion der Mutter (od. Fieber >37 °C unter der Geburt, vorzeitiger Blasensprung mit Dauer >18 Std.) antibiotische Prophylaxe zu Beginn der Geburtsphase (Ampicillin i.v. 2 g, dann alle 4 Std. 1 g bis zum Ende der Geburt) bei Penicillin-Allergie Erythromycin od. Vancomycin).
Eine Impfung gegen Streptokokken Gruppe B befindet sich in Erprobung.

– <u>Tuberkulose:</u> während der Schwangerschaft und im Wochenbett Gefahr der Exazerbation bei der Mutter, diaplazentare Übertragung mögl. (selten), eher postpartale Infektion des Neugeborenen bei offener TBC der Mutter. Ther. auch während der Schwangerschaft mit Antituberkulotika mögl. u. indiziert, Mittel der Wahl sind Isoniazid (+ Vit.-B6-Gabe) + Rifampicin. Bei offener TBC Trennung von Mutter und Kind nach der Geburt und Stillverbot. Eine Impfung wird mit dem derzeitigen BCG-Impfstoff nicht empfohlen.

– <u>Trichomonaden:</u> bei der Frau v.a. Kolpitis u. Urethritis ⇨ erhöhtes Risiko für Frühgeburtlichkeit, Ther: einmalig 2 g Metronidazol (Clont®) oral nach dem 1. Trimenon

– <u>Candida albicans:</u> bei einer floriden Vulvovaginitis candidomycetica der Mutter (bei 10 % aller Schwangeren) Infektion des Neugeborenen im Geburtskanal mögl., kann lokal (Mund- od. Anogenitalcandidose) aber auch generalisiert zum (Organ-)Soor bis zur Kandidasepsis bei Frühgeborenen führen ⇨ lokale Ther. der Mutter bei Nachweis einer Kandida-Infektion (Nativpräparat od. Kultur ab der 34. SSW) mit Clotrimazol (Canifug®-Cremolum®200 Vaginalzäpfchen und Canifug®Creme ab dem 2. Trimenon) für 3-7 Tage.

– <u>Malaria:</u> Gefahr für das Kind (Fehl-, Frühgeburt, Wachstumsverzögerung) durch Anämie der Mutter (Hypoxie der Plazenta ⇨ Plazentainsuffizienz), Ther: mit Chloroquin (Malaria tertiana und quartana) u. Chinin (Malaria tropica) mögl. Schwangeren sollte von einer Reise in Malaria-Endemiegebiete generell abgeraten werden. Bei unvermeidbarer Reise Prophylaxe mit Chloroquin (+ Proguanil in Resistenzgebieten) mögl.

TOXOPLASMOSE

Syn: Engl. toxoplasmosis, ICD-10: B58.9, pränatal: P37.1

Ät: **Toxoplasma gondii** (Sporozoa aus der Gattung der Protozoen)
- Erworbene Infektion: **Katzenkot** od. Nahrungsmittel (**rohes Fleisch**)
- Pränatale Infektion: **diaplazentare Infektion** erfolgt meist im 2. od. 3. Trimenon, Übertragung aber nur bei einer **Erstinfektion** der Mutter während der Schwangerschaft mögl. Infektionsrisiko im 1. Trimenon 5-25 % (führt dann meist zum Abort), im 2. Trimenon 40 % (dann schwere Schäden mögl.), im 3. Trimenon 60-100 % (dann aber meist nur leichte Schäden oder Spätschäden)
- Reaktivierung einer früheren Infektion bei Immunschwäche (dann aber keine diaplazentare Infektionsgefahr)

Path: ♦ Überträger: **Katzen** (Hauptwirt mit Besiedlung des Dünndarmepithels und Ausscheidung der Oozysten über den Kot), Hunde, Kaninchen, Mäuse, rohes Fleisch, Milch, Mensch
♦ Histo: intrazelluläres Wachstum, herdförmige Entzündungen und Nekrosen vor allem in der grauen Substanz perivaskulär und Bildung von Granulationsgewebe
♦ Bildung von Pseudozysten (nur von Bindegewebe umgeben, keine echte Kapsel) bei normaler Immunlage, der Mensch (und andere Tiere) ist Zwischenwirt. Die Infektion bleibt latent lebenslang bestehen und bei normaler Immunlage kommt es zu keinen Folgen.
♦ ZNS-Affinität insb. bei pränataler Infektion hoch
♦ Prädisp: Immunschwäche durch **HIV-Infektion** (ICD-10: B20.8), Immunsuppression, Transplantationen, konsumierende Prozesse, Kortison- oder Zytostatikatherapie

Epid: ◊ Durchseuchungsrate: regional bis 90 % der Bevölkerung, in Deutschland ca. 50 % der Frauen eine spezifische Immunität
◊ Inzidenz: für eine Erstinfektion während einer Schwangerschaft ca. 0,5 %, Infektionsrisiko für den Embryo/Fetus dann 14-59 % (s.o.)
◊ Inkubationszeit: 3-10 Tage
◊ **Meldepflichtig** gem. IfSG (nichtnamentliche Meldung durch das Labor) bei konnataler Infektion, in Deutschland ca. 30 Fälle/Jahr

Klin: ⇒ Die Primärinfektion bei gesunden immunkompetenten Erwachsenen ist in der Mehrzahl der Fälle **asymptomatisch** und hinterlässt meist eine lebenslange Immunität
⇒ Bei symptomatischem Verlauf: Lymphknotenschwellung, Lymphadenitis (insb. am Hals), grippeähnliche Symptome u. subfebrile Temperaturen, Angina, Kopf- und Muskelschmerzen, Müdigkeit, Schwäche, Unlust
⇒ Nicht juckendes makulopapulöses Exanthem
⇒ Organmanifestationen bei Immuninsuffizienz (z.B. HIV-Infektion, Immunsuppression bei Transplantation): Lymphknoten, Leber, Milz, Lunge (Pneumonie), ZNS (Meningoenzephalitis mit Meningismus bei schwerem akutem Verlauf), Auge (Iridozyklitis, **Chorioretinitis** mit Narbenbildung), Nebennieren, Herz (Myokarditis), Myositis
⇒ Pränatale Infektion: **Abort** (1. Trimenon), Frühgeburt, **Hydrozephalus**, Iridoyklitis, **Chorioretinitis**, Katarakt, Nystagmus u. Strabismus (Schielen durch Augenmuskellähmung), Mikrophthalmie, Meningoenzephalitis, **intrazerebrale Verkalkungen**, Krampfanfälle, Trinkfaulheit, prolongierter Ikterus (Hyperbilirubinämie), Fieber, Athetosen, Rigidität der Extremitäten, Paresen, Schwerhörigkeit, Hepatosplenomegalie, geistige Retardierung
Ein infiziertes Neugeborenes kann bei Geburt aber auch keine Symptome zeigen und erst im Verlauf o.g. Symptome als Spätschäden (bis zu 20 Jahre) entwickeln.

Diag: 1. Anamnese (Haustiere, insb. Katzen, Essen von rohem Fleisch?)
2. Neurologische Untersuchung
3. Labor: IgG- und IgM-Nachweis mittels ELISA, KBR, Immunfluoreszenstest, Hämagglutinationstest od. SABIN-FELDMANN-Serofarbtest
Bei Verdacht auf Infektion in der Schwangerschaft Laborscreening ⇨ falls kein Titer vorhanden ist, Kontrolle alle 8-12 Wochen und auch bei einer erneuten Schwangerschaft
Bei Infektion in der Schwangerschaft und fraglicher konnataler Übertragung Toxoplasmaspezifische-PCR und Tierversuch (Maus-Inokulationstest) aus dem Fruchtwasser mögl. (= Amniozentese; die Nabelschnurpunktion = Chordozentese hat eine höhere Spontanabortrate und wird daher hier nicht mehr empfohlen)
4. Sonographie: pränatale Suche auf kindliche Schädigung
5. Röntgen: CCT zeigt bei fetaler Infektion multiple intrazerebrale Verkalkungen, bei AIDS-Pat. ringförmiges Enhancement (mit KM)
6. Liquorpunktion: klarer od. xanthochromer Liquor, leichte Eiweißvermehrung und Pleozytose, direkter Erregernachweis evtl. mikroskopisch od. mit monoklonalen Ak mögl.

Ther: – Konservativ: Med.: Pyrimethamin (2 x 25 mg/Tag, Daraprim®) + Sulfonamid (4 x 1 g/Tag, Sulfadiazin-Heyl®) für 3-4 Wo., bei Sulfonamid-Allergie Clindamycin (Sobelin®) od. Spiramycin (Selectomycin®), bei ZNS-Befall zusätzlich Atovaquon (Wellvone®)
– Bei AIDS-Pat. Pyrimethamin auf Dauer (da die Erreger in den Pseudozysten von der Antibiose nicht erfasst werden)
– Bei ZNS-Beteiligung Glukokortikoide (Dexamethason, Fortecortin®) zur Symptomreduktion
• Bei Verdacht auf Infektion in der Schwangerschaft: bis zur 16. SSW Spiramycin (ist ein Makrolid-Antibiotikum [= Erythromycin-Derivat], Selectomycin®750) 6 Mio. I.E./Tag in 2-4 Einzelgaben p.os für 4 Wochen. Nach der 16. SSW ist auch Pyrimethamin (Folsäureantagonist, daher nicht vor der 16. SSW anwenden) + Sulfonamid (ist ein Sulfonamid) + Folsäuresubstitution p.os mögl. Bestätigt sich die Infektion sollten die beiden Therapiemöglichkeiten in 4-wöchigem Wechsel bis zum Ende der Schwangerschaft fortgeführt werden. Damit lässt sich das Risiko für eine konnatale Toxoplasmose um 50-90 % senken.

Prog: Pränatale Infektion: Letalität für den Fetus 20 %, bei Überleben fast immer bleibende Schäden.

Proph: ♥ Serologische Untersuchung auf Toxoplasmose-Ak vor einer Schwangerschaft od. zumindest bei der ersten Schwangerschaftsvorsorgeuntersuchung (keine Routine bisher in Deutschland, wird aber empfohlen)
♥ In der Schwangerschaft insb. bei negativer Serologie Katzen und Katzenkot nicht berühren, kein rohes Fleisch (Schwein, Schaf, Ziege) essen, keine nicht pasteurisierte Milch trinken. Obst und Gemüse gut waschen, nach Gartenarbeit (mit Gummihandschuhen) oder Zubereitung von Fleisch Hände gründlich reinigen.

Kompl: ∗ Reaktivierte Toxoplasmose (bei schlechter Immunlage): Ruptur der Pseudozysten und Dissemination/Generalisierung der Toxoplasmose
∗ Chronischer Verlauf der erworbenen Form: rezidivierende Enzephalomyelitis mit organischen Psychosen, Krampfanfällen, extrapyramidalen Symptomen und Herdsymptomen

LISTERIOSE

Syn: engl. listeriosis, ICD-10: Erwachsenenlisteriose A32.9, fetaler Schaden durch Infektion der Mutter P00.2, Neugeborenenlisteriose P37.2

Ät: – Listeria monocytogenes (grampositives, nicht-sporenbildendes, peritrich begeißeltes Stäbchenbakterium, fakultativ anaerob), ist eine Zoonose, kommt insb. in mit tierischen Ausscheidungen verunreinigtem Wasser und im Erdreich vor (Wirte sind Rind, Schaf, Ziege,

Schweine, Hühner u. Nager), insb. Typ 4b, 1/2a u. 1/2b (insg. 13 Serovare bekannt)
– Listeria seeligeri, ivanovii u. welshimeri sind nur extrem selten humanpathogen

Path: ♦ Übertragung: insg. selten auf den Menschen, durch engen Kontakt mit Vieh od. Haustieren, fäkal-oral durch gesunde Ausscheider (kann Bestandteil normaler Darmflora sein), Genuss von Fleisch, (nicht-pasteurisierter) Rohmilch und -weichkäse (Vermehrung noch im Kühlschrank mögl.) sowie **diaplazentar** und während der Geburt mögl.

♦ Pathogenitätsfaktoren: Listeria monocytogenes produziert Hämolysin ⇨ hämolytisch, intrazellulär vermehrungsfähig ⇨ Übergang von Zelle zu Zelle mögl. (anatomische Barrieren können somit überwunden werden)

Epid: ◊ Inzidenz: in Deutschland pränatale Listerien-Infektion 0,04/100.000/Jahr = 30-40 Fälle/J.

◊ Inkubationszeit: kurz, ca. 1-7 Tage

◊ **Meldepflichtig** gem. IfSG (namentliche Meldung durch das Labor) bei konnataler Infektion

Klin: ⇒ bei gesunden (immunkompetenten) Erwachsenen **meist klinisch stumm**

⇒ Opportunistische Infektion = **bei verminderter Resistenz** (konsumierender Prozess, HIV-Infektion, Immunsuppression, Schwangerschaft, Neugeborene): Symptome eines grippalen Infektes mit Monozytenangina, Fieber, Muskelschmerzen, Erbrechen, Durchfall, evtl. leichte Meningoenzephalitis, lokal als Keratokonjunktivitis (okuloglanduläre Listeriose)

⇒ Schwangerschaft: Zystopyelitis oder Myometritis des Uterus

⇒ Diaplazentare Infektion: Übertritt der Erreger von der infizierten Schwangeren auf den Fetus in den letzten Schwangerschaftswochen (Amnioninfektionssyndrom) ⇨ **Fetopathie** mit hämatogener Streuung (Sepsis) mit der Gefahr für Frühgeburt od. Totgeburt

⇒ Neugeborenenlisteriose (lebende, diaplazentar infizierte Neugeborene mit Symptomen noch in der 1. Woche [Frühform] oder Infektion während der Geburt ⇨ Symptome meist in der 2. Lebenswoche [Spätform]): **Granulomatosis infantiseptica** (granulomatösen Gewebereaktionen in den Organen) ⇨ papulöse Effloreszenen der Haut (kutane Listeriose), **Granulome** im Nasen-Rachenraum, eitrige **Meningoenzephalitis** mit meningitischen Zeichen (Kopfschmerzen, Übelkeit und Erbrechen, Benommenheit, Krampfanfälle, Atemstörung bis hin zum Atemstillstand bei Rhombenzephalitis), **Hepatosplenomegalie**, Icterus gravis prolongatus (Hyperbilirubinämie)

Diag: 1. Anamnese und gynäkologische Untersuchung, neurologische Untersuchung
2. Labor: mikroskopischer und kultureller Erregernachweis im Stuhl, Urin, Nasen-, Rachenabstrich, Blut od. Liquor des Neugeborenen, evtl. im Fruchtwasser (schmutzig gefärbt), Urin, Blut, Lochialsekret, Zervixabstrich od. Abrasionsmaterial der Mutter mögl.
Konsiliarlaboratorium ist das Institut für Medizinische Mikrobiologie und Hygiene der Uni Heidelberg in Mannheim

Ther: • Antibiose: Schwangere: **Ampicillin** (3 x 2 g, Binotal®) für 14 Tage
• Neugeborene: Ampicillin (2 x 100 mg/kgKG, Binotal®) + Aminoglykosid (z.B. 2 x 2-3 mg/kgKG Gentamicin, Refobacin®) für 14 Tage bis 4 Wochen i.v.

Prog: Hohe Letalität in der Neugeborenenperiode (Frühform ca. 50%), häufig Spätschäden (geistige Entwicklungsstörungen)

Kompl: ∗ Listerien-Meningitis
∗ Listerien-Sepsis

Proph: ♥ Kein rohes Fleisch essen
♥ Keine frische (nicht-pasteurisierter) Milch und keine Rohmilchprodukte in der Schwangerschaft verzehren

DD: Mononukleose

RÖTELN

Syn: Rubeola, Rubella, engl. rubella, German measles, ICD-10: B06.9
in der Schwangerschaft O98.5
Rötelnembryopathie, kongenitales Röteln-Syndrom, Embryopathia rubeolosa, GREGG-Syndrom, ICD-10: P35.0

Ät: Röteln-Virus (rubella virus, ein RNA-Virus): Genus Rubivirus aus der Familie der Togaviridae

Path:
- ♦ Normalerweise harmlose Virusinfektion im Kindesalter
- ♦ Übertragung: aerogene **Tröpfcheninfektion** über den oberen Respirationstrakt und **diaplazentar** auf den Embryo/Fetus in der Schwangerschaft mögl.
- ♦ Infektiosität: 2-7 Tage vor Ausbruch bis zu 1 Wo. nach dem Ende des Exanthems (Kontagionsindex ist aber relativ gering, insg. weniger kontagiös als die Masern)
- ♦ Hohe Gefährdung des Embryo/Fetus in utero insb. während der **ersten 3. SSM** bei Infektion der Mutter

Epid:
- ◊ Prädisp.alter: Infektion bei ungeimpften Kindern erfolgt meist zwischen dem 3. u. 10. Lj. Die Durchseuchung beträgt ca. 90 % in Deutschland, bei den 18- bis 30jährigen Frauen sind bei 97-99 % Ak nachweisbar.
- ◊ Inkubationszeit: 2-3 Wochen
- ◊ Inzidenz der Rötelnembryopathie: 0,005/100.000/Jahr = ca. 5 Fälle/Jahr in Deutschland
- ◊ **Meldepflichtig** gem. IfSG (nichtnamentliche Meldung durch das Labor) ist nur eine konnatale Infektion
- ◊ Ziel der WHO ist es bis 2010 das kongenitale Rötelnsyndrom zu eliminieren.

Klin:
⇒ 50 % der Infektionen i Kindesalter verlaufen asymptomatisch
⇒ Kind/Erwachsene: **harmlose** Virusinfektion mit folgenden Stadien:
 – kurzes evtl. fieberhaftes Prodromalstadium für 2 Tage mit **katarrhalischen Symptomen** im Rachenraum und beginnende **Lymphknotenschwellung nuchal u. retroauriculär**, später auch generalisiert mögl., evtl. subfebrile Temperaturerhöhung
 – darauf Auftreten des **Exanthemstadiums** zuerst im Gesicht, dann auf den Rumpf übergehend in Form eines **kleinfleckigen**, wenig erhabenen und nicht konfluierenden, roten Exanthems (evtl. mit hellem anämischem Hof) für 2-3 Tage, im Rachen ebenfalls mittelfleckiges Enanthem, evtl. Konjunktivitis
 – Fieber meist nur um 38 °C für einige Tage, Splenomegalie in 50 % d.F.
 – i.d.R. keine wesentliche Beeinträchtigung des Allgemeinbefindens
⇒ Rötelnembryopathie: Risiko und Symptome richten sich nach dem Zeitpunkt der mütterlichen Rötelninfektion ⇨ möglich sind Spontanabort, **Cataracta congenita**, Glaukom, Mikrophthalmie, hochgradige Myopie, Augenhintergrundveränderungen (Pseudoretinitis pigmentosa), **Ductus arteriosus apertus**, **Pulmonalstenose**, Aortenklappenstenose, Herzscheidewanddefekte, Mikrozephalie, psychomotorische Retardierung, Bewegungsstörungen, epileptische Anfälle, **Innenohrschwerhörigkeit**, Risiko für Frühgeburt
Je früher die Infektion um so höher das Risiko und um so schwerere Fehlbildungen:
 – 1. SSM: 60%iges Risiko für die Entwicklung einer Embryopathie, häufig Vollbild der Erkrankung (GREGG-Syndrom: **Herz-Auge-Ohr-Trias** aus Ductus arteriosus apertus + Katarakt + Innenohrtaubheit) und vermehrt Augenanomalien
 – 2. SSM: 25%iges Risiko, vermehrt Herzvitien u. ZNS-Anomalien (Mikrozephalie, Oligophrenie)
 – 3. u. 4. SSM: 10-15%iges Risiko, vorwiegend Innenohrschädigung
 – ab 18. SSW nur noch 3,5%iges Risiko (Fetopathia rubeolosa)
⇒ Neugeborenes = floride Infektion bei Geburt: niedriges Geburtsgewicht, Hepatosplenomegalie, thrombozytopenische Purpura, hämolytische Anämie, Hyperbilirubinämie, persistierende Infektiosität des Säuglings dann noch für bis zu 30 Monate möglich

Gynäkologie

Diag: 1. Anamnese (Kontakt zu Erkrankten?) u. gynäkologische Untersuchung, typisches Exanthem und nuchale/retroaurikuläre Lk-Schwellung, genaue Bestimmung des Gestationsalters (sonographische Biometrie)
2. Labor: Rötelnvirus-Antikörper sind bereits 2-3 Tage nach Exanthembeginn nachweisbar, bei akuter Infektion Röteln-spezifische **IgM**-Antikörper im Serum bestimmen
Blutbild zu Beginn Leukozytose, während des Exanthems **Leukopenie** mit relativer **Lymphozytose** (bis 80 %) und Plasmazellvermehrung
Neugeborene: Nachweis von IgM-Antikörpern oder Virusnachweis aus dem Rachen oder von der Kornea (mittels Zellkultur)
3. Sonographie: Hepatosplenomegalie od. Splenomegalie mögl.
4. Bei V.a. pränatale Infektion: Chorionzottenbiopsie od. Entnahme von Fruchtwasser od. Nabelschnurblut zum Virusnachweis mittels Zellkultur od. PCR
5. Liquorpunktion: bei V.a. Enzephalomyelitis ⇨ Pleozytose (erhöhte Leukozytenzahl), Eiweißerhöhung, Virusnachweis mögl.

Ther: • Keine kausale Ther. mögl.
Symptomatische Behandlung ggf. mit fiebersenkenden Mitteln (z.B. Paracetamol)
• Gabe von Immunglobulin bei immunsupprimierten Pat. u. Schwangeren (s.u.)
• Bei nachgewiesener Infektion (IgM-Nachweis) im 1.-3. SSM ist ein **Schwangerschaftsabbruch** anzuraten, wenn eine fetale Infektion nachgewiesen wird. Eine spätere Infektion (>13. bis 17. SSW) ist nur noch eine relative Indikation für eine Interruptio und nach der 18. SSW ist das Risiko für Fehlbildungen sehr gering.

Prog: Der Verlauf ist bei Kindern fast immer komplikationslos, Jugendliche/Erwachsene können eher Komplikationen entwickeln.
Wegen der Gefahr einer Rötelnembryopathie bei Infektion während einer Schwangerschaft sollten alle Mädchen spätestens bis zum Erreichen der Pubertät ausreichend geimpft sein. Das größte Risiko für Fehlbildungen (bis 50 %) besteht bei einer Infektion von der 1.-6. SSW. Die Gesamtletalität bei kongenitalem Rötelnsyndrom beträgt 15-20 %.

Kompl: Mit zunehmendem Lebensalter kann eine Infektion beim Erwachsenen häufiger und auch zu schwereren Kompl. führen:
* Thrombozytopenische Purpura
* Rötelnenzephalomyelitis
* Rötelnarthropathie mehrerer Gelenke mit Arthralgie und Schwellung
* Bronchitis, Rötelnpneumonie, Otitis
* Myo- und Perikarditis
* In Einzelfällen wurde mit einer Latenz von mehreren Jahrzehnten (v.a. nach konnataler od. frühkindlicher Rötelninfektion) eine progressive Rötelnenzephalitis mit Myoklonien, zerebralen Krämpfen, zerebellarer Ataxie beobachtet, vermutlich Form einer Slow virus infection mit schlechter Prog.

Proph: ♥ **Schutzimpfung:** in Deutschland seit 1981 für alle Kinder empfohlene Impfung, heute als 3fach-Kombination **MMR**, Priorix® (= Lebendimpfstoff gegen M̲asern + M̲umps + R̲öteln) 1. Impfung im 12.-15. Lebensmonat, die 2. MMR-Impfung kann bereits 4. Wochen nach der 1. Impfung erfolgen und sollte möglichst bis zum Ende des 2. Lj. erfolgt sein (spätestens aber bis zum Schuleintritt im 6. Lj.)
Seronegative Frauen mit Kinderwunsch vor (geplanter) Schwangerschaft impfen (und sichere Kontrazeption für 3 Monate), eine Impfung mit dem Lebendimpfstoff während der Schwangerschaft ist kontraindiziert! (das Risiko für eine Rötelnembryopathie durch eine Impfung bei übersehener Schwangerschaft ist aber insg. sehr gering (ca. 1-2 %) und keine Ind. für eine Schwangerschaftsunterbrechung)
♥ Bestimmung der Röteln-Ak vor einer geplanten Schwangerschaft, bzw. bei der **ersten Schwangerschaftsvorsorgeuntersuchung**: Titer im **Röteln-HAH-Test** (H̲ämagglutinationsh̲emmtest) ⇨ sichere Immunität bei **1:16** od. mehr (bzw. >15 I.U./ml im Enzymimmunoassay). Bei neg. Titer (<1:8) sollte bis zur 20. SSW alle 6 Wo. der Titer kontrolliert werden.

Risikoschwangerschaft | Seite 165

Fehlen Röteln-Antikörper im Serum bei einer bereits schwangerer Frauen und hat diese Kontakt zu einer an Röteln erkrankten Person ist eine passive Immunisierung mit Immunglobulinen [Beriglobin®] innerhalb der ersten 5 Tage nach Exposition möglich (das bisher verwendete Rötelnhyperimmunglobulin [Roeteln-Immunglobulin-Behring®] ist nicht mehr erhältlich), NW: Überempfindlichkeitsreaktionen. Dies stellt aber keinen sicheren Schutz vor einer Rötelnembryopathie dar. Eine Kontrolle des Erfolges der Immunisierung ist durch fehlenden IgM-Nachweis mögl.

DD: Andere Erkrankungen mit einem Exanthem:
- **Masern:** konfluierendes Exanthem, weißliche KOPLIK-Flecken an der Wangenschleimhaut u. GUMANN-Flecken auf den Tonsillen
- **Ringelröteln** (Parvovirus B19): schmetterlingsförmiges Erythem im Gesicht mit perioraler Aussparung und dann ring-/girlandenförmige rote Flecken an den Extremitätenstreckseiten, später auch an den Beugeseiten und am Stamm
- **Scharlach:** kleinstfleckiges Exanthem mit perioraler Aussparung, Himbeerzunge
- **Exanthema subitum:** Dreitagefieber durch Herpes-Virus Typ 6 mit flüchtigem Exanthem an Rumpf und Extremitäten
- **Mononukleose** (EPSTEIN-BARR-Virus): kurzes, kleinfleckiges Exanthem, pseudomembranöse Beläge der Tonsillen, starke zervikale Lk-Schwellung, typisches starkes Exanthem bei Ampicillingabe mögl. (das Ampicillin ist eigentlich nicht indiziert, wird aber häufig wegen der (falschen) Verdachtsdiagnose eitrige Tonsillitis wegen der Beläge auf den Tonsillen gegeben)
- **Varizellen:** Flecken, Papeln, Bläschen, Pusteln und Krusten gleichzeitig in verschiedenen Stadien, sog. (HEUBNER-)„Sternenkarte"
- **Herpes zoster** (Gürtelrose): Reaktivierung des in den Spinalganglien persistierenden Varicella-Zoster-Virus bei schlechter Abwehrlage (Immunsuppression, alte Pat.) mit meist einseitiger, segmentaler Bläschenbildung im betroffenen Innervationsgebiet
- Arzneimittelallergie, postvakzinales Exanthem, Urtikaria, Vaskulitis

ZYTOMEGALIE

Syn: Speicheldrüsenviruskrankheit, Einschlusskörperchenkrankheit, eng. cytomegaly, ICD-10: B25.9, pränatale Infektion (kongenitale Zytomegalie) P35.1

Ät: Cytomegalie-Virus (= **CMV**, DNS-Virus aus der Familie der Herpesviridae), drei Serotypen

Path: ♦ Übertragung: Schmier- u. Tröpfcheninfektion (v.a. peri- u. postnatal durch **Muttermilch** od. Speichel), diaplazentar, Blut, Harn, sexuelle Kontakte, iatrogen (Transplantation, Bluttransfusion)
♦ Die primäre Infektion und Virusvermehrung verursacht in fast allen Organen eine lymphozytäre-plasmazelluläre interstitielle Entzündung mit Riesenzellbildung im Kern und Zytoplasma mit Einschlusskörperchen (Eulenaugenzellen), vorübergehende Depression der zellulären Immunität (bildet sich in der Rekonvaleszenz zurück)
♦ Das **Virus persistiert** in den Zellen des Monozyten-Makrophagen-Systems und kann bei Resistenzminderung (Immunsuppression, Schwangerschaft) **reaktiviert** werden. Die Primärinfektion verläuft dabei klinisch eher schwerer als eine reaktivierte Infektion. Es wird geschätzt, dass es bei 10 % der Schwangeren zu einer Reaktivierung kommt, die aber meist klinisch stumm bleibt.
♦ Eine Gefährdung für den Embryo/Fetus besteht nur bei einer **Erstinfektion** der Mutter während der Schwangerschaft (das Risiko bei reaktivierter Infektion beträgt max. 1 %).

Epid: ◊ Inzidenz der pränatalen Zytomegalie-Infektion: 0,03/100.000/Jahr = ca. 25 dokumentierte Fälle/Jahr in Deutschland (**häufigste Pränatalinfektion**)
0,5-2 % aller Neugeborenen werden innerhalb der ersten 6 SSM pränatal infiziert, von diesen haben aber nur ca. 10 % bei Geburt (zum Teil schwere) Symptome

Gynäkologie

◊ Durchseuchung: in Europa 50 %, Dritte Welt bis zu 100 % aller Erwachsenen
◊ Inkubationszeit: 2-10 Wo. (im Durchschnitt 7 Wo.)

Klin: ⇒ Erwachsene: bei immunkompetenten Organismus meist **inapparent**, selten mit lokalisierter Symptomatik

⇒ Abwehrgeschwächte Personen (konsumierender Prozess, maligne Tumoren, Immunsuppression, HIV-Infektion, Organtransplantierte): schwerer (auch letaler) generalisierter Krankheitsverlauf mögl., Fieber, Myalgien, Arthralgien, Beteiligung von Leber (Hepatitis), Darm (Kolitis), Lunge (interstitielle Pneumonie) u. ZNS (Enzephalitis), (Chorio-)Retinitis, Immunkomplex-Glomerulonephritis

⇒ Neugeborene mit symptomatischer, diaplazentarer Infektion (kongenitale Zytomegalie): Hörschädigung (Labyrinthitis), (Chorio-)Retinitis, Mikrozephalie, Porenzephalie, Hydrozephalus, Enzephalitis/Meningitis, Hepatosplenomegalie, Hepatitis, Ikterus (Hyperbilirubinämie), Mangelgeburt, Thrombozytopenie, Anämie, petechiale Blutungen, Pneumonie, Sepsis, Krampfanfälle, selten Gallengangatresie, geistige und körperliche Retardierung,

⇒ Peri- od. postnatale Infektion des Neugeborenen: meist nur lokalisierte Symptomatik (Mononukleose-ähnliches Bild), Fieber, evtl. Hepatitis, Pneumonie, Retinitis, Sepsis

Diag: 1. Anamnese und gynäkologische Untersuchung
2. Labor: serologischer **Antikörpernachweis** (IgM-Antikörper sind aber auch bei schwerer Symptomatik nur in 50 % d.F. nachweisbar)
Zytologie (Urin, bei Säuglingen auch Speichel): Einschlusskörperchen in Epithelzellen, sog. „**Eulenaugenzellen**", weitere Methoden bei unklarem Befund sind Immunfluoreszenz, Virusanzüchtung in Zellkulturen, Hybridisierung (direkter **Virusnachweis** mittels PCR)
3. Röntgen: intrazerebrale **periventrikuläre Verkalkungen** durch die Enzephalitis (DD: Toxoplasmose)
4. Augen-Konsil: Beurteilung der Retina (Retinitis?)

Ther: • Bei abwehrgeschwächte Personen: Immunglobuline, Interferon und Virustatika: Ganciclovir (2 x 5 mg/kgKG/Tag i.v., Cymeven®) od. Foscarnet (3 x 60 mg/kgKG/Tag i.v., Foscavir®) für 2-3 Wo., evtl. Virustatika in halber Dosierung auf Dauer (oral)
• Bei sicherer Primärinfektion der Mutter während der Embryonalzeit (1.-3. SSM) ist ein Schwangerschaftsabbruch zu diskutieren
• Selbsthilfegruppen: Frühgeborene mit Zytomegalie-Infektion, Kruseweg 6, 12279 Berlin, Tel./Fax: (0 30) 7 53 91 18, Internet: http://www.cmv-selbsthilfegruppe.de

Prog: Bei Geburt symptomatische Neugeborene behalten in 90 % d.F. Schäden zurück.

Kompl: ∗ Auch bei Geburt unauffällige (infizierte) Neugeborenen können noch nach Jahren Innenohrschwerhörigkeit, Sehstörungen, Sprachstörungen, Zeichen eines frühkindlichen Hirnschadens mit geistiger Retardierung entwickeln (wird für ca. 10 % der infizierten Neugeborenen geschätzt)
∗ Neonatale Asphyxie durch eine interstitielle Pneumonie
∗ Bei Infektion in der Frühschwangerschaft Abort mögl.
∗ Entwicklung eines GUILLAIN-BARRÉ-Syndroms (Polyradikuloneuropathie)
∗ Prädisposition für andere Infekte

Proph: ♥ Eine Schutzimpfung ist noch in Erprobung; eine onkogene Wirkung des Impfvirus ist nicht sicher ausgeschlossen, daher noch nicht zugelassen
♥ Seronegative Patienten sollen nur Blut u. Organe seronegativer Spender erhalten (Blutkonserven und Organspender werden heute in Deutschland generell auf Zytomegalie getestet)
♥ Bei neg. CMV-Serostatus des Empfängers einer Organtransplantation sollte ggf. ein CMV-Prophylaxe für 3 Mon. gegeben werden (Ganciclovir, Cymeven®)

DD: – Embryopathie: Toxoplasmose, Röteln, Listeriose, Lues, Morbus haemolyticus neonatorum
– Peri- u. postnatale Infektion: Mononukleose, akute Hepatitis, Posttransfusionssyndrom

GEBURTSHILFE

Geburtshilfliche Anamnese

Die **Aufnahme in den Kreißsaal** sollte bei regelmäßigen Wehen ≤ alle10 Min., Blasensprung, vor geplanter Sektio od. bei Blutung in der Spätschwangerschaft erfolgen.
Einsicht in den **Mutterpass**, hier sind (od. sollten) alle Ergebnisse der Schwangerschaftsvorsorgeuntersuchungen und sonstige wichtige Befunde vermerkt.

- Zeitpunkt der letzten Regelblutung ⇨ Errechnen der Schwangerschaftswoche (SSW) und Überprüfung mit dem jetzigen Geburtstermin, Gewichtsveränderung, Alter der Gebärenden
- Geburtshilfliche Anamnese: Anzahl der **bisherigen Geburten** (Nulli- [= 0], Primi- [= 1] od. Pluri-/Multipara [= mehrere]), Entbindungsmodus bisheriger Geburten (normal, Vakuum, Zange, Sektio), Fehlgeburten, Frühgeburten, Abtreibungen und **geburtshilfliche Komplikationen** bei den bisherigen Geburten (z.B. Nachblutung, unvollständige Plazentalösung), Rh-Konstellation (Blutgruppenunverträglichkeit), Gestose, Eklampsie, Schwangerschaftsdiabetes
- Frühere Anamnese: **Operationen** (Uterus-Op, Kürettagen), Verletzungen im Genitourethraltrakt, Extrauteringravidität, Schwangerschaftsabbrüche, Sterilitätsbehandlung
- Vorerkrankungen: bekannte Anomalien, venerische Infektionen (= Geschlechtskrankheiten), rezidivierende Harnweginfekte, bekannte Nierenerkrankungen, Diabetes mellitus, Epilepsie, arterielle Hypertonie, Hepatitis, HIV-Infektion
- bekannte Allergien
- Miktionsstörungen: Pollakisurie (häufiges Wasserlassen), Nykturie (nächtliches Wasserlassen), Dysurie (erschwertes, schmerzhaftes Wasserlassen), Hämaturie, Oligo-/Anurie, Polyurie, Inkontinenz für flüssigen/festen Stuhl - für Luft, für Harn
- Änderung der Stuhlgewohnheiten
- Medikamentenanamnese: Schmerzmittel, Schlafmittel, Laxanzien, Neuroleptika, Antibiotika
- Nikotinabusus, Alkohol, Drogen?
- Familienanamnese: Erbkrankheiten
- Soziale Anamnese: Berufstätigkeit während der Schwangerschaft, psychosoziale Belastungen
- Sonstige Erkrankungen während der jetzigen Schwangerschaft und **aktuelle Beschwerden** mit Beginn, Dauer, Lokalisation, Blutungen, Fieber, Ödeme, Schmerzen, Schmerzcharakter, vorzeitige Wehentätigkeit, drohende Frühgeburt, Gestose, Tokolyse, Cerclage?

Klinische Untersuchung

1. Allgemeine körperliche Untersuchung: Auskultation von Herz und Lungen, Nierenlager klopfschmerzhaft, Inspektion auf Ödeme/Varizen der unteren Extremität, Blutdruck, Puls, Temperatur
2. Gynäkologische Untersuchung:
   LEOPOLDsche-Handgriffe zur Feststellung von Fundusstand, Kindslage und Höhenstand des vorausgehenden Kindsteils (s. Abb. unten)
   1. LEOPOLD-Handgriff: Untersuchung im Liegen durch Umfassen des Fundus von oben mit beiden Händen ⇨ **Fundusstand** (der höchste Stand findet sich in der 36. SSW, danach sinkt der Fundusstand bis zur 40. SSW wieder etwas ab, s. Abb.)
      Lage des Kindes (Längslage, Schräg- od. Querlage [bei der Querlage fühlt sich der Fundus „leer" an] im Uterus)
   2. LEOPOLD-Handgriff: Untersuchung durch seitliches Tasten am Uterus mit der flachen Hand ⇨ Stellung des **kindlichen Rückens**
      I. Stellung: Rücken links seitlich
      II. Stellung: Rücken rechts seitlich (Merksatz: Rücken rechts = **2 x R = II. Stellung**)

SSW - Fundusstand

Gynäkologie

es kann noch zusätzlich a od. b angegeben werden (a = Rücken li./re. schräg vorne, b = Rücken li./re. schräg hinten) oder bei Querlage Tasten des Kopfes

3. LEOPOLD-Handgriff: Tasten im Bereich des unteren Uterinsegment oberhalb der Symphyse ⇨ Poleinstellung (Art) des **vorangehenden Kindsteils**: Schädellage (SL, fühlt sich eher hart und rund an und ist beweglicher) od. Beckenendlage (BEL)

4. LEOPOLD-Handgriff: Tasten von kranial nach kaudal seitlich am Uterus oberhalb des Leistenbandes ⇨ Höhenstand des vorangehenden Kindsteils in Beziehung **zum Beckeneingang** (Kind noch nicht oder bereits in das kleine Becken eingetreten)

ZANGEMEISTER-Handgriff (5. LEOPOLD-Handgriff): Tasten des Verhältnisses Kopf zu Symphyse (aussagekräftig nur nach gesprungener Fruchtblase) ⇨ Missverhältnis zwischen kleinem Becken und vorangehendem Kindsteil (normal: Kopf überragt die Symphyse nicht nach vorne, pathologisch: Kopf überragt die Symphyse deutlich = ZANGEMEISTER positiv, z.B. bei zu engem Becken)

Betrachtung der MICHAELIS-Raute: am Rücken zur Abschätzung der Beckengröße (die Raute bildet sich zwischen den Spinae iliacae post. sup., LWK 4 u. dem oberen Ende der Analfurche) ⇨ eine quadratisch Raute ist normal, eine in Längsachse längliche und spitze Raute ist Hinweis auf ein verengtes Becken, eine Raute in Drachenform ist Hinweis auf ein plattrachitisches Becken

1. LEOPOLD-Handgriff   2. LEOPOLD-Handgriff

3. LEOPOLD-Handgriff

4. LEOPOLD-Handgriff   ZANGEMEISTER-Handgriff

Beschaffenheit des Beckens:
Conjugata externa (Messung mit dem Beckenzirkel mögl., wird heute aber kaum noch durchgeführt, s. Abb.): oberer äußerer Rand der Symphyse bis Lendenwirbeldorn L5 (18-21 cm, weitere Maße s.u. Kap. Geburt).

Linea terminalis
Conjugata externa
weibliches Becken, von oben

Conjugata anatomica
Linea terminalis
weibliches Becken, a.p.-Sicht

Damit kann in etwa auf die inneren Beckenmaße geschlossen werden, mit der Enge zwischen Promontorium und Symphyse (Conjugata anatomica am Oberrand der Symphyse an der Linea terminalis mit 11,5 cm und etwas tiefer die engste Stelle an der Symphyse = Conjugata vera mit 11 cm)

Vaginale Untersuchung: Desinfektion des äußeren Genitales (z.B. Octenisept®-Spray) und Einmalhandschuhe zur Untersuchung verwenden. Beurteilt werden:
- Zervix: Lage (sakral, mediosakral, zentriert), Länge (noch erhalten >2 cm, verkürzt od. verstrichen) und Konsistenz (weich od. derb)
- **Weite des Muttermundes** (geschlossen, fingerdurchgängig od. in cm offen, der vollständig geöffnete Muttermund = ca. 10 cm ist dann als solcher auch nicht mehr tastbar)
- Fruchtblase/Vorblase (erhalten und im Bereich des inneren Muttermundes zu tasten oder gesprungen), bei Fruchtwasserabgang (Blasensprung) Beurteilung der Farbe (farblos bis leicht milchig-trüb durch Vernixflocken-Beimengung)
- Tasten der Beckenwände und von Kreuz- u. Steißbein ⇨ Weite und Form des Beckens beurteilen
- Höhenstand des vorangehenden Kindsteils tasten, Beurteilung der Rotation des Kindskopfes durch Tasten der Fontanellenlage/Pfeilnaht bei bereits fortgeschrittener Geburt

Inspektion und Palpation der Mammae: Größe, Konsistenz, Vormilchsekretion, Entzündungszeichen

Apparative Diagnostik

1. Sonographie: im Kreißsaal nur noch **orientierende Untersuchung**: fetale Herzaktion, BIP, Schätzung des Geburtsgewichts, Plazentalage und –reife, Fruchtwassermenge, kindliche Lage, ggf. Zervixlänge (bei drohender Frühgeburtlichkeit)
Farbkodierte Duplexsonographie (dopplersonographische Blutflussmessung) der uterinen und fetalen Gefäße zur intrapartalen Überprüfung der fetalen Durchblutung mögl.

2. **CTG** (engl. cardiotocogram, Kardiotokographie): Standardverfahren zur Überwachung des fetalen Zustandes und der Wehentätigkeit in der Geburtshilfe, s.u.

3. Mikroblutuntersuchung (MBU, Syn: Mikroblutanalyse, FBA **Fetalblutanalyse**, fetale Blutgasanalyse): Ind: Überwachung des Kindes unter der Geburt bei Geburtskomplikationen, z.B. V.a. intrauterine Hypoxie (⇨ respiratorisch Azidose)
Durchführung: Entnahme aus dem vorangehenden Kindsteil (meist der Kopfhaut), Bestimmung des pH-Werts ⇨ normal ist ein pH >7,30
Pathol: pH 7,29-7,20 = Präazidose ⇨ Kontrolle nach 5 Min.
pH <7,20 = Azidose ⇨ sofortige (ggf. operative) Entbindung

4. Amnioskopie (Fruchtwasserspiegelung): wird nur noch sehr selten durchgeführt
Durchführung: Beurteilung des Fruchtwassers bei schon durchgängigem Muttermund (vor Blasensprung, K.-Ind.: Placenta praevia) durch die intakten Eihäute hindurch mit einem Amnioskop ⇨ normal ist klares bis milchiges Fruchtwasser (milchig wird das Fruchtwasser ab der 38. SSW durch Vermischung mit der Vernix caseosa ["Käseschmiere"] von der Haut des Fetus)
Pathol: grüngefärbtes Fruchtwasser durch Mekoniumbeimengung (bei fetalem O_2-Mangel kommt es durch vermehrtes CO_2 zur Hyperperistaltik des Darmes)
gelb- bis braungefärbtes Fruchtwasser bei Morbus haemolyticus fetalis (Hämoglobinabbaustoffe)
fleischwasserfarbenes Fruchtwasser bei V.a. intrauterinem Fruchttod
fehlende Vernix-Flocken bei Übertragung
Kompl.: Wehenauslösung (um den Geburtstermin od. bei Übertragung durchaus erwünscht), Amniotomie (= Blaseneröffnung), schmerzhaft, Infektionsgefahr
Cave: das Fruchtwasser kann bei Betrachtung der Vorblase normal aussehen, aber bereits pathologisch verändert sein.

CTG

Syn: engl. cardiotocogram, **Kardiotokographie**, ICD-10: pathologischer CTG-Befund O26.9

Def: Das CTG ist das Standardverfahren zur Überwachung der **fetalen Herzfrequenz** und der **Wehentätigkeit** in der Spätschwangerschaft (antepartuales CTG) und während der Geburt (subpartuales CTG).

Ableitung der fetalen Herztätigkeit (**Kardiographie**): extern mit einem Doppler-Ultraschalltransducer am P.m. der fetalen Herztöne (selten auch direkte Messung am Fetus mit einer EKG-Elektrode am Kopf od. Steiß nach Eröffnung der Fruchtblase). Die **Herzfrequenz** wird aus dem zeitlichen Abstand zwischen den Signalen berechnet und registriert.

Ableitung der Wehentätigkeit (**Tokographie**): indirekte Messung extern mit einem mechanoelektrischen Wehentaster an der Bauchdecke über dem Bereich des Fundus uteri (selten auch interne Messung mit einem wassergefüllten Katheter im Uteruskavum). Registriert und beurteilt wird die Häufigkeit der Wehen (**Wehenfrequenz**) und die etwaige Stärke der Wehen (eine genaue Beurteilung der Stärke der Wehen ist nicht mögl., dies ist nur bei der internen Messung mögl., die z.B. bei protrahiertem Geburtsverlauf eingesetzt werden kann).

Die Ableitungen werden auf einem 2-Kanal-Schreiber registriert.

CTG-Streifen immer mit Name, Datum, Uhrzeit beschriften!

Papiergeschwindigkeit: i.d.R. **1 cm/Min.**

Anatomie: Die Ableitung der fetalen Herztätigkeit mit dem Doppler-Ultraschalltransducer erfolgt am **P.m. (Punctum maximum)** der fetalen Herztöne (⇨ Auskultation mit dem geburtshilflichen Stethoskop mögl.). Das P.m. der Herztöne ist abhängig von der Lage des Fetus, s. Abb.

Klin: ⇨ Die Überwachung der fetalen Herztätigkeit mit dem CTG vor und während der Geburt ist das Standardverfahren zur Erkennung einer **fetalen Hypoxie**.
⇨ Zeitpunkt: im letzten SSM wöchentlich bis mehrfach täglich unmittelbar antepartual,
Geburtsphase: bei Aufnahme in den Kreißsaal CTG über 30 Min., dann engmaschige CTG-Kontrollen in der Eröffnungsphase durchführen und nach Blasensprung in der Austreibungsphase od. bei Risikoschwangerschaft mit Beginn der regelmäßigen Wehen Dauer-CTG.

P.m. der fetalen Herztöne
❶ bei linker Schädellage (I. SL)
❷ bei rechter Schädellage (II. SL)
❸ bei linker Beckenendlage (I. BEL)
❹ bei rechter Beckenendlage (II. BEL)

⇨ Bei Mehrlingsschwangerschaft immer gleichzeitig jeweils eine Herztonableitung für jedes Kind.

Diag: Bewertungskriterien: (Normalbefunde in Klammern)
1. **Basalfrequenz** = mittlere **fetale Herzfrequenz** in der Wehenpause, sog. Baseline (normal: 120-160/Min.)
2. **Oszillationen** = **Schwankung** der basalen Herzfrequenz um die mittlere Herzfrequenz, sog. **Bandbreite** od. Oszillationsamplitude (normal 10-30/Min.) = undulatorische Kurve
3. **Oszillationsfrequenz** (Langzeitschwankungen): **Nulldurchgänge** der Schwankungen der Herzfrequenz pro Minute durch eine gedachte Linie entlang der Basalfrequenz (normal: >6/Min.)
4. **Akzeleration**: normal sind sporadische Akzelerationen (= **Beschleunigung** der Herzfrequenz um 10-15/Min. für 10-30 Sek., z.B. bei aktiven Bewegungen des Fetus = sog. antepartualer **Non-Stresstest**)
5. **Dezeleration**: normal sind keine oder sporadische DIP 0 (= **Frequenzabfall** <30 Sek. unabhängig von der Wehentätigkeit)
6. **Wehenfrequenz** = Häufigkeit der Wehen pro Std., bzw. Angabe in **Wehen/10 Min.** od. Wehen alle „x" Min. (gemessen wird die Zeit vom Höhepunkt einer Wehe (Wehenakme) bis zum Höhepunkt der nächsten Wehe, normal: Eröffnungsperiode 1-3 Wehen/10 Min., Austreibungsperiode 3-4 Wehen/10 Min.)

Geburtshilfe | Seite 171

Die Bewertung eines CTG erfolgt mit Hilfe verschiedener semiquantitativer CTG-Scores, z.B. KUBLI-, HAMMACHER- od. FISCHER-Score (s. Tab.)

FISCHER-Score für die antepartuale CTG-Beurteilung

	Basalfrequenz	Bandbreite	Nulldurchgänge	Akzelerationen	Dezelerationen
0	<100 od. >180	<5	<2	keine	späte, ungünstige variable
1	100-120 160-180	5-10 od. >30	2-6	periodische	variable
2	120-160	10-30	>6	sporadische	keine od. sporadische DIP 0

Score: CTG über 30 Min. ableiten, das jeweils ungünstigste Kriterium wird bewertet und die Summe der Punkte gebildet ⇨ normal **8-10** Punkte, 5-7 Punkte: Hinweis für fetalen Belastungszustand ≤4 Punkte: bedrohliche Gefährdung des Kindes ⇨ Maßnahmen erforderlich

Abb: normales subpartuales CTG (Beispiel: Basalfrequenz 136/Min., Oszillation 15/Min. = undulatorische Kurve, 7 Nulldurchgänge/Min., wehensynchrone Akzelerationen, keine Dezelerationen, Wehenfrequenz 3/10 Min.), FISCHER-Score 10 Punkte (Abb. im Originalmaßstab, Papiergeschwindigkeit 1 cm/Min.)

Gynäkologie

Weckversuch: zeigen sich über einen Zeitraum von mind. 30 Min. keine spontanen Akzelerationen, kann ein Weckversuch durchgeführt werden, z.b. durch äußeren Reiz, vaginale Untersuchung, Lagewechsel der Mutter, Klingelgeräusch ⇨ es sollte dann wieder zu spontanen Akzelerationen kommen. Die Registrierung der fetalen Herztätigkeit ohne Wehen wird als antepartualer **Non-Stresstest** bezeichnet.

Stresstest (Syn: Wehenbelastungstest, Oxytocinbelastungstest, antepartual ab 32.-34. SSW mögl.): Oxytocin-induzierte Wehen (2 Sprühstöße á 4 I.E. Oxytocin-Nasenspray alle 10 Min. [Syntocinon®] od. mit Oxytocin-Infusion) zur Beurteilung des fetalen Zustandes (Beurteilt werden Oszillationstyp und Dezelerationen). Normal sind keine Dezelerationen bei 3 Wehen/10 Min., pathologisch sind DIP II od. variable Dezelerationen (s.u.) und zeigen eine fetale Gefährdung an. K.-Ind. für den Stresstest: Placenta praevia, Querlage, drohende Frühgeburt. Insg. wird der Test zunehmend seltener durchgeführt, da er eine zusätzliches Risiko für Mutter und Kind beinhaltet und alternativ eine farbkodierte Duplexsonographie evtl. bessere Aussagen (ohne Risiko) liefert.

Pathol: Eine **fetale Hypoxie** führt zu pathologischen Veränderungen der Herztätigkeit des Fetus.

- ♦ Basalfrequenz: 160-180/Min. = leichte Tachykardie, **>180/Min.** = schwere Tachykardie
  120-100/Min. = leichte Bradykardie, **<100/Min.** = schwere Bradykardie
  Eine fetale Hypoxie kann zu Bradykardie od. Tachykardie führen und ist meist mit weiteren pathologischen CTG-Veränderungen verbunden ⇨

- ♦ Bandbreite (Oszillationstypen, s. Abb.):
  Oszillationstyp 0 = **silente Kurve**, Schwankungen der basalen Herzfrequenz <5/Min. (z.B. fetaler Hypoxiezustand, fetale Kreislaufzentralisierung, zentralsedierende Medikamente), evtl. in Kombination mit langsamen sinusoidalen Oszillationen mit geringer Amplitude und Frequenz (wenige Nulldurchgänge)
  Oszillationstyp 1 = eingeengt undulatorische Kurve, 5-10/Min. (z.B. schlafender Fetus)
  Oszillationstyp 2 = undulatorische Kurve, 10-25/Min. (Normalbefund, aktives Kind)
  Oszillationstyp 3 = **saltatorische Kurve**, >25/Min. (V.a. Nabelschnurabklemmung)

| Typ 0 (silent) | Typ 1 (eing. undulat.) | Typ 2 (undulatorisch) | Typ 3 (saltatorisch) |

- ♦ Nulldurchgänge (Oszillationsfrequenz): <2/Min. = Zeichen fetaler Gefährdung (die gleichförmige Frequenz entsteht durch konstante kardiale Blutmenge bei fetaler Kreislaufzentralisation, z.B. bei anhaltendem Sauerstoffmangel)

- ♦ Akzelerationen: fehlende Akzelerationen über einen Zeitraum von mind. 30 Min. sind pathologisch (Kind kann aber auch schlafen ⇨ Weckversuch durchführen)

- ♦ Dezelerationen:
  Periodische Dezelerationen sind Herzfrequenzabfälle in Zusammenhang mit einer Wehe
  DIP I = frühe Dezeleration: wehensynchroner Abfall der fetalen Herzfrequenz >20/Min. beim Höhepunkt der Wehe (Wehenakme genannt) und schnelle Rückkehr zur Basalfrequenz am Ende der Wehe (DIP I müssen nicht pathologisch sein und kommen z.B. beim Eintreten des Kopfes in das kleine Becken vor)
  DIP II = **späte** Dezeleration: Abfall der fetalen Herzfrequenz erst nach dem Höhepunkt der jeweiligen Wehe (>15 Sek. nach dem Maximum der Wehe) ⇨ Zeichen fetaler Hypoxie
  Variable Dezelerationen = Kombination von DIP I u. II, aber auch **unabhängig von der Wehentätigkeit** vorkommende Dezelerationen (= sporadische) ⇨ V.a. Nabelschnurabklemmung
  zusätzliche **ungünstige Zeichen**: prolongierte Dezeleration („Badewannen"-Form der Frequenzkurve über mehrere Minuten), Abflachung der Anstiegssteilheit, Oszillations-

verlust in der Dezeleration, silenter Oszillationstyp (Typ 0), keine Akzeleration vor der Dezeleration, gedoppelte Dezeleration, nicht-Erreichen der Ausgangsfrequenz oder Fortbestehen der kompensatorischen Akzeleration nach der Dezeleration

DIP I (frühe)   DIP II (späte)   variable Dezeleration, ungünstige

Ther: Ungünstige prognostische Zeichen im CTG, wie andauernde Brady- od. Tachykardie, silente Kurve, langsame sinusoidale Oszillationen mit geringer Amplitude und Frequenz, variable Dezelerationen und die o.g. zusätzlichen ungünstigen Zeichen erfordern je nach klinischer Situation weitergehende Maßnahmen ⇨ Tokolyse, weitere Diagnostik (z.B. wiederholte fetale Blutgasanalyse, Sonographie und insb. farbkodierte Duplexsonographie, Amnioskopie) und ggf. Einleitung der Geburt bis zur Notfall-Sektio.

Prog: Alle (pathologischen) CTG-Veränderungen müssen immer im Zusammenhang mit der klinischen Situation der Mutter bewertet werden und verlangt vom Untersucher große Erfahrung in der Auswertung.

DD: – Amnioninfektionssyndrom: im CTG schwere andauernde Tachykardie (≥180/Min.)
– Störung der kardialen Reizleitung beim Fetus ⇨ andauernde Bradykardie mögl.

Gynäkologie

GEBURT

Syn: Partus, engl. delivery, birth, labour, parturition, ICD-10: Einlings- Z38.2, Zwillings- Z38.4, Mehrlingsgeburt Z38.8

Def: Die normale Geburt wird regelhafte/regelrechte Geburt genannt. Treten Komplikationen auf, so wird von einer regelwidrigen Geburt gesprochen.

Epid: ◊ In Deutschland 720.000 Geburten/Jahr (Stand: 2003 mit fallender Tendenz)
◊ Statistisch werden in Deutschland **1,3 Kinder** pro Familie geboren (hieraus erklärt sich auch der Bevölkerungsrückgang und die Überalterung in Deutschland, da rechnerisch 2,2 Kinder/Familie zur Bestanderhaltung der Bevölkerung notwendig wären)

Anatomie: Das reife Neugeborene ist im statistischen Mittel 51 cm lang, 3,4 kg schwer und hat einen Kopfumfang von 34 cm (Circumferentia frontooccipitalis = sog. Hutmaß). Der **kindliche Kopf** ist das größte Geburts"hindernis", da er am größten und wenig verformbar ist. Folgende Maße sind bei regelrechter Geburt zu finden (s. Abb.):

- Diameter bitemporalis: kleiner querer Durchmesser (8,5 cm)

- **Diameter biparietalis**: großer querer Durchmesser (9,5 cm)

- Planum mentooccipitale: mit einem großen schrägen Durchmesser von 13,5 cm und einem Umfang v. 35-36 cm, Durchtrittsebene (= Durchtrittsplanum) bei Geburt aus Stirnlage

- Planum frontooccipitale: mit geraden Durchmesser von 12 cm und einem Umfang v. 34 cm (sog. Hutmaß), Durchtrittsebene bei Geburt aus Vorderhauptslage

- **Planum suboccipitobregmaticum**: mit einem kleinen schrägen Durchmesser von 9,5 cm und einem Umfang v. **32 cm**, Durchtrittsebene bei normaler Geburt aus **vorderer Hinterhauptslage**

Beim Durchtritt des kindlichen Kopfes können die Fontanellen und Schädelnähte zur Orientierung benutzt werden (s. Abb.):

- Fonticulus anterior: große rautenförmige (viereckige) Fontanelle zwischen Stirn- u. Scheitelbeinen

- **Fonticulus posterior**: kleine dreieckige Fontanelle zwischen Scheitel- u. Hinterhauptbein, diese ist bei regelrechter Geburt (vordere Hinterhauptslage) die *Leitstelle* (= tiefster Punkt des vorangehenden Kindsteils)

- Sutura frontalis (Stirnnaht) zwischen den beiden Ossa frontalia (Stirnbein)

- Sutura coronalis (Kranznaht) zwischen Os frontale u. Os parietale (Scheitelbein)
- Sutura sagittalis (Pfeilnaht) zwischen den beiden Ossa parietalia
- Sutura lambdoidea (Lambdanaht) zwischen Ossa parietalia u. Os occipitale (Hinterhauptsbein)

Der **mütterliche Geburtskanal** wird gebildet aus:

- dem knöchernen kleinen Becken (= knöcherner Geburtskanal), kaudalwärts beginnend ab der Linea terminalis (trennt großes und kleines Becken voneinander, s. Abb.) = dem querovalen Beckeneingang, der Beckenhöhle und dem längsovalen Beckenausgang

und dem weichen Geburtskanal, bestehend aus
- dem unteren Uterinsegment und der Zervix uteri
- und dem sog. Weichteilansatzrohr aus Scheide, Vulva und der Beckenbodenmuskulatur

Geburtsmechanisch werden 3 Kompartimente unterschieden. Durch die ovale Form des kindlichen Kopfes und der Schulterregion muss das Kind beim Durchtritt durch das Becken Drehbewegungen ausführen (s.u. Abb. zur Austreibungsperiode).

1. **querovaler Beckeneingangsraum**: er enthält die Linea terminalis, Conjugata anatomica, Conjugata vera, Diameter transversa, Diameter obliqua (s. Abb. schraffierter Bereich)
2. Beckenhöhle (kreisförmige **Beckenmitte**)
3. **längsovale Beckenausgangsraum** und das Weichteilansatzrohr (dieses verlängert sich insb. im dorsalen Bereich unter der Geburt von 5 auf 15 cm Länge)

Als **Führungslinie** wird die gedachte Linie bezeichnet, dem das Kind bei der Geburt folgen muss. Sie wird gebildet aus dem Mittelpunkt aller Längs- (u. Querdurchmesser) und hat eine gebogene Form um die Symphyse (s. Abb.)

Beckenmaße: (engl. pelvic measurements): am mütterlichen knöchernen Becken gibt es **innen** folgende Abstände (s. Abb.), die aber letztlich nur durch Röntgen od. bei einer Sektio bestimmt werden können:
- Conjugata anatomica = Abstand zwischen Promontorium und Symphysenoberrand: ca. 11,5 cm
- **Conjugata vera** (obstetrica) = engste Stelle des Beckeneingangs zwischen Promontorium u. d. am weitesten vorstehenden Teil der Symphyse: **11 cm**
- Conjugata diagonalis = Abstand zwischen Promontorium und unterstem Rand der Symphyse: 12,5 cm (s.u.Diag.)
- Diameter obliqua (schräger Durchmesser) = Abstand zwischen Articulatio sacroiliaca u. Eminentia iliopubica der Gegenseite: 12,5 cm (Diameter obliqua I = von re. hinten n. li. vorne, Diameter obliqua II = von li. hinten n. re. vorne)
- Diameter transversa (querer Durchmesser) = größter Abstand zwischen beiden Lineae terminales: 13-13,5 cm querer Durchmesser am Beckenausgang = zwischen den beiden Spinae ossis ischii (**Interspinallinie**): 10,5-11 cm ⇨ **engste Stelle**
- gerader Durchmesser am Beckenausgang: 11 cm, dieser erweitert sich um +1 bis +2 cm durch Elevation des Steißbeines nach dorsa

Phys: ♦ Allgemeine Voraussetzungen für eine regelrechte Geburt sind normal großes Kind und (passendes) normal großes Becken der Mutter sowie ausreichend Wehen

Gynäkologie

♦ Geburtslagen:
- **Lage des Kindes** (1. LEOPOLD-Handgriff): **Längslage** (99 % d.F. durch die physiologische längsovale Form des Uterus), Schräg- od. Querlage
- **Stellung des kindlichen Rückens** (2. LEOPOLD-Handgriff):
  I. Stellung: Rücken links seitlich, II. Stellung: Rücken rechts seitlich, es kann noch zusätzlich a od. b angegeben werden (a = Rücken li./re. schräg vorne, b = Rücken li./re. schräg hinten), am häufigsten **Ia. Stellung** (durch physiologische leichte Rotation der Uteruskante nach links vorne)
- **Poleinstellung des vorausgehenden Kindsteils** (3. LEOPOLD-Handgriff): in 95 % d.F. erfolgt die Geburt aus einer **Schädellage: vordere Hinterhauptslage** (90 %), hintere Hinterhauptslage (= Gesicht liegt zur Symphyse, 4-5 %) od. Streckhaltung (Deflexionslage ⇨ Vorderhaupts-, Stirn- od. Gesichtslage, 1 %)
  in 3-5 % aus einer Beckenendlage (Steißlage, Fußlage, Steiß-Fußlage, Knielage)
  in 0,5-1 % aus Quer-/Schräglage (absolut geburtsunmögliche Lage!)
- Haltung des Kindes (Tasten der Fontanellen, vordere viereckig, hintere dreieckig): Beugehaltung (Hinterhauptshaltung) im Beckeneingang/Beckenhöhle, Deflexionshaltung (Überstreckung des Kopfes um die Symphyse herum) im Beckenausgang
- Einstellung und Rotationsgrad des vorausgehenden Kindsteils im Geburtskanal (Tasten der Pfeilnaht): hoher Querstand im Beckeneingang, tiefer Geradstand in der Beckenhöhle/Beckenausgang

♦ **Ablauf einer normalen Geburt** (aus I. vorderer Hinterhauptslage):
- Vor Beginn der Wehentätigkeit befindet sich der Kopf in Mittelstellung (hoher Querstand) und ragt noch vorne über die Symphyse über (bei Erstgebärenden kann der Kopf durch die straffe Bauchdecke schon in der 37.-38. SSW in das Becken eintreten, bei Mehrfachgebärenden meist erst mit den Vorwehen, bei sehr viel Fruchtwasser auch manchmal erst in der Austreibungsperiode nach dem Springen der Fruchtblase). Der Muttermund ist geschlossen.
- Phasen: Vorgeburts-, Eröffnungs-, Austreibungs-, Nachgeburtsperiode
- Geburtswehen:
  1. als Anzeichen der beginnenden Geburt (Vorgeburtsperiode) kommt es zu **Vorwehen** (Syn: Stell- od. Senkwehen), diese führen zum Tiefertreten des Kindes in den Beckeneingang und Helfen bei der **Zervixreifung** (Erweichung des zervikalen Bindegewebes, Verkürzung [Retraktion] und dadurch gleichzeitige Erweiterung des inneren Muttermundes = Verstreichen der Zervix), es kommt aber meist noch zu keiner Eröffnung des (äußeren) Muttermundes.
  2. **Eröffnungswehen**: rhythmische Wehen des Corpus uteri (Stärke: 50 mmHg, 1-3 Wehen/10 Min. jeweils 30-45 Sek.), die zur weiteren Öffnung der Zervix (Distraktion), Vorwölbung der Fruchtblase im Bereich des inneren Muttermundes (diese wird dann auch als sog. **Vorblase** bezeichnet) und Eröffnung des passiven (enthält kein Myometrium) äußeren Muttermundes führen, geringer Blutabgang (Einriss kleiner Zervixgefäße und Ausstoßung des Zervixschleimpfropfs) = sog. **Zeichnen**.
  3. **Austreibungswehen** (Stärke: >60 mmHg, Wehenfrequenz: 3-4 Wehen/10 Min.) und zuletzt **Presswehen** (reflektorische Mitwirkung der Bauchmuskulatur während der Austreibungswehen = Bauchpresse [FERGUSON-Reflex], Stärke: bis über 200 mmHg, während dieser Zeit sind die uterinen und Plazentagefäße aufgrund des Druckes komprimiert, daher sollte die Zeit der Pressperiode auch max. nur ½ Std. dauern) in der Austreibungsperiode.
- Gegen Ende der Eröffnungsperiode, die bei Erstgebärenden im Durchschnitt 7-10 Std. und bei Mehrgebärenden 4 Std. dauert, kommt es zum **Springen der Fruchtblase** (⇨ zeitgerechter Abgang des Fruchtwassers, rechtzeitiger Blasensprung) und damit beginnt bei jetzt vollständiger Eröffnung des äußeren Muttermundes die Austreibungsperiode.
- Austreibungsperiode (s. folgende Abb.):
  a. Eintrittsmechanismus: beim **Eintritt** in den **Beckeneingang** verläuft die Pfeilnaht (Sutura sagittalis) **quer**, kleine und große Fontanelle sind noch tastbar (Kopf noch nicht gebeugt). Das vordere Scheitelbein führt dabei etwas (physiologischer vorderer Asynklitismus od. NAEGELE-Obliquität genannt).

Geburtshilfe | Seite 177

b. **Durchtrittsmechanismus**: zunehmende Beugehaltung des Kopfes (**Flexion** = Kinn auf die Brust) und **Drehung** des Kopfes mit dem Hinterhaupt nach vorne in der Beckenmitte ⇨ das Hinterhaupt mit der **kleinen Fontanelle** als **Leitstelle** führt (= vordere Hinterhauptslage, das Gesicht liegt dem Kreuzbein auf, Durchtritt mit d. Planum suboccipitobregmaticum, Pfeilnaht steht jetzt **längs**). Der Kopf wird danach auch in der Vulva sichtbar = sog. **Einschneiden**, ab jetzt ist der Dammschutz (s.u.) wichtig und die Schwangere sollte zum aktiven Mitpressen aufgefordert werden. Der Kopf des Kindes kann im Geburtskanal verformt werden (Konfiguration), da die Schädelnähte noch nicht verknöchert sind und erleichtert damit den Durchtritt. Die Vagina und die Beckenbodenmuskulatur sind jetzt maximal gedehnt.

c. **Austrittsmechanismus**: Streckung des Kopfes um die Symphyse herum (Deflexion), es wird in der Reihenfolge das Hinterhaupt, das Vorderhaupt und zuletzt das Gesicht über den Damm (der sich als Weichteilansatzrohr erheblich verlängert hat, sog. Auswalzung des Vaginalrohrs und Weitstellung des Anus) entbunden. Evtl. Absaugen von Mund, Rachen und Nase des Kindes.

d. **Rückdrehung** des Kindskörpers bei einer der nächsten Wehen (bzw. mit Hilfe von außen durch Drehung des Kopfes), sodass die Schultern im Beckenausgang wieder längs stehen (der Rücken steht wieder nach links) ⇨ zuerst Geburt der **vorderen Schulter** an der Symphyse vorbei durch Zug am Kopf nach dorsal, dann der hinteren Schulter über den Damm durch Anheben des Kopfes, der restliche Körper rutscht dann ohne große Anstrengung sofort nach.

Eintritt in den Beckeneingang

Tiefertreten in die Beckenhöhle und Drehung des Kopfes

Durchtritt mit der kleinen Fontanelle als Leitstelle

Austritt mit Sreckung des Kopfes

Rückdrehung des Körpers / äußere Drehung des Kopfes

Geburt von Schulter u. Körper

Weichteilansatzrohr

Gynäkologie

- Es erfolgt dann die Abnabelung des Kindes und es beginnt darauf hin die Nachgeburtsperiode (Plazentation):
  Nachgeburtswehen zur **Ausstoßung der Plazenta** mit den Eihäuten und der Nabelschnur. Durch das Einreißen der uteroplazentaren Spiralarterien kommt es zu einem vaginalen Blutabgang (Lösungsblutung). Geringere Blutung bei randständiger Lösung der Plazenta [Modus nach DUNCAN] oder größere Menge auf einmal, wenn sich die Plazenta zentral löst [Modus nach SCHULTZE] und sich dabei das gebildete retroplazentare Hämatom zusammen mit der Plazenta entleert), normal ist ein Blutverlust von ca. 200-300 ml.
  Weitere Lösungszeichen sind das Aufsteigen des Fundus, eine zunehmende Nabelschnurlänge und Verlust des Tonus der Nabelschnurgefäße. Die Lösung der Plazenta erfolgt normalerweise innerhalb von 30 Min.
- ♦ Nachwehen und Stillwehen (durch den Saugreiz) im Wochenbett: diese dienen der intrauterinen Blutstillung und der Uterusinvolution

Klin: ⇒ Maximal zulässige Geburtsdauer: Eröffnungsperiode: 12 Std. (Mehrgebärende: 8 Std.),
Austreibungsperiode: 1 Std.,
Pressperiode: ½ Std.,
Nachgeburtsperiode: 1 Std.

⇒ Bei einer gut gleiteten Geburtshilfe ist die erreichbare Gesamtdauer der Geburt: bei Erstgebärender 6 Std., bei Mehrgebärender 3-4 Std

Diag: 1. Geburtshilfliche Anamnese, klinische und gynäkologische Untersuchung bei Aufnahme in den Kreißsaal s.o.

2. Beckenmaße: die am mütterlichen knöchernen Becken **außen** mit dem Beckenzirkel gemessen werden können (s. Abb.). Dies sind Maße des großen Beckens, sie geben Hinweise auf die vermutlichen Größenverhältnisse des kleinen Beckens (die Messung wird heute nur noch selten durchgeführt):
   - Distantia intercristarum = maximaler Abstand der beiden Darmbeinkämme: 28-29 cm
   - Distantia interspinosa od. spinarum = Abstand zwischen beiden Spinae iliacae anterior superior: 25-26 cm
   - Distantia intertrochanterica = äußerer Abstand zwischen beiden Trochanteren des Oberschenkels: 31-32 cm
   - Conjugata externa (Syn: Diameter BAUDELOCQUE) = oberer Rand der Symphyse bis letzter Lendenwirbeldorn 18-21 cm.

   Zusätzlich kann die Conjugata diagonalis (s.o. Anatomie) als Verbindungslinie vom Promontorium bis zum untersten Rand der Symphyse durch Einführen von Zeige- und Mittelfinger in die Vagina und Tasten des Promontoriums sowie Markieren des Berührungspunktes der Symphyse am Handrücken (mit einem Finger der anderen Hand) ertastet werden: 12,5 cm (Conjugata diagonalis – 1,5 cm = Conjugata vera)
   Durch die Vagina kann auch die Höhenbeurteilung (Beckeneingang, Beckenmitte) des vorangehenden Teiles (Kopf bei SL, Becken bei BEL) ertastet werden (Lage der Pfeilnaht, Höhe des Kopfes im Verhältnis zur Interspinalebene = gedachte Linie zwischen beiden tastbaren Spinae ischiadicae in der Beckenmitte) und die Öffnung des äußeren Muttermundes bestimmt werden.

3. **CTG** (engl. cardiotocogram, Kardiotokographie): das Standardverfahren zur Überwachung der **fetalen Herzfrequenz** und der **Wehentätigkeit** in der Spätschwangerschaft und während der Geburt, Durchführung und Beurteilung s.o.

4. Legen eines **venösen Zuganges** und **Blutentnahme** (BB, Thrombozytenzahl, Quick, PTT, Elektrolyte)

5. Beurteilung der **Zervixreife** (nach BISHOP)

Befund / Punkte	1	2	3
Zervixstand	kreuzwärts	nahe der Führungslinie	in Führungsllinie
Zervixlänge	>2 cm	1 cm	flach
Zervixkonsistenz	derb	mittel	weich
Muttermundweite	geschlossen	1-2 cm	2-3 cm
Höhenstand des vorangehenden Kindsteils	Beckeneingang	in Höhe der Interspinallinie	unterhalb der Interspinallinie

Der BISHOP-Score wird durch Addition der einzelnen Pkt. ermittelt. Bei einem Wert >10 Pkt. ist die Zervixreife erreicht und die Geburt kann beginnen, bzw. eine Geburtseinleitung ist erfolgversprechend.

Ther:
- Geburtsvorbereitung: durch die Hebamme und den Geburtshelfer Aufklärung der Schwangeren über den voraussichtlichen Geburtsverlauf und über die Möglichkeiten der Anästhesie
  evtl. Darmentleerung mit einem Klysma
  vor der Austreibungsperiode Entleerung der Harnblase (ggf. mit Einmalkatheterismus)
- Heute gebräuchliche Lagerungsmöglichkeiten zur Geburt:
  – **Geburt im Liegen** (anfänglich meist seitliche Lagerung entsprechend der Stellung des kindlichen Rückens = I. ⇨ links, II. ⇨ rechts [Lagerungsregel] bzw. wie es für die Mutter angenehm ist) und **halbsitzend** während der Pressphase
  – Geburt im Sitzen od. in der Hocke mit einem Gebärhocker
  – Geburt unter Wasser (in einer Geburtsbadewanne)
  – Operative Entbindung (s.u. Kap. Sectio caesarea)
- Anleitung zur Entspannung in den Wehenpausen und zum Einsatz der Atmung (Geburtsschmerz „wegatmen", Bauchatmung, Hechelatmung), Anwesenheit/Mithilfe des (Ehe)-Partners im Kreißsaal, Aromatherapie (Massage od. Duftlampen mit Rosenöl od. Lavendelöl) ⇨ dient der Verhinderung/Besserung des psychischen Circulus vitiosus Schmerz-Angst-Verspannung
- Schmerzausschaltung mit **Periduralanästhesie** (PDA, Syn: Epiduralanästhesie): extradurale Ausschaltung der Nervenwurzeln über eine feinen Periduralkatheter (der in Höhe zwischen LWK3 u. 4 gelegt wird) ⇨ Vorteil: gute Steuerung durch Nachinjektionen (oder Applikation über eine Pumpe) des Lokalanästhetikum möglich. In der Geburtshilfe wird zur Analgesie Ropivacain [Naropin®] angewendet, da es nur eine geringere motorische Blockade bewirkt. Dieses kann noch kombiniert werden mit einem Opioid (Sufentanil), sodass bei guter analgetischer Wirkung die motorische Blockade so gering ist, dass die Kreißende in Begleitung umhergehen kann ("walking epidural"). Voraussetzung: die Geburtswehen müssen begonnen haben. Durch die PDA ergibt sich ein positiver Geburtsverlauf, da durch die Schmerzminderung die Stresshormone vermindert werden und dies wehenunterstützend wirkt (Stresshormone wirken an den ß2-Rezeptoren des Myometriums wehenhemmend). Kompl: Blutdruckabfall (daher ausreichende Infusion von Elektrolytlösung), temporäre Wehenschwäche (Wehenunterstützung durch Oxytocin-Gabe).
  Alternativ **Pudendusblock**: beidseitige Injektion eines Lokalanästhetikums (je Seite ca. 10 ml Mepivacain 1%ig, Scandicain®) mit einer speziellen Nadel mit Führungshülse (sog. IOWA-Trompete, Jung-Führungshülse od. Kobak-Nadel) durch die Seitenwand der Vagina in den Bereich des Verlauf des N.pudendus an der Spina ischiadica (Schmerzausschaltung im Bereich der gestrichelten Linie, s. Abb.).
  Lokalanästhesie: fächerförmige **Damminfiltration** mit 15-20 ml Mepivacain 0,5%ig (Scandicain®) von der hinteren Vulvakommisur aus, z.B. für die Episiotomie od. zur Wundversorgung bei einem Dammriss (keine Wirkung auf die Wehenschmerzen).
  Evtl. Spasmolyse bei schmerzhaften, kurz aufeinanderfolgenden Wehen mit Butylscopolamin (Buscopan®) als Suppositorium, i.m. od. auch i.v.
  Bei starken Schmerzen kurzfristiger Einsatz von Opiaten, z.B. Meptazinol (100 mg, Meptid®) od. Pethidin (50-100 mg, Dolantin®) i.m. od. i.v.

Gynäkologie

- Dammschutz: mit einer Hand zirkulär von kaudal die Vulva stützen, die andere Hand umfasst den kindlichen Kopf und verhindert ein zu plötzliches Herausrutschen des Kopfes (s. Abb.). Im Moment des Austritt des Kopfes sollte die Schwangere nicht aktiv pressen (Hechelatmung) um den Damm zu entlasten. Ebenso sollten die Schultern nur vorsichtig entwickelt werden.
  Droht der Damm einzureißen, so sollte ein **Dammschnitt** (Episiotomie) durchgeführt werden (s.u.).
- Neugeborenes: **Abnabelung** des Kindes durch proximales und distales Abklemmen der Nabelschnur mit Nabelschnurklemmen ca. 10 cm vom Kind entfernt und Durchtrennen der Nabelschnur dazwischen (durch den stolzen! Vater).
  Zeitpunkt: bei reifen Neugeborenen 2-3 Min. nach der Geburt (sog. Spätabnabelung), damit plazentares Blut noch in den kindlichen Kreislauf gelangen kann (der richtige Zeitpunkt ist durch Kollabieren der Nabelschnur zu erkennen = sistieren der Nabelschnurpulsation, bis dahin sollte das Kind unter dem Plazentaniveau gehalten werden).
  Absaugen von Mund, Rachen und Nase nach Austritt des Kopfes und ggf. noch einmal wenn der gesamte Körper geboren ist.
  Erste orientierende Untersuchung des Neugeborenen u. **APGAR-Score** bestimmen (s.u. Kap. Neugeborene), pH-Wert- und Blutgasanalyse aus dem Nabelschnurarterienblut.
  Abtrocknen und Einwickeln des Kindes in vorgewärmte Tücher und der Mutter auf/an die Brust legen.
  Silbernitrat-Augenprophylaxe (1%ige AgNO$_3$-Lösung, wirksam gegen eine Infektion mit Chlamydien od. Gonorrhoe = CREDÉ-Prophylaxe): soll direkt nach der Geburt in den Bindehautsack des Neugeborenen getropft werden (wird zumindest in Deutschland kaum noch durchgeführt).
- Nachgeburtsperiode: die Plazentalösung kann durch leichten Zug an der Nabelschnur (Cord traction) und Stützen des Fundus uteri (damit dieser sich durch den Zug nicht einstülpt) unterstützt werden.
  Handgriff nach CREDÉ: Umfassen des Uterus (Daumen an der Vorderseite, die 4 Finger umfassen den Fundus an dessen Rückseite), dann Uterus und Plazenta wehensynchron sakralwärts drücken (kann auch bei atoner Uterusblutung angewendet werden).
  Medikamentös wird die Plazentalösung mit **Oxytocin** [Syntocinon®] 3 I.E. als i.v.-Bolus (Cave: arterielle Hypotonie) od. besser als Infusion (10 I.E. auf 500 ml 5%ige Glukose mit 100 Tropfen/Min.) unterstützt. Nach der Plazentalösung Infusion noch mit 20-30 Tropfen/Min. zur Atonieprophylaxe und Minimierung des Blutverlustes fortführen.
  Plazenta nach der Lösung auf Vollständigkeit kontrollieren! ⇨ ist diese unvollständig oder liegt eine starke Blutung vor, muss eine Entfernung in Narkose erfolgen (Cave: Blutkonserven bereitstellen wegen Gefahr der Blutung)
  Die Mutter sollte nach der Geburt zur Kontrolle noch für insg. 2-3 Std. im Kreißsaal (auf Blutung u. Harnverhalt achten) bleiben.

Prog: Mütterliche Letalität bei normaler vaginaler Entbindung heute bei 0,002 %

Kompl:
- Enges Becken = cephalopelvines Missverhältnis: funktionell = zu großes Kind od. anatomisch = Beckenverengung/-anomalie der Mutter)
  ⇨ Geburtsverzögerung oder **Geburtsstillstand**
- Blasensprung (s. auch oben Kap. vorzeitiger Blasensprung): **verspäteter Blasensprung**: Geburt des Kindes in den Eihäuten („Glückshaube") ⇨ Ther: die Eihaut über dem Kopf des Kindes muss sofort eingeschnitten werden, Proph: ist am Ende der Eröffnungsperiode (vorangehender Kindsteil in das kleine Becken eingetreten) die Vorblase noch nicht gesprungen, sollte diese inzidiert werden (Amniotomie).
  frühzeitiger Blasensprung: zu Beginn od. während der Eröffnungsperiode der Geburt ⇨ prophylaktische Antibiotikagabe nach Ablauf von 12 Std. beginnen u. Geburt einleiten
- **Harnverhalt** währen der Geburt ⇨ Einmalkatheterismus erforderlich
- Protrahierter Geburtsverlauf od. **Geburtsstillstand** ⇨ je nach Ursache geburtshilfliche Maßnahmen od. operative Beendigung der Geburt (Forzeps-, Vakuumextraktion od. Sektio) erforderlich

Mutter: * **Überdehnung des Beckenbodens** (daher ist der Dammschutz so wichtig), Dammriss bis hin zum analen Sphinkterdefekt (Dammriss III. Grades, s.u.)
* Unabhängig vom Geburtsmodus erhöhte Rate von **Harninkontinenz**, höchstes Risiko bei vaginal-operativer Entbindung (insb. Zangengeburt, s.u.), geringstes nach Sektio
* Fruchtwasserembolie (s.u.)
* Plazentaretention bei nicht vollständiger Plazentalösung ⇨ Atonie-, Blutungs- und Infektionsgefahr
* <u>Mütterliche Letalität:</u> Gestose/Eklampsie/HELLP-Syndrom, Thromboembolie, Fruchtwasserembolie, geburtshilfliche Blutung, Uterusruptur, atone Nachblutung (Uterusatonie), disseminierte intravasale Verbrauchskoagulopathie (DIC), subarachnoidale od. intrazerebrale Blutung, Amnioninfektionssyndrom

Med: * Periduralanästhesie: epidurale Blutung (daher immer vor PDA Gerinnung kontrollieren und absolute K-Ind. bei Gerinnungsstörungen, K-Ind. bei Gabe von gerinnungshemmenden Med.: ASS <3 Tage, Heparin <8-24 Std.) ⇨ Kompression des Myelons. Epiduraler Abszess (noch nach Wochen mögl.)
* Opiate: Atemdepression des Neugeborenen ⇨ Ther: Opiatantagonist Naloxon als Antidot, initial 0,01 mg/kgKG s.c. od. i.v., ggf. alle 3-5 Min. bis zur Atemnormalisierung wiederholen

Proph: ♥ Der Nutzen einer Nabelschnurblutspende (= Plazentarestblut) direkt nach der Geburt und Gewinnung von Stammzellen daraus, die dann kryokonserviert werden und bei späterer Erkrankung des eigenen Kindes (z.B. Leukämie) transplantiert werden sollen, ist fraglich (da ja eigene Zellen mit mögl. krankmachenden Genen replantiert würden und über künftige Therapien nur spekuliert werden kann). Der Service wird von kommerziellen Firmen (Vita 34 in Leipzig, Cryo-Cell in Kirchheim) beworben und für 1.200,-- bis 1.800,-- € angeboten.
Daneben gibt es öffentliche (kostenlose) Stammzellbanken, die Nabelschnurblut aufbewahren und dann meist unverwandt oder (selten) verwandt (z.B. für ein Geschwisterkind) zur Transplantation zur Verfügung stellen (Internet: http://www.netcord.org).

DD: – Schwangerschaftswehen: in den letzten Wochen vor der Geburt auftretende physiologische Myometriumkontraktionen (BRAXTON-HICKS-Kontraktionen), diese können die gleichen Schmerzen verursachen wie die Geburtswehen
– Krampfwehen: Dauerkontraktionen (Tetanus uteri) bzw. sehr rasch aufeinanderfolgende Einzelkontraktionen (Clonus uteri) ⇨ Hypoxiegefahr für das Kind

GEBURTSKOMPLIKATIONEN

Syn: **Dystokie**, gestörter Geburtsverlauf, **regelwidrige Geburt**, pathologische Geburt, ICD-10: O66.9

RF: – Sehr großes Kind, **Riesenkind** (Makrosomie), z.B. bei **Übertragung**, diabetische Fetopathie
– **Mehrlingsschwangerschaft**
– <u>Haltungs-, Einstellungsanomalien und Anomalien der Poleinstellung:</u>
  • Haltungsanomalien (= Beziehung des kindlichen Kopfes zum kindlichen Körper): Deflexionslagen (Streckhaltung): Scheitel-, Vorderhaupts-, Stirn- od. Gesichtslage des Kopfes
  zu starke Beugung des Kopfes bei vorderer Hinterhauptslage (ROEDERER-Kopfhaltung) durch einen verengten Beckeneingang)
  • Einstellungsanomalien (= Beziehung des vorangehenden Kindsteil zum Geburtskanal): hoher Geradstand, hintere Scheitelbeineinstellung im Beckeneingang (hinterer Asynklitismus od. LITZMANN-Obliquität genannt), hintere Hinterhauptslage (Kopf ist stark gebeugt, Gesicht steht zur Symphyse, daher ist eine Streckung des Kopfes um die Symphyse herum beim Austritt auch nicht mögl.), tiefer Querstand

- Anomalien der Poleinstellung (= vorausgehender Kindsteil):
  Beckenendlage (Steißlage, Fußlage, Steiß-Fußlage, Knielage, Einzelheiten s.u.)
  Quer-/Schräglage (absolut geburtsunmögliche Lage!)
- Enges Becken:
  - allgemein **verengtes Becken**: alle Conjugata und Diameter sind gleichmäßig zu klein
  - rachitisches Becken (heute bei uns kaum noch zu finden): plattes Becken = Conjugata verkleinert, querer Durchmesser normal/vergrößert
  - Trichterbecken: Becken ist am Beckenausgang zu klein
- Nabelschnurkomplikationen (Einzelheiten s.u.):
  Nabelschnurumschlingung, Nabelschnurknoten, **Nabelschnurvorfall**, Nabelschnurgefäßeinriss, kompletter Nabelschnurriss während der Geburt
- Uterusfehlbildungen
- Zervixdystokie: **Verengung der Zervix**/Portio, z.B. durch Vernarbungen (nach Konisation, Zervixriss, Entzündungen), Cerclage-Op in der Frühschwangerschaft, Adhäsionen
- Störungen der Wehentätigkeit (**Wehendystokie**, Einzelheiten s.u.):
  Wehenschwäche, unkoordinierte Wehentätigkeit od. hyperaktive Wehen bis zum Wehensturm
- Tumoren im Bereich des mütterlichen Geburtskanales:
  - Uterusmyome: ein direktes Geburtshindernis beim Zervixmyom, andere Myome können eine Wehendystokie verursachen
  - Ovarialtumoren (liegen häufig im DOUGLAS-Raum): funktionelle Ovarialtumoren bilden sich meist bis zum 2. Trimenon zurück. Bei Persistenz müssen Ovarialtumoren operativ entfernt werden, Op um die 16. SSW (ab ca. 14. SSW wird die hormonelle Corpus-luteum-Funktion von der Plazenta übernommen)
  - Zervixkarzinom: wird beim Abstrich in der ersten Schwangerschaftsvorsorgeuntersuchung ein Zervixkarzinom entdeckt, muss dieses operativ entfernt werden. Bei FIGO Ia Schwangerschaft austragen, Sektio und Hysterektomie in einer Sitzung, bei höheren Stadien frühzeitige Sektio je nach Reife des Fetus im 3. Trimenon) oder im 1.-2. Trimenon Abbruch der Schwangerschaft und WERTHEIM-MEIGS-Op
- Fehlbildungen des Kindes:
  - Hydrozephalus (Ventrikel-Hemisphären-Index >0,5 im 3. Trimenon)
  - fetale Tumoren: Meningomyelozele, Steißbeinteratom, abdominelle Raumforderung durch intraabdominelle Zysten, Harnstauung, Mekoniumperitonitis
- Vorfall kleiner Teile: Hand od. ganzer Arm liegen vor dem Kopf und gehen voran
- Schulterdystokie (engl. shoulder dystocia, 0,2-0,5 % der Geburten): nach Geburt des Kopfes bleibt die vordere Schulter an der Symphyse hängen, insb. bei Makrosomie (Risiko dann 3-10 %, daher wird bei geschätztem Gewicht >4.000 g evtl. eine primäre Sektio durchgeführt)
- Iatrogen: hyperkinetische Wehendystokie bei Oxytocin-Überdosierung
- Störung der Nachgeburtsperiode: **Plazentaretention** (keine Plazentalösung = Retentio placentae totalis od. unvollständige Plazentalösung >30 Min. nach der Geburt des Kindes) durch Wehenschwäche, Lösungsstörung wegen Anomalien der Plazenta (Placenta accreta, increta od. percreta, s. Kap. Plazentastörungen), Infektion (Plazentitis)

Path: ♦ Ein protrahierter Geburtsverlauf od. Geburtsstillstand bei fortgesetzter Wehentätigkeit führt zur **fetalen Minderdurchblutung**, da der sich aufbauende intrauterine Druck die uteroplazentaren Gefäße komprimiert. In der Folge kommt es zur **fetalen Hypoxie** mit CO_2-Anstieg, metabolischer Azidose und Erschöpfung der Glykogenreserven (Syn: **intrauterine Asphyxie, fetal distress**). Persistiert dieser Zustand über längere Zeit folgt ein hypoxischer Hirnschaden und intrauteriner Fruchttod.
♦ Kommt es trotz guter Wehentätigkeit zum Geburtsstillstand, so muss von einem **mechanischen Problem** (enges Becken, zu großes Kind, gebärunfähige Lage) ausgegangen werden ⇨ Ind. zur sofortigen operativen Geburtsbeendigung (Sektio)

Epid: ◊ In Deutschland werden 12-15 % der Geburten eingeleitet
◊ Op: **Sektio-Rate** liegt bei ca. **20 %** der Geburten (Tendenz zunehmend), Episiotomie-Rate ca. 25 % der Geburten (Tendenz abnehmend)

Klin: ⇒ Streckhaltung (Vorderhaupts-, Stirn- od. Gesichtslage des Kopfes) ⇨ um die Geburt durch den Beckenausgang/Weichteilansatzrohr zu ermöglichen, wird der Kopf des Kindes gestreckt (d. Hinterhaupt schiebt sich am Kreuzbein entlang, s. Abb.). Das Durchtrittsplanum (Planum frontooccipitale bei Geburt aus Vorderhauptslage, Planum mentooccipitale bei Geburt aus Stirn- od. Gesichtslage) ist größer ⇨ die Austrittsperiode ist deutlich verlängert, der Damm wird erheblich mehr belastet (Dammriss mögl.). Vaginal ist die große (rautenförmige) Fontanelle (Fonticulus anterior) als Leitstelle tastbar.
Eine Gesichtslage, bei der das Gesicht zum Kreuzbein der Mutter sieht (dorsoanteriore mentoposteriore Gesichtslage), ist eine geburts<u>un</u>mögliche Lage ⇨ Sektio erforderlich

⇒ Hoher Geradstand: Kopf steht am Beckeneingang nicht quer sondern längs ⇨ Spasmolyse und Seitenlagerung, damit sich der Kopf drehen kann und somit durch den querovalen Beckeneingang passt. Gelingt dies nicht muss durch Sektio entbunden werden.

⇒ Scheitelbeineinstellung: bei verengtem Beckeneingang übertriebene Lateralflexion des kindlichen Kopfes (⇨ im Geburtskanal Verkippung nach dorsal od. ventral)
verstärkte Naegele-Obliquität = verstärkte vordere Scheitelbeineinstellung (durch die geringe Verschiebung der Scheitelbeine des Kindes gegeneinander kann das Vorschieben des Kopfes um das Promontorium bei einem engen Becken damit erleichtert werden)
hintere Scheitelbeineinstellung (Syn: hinterer Asynklitismus, LITZMANN-Obliquität) = das hinter Scheitelbein führt, die Pfeilnaht ist an der Symphyse zu tasten, der Kopf od. die Schulter können sich hinter der Symphyse festhaken ⇨ Spontangeburt nicht mögl., Ind. zu Sektio

⇒ Tiefer Querstand: Kopf steht am Beckenausgang nicht in Längsposition sondern quer (meist durch Wehenschwäche bedingt) ⇨ Wehenunterstützung mit Oxytocin und Seitenlagerung auf die Seite des kindlichen Rückens führt zur Kopfdrehung, falls nicht Entbindung mit Zangen- od. Vakuumextraktion

⇒ Quer-/Schräglage: das Kind liegt quer im Uterus, dadurch tritt nach Beginn der Wehen meist eine Schulter in den Beckeneingang ein und ein Arm fällt vor. Werden die Wehen jetzt nicht spätestens gestoppt, würde das Kind sich im Beckeneingang verkeilen (verschleppte Querlage) und der Uterus kann durch die Wehenstürme rupturieren ⇨ primäre Ind. für eine Sektio

⇒ Beckenendlagen: s.u.

Diag: 1. Anamnese und geburtshilfliche Untersuchung s.o.
2. Inspektion des Fruchtwasser: grün gefärbt durch Mekoniumbeimengung bei fetalem O_2-Mangel (durch erhöhtes CO_2 kommt es zur Hyperperistaltik des Darmes mit Mekoniumabgang in das Fruchtwasser)
3. CTG: bei Nabelschnurkomplikation mit Zirkulationsstörung ⇨ anhaltende Bradykardie und saltatorischer Oszillationstyp (Typ 3) mit einer Bandbreite >25/Min. sowie variable Dezelerationen mögl. (daher nach Blasensprung immer im CTG auf Bradykardien achten, Tacchykardie kann bei beginnender Infektion auftreten)
4. **Fetale Blutgasanalyse** (Syn: Mikroblutuntersuchung, Mikroblutanalyse, Fetalblutanalyse); Ind: Überwachung des Kindes bei. V.a. intrauterine Hypoxie (respiratorische Azidose)
Durchführung: Entnahme von Blut aus dem vorangehenden Kindsteil (meist der Kopfhaut, Voraussetzung: erfolgter Blasensprung), Bestimmung des pH-Werts ⇨ normal ist ein pH **>7,30**
Pathol: pH 7,29-7,20 = Präazidose ⇨ Kontrolle nach 5 Min.
pH <7,20 = Azidose ⇨ sofortige (ggf. operative) Entbindung
pH <7,10 = schwere Azidose mit vitaler Gefährdung des Kindes

Ther: • Amniotomie: wenn am Ende der Eröffnungsperiode (vorangehender Kindsteil in das kleine Becken eingetreten) die Vorblase noch nicht gesprungen, sollte diese inzidiert werden = iatrogene Blasensprengung, hierdurch werden auch weitere Wehen induziert

- Zervixdystokie: manuelle Dehnung des Muttermundes mit dem Finger
- Streckhaltungen (Vorderhaupts-, Stirn- od. Gesichtslage des Kopfes): bei Vorderhauptsod. mentoanteriore Gesichtslage ist eine wenn auch verzögerte und schwierige normale Geburt mögl. (große Episiotomie, evtl. Vakuumextraktion, bei frühzeitiger Geburtsverzögerung großzügige Ind. für sekundäre Sektio), bei Stirnlage (Durchtrittsplanum 36 cm) od. mentoposteriore Gesichtslage ist eine Sektio erforderlich.
- Vorfall kleiner Teile: liegen bei gesprungener Fruchtblase eine Hand od. der Arm vor ⇨ Beckenhochlagerung, Narkose, manueller Versuch den Arm bis zum Hals des Kindes zurückzudrängen, dann normale Geburt. Ist ein Zurückdrängen nicht mögl. ⇨ Sektio
- Schulterdystokie: Tokolyse, große Episiotomie, MCROBERTS-Manöver (Beugung und Streckung der Beine der Mutter), äußere Drehung des Kopfes ⇨ falls die Schultern sich so nicht entwickeln lassen, manuelle Entbindung der Schultern durch internes Drehen des kindlichen Körpers mit der Hand des Geburtshelfers, ggf. in Narkose
- **Medikamente zur Geburtsleitung:**
  - Zur Zervixreifung: Prostaglandin-E2 als Gel intrazervikal [Prepidil®] od. intravaginal als Gel. [Minprostin®E2] od. Tbl. [Prostin®E2], dies ist auch gleichzeitig weheninduzierend alternativ kann eine Zervixreifung auch durch manuelle Maßnahme erreicht werden (in Entwicklungsländern gebräuchliche Methode): Aufdehnung des Zervixkanales mit einem FOLEY-Blasenkatheter über 12-24 Std.
  - Bei **Wehenschwäche**: Wehenunterstützung mit Oxytocin [Syntocinon®, Orasthin®] als Infusion, beginnend mit 1-2 ml.E./Min. und alle 15-30 Min. steigern. Meist reicht eine Dosis von 5 ml.E./Min. für eine effektive Wehentätigkeit, evtl. dann Dosis wieder im Verlauf etwas reduzieren.
  - Zur kurzfristigen **Tokolyse**: Beta$_2$-Sympathomimetikum Fenoterol i.v. [Partusisten®] als wiederholte Bolusinjektion, z.B. bei hyperkinetischer Dystokie od. Überstimulation durch die Med. zur Geburtseinleitung
- Bei Geburtsverzögerung in der Austreibungsphase (Presswehen über 15-20 Min. ohne dass es zum Durch-/Austritt des Kopfes gekommen ist): die Geburt sollte dann durch unterstützende Maßnahmen beendet werden (Hypoxiegefahr für das Kind):
  - KRISTELLER-**Handgriff** (wird in der Klinik häufig auch „kristellern" genannt): von einer Hilfsperson wird Druck mit beiden Händen oder dem Unterarm auf den Fundus uteri von oben ausgeübt um das Kind wehensynchron während den Presswehen aus dem Beckenausgang zu leiten.

Vaginal-operative Entbindungstechniken:
- **Vakuumextraktion** (bei Wehenschwäche in der Austreibungsperiode, engem Weichteilrohr ⇨ Geburtsverzögerung mit drohender Asphyxie), Voraussetzung: Schädellage und Kopf befindet sich sichtbar am Beckenausgang:
  meist mit Episiotomie (und Lokalanästhesie/Pudendusblock, wenn nicht schon eine Periduralanästhesie vorliegt), möglichst **große Saugglocke** nehmen (es gibt 40, 50, u. 60 mm Glocken), Ansetzen der Saugglocke am kindlichen Kopf, Unterdruck über 1 Min. bis auf 8 m Wassersäule (= 0,8 kg/cm^2) erhöhen, wehensynchroner Zug und Extraktion des Kindskopfes (gleichzeitig KRISTELLER-Handgriff durch einen Assistenten und Dammschutz) entlang der Führungslinie, nach der Geburt langsames Ablassen des Unterdruckes über ½-1 Min.
- **Zangenextraktion** (Syn: Forzeps-Entbindung): meist mit Episiotomie, getrenntes Einführen zuerst des li. dann des re. Zangenlöffels (NAEGELE-Zange) unter Führung eines Fingers zwischen Zange und Vaginalwand (zur Überprüfung, damit keine mütterlichen Weichteile mitgefasst werden), Zusammenbringen der beiden Zangenlöffel und Schließen des Zangenschlosses. Überprüfung des Zangensitzes (mit Finger tasten), wehensynchroner Zug und Extraktion des Kindskopfes (gleichzeitig kristellern durch einen Assistenten und Dammschutz) entlang der Führungslinie. Dann Entfernung der Zange und nachfolgende Geburt des restlichen Körpers wie bei normaler Geburt. Danach feine Spiegeleinstellung zum Ausschluss von Scheidenverletzungen.
- Nachgeburtsverzögerung (keine Plazentalösung >30 Min.):
  - Handgriff nach CREDÉ: Umfassen des Uterus (Daumen an der Vorderseite, die 4 Finger umfassen den Fundus an dessen Rückseite durch die Bauchdecke), dann Uterus und Plazenta wehensynchron sakralwärts drücken. Zur Erleichterung sollte die Harnblase zuvor entleert werden (Einmalkatheter).

- Weheninduktion mit Oxytocin [Syntocinon®] 3 I.E. als i.v.-Bolus (Cave: arterielle Hypotonie) od. besser als Infusion (10 I.E. auf 500 ml 5%ige Glukose mit 100 Tropfen/Min.), nach erfolgter Plazentalösung Infusion noch mit 20-30 Tropfen/Min. zur Atonieprophylaxe und Minimierung des Blutverlustes fortführen.

- Operativ:
  - **Mediolaterale Episiotomie** (Syn: Scheidendammschnitt, Dammschnitt):
  Ind: zur Erleichterung der Geburt, wenn der Kopf sich bereits im Beckenausgang befindet ⇨ Erweiterung des Weichteil-Geburtskanales, insb. bei vaginal-operativen Techniken zur Prophylaxe eines Dammrisses, bei Frühgeburt (um die Geburt zu erleichtern)
  Op: Schnitt direkt von der hinteren Kommissur der Vagina/Vulva in Richtung auf das Tuber ossis ischii während dem Höhepunkt einer Wehe (ist dann weniger schmerzhaft). Bei einer Episiotomie ohne größere Wehen (z.B. bei Frühgeburtlichkeit od. vaginal-operativer Entbindung) sollte zuvor eine Damminfiltration od. Pudendusblock durchgeführt werden.
  (daneben gibt es noch die mediane Episiotomie mit Schnitt genau in der Mittellinie in Richtung Anus ⇨ Cave: Weiterreißen in den Anus mögl. (daher kaum noch eingesetzt) und die laterale Episiotomie mit Schnitt 1-2 cm von der Mittellinie entfernt in Richtung auf das Tuber ossis ischii)
  Nach der Geburt vernähen des Schnittes im Bereich der Vagina und der tiefen Dammschichten mit 3-0 Einzelknopfnähten und resorbierbarem Fadenmaterial (synthetische Polyglycolsäure, Vicryl®), die Haut am Damm mit Intrakutannaht.
  Der tatsächliche Nutzen der "Routine"-Episiotomie ist mittlerweile umstritten, da Dammrisse Grad I u. II genauso behandelt werden wie die Episiotomie-Wunde und Dammrisse III. Grades durch die Episiotomie nicht sicher vermieden werden können.

  - Ind. und Durchführung einer **Sectio caesarea** s.u.

  - Unvollständige Plazentalösung: Vollnarkose, manuelle Nachtastung (mit der ganzen Hand im Uterus) und Lösung der Plazenta durch Vorschieben der Hand zwischen Uteruswand und Plazenta und/oder gleich operative Entfernung durch Kürettage der Plazentareste aus dem Cavum uteri, wegen der Blutungsgefahr ausreichend Blutkonserven bereitstellen!, post-op. Oxytocin-Infusion (10-20 I.E. auf 500 ml 5%ige Glukose) od. Prostaglandin PGF2α-Infusion (5 mg Minprostin auf 500 ml 0,9%ige NaCl-Lösung)
  Bei Placenta increta/percreta evtl. Hysterektomie erforderlich, da eine Lösung nicht mögl. und die Blutung unstillbar sein kann.

Prog: **Müttersterblichkeit** (= schwangerschaftsbedingter Tod während der Schwangerschaft bis max. 42 Tage nach Entbindung) in Deutschland insg. **0,002 %** (= 1/50.000 Lebendgeburten)
Perinatale Mortalität (Zahl der kindlichen Todesfälle bis incl. 7. Lebenstag nach der Geburt, gilt für alle [Lebend- od. Tot-]Geburten >500 g) in Deutschland insg. **0,6 %** (= 6/1.000 Geborene), 2/3 der Todesfälle sind direkt od. indirekt durch Frühgeburtlichkeit bedingt, ca. 20 % durch Infektionen.

Kompl: * Hauptrisiko jeder Art von Geburtskomplikation ist die **fetale Hypoxie**, die bei längerer Persistenz zum **hypoxischen Hirnschaden** od. intrauteriner Fruchttod führen kann.

* Schulterdystokie: fetale Hypoxie durch die Geburtsverzögerung, Klavikulafraktur (meist Grünholzfraktur mit nur geringer Dislokation ohne Therapienotwendigkeit)
Schädigung des Plexus brachialis (obere [C5-C6, ERB-DUCHENNE] od. untere Plexuslähmung [C7-C8, KLUMPKE-DÉJERINE], evtl. mit N.phrenicus-Parese (C4) bei der oberen Plexusläsion)

* Bei intrauterinem Hydrozephalus Gefahr der Uterusruptur ⇨ primäre Sektio

Mutter: * **Dammriss** (engl. perineal laceration), Häufigkeit: 0,5-7 % der vaginalen Geburten, Einriss des Dammes zwischen hinterer Kommissur der Vulva/Vagina und dem Anus
Einteilung in 3 Grade:

I. Grades: Hauteinriss an der hinteren Kommissur
II. Grades: zusätzlich Einriss der Dammmuskulatur bis an den M.sphincter ani. ext.

III. Grades: zusätzlich Einriss des M.sphincter ani. ext., evtl. mit der Rektumvorderwand (wird manchmal auch als Dammriss IV. Grades bezeichnet)
⇨ Gefahr der Stuhlinkontinenz, bei sichtbarer und insb. auch bei nicht erkannter Verletzung des Schließmuskels des Enddarmes (M.sphincter ani. ext. und/oder int. = Dammriss III. Grades) und der analen Schleimhaut, evtl. mit Einriss der Vorderwand des Rektums . Eine Schädigung des N.pudendus erfolgt oft gleichzeitig.
Diag: äußerer Aspekt, Nachweis mit analer od. transvaginaler Sonographie mögl.
Ther: bei Dammriss I u. II. Grades Naht wie nach Episiotomie, bei Dammriss III. Grades zusätzlich zuerst operative Rekonstruktion des Schließmuskelapparates (Anal-Repair durch überlappende Anastomosierung der Muskelbäuche mit resorbierbarem synthetischem Nahtmaterial), Nachbehandlung mit Stuhlregulierung (weicher Stuhl), z.B. mit milden Laxanzien (z.b. pflanzlich: Senna + indischer Flohsamen, Agiolax® Granulat)

* Infralevatorisches Hämatom: Einblutung kaudal des M.levator ani (aus der A.pudenda) im Bereich der großen Schamlippen und des Dammes, durch Geburtsverletzung, Dammriss, Nachblutung nach Episiotomienaht. Ther: Eröffnung und Ausräumung des Hämatoms und Umstechung des blutenden Gefäßes. Einlage einer Redon-Drainage

* Tiefer Zervixriss (ein seitlicher Einriss ist bei der Geburt normal) ⇨ plötzlich einsetzende starke Blutung aus dem R.descendens der A.uterina direkt nach der Geburt des Kindes, Ther: operative Naht in Narkose

* Uterusruptur durch Wehensturm, z.B. bei Z.n. vorheriger Sektio od. Überstimulation durch die Med. zur Geburtseinleitung (Prostaglandin-E2, Oxytocin). Eine relative Kontraindikation zur medikamentösen Geburtseinleitung ist wegen der erhöhten Gefahr für eine Uterusruptur daher auch eine vorherige Sektio ⇨ Empfehlung zur erneute Sektio-Entbindung. Ebenfalls kein Kristellern nach einer vorherigen Sektio.

* Fistelbildung des Septum vesicovaginale

* Supralevatorisches Hämatom: Einblutung in das Retroperitoneum aus der A.uterina. Ther: operative Versorgung per Laparotomie

* Beckenringlockerung, Symphysenzerrung, Symphysenruptur (sonographisch Symphysenspalt >14 mm), Steißbeinfraktur ⇨ schmerzhafte Pelvipathia, Ther: konservativ mit Stützmieder, Analgetika, Schonung

* ALLEN-MASTERS-Syndrom: Schädigung des Beckenbindegewebes, kleine Einrisse des Lig.latum uteri, Kl.: abdominale und Kreuzschmerzen, Kohabitationsschmerzen. Ther: evtl. Naht der Peritonealverletzung

* Plazentaretention (unvollständige Plazentalösung) ⇨ Blutungen, aszendierende Infektion im Wochenbett

* postpartaler Harnverhalt ⇨ wenn 6 Std. nach der Geburt noch keine Miktion erfolgt ist sollte der Urin mittels Einmalkatheterismus entleert werden

* **Harninkontinenz** (insb. eine Belastungsinkontinenz, z.B. beim Husten, Laufen, Springen), insb. nach vaginal-operativer Entbindung in ca. 20 % d.F. ⇨ wichtig Rückbildungsgymnastik!

* peripartale Kardiomyopathie mit Herzinsuffizienz (in schweren Fällen bis zum transplantationspflichtigen Herzversagen)

* Spätkomplikation: Begünstigung eines Descensus oder Prolaps genitalis ⇨ wichtig! Rückbildungsgymnastik

Op: * Episiotomie: Schmerzen, Blutung, Hämatom, Infektion, Nahtinsuffizienz, Wundheilungsstörung, Dyspareunie, zusätzlicher Dammriss mögl.

* Vakuumextraktion: Kopfhautödem (bildet sich innerhalb von 24 Std. spontan zurück), **Caput succedaneum** (Sero-Hämatom oberhalb des Periost im Subkutangewebe, bildet sich innerhalb von Tagen zurück), **Kephalhämatom** (Hämatom zwischen Periost und Knochen, daher ist das Kephalhämatom auch meist über einem Schädelknochen beschränkt und die Schädelnähte werden nicht überschritten ⇨ keine Ther. erforderlich, insb. keine Punktion wegen der Infektionsgefahr, die Resorption des Hämatoms erfolgt von alleine innerhalb von 2-4 Monaten), intrakranielle Blutung

* Zangenextraktion: Fazialisparese (Ther: bildet sich meist von alleine zurück, bis dahin Uhrglasverband und Augentropfen auf der betroffenen Seite, da der Lidschluss eingeschränkt/aufgehoben ist = Lagophthalmus), Schädelfraktur, Schädigung des Plexus brachialis

NABELSCHNURKOMPLIKATIONEN

Syn: ICD-10: O69.9, fetaler Blutverlust durch rupturierte Nabelschnur ICD-10: P50.1

Klin: ⇒ **Nabelschnurumschlingung** um den Hals bei der Geburt (kommt häufig vor, 20-30 % d.F.)
⇒ **Nabelschnurknoten:** der Fetus ist durch Drehung und Bewegung durch eine Nabelschnurschlinge hindurchgetreten ⇨ echter Knoten (1 % d.F.)
Nabelschnurverschlingung: bei monamniotischen Zwillingsschwangerschaften mögl.
⇒ **Nabelschnurvorfall** (nach dem Blasensprung in 0,5 % d.F., bei noch geschlossener Fruchtblase wird dies Vorliegen der Nabelschnur genannt) ⇨ **Nabelschnurabklemmung** in der Austreibungsperiode (während des Durchtritts des Kopfes wird die Nabelschnur zwischen Geburtskanal/Becken der Mutter und dem kindlichen Kopf eingeklemmt), lebensbedrohliche Hypoxiegefahr!
⇒ **Einriss** der Nabelschnurgefäße bei Insertio velamentosa an der Plazenta (die Nabelschnurgefäße entspringen seitlich der Plazenta an den Eihäuten) od. bei aberrierenden Plazentagefäßen ⇨ lebensbedrohliche **Blutung** des Kindes
⇒ **Kompletter Riss** der Nabelschnur während der Geburt ⇨ Verbluten des Kindes, meist letal

Diag: 1. Geburtshilfliche Untersuchung: nach Springen der Fruchtblase auf Nabelschnurvorfall achten
2. CTG: Zeichen einer Nabelschnurabklemmung können saltatorische Oszillationen (>25/Min.), variable und spontane (Wehen-unabhängige) Dezelerationen sein

Ther: • Nabelschnurumschlingung um den Hals (nach Durchtritt des Kopfes): zuerst Nabelschnurdurchtrennung und dann erst Entwicklung der Schultern, damit es nicht zu einer (weiteren) Zirkulationsstörung kommt. Kommt es zuvor zu einer Durchblutungsstörung in der Austreibungsperiode, so muss diese durch Forzeps- od. Vakuumextraktion beschleunigt werden bzw. eine Sektio durchgeführt werden.
• Nabelschnurvorfall: kann ein Nabelschnurvorfall vaginal getastet werden, so wird der vorangehende Kindsteil zurückgedrängt + sofortige Tokolyse, Beckenhochlagerung und Notfallsektio durchführen

Kompl: ∗ Risiko jeder Art von Nabelschnurkomplikation ist die **fetale Hypoxie**, die bei längerer Persistenz zum **hypoxischen Hirnschaden** od. intrauteriner Fruchttod führen kann.
∗ Blutung durch Nabelschnureinriss/-riss: dies ist eine fetale Blutung! ⇨ Lebensgefahr für das Kind (keine Gefahr für die Mutter)

DD: Unechter Nabelschnurknoten: Gefäßknäuel im Verlauf der Nabelschnur mit vermehrter WHARTON-Sulze (sieht aus wie ein Knoten ist aber keiner und macht auch keine Symptome)

WEHENDYSTOKIE

Syn: Abnorme Wehentätigkeit, Wehenanomalien, pathologische Wehenformen, engl. contraction anomalies, ICD-10: O62.9

Etlg: # Wehenschwäche (Syn: hypokinetische Dystokie, engl. tedious labour): Wehenfrequenz <3/10 Min. und zu kurz, Stärke <30 mmHg und niedriger Basaltonus
- primär: vermindertes (endogenes) Oxytocin, zu großes Kind, Mehrlinge od. Polyhydramnion verhindern die Wehenwirkung
- sekundär: verzögerte/verlängerte Eröffnungsperiode (>12 Std.) führt zur **Ermüdungswehenschwäche**

Gynäkologie

Unkoordinierte Wehentätigkeit: bei **dystoper Erregungsbildung** (physiologisch beginnen Wehen von einer Tubenecke aus im Fundus uteri) ⇨ unkoordinierter und uneffektiver Wehenablauf, kann in einen Tetanus uteri übergehen. Im CTG im Tokogramm verschieden hohe Ausschläge (sog. „Kamelwehen")

Hyperkinetische Dystokie:
- **Hyperaktive Wehen** (uterine Hyperaktivität): zu starke (intraamniale Druck >80 mmHg, am CTG >50 mmHg) od. zu häufige Wehen (>5 Wehen/10 Min. = Tachysystolie), z.B. bei Zervixdystokie ⇨ als Maximalform der **Wehensturm** (kann zur Uterusruptur führen) Iatrogen: Oxytocin-Überdosierung
- Uterine Hypertonie: Ruhetonus der Uterusmuskulatur in den Wehenpausen erhöht (>12 mmHg), z.B. bei passiver Überdehnung, bei uterinem muskulärem Hypertonus, bei Tachysystolie

Ther: • Bei Wehenschwäche: Wehenunterstützung mit **Oxytocin** [Syntocinon®, Orasthin®] als Infusion, beginnend mit 1-2 ml.E./Min. und alle 15-30 Min. steigern. Meist reicht eine Dosis von 5 ml.E./Min. für eine effektive Wehentätigkeit aus, evtl. dann Dosis wieder im Verlauf etwas reduzieren.

• Bei hyperkinetischer Dystokie: kurzfristige **Tokolyse** mit Beta$_2$-Sympathomimetikum i.v. (Fenoterol, Partusisten®) als wiederholte Bolusinjektion

Kompl: * Hyperkinetische Dystokie ⇨ Gefahr der fetalen Hypoxie
- Wehensturm bei gleichzeitigem Geburtsstillstand ⇨ Gefahr der **Uterusruptur**
  Diag: klinisch steigt durch die Überdehnung des unteren Uterinsegmentes der Kontraktionsring (sog. BANDL-Furche) am Übergang Zervix-Korpus nach oben
  Ther: sofortige Tokolyse, Entbindung durch Sektio wenn der Wehensturm durch Tokolyse nicht aufzuheben ist
- Uterusruptur: Kind wird ggf. in die Bauchhöhle „geboren", lebensbedrohliche Blutung für Mutter und Kind, Volumenmangelschock
  Ther: sofortige Sektio und Versorgung des Uterus (bei nicht stillbarer, lebensbedrohlicher Blutung Hysterektomie)
* Uterusatonie ⇨ lebensbedrohliche **atone Nachblutung** in der Nachgeburtsphase durch Kontraktionsschwäche des Myometriums (nach Ausstoßung der vollständigen Plazenta weiterer Blutverlust >500 ml).
  Ther: Ausdrücken und Halten des Uterus mit dem Handgriff nach CREDÉ, Schnellinfusion von Oxytocin (10-20 I.E. auf 500 ml 5%ige Glukose) + Methylergometrin (Methergin®) 0,5 mg, Sulproston-Infusion 500 μg in 250 ml NaCl über 1 Std. [Nalador®], Eisblase, Intensivüberwachung und vorbeugende Schocktherapie. Bei konservativ unstillbarer Blutung evtl. operative Hysterektomie per Laparotomie erforderlich.

BECKENENDLAGE

Syn: Abkürzung **BEL**, engl. breech presentation, ICD-10: O32.1

Def: Regelwidrige Poleinstellung des vorausgehenden Kindsteils bei der das Beckenende und nicht der Kopf vorausgeht.

Ät: – kann ohne erkennbare Ursache sein
- **Frühgeburt** (Drehung des Kindes noch nicht erfolgt), intrauteriner Fruchttod
- **Mehrlingsschwangerschaft** (bei Zwillingen liegen in 1/3 d.F. die beiden verdreht zueinander ⇨ ein Zwilling in Schädellage und der andere in BEL, in 10 % d.F. beide in BEL)
- Ausbleiben der kindlichen Drehung in utero durch verminderte Kindsbewegungen, Wachstumsretardierung od. sehr großes Kind, Oligohydramnion, ältere Erstgebärende (>35. Lj. ⇨ straffer Fruchthalter), Uterusanomalie (Uterus subseptus, septus, bicornis od. duplex), Uterusmyom, tief sitzende Plazenta, Placenta praevia, Plazenta in der Tubenecke, verengtes Becken, Tumoren im kleinen Becken, Beckenniere

- vermehrte Kindsbeweglichkeit bei Polyhydramnion, Mehrgebärende (schlaffer Fruchthalter)
- Fetus: abnorme Kopfform (Dyszephalie, Anenzephalie, Hydrozephalus), Fehlbildungen

Path: ♦ Schlechtere Dilatation des Weichteilansatzrohres (Kopf ist weniger nachgiebig und hat eine bessere Form für die Erweiterung des Geburtskanales) ⇨ Geburtsverlauf insg. verlangsamt aber bei Steißlage noch gut mögl.
♦ Zur Entwicklung des Kopfes ist bei vaginaler Entbindung Druck und Zug erforderlich, dies kann zu neurologischen Auffälligkeiten führen
♦ Der Kopf kann stecken bleiben ⇨ Hypoxiegefahr für das Kind, Lebensgefahr

Epid: Eine Beckenendlage findet sich bei **5 % aller Geburten** mit regelrechtem Termin, bei Frühgeburten bis 15 %, bei Mehrlingsschwangerschaft in 25 % d.F.

Etlg: # **Steißlage** (60-70 %d.F., Beine liegen ausgestreckt vor dem Abdomen, 'extended legs', Hüftumfang ca. 27 cm)
Steiß-Fußlage (20 % d.f., Fetus „sitzt" mit angezogenen Beinen, Hüftumfang ca. 32 cm)
Fußlage (15 % d.F., Hüft-/Rumpfumfang ca. 24 cm): vollkommene = beide Beine gehen ausgestreckt voran
unvollkommene Fußlage = nur ein Fuß in Fußlage, der andere liegt vor dem Abdomen
Knielage (1 % d.F., Hüft-/Rumpfumfang ca. 24 cm): Knie gehen voran, nur die Unterschenkel sind angezogen

Diag: 1. Anamnese und geburtshilfliche Untersuchung: 1. LEOPOLD-Handgriff: Lage des Kindes (Längslage) und **Kopf im Fundus uteri** zu tasten, 3. LEOPOLD-Handgriff: Poleinstellung des vorangehenden Kindsteils: weiches Ende des Kindes am Beckeneingang bei der Beckenendlage
Bei der vaginalen Untersuchung kann nicht der (harte) Kopf (mit Fontanellen und Schädelnähten) getastet werden sondern der weiche Steiß oder ein Fuß mit fühlbaren Zehen geht voran.
2. Sonographie: sicherer Nachweis der BEL mögl., diese wird meist in der 3. Ultraschalluntersuchung der Schwangerschaftsvorsorge in der 29.-32. SSW gesichert (eine Drehung ist zu diesem Zeitpunkt aber noch sehr wahrscheinlich)
Vor Geburt Schätzung des **Geburtsgewichts** wichtig (für eine vaginale Entbindung sollte dies nicht >3.500 g sein, bzw. bei Multipara nicht mehr als 500 g über dem schon auf normalem Weg von der Frau früher geborenen Kindes)
3. CTG/Auskultation: die kindlichen Herztöne haben ihr P.m. in Nabelhöhe oder oberhalb des Nabels. Während der Geburt immer Dauer-CTG-Überwachung

Ther: • Allgemein: eine Entwicklung aus einer Beckenendlage sollte immer in der Klinik in Anästhesie- und Sektio-Breitschaft erfolgen. Aufklärung der Eltern über mögl. Komplikationen.
• Versuch der **äußeren Wendung** (Voraussetzung: intakte Schwangerschaft ≥37. SSW, Dauer-CTG, Sektio-Bereitschaft): Tokolyse und Wendung des Kindes in utero mit äußeren Handgriffen durch den Geburtshelfer (Erfolgsquote ca. 1/3 d.F. bei Erstgebärenden, 2/3 d.F. bei Mehrgebärenden) ⇨ Kind befindet sich danach in Schädellage und kann normal geboren werden
Zur Wendung werden auch alternative u. naturheilkundliche Verfahren versucht, z.B. Akupunktur, Moxibustion (Räuchern), Zilgrei-Methode, indische Brücke
• Vaginale Entbindung mit **Manualhilfe** (spezielle geburtshilfliche Handgriffe): bei vaginaler Entbindung immer große Episiotomie, Periduralanästhesie, Dauer-CTG-Überwachung (nach Eröffnung der Fruchtblase mit direkter EKG-Ableitung am Steiß), Wehenunterstützung mit Oxytocin

Gynäkologie

- Einzeitige Manualhilfe nach BRACHT bei Steißlage (s. Abb.): der tastbare Steiß wird in der Austreibungsperiode solange zurückgehalten bis sehr starke Presswehen einsetzen. Jetzt wird der Rücken u. die hochgeschlagenen Beine als vortretende Teile des Kindes vom Geburtshelfer umfasst und gleichzeitig wird von oben abdominal von einer anderen Person kräftig gedrückt (KRISTELLER-Handgriff) und der Körper und Kopf des Kindes wird um die Symphyse rotierend in einer einzigen Bewegung auf den Bauch der Mutter geboren. Zusätzlich Dammschutz beim Durchtritt des Kopfes durch die Hebamme. Durch den Druck von oben wird auch ein Zurückschlagen der Arme vor den Kopf verhindert.

- Ist eine einzeitige Entwicklung nicht möglich, dann zuerst Entwicklung des Körpers mit den Schultern und dann Entwicklung der Arme (Armlösung nach LÖVSET od. BICKENBACH od. klassische Armlösung ⇨ durch Drehbewegungen des Körpers Kindes werden die Arme in eine Position gebracht von der aus sie durch den Geburtshelfer herausgestrichen werden können) und danach Entwicklung des Kopfes (VEIT-SMELLIE-Handgriff: eine Hand greift über die Schultern des Kindes, der Zeigefinger der anderen Hand greift in den Mund des Kindes und senkt das Kinn auf die Brust, wobei der Rumpf bäuchlings auf dem Unterarm liegt, so wird der Kopf dann aus dem Geburtskanal herausgeführt).

- **Operativ:** Ind: primäre Sektio bei Kind >3.500 g, Frühgeburtlichkeit (<35. SSW), vollkommene Fußlage, Erstgebärende (>35. Lj.), Placenta praevia, Nabelschnurvorfall, vorzeitiger Blasensprung
  sekundäre Sektio bei Verschlechterung des kindlichen Zustandes während vaginaler Entbindung einer BEL (in ca. 1/3 d.f. erforderlich)

- Gemäß den Ergebnissen der International Randomized Term Breech Trial (v. 2002) wird heute bei allen Beckenendlagen eine **primäre Sektio** empfohlen, da die perinatale Mortalität für das Kind deutlich niedriger liegt und die Rate an postpartaler Harninkontinenz der Frau um 50 % niedriger ist.

- Anästhesie und Durchführung der Sektio s.u.

Prog: Ist eine vaginale Entbindung z.B. durch äußere Wendung mögl. oder bei kleinem Kind in Steißlage bei Mehrfachgegärender vermutlich ohne großes Risiko für Mutter und Kind durchführbar, so kann ggf. auf eine primäre Sektio verzichtet werden.

Die Sektio-Rate bei BEL steigt bei uns kontinuierlich an und liegt derzeit bei Erstgebärenden bei 95-100 % (Mehrfachgebärende 80-90 %) und ist u.a. bedingt durch rechtliche Bedürfnisse nach Sicherheit, da der Geburtshelfer bei eintretender Schädigung nachweisen muss (und dies meist nicht kann), dass es auf anderem Geburtswege nicht zur Schädigung gekommen wäre. Zudem ist das Risiko durch Anästhesie und Sektio = Op bei uns heute extrem gering geworden (s.u.).

Kompl:
* Vorzeitiger Blasensprung (insb. bei Fußlagen), vorzeitige Plazentalösung
* Nabelschnurvorfall (der Steiß „dichtet" schlechter ab als der Kopf bei Schädellage und es kommt dadurch eher zu einem Vorfall der Nabelschnur in den Geburtskanal)
* **Nabelschnurabklemmung** in der Austreibungsperiode (während des Durchtritts des Kopfes wird die Nabelschnur zwischen Becken der Mutter und dem kindlichen Kopf zwangsweise eingeklemmt ⇨ Kopf muss wegen der lebensbedrohlichen Hypoxiegefahr zügig entbunden werden)
* Wehenschwäche
* Bei zu frühem Zug durch den Geburtshelfer Gefahr des Hochschlagens der Arme ⇨ Unmöglichkeit für den Durchtritt des Kopfes, es kann dann noch eine Armlösung nach LÖVSET (s.o.) versucht werden

Kind:
* Erhöhtes Risiko für spätere Hüftgelenksluxation
* Torticollis (Schiefhals, Caput obstipum) durch Verletzung/Hämatom in einem M.sternocleidomastoideus
* Armlösung: Oberarmfraktur (Epiphysenfraktur), Schädigung des Plexus brachialis

Mutter:
* Vaginale Entbindung: Weichteilverletzung des Geburtskanales und postpartale Harninkontinenz der Mutter häufiger

SECTIO CAESAREA

Syn: **Schnittentbindung**, Kaiserschnitt, meist nur **Sektio** genannt, engl. caesarean operation/section, ICD-10: O82.9

Def: Beendigung einer Schwangerschaft durch operative Eröffnung des Uterus bei hohem mütterlichem od. kindlichem Geburtsrisiko

Ind: Risikoschwangerschaft mit fetaler Gefährdung
- absolutes Missverhältnis (**Makrosomie, enges Becken**) od. relatives Missverhältnis mit einem **protrahierten Geburtsverlauf**, fetal distress od. Geburtsstillstand unter der Geburt
- Geburtsunmögliche Lage: Quer-/Schräglage und heute auch die Beckenendlage
- Placenta praevia, vorzeitige Plazentalösung
- Nabelschnurvorfall
- Uterusfehlbildungen, insb. Z.n. operativer Metroplastik (= Vereinigung der beiden Uteri zu einer einheitlichen Höhle bei Uterus bicornis od. Uterus duplex)
- Frühe **Frühgeburtlichkeit** (zur Verminderung des Geburtsstresses für den Fetus)
- Fehlbildungen des Kindes: Hydrozephalus, Neuralrohrdefekt (Meningozele, Myelozele, Meningomyelozele), Omphalozele, Gastroschisis, großes Steißbeinteratom,
- Wehensturm, drohende Uterusruptur
- Mehrlingsschwangerschaft je nach Geburtslage (erster Zwilling in Beckenendlage) und Reifegrad der Feten
- Kreislaufstillstand der Schwangeren (z.B. Schock), frische Sinusvenenthrombose
- Mehr als eine vorausgegangene Sektio
- Z.n. Op eines intramuralen Uterusmyoms

Epid: ◊ Die Sektio-Rate hat sich in Deutschland in den letzten 20 Jahren fast verdoppelt und liegt derzeit bei **22 % der Geburten** (in perinatologischen/universtären Zentren bis 40 % durch den hohen Anteil von Risikoschwangerschaften). Geschätzt bis 10 % der Sektiones sind in Deutschland mittlerweile „Wunsch"-Sektiones ohne zwingende medizinische Indikation.
◊ Über die Vor- und Nachteile einer Sektio muss **aufgeklärt** werden:
Risiken: operativer Eingriff, Anästhesie-Risiko, Uterusverletzungen, Thrombembolie, fetales Wet-lung-Syndrom, häufiger spätere Notwendigkeit einer erneuten Sektio bei weiteren Geburten, höhere Totgeburtrate bei erneuter Schwangerschaft
Vorteile: Rate an Harninkontinenz ca. 2fach geringer als bei vaginaler Geburt (die Rate ist dann statistisch ab dem 50. Lj. aber wieder gleich) und geringere Stuhlinkontinenzrate, keine Schmerzen bei der Geburt, bei Vorliegen einer fetalen Gefährdung (z.B. Frühgeburtlichkeit) weniger Spätschäden

Etlg: # Primäre Sektio: (geplante) Durchführung vor Geburtsbeginn bei vorhersehbarer Unmöglichkeit einer normalen Geburt
Sekundäre Sektio: Notwendigkeit einer Schnittentbindung ergibt sich während der Geburt aufgrund von eintretenden Komplikationen (patholog. CTG-Veränderungen, Geburtsstillstand, Nabelschnurvorfall) = **Notfall-Sektio** ⇨ gefordert wird heute eine Entscheidungs-Entwicklungszeit von max. 20 Min. (Zeit zwischen Treffen der Indikationsentscheidung und Zeitpunkt bis das Kind entbunden ist). Die eigentliche Op-Zeit (Beginn der Narkose bis Entwicklung des Kindes) sollte max. **5 Min.** betragen.

Diag: 1. Anamnese und geburtshilfliche Untersuchung s.o.
2. Labor: Blutbild, Gerinnung, Elektrolyte und Blutgruppe

Ther: • **Aufklärung** über den Eingriff, Indikation, seine Risiken und mögl. Alternativen ⇨ schriftliches Einverständnis einholen (im Notfall reicht auch eine kurze mündliche Aufklärung mit einem Zeugen)
• Operativ:
 - Anästhesie: **Periduralanästhesie** mit Ropivacain [Naropin®] oder **Spinalanästhesie** über eine Lumbalpunktion (schneller Wirkungseintritt) mit Bupivacain 0,5%ig hyperbar

Gynäkologie

[Carbostesin®], evtl. + Opioid Sufentanil [2,5-5 µg, Sufentanil®]
oder **Vollnarkose** (Intubationsnarkose), insb. bei der **Notfall-Sektio** (geht schneller), bevorzugt werden zur Narkoseinduktion Thiopental [max. 4-5 mg/kgKG, Trapanal®] und als Inhalationsanästhetika Sevofluran [Sevorane®] od. Desfluran [Suprane®],
Lagerung: leichte **Linksseitenlagerung** (Verhinderung eines V.cava-inferior-Syndroms = Kompression der V.cava inf. durch den Uterus, insb. in Rückenlage, mit Reduzierung des venösen Blutrückstroms zum Herzen und Verminderung des Herzminutenvolumens), Blasenkatheter

- **Sectio caesarea** (Syn: Kaiserschnitt, Schnittentbindung) wird heute meist als **intraperitoneale suprazervikale** Schnittentbindung in folgenden Schritten durchgeführt:
 suprasymphysärer Unterbauchquerschnitt der Haut nach PFANNENSTIEL
 stumpfes/scharfes Auseinandertrennen der Faszie des re./li. M.rectus abdominis
 Inzision des Peritoneums
 stumpfes Abpräparieren der Harnblase von der vorderen Uteruswand
 bogenförmigen Querinzision im unteren Uterinsegment (Hysterotomie), stumpfes Erweitern der Uterotomie nach beiden Seiten mit den Fingern, Absaugen des Fruchtwassers
 manuelle Entwicklung des Kindes (ggf. mit der Saugglocke) aus der Uterusöffnung
- Absaugen des Kindes, mehrfaches Ausstreichen der Nabelschnur in Richtung Kind vor dem Abnabeln, damit Blut aus der Plazenta noch in den kindlichen Kreislauf gelangen kann
- Abwarten der spontanen Plazentalösung (erfolgt meist innerhalb v. 5 Min.) od. manuelle Plazentalösung mit den Eihäuten und manuelle Austastung des Uterus auf Plazentareste (ggf. stumpfe Kürettage in gleicher Sitzung)
- **sorgfältige Blutstillung** und schichtweiser Wundverschluss (Allschichtnaht der Uteruswand, dann Peritoneum, Muskelfaszie, Haut), Einlage einer Redon-Drainage unter der Muskelfaszie
- perioperative Antibiotikaprophylaxe mit einem Cephalosporin (nach dem Abklemmen der Nabelschnur geben), Thromboseprophylaxe (niedermolekulare Heparine s.c., Antithrombosestrümpfe)
 Bei rh-neg. Mutter ohne nachweisbare Anti-D-Antikörper Rh-Prophylaxe mit 1.650 I.E. Anti-D-Immunglobulin i.m. (Partobulin®) nach der Op falls das Kind RH-pos. ist
- Postoperativ: Oxytocin [Syntocinon®] als Infusion (10-20 I.E. auf 500 ml 5%ige Glukose) für 12 Std. zur Atonieprophylaxe und Minimierung des Blutverlustes

Prog: Ein durch Sektio geborenes Kind gilt als Risikoneugeborenes.
Mütterliche Letalität bei Entbindung durch Sektio heute bei 0,004 % (und damit ca. 2,3fach höher als bei normaler vaginaler Entbindung ohne Risikofaktoren). Nach besonders sorgfältiger Aufklärung kann eine Wunsch-Sektio (= ohne medizinische Indikation) aber durchaus durchgeführt werden (Selbstbestimmungsrecht der Frau). Ein erhöhtes Risiko für ein Atemnotsyndrom besteht jedoch für das Kind. Ein Arzt ist aber nicht verpflichtet eine „Wunsch"-Sektio durchzuführen.
Entlassung aus der stationären Behandlung nach Sektio: 8 Tage p.p.

Kompl: * Spinalanästhesie: Vorsicht bei Störungen der Blutgerinnung (z.B. HELLP-Syndrom od. Antikoagulation) ⇨ Gefahr einer Blutung im Bereich des Rückenmarkkanals, daher zuvor Thrombozytenzahl bestimmen (sollte >80.000/µl sein) und Heparin 6-12 Std. zuvor absetzen. Sympathikolyse-bedingte arterielle Hypotonie ⇨ i.v. Volumengabe präoperativ. Postpunktioneller Kopfschmerz ⇨ Proph: spezielle Nadeln verwenden (Pencil-Point-Nadel)
* Sektio-Syndrom: Störungen beim **Neugeborenen** durch die Sektio, z.B. gehäuftes Auftreten von Trinkschwäche, Surfactant-Mangelsyndrom, Wet-lung-Syndrom („nasse Lunge", verbleibende Flüssigkeit in der Lunge durch die fehlende Kompression des Thorax, die bei einer normalen vaginalen Entbindung entsteht) ⇨ **Atemnotsyndrom**

Op: * **Nachblutung** ⇨ Ther: gründliche Blutstillung vor dem Verschluss der einzelnen Schichten, Inspektion und Ausspülung der Bauchhöhle vor dem Verschluss des Peritoneums
* Fruchtwasserembolie (s.u.)
* Erhöhtes Risiko für venöse Thrombose und Lungenembolie
* Blasen-Zervix-Fistel durch Läsion der Harnblase bei der Lösung von Verwachsungen

zur Harnblase bei Re-Sektio
* Erhöhtes Risiko für Extrauteringravidität, Fehlgeburten, Plazentastörungen (Placenta praevia, Placenta accreta) od. Uterusruptur bei erneuter Schwangerschaft ⇨ Proph: sorgfältige Naht des Myometriums

Proph: ♥ Kontrolluntersuchung beim Gynäkologen 4 Wo. p.p. (bei Beschwerden jederzeit)
♥ Nach Sektio wird eine Kontrazeption für 1 Jahr empfohlen.

FRÜHGEBURT

Syn: Partus praematurus, engl. preterm delivery, premature birth, ICD-10: P07.3

Def: Geburt eines lebenden Kindes vor Beendigung der **37. SSW** (<259 Tag p.m., in Deutschland gem. Personenstandsgesetz v. 1994), frühere Definition war Geburtsgewicht <2.499 g (dadurch wurden aber auch Mangelgeboren fälschlich als Frühgeborene klassifiziert)
als **frühe Frühgeborene** gelten Kinder mit einem Geburtsgewicht **<1.500 g**

Ät: – **Infektionen** (50 % d.F.): Gardnerella vaginalis (bakterielle Vaginose, anaerobe Keime, das Risiko steigt an ab einem pH >4,4 in der Scheide), Streptokokken Gruppe B ⇨ vorzeitiger Blasensprung, vorzeitige Wehen
– **Mehrlingsschwangerschaft** (Zwillinge, Mehrlinge; 7- bis 10faches Risiko)
– Uterusfehlbildungen (s. Kap. kongenitale Anomalien des Uterus), Myome, Zervixinsuffizienz, Endometriuminsuffizienz
– Lageanomalien des Fetus
– Polyhydramnion (Fruchtwasser >1.500 ml)
– Uterine Blutung, Placenta praevia, Plazentainsuffizienz
– **Gestose**, Eklampsie
– Schwere Anämie der Schwangeren
– Endokrinologische Störungen (z.B. Diabetes mellitus, Autoimmunthyreoiditis, Hyperthyreose)
– Körperliche Überforderung, hohe Arbeitsbelastung, insb. langes Stehen
– psychische Überforderung der Schwangeren, Stress
– Trauma: stumpfes Bauchtrauma, z.B. Verkehrsunfall, Stich- od. Schussverletzung
– Anamnestisch: **vorausgegangene Frühgeburten**, vorausgegangene Aborte, Schwangerschaftsabbrüche
– Kindliche Ursachen: intrauterine Wachstumsretardierung, intrauterine Asphyxie, Anämie, Chromosomenanomalien, **Fehlbildungen** (Fehlbildungen finden sich bei 15-30 % der Frühgeburten)
– Iatrogen: **In-vitro-Fertilisation** (⇨ insb. bei Zwillings- od. Drillingsschwangerschaft), Konisation, Geburtseinleitung wegen mütterlicher od. fetaler Gefährdung
– Weitere Risikofaktoren: **Alter der Mutter <17 od. >38 J.**, Gewichtszunahme <7 kg, Zigarettenrauchen, Drogenkonsum, niedriger sozialer Status, alleinstehende Mutter

Path: ♦ Infektion: die anaeroben Keime bilden selbst Prostaglandine od. setzen die Prostaglandinkaskade in Gang ⇨ Auslösung von vorzeitigen Wehen, vorzeitiger Blasensprung, Fehl-/Frühgeburt
♦ Uterusfehlbildungen: führen durch das Wachstum des Fetus zur intrauterinen Enge ⇨ Auslösung von Wehen und vorzeitiger Blasensprung

Epid: ◊ Häufigkeit: in Deutschland etwa **6 %** der Geburten vor der 37. SSW, 1 % haben ein Geburtsgewicht von <1.500 g (frühe Frühgeborene) = ca. 8.000 Problemfrühgeburten/Jahr (<32. SSW) in Deutschland
◊ Das Wiederholungsrisiko für eine Früh- od. Mangelgeburt ist bei erneuter Konzeption <6

Mon. nach vorhergehender Geburt erhöht (optimaler Zeitpunkt für eine erneute Schwangerschaft ist eine Konzeption 18-24 Monate nach einer vorangegangenen Entbindung)
◊ Das Risiko zu sterben ist bei Frühgeburtlichkeit 120fach höher als bei Termingeborenen.

Klin: ⇒ Bakterielle Vaginose: zu Beginn meist keine klinischen Symptome, Frühzeichen ist ein steigender pH-Wert in der Scheide (normaler pH-Wert ≤4,5), Fluor mit Amingeruch
⇒ Beginnende **vorzeitige Wehen** (>5 Wehen pro Stunde), vorzeitige Zervixreifung (Wehen sind zervixwirksam)
⇒ **Vaginaler Blutabgang**
⇒ **Vorzeitiger Blasensprung**
⇒ Als (gesetzliche) Lebenszeichen beim frühgeborenen Kind gelten: schlagendes Herz, pulsierende Nabelschnur, Einsetzen der Spontanatmung
⇒ Kind: relative Makrozephalie, dünne Haut mit sichtbaren Gefäßen, wenig subkutanes Fettgewebe, dünne und kurze Kopfhaare, Augenbrauen fehlen, Fußsohlen sind nicht od. nur im vorderen 1/3 gefurcht, Nasen- u. Ohrenknorpel weich, Brustwarze klein und Areola nicht erhaben, ♂: Hoden noch nicht deszendiert, ♀: die große Labien bedecken nicht die Klitoris und die kleinen Labien

Diag: 1. Anamnese (frühere Frühgeburten) und gynäkologische Untersuchung: Zervixstatus
2. Sonographie: Bestimmung des **Gestationsalters** des Fetus, Lebenszeichen des Fetus, Trichterbildung am inneren Muttermund sowie Bestimmung der **Zervixlänge** im Verlauf für die Beurteilung des Frühgeburtsrisikos bei Frauen mit vorzeitigen Wehen (eine verkürzte Zervix <2,5 cm Länge, >3 cm Breite und >8 mm Zervikalkanalweite und aufgeweiteter Trichter zeigt ein hohes Risiko für eine drohende Frühgeburt an)
3. CTG: vorzeitige Wehentätigkeit
4. Labor: Bestimmung des fetalen Fibronektins im Zervikal-/Vaginalsekret (ein pos. Nachweis ergibt ein hohes Risiko für eine drohende Frühgeburt)
pH-Wert in der Scheide >4,5 als Hinweis für eine Infektion
5. Amniozentese (Fruchtwasserpunktion): wurde früher zur Lungenreifediagnostik benutzt, es wurde die Lezithinkonzentration u. der Quotienten aus Lezithin u. Sphingomyelin (sog. L/S-Ratio) bestimmt ⇨ Lezithin >4,4 µmol/l (>3,0 mg/dl) und eine L/S-Ratio >2,0 bei ausreichender Lungenreife. Heute wird generell eine Lungenreifeförderung durchgeführt (s.u.).
6. Nach der Geburt: Beurteilung von Aussehen, Genitalien, Körperhaltung, Muskeltonus, Reaktionen auf passive Bewegungen (körperliche und neuromuskuläre Reifescores, z.B. n. DUBOWITZ, n. PETRUSSA od. BALLARD) zur Bestimmung des Gestationsalters (s. Kinderheilkundebücher). Der APGAR-Score ist bei Frühgeburtlichkeit nicht/nur eingeschränkt anwendbar.

Ther: • Drohende Frühgeburt und lebender Fetus (s. auch o. Kap. vorzeitiger Blasensprung): Bettruhe, kurzzeitige Tokolyse, bei Zervixinsuffizienz ggf. Einlage einer Cerclage um die Portio (Naht od. Pessar nach ARABIN), bei Infektionszeichen i.v.-Antibiose, ggf. vaginale Lokaltherapie mit Salbe od. Supp. (Antibiose und Ansäuerung)
• Durch die Fortschritte in der Neonatologie ist es heute möglich, Frühgeborene ab einem Geburtsgewicht von 500 g am Leben zu erhalten (≥ 24. SSW), dies kann jedoch nur von hochspezialisierten neonatologischen Zentren geleistet werden. Ist eine Geburt für längere Zeit nicht mehr aufzuhalten, so ist die Lungenreifeförderung und die **Verlegung** in ein spezialisiertes Zentrum erforderlich:
– **Lungenreifeförderung** (Syn: Lungenreifeinduktion): pränatale Gabe von Glukokortikoiden mit 2 x 12 mg Betamethason [Celestan®] i.m. innerhalb von 24 Std. an die Mutter zur Stimulierung der Synthese von Surfactant in der fetalen Lunge (bei allen drohenden Frühgeburten <34. SSW indiziert, eine routinemäßige Wiederholung der Kortikoidgabe alle 10 Tage wird nicht mehr empfohlen, allenfalls 1-2 Wiederholungen)
Ggf. auch Infusion von Ambroxol (1.000 mg/Tag, Mucosolvan®) für 4-5 Tage (ist aber nicht so wirksam)
Die notwendige Zeit für die Lungenreifeförderung wird durch Wehenhemmung = **Tokolyse** erreicht: ß$_2$-Sympathomimetikum **Fenoterol** (Partusisten®) als wiederholte Bolustokolyse oder Dauerinfusion für 48 Std., eine kombinierte Tokolyse mit Magnesium i.v. (2-4 g/Std.) ist ebenfalls mögl. Bei NW kann alternativ zu Fenoterol auch der Oxytocin-Rezeptorantagonist **Atosiban** (Tractocile®) für 48 Std. gegeben werden (bessere Ver-

träglichkeit, allerdings auch viel teurer).
- Geburt: frühzeitige Entbindung bei drohender Geburt mittels **Sektio** (Verhinderung einer fetalen Azidose durch den "vaginalen Geburtsstress". Die Sektio wird in neuerer Zeit aber nicht mehr grundsätzlich empfohlen, sondern es sollte je nach Einzelfall entschieden werden) und Übergabe des Feten an den Pädiater/**neonatologisches Zentrum** (dies sollte sich möglichst im gleichen Haus befinden, ein notwendiger Transport vermindert die Überlebenschancen erheblich! ⇨ frühzeitige Verlegung der Schwangeren)
- Eine pränatale Gabe von Magnesium und des Kalziumantagonisten Flunarizin zur Reduktion von Hirnschäden wird derzeit erforscht, ebenso eine postpartale Gabe von Sauerstoffradikalfängern.

- Nach der Geburt: Pflege im **Inkubator** (Temperatur: 30-36 °C), kontinuierliche **Überwachung** mit EKG-/Atemfrequenzmonitor und Pulsoxymeter (misst die O_2-Sättigung), atraumatische Pflege („minimal handling")
  - bei infektiöser Ursache der Frühgeburt prophylaktische Antibiose i.v. mit Ampicillin (Binotal®) + Tobramycin (Gernebcin®)
  - **Beatmung** je nach kindlichem Zustand, postpartale Instillation von synthetischem **Surfactant** in das Bronchialsystem des Kindes bei Atemnotsyndrom, Gabe von Theophyllin od. Koffein bei unregelmäßiger Spontanatmung (zur Verminderung von Apnoen)
  - Ernährung über Infusion (initial 10%ige Glukose-Lösung, dann vollständige parenterale Nährlösung) und weiter über Magensonde (idealerweise mit abgepumpter Milch der Mutter, die bei frühen Frühgeborenen zusätzlich mit Nährstoffen angereichert wird), Vit.-K-Prophylaxe bei Geburt (Phytomenadion 0,05-0,1 ml s.c., Konakion®) und später nach Gerinnungsstatus (Kontrolle des Quick-Wertes)
  - Die Eltern sollen intensiven Kontakt zum Frühgeborenen haben (Streicheln, Hautkontakt, Liegen auf der Brust von Mutter und Vater, sog. „Känguruhen", Mithilfe bei der Pflege des Frühgeborenen, keine Beschränkung der Besuchszeit)
  - Eine Entlassung aus der stationären neonatalen Behandlung nach Hause kann bei einem erreichten Gewicht von 2.500 g erfolgen
  - Impfungen: zusätzlich wird eine Pneumokokkenimpfung des Frühgeborenen ab dem vollendeten 2. Lebensmonat (3 Impfungen im Abstand von jeweils 1 Monat, Prevenar®) empfohlen, die sonstigen Impfungen werden später wie bei den übrigen Säuglingen durchgeführt (Beginn: wenn das entsprechende Gewicht wie bei einem 2 Monate alten Säugling erreicht ist = ca. 4 kg).

- Selbsthilfegruppen: Das frühgeborene Kind e.V., Kurhessenstr. 5, 60431 Frankfurt, Tel.: (01 80) 5 87 58 77, Internet: http://www.fruehgeborene.de

Prog: Überlebensraten von extrem unreifen Frühgeborenen: 22. SSW 10 %, 23. SSW 20 %, 24. SSW 60 %, 25.-26. SSW 80 %. Weitere Prognose: 1/3 der überlebenden, extrem unreifen Frühgeborenen haben jedoch bleibende, schwere körperliche und/od. geistige Behinderungen, 1/3 haben leichte Schäden und 1/3 entwickeln sich normal.
Bei einem Geburtsgewicht von 1.000-1.500 g (frühe Frühgeborene) steigt die Überlebensrate auf 95 % und das Risiko für Behinderungen sinkt auf unter 10 %. Ab der 34. SSW (>2.000 g) besteht kein Unterschied mehr zu Termingeborenen.
Die Hälfte der Säuglingssterblichkeit (engl. infant mortality) in Deutschland von derzeit 0,45 % (= 4-5/1.000 Lebendgeborene) ist durch Frühgeburtlichkeit bedingt.

Kompl: * Geburtskomplikationen: gehäuftes Vorkommen regelwidriger Kopfhaltung, regelwidriger Kindslagen und Nabelschnurkomplikationen

Mutter: * Tokolyse mit ß-Sympathomimetika: Lungenödem, Herzrhythmusstörungen, Herzinsuffizienz, Myokardischämie, Blutzuckerentgleisungen. Zur Minderung der NW kann ein $ß_1$-Blocker, z.B. Metoprolol (Beloc-Zok®) gegeben werden.

Kind: * Lunge: **Lungenfunktionsstörung** des Frühgeborenen (Syn: **Surfactant-Mangelsyndrom**, Krankheit der hyalinen Membranen, idiopathisches Atemnotsyndrom): zunehmende Atemnot, interkostale Einziehungen, da sich durch den Surfactantmangel die Alveolen nicht entfalten ⇨ Proph: Lungenreifeförderung und postpartale Instillation von synthetischem Surfactant (s.o.), Geburt mittels Sektio, Übergabe an den Neonatologen, frühzeitige Beatmung des Neugeborenen (mit PEEP)

Bei spontaner Atmung Apnoen durch **Unreife des Atemzentrums** mögl., Aspirationsneigung durch insuffizienten Schluck- und Hustenreflex, Pneumothorax od. Pneumonie durch die Beatmung, Langzeitbeatmung: retrolentale Fibrose (Syn: Frühgeborenenretinopathie, Proph: Beatmung so steuern, dass der paO$_2$ bei 70-90 mmHg liegt und kein grelles Licht, Laserkoagulation bei drohender Netzhautablösung) bis zur Erblindung, bronchopulmonale Dysplasie, tracheale Drucknekrosen ⇨ Stimmbandschädigung

* **Infektionsrisiko** erhöht (Übertragung intra partum), z.B. durch ß-hämolysierende Streptokokken ⇨ Pneumonie, Atemnotsyndrom, Meningitis, Sepsis, Verbrauchskoagulopathie
* **Intrakranielle Blutung** (10-40 % d.F.): Lok: subependymal, im Plexus chorioideus, intraventrikulär und/od. in das Parenchym. Bei den extrem unreifen und frühen Frühgeborenen ist dies durch die noch **fehlende zerebral-vaskuläre Autoregulation** bedingt, bei der es bei Hypoxie zu keiner Vasodilatation kommt und die O$_2$-Versorgung dadurch noch schlechter wird. Bei Wiederanstieg des Blutdruck kommt es dann zu Einrissen des durch Hypoxie und Sauerstoffradikale geschädigten Kapillarendothels.
Diag: Sonographie durch die große Fontanelle (echoreiche Raumforderung periventrikulär)
Klin: Atemstörungen, Krampfanfälle, Erbrechen, Benommenheit, Atemstörungen
Ther: symptomatisch je nach Klinik
Kompl: Ventrikeltamponade ⇨ posthämorrhagischer Hydrozephalus occlusus internus durch Verklebung der Liquorabflusswege, Ther: Liquordrainage
Leukomalazie, bleibende Nekrosen, Zysten bis zur Porenzephalie

* Hypoxisch-ischämischer Insult, insb. bei den frühen Frühgeborenen in 5 % d.F. (führen zur periventikulären Leukomalazie) ⇨ spastische Paresen, Choreoathetosen, Ataxien, mentale Störungen
* Hypoxische Myokardschädigung
* Persistierender Ductus arteriosus BOTALLI ⇨ links-rechts-Shunt mit pulmonaler Hypertension und Lungenstauung (Ther: Indometacin)
* Icterus prolongatus (>2 Wo.) = Hyperbilirubinämie durch die längere Unreife der Leber (verminderte UDP-Glukuronyltransferase) als bei reifgeborenen Kindern
* Arterielle Hypotonie ⇨ Nierenversagen
* Nekrotisierende Enterokolitis (durch intestinale Ischämie besondere Vulnerabilität der Darmschleimhaut für Infektionen) ⇨ Durchwanderungsperitonitis, Darmperforation mögl.
* Leistenhernie
* Temperaturregulationsstörung (Hypothermie), Trinkstörungen, erhöhtes allgemeines Infektionsrisiko
* Häufige Blutabnahmen können bei frühen Frühgeborenen zum Volumenmangel, Anämie und arterieller Hypotonie bis zum Volumenmangelschock führen
* Erhöhtes Risiko für den plötzlichen Kindstod (engl. sudden infant death syndrome, SIDS) im 1. Lj.

Proph: ♥ 2-mal wöchentliche Selbstmessung des pH in der Scheide der Frau während der Schwangerschaft mit einem Indikatorhandschuh (Selfcare®) von der 12.-32. SSW. Bei pH >4,4 wird eine Kontrolle beim Gynäkologen durchgeführt und ggf. eine Behandlung eingeleitet (Lactobacillus-Instillation [Vagiflor® Vaginalzäpfchen] u. Vit.-C-Gabe [Vagi-C® Vaginaltabletten], bei bereits manifester Infektion konsequente und frühzeitige Behandlung, Clindamycin-Creme [Sobelin®])

♥ Nikotinverzicht, Vermeidung von Stress und körperlicher Belastung

♥ Bei wiederholten (habituellen od. febrilen) Aborten/Frühgeburten engmaschige Kontrolle der Zervixlänge, bei Verkürzung <25 mm prophylaktische Cerclage des Muttermundes in der 14. SSW und intermittierende Antibiotikagabe

DD: – Fehlgeburt: totgeborenes Kind mit Geburtsgewicht <500 g, ein totgeborenes Kind mit Geburtsgewicht >500 g gilt gem. Personenstandsgesetz in Deutschland als Frühgeburt

– Mangelgeburt: <10. Perzentile der Gewichtskurve, z.B. 2.400 g bei Geburt in der 38. SSW

FRUCHTWASSEREMBOLIE

Syn: Amnioninfusionssyndrom, engl. amniotic fluid embolism/syndrome, ICD-10: O88.1

Def: Übergang von Fruchtwasser in die Blutbahn der Mutter während od. kurz nach der Geburt über eröffnete uterine Venen im Bereich der Plazentahaftstelle, des Plazentarandes, des Myometriums oder der Zervix.

Ät: – Eröffnung des mütterlichen Gefäßsystems bei geburtshilflicher Op: Schnittentbindung (Sektio), intrauteriner Eingriff
- vorzeitige Plazentalösung, Placenta praevia, unvollständige Plazentalösung
- hoher Scheiden- od. Zervixriss
- Tetanus uteri, Uterusruptur
- <u>Iatrogen:</u> verstärkte Wehentätigkeit bei Oxytocinüberdosierung, zu starker KRISTELLER-Handgriff

Path: Fruchtwasser enthält abgeschilferte Wollhaare, Epidermisschüppchen, Talgdrüsenreste, Vernix caseosa [„Käseschmiere"], Mekonium des Fetus sowie gerinnungsaktivierendes Thromboplastin ⇨ bei Übergang in den Kreislauf der Mutter Aktivierung **intravasaler Gerinnung**, Vasokonstriktion, anaphylaktische Reaktion, Verlegung der Lungenkapillaren

Epid: ◊ insb. bei Multipara >30. Lj.
◊ <u>Häufigkeit:</u> selten, Inzidenz von 1-15/100.000 Geburten

Klin: ⇒ während der Entbindung akut einsetzende **Dyspnoe**, Zyanose
⇒ Übelkeit, Erbrechen, Angstgefühl
⇒ Arterielle Hypotonie ⇨ im weiteren Verlauf innerhalb von wenigen Minuten bis einige Stunden Schocksymptomatik, Blutgerinnungsstörungen durch Afibrinogenämie mit erhöhter fibrinolytischer Aktivität, Thrombozytenzahlerniedrigung bis hin zur **Verbrauchskoagulopathie** (multiple Schleimhaut- und gastrointestinale Blutungen, petechiale oder großflächige Hautblutungen)
⇒ Krampfanfälle

Diag: 1. Anamnese und gynäkologische Untersuchung: akute Dyspnoe u. Schocksymptomatik
2. Labor: Gerinnungsüberwachung

Ther: • Intensivmedizinische Überwachung, Sauerstoffgabe (ggf. Beatmung), Volumensubstitution, ggf. kreislaufunterstützende Maßnahmen (Dopamin, Herzglykoside) u. Glukokortikoide (1.000 mg Prednisolon, Solu-Decortin®H)
• Bei beginnender Verbrauchskoagulopathie: Heparin i.v. (5.000-10.000 I.E./Tag, Ziel: PTT 2fache der Norm), Substitution von AT III (3.000-5.000 I.E./Tag) und Gerinnungsfaktoren (FFP und Thrombozytenkonzentrate), Volumengabe. Bei Hyperfibrinolyse Proteaseninhibitor Aprotinin (Trasylol®).

Prog: Sehr ernstes Krankheitsbild, mütterliche Letalität bis 50 %, bei Überleben in 85 % d.F. bleibende neurologische Defizite

Kompl: * Aktivierung intravasaler Gerinnung, reaktive Hyperfibrinolyse ⇨ **Verbrauchskoagulopathie**, anaphylaktische Reaktion, Schock, bleibende neurologische Defizite
* Nierenrindennekrosen, Nierenversagen, Anurie
* Vasokonstriktion der Lungengefäße ⇨ akute pulmonale Hypertonie, Herz-Kreislauf-Versagen

DD: – **Lungenembolie** (Thromboembolie aus der unteren Körperhälfte) während der Entbindung/Schwangerschaft od. im Wochenbett (puerperal)
- Luftembolie od. Fettembolie bei der Entbindung
- akutes Herzversagen aufgrund anderer Ursachen, Pneumothorax

PUERPERIUM (WOCHENBETT)

Def: Das Puerperium (Syn: Wochenbett, Kindbett, Wöchnerin) ist der Zeitraum von der Entbindung bis zur Rückbildung der Schwangerschaftsveränderungen der Mutter und **dauert 6-8 Wo.** (als Frühwochenbett werden die ersten 7 Tage p.p. definiert).

Physiologische Anpassungen des mütterlichen Organismus im Wochenbett

- Hormonelle Umstellung: starker Abfall von hCG, Östrogenen und Progesteron, Anstieg des **Prolaktin** (wird nicht gestillt fällt das Prolaktin in 4 Wo. auf den Ausgangswert ab), Normalisierung von T_3, T_4 u. TGB sowie von Cortisol u. Aldosteron
- Uterus: Rückbildung der Gebärmutter durch Uteruskontraktionen und Abbau von Myometrium und Regeneration des Endometriums (s.u. Kap. Subinvolutio uteri)
  Menstruationszyklus: bei nicht stillender Wöchnerin kommt es zur ersten Menstruation 6-10 Wo. p.p. (große Streuung). Der 1. Zyklus ist dabei meist noch anovulatorisch.
  Wird gestillt, so kommt es zum 1. Zyklus meist gegen Ende der Stillzeit um die 30. Woche p.p. Durch neg. Rückkoppelung durch das Prolaktin auf Hypothalamus und Hypophyse bleibt die Ovulation u. Menstruation i.d.R. während des Stillens aus (physiologische Laktationsamenorrhoe, Stillamenorrhoe) und es kommt zu keiner Schwangerschaft in dieser Zeit (dies ist aber kein sicherer Konzeptionsschutz).
- Mammae: bei Stillbereitschaft der Mutter beginnt die Stillzeit des Neugeborenen noch im Kreißsaal mit dem Anlegen kurz nach der Geburt (s.u. Kap. Stillen)
- Gewichtsabnahme: vor allem in den ersten Tagen nach der Geburt durch Ausscheidung der schwangerschaftsbedingten Flüssigkeitseinlagerung (im Frühwochenbett 2 l Urin/Tag)
- Blut: Leukozytose (15-20.000/µl) mit Linksverschiebung für 1-2 Wo. (durch die Wundheilungsvorgänge), der erniedrigte Hb normalisiert sich in dieser Zeit ebenfalls. Erhöhte Koagulabilität durch vermehrte Wasserausscheidung, erhöhte Thrombozytenzahl und -aggregation
- Beckenboden: Verfestigung der Muskulatur und des Bandapparates ⇨ Schließfunktion normalisiert sich wieder
- Bauchmuskulatur: strafft sich wieder, eine Rektusdiastase bildet sich über Wochen zurück, kann bei Multipara aber auch verbleiben
- Haut: während der Schwangerschaft entstandene Hyperpigmentierungen bilden sich während des Wochenbettes langsam zurück
- Psyche: eine leichte depressive Verstimmung (z.B. mit plötzlichen Tränenausbrüchen, Niedergeschlagenheit, Erschöpfung, Konzentrationsschwäche), sog. „**Heultag**" (od. „Wochenbett Blues", „Baby Blues", Syndrom des 3. Tages, engl. maternity blues) am 2.-5. Tag im Wochenbett ist häufig (ca. 50 % aller Wöchnerinnen) und ist vermutlich bedingt durch den Abfall der Sexualhormone. Die Symptome sistieren einige Tage später von alleine.

PUERPERALE STÖRUNGEN

Etlg: # **Plazentaretention** (Plazentarest) ⇨ Blutungen, Plazentapolyp
Uterusrückbildungsstörung (s.u. Kap. Subinvolutio uteri)
Lochialstauung (Syn: Lochiometra, ICD-10: O90.8)
Laktationsstörungen (s.u.), **Mastitis puerperalis** (s. auch Kap. Mastitis, ICD-10: O91.2)

Puerperium (Wochenbett)

aszendierende Infektion (**Endometritis puerperalis**) ⇨ **Puerperalfieber** (Syn: Wochenbettfieber, Kindbettfieber, engl. childbed fever, ICD-10: O85)
Wochenbettpsychose (Syn: postpartale Psychose, ICD-10: F53.9), Epid: 1/1.000 Geburten, meist affektive Psychosen (Depression, manisch-depressive Episoden)

Ät: – Lochialstauung: Blutkoagel und/oder Eihautreste im Zervikalkanal. Nach Sectio caesarea, wegen fehlender ausreichender Muttermundsöffnung durch den operativen Geburtsmodus (daher wird bei einer Sektio heute die Zervix oft noch dilatiert)
– Mastitis puerperalis: im Wochenbett oder beim Stillen begünstigt durch Milchstau, Rhagaden der Mamille/Areola, ungenügende Stillhygiene ⇨ Entzündung der Brustwarze (= Thelitis), dann ins Parenchym über die Lymphbahnen ausbreitend
– Puerperalfieber: begrenzte aszendierende Infektion (Endometritis puerperalis) durch den offenen Zervikalkanal ⇨ von der infizierten Wunde (meist die Plazentahaftstelle) ausgehend als Kompl. *hämatogene* **Puerperalsepsis** mögl., die Lochien sind als infektiös anzusehen

Epid: ◊ Mastitis puerperalis: entwickelt sich in ca. 1 % der Schwangerschaften und ist eine der häufigsten Komplikation des Wochenbettes, meist 1-2 Wo. nach der Geburt
◊ Puerperalfieber: Letalität insg. 2-3/100.000 Geburten durch Puerperalsepsis
◊ Wochenbettpsychosen treten meist 1-4 Wo. p.p. auf (im Gegensatz zur depressive Verstimmung, dem sog. „Heultag", der am 2.-4. Tag häufig ist)

Klin: ⇒ Hautveränderungen: haben sich ab der 2. Schwangerschaftshälfte roten Striae gravidarum gebildet, so verbleiben diese meist und werden zu weißen Narbenstreifen
verstärkter Haarausfall im Wochenbett und auch noch Monate danach mögl.
⇒ Lochialstauung: geringer od. kein Abgang mehr von Lochien (typisch 4-7 Tage p.p.), fötide riechende Lochien, druckschmerzhafter Uterus, erhöhter Fundusstand, Fieber und Kopfschmerzen
⇒ Mastitis puerperalis: Schmerz, Schwellung, Rötung, Überwärmung der Brust, schmerzhafter Stillvorgang, Fieber, Schüttelfrost, frühzeitige axilläre Lk-Schwellung, später bei Gewebeeinschmelzung (= mastitischer Abszess) auch tastbare Fluktuation, evtl. gelblicheitrige Mamillensekretion
⇒ Puerperalfieber: bei begrenzter Infektion geringes, bei Ausbreitung der Infektion hohes remittierendes Fieber, Schüttelfrost, Tachykardie, Tachypnoe, Anämie, Leukozytose mit Linksverschiebung, druckschmerzhafter Uterus, stark beeinträchtigtes Allgemeinbefinden, Unruhe
⇒ Wochenbettpsychose: starke (endogene) Depression, Antriebslosigkeit, Interessenlosigkeit, Schlafstörungen, Appetitstörung aber auch Verwirrtheit, Desorientiertheit und Unruhe mögl.

Diag: 1. Anamnese und gynäkologische Untersuchung, regelmäßige Temperaturkontrolle und Kontrolle der Ausfuhr in den ersten 2-3 Tagen
2. Labor: Differentialblutbild, BSG, CRP, Gerinnung, bei V.a. Puerperalsepsis Blutkultur
3. Sonographie: Größe des Uterus, Plazentareste, Lochialsekret intrauterin?

Ther: • Allgemein: Wochenbettgymnastik (sog. **Rückbildungsgymnastik** zur Stärkung des Beckenbodens und Prophylaxe eines Descensus der Genitalorgane) für mindestens 6 Wo., regelmäßige Blasen- und Darmentleerung
Beratung: Mastitissymptome erklären, Stilltechnik erklären
Hygiene: Duschen sofort erlaubt, keine Vollbäder und kein Geschlechtsverkehr für 4-6 Wo. (bis zum Ende des Lochialflusses)
Thromboseprophylaxe: **frühzeitige Mobilisation**, Kompressionsstrümpfe
• Lochialstauung: Eisblase, Wehen induzieren durch Massage des Uterusfundus, Kontraktionsmittel Oxytocin (Syntocinon®) od. Oxytocin + Methylergometrin (Syntometrin®), Spasmolytikum bei verengtem Zervikalkanal (Butylscopolamin, Buscopan®), evtl. Dilatation des Muttermundes

Gynäkologie

- **Mastitis puerperalis:** Kühlung und Ruhigstellung der Brust (Abpumpen der Milch, Hochbinden der Brust), mit der nicht betroffenen Brust weiterstillen od. abstillen (s.u.)
  Med: **Prolaktinhemmung** (niedrigdosiert Bromocriptin: 2 x 1,25 mg/Tag, Pravidel®), Antiphlogistika, **Antibiose** (mit einem penicillinasefesten Penicillin, z.B. Oxacillin [Stapenor®] od. Erythromycin, bei nonpuerperaler Form mit einem Cephalosporin)
  Im Spätstadium (Abszessbildung): Abszessspaltung durch radiäre Inzision (Schonung der Milchgänge), Spülung/Instillation mit antibiotischer Lösung, Drainage der Abszesshöhle
- **Endometritis puerperalis:** Ampicillin (Binotal®) + Kontraktionsmittel (Oxytocin u. Methylergometrin [Syntometrin®]), bei schwerem Verlauf mit Cephalosporin (Cefuroxim, Zinacef®) + Metronidazol (Clont®) + Aminoglykosidantibiotikum (Gentamicin, Refobacin®) i.v., bzw. nach Erreger- und Resistenzbestimmung gezielt (bei Metronidazol-Gabe nicht stillen und die Milch vorübergehend abpumpen, damit anschließend wieder gestillt werden kann)
  Bei beginnender Puerperalsepsis zusätzlich Intensivüberwachung und –therapie (Schockbehandlung, Transfusionen, Gerinnungssubstitution, Ein- und Ausfuhrkontrolle, Hämodialyse bei Nierenversagen)
- Bei depressiver Verstimmung stützende Psychotherapie, Rooming-in mit dem Kind
  Wochenbettdepression: bei ausgeprägten Symptomen **Antidepressiva,** z.B. Paroxetin (Seroxat®), Fluoxetin (Prozac®) od. Fluvoxamin (Fevarin®), diese können auch beim Stillen eingenommen werden
- Selbsthilfegruppen: Schatten & Licht - Krise nach der Geburt e.V., Obere Weinbergstr. 3, 86465 Welden, Tel.: (0 82 93) 96 58-64, Fax: -68, Internet: http://www.schatten-und-licht.de

Kompl: ∗ **Harnentleerungsstörungen** ⇨ Ther: steriler Einmalkatheterismus, evtl. kann vorübergehend auch einmal ein Dauerkatheter erforderlich sein
∗ Harnweginfektionen, Zystitis durch Keimaszension, Pyelonephritis
∗ Plazentaretention (unvollständige Plazentalösung) ⇨ Blutungen (auch nach symptomfreiem Intervall), aszendierende Infektion, **Plazentapolyp** (falscher Polyp durch Plazentareste, die durch Ummantelung mit vielen Schichten geronnenen Blutes polypös aussehen)
⇨ **vaginale Blutung** bei Plazentaresten, Plazentapolyp, nicht versorgter Geburtsverletzung, Gerinnungsstörungen od. funktionell (= durch glandulär-zystische Hyperplasie des Endometriums)
∗ Lochialstauung ⇨ Endometritis puerperalis
∗ Endometritis puerperalis ⇨ Ausbreitung der Infektion: Endomyometritis, Salpingitis, Adnexitis, Ovarialvenenthrombophlebitis, Parametritis, parametrane Abszesse, Pelveoperitonitis mit Darmatonie und akutem Abdomen, **Puerperalsepsis** bis zum Herz-Kreislaufversagen und Tod im septischen Schock (Endotoxinschock)
∗ Mastitis puerperalis: Einschmelzung und Abszessbildung, Nekrotisierung von Drüsengewebe, chronische Mastitis mit Fistelbildung
∗ Wochenbettpsychose: erhöhte Suizidalität
∗ erhöhte **Thromboseneigung** (ca. 10-20faches Risiko im Puerperium), tiefe Bein- und Beckenvenenthrombose ⇨ Gefahr der **Lungenembolie** (häufigste Todesursache bei schwangeren Frauen mit einem bekannten hereditären Thromboserisiko (z.B. Protein-S-, -C-, Antithrombinmangel, Faktor-V-LEIDEN-Mutation) Thromboseprophylaxe p.p. für 6-8 Wo. mit niedermolekularem Heparin durchführen.
∗ vermehrte Varizenbildung und oberflächliche Thrombophlebitis
∗ Post-partum-Thyreoiditis (Autoimmunthyreoiditis, meist im ersten Jahr p.p.) mit vorübergehender Hyperthyreose und spontaner Remission od. 1/3 d.F. anschließende Hypothyreose (dann Schilddrüsenhormonsubstitution erforderlich)

Op: ∗ Infektion, Nahtinsuffizienz od. Wunddehiszenz der Episiotomiewunde, Vulva- od. Scheidenhämatom

Proph: ♥ Mastitis puerperalis: Hygiene beim Stillen beachten, richtige Stilltechnik, ggf. Stillhütchen zur Schonung der Mamillen benutzen

STILLEN / LAKTATIONSSTÖRUNGEN

Syn: Stillzeit, Laktationsperiode, engl. lactation period
verminderte Laktation, Abstillen (primäres Abstillen = Stillen wurde nie begonnen od. sekundäres = Abstillen nach einer Stillperiode), ICD-10: O92.5

Anatomie: Während der Schwangerschaft erfolgt das Wachstum und die Ausreifung des Brustdrüsengewebes (Laktogenese) durch die Plazentahormone und Prolaktin.
Durch den abrupten Abfall der Plazentahormone (Östrogen u. Progesteron) + Anstieg des Prolaktin (zusammen mit Cortisol) erfolgt der **Milcheinschuss** (Galaktogenese). Die ersten 2-4 Tag post partum wird die Vormilch = **Kolostrum** gebildet (enthält mehr Eiweiß). Danach bildet sich für ca. 2 Wo. eine Übergangsmilch mit erhöhtem Fettgehalt, dann wird "reife" Frauenmilch sezerniert. Der Energiegehalt beträgt dann ca. 65-70 kcal/100 ml

Durch **Prolaktin** (kontinuierliche Sekretion mit Tag-Nacht-Rhythmus aus der Adenohypophyse = Hypophysenvorderlappen) wird die Milchsekretion (Galaktopoese) aufrechterhalten. Durch **Oxytocin** (Sekretion aus der Neurohypophyse, produziert in Hypothalamuskerngebieten) wird v.a. auf taktilen Reiz an der Mamille die Entleerung der Milch (Galaktokinese) durch Kontraktion der Myoepithelzellen der Ausführungsgänge stimuliert (gleichzeitig kommt es auch zu einer Stimulation des Uterusmyometriums ⇨ fördert die Uterusrückbildung).

Durch neg. Rückkoppelung von Prolaktin auf Hypothalamus und Hypophyse bleibt die Ovulation u. Menstruation während des Stillens aus (physiologische Laktationsamenorrhoe, Stillamenorrhoe) und es kommt i.d.R. zu keiner Schwangerschaft in dieser Zeit (dies ist aber kein sicherer Konzeptionsschutz). Der erste Zyklus tritt meist gegen Ende der Stillzeit um die 30. Woche p.p. auf.

Wird nicht gestillt, so kommt es zur ersten Menstruation 6-10 Wo. p.p. Bei Blutungen vor der 8. Wo. p.p. handelt es sich beim 1. Zyklus meist noch um eine anovulatorische Blutung.

<u>Muttermilch</u> ist industriell hergestellter Ernährung (Flaschennahrung) **vorzuziehen,** <u>Vorteile:</u>
- **ideale Nährstoffzusammensetzung**, bessere Verdaubarkeit, bessere Resorption von Vitaminen und Spurenelementen
- enthaltene **Immunglobuline** (IgA), unspezifische Abwehrstoffe (Lysozym, Laktoferrin, Komplement) und zelluläre Abwehrbestandteile (Granulozyten, Makrophagen, Lymphozyten)
- protektiver Effekt auf die Entwicklung atopischer Erkrankungen (statistisch **geringere Allergierate**, wie atopische Dermatitis, Heuschnupfen, Asthma bronchiale, Sensibilisierung auf Fremdeiweiße) und Verminderung des Risikos für spätere Fettleibigkeit
- relativ keimarm
- epidermaler Wachstumsfaktor ⇨ Epithelzellen des Darms werden im Wachstum angeregt

<u>Nachteile:</u> Vater kann nicht stillen (aber Abpumpen der Brustmilch mögl. ⇨ dann kann der Vater, z.B. nachts zur Entlastung der Mutter, ein Fläschchen geben, s.u.), etwas höheres Bilirubin in den ersten Lebenstagen, Übergang von Umweltchemikalien (lipophile Substanzen wie PCB, Dioxine od. Pestizide werden im Fettgewebe der Mutter teilweise über Jahre gespeichert) in die Muttermilch (dies wiegt aber keinesfalls die Vorteile der Muttermilch auf und die Substanzen haben sich in den vergangenen 15 J. auch deutlich verringert).

Ät: Ursachen für Laktationsstörungen od. Stillhindernisse:
  - **Fehlbildungen** der Mamille (Hohl-, Spalt-, Flachwarzen, Athelie) oder der Mammae (Mikromastie, Amastie)
  - **Mastitis puerperalis** (s.o.), mastitischer Abszess, ungenügende Hygiene
  - Hypo- oder Agalaktie
  - SHEEHAN-Syndrom (= postpartale Hypophysenvorderlappen-Insuffizienz) ⇨ Agalaktie
  - Verspäteter Milcheinschuss
  - Psychisch: Unsicherheit, fehlende Bereitschaft zum Stillen

- Allgemein: konsumierender Prozess bei der Mutter (Karzinom), mit der Muttermilch übertragbare Infektionen (HIV, Hepatitis B, Zytomegalie, Tuberkulose)
- **Medikamenteneinnahme** (die eine Kontraindikation für das Stillen darstellen) der Mutter
- Kindliche Ursachen (⇨ dann aber immer noch Abpumpen der Milch mögl., s.u.): Frühgeburtlichkeit, Fehlbildung im Hals-, Nasen- od. Rachenraum (Lippen-Kiefer-Gaumenspalte, Hasenscharte, Choanalatresie, Ösophagusatresie), Geburtstrauma, Infektionen

Epid: ◊ Die Stillfähigkeit der Mutter ist in 80-90 % d.F. gegeben

◊ Kontraindikationen: absolute sind gegen das Stillen nur selten gegeben (konsumierender Prozess bei der Mutter, HIV-Infektion sowie einige Medikamente, **Drogen** od. Alkoholabusus usw., s.u. Kap. Medikamente).
Die häufigste relative mütterliche "Kontraindikation" ist bei uns leider der **Nikotinabusus** (Cave: 3fach höhere Nikotinkonzentration in der Muttermilch gegenüber dem mütterlichen Serum!). Der Mutter sollte das Stillen empfohlen werden bei Aufgabe des Nikotinkonsums od. zumindestens bei einer Reduktion auf 5 Zig./Tag.

Klin: ⇒ Überwärmung der Mammae, schmerzhafte Spannung beim Milcheinschuss post partum, ggf. auch Fieber bis 38° C für 1-2 Tage
⇒ Schmerzhafte, gerötete Mamille während der Stillzeit (mechanische Reizung)
⇒ Beim Stillen kann es zu Unterleibsschmerzen (Oxytocin-Wirkung am Myometrium, "Reizwehen") kommen
⇒ Kind: nach der Geburt nimmt das Neugeborene bis 10 % des Gewichtes ab, dann nimmt es dies aber in den ersten 2 Lebenswochen wieder zu

Ther: • Allgemein: möchte die Mutter stillen, so sollte sie das Neugeborene noch im Kreißsaal **kurz nach der Geburt bereits anlegen**. Hygiene beachten: Brustwarzen nach dem Stillen an der Luft trocknen lassen, Stilleinlagen wechseln. Insb. in den ersten Lebenstagen ist viel Geduld erforderlich, bis der Säugling mit dem Mund den ganzen Warzenhof erfaßt und kräftig saugt. Bei jedem Stillvorgang beide Brüste geben, nicht länger als 10 Min. pro Seite anlegen (zur Schonung der Brustwarzen).
Zeitlicher Ablauf des Stillens: bei Wunsch des Kindes = *feeding on demand* und eine Spätmahlzeit um ca. 22 Uhr. Gewichtskontrolle des Neugeborenen in den ersten Wochen täglich, später einmal pro Woche.
Ernährung der Mutter: ca. 500 kcal/Tag zusätzlich zum Grundumsatz für das Stillen hinzurechnen (keine Diät während dieser Zeit durchführen), ca. 1,5 g Kalzium/Tag, ggf. 200 μg Iod/Tag (1 Tbl. Jodid®200) supplementieren, ggf. Eisensubstitution bei Hb <12 g/dl
Stilldauer: wird für alleiniges Stillen von der Nationalen Stillkommission (Stand 3/2004) mit ca. **6 Monaten** angegeben, danach wird der Säugling nur noch teilweise weitergestillt und Beikost zugefüttert (s.u. Kap. Ernährung). Gegen Ende des ersten Lebensjahres erfolgt das Abstillen dann meist von alleine.
• Bei Fehlbildungen der Mamille: **Saughütchen** od. falls dies nicht zum Erfolg führt kann auch die Milch aus den Brüsten **abgepumpt** und dann mit einem Fläschchen geben werden. Strikte Hygiene beachten (Aufbewahren bei 4 °C, alle Geräte/Fläschchen nach jedem Gebrauch auskochen/sterilisieren)
• Verspäteter Milcheinschuss: häufiges Anlegen (regt die Prolaktinsekretion an), viel Flüssigkeit trinken, ggf. Oxytocin (Syntocinon® Nasenspray)
• Bei offener Tuberkulose Trennung von Mutter und Kind nach der Geburt und Stillverbot
• Stillhindernis durch kindliche Ursache: Abpumpen der Milch und Verabreichung über eine Magensonde, bei Fehlbildungen ggf. frühzeitige operative Korrektur
• Abstillen:
 – Am Ende der Stillzeit konservativ: das Kind zunehmend seltener anlegen, Flüssigkeitsrestriktion, Brüste kühlen, straffer BH od. Brüste hochbinden
 – Med: soll primär abgestillt werden, dann **Dopaminagonist** Cabergolin einmalig 1 mg innerhalb von 24 Std. nach der Geburt (= 2 Tbl. Dostinex®) od. Bromocriptin (Pravidel® 2 x 2,5 od. besser 4 x 1,25 mg/Tag wegen NW: Kreislaufdysregulation) für 14 Tage
• Selbsthilfegruppen: Arbeitsgemeinschaft freier Stillgruppen e.V., Bornheimer Straße 100, 53119 Bonn, Tel.: (02 28) 3 50 38-71, Fax: -72, Internet: http://www.afs-stillen.de

Puerperium (Wochenbett) | Seite 203

Broschüren mit Stilltipps gibt es in verschiedenen Sprachen bei der Nationalen Stillkommission, E-mail: stillkommission@bfr.bunde.de, Fax: (0 30) 84 12 37 15

Prog: Stillen ist die ideale Ernährung des Neugeborenen/Säuglings, Muttermilch ist jederzeit "verfügbar" und das Stillen verbessert die psychische Bindung von Kind und Mutter.

Kompl: * Rhagaden der Mamille durch die mechanische Reizung beim Stillen
* Verstärkter Milcheinschuss (Ther: weniger trinken, warme Umschläge, ggf. für 1-2 Tg. niedrigdosiert Prolaktinhemmer Bromocriptin geben)
* Galaktorrhoe der kontralateralen Mamma während des Stillens (lässt sich nicht behandeln, häufig Stilleinlagen wechseln)
* Thelitis (= Entzündung der Brustwarze), Mastitis puerperalis, Brustdrüsenabszess
* CHIARI-FROMMEL-Syndrom nach Gravidität: postpartal persistierende Laktation (nach dem „Abstillen" noch über Monate bis Jahre) ⇨ Uterusatrophie (sog. Laktationsatrophie) u. sekundäre Amenorrhoe bei unterdrückter Ovarialfunktion (Prolaktin ↑, FSH ↓, Östrogen u. Gestagen ↓) durch Regulationsstörung im Zwischenhirn-Hypophysen-System, Ther: Dopaminagonist Cabergolin (Dostinex®) od. Bromocriptin (Pravidel®), DD: prolaktinproduzierender Hypophysentumor

Kind: * gestillte Kinder haben eine höhere physiologische Hyperbilirubinämie = Icterus neonatorum durch die erhöhte Taurinkonzentration der Muttermilch, die nach Umbau zu Taurocholsäure die Bilirubinrückresorption aus dem Darm fördert. Diese bedarf jedoch meist noch keiner Ther., evtl. kurzzeitige Phototherapie (Bilirubin >15 mg/dl).
* Neugeborene/Säuglinge **HIV-infizierter Mütter** (Infektionsrisiko beim Stillen insb. >5. Lebensmonat) sollten in den Industriestaaten nicht gestillt werden. Ebenso bei aktiver Hepatitis B, Zytomegalie und Tuberkulose. Eine Übertragung des Hepatitis-C-Virus durch das Stillen erfolgt nicht.

Proph: ♥ Positiver Nebeneffekt des Stillens über einen längeren Zeitraum ist die statistische Risikoreduktion für die Entwicklung eines Mammakarzinomes bei der Mutter

SUBINVOLUTIO UTERI

Syn: Uterusrückbildungsstörung im Wochenbett, engl. chronic subinvolution of uterus, ICD-10: O90.8

Anatomie: Nach der Geburt hat der Uterus ein Eigengewicht von 1.000-1.500 g und eine Länge von 16-18 cm.

Involutio uteri: die physiologische Rückbildung der Gebärmutter erfolgt über einen Zeitraum von insg. ca. **6 Wo.** nach der Geburt im Wochenbett. Das Stillen fördert durch vermehrte Oxytocin-bedingte **Uteruskontraktionen** („Reizwehen") die Rückbildung und vermindert den Blutverlust im Bereich der Plazenta-Wundfläche. Die Wundfläche verkleinert sich durch die Kontraktionen um mehr als die Hälfte und beugt Infektionen vor.
Durch den Abbau von Myometrium entspricht der erreichbare Rückbildungszustand des Uterus dann meist den Verhältnissen vor der Schwangerschaft (ca. 7-10 cm lang und 100 g schwer). Nach 10-14 Tagen ist das Cavum uteri von einer regenerierten Endometriumschicht überzogen.
Der Fundusstand entwickelt sich post partum schnell zurück und erreicht um den 10. Tag p.p. bereits den Symphysenoberrand (s. Abb.).
Die seitlichen Einrisse der Cervix uteri heilen innerhalb einer Woche ab und es verbleibt der nach einer Geburt normale **quergespaltene** Muttermund.

Uterusrückbildung

Gynäkologie

Lochien (sog. Wochenfluss) entstehen durch die physiologische uterine Wundsekretion im Bereich des Plazentabettes: in der 1. Wo. p.p. blutig (Lochia rubra od. Lochia cruenta genannt), in der 2. Wo. bräunlich (Lochia fusca) dann gelblich (Lochia flava) und ab der 3. bis zur 6. Wo. bis zum Abschluss der uterinen Wundheilung weißlich (Lochia alba)

Ät:
- Überdehnung des Uterus: Mehrlingsschwangerschaft, Polyhydramnion
- allgemeine Wehenschwäche
- nicht stillende Mutter (verminderte Uteruskontraktionen durch das fehlende Oxytocin)

Klin: ⇒ Lochienfluss ist vermindert bis zum Lochialverhalt
⇒ aufgetriebenes Abdomen

Diag: 1. Anamnese und gynäkologische Untersuchung: **Palpation** des Fundusstandes (Hochstand?), Druckschmerzhaftigkeit des Uterus, Beurteilung der Lochien (Menge, Aussehen, Geruch), Spekulumeinstellung (Kontrolle des Zervixverschlusses)
2. Sonographie: Länge des Uterus, Reste im Uteruskavum?

Ther: • Allgemein: auf regelmäßige Blasen- und Mastdarmentleerung achten, Eisblase
• Med: Kontraktionsmittel Oxytocin (Syntocinon®) od. Methylergometrin (wenn nicht gestillt wird, Methergin®)

Kompl: ∗ Lochien sind durch die Scheidenbakterien sehr keimhaltig (meist aber nur apathogene Keime) ⇨ **aszendierende Uterusinfektion** mögl.

MEDIKAMENTE BEI SCHWANGERSCHAFT U. STILLZEIT

Anm: Die Auflistung stellt keinen Anspruch auf Vollständigkeit, die aufgeführten Präparate (®) sind lediglich gebräuchliche Beispiele für die vielen zugelassenen Handelspräparate.
Vor **jeglicher Medikation** während der Schwangerschaft oder in der Stillzeit ist die **Indikation sorgfältig zu prüfen** und insb. **andere Behandlungsmethoden** sind zu erwägen. Die Beipackzettel der Hersteller sind zu beachten (dies ist insbesondere wichtig bei selten verwendeten Präparaten oder solchen, die neu auf den Markt gebracht worden sind). Es sollten Medikamente eingesetzt werden, die schon **seit vielen Jahren erprobt** sind.
Eine **Monotherapie** ist anzustreben. Die Dosis sollte so **niedrig** wie therapeutisch möglich eingestellt werden.
Das größte Risiko für schwerwiegende teratogene Schäden liegt zwischen dem 14. und 60. Tag post conceptionem ($\cong$ 4.-11. SSW p.m.).

Epid: Die **Spontanrate** von schweren Fehlbildungen liegt bei **2-3 %**. Dies ist bei der Beurteilung teratogener Effekte von Medikamente zu berücksichtigen (daher ist eine Bewertung der Risiken insb. bei kleinen Fallzahlen nicht immer einfach und zuverlässig).

Def: **1. Wahl:** Im allgemeinen **gut verträgliche** Medikamente während der Schwangerschaft und in der Stillzeit.

2. Wahl: Medikament nur wählen, wenn andere Therapiemöglichkeiten ausgeschöpft sind oder versagt haben (bisher meist wissenschaftlich **unzureichende Erprobung**).

Einzel: Eine Einzeldosis (bis max. 3 Tage) ist möglich.

toxisch: Potentiell **toxisches Medikament** (und somit kontraindiziert), Anwendung nur in begründeten! (z.B. lebensbedrohliche Erkrankung der Mutter, die auf andere Medikamente nicht anspricht) Ausnahmefällen erlaubt, dann ggf. erweiterte pränatale Diagnostik auf mögliche Fehlbildungen erforderlich.

KI: Absolut kontraindiziert wegen **embryotoxischer (teratogener) / fetotoxischer Wirkung** oder Unverträglichkeit in der Stillzeit. Bei versehentlicher oder unwissender Anwendung ggf. erweiterte pränatale Diagnostik auf mögliche Fehlbildungen durchführen.

Verschiedene andere Klassifikationen werden darüberhinaus benutzt, z.B. durch die FDA, FASS oder in der Roten Liste (mit Kürzeln für Schwangerschaft = Gr1-11 u. Stillzeit = La1-5), um das Risiko von Medikamenten in der Schwangerschaft/Stillzeit anzugeben. Eine ausführliche und formulierte Risikobewertung in den Fachinformationen zu den Medikamenten sollte jedoch bei jeder Verordnung hinzugezogen und diesen Verallgemeinerungen vorgezogen werden.

Arzneimittel	Embryonalperiode	Fetalperiode	Stillzeit	Bemerkungen, Risiken
Acarbose (Glucobay®)	KI	KI	KI	durch Insulin ersetzen
ACC (Acetylcystein)	1. Wahl	1. Wahl	1. Wahl	zur Mukolyse besser viel trinken u.inhalieren
ACE-Hemmer u. AT-II-Rezeptorantagonisten	KI	KI	KI	Oligohydramnion, fetale Hypotension, Nierenfunktionsstörung bis zur dialysepflichtigen Anurie
Aciclovir (Zovirax®)	2. Wahl	2. Wahl	2. Wahl	äußerliche Anwendung unproblematisch, systemisch nur bei vitaler Bedrohung
Allopurinol (Zyloric®)	2. Wahl	2. Wahl	2. Wahl	besser Probenecid verwenden
α-Methyldopa (Presinol®)	1. Wahl	1. Wahl	1. Wahl	Antihypertensivum der Wahl
Ambroxol (Mucosolvan®)	1. Wahl	1. Wahl	1. Wahl	zur Mukolyse besser viel trinken u. inhalieren
Aminoglykosid-Antibiotika	toxisch	toxisch	2. Wahl	Ototoxizität, nephrotoxisch
Amitriptylin (Saroten®)	1. Wahl	1. Wahl	1. Wahl	toxisch in der Peripartalperiode (Entzugssymptomatik)
Amphotericin B (Ampho-Moronal®)	2. Wahl	2. Wahl	2. Wahl	äußerliche Anwendung unproblematisch, systemisch nur bei vitaler Bedrohung
Antazida	Mittel der Wahl sind einfache Antazida wie Magaldrat (Riopan®), Sucralfat (Ulcogant®)			

Gynäkologie

Arzneimittel	Embryonalperiode	Fetalperiode	Stillzeit	Bemerkungen, Risiken
Antidepressiva, trizyklische (Imipramin, Amitriptylin)	1. Wahl	1. Wahl	1. Wahl	Monotherapie anstreben, Entzugssymptomatik beim Neugeborenen mögl.
Antidiabetika, orale	KI	KI	KI	durch Insulin ersetzen
ASS (Acetylsalicylsäure)	Einzel	toxisch	Einzel	Low dose unbeschränkt, ab 28. SSW vorzeitiger Verschluss des Duct.arteriosus mögl.!, Blutungsneigung, Wehenhemmung
Astemizol (Hismanal®)	2. Wahl	2. Wahl	2. Wahl	besser Clemastin od. Dimetinden benutzen
Atropin	Einzel	Einzel	Einzel	Herzfrequenzanstieg beim Feten
Barbiturate (Phenobarbital, Primidon)	toxisch	2. Wahl	toxisch	Atemdepression und Entzugserscheinungen, Gerinnungsstörungen (Einfluss auf den Vit.-K-Metabolismus)
Benzodiazepine (Diazepam, Oxazepam usw.)	2. Wahl	Einzel	toxisch	postpartale Atemdepression, Floppy-infanrt-Syndrom (Muskelhypotonie, Hypothermie, Trinkschwäche)
β-Blocker (z.B. Metoprolol)	1. Wahl	1. Wahl	2. Wahl	Verstärkung vorzeitiger Wehentätigkeit mögl.
β2-Sympathomimetika als Dosieraerosol (Berotec®)	1. Wahl	1. Wahl	1. Wahl	können im 2./3. Trimenon wehenhemmend sein
Benzylbenzoat (Antiscabiosum®)	1. Wahl	1. Wahl	1. Wahl	Mittel der Wahl gegen Scabies (wird äußerlich angewendet)
Budesonid (Pulmicort®)	1. Wahl	1. Wahl	1. Wahl	als inhalatives Kortikoid
Butylscopolamin (Buscopan®)	2. Wahl	2. Wahl	2. Wahl	Herzfrequenzanstieg mögl.
Carbamazepin (Tegretal®)	toxisch	2. Wahl	toxisch	Dysrhaphien (Spina bifida), Mikrozephalie, Endphalangenfehlbildungen, in der Stillzeit potentiell Lebertoxisch
Carbimazol	2. Wahl	2. Wahl	2. Wahl	evtl. Hypothyreose u. Struma beim Neugeborenen, Propylthiouracil als Thyreostatikum bevorzugen
Cephalosporine	1. Wahl	1. Wahl	1. Wahl	
Chinin	2. Wahl	2. Wahl	2. Wahl	nur zur notwendigen Ther. einer Malaria tropica
Chloramphenicol (Paraxin®)	toxisch	toxisch	toxisch	Agranulozytose, Grey-Syndrom (graue Haut, Erbrechen, Trinkschwäche, Atemstörung, Kreislaufversagen)
Chloroquin (Resochin®)	1. Wahl	1. Wahl	1. Wahl	(bei Malariaresistenzgebieten + Proguanil)
Chlorpromazin	2. Wahl	2. Wahl	2. Wahl	extrapyramidale Symptome nach Geburt mögl.
Cimetidin (Tagamet®)	2. Wahl	2. Wahl	2. Wahl	indiziert wenn einfache Antazida nicht ausreichen
Ciprofloxacin (Ciprobay®)	2. Wahl	KI	2. Wahl	Knorpel- u. Knochentoxizität
Clemastin (Tavegil®)	1. Wahl	1. Wahl	2. Wahl	besser Dimetinden, Loratadin od. Cetirizin benutzen
Clomethiazol (Distraneurin®)	2. Wahl	2. Wahl	2. Wahl	(unzureichende Erprobung)
Clonidin (Catapresan®)	2. Wahl	2. Wahl	2. Wahl	vorübergehende Hypertension beim Neugeborenen
Clotrimazol (Canifug®)	2. Wahl	1. Wahl	1. Wahl	Spontanabortrisiko im 1. Trimenon bei vaginaler Anwendung
Codein (Codipront®)	Einzel	Einzel	Einzel	bei längerer Einnahme Entzugserscheinungen und Atemdepression beim Neugeborenen
Colchicin	2. Wahl	2. Wahl	2. Wahl	bei Gichtanfall besser Ibuprofen verwenden
Co-trimoxazol (Cotrim®)	2. Wahl	2. Wahl	2. Wahl	wegen des Sulfonamidanteils 2. Wahl, Hyperbilirubinämie beim Neugeborenen
COX-2-Inhibitoren	KI	KI	KI	Nierenversagen
Cromoglicinsäure (Intal®)	1. Wahl	1. Wahl	1. Wahl	
Cyproteron (Diane®-35)	KI	KI	KI	Antiandrogen kontraindiziert
Dextrane (Macrodex®)	2. Wahl	2. Wahl	2. Wahl	nur einsetzen wenn Ringer-Lösung nicht ausreicht
Diazepam (Valium®)	1. Wahl	Einzel	toxisch	postpartale Atemdepression, Floppy-infanrt-Syndrom (Muskelhypotonie, Hypothermie, Trinkschwäche)
Diclofenac (Voltaren®)	1. Wahl	toxisch	Einzel	ab 28. SSW vorzeitiger Duct.arteriosus-Verschluss mögl.
Digoxin, Digitoxin	1. Wahl	1. Wahl	1. Wahl	
Dihydralazin (Nepresol®)	1. Wahl	1. Wahl	1. Wahl	Antihypertensivum der Wahl
Dihydroergotamin (DET®)	2. Wahl	2. Wahl	2. Wahl	nicht peripartal wegen mögl. Wehenauslösung
Diphenhydramin (Emesan®)	2. Wahl	2. Wahl	Einzel	Antihistaminikum mit antiemetischer und stark sedierender Wirkung (daher eher als Sedativum genutzt)

Medikamente bei Schwangerschaft u. Stillzeit | Seite 207

Arzneimittel	Embryo-nalperiode	Fetal-periode	Stillzeit	Bemerkungen, Risiken
Dimenhydrinat (Vomex A®)	2. Wahl	2. Wahl	Einzel	Wehenfördernd, fetale Hypoxie, als Antiemetikum besser Meclozin benutzen
Dimetinden (Fenistil®)	1. Wahl	1. Wahl	1. Wahl	Antihistaminikum der Wahl
Doxepin (Aponal®)	2. Wahl	2. Wahl	toxisch	Entzugssymptomatik beim Neugeborenen mögl., Atemdepression in der Stillzeit
Ergotamin	toxisch	toxisch	toxisch	Uteruskontraktionen, Plazenta-Durchblutungsstörung bis zum Fruchttod, Verminderung der Milchproduktion, Ergotismus (Zyanose, Gefäßspasmen, Paresen, Erbrechen, Diarrhoe)
Erythromycin (Erythrocin®)	1. Wahl	1. Wahl	1. Wahl	
Etilefrin (Effortil®)	2. Wahl	2. Wahl	2. Wahl	verminderte Uterusdurchblutung
Fentanyl	1. Wahl	1. Wahl	2. Wahl	peripartal ⇨ Atemdepression mögl.
Fibrate (Triglyzeridsenker)	2. Wahl	2. Wahl	2. Wahl	(unzureichende Erprobung)
Fluconazol (Fungata®)	toxisch	2. Wahl	2. Wahl	im Tierversuch embryotoxischer Effekt
Furosemid (Lasix®)	2. Wahl	2. Wahl	2. Wahl	Abnahme der Plazentadurchblutung, Oligohydramnion, Verminderung d. Milchproduktion, Hyperbilirubinämie
Gestagene	KI	KI	1. Wahl	Hypospadie, Herzfehlbildungen, Klitorishypertrophie
Glibenclamid (Euglucon®N)	KI	KI	KI	durch Insulin ersetzen
Gold (Tauredon®)	2. Wahl	2. Wahl	2. Wahl	Einlagerung in Leber u. Niere, neurotoxisch
Griseofulvin (Fulcin®)	2. Wahl	2. Wahl	2. Wahl	im Tierversuch teratogen und kanzerogen
Haloperidol (Haldol®)	2. Wahl	2. Wahl	2. Wahl	Unruhe, Sedierung, Trinkschwäche, evtl. extrapyramidale Symptome nach Geburt
Heparine	1. Wahl	1. Wahl	1. Wahl	Mittel der Wahl für eine Antikoagulation, niedermolekulare Heparine bevorzugen
Hydrochlorothiazid (Esidrix®, in Dytide®H)	2. Wahl	2. Wahl	2. Wahl	Abnahme der Plazentadurchblutung, Oligohydramnion, Thrombozytopenie, Verminderung der Milchproduktion, Hyperbilirubinämie, Hypokaliämie
Hydroxyethylstärke-Lsg. (HAES-steril®)	2. Wahl	2. Wahl	2. Wahl	nur einsetzen wenn Ringer-Lösung nicht ausreicht, Ablagerungen in der Plazenta
Ibuprofen (Imbun®)	1. Wahl	toxisch	1. Wahl	ab 28. SSW vorzeitiger Verschluss des Duct.arteriosus mögl.!, daher nach 28.-30. SSW nicht mehr geben
Imipramin (Tofranil®)	1. Wahl	1. Wahl	1. Wahl	toxisch in der Peripartalperiode (Entzugssymptomatik)
Immunsuppressiva	KI	KI	KI	teratogene Wirkung wie Zytostatika (s.u.)
Impfungen	KI sind Lebendimpfstoffe gegen Röteln, Varizellen, japanische Enzephalitis und Gelbfieber. Für alle übrigen gilt, dass im Notfall (Exposition) immer geimpft werden kann und bei elektiver Impfung diese ab der 12. SSW erfolgen sollte.			
Indometacin (Amuno®)	1. Wahl	toxisch	Einzel	ab 28. SSW vorzeitiger Verschluss des Duct.arteriosus mögl.!, Blutungsneigung, nekrotisierende Enterokolitis, Nierenfunktionsstörungen, Krampfanfälle
Insulin (humanes)	1. Wahl	1. Wahl	1. Wahl	orale Antidiabetika durch Insulintherapie vor einer geplanten Schwangerschaft ersetzen
Itraconazol (Sempera®)	2. Wahl	2. Wahl	2. Wahl	im Tierversuch teratogen
Ketoconazol (Nizoral®)	toxisch	2. Wahl	2. Wahl	im Tierversuch embryotoxischer Effekt
Kontrazeptiva, hormonale	KI	KI	Gestagenmonopräparat („Minipille", Levonorgestrel, Microlut®) gegen Ende der Stillzeit (>6 Std. zwischen 2 Stillmahlzeiten)	
Kortikoide	2. Wahl	2. Wahl	2. Wahl	Wachstumsretardierung, NNR-Insuffizienz, Gaumenspalten; falls nötig, Prednisolon u. Prednison bevorzugen
Kumarine (Marcumar®, Coumadin®)	KI	KI	2. Wahl	embryotoxisch!, Chondrodysplasie, Nasenhypoplasie, Augenentwicklungsstörung, Optikusatrophie, Mikrozephalus, Wachstumsretardierung, zerebale Blutungen (insb. auch unter der Geburt)
Lindan (Jacutin®, Delitex®) äußerlich	2. Wahl	2. Wahl	2. Wahl	besser Benzylbenzoat (bei Scabies) od. Pyrethrumextrakt (bei Läusen) verwenden
Lithium (Quilonum®)	toxisch	toxisch	toxisch	Herzfehler, Frühgeburtlichkeit, Hypothyreose, Krampfanfälle, Diabetes insipidus, Floppy-infant-Syndrom
Lokalanästhetika	Mittel der Wahl: Procain (Procain verschiedener Hersteller) od. Bupivacain (Carbostesin®), in der Stillzeit auch Lidocain (Xylocain®)			

Gynäkologie

Arzneimittel	Embryonalperiode	Fetalperiode	Stillzeit	Bemerkungen, Risiken
L-Thyroxin (Euthyrox®)	1. Wahl	1. Wahl	1. Wahl	ab der Fetalperiode Dosis um 25 % erhöhen
Malariaprophylaxe				Generell sollte von einer Reise in Malaria-Endemiegebiete abgeraten werden. Mittel der Wahl zur Prophylaxe: Chloroquin (+ Proguanil in Resistenzgebieten), Reservemittel: Mefloquin ab 4. SSW
Mebendazol (Vermox®)	2. Wahl	1. Wahl	1. Wahl	bei Oxyuren besser Pyrviniumembonat, bei Bandwürmern besser Niclosamid verordnen
Meclozin (Postadoxin®N)	1. Wahl	1. Wahl	1. Wahl	als Antihistaminikum und Antiemetikum
Mefloquin (Lariam®)	2. Wahl	2. Wahl	2. Wahl	(unzureichende Erprobung)
Metamizol (Novalgin®)	2. Wahl	toxisch	toxisch	vorzeitiger Verschluss des Duct.arteriosus mögl.!, Blutungsneigung, Zyanose, hämolytische Anämie
Metformin (Glucophage®)	KI	KI	KI	durch Insulin ersetzen
Methimazol (Favistan®)	2. Wahl	2. Wahl	2. Wahl	evtl. Hypothyreose beim Neugeborenen, Propylthiouracil als Thyreostatikum bevorzugen
Metoclopramid (Gastrosil®)	2. Wahl	2. Wahl	2. Wahl	als Antiemetikum besser Meclozin benutzen
Metronidazol (Clont®)	Einzel	Einzel	Einzel	im Tierversuch mutagener und kanzerogener Effekt
Morphin (MST®)	Einzel	Einzel	Einzel	Atemdepression und Entzugserscheinungen, insb. bei peripartaler oder längerer Anwendung
Naproxen (Proxen®)	KI	toxisch	Einzel	orofaziale Missbildungen, Herzfehler, ab 28. SSW vorzeitiger Verschluss des Duct.arteriosus mögl.!
Neuroleptika				es sollten Phenothiazine bevorzugt werden (Levomepromazin, Promazin od. Thioridazin)
Niclosamid (Yomesan®)	1. Wahl	1. Wahl	1. Wahl	einmalig 2 g bei Bandwurm-Befall
Nifedipin (Adalat®)	2. Wahl	2. Wahl	2. Wahl	tokolytisch, Extremitätenfehlbildungen?
Nitrate (z.B. Isoket®, Ismo®)	2. Wahl	2. Wahl	2. Wahl	falls erforderlich Mono-, Di- od. Glyzeroltrinitrate bevorzugen
Nitrofurantoin (Uro-Tablinen®)	2. Wahl	2. Wahl	2. Wahl	nicht peripartal ⇨ Hyperbilirubinämie, hämolytische Anämie bei Glukose-6-phosphat-Dehydrogenasemangel
Nystatin (Moronal®)	1. Wahl	1. Wahl	1. Wahl	Mittel der Wahl für die Lokalther. der Candidainfektion
Ofloxacin (Tarivid®)	2. Wahl	KI	2. Wahl	Knorpel- u. Knochentoxizität
Omeprazol (Antra®)	2. Wahl	2. Wahl	2. Wahl	indiziert wenn einfache Antazida, Cimetidin od. Ranitidin nicht ausreichen
Opiate (Morphine, Pethidin, Fentanyl, Pentazocin)	Einzel	Einzel	Einzel	Atemdepression und Entzugserscheinungen, insb. bei peripartaler oder längerer Anwendung
Orale Antidiabetika	KI	KI	KI	durch Insulin ersetzen
Östrogene	KI	KI	2. Wahl	Harnwegfehlbildungen, Herzfehler, Verminderung der Milchproduktion
Oxilofrin (Carnigen®)	1. Wahl	1. Wahl	1. Wahl	zur Ther. einer Hypotonie
Oxytocin	KI	KI	1. Wahl	Wehenverstärkung, Wasserretention
Paracetamol (ben-u-ron®) auch i.v. (Perfalgan®)	1. Wahl	1. Wahl	1. Wahl	Analgetikum und Antipyretikum der Wahl
Penicillamin (Trolovol®)	toxisch	2. Wahl	2. Wahl	Bindegewebsschwäche (Cutis laxa)
Penicilline	1. Wahl	1. Wahl	1. Wahl	
Phenobarbital (Luminal®)	toxisch	2. Wahl	toxisch	Atemdepression und Entzugserscheinungen, Gerinnungsstörungen (Einfluss auf den Vit.-K-Metabolismus)
Phenothiazine				sind Neuroleptika erforderlich, sollte Levomepromazin (Neurocil®), Promazin (Protactyl®) od. Thioridazin (Melleril®) bevorzugt werden
Phenylbutazon (Ambene®)	2. Wahl	toxisch	2. Wahl	Blutbildungsstörungen, ab 28. SSW vorzeitiger Verschluss des Duct.arteriosus BOTALLI mögl., besser Ibuprofen benutzen
Phenytoin (Zentropil®)	toxisch	toxisch	1. Wahl	kraniofaziale Dysmorphien, LKG-Spalten, Herzfehler, Fingerkürzungen, Gerinnungsstörungen
Povidon-Iod (Betaisodona®)				KI, kleinflächige Wunden mögl.! Iodaufnahme des Feten, passagere Hypothyreose
Prazosin (Minipress®)	2. Wahl	2. Wahl	2. Wahl	keine ausreichende Erfahrung
Probenecid	1. Wahl	1. Wahl	1. Wahl	Mittel der Wahl für die Ther. der Hyperurikämie
Proguanil (Paludrine®)	1. Wahl	1. Wahl	1. Wahl	in Verbindung mit Chloroquin bei Malariaresistenzgebieten

Arzneimittel	Embryo-nalperiode	Fetal-periode	Stillzeit	Bemerkungen, Risiken
Promethazin (Atosil®)	2. Wahl	2. Wahl	2. Wahl	extrapyramidale Symptome nach Geburt mögl.
Propylthiouracil (Propycil®)	1. Wahl	1. Wahl	1. Wahl	evtl. Hypothyreose u. Struma beim Neugeborenen
Prostaglandine	KI	KI	KI	Einzeldosen zur Zervixreifung und Geburtseinleitung, Cave: Überdosierung bewirkt Wehensturm
Pyrethrum (Goldgeist®)	1. Wahl	1. Wahl	1. Wahl	Mittel der Wahl gegen Läuse (äußerlich)
Pyrviniumembonat (Molevac®)	1. Wahl	1. Wahl	1. Wahl	einmalig 7,5 mg/kgKG bei Oxyuren-Befall
Radionuklide	KI	KI	KI	Diagnostik od. Therapie (z.B. Radiojodtherapie mit ^{131}I) bis nach Schwangerschaft/Stillperiode verschieben
Ranitidin (Sostril®)	2. Wahl	2. Wahl	2. Wahl	indiziert wenn einfache Antazida nicht ausreichen
Reserpin (in Briserin®)	2. Wahl	2. Wahl	2. Wahl	Atem- und Trinkstörungen, Sedierung, Nasenverstopfung
Retinoide (z.B. Tretinoin, Isotretinoin, Acitretin)	KI	KI	KI	extrem teratogen!, kardiovaskuläre, Skelett-, Ohr- und ZNS-Fehlbildungen, Intelligenzdefizite, **strikte Kontrazeption** bei Anwendung (und für einige Zeit danach)
Rifampicin (Rifa®)	KI	KI	KI	zur Tuberkulosetherapie aber zugelassen, zusätzliche Vit.-K-Gabe beim Neugeborenen
Spiramycin (Selectomycin®)	1. Wahl	2. Wahl	2. Wahl	zur Ther. der Toxoplasmose in der Frühschwangerschaft
Spironolacton	2. Wahl	2. Wahl	2. Wahl	Abnahme der Plazentadurchblutung, Oligohydramnion, feminisierende Wirkung, Verminderung der Milchproduktion
Statine (Cholesterinsenker)	2. Wahl	2. Wahl	2. Wahl	(unzureichende Erprobung)
Sulfonamide	2. Wahl	KI	2. Wahl	insb. auch nicht peripartal ⇨ Hyperbilirubinämie
Testosteron (Andriol®)	KI, ebenso wie alle anderen Androgene u. Anabolika; Virilisierung			
Tetracycline, z.B. Doxycyclin (Supracyclin®)	2. Wahl	KI	2. Wahl	Einlagerung in Zähne (Verfärbung), Augenlinse (Katarakt), Nägel, Wachstumshemmung, Leberschäden
Theophyllin (Euphylong®)	1. Wahl	1. Wahl	1. Wahl	Unruhe beim Säugling mögl.
Thiamazol (Favistan®)	2. Wahl	2. Wahl	2. Wahl	evtl. Hypothyreose beim Neugeborenen, Propylthiouracil als Thyreostatikum bevorzugen
Tramadol (Tramal®)	2. Wahl	2. Wahl	Einzel	Atemdepression und Entzugserscheinungen
Tuberkulostatika	Mittel der Wahl: Isoniazid (+ Vit.-B6-Gabe) u. Rifampicin, ggf. auch Ethambutol, Pyrazinamid			
Valproinsäure (Ergenyl®)	toxisch	toxisch	2. Wahl	kraniofaziale Dysmorphien, Dysrhaphien (Spina bifida, Meningomyelozele), Leberzellnekrosen, Autismus
Verapamil (Isoptin®)	2. Wahl	2. Wahl	1. Wahl	Hyperprolaktinämie, Galaktorrhoe
Vit. A (>6.000 I.E./Tag)	KI	KI	KI	teratogen wie Retinoide
Zytostatika	KI	KI	KI	embryotoxisch, Neuralrohrdefekte, verschiedene Fehlbildungen, Aborte, Blutbildungsstörungen, Wachstumsverzögerung, Infertilität

Übersicht zu den wichtigsten kontraindizierten Medikamenten:

K-Ind: ʘ **ACE-Hemmer** (Xanef®, Lopirin®, Delix®) und **Angiotensin-II-Rezeptorantagonisten** (Karvea®, Lorzaar®, Blopress®) zur Behandlung der arteriellen Hypertonie

ʘ **Androgene** (Testosteron) und **Anabolika** (Nandrolon): es gibt hierfür keine Indikation in der Schwangerschaft, bei versehentlicher (verbotener) Einnahme (z.B. Kraftsportlerin) ggf. erweiterte pränatale Diagnostik in der 20. SSW mit Ultraschallfeindiagnostik

ʘ **Aminoglykosid**-Antibiotika (Streptomycin, Kanamycin, Gentamicin, Tobramycin) ⇨ nephro- und ototoxisch

ʘ **Analgetika** und **NSAR** (= Prostaglandinsynthese-Hemmstoffe wie Acetylsalicylsäure, Metamizol, Ibuprofen, Diclofenac, Indometacin, Phenylbutazon, Piroxicam, Naproxen) sollten ab der 28. SSW wegen der Gefahr des vorzeitigen Verschlusses des Duct.arteriosus BOTALLI und Beeinträchtigung der fetalen Nierenfunktion nicht gegeben werden

COX-2-Inhibitoren (= Cyclooxygenase-Hemmstoffe: Celecoxib, Celebrex®, Etoricoxib, Arcoxia® od. Parecoxib, Dynastat®, alle übrigen wurden vom Markt genommen) ⇨ dialysepflichtiges akutes Nierenversagen beim Kind mögl.

Gynäkologie

◐ **Antiepileptika:** insb. Carbamazepin, Phenytoin, Valproinsäure. Bei langjähriger Anfallsfreiheit sollte vor einer geplanten Schwangerschaft ein Auslassversuch gemacht werden. Bei notwendiger Therapie ist eine Monotherapie anzustreben (Risiko für Missbildungen dann ca. 10 %, **bei Kombinationstherapie Risiko bis 50 %**) und regelmäßige Spiegelkontrollen durchzuführen (Spiegel möglichst im unteren Grenzbereich einstellen).

- Benzodiazepine (Diazepam, Clonazepam): ist eine Therapie erforderlich, dann erweiterte pränatale Diagnostik in der 20. SSW (s.u.) und per Sonographie in der späteren Fetalzeit (Bewegungsmuster?)
- Carbamazepin: ist eine Therapie erforderlich, dann erweiterte pränatale Diagnostik (s.u.)
- Phenobarbital, Primidon: ist eine Therapie erforderlich, dann erweiterte pränatale Diagnostik (s.u.) und Vit.-K-Gabe (Phytomenadion, Konakion®) beim Neugeborenen in den ersten Lebenswochen alle 3 Tage 1 mg
- Phenytoin: ist eine Therapie erforderlich, dann Gabe von Folsäure (5 mg/Tag) während der Schwangerschaft, erweiterte pränatale Diagnostik (s.u.) und Vit.-K-Gabe (Phytomenadion, Konakion®) beim Neugeborenen in den ersten Lebenswochen alle 3 Tage 1 mg
- Valproinsäure (hat die höchste Teratogenität der Antiepileptika): wenn irgend möglich auf Valproinsäure verzichten. Ist eine Therapie erforderlich, dann erweiterte pränatale Diagnostik (s.u.)

In Europa gibt es ein Zentralregister für Schwangere, die eine Antiepileptika-Medikation erhalten (EURAP – European Registry of Antiepileptic Drugs and Pregnancy in Mailand, in Deutschland an der Charité in Berlin e-mail: eurap.germany@charite.de, Internet: http://www.eurap-germany.de).

Lamotrigin: ist ein neueres Antiepileptikum, bei dem bisher keine spezifische teratogene Effekte gefunden wurden.

◐ **Chinolon-Antibiotika** (Syn: Gyrasehemmer), z.B. Tarivid®, Ciprobay® ➪ Knorpel- und Knochentoxizität

◐ **Chloramphenicol** (Reserveantibiotikum bei Meningitis und Typhus, Paraxin®)

◐ **Diäthylstilböstrol** früher als Nidationshemmer („Pille-danach") und zur Verhinderung von Aborten in den 50er Jahren in den USA eingesetzt ➪ Scheidenkarzinom bei den weiblichen, Gonadenanomalien bei den männlichen Nachkommen

◐ **Ergotamintartrat** (Ergo-Kranit®) zur Behandlung der Migräne

◐ **Gestagene** und **Östrogene:** wenn zur Kontrazeption eingenommen wurden (= sehr niedrige Dosierung) bisher keine NW bekannt

◐ **Immunsuppressiva:** sind wie Zytostatika embryotoxisch ➪ erhöhte Missbildungsrate. Begrenzte Erfahrungen liegen zu Azathioprin (Imurek®) und Ciclosporin A (Sandimmun®) vor, die keinen teratogenen Effekt gezeigt haben.

◐ **Kumarine** (Phenprocoumon Marcumar®, Warfarin Coumadin®) zur Antikoagulation sind bei Anwendung zw. 6.-12. SSW embryotoxisch. Ist eine Antikoagulation, z.B. wegen akuter Thrombose in der Schwangerschaft oder bei mechanischen Herzklappen, Antithrombindefekten od. Faktor-V-LEIDEN-Mutation erforderlich, so sind (niedermolekulare) Heparine einsetzbar bzw. auf diese umzustellen (z.B. Enoxaparin 1-2 x 40 mg/Tag, Clexane®), bei geplanter Schwangerschaft möglichst schon vor der Konzeption umstellen.

◐ **Lithium** zur Ther. der Manie u. Zyklothymie; ist eine Ther. dringend erforderlich, dann erweiterte pränatale Diagnostik inkl. fetaler Echokardiographie in der 20. SSW. 1 Wo. vor Geburt Dosis halbieren, da starke Spiegelschwankungen in dieser Zeit.

◐ **Metronidazol** (Clont®) zur Ther. von Trichomonaden-Infektion (bei vaginaler Anwendung Übergang auf den Feten mögl., Einmaldosis v. 2 g oral nach dem 1. Trimenon mögl., beim Stillen am Einnahmetag Stillpause einlegen)

◐ **Neuroleptika:** Chlorpromazin, Haloperidol (Haldol®) und die übrigen Phenothiazine und Butyrophenone könne bei Gabe bis zur Geburt eine Entzugssymptomatik mit Unruhe, Sedierung, Trinkschwäche und evtl. extrapyramidale Symptome verursachen. Bei hochdosierter Gabe ggf. erweiterte pränatale Diagnostik in der 20. SSW mit Ultraschallfeindiagnostik. Weitere Informationen im Internet unter http://www.frauen-und-psychiatrie.de

◐ **Nitrofurantoin:** Harnwegantibiotikum, führt in der Peripartalperiode zur Hyperbilirubinämie des Neugeborenen, bei angeborenem Glukose-6-phosphat-Dehydrogenasemangel zu hämolytischer Anämie.

ʊ **Orale Antidiabetika** (Sulfonylharnstoffe: Glibenclamid Euglucon®N, Biguanide Metformin Glucophage®, Glukosidasehemmer Acarbose Glucobay®) sind wegen unzuverlässiger Blutzuckerregulation während der Schwangerschaft und Plazentagängigkeit (Hypoglykämie beim Fetus) sowie möglicher Fehlbildungen kontraindiziert. Bei geplanter Schwangerschaft sollte bereits zuvor auf (humanes) Insulin umgestellt werden.

ʊ **Retinoide** (Vit.-A-Säure-Derivate, Isotretinoin, Roaccutan®) zur Behandlung der Akne od. Psoriasis. Diese haben das **höchste teratogene Risiko** aller bei uns zugelassenen Medikamente. Cave: nach Absetzen der Medikation sollte mit einer Konzeption noch mind. 4 Wo. gewartet werden. Acitretin (Neotigason®) hat sehr lange Halbwertszeit, hier 2 Jahre abwarten! Auch während der Stillzeit kontraindiziert, da Schäden beim Säugling auftreten können.

ʊ **Sulfonamid**-Antibiotika (meist in Kombination mit Trimethoprim als Co-Trimoxazol, z.B. Cotrim®) ⇨ teratogen in der Frühschwangerschaft, in der Peripartalperiode Hyperbilirubinämie des Neugeborenen

ʊ **Tetracyclin**-Antibiotika (Doxycyclin [Supracyclin®, Vibramycin®], Tetracyclin, Oxytetracyclin, Chlortetracyclin, Rolitetracyclin, Demeclocyclin, Minocyclin [Klinomycin®]) ⇨ Zahn- und Knochentoxizität

ʊ **Thalidomid** (**Contergan**®, war als Schlafmittel für Schwangere von 1958-63 verordnet worden), **höchste Teratogenität**, wird heute noch als Lepramittel in der Dritten-Welt eingesetzt! ⇨ von Extremitätenfehlbildungen (Dysmelie) bis völliges Fehlen einer Extremität (Amelie, meist Arme betroffen), Dysotie, Hirnnervenstörungen, Kolobom am Auge, Mikrophthalmie, Fehlbildung innerer Organe, i.d.R. normale geistige Entwicklung

ʊ **Vit. A:** Dosen >10.000 I.E./Tag sind teratogen und können Missbildungen wie bei den Retinoiden hervorrufen, daher sollte auch frische (und gebratene) Leber nicht gegessen werden (enthält sehr viel Vit. A). Vorsicht auch bei hochdosierten Multivitaminpräparaten (diese enthalten 5.000 I.E. Vit. A pro Tbl.), bereits die Einnahme einer Tbl. plus das aus der normalen Nahrung zugeführte Vit. A kann die kritische Schwelle erreichen.

ʊ **Zytostatika** zur Tumortherapie sind teratogen/embryotoxisch ⇨ Missbildungsrate 17-25 %! Wenn eine Chemotherapie, z.B. wegen hochmalignem Non-Hodgkin-Lymphom od. akuter Leukämie im 1. Trimenon unumgänglich ist, sollte die Schwangerschaft unterbrochen werden. Ab dem 2. Trimenon ist eine Chemotherapie mit Einschränkungen mögl. Anmerkung: während und nach einer Chemotherapie oder Immunsuppression beim Mann sollte ½ Jahr keine Kinder gezeugt werden.

Sonstige embryo-/fetotoxische Stoffe

∗ **Alkohol:** Alkoholembryopathie (Syn: Embryofetopathia alcoholica, fetales Alkoholsyndrom) s.o., Häufigkeit: 1-3 / 1.000 Neugeborene!, vor den Medikamenten häufigste teratogene Ursache. Erste Entwicklungsstörungen finden sich bereits ab 15 g Alkohol/Tag (= 0,4 Liter Bier)!, dies gilt auch für die Stillperiode. Es gibt aus wissenschaftlicher Sicht keine unkritische Schwellendosis für Alkohol ⇨ Schwangerschaft = Alkoholverbot!
Bei manifester Alkoholkrankheit ist ein Schwangerschaftsabbruch zu diskutieren.

∗ **Heroin** und andere **Opiate**: Wachstumsretardierung, Frühgeburtlichkeit, Atemdepression, zerebrale Krampfanfälle (Cave: postpartales Entzugssyndrom!, ohne Ther. Beginn nach 12-48 Std. ⇨ Prophylaxe mit Phenobarbital direkt nach Geburt beginnen und dann über Wochen ausschleichen), erhöhte perinatale Sterblichkeit, plötzlicher Kindstod
Kein Heroin-/Opiatentzug während der Schwangerschaft wegen Gefahr schwerwiegender Plazentastörungen, intrauteriner Asphyxie, vorzeitiger Wehen od. des Fruchttodes ⇨ Umstellung auf L-Polamidon (Methadon, 40 mg/Tag, Methaddict®) od. Buprenorphin (2-4 mg/Tag, Subutex®) als orale „Ersatzdroge"
Opiate in der Geburtshilfe (z.B. Pethidin [Dolantin®] i.v. bei starken Wehenschmerzen): Atemdepression des Neugeborenen mögl. ⇨ Ther: Opiatantagonist Naloxon als Antidot, initial 0,01 mg/kgKG s.c. (am Oberschenkel) od. i.v., ggf. alle 3-5 Min. bis zur Atemnormalisierung wiederholen

∗ **Kokain**: Risiko insg. eher gering, beschrieben wurden Mikrozephalie, ZNS-, intestinale Störungen (Atresien), Nierenschädigung, Darmnekrosen (nekrotisierende Enterokolitis), zerebrale und intestinale Infarkte, Urogenital- und Skelettfehlbildungen, Wachstumsretardierung, vorzeitige Plazentalösung, Frühgeburtlichkeit, erhöhte Abortrate, plötzlicher Kindstod, Hypertonie, Schlafstörungen, Trinkschwäche, Tachypnoe, Fieber

Gynäkologie

* **Amphetamine, Ecstasy**: vasokonstriktorischer Effekt ⇨ gleiche Komplikationen wie bei Kokain mögl.
* **Haschisch/Cannabis/Marihuana**: Abnahme der fetalen Herzfrequenz, erhöhte perinatale Sterblichkeit, beeinträchtigte Sprach- u. Gedächtnisleistung, 8fach höhere Konzentration in der Muttermilch gegenüber dem mütterlichen Serum! (⇨ bei regelmäßigem Gebrauch in der Stillperiode sollte abgestillt werden)
* **LSD**: Missbildungen von Skelett und ZNS, Chromosomenbrüche
* **Schnüffelstoffe** (insb. Toluol): Schäden wie beim fetalen Alkoholsyndrom mögl., bei chronischem Gebrauch ist ein Schwangerschaftsabbruch zu diskutieren
* **Nikotinabusus**: Anstieg der Herzfrequenz, Wachstumsretardierung (Reifungsstörung der Plazenta, intrauteriner O_2-Mangel), erhöhte Abortrate (2faches Risiko), Frühgeburtlichkeit (2faches Risiko), vermehrt Placenta praevia und vorzeitige Plazentalösung, erhöhte perinatale Sterblichkeit, plötzlicher Kindstod, 2faches Risiko für Asthma-Erkrankungen, Verhaltensstörungen in der Kindheit (es gibt <u>keine</u> unbedenkliche Zahl an **Zigaretten**, auch „nur" 1 oder 2 Zigaretten/Tag schaden bereits).
Ein transplazentarer Übergang von tabakspezifischen Karzinogenen rauchender Mütter auf den Fetus wurde ebenfalls nachgewiesen.
3fach höhere Konzentration in der Muttermilch gegenüber dem mütterlichen Serum! ⇨ ist eine Nikotinkarenz nicht möglich, sollte ab 10-15 Zigaretten/Tag nicht gestillt werden (eine unbedenkliche Zahl gibt es nicht, die Vorteile des Stillens überwiegen jedoch bei bis 5 Zigaretten/Tag)
Die inhalative Exposition (= Passivrauchen) des Säuglings führt darüber hinaus zu häufiger auftretenden Atemwegserkrankungen (also sollte auch der Vater zum Nikotinverzicht aufgefordert werden ⇨ Haushalt des Kindes = Nichtraucherzone!).
* **Ionisierende Strahlung** (>200 mSv): Leukämien, multiple Fehlbildungen mögl., eine einzelne (versehentliche) normale Röntgenaufnahme am Skelett, Thorax od. auch eine Ausscheidungsurographie bedingt aber kein wesentlich erhöhtes Risiko (trotzdem <u>immer</u> vor jeder Röntgenaufnahme die Frau nach einer bestehenden Schwangerschaft fragen!)
* **Methylquecksilber** (organisches Quecksilber): Hirnschädigung, mentale Retardierung, spastische Zerebralparese, Hautveränderungen. Von Amalgamfüllungen (metallisches Quecksilber) geht hingegen keine Gefährdung aus (diese sollten aber nicht neu gelegt werden und nicht unnötig während einer Schwangerschaft entfernt werden), Chelatbildner zur „Entgiftung" von Amalgamfüllungen sollten keinesfalls eingesetzt werden.
* **Blei**: mentale Retardierung, Zerebralparese
* **PCB** (<u>p</u>olychlorierte <u>B</u>iphenyle): mentale Retardierung, Hautveränderungen, Gewichtsverlust, muskuläre Hypotonie, Apathie (Cave: verschieden polychlorierte Biphenyle sind auch im Zigarettenrauch enthalten!)
* **Schlangengifte**: Abnahme der Kindsbewegungen, Herzfrequenzabfall ⇨ Behandlung mit Antiserum durchführen (auch wenn die Mutter noch keine Symptome zeigt)
* **Chinin**: in Getränken (z.B. Bitter Lemmon, Tonic Water) od. als Med. gegen Malaria tropica u. Wadenkrämpfe (z.B. Chininum Hydrochloricum 0,25®, Limptar®N): in hohen Dosen Augendefekte u. Taubheit, wehenfördernd, Entzugserscheinungen beim Neugeborenen
* **Vergiftungen**, z.B. in suizidaler Absicht: grundsätzlich Ther. wie bei Nichtschwangeren durchführen, da vitale Indikation. Paracetamol-Vergiftung ⇨ ACC (Fluimucil® Antidot), Eisen-Vergiftung ⇨ Deferoxamin (Desferal®), Knollenblätterpilz-Vergiftung ⇨ Plasmapherese, CO-Vergiftung ⇨ hyperbare Oxygenierung

Ther:
* Bei versehentlicher oder unwissender Anwendung kontraindizierter oder potentiell toxischer Substanzen ggf. **erweiterte pränatale Diagnostik** auf mögliche Fehlbildungen durchführen:
  – α-**Fetoprotein** (in der 16. SSW) zum Nachweis von Neuralrohrdefekten,
  – Sonographie, insb. **Ultraschallfeindiagnostik** (sog. Organultraschall, 20.-22. SSW),
  – eine Amniozentese od. Chorionzottenbiopsie ist in der Regel <u>nicht</u> erforderlich.

  Eine Schwangerschaftsunterbrechung ist in der Regel <u>nicht</u> indiziert (in sehr seltenen Fällen kann dies bei Zytostatika, Kumarinen, Antiepileptika-Kombinationstherapie erforderlich sein). Die Schwangere ist über mögl. Risiken, Fehlbildungsrate usw. aufzuklären.

- Beratungsstellen:
  - Pharmakovigilanz- und Beratungszentrum für Embryonaltoxikologie, Spandauer Damm 130, 14050 Berlin, Tel.: (0 30) 30 68 67-34, Fax –21, E-mail: mail@embryotox.de
  - Universitätsfrauenklinik Jena, Bachstr. 18, 07740 Jena, Tel.: (0 36 41) 93 32 30
  - Universitätsfrauenklinik Tübingen, Schleichstr. 4, 72076 Tübingen, Tel.: (07071) 2982203
  - Universitätsfrauenklinik Ulm, Prittwitzerstr. 43, 89075 Ulm, Tel.: (07 31) 5 02 76 25
  - Schweiz: Swiss Teratogen Information Service, Centre Hospitalier Universitaire Vaudois, Beaumont 06-634, CH-1011 Lausanne, Tel.: +41 21-3 14 42 67
  - Österreich: Teratologische Beratungsstelle, Landesfrauenklinik, Ledergasse 47, A-4020 Linz, Tel.: +43 7 32-7 67 40

- Literatur: Schaefer C. und Spielmann H.: Arzneiverordnung in Schwangerschaft und Stillzeit, 6. Auflage, Urban&Fischer-Verlag, München, 2001 (7. Auflg., 2006 in Vorbereitung)
  Friese K., Melchert F. (Hrsg.): Arzneimitteltherapie in der Frauenheilkunde, 1. Auflage, Wiss. Verlagsgesellschaft, Stuttgart, 2002
  Briggs GG., Freeman RK. u. Yaffe SJ.: Drugs in pregnancy and lactation. 6. Auflage, Lippincott Williams & Wilkins-Verlag, Philadelphia, 2002
  Schardein JL.: Chemically induced birth defects, 3. Auflage, Marcel-Dekker-Verlag, New York, 2000

- Eine **Positivliste** (Medikamente, die nach heutigem Wissensstand gegeben werden können) findet sich auf der **GYN-Taschenkarte** am Ende des Buches.

Proph: Substitution: Für Folsäure, Eisen, Jod und zum Teil für Kalzium besteht während der Schwangerschaft auch bei „gesunder" Ernährung ein erhöhter Bedarf.

♥ **Eisen:** Bedarf 5 mg/Tag. Substitution bei Hb <10 g/dl mit Eisen-II-Salze oral 200 mg/Tag (ferro sanol®), ggf. auch prophylaktisch 60-100 mg Fe^{2+}/Tag von Beginn an.

♥ **Folsäure:** zur Protektion von Neuralrohrdefekten (Dysrhaphiesyndrome = Spaltbildungen, z.B. Spina bifida, Meningomyelozele) sollte direkt ab Beginn der Schwangerschaft (besser noch bei geplanter Schwangerschaft 4 Wo. davor beginnen = perikonzeptionell) bis zur 14. SSW 0,4 mg/Tag substituiert werden (Lafol®, Folsan® 0,4 mg), bei bekanntem Neuralrohrdefekt eines Geschwisters 10fach höhere Dosis geben (Folsan® 5 mg). Das Risiko für Neuralrohrdefekte lässt sich damit um 75 % verringern. Ebenfalls wird damit das Risiko für Herzfehler (Septumdefekte), für Missbildungen der ableitenden Harnwege und Gaumenspalten vermindert.
Diskutiert wird eine generelle Anreicherung von Grundnahrungsmitteln mit Folsäure (ähnlich wie bei Jod im Speisesalz). Die Folsäure müsste hierzu dem Backmehl für Brot zugesetzt werden (wird in den USA bereits seit 1998 gemacht). Einen positiven Effekt hätte dies nicht nur für Schwangere, es wird auch eine Risikoreduktion für kardiovaskuläre Erkrankungen (durch Verminderung des Homocysteinspiegels), für Altersdemenz und frühkindliche Leukämien beschrieben.

♥ **Jod:** Bedarf 300 µg/Tag. Jodiertes Speisesalz verwenden und 1x/Woche Seefisch, ggf. auch Jodsubstitution (Jodid® 200 µg/Tag) während der Schwangerschaft u. der Stillzeit

♥ **Kalzium und Vit. D:** 1 Liter Milch/Tag deckt den erforderlichen Bedarf; wird keine Milch getrunken, sollte 0,5 g Kalzium zugeführt werden (z.B. Calcium-Sandoz® forte). Vit.-D-Gaben sind kontraindiziert (es sei denn, ein Mangel wurde nachgewiesen), da sie zu einer Hyperkalzämie bei Mutter und Fetus führen können.

♥ **Sonstige Vitamine und Spurenelemente:** bei normaler Ernährung ist eine Substitution nicht erforderlich. Bei Vegetariern ggf. Vit. B12-Substitution (Cyanocobalamin, Vitamin-B12-ratiopharm® 2 Tabl./Woche). Vorsicht bei der Einnahme von Multivitaminpräparaten (sind frei verkäuflich), diese können für Schwangere schädlich hohe Dosen von Vit. A und D enthalten!

NEONATOLOGIE

Def: Die Neonatologie ist ein Teilgebiet der Kinderheilkunde, das sich mit dem Neugeborenen befasst. Die Neugeborenenperiode ist die Zeit von der Geburt bis zum 28 Tag p.p.
Als Perinatalmedizin wird die interdisziplinäre Zusammenarbeit von Geburtshelfer, Neonatologe und Anästhesiologen in der Perinatalperiode (definiert als Zeitraum zwischen der 24. SSW und dem 7. Lebenstag p.p.) bezeichnet.

Kriterien eines reifen Neugeborenen

Syn: engl. neonatal maturity signs
- Größe: >48 cm, Gewicht: >2.500 g
- Brustumfang: 33-35 cm, Schulterumfang größer als Kopfumfang (FRANK-Zeichen)
- Atmung: kräftiges Schreien, regelmäßige Atmung
- Herzfrequenz: >100/Min.
- Haut: guter Hautturgor, blasse bis rosige Farbe (nicht rot, nicht blau), subkutanes Fettgewebe gleichmäßig und prall gepolstert, Fußsohlen sind durchgehend gefurcht, Reste von Vernix caseosa
- Brustwarze: gut ausgebildet und erhabene Areola gegenüber der umgebenden Haut
- Behaarung: Kopfhaare 2-7 cm lang, Lanugobehaarung nur noch an Schultern, Oberarmen u. oberem Rückenbereich
- Finger-/Zehennägel: Nägel bedecken vollständig od. überragen die Finger-/Zehenkuppen
- Knorpel: Nasen- u. Ohrenknorpel tastbar fest, Ohrmuschel ausgebildet, Helix (= oberer Ohrmuschelrand) vollständig eingerollt
- Muskulatur: aktive Bewegungen, reflektorisches Husten, Niesen, Schreien beim Absaugen
- Genitalien: ♂: Hoden beidseits in das Skrotum deszendiert
  ♀: die große Labien bedecken die Klitoris und die kleinen Labien

Physiologische Anpassungen des gesunden Neugeborenen

- Herz-Kreislauf:
Der **Ductus arteriosus BOTALLI** dient im Fetalkreislauf (s. Abb.) zur Umgehung der nicht ventilierten Lunge und verbindet den Pulmonalarterienstamm am Ursprung der A.pulmonalis sinistra mit der Aorta descendens distal des Abgangs der A.subclavia sinistra. Er schließt sich 10-15 Std. post partum funktionell und ist bis zum 4. Lebensmonat dann auch strukturell zum Lig.arteriosum obliteriert.

Durch den Druckanstieg im li. (LA) und Druckminderung im re. Vorhof (RA) verschließt sich das **Foramen ovale** funktionell zwischen li. u. re. Vorhof.

Der **Ductus venosus ARANTII** zwischen V.cava inf. und V.umbilicalis verschließt sich ebenfalls und obliteriert zum Lig.venosum der Leber und die V.umbilicalis obliteriert zum Lig.teres hepatis.

Pulsfrequenz: verringert sich durch Abnahme des Gesamtkreislaufs (die gesamte Plazentadurchblutung fällt weg) nach der Geburt auf ca. 120-150 Schläge/Min. Durch Verschiebung von Blut aus der Plazenta und der Nabelschnurgefäße in den Neugeborenenkreislauf nimmt das Gesamtvolumen bis 20 % zu.

Der systolische Blutdruck eines reifen Neugeborenen beträgt ca. 65 mmHg.

Nabelschnur: die Nabelgefäße thrombosieren und die verbliebene Nabelschnur fällt nach 5-10 Tagen ab und die restliche Wunde am Bauchnabel granuliert und es bildet sich in wenigen Tagen eine Haut darüber. Offene Nabelpflege durchführen (luftige Baumwollbekleidung, keine Nabelbinde).

- Lunge: bei vaginaler Geburt wird aus den Lungen und Bronchien Fruchtwasser (bis 50 ml) ausgepresst und das Kind wird in „Exspiration" geboren. Mit dem ersten Schrei entfalten sich dann die Lungen. Dadurch sinkt der pulmonale Gefäßwiderstand um 80 % und die pulmonale Durchblutung steigt sprunghaft an. In den ersten Stunden nach der Geburt ist die Atmung noch unregelmäßig (kurze Apnoen, Nasenflügeln, Einziehungen, Stöhnen, feuchte Rasselgeräusche), es kommt hierdurch aber zu keiner Zyanose od. Bradykardie mehr. Die weitere Lungenreifung erfolgt durch Produktion von **Surfactant** in den Pneumozyten, das das Kollabieren der Alveolen im Exspirium durch Minderung der Oberflächenspannung verhindert.
Atemfrequenz d. reifen Neugeborenen: 30-50 /Min., Atemzugvolumen: 15-20 ml/Atemzug, Atemminutenvolumen: 400-600 ml/Min., Vitalkapazität: 140-160 ml.

- Thermoregulation: normale Körpertemperatur **37 °C** (Schwankung ±1 °C), eine Wärmeverlust auf <36 °C sollte vermieden werden (günstigste Umgebungstemperatur ist 32-34 °C, Wärmelampe). Zur Aufrechterhaltung der Körpertemperatur wird viel Energie verbraucht. Nach der Geburt nimmt das Neugeborene daher in den ersten Lebenstagen auch an Gewicht ab, bis zur Anpassung der Ernährung an den Energiebedarf.

- Blutbildung und Blutgerinnung:
Mittelwerte bei Geburt: Blutvolumen 80-100 ml/kgKG, Hb 19,0 g/dl (davon 80 % HbF), Erythrozytenzahl 5,1 Mio./µl, Hkt 60 %, Leukozytenzahl 20.000/µl, Thrombozytenzahl 150.000/µl, Gerinnungsfaktoren erniedrigt (Unreife der Leber, Vit.-K-Mangel)
Das HbF wird bis zum 3. Lebensmonat durch HbA ersetzt, der Hb fällt bis auf 11,5 g/dl ab ⇨ erhöhter Anfall von Bilirubin (Maximalwerte meist um den 3.-6. Tag p.p. bis 13 mg/dl (220 µmol/l)) durch die noch vorhandene Unreife der Leber) = physiologische Hyperbilirubinämie mit **Icterus neonatorum** für 1-2 Wochen. Bei Frühgeborenen (längere Unreife der Leber) und bei gestillten Kindern (erhöhte Taurinkonzentration der Muttermilch, die nach Umbau zu Taurocholsäure die Bilirubinrückresorption aus dem Darm fördert) kommt es noch zu einer etwas höheren Bilirubinkonzentration (normal bis hier 15 mg/dl (= 250 µmol/l)).

- Immunsystem: die humorale Abwehr (Immunglobuline) erreicht erst im Verlauf einiger Monate die volle Funktion. Bis dahin wirkt IgG der Mutter, das von der Plazenta übertragen wurde (**Leihimmunität**). Mit der Muttermilch wird zusätzlich IgA auf die Schleimhäute übertragen.
Die zelluläre Abwehr ist bei Geburt bereits weitgehend funktionsfähig.

- Nierenfunktion: nach der Geburt noch unreif (GFR 5-7 ml/Min.), daher wird eine größere Flüssigkeitsmenge zur Filtration harnpflichtiger Substanzen benötigt als beim Erwachsenen ⇨ größere Empfindlichkeit auf Flüssigkeitsmangel (eingeschränkte Konzentrationsfähigkeit)
Urinproduktion 50-100 ml/kgKG/Tag, erster Spontanurinabgang bei der Geburt bis 48 Std. danach.

- Magen-Darm-Trakt: erster Stuhlabgang (**Mekonium**, sog. "Kindspech", bestehend aus abgestorbenen Zellen, eingedickter Galle, Schleim und Lanugohaaren, durch den hohen Biliverdingehalt schwarz-grün) innerhalb von 12-24 Std. nach der Geburt. Danach erfolgt die bakterielle Besiedlung des Dickdarmes zunächst mit Lactobacillus bifidus, was zu sauer riechenden, gelb-grünen Stühlen (bei gestillten Kindern) führt. Innerhalb von einer Woche erreicht der Magen eine ausreichende Verdauungskapazität.
Der Energiebedarf wird in den ersten Tagen durch Abbau von Glykogen und Mobilisierung von braunem Fettgewebe gedeckt. Zusammen mit dem Flüssigkeitsverlust durch die noch eingeschränkte Nierenfunktion und der verminderten Verdauungskapazität ergibt sich der **Gewichtsverlust in den ersten Lebenstagen** (bis 10 % sind normal).

ERNÄHRUNG

Etlg: In der Neugeborenen- und Säuglingsperiode (bis ca. zum 5 Mon.):
Brusternährung/**Stillen**, engl. breast-feeding (s.o. Kap. Stillen)

Gynäkologie

Künstliche Ernährung (**Flaschennahrung**) = Fertignahrung als volladaptierte Milch (enthalten nur Lactose als Kohlehydrate) für Neugeborene (heißen meist „Pre" im Produktnamen), ältere Säuglinge erhalten teiladaptierte Milch (enthalten verschiedene Kohlenhydrate), bei allergischer Disposition hypoallergene Fertignahrung (mit hydrolysiertem Kuhmilchprotein)

Ab dem 5. (bis 7.) Lebensmonat wird mit der Breiernährung begonnen (zunächst nur am Mittag, später dann auch am Abend), s. Übersicht:

Lebensmonat	1.	2.	3.	4.	5.	6.	7.	8.	9.	10.	11.	12.
morgens												Frühstück
mittags	Muttermilch				Karotten-Kartoffel-Fleisch-Brei							
nachmittags	oder							Getreide-Obst-Brei			Zwischenmahlzeit Zwischenmahlzeit	
abends	Säuglingsmilch						Vollmilch-Getreide-Brei					Abendbrot
Zahl/Menge	6 / 600 g ------ 800 g ---- 5 / ----------- 4 / 900 g ----------- 5 / -------- 1.000 g											

Phys:
- Kalorienbedarf: 0-3. Mon. 550 kcal/Tag, 4.-12. Mon. 800 kcal/Tag, 1.-4. Lj. 1.300 kcal/Tag
- Milchmenge: 1. Wo. 60 ml/kgKG, ab der 2. Lebenswoche 120-140 ml/kgKG
- Stuhl: Frauenmilchstühle des Kindes sind weich, pastenartig bis flüssig (manchmal spritzend), grüngelb und sauer (pH 4,5-6) mit aromatischem Geruch. Bei Flaschenmilchernährung ist der Stuhl fester, lehmbraun und neutral (pH 6,5-7,5).
100 ml Muttermilch ergeben ca. 3 g Stuhl, 100 ml Fertigmilch 5 g.
Die normale Stuhlfrequenz schwankt zwischen 4-5x tgl. und allen 4 Tagen 1x.

Ther:
- Beratung der Mutter (u. des Vaters) über die optimale Ernährung und Prophylaxe
- Stillen: besonders in den ersten Lebenstagen ist viel Geduld erforderlich, bis der Säugling mit dem Mund den ganzen Warzenhof erfaßt und kräftig saugt (weiteres s.o. Kap. Stillen). Frühgeborene und Mangelgeborene erhalten häufigere (8 x tgl.) und kleiner Mahlzeiten.
- Med-Prophylaxe (Stand 1/2003): **Rachitisprophylaxe** mit Vit.-D$_3$-Gabe (Colecalciferol 500 I.E./Tag) und **Kariesprophylaxe** mit Fluorid (0,25 mg/Tag) ab der 2. Lebenswoche bis zum Ende des 2. Lj. (Zymafluor®D500), die ersten Zähne dann mit einer Zahnpasta ohne Fluorid putzen. Alternativ kann ab dem 6. Lebensmonat auf den Fluoridanteil der Tabletten verzichtet werden (Vigantoletten®500) und die Zähne 1 x tgl. mit einer Kinderzahnpasta mit 0,05 % (500 ppm) Fluoridgehalt geputzt werden.
Im 3. Lj. 2 x tgl. Zähne putzen mit einer Kinderzahnpasta mit 0,05 % Fluoridgehalt, ab. 6. Lj. 3 x tgl. Zähne putzen mit einer Zahnpasta mit 0,15 %. Zusätzlich zu dieser lokalen Fluoridapplikation wird die Verwendung von fluoridhaltigem Speisesalz empfohlen. Keine Fluorid-Gels od. -lacke ohne zahnärztliche Anweisung (wegen Gefahr der Zahnfluorose).
Vit.-K-Gabe 2 mg oral (Phytomenadion, Konakion®) am 1. Lebenstag (s.c. wenn eine orale Aufnahme noch nicht mögl. ist) und bei der U2 sowie U3 bei vollgestillten Kindern, da die Muttermilch nur wenig Vit.-K enthält.

Prog: Größenentwicklung: statistisch ergibt sich folgende Größenerwartung
(Größe Vater + Größe Mutter)/2 + 7 cm für Jungen bzw. - 7 cm für Mädchen
Gewichtsentwicklung: Faustregel doppeltes Geburtsgewicht mit 4-5 Mon., dreifaches mit 1 J., 6faches mit 6 J., 12faches mit 12 J.
Gebiss: das Milchgebiss beginnt mit dem 1. Schneidezahn im Unterkiefer ca. im 6. Monat und ist vollständig mit dem Durchbruch des letzten 2. Molaren im Oberkiefer mit 2 – 2½ Jahren (insg. 20 Zähne).
Bleibende Zähne: Durchbruch des 1. Molaren im 6. Lj., letzter (2.) Molar im 13. Lj., die letzten bleibenden (3.) Molaren kommen unregelmäßig später und werden als sog. „Weisheitszähne" bezeichnet (dann insg. 32 Zähne).

Kompl: * Säuglinge: **rauchende Mutter** oder Passivrauchen (= Vater raucht) verdoppelt das Risiko für Asthma, höheres Risiko für plötzlichen Kindstod, höhere Infektanfälligkeit, mehr Koliken, 3fach höhere Nikotinkonzentration in der Muttermilch gegenüber dem mütterlichen Serum (der Mutter sollte das Stillen empfohlen werden bei Aufgabe des Nikotinkonsums od. zumindestens bei einer Reduktion auf 5 Zig./Tag, sonst nicht stillen).

Neonatologie | Seite 217

* Neugeborene/Säuglinge **HIV-infizierter Mütter** (Infektionsrisiko beim Stillen insb. >5. Lebensmonat) sollten in den Industriestaaten nicht gestillt werden. Ebenso bei aktiver Hepatitis B, Zytomegalie und Tuberkulose, eine Übertragung des Hepatitis-C-Virus durch das Stillen erfolgt nicht.
* **Gedeihstörung:** Dystrophie durch Unterernährung (Malnutrition, z.B. in Entwicklungsländern od. bei Vernachlässigung) oder Malabsorption (z.B. Zöliakie) / Maldigestion (z.B. Mukoviszidose) bis zum Marasmus
Klin: reduziertes Fettpolster, greisenhafte Fazies, tiefe Hautfalten im Gesäßbereich ("Tabaksbeutelgesäß"), Eiweißmangelödeme, aufgetriebenes Abdomen ("dicker Bauch, dünner Popo"), Wachstumsverzögerung
* **Durchfallerkrankungen** (Diarrhoe, Dyspepsie): Gefahr der Dehydratation bis zur Toxikose (Exsikkose, Acidose, Bewusstseinstrübung bis zum Coma dyspepticum) ⇨ immer sofort orale Rehydratationstherapie beginnen (Glukose-Salz-Tee, Oralpädon®240 Btl.), bei weiterer Persistenz und Erbrechen Infusionstherapie (120-180 ml/kgKG/Tag), baldiger oraler Nahrungswiederaufbau, Antibiose nur bei Erregernachweis und Gefahr der septischen Streuung
* **Vitaminmangelerkrankungen** (in den Industriestaaten durch ausgewogene Ernährung und Prophylaxe [Vit.-K-, Vit.-D-Gabe] nur noch sehr selten): Vit.-K-Mangel (Blutungsneigung), Rachitis (Vit.-D-Mangel), Skorbut (Vit.-C-Mangel), Vit.-A-Mangel (Augenentwicklungsstörungen)
* **Übergewicht / Adipositas:** bereits bei Säuglingen/Kleinkindern mögl., die Prävalenz beträgt bei uns 10 % für das Übergewicht und 3 % für eine Adipositas. Der Durchschnittliche BMI im Alter von 2 J ist 16,5 kg/m². Ein 5faches Risiko für eine spätere Adipositas besteht, wenn die Gewichtszunahme von 0-24 Mon. >10 kg beträgt.

RISIKONEUGEBORENE

Syn: engl. high-risk neonate, ICD-10: je nach Erkrankung P00-P96

Ät: – **Depressionszustand** des Neugeborenen (APGAR-Score ≤6 Punkte nach 5 Min.)
– vorausgegangene intrauterine primär metabolische Azidose = **pränatale/intrauterine Asphyxie** (fetal distress) durch akute od. chronische Plazentainsuffizienz, vorzeitiger Plazentalösung, Nabelschnurvorfall, Nabelschnurknoten, subpartale Hypoxie
– **Frühgeborenes** (<37. SSW), Lungenunreife (Atemnotsyndrom)
– **Mangelgeborenes** (Mangelgeburt, engl. **SGA** = small for gestational age, light for date baby; <10. Perzentile der Standardgewichtskurve), viele sind gleichzeitig auch noch Frühgeburten
– **Mehrlinge**, feto-fetales Transfusionssyndrom
– **Riesenkind** (Makrosomie, engl. LGA = large for gestational age, large for date baby; >90. Perzentile der Standardgewichtskurve), insb. bei Schwangerschaftsdiabetes
– **Übertragung** (CLIFFORD-Syndrom) >42. SSW
– **Morbus haemolyticus fetalis** (Neugeborenes mit Icterus praecox)
– **fetales Alkoholsyndrom**
– Intrauterine **Infektionen** (TORCH und andere), Amnioninfektionssyndrom (aszendierende Infektion), Aspiration kontaminierten Fruchtwassers
– **Blutungen** durch Gerinnungsstörungen, Darm-, Lungenblutung, durch Verletzungen, aus der Nabelschnur (Lösen der Nabelschnurklemme) ⇨ Volumenmangelschock
– Fetale Fehlbildungen: z.B. pränatal-sonographisch festgestellte **Herzfehler**, Hydrozephalus, **Spaltbildungen**, Ösophagusatresie, Omphalozele, Gastroschisis
– Schwangerschaftskomplikationen: mittelgradige od. schwere Gestose, Eklampsie, HELLP-Syndrom, Placenta praevia
– Erkrankungen der Mutter: Diabetes mellitus, Drogenabhängigkeit (insb. Opiate wie Heroin), Adipositas mit BMI (body mass index) >30 kg/m²

- Geburtsmodus: Schnittentbindung (Sectio caesarea), vaginale operative Entbindung (Forzeps- od. Vakuumextraktion) und jede Geburt aus Beckenendlage

Epid: ◊ Häufigkeit: in 6 % d.f. Frühgeburtlichkeit (1 % sind frühe Frühgeborene = Geburtsgewicht <1.500 g), in 5 % d.f. liegt eine Übertragung/Riesenkind vor, in 3 % d.f. Mangelgeborene, in 1,5 % d.f. kommt es zu einer Mehrlingsschwangerschaft

◊ **Fehlbildungsrate:** In Deutschland ca. 49.000 Neugeborene mit Fehlbildungen/Jahr. Statistisch werden **6-7 %** der Kinder mit Fehlbildungen unterschiedlichen Schweregrades geborene. 1/3 davon haben schwere Fehlbildungen (engl. major malformations), die z.b. einer operativen Ther. bedürfen.
2/3 der Fehlbildungen sind einfache, z.b. überzählige Zehen (Polydaktylie), zusammengewachsene Finger (Syndaktylie), Fußdeformitäten (Klumpfuß) od. Anomalien der Niere und ableitenden Harnwege, die keiner/konservativer od. später nur einer kosmetischoperativen Therapie bedürfen und die die normale Entwicklung eines Neugeborenen nicht behindern.

Klin: ⇒ Mangelgeborenes: <10. Perzentile der Standardgewichtskurve (z.B. <2.900 g bei Geburt in der 40. SSW, Diagramm s. Kap. Schwangerschaftsvorsorgeuntersuchungen), vermindertes Fettpolster, Gefahr der postpartalen Hypoglykämie und Hypokalzämie, hoher Hkt

⇒ Riesenkind: >90. Perzentile der Gewichtskurve (z.B. >4.000 g bei Geburt in der 40. SSW) mit cushingoidem, pausbäckigem Gesicht, vermehrtem Fettpolster

⇒ Übertragung: sog. CLIFFORD-Syndrom durch „Alterung" der Plazenta bei Übertragung, RUNGE-Zeichen (engl. postmaturity signs): Waschfrauenhände, Abschilferung der Epidermis, fehlende Vernix caseosa („Käseschmiere"), Gelbverfärbung der Körperhaut, Rötung der Labien/Skrotums, Dystrophie mit reduziertem Fettpolster

⇒ Krampfanfälle: können bei Asphyxie, Infektionen mit Meningitis, Enzephalitis od. Sepsis, Hypoglykämie, Hypokalzämie, Hypomagnesiämie, Hypo- od. Hypernatriämie, schwerer Hyperbilirubinämie (Kernikterus), intrakranieller Blutung, Hirnödem, Hydrozephalus, „Drogenentzug" (Opiat-abhängige Mutter) od. Pyridoxinmangel (Vit. B6) vorkommen

Diag: 1. Anamnese und kinderärztliche Untersuchung: bekannte Risikofaktoren?
Allgemeine Warnsymptome: Geburt mit mekoniumhaltigem, grünlichem od. bräunlichem Fruchtwasser, Temperatur >37,5 °C od. <36,5 °C, Hyperexzitabilität, Krampfanfälle, Atemstörungen, Exsikkose, Ikterus, Petechien
In der pränatalen Schwangerschaftsvorsorgeuntersuchung mit der **Sonographie** in der 19.-22. SSW werden schwere Fehlbildungen meist bereits entdeckt, sodass der Geburtshelfer später bei der Geburt Maßnahmen (z.B. geplante Sektio, Anwesenheit des Neonatologen) ergreifen kann.

2. Labor: kurzfristige Glukose-Kontrollen in den ersten Lebenstagen bei Früh-/Mangel- und auch Riesenkindern (normal sind beim Neugeborenen BZ-Werte von 50-65 mg/dl in den ersten Tagen), ebenfalls Kontrolle des Kalziums (Hypokalzämie-Grenzwert: <1,75 mmol/l = <7 mg/dl)
Leukozytose >30.000/μl (od. Leukopenie <6.000/μl) bei Infektion mit Linksverschiebung (>6 % stabkernige Granulozyten) im Differentialblutbild ⇨ aerobe und anaerobe Blutkultur abnehmen, Abstriche von Nase, Rachen, Gehörgang und Nabel machen, Thrombozytenzahl kontrollieren
Bei V.a. Sepsis zum Ausschluss einer Meningitis Lumbalpunktion durchführen

3. Krampfanfälle: Labor und Blutkulturen abnehmen, Lumbalpunktion (Ausschluss Meningitis) und Sonographie od. CT-Schädel (Ausschluss einer Blutung) durchführen

Ther: • Ergibt sich bei der geburtshilflichen Untersuchung (od. bei den Schwangerschaftsvorsorgeuntersuchungen) ein Hinweis für eine Gefährdung, so muss zur Geburt ein **Neonatologe** hinzugezogen werden und die Geburt sollte in einem **Perinatalzentrum** erfolgen (ein sonst notwendiger Transport eines Risikoneugeborenen vermindert die Überlebenschancen erheblich). Reanimationstisch mit Wärmestrahler vorbereiten, Inkubator vorheizen.
Ist eine normale Geburt mit einer Gefährdung des Kindes verbunden (z.B. bei Vorfall von Eingeweiden bei einer Gastroschisis od. Meningomyelozele ⇨ diese könnten bei Geburt via naturalis eingeklemmt werden), immer Sektio durchführen.

Neonatologie | Seite 219

- Abnabelung: bei niedrigem APGAR-Score sofortige Abnabelung (die Blutumverteilung aus der Plazenta und der Nabelschnur in den Kreislauf des Neugeborenen ist durch den hypoxischen Stress meist bereits während der Geburt erfolgt) und ggf. Reanimation beginnen.
- Kardiopulmonale Reanimation nach der ABC-Regel (Stand 3/2006):
  - **A**temwege freimachen (absaugen p.p. von Mund, Rachen und Nase, etwas später auch des Magens, bei Mekoniumaspiration auch tracheale Absaugung), Absaugkathetergröße: für den Mund Ø 8 Charrière, für die Nase und Magen Ø 5-6 Charrière
  - **B**eatmen (Kopf dabei nur gering überstrecken) mit 100 % O_2 über Ambu®-Beutel Intubation sobald als mögl., Tubusgröße: reife Neugeborene 3,5 mm Ø, Länge 8,5 cm; bei 2.000 g 3 mm Ø, Länge 7,5 cm; bei 1.000 g 2,5 mm Ø, Länge 6,5 cm
  - **C**irculation = **Herzdruckmassage**: in der unteren Sternumhälfte mit 2 Fingern mit einer Drucktiefe von 1-2 cm. Verhältnis: Herzmassage/Beatmung im Verhältnis 15 : 2 (2-Helfer-Methode) und mit 5 langen Beatmungen beginnen
  - Med: Adrenalin (10 µg/kgKG) i.v. od. intraossär od. (100 µg/kgKG) verdünnt endotracheal, Atropin 0,1 mg i.v., Natriumbicarbonat ($NaHCO_3$ 8,4%ig 2,5 ml/kgKG i.v., bzw. berechnet nach Blutgasanalyse: neg. BE x kgKG x 0,35 = ml), bei Hypovolämie Humanalbumin 5%ig 10 ml/kgKG über 30 Min. i.v., bei hämorrhagischem Schock Bluttransfusion (10 ml/kgKG, Blutgruppe 0 rh-neg.), bei Morphin-bedingter Atemdepression (Drogenabhängigkeit der Mutter) Opiatantagonist Naloxon 0,5 ml/kgKG
  Als dauerhafter Zugang ist ein **Nabelvenenkatheter** geeignet: hierzu Vorschieben eines kleinen Katheters in die Nabelvene (diese liegt meist kranial und ist das größte der 3 Gefäße) bis in die V.cava inf. (bis zum 5. Lebenstag gut mögl.). Kathetergröße: reife Neugeborene Ø 8 Charrière, Einführlänge 12 cm; 1.500-2.000 g Ø 6-7 Charrière, Einführlänge 8 cm; bei <1.500 g Ø 5 Charrière, Einführlänge 6 cm. Hierüber lässt sich auch der ZVD messen.
- Riesenkind/Schwangerschaftsdiabetes: p.p. **Frühfütterung** (Glukoselösung) und kurzfristige Laborkontrollen wegen der Gefahr der Hypoglykämie und Elektrolytentgleisung
- Infektion des Neugeborenen: Abnahme einer Blutkultur, dann **Antibiose** beginnen mit Ampicillin 3 x 50 mg/kgKG/Tag i.v. [Binotal®] + Tobramycin 2 x 1,5-2,5 mg/kgKG i.v. [Gernebcin®], bei Nachweis od. V.a. Meningitis zusätzlich Cefotaxim 3 x 33 mg/kgKG/Tag [Claforan®]. Nach Ergebnis der Blutkultur dann gezielte Antibiose für insg. 2-3 Wo.
- Neugeborenenkrampfanfälle: wenn mögl. Ursache behandeln (z.B. Glukose 20%ig 2-4 ml/kgKG i.v. bei Hypoglykämie, Kalziumglukonat 10%ig 1-2 ml/kgKG i.v. bei Hypokalzämie),
  persistieren die Krämpfe dann Phenobarbital 10-20 mg/kgKG [Luminal®] langsam i.v. od. i.m. (Erhaltungsdosis 2 x 1,5-2,5 mg/kgKG/Tag),
  bei weiterer Persistenz Phenytoin 10-20 mg/kgKG [Zentropil®] als Kurzinfusion über 30 Min. (Erhaltungsdosis 2 x 2-4 mg/kgKG/Tag),
  auch Clonazepam 0,05-0,1 mg/kgKG [Rivotril®] langsam i.v. mögl.
  bei Therapieresistenz noch 50 mg Pyridoxin (Vit.-B6) i.v. unter EEG-Kontrolle
- Operativ: Ind: kindliche (vital-bedrohliche) **Fehlbildungen**, die einer sofortigen/dringlichen operativen Korrektur direkt p.p. od. in d. ersten Lebenstagen bedürfen
  - **Hydrozephalus** ⇨ Shuntanlage (Liquordrainage) bei Drucksymptomatik
  - **Choanalatresie/-stenose** (membranartiger od. knöcherner Verschluss der hinteren Nasenöffnung, bei beidseitigem Verschluss Atemnot, Zyanose beim Stillen ⇨ akut Rachentubus (Neugeborene können noch nicht durch den Mund atmen), dann sofortige operative Eröffnung
  - **Lippen-Kiefer-Gaumenspalte**: in den ersten Lebenstagen Anpassung einer Gaumenplatte (Obturator) durch den Kieferchirurgen, damit ist Stillen od. Trinken mögl., evtl. Magensonde bei Trinkschwierigkeiten. Die endgültige Operation erfolgt für den weichen Gaumen mit 3-4 Monaten und für den harten Gaumen/ Kiefer im 2.-4. Lj.
  - **Ösophagusatresie**, in 90 % d.F. in Kombination mit einer Fistel zur Trachea, Gefahr der Aspiration und Erstickungsanfälle (keine orale Nahrungszufuhr bis zur Op) ⇨ sofortiger operativer Fistelverschluss, End-zu-End-Anastomosierung des Ösophagus, bei langstreckiger Atresie zuerst Anlage einer äußeren Magenfistel und Bougierungsbehandlung von oral und aboral

- **Zwerchfellhernie** (Aplasie des Zwerchfells), dadurch Verlagerung von Baucheingeweide in den Thoraxraum (meist linksseitig) ⇨ sofortige Zwerchfellrekonstruktion erforderlich (wegen der sehr wahrscheinlichen Lungenhypoplasie)
- **Omphalozele** (Nabelschnurbruch, Bruchsack im Nabelschnuransatz) und **Gastroschisis** (Bauchdeckenlücke meist rechtsseitig neben dem Nabel) ⇨ Bauch des Neugeborenen nach der Geburt sofort steril abdecken, dann umgehende operative Rückverlagerung der Bauchorgane und wenn mögl. Primärverschluss der Bruchpforten.
Bei großen Defekten kann eine zweizeitige Op erforderlich sein: zunächst mit Deckung mit einem Kunststoffnetz (Gore-Tex®) und 2-3 Mon. mit zunehmendem Wachstum des Säuglings dann Verschluss der Bauchdecke bzw. Bauchhöhlenerweiterungsplastik
- **Spaltbildung der Wirbelsäule** (Neuralrohrdefekte, Dysrhaphiesyndrome): Meningozele, Myelozele, Meningomyelozele (Infektionsgefahr!, urologische Komplikationen, Hydrozephalus) ⇨ Rücken des Kindes nach der Geburt sofort steril abdecken, sofortige Op mit plastischer Deckung, meist auch Liquordrainage erforderlich
- **Duodenalatresie** u. **Duodenalstenose**, hoher Ileus mit galligem Erbrechen ab dem ersten Lebenstag (normaler Mekoniumabgang) ⇨ umgehende Resektion des betroffenen Abschnittes und Duodeno-Duodenostomie (Seit-zu-Seit), bei Duodenalmembranen Duodenotomie und Exzision der Membran, evtl. auch Duodenumteilresektion und Duodenojejunostomie erforderlich
- **Rektumatresie** od. **Analatresie**, tiefer Ileus, kein Mekoniumabgang ⇨ umgehende Abdomino-perineale-Durchzugs-Op bzw. Anoplastik, bei kindlicher Unreife zunächst Anus praeternaturalis (endgültige Op dann im Alter von 6-12 Mon.)
- **Herzfehler**: sehr schwerwiegende Herzfehler wie Transposition der großen Arterien, totale Lungenvenenfehlmündung, Aortenisthmusstenose und hypoplastisches Linksherzsyndrom müssen frühzeitig operiert werden, andere Herzfehler wie Septumdefekte und Klappenfehler können meist später korrigiert werden
- **Spaltbildung des unteren Harntraktes:** Blasenekstrophie, kloakale Ekstrophie ⇨ falls mögl. primärer Blasenverschluss, sonst Harnableitung und spätere Korrekturoperationen
- **Urethralklappen**, fehlender Urinabgang (Megapyelon u. -ureter meist bereits pränatal sonographisch sichtbar): sofortige Urinableitung erforderlich (perkutane suprapubische Zystostomie od. perkutane Nephrostomie, die eigentliche operative Harnröhrenklappenresektion erfolgt dann später)
- **Klumpfuß** (Syn: Pes equinovarus congenitus), Spitzfuß- u. Supinationsstellung des Fußes: mit manuellem Redressement und Fixation im Gipsverband möglichst bereits am 1. Lebenstag beginnen und im Anschluss Krankengymnastik

- Selbsthilfegruppen: Intensivkinder zuhause e.V., Sunnisheim-Ring 69, 74889 Sinsheim, Tel./Fax: (0 72 61) 97 78 56, Internet: http://www.intensivkinder.de
Selbsthilfegruppe für Eltern mit Klumpfußkindern, Eugen-Bolz-Str. 16, 78549 Spaichingen, Tel.: (0 74 24) 54 80, Internet: http://www.klumpfusskinder.de
Selbsthilfevereinigung für Lippen-Gaumen-Fehlbildungen e.V., Hauptstr. 184, 35625 Hüttenberg, Tel.: (0 64 03) 55 75, Internet: http://www.lkg-selbsthilfe.de

Prog: **Säuglingssterblichkeit** (engl. infant mortality) = Zahl der gestorbenen Kinder im 1. Lebensjahr (bezogen auf Lebendgeborene): in Deutschland bei den weibliche Säuglingen 0,4 % (= 4/1.000 Lebendgeborene), bei den männlichen Säuglingen 0,5 % (= 5/1.000 Lebendgeborene). Die Hälfte davon ist durch Frühgeburtlichkeit bedingt.
Die statistische Lebenserwartung (engl. life expectancy) bei der Geburt beträgt heute in Deutschland 75,8 J. für Männer u. 81,5 J. für Frauen.
Eine geistige Behinderung hat eine Prävalenz von 0,7 % in Deutschland.

Kompl: * Postnatale **Asphyxie** (griechisch: Atemlosigkeit): Laktazidose, **Atemnotsyndrom**, Schocklunge, Papillarmuskelnekrose, kardiogener Schock, Blutungen, Gerinnungsstörungen bis zur Verbrauchskoagulopathie, Nierennekrosen, Nierenversagen, nekrotisierende Enterokolitis u. Darmperforation, Störung der Temperaturregulation, Hirnödem, Krampfanfälle u. bleibende Hirnschädigung bei Hypoxie >5 Min., infantile Zerebralparese

* Postnatale **Infektionen**: Nabelinfektion, Pemphigus neonatorum (bläschenförmiges Exanthem der Haut), Konjunktivitis durch Chlamydien od. Gonokokken

Neonatologie | Seite 221

Infektion mit ß-hämolysierenden Streptokokken Gruppe B (insb. bei vorzeitigem Blasensprung und bei Frühgeborenen), Übertragung meist intra partum (bei 20 % aller Schwangeren nachweisbarer Keim) ⇨ innerhalb von Stunden bis 3 Tagen (Early-onset-Sepsis) Pneumonie mit Atemnotsyndrom, Meningitis, Verbrauchskoagulopathie, **Sepsis** mit hoher Letalität ⇨ ⇨ Proph: bei Nachweis einer Infektion der Mutter (od. Fieber >38 °C unter der Geburt, vorzeitiger Blasensprung >18 Std.) antibiotische Prophylaxe zu Beginn der Geburtsphase (Ampicillin i.v. 2 g, dann alle 4 Std. 1 g bis zum Ende der Geburt)
Infektion mit Pertussis (Keuchhusten): schwerer Verlauf mit Apnoen, Bronchopneumonie, eitriger Meningitis, Enzephalopathie mit Krampfanfällen und hoher Letalität mögl.
Infektion mit Hospitalkeimen (Staphylokokken, gram.-neg. Bakterien wie Pseudomonas od. Pilze wie Candida albicans) ⇨ auf Hygiene und Händedesinfektion beim Klinikpersonal (und Mutter) achten, strikte Asepsis z.b. bei Nabelschnurpunktion

* Postnatale **Hypoglykämien** (Grenzwerte des BZ bei Frühgeborenen: <20 mg/dl, reife Neugeborene: <30 mg/dl, ab dem 2. Lebenstag: <40 mg/dl)
Klin: Übererregbarkeit, Schwitzen, Tachypnoe, Blässe, dann Zyanose, Benommenheit, Krampfanfälle, Apnoe, Koma
Ther: kurzfristig Glucose-Lösung oral (bei Schwangerschaftsdiabetes als zusätzliche Frühfütterung 6-8x/Tag) od. Glucose 5%ig i.v., möglichst schneller Nahrungsaufbau

* Postnatale **Hypokalzämie** (Hypokalzämie-Grenzwert: <1,75 mmol/l = <7 mg/dl), Klin: Exzitabilität, Zittern, Myoklonien, Krampfanfälle, Ther: Kalziumglukonat 10%ig 1-2 ml/kgKG i.v.

* Postnatale **Hyperbilirubinämie**: Icterus gravis bis zum Kernikterus (s.o. Kap. Morbus haemolyticus fetalis)

* Mekoniumaspiration: intrauteriner fetaler Stress (durch O_2-Mangel und vermehrtes CO_2 kommt es zur Hyperperistaltik des Darmes) führt zum Mekoniumabgang in das Fruchtwasser (insb. auch bei Übertragung). Gefahr der **Aspiration** in die Lungen beim "ersten Atemzug" oder Reanimation des Neugeborenen ⇨ schwere Pneumonie, PFC-Syndrom
Ther: pulmonale Lavage dann ggf. Reanimation

* PFC-Syndrom (engl. persistent fetal circulation, PPHN, persistierende pulmonale Hypertension des Neugeborenen): bei Neugeborenen mit Mekoniumaspiration, Pneumonie, Lungenhypoplasie, Sepsis od. Schock vorkommendes Krankheitsbild mit Persistenz des fetalen **Rechts-Links-Shunts** über Foramen ovale, Ductus arteriosus und intrapulmonale Kurzschlussverbindungen durch hohen pulmonalarteriellen Druck
Diag: Tachypnoe, Zyanose (trotz O_2-Beatmung), Rö.-Thorax zeigt helle Lungenfelder, EKG Rechtsherzbelastungszeichen
Ther: Hyperventilationsbeatmung, Med: Alpha-Rezeptorenblocker, Prostacyclin, NO-Beatmung zur Senkung des pulmonalarteriellen Drucks, evtl. extrakorporale O_2-Beladung u. CO_2-Elimination im Membranoxygenator, Prog: Letalität 10-20 %

* Langzeitbeatmung: retrolentale Fibrose (Proph: Beatmung so steuern, dass der paO_2 bei 70-90 mmHg liegt), Pneumothorax, tracheale Drucknekrosen ⇨ Stimmbandschädigung, bronchopulmonale Dysplasie

* Bei Vorliegen einer (z.B. äußeren) Fehlbildung muss immer nach **weiteren Fehlbildungen** (z.B. Herzfehler, urogenitale Anomalien) gesucht werden, da Kombinationen häufig sind.

* Mekoniumileus: keine Abgang des Mekoniums (= erster Stuhl) beim Neugeborenen durch zähklebrigen Stuhl im Bereich des terminalen Ileums (oft Erstsymptom der Mukoviszidose), Gefahr: Mekoniumperitonitis, Darmperforation, Ther: diagnostischer und therapeutischer Einlauf mit verdünntem Gastrografin, bei Persistenz Laparotomie mit Ileostomie

* Plötzlicher Kindstod (Syn: Krippentod, engl. sudden infant death syndrome, **SIDS**): plötzlicher Tod im 1. Lj. (Gipfel 1.-5. Lebensmonat, Häufigkeit: 0,46 ‰ der Lebendgeborenen, ca. 350 Fälle/Jahr in Deutschland) ohne erkennbare Ursache (Häufung in den Wintermonaten, Tod meist im Schlaf in den frühen Morgenstunden), 60 % sind männliche Säuglinge
Erhöhtes Risiko: Alter der Mutter <20. Lj., Rauchen während der Schwangerschaft, Drogen od. Geschlechtskrankheiten, Frühgeburtlichkeit, Flaschennahrung (= nicht gestillte Kinder), Kind: Schlafen in Bauchlage (80 % d.F. in Bauchlage) od. Seitenlage, Überwärmung, vorangegangene Erkältungskrankheiten (daher 2/3 der Fälle in den Winter-

monaten), gastroösophagealer Reflux
Proph: bei Kindern mit zentralen Störungen od. rezidivierenden Apnoen (od. Geschwisterkind mit SIDS) Heimmonitorüberwachung und Reanimationstraining der Eltern
Aufklärung: allgemeine Prophylaxe durch Schlafen in Rückenlage, keine Kissen od. Zudecken im Kinderbett verwenden (sondern Schlafsack), Schlafen im elterlichen Schlafzimmer (in einem eigenen Bett), Raumtemperatur ca. 18° C, rauchfreie Umgebung (also auch Nikotinverzicht des Vaters!), Stillen
Bei SIDS Obduktion durchführen, um eine organische Erkrankung od. einen nichtnatürlichen Tod auszuschließen
Selbsthilfegruppen: GEPS Deutschland e.V., Fallingbosteler Str. 20, 30625 Hannover, Tel./Fax: (05 11) 8 38 62 02, Internet: http://www.geps-deutschland.de

DD: – Anenzephalie = schwerste Hirnmissbildung, Kind nicht lebensfähig
– Vernachlässigung des Kindes durch die Eltern, Kindesmisshandlung (engl. battered child syndrome), z.b. Subduralhämatom durch „Schütteltrauma", sexueller Missbrauch
– Klonische, sog. 5-Tage-Krämpfe: ungeordnete Zuckungen der Extremitäten zw. 3.-7. Lebenstag bei reifen Neugeborenen mit guter Prog. (sistieren nach einigen Tagen spontan) oder benigne familiäre neonatale Konvulsionen (aut.-dom., Chrom 20q13.3 od. 8q24, Mutation neuronaler Kaliumkanäle) ebenfalls mit guter Prog. (sistieren meist spontan bis ca. zum 6. Lebensmonat)
– Ohne Krankheitswert (bis 3 Wo. nach Geburt) sind Brustdrüsenschwellung, selten auch Milchsekretion (sog. „Hexenmilch"), neonataler Fluor, ein östrogenisierter Hymen und selten auch eine Abbruchblutung (HALBAN-Reaktion)

KINDER-FRÜHERKENNUNGSUNTERSUCHUNGEN

Syn: Kindervorsorgeuntersuchungen, ICD-10: Z00.1

Epid: Die **Früherkennungsuntersuchungen** (U1 – U9) werden ab der U2 meist durch einen Kinderarzt durchgeführt, die U1 (Neugeborenenerstuntersuchung) ist direkt nach der Geburt und erfolgt meist durch den/die Gynäkologen/in.
Empfehlungen zum Zeitpunkt der Untersuchungen:
U1: direkt nach der Geburt ⇨ **APGAR** (Vitalitätsbeurteilung 1, 5 u. 10 Min. nach Geburt)
U2: 3.-10. Tag (Neugeborenenbasisuntersuchung)   **U3:** 4.-6. Woche
U4: 3.-4. Monat, mit den 1. Impfungen (s.u.)   **U5:** 6.-7. Monat
U6: 10.-12. Monat   **U7:** 2. Jahr (21.-24. Mon.)
U8: 4. Jahr (43.-48. Mon)   **U9:** 5. Jahr (60.-64. Mon.)
J1: (Jugendgesundheitsuntersuchung): 12.-13. Lj. (wurde 1998 noch zusätzlich eingeführt)

Diag: 1. Allgemeine Anamnese durch die Eltern bei jedem Untersuchungstermin: Fragen nach Gedeihstörungen, Erbrechen, Stuhlgang, Miktion, Schlafen, Bewegungsarmut, Krampfanfälle, zwischenzeitliche Erkrankungen, sonstige **Auffälligkeiten in der Entwicklung** des Kindes und Impfstatus (s.u. Kap. Impfungen)
2. Messung von Größe, Gewicht, Kopfumfang (Erfassung bei jedem Untersuchungstermin = im Verlauf in **Somatogrammen** dokumentieren (s. Abb. folgende Seiten), diese sind auch im gelben Kinder-Untersuchungsheft des Bundesausschuss der Ärzte und Krankenkassen vorhanden)
3. Allgemeine Untersuchung bei jedem Untersuchungstermin: spontane Haltung, Fehlstellungen, Asymmetrien, Dyszephalie (durch Kraniosynostosen), Vorwölbung der Fontanellen?
Eine Übersicht zur Entwicklung der Haltungskontrolle, Motorik, Lagereaktionen, Stellreaktionen, primitiven (frühkindlichen) Reflexe und sensorischen Funktionen in den ersten 12. Lebensmonaten findet sich auf der folgenden Seite:

Neonatologie | Seite 223

	Lebensmonat	1.	2.	3.	4.	5.	6.	7.	8.	9.	10.	11.	12.
Motorik	Kopfkontrolle	Kopfkontrolle beginnt		hält Kopf in Schwebelage	Kopf abheben in Rückenlage			sichere Kopfkontrolle in jeder Körperlage					
	Bauchlage/Vierfüßlerstand Lokomotion in Bauchlage	Kopf drehen Reflexkriechen	Kopf abheben in Bauchlage 10 Sek 45°	Einzelellenbogen-Stütz 1 Min 75°			Handstütz	robben		krabbeln		koordiniertes krabbeln	
	hochziehen/sitzen		Kopf wird mit angehoben				sitzen mit Unterstützung		freies sitzen		setzt sich alleine hin		
	Lokomotion Rückenlage	Strampeln, Massenbewegungen			drehen in Seitenlage		drehen in Bauchlage				aufrichten mit Rotation u. Stützen		
	Stehen	Extensorenstoß							zieht sich hoch		stehen mit Festhalten	geht an Gegenständen entlang	
	Hände/Greifen	häufig Faust		häufig offen		Hände spielen miteinander, Hand-Mund-Koordination	Greifen (mit flacher Hand)	bimanuelle Koordination	Hand-Augen-Mund-Exploration	Pinzettengriff, schlägt 2 Klötzchen zusammen, winkt, wirft Spielzeug mit Absicht weg			
Primitive Reflexe	Glabellareflex	Lidschluss bei Druck auf die Glabella											
	Suchreflex	Kopfwenden auf Bestreichen der Wange											
	Saugreflex	Mundspitzen u. Saugen bei Bestreichen d. Lippen											
	Babkin-Reflex (Hand-Mund-Reflex)	Druck in beide Hände ⇨ Mundöffnung, Augen zu, Kopf nach vorne											
	Handgreifreflex	Finger in die Hand legen ⇨ Faustschluss (palmarer Greifreflex)											
	Galant-Reflex (tonischer Rückgratreflex)	in Bauchlage bestreichen der Rückenhaut ⇨ ipsilaterale Rückenverkrümmung											
	tonischer Labyrinth-Reflex	in Bauchlage Strecken des Kopfes ⇨ Beugung von Kopf u. Extremitäten											
	asymmetrisch tonischer Halsreflex	Kopf langsam drehen ⇨ Fechterstellung = gleichseitiger Arm + Bein gestreckt, Gegenseite wird gebeugt											
	symmetrisch tonischer Halsreflex (Nackenreflex)	Kopf in Rückenlage langsam beugen ⇨ Beugen der Arme, Strecken der Beine											
	Halsstellreflex	Drehen des Kopfes in Rückenlage ⇨ Körper folgt der Drehung nach mit Torsion (= zuerst Schulter, dann Becken)											
	Moro-Reflex	Beklopfen der Unterlage führt zu „Umklammerungs"-Reaktion											
	Gekreuzter Beugereflex	In Rückenlage Beugen von Hüfte u. Knie eines Beines ⇨ Beugung des Gegenbeines											
	Fußgreifreflex	Berühren der Fußsohle führt zum Krallen der Zehen (plantarer Greifreflex)											
	Stützreaktion	Aufsetzen des ganzen Fußes auf die Unterlage ⇨ Strecken der Extremität											
	Schreitreflex	„gehen" bei Berühren der Unterlage in Axillahänge											
	Landau-Reflex					Kind in Bauchhängelage, passive Kopfbeugung ⇨ alle Extremitätengelenke werden gebeugt							
	Sprungbereitschaft							Syn: SCHALTENBRAND-Reflex, „parachute reflex". Kind in Bauchlage nach vorne unten fallen lassen ⇨ Arme werden ausgestreckt, Abstützbewegung mit geöffneten Händen					
	Stemmreaktion							Anstoßen ⇨ Anspannen der ipsilateralen Muskulatur, Abstützreaktion					
Sensorik	Visueller Kontakt	fixiert bis 45°	folgt Personen	betrachtet eigene Finger	betrachtet Spielzeug in der Hand		Syn: ⇨ optico-fazialer Reflex (vor Auge ⇨ Lidschluss)				berührt Dinge gezielt mit dem Zeigefinger		
	Gehör	RAF = acustico-fazialer Reflex (klatschen ⇨ Lidschluss)	folgt akustischem Reiz (Kehlrasseln)	reagiert auf Geräusch mit Innehalten		Kopfwenden n. Papierrascheln					reagiert auf seinen Namen		
	Lautbildung/Sprache	schreien	Kehllaute	r r r-Laute			Lippen-/Zungenlaute		Silbenketten „dadadada"		1. Wort	gezielt Mamma, Papa	
	Sozialverhalten		lächelt spontan		lacht laut		verfolgt Tätigkeit der Bezugsperson		fremdelt, spielt Verstecken		Spiele nachahmen, trinkt aus einer Tasse		
	Sonstiges	Kopfumfang 35 cm, Größe 50 cm		Kopfumfang 40 cm, Größe 60 cm	doppeltes (Geburts-) Gewicht		1. Zahn (UK 1. Schneidezahn)		Kopfumfang 45 cm, Größe 70 cm		10.-14. Monat schließt sich die große Fontanelle		dreifaches Gewicht, Größe 75 cm befolgt erste Aufträge

Somatogramme:

[Wachstumskurven: Kopfumfang, Körpergröße, Körpergewicht, Verhältnis Gewicht zu Größe – jeweils mit Perzentilen 97%, 50%, 3%]

Spezieller Untersuchungsumfang bei den einzelnen Terminen:

U1 (direkt nach der Geburt) ⇨ **APGAR**

APGAR-Score zur Vitalitätsbeurteilung des Neugeborenen nach der Geburt (n. V.APGAR, 1953)

	A (Aussehen)	P (Puls)	G (Gesichtsbewegung)	A (Aktivität)	R (Respiration)
0	blau, blass	fehlt	keine Reaktion	schlaff	fehlt
1	Körper rosig, Extremitäten blau	<100/Min.	schwacher Schrei, Grimmassieren	träge Bewegungen der Extremitäten	flach, unregelmäßig
2	alles rosig	>100/Min.	kräftiges Schreien	aktive Bewegungen	regelmäßig (40/Min.)

APGAR: es wird das Kind **1, 5 u. 10 Min. nach der Geburt** beurteilt und die Summe der Punkte gebildet
normal: **9-10** Punkte (z.B. APGAR 9-10-10)
5-8 Punkte: Depressionszustand des Neugeborenen (leichte Asphyxie)
<5 Punkte: Lebensgefahr (bei Frühgeborenen ist der APGAR-Index nur eingeschränkt verwendbar)

Außerdem **Sondierung** der Nasengänge und des Ösophagus bis zum Magen auf Durchgängigkeit nach Stabilisierung der Atmung (z.B. nach 10 Min. nach dem letzten APGAR), rektale Temperaturmessung (damit auch Ausschluss rektaler Atresie), Untersuchung auf grobe Missbildungen (Lippen-Kiefer-Gaumenspalten, Neuralrohrdefekte (Spina bifida, Meningomyelozele), Angiome, Extremitätenfehlbildungen, Hüftgelenksluxation, Klumpfuß) od. Geburtsverletzungen, Auskultation von Herz und Lungen
Vom ersten Mekonium Bestimmung des Albumingehalts (zum Ausschluss einer Mukoviszidose).
Vit.-K-Gabe 2 mg oral (Phytomenadion, Konakion®) bzw. s.c., wenn eine orale Aufnahme noch nicht mögl. ist (z.B. Frühgeborene).
Bei Frühgeburten kann anhand der körperlichen und neuromuskulären Reife (Scores, z.B. n. DUBOWITZ od. n. BALLARD mit Beurteilung von Aussehen, Genitalien, Körperhaltung, Muskeltonus, Reaktionen auf passive Bewegungen) das Gestationsalter bestimmt werden (s. Kinderheilkundebücher). Der APGAR-Score ist bei Frühgeburtlichkeit nicht/nur eingeschränkt anwendbar.

U2 (3.-10. Tag, Untersuchung häufig noch in der Klinik vor der Entlassung von Mutter und Kind):
Neugeborenenbasisuntersuchung bestehend aus:
- Frage nach Trinkschwäche, Schluckstörungen, Atemstillständen od. Krampfanfällen
- Inspektion: Körperhaltung, Spontanmotorik, pathologische Bewegungsmuster
- Auskultation von Herz und Lungen

Neonatologie | Seite 225

- Inspektion der Augen auf Katarakt (Augenlinsentrübung) od. Kolobome (Spaltbildung der Iris), Pupillenreaktion, Augenmotilität
- Inspektion der Mundhöhle
- Inspektion der Gehörgänge, Reaktion auf Geräusche
- manuelle Beurteilung der Hüftgelenke (bei Auffälligkeiten bereits jetzt Hüftsonographie durchführen, sonst bei der U3)
- Neurologisch: Saugreflex auslösbar, Muskeltonus am Rumpf und bei Hochziehen an den Armen beurteilen, Moro-Reflex (Umklammerungsbewegung beim Zurückfallenlassen des Kopfes)
- Labor (am 4.-7. Tag aus Kapillarblut, wird meist am Fersenrand entnommen): **TSH-Test** (Ausschluss kongenitaler Hypothyreose), Untersuchung auf Phenylketonurie und Galaktosämie (**Guthrie-Test**) sowie evtl. (in manchen Labors Routine) auch auf Homocystinurie, Biotinidasemangel (Ahornsirupkrankheit), 21-Hydroxylase-Mangel (adrenogenitales Syndrom)
- Vit.-K-Gabe 2 mg oral (Phytomenadion, Konakion®), unverzichtbar bei vollgestillten Kindern
- Beratung: Rachitis- und Kariesprophylaxe empfehlen, Beratung zur Ernährung (s.o.), Körperpflege des Kindes und Versorgung des Nabels

U3 (4.-6. Woche):
- Frage nach Reaktion auf Geräusche, Trinkschwäche, Schluckstörungen, abnorme Stühle, Krampfanfällen, schrilles od. kraftloses schreien
- Anheben des Kopfes in Bauchlage, Kopfkontrolle für kurze Zeit in Sitzhaltung
- **Hüftsonographie** n. GRAF zum Ausschluss einer angeborene Hüftgelenkdysplasie oder -luxation (pathologisch: liegt der α-Winkel [Winkel zwischen Verlängerung des Os ilium und dem knöchernen Pfannendach] <50°, so ist dies eine Indikation für eine Spreizbehandlung)
- Vit.-K-Gabe 2 mg oral (Phytomenadion, Konakion®), unverzichtbar bei vollgestillten Kindern
- Beratung über die Impfungen, die dann ab der U4 begonnen werden

U4 – U9: beurteilt wird die allgemeine motorische und geistige Entwicklung (anhand sog. erreichter "Meilensteine", z.B. freies sitzen, greifen, krabbeln usw., s.o. Tabelle zur Entwicklung) sowie die Sprachentwicklung (insb. U7-U9), möglichst gleichzeitig Durchführung der Impfungen (s.u.) bei den Vorsorgeterminen, weitere Einzelheiten s. Kinderheilkundebücher.

Informationsmaterial: gibt es kostenlos bei der Bundeszentrale für gesundheitliche Aufklärung, Ostmerheimerstr. 220, 51101 Köln, Tel.: (02 21) 89 92-0, Fax: -2 57, Internet: http://www.bzga.de

IMPFUNGEN IM SÄUGLINGS- U. KINDESALTER

Syn: ICD-10: Einzelimpfung Z26.9, Kombinationsimpfungen Z27.9

Epid: ◊ In der Bundesrepublik Deutschland besteht keine Impfpflicht.
◊ Empfehlungen und Impfkalender gem. der STIKO (Ständige Impfkommission) am Robert-Koch-Institut in Deutschland, aktueller Stand: Juli 2004

Etlg: # T = **Tetanus** (Tetanustoxoid)
D = **Diphterie**, d = Diphterie mit reduziertem Diphterietoxoid-Gehalt (für Auffrischimpfungen ab dem 6. Lj.)
aP = **Pertussis** (azellulär)
Hib = **Haemophilus influenzae Typ b**
IPV = inaktivierte **Poliomyelitis** Vakzine zur i.m. Injektion
   Die orale Polio-Vakzine = „Schluckimpfung" [OPV, nach SABIN, Oral Virelon® T1] wird wegen des Risikos einer möglichen Impfpoliomyelitis (= VAPP Vakzine-assoziierte paralytische Poliomyelitis, Risiko: 1:4.400.000, zuletzt 2 Fälle in 1998) in Deutschland seit 1998 nicht mehr durchgeführt.
HBV = **Hepatitis-B**-Virus (Engerix®-B Kinder, Gen-H-B-Vax-K®), in Deutschland seit 1995 empfohlene Impfung für Säuglinge u. Kinder (eine Titerkontrolle ist bei Kindern i.d.R. nicht erforderlich; zur Impfung von Neugeborenen HBs-Ag-pos. Müttern s. Kap. TORCH)
M = **Masern** (Lebendimpfstoff)

Gynäkologie

\# M = **M**umps (Lebendimpfstoff)

\# R = **R**öteln (Lebendimpfstoff)

\# **Varizellen** (Lebendimpfstoff, Varilrix®, s.c.): seit 7/2004 allgemein für alle Säuglinge empfohlen (die Impfung kann gleichzeitig mit der MMR-Impfung durchgeführt werden). Ebenso alle ungeimpften Kinder, die bis zum 9.-17. Lj. noch keine Windpocken hatten (bei Kindern >13. Lj. sind 2 Impfdosen im Abstand von mind. 6 Wo. erforderlich).

\# Pneumokokken: Kinder (ab dem vollendeten 2. Lebensmonat bis zum Ende des 2. Lj. mit Prevenar®, danach mit Pneumovax®23) bei folgenden Indikationen: vor geplanter Immunsuppression, Organtransplantation, Asplenie (z.B. operative Splenektomie), bei HIV-Infektion, chronische Lungen-, Leber-, Nieren-, Herz-Kreislauf- od. Stoffwechselerkrankung, Liquorfistel, Frühgeborene (<38. SSW), Kinder mit niedrigem Geburtsgewicht (Mangelgeborene <2.500 g), Säuglinge/Kinder mit Gedeihstörungen od. neurologischen Erkrankungen

\# Meningokokken Gruppe C (Meningitec®): Kinder ab dem vollendeten 2. Lebensmonat mit Immundefekten od. Asplenie sollten geimpft werden

\# FSME (**F**rüh**s**ommer-**M**ening**oe**nzephalitis, Encepur®Kinder): bei Aufenthalt in Risikogebieten (Süddeutschland, Österreich) indiziert, Impfung bei Kindern ab dem 4. Lj. (bei besonderem Risiko auch bereits ab dem 2. Lj.) mögl.

\# Tuberkulose: eine allgemeine Impfung wird mit dem derzeit verfügbaren BCG-Impfstoff nicht empfohlen

Impfschema:

Impfstoff	Geburt	Alter in **vollendeten** Lebensmonaten					Lebensjahren	
		2	3	4	11-14	15-23	5-6	9-17
T, D, aP, Hib, IPV		1.	2.	3.	4.		Td	Td,aP,IPV
HBV	*	1.	2.**	3. (2.)	4. (3.)			G***
M, M, R					1.	2.****		
Varizellen								s.o.

* postexpositionelle Hepatitis-B-Immunprophylaxe bei Neugeborenen HBs-Ag-positiver Mütter (⇨ HBV-Impfstoff + HBV-Immunglobulin unmittelbar post partum u. HBV-Impfstoff 6 Monate danach)

** Seit 2001 sind 6fach Impfstoffe (z.B. Infanrix®Hexa) erhältlich, die auch HBV enthalten (T, D, aP, Hib, IPV, HBV). Dieser wird wie der bisherige 5fach Impfstoff 4 mal geimpft im 3., 4., 5. u. 12.-15. Lebensmonat). Bei alleiniger HBV-Impfung erfolgen nur 3 Impfungen.

*** Grundimmunisierung aller noch nicht geimpften Jugendlichen (3 Impfdosen, Abstand: 0, 1 u. 6-12 Monate, bzw. Komplettierung eines unvollständigen Impfschutzes)

**** Mindestabstand zwischen den beiden MMR-Impfungen sind 4 Wochen, die 2. Impfung sollte bis zum Ende des 2. Lj., allerspätestens aber bis zur Einschulung erfolgen.

Anm:
- Die notwendigen **Grundimmunisierung** sollten bei Säuglingen und Kleinkindern (wenn keine Kontraindikationen vorliegen) grundsätzlich und ohne unnötige Terminverzögerungen durchgeführt werden. Aus praktischen Erwägungen sollten die Impfungen mit den Terminen der Kinder-Früherkennungsuntersuchungen kombiniert werden.
- Vor den Impfungen Information über den Nutzen der Impfung geben und **Aufklärung** über Nebenwirkungen durchführen und durchgeführte Aufklärung dokumentieren (z.B. durch Vermerk in der Patientenakte). Klärung möglicher Kontraindikationen, nach akuter Erkrankung des Kindes (hochfieberhafte Infekte >38,5 °C) fragen.
- Impfungen immer (mit Chargen-Nummer) in den Internationalen **Impfausweis eintragen**! und den Eltern mitteilen, zu welchem Zeitpunkt die nächste Impfung erfolgen soll
- Die Zahl der Injektionen sollte durch die Anwendung von **Kombinationsimpfstoffen** reduziert werden (z.B. 6fach Kombination DTaPIPVHibHBV [Infanrix®Hexa] oder 3fach-Kombination MMR, Priorix®)
- Injektionsstelle: bei Neugeborenen und Säuglingen in den **M.vastus lat.** (anterolateraler Oberschenkel), später in den M.deltoideus (proximaler lateraler Oberarm wie bei den Erwachsenen)
- Angegebene Mindestabstände nicht unterschreiten. Größere zeitliche Abstände zwischen den Impfungen sind möglich. **Jede Impfung zählt** ⇨ auch eine unterbrochene Grundimmunisierung muss <u>nicht</u> neu begonnen werden!

Neonatologie | Seite 227

- Impfabstände: Totimpfstoffe können ohne zeitliche Abstände zu anderen Impfungen gegeben werden. Bei Lebendimpfstoffen ist ein Mindestabstand von 4 Wochen zu anderen Impfungen mit Lebendimpfstoffen einzuhalten.
- Informationsmaterial: die jeweils aktualisierten Informationen der STIKO finden sich im Internet: http://www.rki.de, Impfkalenderbroschüren gibt es kostenlos bei der Bundeszentrale für gesundheitliche Aufklärung, 51101 Köln, Tel.: (02 21) 89 92-0, Fax: -2 57, Internet: http://www.bzga.de od. per E-mail: order@bzga.de

Kompl:
* Lokale Impfreaktionen: Rötung, Schwellung, Schmerzhaftigkeit mögl.
* Allgemeine Impfreaktionen: kurzfristige geringe Temperaturerhöhung mögl.
* MMR-Impfung: Masern-ähnliche Symptome 7-12 Tage nach Impfung mögl.

Proph:
- ♥ Cave: **keine Lebendimpfstoffe** (Masern, Mumps, Röteln, Varizellen, BCG, Gelbfieber) bei bestehender **Schwangerschaft** (betrifft nur die Mutter selbst, Kinder schwangerer Mütter können geimpft werden) und nicht bei symptomatischer HIV-Infektion
- ♥ Bei jeder Verletzung immer Tetanus-Impfstatus prüfen (Impfpass) und entsprechend impfen (s. Übersicht)! Jede Wunde sorgfältig reinigen (Keimreduktion)!

bisherige Anzahl an Impfungen	saubere, geringfügige Wunden		verschmutzte, größere Wunden	
	Td (od. T <7. Lj.)	**TIG** (Tetagam®N)	**Td** (od. T <7. Lj.)	**TIG** (Tetagam®N)
unbekannt	ja	nein	ja	ja (250 I.E.)
0-1	ja	nein	ja	ja (250 I.E.)
2	ja	nein	ja	nein (ja, bei Verletzung >24 Std. zurück)
3 od. mehr	nein (ja, bei >10 J. nach letzter Impfung)	nein	nein (ja, bei >5 J. nach letzter Impfung)	Nein

REPRODUKTIONSMEDIZIN - KONTRAZEPTION - SEXUALMEDIZIN

Sterilitätsursachen im Überblick

Frau: Störung der Eireifung, des Eitransports, der Gelbkörperphase, der Nidation oder des Uterus
Mann: Störung der Spermatogenese oder des Spermientransports (s. Kap. Sterilität - Urologie)
Mann und Frau: Infektionen, immunologische Ursachen (Antikörper), psychische Probleme und ungeklärte Sterilität (bei etwa 20 % d.f. bleibt die Ursache unklar)

STERILITÄT DER FRAU

Syn: **Unfruchtbarkeit**, Störung der Fruchtbarkeit der Frau, Impotentia generandi, engl. sterility, ICD-10: N97.9

Def: Ungewollte Kinderlosigkeit eines Paares über 12 Monate trotz regelmäßiger ungeschützter Kohabitationen (Definition der WHO).

Ät: – Ovarien: primäre **Ovarialinsuffizienz** durch Ovarialhypoplasie (Gonadendysgenesie-Syndrome, familiäre Häufung, s.u. genetische Ursachen), Klimakterium praecox (prämature Ovarialinsuffizienz, <40. Lj. ohne erkennbare Ursache od. autoimmunologisch/familiär bedingt), STEIN-LEVENTHAL-Syndrom mit **polycystischen Ovarien** (PCO-Syndrom), hyposensitive Ovarien (verminderte Gonadotropinrezeptoren), Ovarialendometriose, Ovarialtumoren, virale Infektion (z.B. Mumps)
oder sekundäre Ovarialinsuffizienz = **hypophysäre/hypothalamische Ursache**, z.B. Hyperprolaktinämie (Galaktorrhoe-Amenorrhoe-Syndrom, idiopathisch als ARGONZ-AHUMADA-CASTILLO-Syndrom od. bei Hypothyreose), benignes Prolaktinom (FORBES-ALBRIGHT-Syndrom), CHIARI-FROMMEL-Syndrom (postpartal verlängerte, persistierende Laktation), Hypophysentumor, Hypophysenvorderlappen-Insuffizienz, KALLMANN-Syndrom (= olfaktogenitales Syndrom), SHEEHAN-Syndrom (= postpartale Hypophysenvorderlappen-Insuffizienz), **anovulatorische Zyklen**, **Corpus-luteum-Insuffizienz**, Follikelpersistenz (LUF-Syndrom = luteinized unruptured follicle), Anorexia nervosa, Hochleistungssportlerinnen, chronischer psychischer Dysstress
– Tuben: **Tubenverschluss** nach **Salpingitis** (insb. nach **Chlamydien-**, Gonokokken-Infektion), Tubenverwachsungen, Septen, intramurale Polypen, Salpingiosis (papillär-seröse Serosazysten der Tuben), **Endometriose**herde in den Tuben, Motilitätsstörungen (z.B. durch peritubare oder ovarielle Verwachsungen)
– Uterus: Uterusfehlbildungen (Uterus bicornis, bicollis), ROKITANSKY-KÜSTER-HAUSER-Syndrom (kongenitale Vaginalaplasie/-atresie + zweigeteilter rudimentärer Uterus ohne Lumen), Uterusmyome (insb. submuköse), ASHERMAN-FRITSCH-Syndrom (Synechien), hormonal bedingte Nidationsstörung, kein reaktionsfähiges Endometrium
– Zervix uteri: **pathologischer Zervixfaktor** (z.B. verminderter Zervixschleim, Spermienantikörper im Zervixschleim [IgA], Dysmukorrhoe nach Clomifen-Therapie, gestörte Spermatozoen-Mukus-Interaktion), Zervizitis, anatomische Veränderungen, vorhergegangener geburtsbedingter Zervixriss (EMMET-Riss)
– Vagina: Fehlbildungen, Verwachsungen, Kolpitis
– Genetisch (Gonadendysgenesie-Syndrome): ULLRICH-TURNER-Syndrom (Mammae/Vulva/Vagina/Uterus/Ovarien hypoplastisch, 45 X0), SWYER-Syndrom (Uterus/Ovarien hypoplastisch, phänotypisch weiblich bei männlichem Karyotyp, 46 XY), testikuläre Feminisierung (Hairless-woman-Syndrom, durch Androgenrezeptorresistenz phänotypisch weiblich, Uterus/Ovarien fehlen und Inguinalhoden ohne Spermatogenese, männlicher Karyotyp, 46 XY),

Reproduktionsmedizin - Kontrazeption - Sexualmedizin | Seite 229

Triplo-X-Syndrom (47 XXX), adrenogenitales Syndrom (aut.-rez. vererbt)
- **Allgemeinerkrankungen:** Diabetes mellitus, Schilddrüsenfunktionsstörungen (Hypo- und Hyperthyreose), Nebennierenstörung mit Hyperandrogenämie, ADDISON-Krankheit (Nebennierenrindeninsuffizienz), CUSHING-Syndrom I (Hyperkortisolismus), Galaktosämie, fokale Epilepsien (hypothalamische/hypophysäre Störung, insb. bei Temporallappenepilepsie), starke Adipositas, Anorexie (Magersucht), Tuberkulose
- **Psychogen:** fehlende Libido, Frigidität, Dyspareunie, Vaginismus, Partnerschaftskonflikte, Neurosen (Angststörung, Depression, Somatisierungsstörungen), Psychosen
- **Iatrogen:** Sterilisations-Op. der Tuben, zu starke Abrasio (⇨ Endometrium-Verlust und Verwachsungen, ASHERMAN-FRITSCH-Syndrom), Konisation der Cervix uteri mit Verwachsungen/Strikturen, beidseitige Ovarektomie, Hysterektomie, Kolektomie bei Colitis ulcerosa
Chemotherapie (Zytostatika, insb. hochdosiert Cyclophosphamid, Chlorambucil, Doxorubicin und Vinblastin ⇨ POF-Syndrom = premature ovarian failure),
Radiatio der Ovarien, des Uterus und/oder des kleinen Beckens
- **Medikamente:** Psychopharmaka (Neuroleptika: Phenothiazine, Butyrophenone, Thioxanthene und trizyklische Antidepressiva), Metoclopramid, Cimetidin, Domperidon, Cyproteronacetat, α-Methyldopa ⇨ machen alle eine Hyperprolaktinämie
- **Toxisch:** Drogen-, **Nikotin**-, größerer Alkoholkonsum, Schwermetallvergiftung (Blei, Cadmium, Quecksilber)

Path: ♦ Ovarialinsuffizienz (engl. ovarian insufficiency):
- primäre = Ursache durch die Ovarien begründet
- sekundäre = Ursache durch die hormonelle Steuerung begründet
- sog. generative Ovarialinsuffizienz = Ausbleiben von Follikelreifung, Ovulation und Bildung eines funktionsfähigen Corpus luteum
- sog. vegetative Ovarialinsuffizienz = völliges Ausbleiben der Synthese weiblicher Sexualhormone ⇨ Atrophie von Uterus, Vulva/Vagina und Mamma, Amenorrhoe
♦ Pathologischer Zervixfaktor: verminderter Zervixschleim (durch fehlende ovarielle Östrogenstimulation), Spermienantikörper im Zervixschleim oder Dysmukorrhoe ⇨ dies alles bedingt einen verschlechterten Spermientransport durch die Zervix in das Cavum uteri. Weiterhin fehlen Energiesubstrate für die Spermatozoen u: die Neutralisierung des sauren Scheidenmilieus (Zervixschleim ist alkalisch) ⇨ schädigt zusätzlich die Spermatozoen.

Epid: ◊ Innerhalb eines Jahres kommt es bei regelmäßigem Koitus bei **80-85 %** der Paare im optimalen Konzeptionsalter (zw. dem 20. u. 25. Lj.) zu einer Schwangerschaft.
◊ Fruchtbarkeitsziffer (engl. fertility rate): mit dem **Alter der Frau** nimmt die Fertilität deutlich ab ⇨ 20-jährige haben eine 60%ige, 30-jährige eine 30%ige und 40-jährige Frauen nur noch eine 4%ige Konzeptionswahrscheinlichkeit. In Deutschland liegt u.a. hier ein Grundfür die ungewollte Kinderlosigkeit, da die Paare zum Zeitpunkt des Kinderwunsches insg. ein höheres Alter als früher aufweisen (andere Lebensplanungen, Karriere usw.).
◊ Allgemein: für eine ungewollte Kinderlosigkeit liegt in 40 % d.F. die Ursache bei der Frau (dann in 60 % d.F. **Ovarialinsuffizienz**, 30 % tubare od. uterine Ursache), bei 40 % beim Mann, bei 20 % sind beide betroffen oder keine Ursache ist nicht zu finden
◊ Prävalenz: in Deutschland sind ca. **15 % der Paare** ungewollt kinderlos

Etlg: # **Primäre Sterilität** = Frau war noch nie schwanger
Sekundäre (erworbene) **Sterilität** = jetzt Sterilität bei bereits vorangegangenen/n Schwangerschaft/en
Infertilität (Impotentia gestandi) = Schwangerschaft kann nicht bis zu einem lebensfähigen Kind ausgetragen werden (Absterben der Frucht und Abort vor der Implantation oder durch Nidationsstörung, z.B. bei Corpus-luteum-Insuffizienz) bei normaler Konzeption (regelrechte Befruchtung einer Eizelle)

Diag: 1. **Anamnese: Zyklusanamnese** (Zyklusdauer, Blutungsdauer, Zeitpunkt der letzten Regelblutung, Zwischenblutungen, Amenorrhoe), dazu Patientin auch einen **Menstruationskalender** mit Basaltemperaturmessung führen lassen
Basaltemperaturkurve: normal ist ein biphasischer Verlauf mit 0,5 °C Anstieg nach der Ovulation (patholog.: gleichbleibende Basaltemperatur bei anovulatorischem Zyklus, verkürzte Phase der Temperaturerhöhung [<8 Tage] und nur treppenförmiger Temperaturanstieg bei Corpus-luteum-Insuffizienz)

Sexualanamnese (Dauer des Kinderwunsches, Anzahl der Kohabitationen/Woche) vorherige Schwangerschaften und Komplikationen (Aborte, Extrauteringravidität), gynäkologische Vorerkrankungen und venerische Infektionen, Voroperationen, Abrasiones, Interruptiones, Sekretion aus den Brustdrüsen
sonstige Erkrankungen (Diabetes mellitus, Schilddrüsenerkrankungen, Leber- od. Nierenerkrankungen, Tumorerkrankung), Erbkrankheiten
Medikamentenanamnese, Drogen-, Alkohol- od. Nikotinkonsum, durchgeführte Chemotherapie
Psychische Faktoren: **übersteigerter Kinderwunsch**, Partnerschaftskonflikt („ein Kind soll die Ehe retten"), Ablehnung der Mutterrolle, Angst vor einer Schwangerschaft
möglichst immer (zusätzlich) Anamnese **mit beiden Partnern** durchführen (z.b. wurde bereits beim Mann ein Spermiogramm durchgeführt, Erkrankungen/Voroperationen oder Medikamenteneinnahme des Mannes?)

2. Gynäkologische Untersuchung: Spekulumuntersuchung und Kolposkopie mit Abstrichentnahme für die Zytodiagnostik und zusätzlich bakteriologische Untersuchung (Reinheitsgrad der Scheidenflora, Chlamydien?)
Untersuchung in Zyklusmitte: Weite der Zervix, Menge des Zervixsekrets, Durchsichtigkeit und Spinnbarkeit (Farnkrautphänomen) des Zervixschleimes beurteilen
Auffälligkeiten bei Schambehaarung (Hypertrichose) od. Mamma

3. Sonographie: **Follikelreifung** (Follikelwachstum 2 mm/Tag, Ovulation meist bei ca. 28 mm Follikeldurchmesser) mit dem vaginalen Ultraschall gut zu beobachten, Verschwinden des Follikels als Ovulationszeichen, **Endometriumdicke** präovulatorisch >8 mm, Zeichen polyzystischer Ovarien (perlschnurartig aufgereihte, randständige Zysten des Ovars)?

4. Labor: Gonadotropinbestimmung (zentrale od. ovarielle Regulationsstörung) = FSH (↓?), LH (↓?), Prolaktin (↑?), DHEA-S (Dehydroepiandrosteronsulfat, ↑?), Testosteron (↑?), Progesteron (↓ in der 2. Zyklushälfte?), Östradiol (↓?), Schilddrüsenwerte und TSH (↓↑?)
Bei V.a. genetischen Defekt humangenetische Untersuchung.

5. Funktionstests:
   - **Penetrationstest** (Syn: Spermieninvasionstest, KURZROK-MILLER-Test in vitro): Beobachten des Eindringen der Spermien des Mannes in den periovulatorischen Zervixschleim der Frau auf einem Objektträger od. in einer Hämatokritkapillare (auch als gekreuzter Test mögl., dabei wird der Zervixschleim der Frau mit sicher fertilem Sperma eines fremden Mannes bzw. das Sperma des Mannes mit dem Zervixschleim einer sicher fertilen fremden Frau in Kontakt gebracht) ⇨ pathologisch bei sog. **pathologischem Zervixfaktor** (z.B. Sperma-Antikörper, fehlende Kapazitation = fehlender Aktivierungsprozess der Spermien durch den Zervixschleim [dieser neutralisiert Imprägnationsinhibitoren der Spermien], Dysmukorrhoe durch ungenügende Östrogenstimulation).
   Kann auch in vivo durchgeführt werden (Syn: SIMS-HUHNER-Test, Postkoitaltest), dabei wird periovulatorisch 12 Std. postkoital Zervixschleim entnommen und die Spermien nach Quantität und Qualität unter dem Mikroskop beurteilt (Spermien sollten reichlich vorhanden und gut beweglich sein).
   - **Gestagen-Test**: orale Gabe eines Gestagens (Lynestrenol 10 mg/Tag für 10 Tage, Orgametril®) führt nur dann zur Transformation des Endometriums und anschließenden Menstruation (= positiver Test, dann Clomifen-Test durchführen), wenn zuvor eine normale endogene Östrogenstimulation des Endometriums vorgelegen hat ⇨ negativ bei Dysregulation im Hypothalamus-Hypophysen-System, bei polyzystischen Ovarien oder Fehlen eines reaktionsfähigen Endometriums bzw. Uterusfehlbildungen (zur Differenzierung möglicher Ursachen bei neg. Test Östrogen-Gestagen-Test durchführen)
   - **Östrogen-Gestagen-Test**: insb. zur Diagnostik bei Amenorrhoe durch zyklusgleiche Gabe von Östrogen u. Gestagen (mit einem Zweiphasenpräparat, z.B. Cyclo-Progynova®) führt zur normaler Abbruchblutung bei reaktionsfähigem Endometrium (= positiver Test, bei sonst unzureichender endogener Östrogenproduktion) ⇨ negativ bei uterin-bedingter Amenorrhoe, z.B. distaler Gynatresie, Fehlen des Endometriums
   - **Clomifen-Test**: Blockade der dienzephalen Östrogenrezeptoren durch Clomifen (ist ein Antiöstrogen, Dyneric® 100 mg/Tag für 5 Tage) führt zu einer kompensatorisch vermehrten Ausschüttung von FSH u. LH, zur Stimulation der Produktion von Östrogenen

u. Progesteron und somit dann zur Ovulation (LH u. Östradiol im Labor erhöht = positiver Test, bei sonst vorliegenden anovulatorischen Zyklen durch Hypophysen- und Hypothalamusstörung, dann noch GnRH-Test durchführen) ➪ negativ bei primärer Ovarialinsuffizienz
- **GnRH-Test**: i.v.-Gabe von GnRH (Relefact®LH-RH 0,1 mg) führt zur hypophysären Ausschüttung der Gonadotropine LH u. FSH (= positiver Test) ➪ negativ bei Hypophysenvorderlappen-Insuffizienz
- **Gonadotropin-Test**: Gabe humaner Gonadotropine (hCG, HMG) führt zur reaktiven Östrogenproduktion bei intakten Ovarien ➪ negativ bei Ovarialinsuffizienz
- **Dexamethason-Test**: Bei Hyperandrogenämie (DHEA-S, Testosteron) führt die Gabe von 3 mg Dexamethason am Abend zu einer Kortisolproduktion von <30 mg/ml am nächsten Morgen (positiver Test bei normaler NNR-Funktion) ➪ negativ bei Kortisol >30 mg/ml und somit V.a. autonomen NNR-Tumor

> Weitere **invasive** Untersuchungen sollten erst dann durchgeführt werden, wenn die Zeugungsfähigkeit des **Mannes überprüft** wurde (Spermiogramm) und dabei kein pathologischer Befund erhoben werden konnte, da mindestens in 1/3 d.F. eine andrologisch bedingte Sterilität vorliegt.

6. Röntgen: **Hysterosalpingographie** (in Kurznarkose mit wasserlöslichem KM, Urografin®) durch Spritzen von 15-20 ml KM in den Zervikalkanal ➪ Septen oder Fehlbildungen im Uterus, Durchgängigkeit der Tuben (KM fließt beidseitig bis in die freie Bauchhöhle ab?), kann heute auch als vaginale Hysterosalpingo-Kontrastsonographie zur Beurteilung der Tuben durchgeführt werden (Vorteil: keine Strahlenbelastung)
7. **Hysteroskopie** (Uterusfehlbildungen, Synechien, submuköse Myome?) und **Endometriumbiopsie** (Strichkürettage zur Beurteilung der sekretorischen Umwandlung des Endometriums) in Kurznarkose
8. **Diagnostische Laparoskopie**/Pelviskopie in Narkose: Verwachsungen/Adhäsionen im Abdomen, Endometrioseherde, pathologischer Befund der Ovarien, Durchgängigkeit der Tuben? (Diag. mit der sog. **Chromopertubation** = Austritt des Farbstoffes aus den Tuben/Fimbrien kann durch Einbringen von Methylenblau in den Zervikalkanal beobachtet werden; selten wird auch eine Tubenendoskopie mit einem von vaginal eingeführten Kamereakatheter (Falloposkopie) od. von abdominell eingeführt (Salpingoskopie), kombiniert mit einer Laparoskopie, eingesetzt.
9. Röntgen-Sella, CCT/MRT, Gesichtsfelduntersuchung bei V.a. hypothalamische/hypophysäre Störung

Ther:
- Vor jeder Sterilitätstherapie Gespräch mit beiden Partnern führen, auf Misserfolg und die große psychische Belastung hinweisen
- Konservativ: über das **Konzeptionsoptimum** anhand der Basaltemperaturkurve und des Menstruationskalenders aufklären (Optimum ist **2 Tage vor bis 1 Tag nach der Ovulation**; da der Zyklus aber nicht immer regelmäßig ist, sollte Tag 9 bis 16 im Zyklus gewählt werden). Das Paar sollte über mehrere Monate gezielt an den **fruchtbaren Tagen** einen Koitus (alle 2-3 Tage) durchführen. Für den Mann gilt, dass durch Enthaltsamkeit 3-5 Tage zuvor die Zahl der Spermien in der Samenflüssigkeit erhöht werden kann.
Ggf. „Zyklusmonitoring" durch mehrfache Sonographie und Hormonbestimmung während eines Zyklus zur Feststellung des optimalen Zeitpunktes für eine Konzeption.
Für das Zyklusmonitoring werden auch schon industrielle Geräte angeboten (Analyse von Estradiol u. LH im Urin), mit denen die Frau selbst die fruchtbaren Tage bestimmen kann (z.B. Clearplan Fertilitätsmonitor).
Absetzen toxischer Medikamenten oder Noxen, Einstellen von Nikotinkonsum!
- Medikamentös: ➪ Ziel ist die kontrollierte ovarielle (Über-)Stimulation
  – Hypogonadotrope Ovarialinsuffizienz mit Amenorrhoe:
  kombinierte zyklusgleiche Östrogen-Gestagen-Gabe (Cyclo-Progynova®) bei primärer Ovarialinsuffizienz oder
  GnRH-Gabe über eine Minipumpe für 10-14 Tage (5-10 μg alle 90 Min., Lutrelef®) oder
  HMG-Gabe (= humanes Menopausengonadotropin: früher wurde ein aus dem Harn von Frauen nach der Menopause gewonnenes Gemisch der Gonadotropine FSH + LH verwendet [Urogonadotropin, Humegon®]), heute wird hierzu gentechnologisch hergestellte

FSH [Follitropin-α, Gonal-F® od. Follitropin-ß, Puregon®] 75-150 I.E./Tag s.c. über 10 Tage zur Ovuarialstimulation benutzt, dies kann noch kombiniert werden mit der Gabe von gentechnologisch hergestelltem **LH** [Lutropin-α, Luveris ®] 75 I.E./Tag s.c ➪ führt meist zu mehreren Follikeln, die zur Gewinnung von Oozyten für eine künstliche Insemination erforderlich sind (eine vorzeitige Ovulation wird verhindert durch die Gabe des **GnRH-Antagonisten** Cetrorelix 0,25mg/Tag s.c. vom 6.-14. Tag., Cetrotide®); alternativ kann nach den 10-14 Tagen durch zusätzliche hCG-Gabe (5.000-10.000 I.E. i.m. Primogonyl®-5000 od. 250 µg s.c. rekombinantes hCG, Ovitrelle®) eine Ovulation ausgelöst werden (wenn keine künstliche Befruchtung geplant ist)
➪ in bis zu 80 % d.F. kommt es mit einer der Methoden zu einer Ovulation, immer Laborkontrolle (Östradiol-17ß) und sonographische Kontrolle auf ein mögl. ovarielles Überstimulationssyndrom (s.u. Kompl.) während der Therapie durchführen

– Normogonadotrope Amenorrhoe, Hyperandrogenämie (polyzystische Ovarien), Corpusluteum-Insuffizienz: Antiöstrogen **Clomifen** (50 od. 100 mg/Tag für 5 Tage, führt zur erhöhten FSH- u. LH-Ausschüttung, Dyneric®Henning) ➪ in 30-50 % d.F. kommt es zu einer Ovulation (evtl. auch FSH-Gabe und ggf. hCG-Gabe zur Ovulationsauslösung) Bei Corpus-luteum-Insuffizienz in der 2. Zyklushälfte ggf. zusätzlich hCG-Substitution (2.500 I.E./Tag) od. Gestagen-Gabe (Utrogest®)

– Hyperprolaktinämie: Dopaminagonist **Bromocriptin** (Pravidel®), Dosierung 1,25-7,5 mg/Tag entsprechend den Laborkontrollen (bis Prolaktin im Normbereich) über mehrere Monate ➪ in 50 % d.F. kommt es zu einer Ovulation

– Adrenal bedingte Hyperandrogenämie: Glukokortikoide **Dexamethason** (Fortecortin®) 0,5-1,5 mg/Tag ➪ in 15 % d.F. kommt es zu einer Ovulation, weiter kann auch die Clomifen- od. FSH/LH/hCG-Gabe wie oben beschrieben versucht werden

– Pathologischer Zervixfaktor: bei Östrogenmangel Östrogene lokal intravaginal vom 8.-14. Zyklustag (Ovestin®Ovula), bei Spermien-Ak Dexamethason 0,5 mg/Tag (Fortecortin®), wenn dies keinen Erfolg bringt ➪ künstliche Insemination (s.u.)

• Operativ:
– Bei therapieresistentem PCO-Syndrom: Elektrokauterisation der Ovaroberfläche
– Bei XY-Gonadendysgenesie (SWYER-Syndrom, 46 XY) ist eine Sterilisationsbeseitigung nicht mögl. ➪ eine operative Entfernung der Ovarien/Gonadenrudimente ist aber aufgrund des hohen Entartungsrisikos (bis 20 %) erforderlich
– Op-Möglichkeiten bei tubaren od. uterinen Sterilitätsursachen s.u. Kap. Reproduktionsmedizin

• Gesprächstherapie, ggf. Psychotherapie bei neurotischen Konflikten

• Selbsthilfegruppen: REGENBOGEN Glücklose Schwangerschaft e.V., Baumstr. 41, 33330 Gütersloh, Tel.: (0 52 41) 2 77 09, Internet: http://www.initiative-regenbogen.de

Prog: Mit den medikamentösen Methoden kann in bis zu 80 % d.F. eine Ovulation ausgelöst werden und in ca. 30 % d.F. kommt es dann zu einer Schwangerschaft.

Kompl: * Sex „auf Kommando" kann zu Lustlosigkeit bis hin zu sexuellen Störungen führen, der Kinderwunsch ist einziges Thema in der Partnerschaft und führt zu Konflikten

Diag: * Hysterosalpingographie/Hysterosalpingo-Kontrastsonographie: Keimaszension (daher zuvor gründliche Desinfektion von Vagina und Portio), KM-Allergie, Tubenspasmus (wenn die Untersuchung nicht in Kurznarkose durchgeführt wird)

Med: * GnRH-, FSH-, LH-, Clomifen- u. insb. hCG-Gabe: **ovarielles Überstimulationssyndrom** mit Polyovulationen, multiplen Ovarialzysten, Ovarialruptur, Torsionsovar (Stieldrehung), Mehrlingsschwangerschaft, erhöhte Aborte, Brustspannen, Unterleibsschmerzen, Übelkeit/Erbrechen, Diarrhoe (das Risiko lässt sich durch den zusätzlichen Einsatz der GnRH-Antagonisten deutlich reduzieren)
Durch erhöhte Kapillarpermeabilität und erhöhtes Renin (aus den Thekazellen des überstimulierten Ovars) Gefahr von Aszites, Hydrothorax mit Dyspnoe, interstitielles Lungenödem mit ARDS (adult respiratory distress syndrome), Elektrolytverschiebung, Hämokonzentration, Thromboembolien (typischerweise in der A.jugularis int.), DIC (Verbrauchskoagulopathie), Nierenversagen ➪ Ther: intensive Überwachung, Thromboseprophylaxe, intensivmedizinische Ther. bei schweren Komplikationen

* Dopaminagonisten: Hypotonie, Synkopen

REPRODUKTIONSMEDIZIN

Syn: Assistierte Reproduktion, *fertilitätsfördernde Maßnahmen*, ICD-10: Z31.9

Epid: ◊ Die Methode der In-vitro-Fertilisation (IVF) wurde erstmals erfolgreich 1978 in England durchgeführt (*Louise Brown* als erstes „test tube baby"), in Deutschland ist sie seit 1982 etabliert. Die Methode der ICSI (Intracytoplasmatische Spermieninjektion) steht seit 1992 zur Verfügung. Derzeit gibt es in Deutschland ca. 100 spezialisierte Reproduktionszentren, dort werden insg. ca. 60.000 IVF/ICSI-Behandlungen pro Jahr durchgeführt.
◊ In Deutschland werden z. Zt. jährlich ca. 3.500 Kinder nach IVF geboren. Weltweit sind bis 2006 bereits weit über 1 Mio. Kinder durch assistierte Reproduktion geboren worden.
◊ Altersgrenze: bis zum **40. Lj. der Mutter**, danach nimmt die kumulative Erfolgsrate auf nur noch 5 % ab und die Zahl an Fehlgeburten nach (zunächst erfolgreicher) IVF stark zu (bei 42-jährigen bereits 50 %ige Abortrate, allgemein sinken die Erfolgsaussichten ab dem 35. Lj. deutlich)
◊ Das Durchschnittsalter der Frauen, die sich zur IVF vorstellen, beträgt in Deutschland 32 J. Eine unerfüllter Kinderwunsch liegt im Durchschnitt dann seit 5 J. vor.

Diag: 1. Anamnese beider Partner (s.o. bei Sterilität), Dauer des Kinderwunsches und Koitusfrequenz, bisheriges **Ausschöpfen aller konservativen Maßnahmen**?
2. Gynäkologische Untersuchung bei der Frau (s.o)
3. Spermiogramm beim Mann (sollte immer durchgeführt werden, auch wenn sich ein pathologischer Befund bei der Frau feststellen ließ, da in 15 % d.F. beide betroffen sind)
4. Erst wenn die ersten 3 Punkte keinen Hinweis auf eine Störung erbracht haben, sollte die weitere (invasive) Diagnostik veranlasst werden (s.o.) und später eine fertilitätsfördernde Maßnahme erwogen werden.
5. Vor fertilitätsfördernden Maßnahmen noch erforderlich: HIV-Test, Hepatitis- u. Röteln-Serologie, zytologischer Abstrichbefund (Krebsvorsorge)
Vervollständigung aller noch fehlenden Impfungen (MMR, Td, Pertussis, Varizellen)

Ther: • Konservativ: Beratung beider Partner, Zyklusmonitoring (s.o. bei Sterilität)
• Medikamentös: s.o. bei Sterilität
• Operativ: Ind: tubare od. uterine Sterilität
  – Rekonstruktionsmöglichkeiten der Tuben: laparoskopischer Zugang, Adhäsiolyse bei Verwachsungen, Wiederherstellen des Fimbrientrichters (zum Auffangen der Oozyte) durch Stomato-/Fimbrioplastik bzw. Neosalpingostomie (Neuanlage eines Ostiums aus dem ampullären Teil der Tuba uterina); bei proximalem Tubenverschluss Resektion des betroffenen Abschnittes und End-zu-End-Anastomose
  – Refertilisations-Op. nach einer vorangegangenen operativen Sterilisierung: Reimplantation der noch vorhandenen durchgängigen Tubenabschnitte an den Uterus bzw. **End-zu-End-Anastomose** der Tubenabschnitte (Erfolgsrate 40-50 %). Bei Clips: Exzision des betroffenen Tubenabschnittes und End-zu-End-Anastomose der Tubenabschnitte (Erfolgsrate 80-85 %). Cave: erhöhtes Risiko für Extrauteringravidität.
  Anmerkung: Der Eingriff wird i.d.R. von den Krankenkassen nicht bezahlt.
  – Uterine Störungen: hysteroskopische Resektion vorhandener Septen, schonende (wenn mögl. hysteroskopische) Enukleation von Myomen
• Reproduktionsmedizin (= technisch assistierte Reproduktion):
  – **Künstliche Insemination:** Einbringen aufbereiteter Spermien (des Partners = homologe Insemination od. auch eines fremden Spenders aus einer Samenbank = heterologe Insemination) in die Zervix od. besser in das Cavum uteri (**intrauterine Insemination**) zum Zeitpunkt der Ovulation. Ind: zervikale od. andrologisch bedingte Sterilität.
  Die Spermien werden hierzu mehrfach in ein Kulturmedium (Ham F10) eingebracht und getrennt (**swim-up-Methode**, zentrifugieren und abschöpfen), sodass nur gut bewegliche Spermien übrig bleiben, die voll befruchtungsfähig sind (Kapazitation abgeschlossen) ⇨ in 20 % d.F. kommt es zu einer Schwangerschaft
  – **In-vitro-Fertilisation (IVF):** Ind: Hauptindikation ist die nicht zu beseitigende tubare Sterilität und die andrologisch bedingte Sterilität

1. Stimulation der Follikelreifung (ovarielle Überstimulation) je nach Erfordernis durch Clomifen-, FSH/LH/GnRH-Gabe (s.o. bei Sterilität) ⇨ führt meist zu mehreren Follikeln, Kontrolle durch Sonographie. Gabe von hCG, dann 36 Std. später
2. transvaginale Punktion (auch transvesikal od. per Laparoskopie mögl.): alle reifen Follikel werden mittels vaginal geführter Sonographie mit einem Zielgerät mit der Follikelflüssigkeit und enthaltener Oozyte entnommen
3. **Extrakorporale Befruchtung** der entnommenen Oozyten durch Zusammenbringen mit inkubierten und aufbereiteten Spermien (= Kapazitation erfolgt) nach 4-6 Std. ⇨ nach 40-48 Std. wird bei Erfolg das 4-8 Zellstadium erreicht (nicht benötigte befruchtete Eizellen können zuvor im Pronukleusstadium (sog. 2-PN-Zellen) nach ca. 8-20 Std. bei -196 °C kryokonserviert werden ⇨ hierzu Suche unter dem Mikroskop nach Vorkernen notwendig, dies ist in Deutschland auch zulässig)
In der Hälfte der Fälle wird heute alternativ die **Intracytoplasmatische Spermieninjektion (ICSI**, wird von den Reproduktionsmedizinern „ixi" ausgesprochen) durchgeführt: Punktion der entnommenen Oozyten und Einbringen eines Spermiums unter dem Mikroskop über eine ultradünne Glaskapillare (Ind: bei männlicher Subfertilität, wenn die Spermien primär nicht befruchtungsfähig sind oder durch Aspiration aus dem Nebenhoden [MESA = mikrochirurgische epididymale Spermienaspiration] oder durch Biopsie des Hodens [TESE = testikuläre Spermienextraktion] direkt entnommen werden müssen). Zuvor wird eine Spermaprobe des Mannes einer Chromosomenanalyse unterzogen.
4. **Embryonentransfer** im 8 Zellstadium mit einem Katheter in das Cavum uteri (in der Regel werden in Deutschland bis zum Alter der Mutter von 35. J. 2, >35. J. manchmal auch 3 Embryonen eingebracht; mehr als 3 sind gem. Embryonenschutzgesetz nicht zulässig und auch nicht sinnvoll) ⇨ in 20 % d.F. kommt es zu einer Schwangerschaft (80 % „Frühaborte"), Mehrlingsrate bei eingetretener Schwangerschaft ca. 20 %. (Anmerkung: in anderen Ländern werden die Embryonen nach morphologischen Kriterien unter dem Mikroskop bewertet und dann nur 1 guter Embryo übertragen ⇨ wesentlich bessere Schwangerschaftsrate, keine Mehrlinge. Dies ist in Deutschland aber bisher nicht zulässig)
Alternativ können die Embryonen auch in die Tuba uterina eingebracht werden (intratubarer Embryonentransfer, transvaginal od. laparoskopisch), die Entwicklungsmöglichkeit soll dann physiologischer sein, da sich der Embryo normalerweise auch bis zum 5. Tag nach der Befruchtung in der Tube befindet, ist jedoch aufwändiger.
Weitere Alternative ist die Übertragung erst im Blastozystenstadium (5. Tag) in das Cavum uteri (Vorteil: bessere Implantationsrate, Zeit für Präimplantationsdiagnostik wird gewonnen, s.u.).
5. Eine intravaginale Applikation von 90 mg/Tag Progesteron unterstützt in der Lutealphase (Crinone®8% Vaginalgel für 30 Tage nach erfolgtem erfolgreichem Embryonentransfer) die Endometriumentwicklung.

– Intratubarer Gametentransfer (GIFT = gamete intrafallopian transfer): Stimulation der Follikelreifung (wie bei IVF), dann laparoskopische Entnahme reifer Oozyten, Zusetzen von aufbereiteten Spermien und Einbringen des Gemisches mit max. 2 reifen Oozyten noch in gleicher Sitzung in die Tuba uterina, Ind: LUF-Syndrom ⇨ in 30 % d.F. kommt es zu einer Schwangerschaft

- Vor einer geplanten Chemotherapie, Radiatio der Ovarien, des Uterus und/oder des kleinen Beckens können Oozyten (od. auch Teile eines Ovars) entnommen und kryokonserviert werden. Zu einem späteren Zeitpunkt kann dann bei Kinderwunsch eine IVF/ICSI durchgeführt werden od. Ovarialgewebe reimplantiert werden.
- Beratung über Adoptionsmöglichkeiten (Jugendamt) oder Pflegschaft für ein Kind (über das Jugendamt) bei fehlendem Erfolg aller Therapiemöglichkeiten.
- Selbsthilfegruppen: Bundesverband Pro Familia, Stresemannallee 3, 60596 Frankfurt, Tel.: (0 69) 63 90 02, Internet: http://www.profamilia.de
KIWI - Die Kinderwunschiniziative, Mutter-Teresa-Weg 3, 40764 Langenfeld, Tel.: (0 21 73) 98 06 30, Fax: 98 03 67
Wunschkind e.V., Holsteinische Str. 30, 12161 Berlin, Tel./Fax: (01 80 5) 00 21 66, Internet: http://www.wunschkind.de
Weitere Informationen im Internet unter: http://www.familienplanung.de/kinderwunsch und Broschüren bei der Bundeszentrale für gesundheitliche Aufklärung in 51101 Köln, E-mail:

order@bzga.de, http://www.bzga.de/praenataldiagnostik-unerfuellterkinderwunsch
Deutsches IVF-Register, Bismarckallee 8-12, 23795 Bad Segeberg, Internet: http://www.deutsches-ivf-register.de

Prog: Die invasiven Methoden der Reproduktionsmedizin bringen eine zusätzliche Erfolgsrate von 5-25 % pro Behandlungszyklus (wenn alle konservativen Verfahren zuvor keinen Erfolg gebracht haben). Nach 4 IVF-Behandlungszyklen liegt die Erfolgsrate insg. bei ca. **60 %** (weitere Versuche erzielen meist keine Steigerung mehr).

Aufklärung: IVF- und ICSI-gezeugte Kinder haben **ein geringfügig höheres Risiko für Missbildungen** oder spätere Entwicklungsstörungen als natürlich gezeugte Kinder. Das Risiko beträgt zusätzlich 2-20 Fehlbildungen/1.000 geborener Kinder (vermutlich aber nicht nur durch die reproduktionsmedizinischen Methoden selbst, sondern insb. auch durch das höhere Hintergrundrisiko der Eltern, das mit einer Sterilität verbunden ist). Die ICSI hat zusätzlich ein erhöhtes Risiko für chromosomale Anomalien, auch hier wieder durch das erhöhte Risiko der Eltern, insb. durch die schlechtere Spermienqualität (daher sollte ggf. vor Ther. eine Karyotypisierung und Untersuchung auf Mikrodeletionen bei den Eltern und eine invasive Pränataldiagnostik mit Amniozentese bei Oligospermie des Vaters durchgeführt werden). Hierüber muss vor der Ther. aufgeklärt werden. [Anmerkung: die statistische und allgemein immer vorhandene Fehlbildungsrate beträgt 68 Fehlbildungen/1.000 lebendgeborener Kinder].

Über eine beschränkte Einführung einer **Präimplantationsdiagnostik** (PGD = preimplantation genetic diagnosis) wird derzeit diskutiert, um genetische Erkrankungen/Aneuploidien noch vor dem Embryonentransfer zu erkennen (die PGD wird im 8- bis 12-Zellstadium durch Entnahme einer Zelle und genetische Diagnostik innerhalb von 24 Std. durchgeführt, diese „Embryonenselektion" ist in Deutschland durch das Embryonenschutzgesetz aber bisher verboten). In Deutschland mögl. ist die Polkörperchendiagnostik (damit können Chromosomenfehlverteilungen = Aneuploidien indirekt nachgewiesen werden).

Ebenfalls in der Diskussion ist die Verwendung der nicht benötigten Embryonen od. entnommener einzelner Zellen im 8-Zell-Stadium als **embryonale Stammzellen** zu Forschungszwecken. Diese sind pluripotent (nicht mehr totipotent wie im Stadium der Morula) ⇨ daraus lassen sich die ca. 250 verschiedenen Körperzellen züchten (derzeit zulässig sind alle diese Verfahren in England, Belgien u. USA).

Rechtliche Aspekte in Deutschland (geregelt durch das Gesetz zum Schutz von Embryonen, **EschG** vom 13.12.1990): auch bei heterologer Insemination gilt das Kind bei Ehepaaren als eheliches Kind (das Kind hat jedoch ein Recht die Identität des Samenspenders zu erfahren). Die Kryokonservierung im Pronukleusstadium (2-PN-Zellen) ist zulässig, im Embryonalstadium nicht mehr. Sonstige Manipulationen, wie Klonieren, Erzeugung von Chimären od. Hybriden, Genmanipulationen oder Verwendung von Embryonen zu Forschungszwecken sind verboten, ebenfalls die Embryonenselektion. Leihmutterschaft (= Austragen einer befruchteten Eizelle durch eine andere Frau) ist verboten, ebenfalls das Einbringen einer fremden Eizelle (Eizellspende, sog. Oozytendonation, ist in anderen Ländern zulässig, Zentren hierfür bei Valencia, Prag u. Brüssel).

Der begrenzte Import von embryonalen Stammzellen zu Forschungszwecken wurde in Deutschland in 2002 erlaubt (nicht jedoch die Gewinnung eigener Stammzellen).

Kostenregelung: ist in Deutschland für eine IVF/ICSI ständigen Änderung unterworfen. Seit 2004 werden von den gesetzlichen Krankenkassen die Kosten nur noch zu 50 % für max. 3 Versuche (nach vorheriger Genehmigung durch die Kasse) für verheiratete Paare übernommen (eingeführt wurde für die Kostenübernahme auch eine Altersgrenze für Frauen v. 25-40 J. u. für Männer bis max. 50 J.). Pro Behandlungsfall müssen Paare jetzt ca. 500 (IVF) bis 1.800 (ICSI) EUR zuzahlen (daher seit 2004 auch rückläufige Zahlen).

Kompl: ∗ Ovarielles Überstimulationssyndrom (s.o. bei Sterilität)

∗ Vaginale od. intraabdominelle Blutung, Peritonitis durch d. Ovarpunktion (extrem selten)

∗ Starke **psychische Belastung** während der Zeit einer IVF über Monate, hoher Zeit- und Kostenaufwand, erfolglose Behandlungszyklen enttäuschen

∗ IVF/ICSI: deutlich erhöhte Rate an **Mehrlingsschwangerschaften** (15faches Risiko), besonderes Risiko für Mutter und Kinder bei Drillingsschwangerschaft (daher werden bei Frauen <35. Lj. in Deutschland auch nur noch 2 Embryonen übertragen), ektope Gravidität, höhere Frühgeburtlichkeit (5faches Risiko), höhere perinatologische Risiken/Mortalität, höhere Abortrate, erhöhtes Risiko für Fehlbildungen (RR 1,25fach)

Gynäkologie

KONTRAZEPTION / STERILISATION

Syn: Empfängnisverhütung, Antikonzeption, Konzeptionsverhütung, Familienplanung, Geburtenkontrolle (= staatlich gelenkt), engl. contraception, ICD-10: Z30.9

Anatomie: Die Eizelle bleibt nach der Ovulation 6-12 Std. befruchtungsfähig.
Die Spermien können im Zervixschleim der Frau bis zu 5 Tage befruchtungsfähig bleiben.

Def: PEARL-Index = Zahl ungewollter Schwangerschaften auf 100 Frauenjahre (= Zahl ungewollter Schwangerschaften bei 100 gebärfähigen Frauen, die eine Methode ein Jahr lang anwenden). Wird keine Kontrazeption angewendet (ungeschützter Geschlechtsverkehr) beträgt der „PEARL-Index" 60-90.

Etlg: Methode [PEARL-Index in Klammer]:

Coitus interruptus: der Penis wird beim Koitus kurz vor der Ejakulation aus der Vagina herausgezogen [10-20], unsichere „älteste Methode" der Kontrazeption

Kalendermethode n. KNAUS-OGINO: Enthaltsamkeit während des 8.-19. Zyklustages („periodische Abstinenz", setzt einen zeitlich stabilen Zyklus voraus, daher relativ unsicher) [6-40]

BILLINGS-Ovulationsmethode: Selbstbeobachtung ⇨ flüssiger, durchsichtiger fadenziehender (spinnbarer) Zervixschleim (s.u.) zeigt Zeitpunkt der Enthaltsamkeit an [15-35]

Basaltemperaturmethode: nach dem Anstieg der Basaltemperatur (s.u.) bis einschließlich der folgenden Menstruation ist eine Konzeption ausgeschlossen (setzt einen zeitlich stabilen Zyklus voraus) [1-6]

Symptothermale Methode: Kombination aus Billings-Ovulationsmethode (Zervixschleimbeobachtung) und Basaltemperaturmethode ⇨ Verschwinden des flüssigen Zervixschleim und 3 Tage erhöhte Basaltemperatur zeigt sicher unfruchtbare Zyklustage bis zur Menstruation an [2]

Überwachung der fruchtbaren Tage mit speziellen Geräten (z.B. Persona®), die über eine Hormonkontrolle im Urin die fruchtbaren Tage anzeigen (bei regelmäßigem Zyklus zwischen 25 u. 35 Tagen ca. 94%ige Zuverlässigkeit)

Spermizide (Gele od. Ovula = sog. „Schaumzäpfchen", enthalten Nonoxinol 9, z.B. Ortho-Gel®, Patentex®Oval N) od. **Vaginalschwamm** mit Spermizid: der spermizide Wirkstoff wird 10 Minuten vor dem Koitus tief in die Vagina eingebracht [4-6]

Scheidenspülung: nach dem Koitus wird die Vagina gespült (Spermien haben aber ein schnelle Aszension in den Uterus, daher hohe Versagerquote) [20-40]

Barrieremethoden:
- *Präservativ* (Kondome): wird über den Penis gestülpt, nach dem Koitus Kondom am noch errigierten Penis festhalten und aus der Vagina ziehen [4-5], Vorteil: schützt gleichzeitig vor sexuell übertragbaren Krankheiten
- *Femidom*: ein großes Präservativ, das in die gesamte Scheide eingelegt wird [3-7]
- *Scheidendiaphragma*, häufig in Verbindung mit Spermiziden in verschiedenen Größen (4,5-10 cm Durchmesser): wird in die Scheide eingelegt und bedeckt die Portio und das vordere Scheidengewölbe, es verbleibt nach dem Koitus noch für 6-8 Std. [2-6]
- *Portiokappe* od. Lea-Implantat in verschiedenen Größen (2-3 cm Durchmesser): bedeckt die Portio, wird nach der Menstruation eingesetzt und kann 14-20 Tage verbleiben [2-7]

IUP = Intrauterinpessar (sog. "**Spirale**", engl. IUD = intrauterine device): Kunststoffgebilde, die in das Cavum uteri eingelegt werden. Sie sind mit Kupferdraht umwickelt oder einem Gestagen beschichtet und können je nach Typ für 3-5 Jahre belassen werden. Die Hauptwirkung ist der subklinische chronische Fremdkörperreiz mit Entzündungsreaktion ⇨ ungünstige Bedingungen für die Einnistung eines befruchteten Eis, die Kupferionen wirken zusätzlich spermizid [1,5-3], in Verbindung mit Gestagenbeschichtung sehr hohe kontrazeptive Sicherheit [0,16]

Reproduktionsmedizin - Kontrazeption - Sexualmedizin | Seite 237

\# **Hormonale Kontrazeptiva** (insb. die „Pille"): Einzelheiten s.u.
- Minipille (reines Gestagenpräparat) [0,5-3]
- Östrogen-Gestagen-Kombinationen: monophasisch, Sequenz- od. Stufenpräparate [0,2-0,5], Vaginalring (mit Östrogen- und Gestagenbeschichtung) od. Pflaster (transdermales System)
- Dreimonatsspritze (Gestagendepotpräparat) [0,3-3,6], Gestagendepot-Implantat im Arm (wirkt für 3 Jahre, sehr hohe kontrazeptive Sicherheit) [0,08]

\# **Nidationshemmer** (Postkoitalpille, „Pille-danach", „morning after pill", Interzeption): reines Gestagen (Levonorgestrel, Duofem®, Levogynon®), das den Eitransport und Entwicklung des Eis einschränkt sowie die Nidation der Blastozyste verhindert, 98%ige Zuverlässigkeit bei Einnahme innerhalb von 72 Std. nach dem Koitus, die beste Wirksamkeit besteht bei Einnahme innerhalb von 12 Std. [0,1-2,6]. Die Nidationshemmer sind keine Abortiva (nach § 218 StGB), da sie vor dem Ende der Nidation wirken. Einer bereits eingenisteten Eizelle (= bestehenden Schwangerschaft) schaden die Nidationshemmer nicht. Die Nidationshemmer sind keinesfalls als „regelmäßige Verhütungsmethode" geeignet.

\# **Sterilisation**: operativ von Mann (Vasektomie = Durchtrennung des Duct.deferens) [0,2-0,5] oder Frau (Tubenkoagulation, Tubenligatur) [0,1-0,2]

Klin: ⇒ **Basaltemperaturverlauf** während eines Menstruationszyklus (tägliche rektale Temperaturmessung nach mind. 6 Std. Schlaf noch vor! dem Aufstehen), s. Abb.

⇒ **Zervixschleimveränderungen** während eines Menstruationszyklus (s. Abb.): zur Ovulation hin nimmt die Menge und die Durchsichtigkeit zu, der Zervixschleim wird klar, flüssiger und **spinnbar** (Fadenlänge 6-15 cm), positives **Farnkrautphänomen** (Syn: Arborisationsphänomen, Bildung von farnkrautähnlichen Kristallen des getrockneten Zervixschleims auf dem Objektträger)

Diag: 1. Anamnese und gynäkologische Untersuchung, insb. vor Verordnung von hormonalen Kontrazeptiva (s.u.), IUP oder Nidationshemmern

Gynäkologie

2. Sonographie: zum **Ausschluss einer bestehenden Schwangerschaft** vor der Verordnung von hormonalen Kontrazeptiva, IUP oder Nidationshemmern
3. Labor: **Schwangerschaftstest** durch Nachweis von hCG (engl. human chorionic gonadotropine, wird vom Corpus luteum in der Schwangerschaft gebildet) im Harn (Antigen-Antikörper-Reaktion) od. Blutserum (RIA, sehr empfindlich, daher schon früh noch vor Ausbleiben der Menstruation einsetzbar) zum Ausschluss einer bestehenden Schwangerschaft vor der Verordnung eines IUP oder Nidationshemmern

Ther:
- In Deutschland sind hormonale Kontrazeptiva, IUP, Nidationshemmer u. die Sterilisation **verschreibungspflichtig** bzw. müssen von einem approbierten Arzt durchgeführt werden
- Intrauterinpessare **(IUP, "Spirale")**
  K-Ind: Uterusanomalien (Uterus bicornis), Uterus myomatosus, rezidivierende Adnexitiden, narbige Zervixstenose, Immunsuppression, Schwangerschaft
  – Die Pessare werden während oder kurz nach der Menstruation in das Cavum uteri eingebracht (Scheidendesinfektion, evtl. Aufdehnung des Zervikalkanales, Sondierung des Cavum uteri zur Größenbestimmung bzw. vorherige Sonographie zur Größenbestimmung), die Rückholfäden verbleiben in der Vagina
  Ein IUP kann bis zu 5 Tagen nach einem Koitus auch als interzeptive Maßnahme (Nidationshemmung) angewendet werden (da der Eingriff vor der Nidation stattfindet, handelt es sich nicht um einen Schwangerschaftsabbruch gem. § 218 StGB)
  – verschiedene Formen (und Größen) sind erhältlich: T-förmig (s. Abb., Nova T®), gebogen (Multiload®Cu 375, 250 short), Schlangen-förmig (Lippes-Schleife)
  – Material: Kunststoffkörper aus Polyethylen, oft mit Bariumsulfat versetzt (damit im Röntgen sichtbar) +
    - mit **Kupferdraht** umwickelt (Nova T®, Multiload®Cu, femena®)
    - oder in Kombination mit einer **Gestagenbeschichtung**, die 20 µg/Tag Levonorgestrel verzögert über 5 J. abgibt (Mirena®)
  – Kontrolle der Lage nach 6 Tagen bis 6 Wo., dann alle 6 Monate mittels Sonographie: das IUP sollte dabei <5 mm vom Endometrium an der Fundusspitze (bzw. <20 mm IUP-Fundus-Abstand) entfernt liegen. Ein größerer Abstand spricht für eine Dislokation in Richtung Portio mit abnehmendem kontrazeptivem Schutz.
  IUP können 3-5 J. in utero bleiben.
  Nach der Entfernung eines IUP ist die weitere Fertilität nicht beeinträchtigt.
- Nidationshemmer: innerhalb von 12 (bis max. 72) Std. nach dem Koitus Einnahme von 1 Tbl. 750 µg Levonorgestrel und 1 weitere Tbl. 12 Std. später (Duofem®, Levogynon®) od. beide Tbl. auf einmal. Zuvor per Labor od. Sonographie eine (schon länger) bestehende Schwangerschaft ausschließen.
- Kontrazeption in der Stillzeit:
  – bei vollem Stillen des Neugeborenen besteht ein relativ guter Konzeptionsschutz (Stillamenorrhoe), bei zusätzlich gewünschtem Schutz sollte eine **Barrieremethode** (z.B. Kondome) benutzt werden
  – als hormonale Kontrazeption (etwa 6-8 Wo. postpartal) sind **Gestagen-Monopräparate** („Minipillen", z.B. 30 µg Levonorgestrel, Microlut®) od. falls diese nicht vertragen werden niedrigdosierte Kombinationspräparate (Mikropillen) mögl., diese beeinträchtigen die Milchproduktion kaum
  – wird nicht gestillt, kann 4-6 Wo. p.p. mit einer hormonalen Kontrazeption begonnen werden
  – ein IUP sollte nicht vor 6 Wo. p.p. eingebracht werden, ebenfalls sollte eine Sterilisations-Op. frühestens 6 Wo. p.p. durchgeführt werden (bei operativer Entbindung mittels Sektio kann in gleicher Sitzung eine Tubensterilisation durchgeführt werden)
- Operativ: Ind: **Sterilisation** aus sozialer Indikation ⇨ definitiv abgeschlossene Familienplanung sollte Voraussetzung sein (nicht vor dem 30. Lj.)
  Medizinische Indikation ⇨ erneute Schwangerschaft stellt für die Frau ein gesundheitliches/lebensbedrohliches Risiko dar
  Genetische Indikation ⇨ definitiver Nachweis eines Gendefektes

Reprodúktionsmedizin - Kontrazeption - Sexualmedizin | Seite 239

Immer schriftliche **Aufklärung** über die *Irreversibilität* des Eingriffes, mögl. Risiken und trotzdem möglicher erneuter Schwangerschaft (insb. Extrauteringravidität)!
Beratung beider Ehepartner (ggf. Sterilisation des Mannes, s. Kap. Urologie ⇨ weniger Risiken, da kein intraabdomineller Eingriff)
– **Laparoskopischer Zugang** (umbilikal) oder auch per Laparotomie (z.B. bei gleichzeitig (geplanter) Kaiserschnittentbindung)
– Bipolare **Elektrokoagulation** mit einer Zange oder Thermokoagulation an beiden Tuben, alternativ kann auch jeweils ein Clip an der Tubenbasis am Uterus angebracht werden (der Eingriff ist dann durch Clipentfernung theoretisch wieder reversibel) u. ggf. **Tubenteilexzision** (mit Histologie: zum Nachweis, dass die Tuben korrekt entnommen/koaguliert wurden od. ggf. auch mit Fotodokumentation).

Prog: IUP: 5-15 % pro Jahr müssen wegen Kompl. entfernt werden

Kompl: ∗ IUP: schmerzhafte Einlage bei engem Zervikalkanal, Endometritis, **aszendierende Infektion** der Adnexe (7faches Risiko), bei häufigen Infektionen Gefahr der tubaren Sterilität, Extrauteringravidität (4- bis 10-mal häufiger), Uterusperforation, Schmierblutungen (seltener bei den Gestagen-haltigen IUP, dann eher Hypo-, Oligo- od. Amenorrhoe), Schmerzen, Spontanabgang des IUP (Expulsion), vermehrt Ovarialzysten
Kommt es zur Schwangerschaft bei liegenden IUP, erfolgt in 50 % d.F. eine Fehlgeburt, in 50 % verläuft die Schwangerschaft jedoch normal (auch kein erhöhtes Fehlbildungsrisiko) und die Spirale sollte auch bei bestehendem Kinderwunsch wegen der erhöhten Infektionsgefahr umgehend entfernt werden.

∗ Nidationshemmer: Übelkeit und Erbrechen ⇨ ggf. Antiemetikum (Meclozin, Postadoxin®N) dazugeben, Spannungsgefühl der Brüste, Verschiebung der Menstruation mögl.

Op: ∗ Verletzung von Darm od. Gefäßen, Blutung, Entzündung, Extrauteringravidität
∗ trotz Sterilisation erneute Schwangerschaft mögl. (darüber muss aufgeklärt werden)

<u>Zukünftige od. derzeit in Erprobung befindliche Methoden:</u>
– Einmonatsspritze mit Depot-Medroxyprogesteron + Estradiolcipionat (wirkt wie orale hormonale Kontrazeption, Vorteil: Zyklusstabilität mit Hormonentzugsblutung wie bei der Pille (im Gegensatz zur Dreimonatsspritze)
– hCG-Vakzine: aktive Impfung gegen hCG ⇨ ein bei Schwangerschaft gebildetes hCG wird durch die zirkulierenden Ak sofort neutralisiert (Verfahren erst im frühen Erprobungsstadium)
– Hormonelle Kontrazeptiva (Testosteron + Gestagen i.m.) für den Mann befinden sich in der Erprobung (eine zuverlässige Azoospermie nach 2-5 Mon. erreicht, insg. wenig NW und die Azoospermie ist nach dem Absetzen reversibel), Langzeitergebnisse stehen aber noch aus.

Hormonale Kontrazeptiva

Syn: Hormonale Antikonzeptiva, die „Pille", Engl. hormonal contraception, ICD-10: Z30.4

Def: Kontrazeption durch regelmäßige Einnahme synthetischer Steroide, die als Kombinationspräparate ein Östrogen (meist Ethinylestradiol) u. ein Gestagen (Abkömmlinge des 19-Nortestosteron od. 17α-Hydroxyprogesteron) enthalten oder auch reine Gestagenpräparate (sog. Minipille od. parenterale Anwendung der Dreimonatsspritze i.m. od. Gestagenimplantat). Bei der Unterbrechung der Hormongabe alle 21 Tage treten zyklische, Menstruationähnliche Blutungen, sog. Abbruchblutungen auf.

Path: Kontrazeptive Wirkung (insb. durch das Gestagen) durch:
♦ Gonadotropin-Releasinghormon-Hemmung des Hypothalamus und Gonadotropinhemmung der Adenohypophyse (insb. des FSH und präovulatorischen LH-Peaks) ⇨ Ausbleiben der Follikelreifung und der Ovulation
♦ Vermehrte Viskosität des Zervixschleims ⇨ Aszension der Spermien erschwert
♦ Hemmung der Tubenmotilität ⇨ Transport des Eis erschwert
♦ Hemmung der Proliferation des Endometriums ⇨ Nidation eines befruchteten Eis erschwert

Epid: ◊ Seit dem Jahr 1960 eingeführte Form der Kontrazeption in Deutschland, führte in den späten 60er und 70er Jahren dann zum deutlichen Geburtenrückgang („Pillenknick").
◊ 30-40 % der Frauen im fertilen Alter in Deutschland nehmen hormonale Kontrazeptiva.
◊ Rechtliche Aspekte: hormonale Kontrazeptiva sind in Deutschland **verschreibungspflichtig**. Bei Mädchen <14. Lj. zur Verordnung Einwilligung der Eltern erforderlich, 14.-16. Lj. je nach Reife der Pat. ggf. Einwilligung wenigstens eines Elternteils einholen, >16. Lj. i.d.R. keine Einwilligung der Eltern mehr erforderlich. Bis zum 20. Lj. werden in Deutschland die Kosten für die Pille von der Krankenkasse (bis zum 18. Lj. ohne Zuzahlung) übernommen.

Etlg: # Hormonale orale Kontrazeptiva mit Ovulationshemmung (**Kombinationspräparate**): [PEARL-Index: 0,2-0,5]
- **Einphasenpille** (klassische Pille nach PINCUS): es wird 21 Tage lang die gleiche Kombination von Östrogen u. Gestagen angewendet, dann 7 Tage Einnahmepause usw.
  Mikropille = niedrigdosierte Einphasenpille (die überwiegende Zahl der Einphasenpillen haben heute einen niedrigen Östrogengehalt von ≤35 µg pro Tag, s.u. Präparateübersicht), der Gestagengehalt ist meist ebenfalls niedrig (z.B. 0,15 mg Levonorgestrel od. Desogestrel)
- **Zweiphasenpille** (Sequentialpräparat): östrogenhaltiges Präparat in der ersten, östrogen- u. gestagenhaltiges Präparat in der zweiten Einnahmephase. Vorteil: weniger Zyklusstörungen als bei Einphasenpille
- **Zweistufenpille** (sog. step up pill): östrogenhaltiges u. gering gestagenhaltiges Präparat in der ersten, östrogen- u. gestagenhaltiges Präparat in der zweiten Einnahmephase
- **Dreistufenpille** in drei Phasen werden unterschiedliche Dosen an Östrogenen und Gestagenen genommen, die den Hormonspiegeln im Normalzyklus angepasst sind

Hormonale orale Kontrazeptiva mit od. **ohne** Ovulationshemmung, sog. **Minipillen**
- Tägliche Einnahme (ohne Pause = 28 od. 35 Tbl. je nach Präparat) eines **Gestagen**-Monopräparates (enthalten z.B. 30 µg Levonorgestrel/Tag), Vorteil: sehr geringe Hormonbelastung, Ovarialfunktion bleibt erhalten, Einsatz daher insb. in/nach der Stillzeit od. bei Östrogenunverträglichkeit, geringeres Thromboserisiko (daher bei Raucherinnen häufiger verordnet). Wichtig: Einnahmeintervalle exakt einhalten (möglichst immer zur gleichen Zeit täglich einnehmen, max. 3 Std. Toleranz). Hauptwirkung ist die Verhinderung der Spermienaszension, daher auch weniger zuverlässig als die Kombinationspräparate [PEARL-Index: 0,5-3]. Eine zusätzliche Ovulationshemmung hat das Präparat Desogestrel 0,075 mg (Cerazette®).
- Bei der Gestagen-beschichteten Spirale (IUP mit Levonorgestrel, Mirena®) kommt es nach einer Adaptationsphase ebenfalls wieder zu einer normalen Ovarialfunktion (aber gehäuft Ovarialzysten).

Hormonale **parenterale** Kontrazeptiva mit Ovulationshemmung:
Injektion eines **Gestagendepot**präparates i.m., sog. **Dreimonatsspritze** (während den ersten 5 Zyklustagen Medroxyprogesteronacetat 150 mg [Depo-Clinovir®] dann alle 3 Monate od. Norethisteronenantat 200 mg [Noristerat®] 3-mal alle 2, dann alle 3 Monate), Vorteil: bei sonst geringer Compliance (Einnahmezuverlässigkeit) einer Patientin gute Sicherheit [PEARL-Index: 0,3-3,6]

Neuere Applikationsformen hormonaler Kontrazeptiva:
- **Subkutane Implantation** eines Gestagen-haltigen Depot-Implantats [Implanon®, seit 2000 zugelassen, kostet ca. 200,-- €] an der **Oberarm**innenseite (wird mit einer Art Spritze eingebracht). Das Etonogestrel wird dann für ca. **3 Jahre** langsam abgegeben. Sehr hohe kontrazeptive Sicherheit, da eine Einnahme nicht wie bei der Pille „vergessen" werden kann [0,08]. NW: insb. zu Beginn Blutungsstörungen wie Polymenorrhoe und Menorrhagie (verlängerte Blutung) od. Amenorrhoe, Endometriumatrophie, Kopfschmerzen ⇨ ca. 10%ige Explantationsrate wegen der Kompl. Nach 3 J. erfolgt die Explantation über einen kleinen Hautschnitt u. ggf. die Einlage eines neuen Implantats.
- Gleiche Wirkung wie eine Einphasenpille hat d. flexible **Vaginalring** mit Freisetzung von 0,12 mg/Tag Etonogestrel + 15 µg/Tag Ethinylestradiol [PEARL-Index: 0,4]. Dieser wird von der Frau selbst in die Vagina (an beliebige Stelle) eingelegt, verbleibt dort für 3 Wochen, dann 1 Woche kein Ring, usw. In Deutschland seit 2003 zugelassen (NuvaRing®).
- Ebenfalls wie eine Einphasenpille wirkt das **transdermale System**, bestehend aus 3 Hormonpflastern, jeweils eines pro Woche aufgeklebt (4. Wo. pflasterfrei). Es werden

0,15 mg/Tag Norelgestromin + 20 µg/Tag Ethinylestradiol aus dem 4,5x4,5 cm großen Pflaster abgegeben [PEARL-Index: 0,9]. In Deutschland seit 2003 erhältlich (Evra®).

K-Ind:
- Bestehende Schwangerschaft
- idiopathischer Schwangerschaftsikterus und schwerer Schwangerschaftspruritus in der Anamnese (gleiche Symptomatik bei der Einnahme hormonaler Kontrazeptiva mögl.)
- maligne Tumoren, insb. Östrogen- od. Gestagen-abhängige (Mamma-, Endometriumkarzinom, malignes Melanom), vorausgegangene oder bestehende Lebertumoren (fokal noduläre Hyperplasie, Leberzelladenom)
- akute od. chronisch progrediente Lebererkrankung, Cholestase, Störungen der Gallensekretion, Porphyrie
- Z.n. venösen od. arteriellen **Thrombosen** od. Embolien, Sichelzellenanämie, vorbestehende **Gerinnungsstörungen** mit Thromboseneigung (hereditäre Thrombophilien, z.B. APC-Resistenz/Faktor-V-LEIDEN-Mutation, Prothrombinmutation, Protein-C-Mangel, Antiphospholipid-Syndrom, Antithrombinmangel), Z.n. Splenektomie mit Thrombozytose
- Apoplexie, koronare Herzkrankheit, Myokardinfarkt, Herzfehler
- Otosklerose mit Verschlechterung in bisherigen Schwangerschaften
- Diabetes mellitus mit Gefäßschädigung (Mikroangiopathie)
- Endometriumhyperplasie, uterine Blutungen unklarer Genese
- schwer einstellbare arterielle Hypertonie (>160/95 mmHg) od. Hypertriglyzeridämie
- Herpes gestationis in der Anamnese
- Migraine accompagnée (= Migräne mit neurologischen Ausfällen), Chorea minor SYDENHAM/gravidarum (hyperkinetisch-hypotones Syndrom, Veitstanz)
- Raucherinnen >40. Lj. (z.B. 20faches kardiovaskuläres Risiko)
- Relativ: **Raucherinnen** (insb. >30. Lj.), Fettstoffwechselstörungen, Adipositas, Ödeme, periphere Durchblutungsstörungen, Raynaud-Syndrom ⇨ ggf. reines Gestagenpräparat (z.B. Minipille) verordnen

Diag:
1. Anamnese: Frage nach Vorerkrankungen (Operationen, gynäkologische Erkrankungen), vorherigen Schwangerschaften und **Risikofaktoren,** insb. Thromboembolien, Koronarkrankheit, zerebrovaskuläre Störungen, arterielle Hypertonie, Stoffwechselerkrankungen, Migräne, Epilepsie, Hirsutismus od. Pigmentstörungen
Medikamenteneinnahme, Alkohol und **Rauchen?**
2. **Gynäkologische Untersuchung** mit Abstrichentnahme und zytologischer Untersuchung sowie Blutdruck u. Gewicht vor Verordnung hormonaler Kontrazeptiva bestimmen

Ther:
- Allgemein: im ersten Behandlungszyklus Beginn der Einnahme am 1. Tag der Menstruation. Die Einnahmedauer beträgt (außer bei der Minipille, die durchgehend genommen wird) meist 21 Tage, das einnahmefreie Intervall dann stets 7 Tage unabhängig von der Dauer der Menstruationsblutung (21-Tabletten-Methode).
- Als erstes Präparat sollte ein Einphasenpräparat mit einem niedrigen Östrogengehalt von 30 µg (Ethinylestradiol) ausgewählt werden, reicht dies nicht aus (keine Zykluskontrolle, z.B. **Zwischenblutungen** usw., hierzu insg. 3 Zyklen abwarten), sollte auf ein höher dosiertes Präparat umgestellt, ein 2- od. 3-Phasenpräparat verordnet werden od. ein anderes Gestagen eingesetzt werden.
Erste Verordnung für 3 Monate (danach Kontrolluntersuchung), danach Kontrolluntersuchung und Verordnung alle 6 Monate.
- Zusatzindikationen: bei **Akne,** Hirsutismus, Haarausfall od. Seborrhoe (Virilisierungserscheinungen/Hyperandrogenämie) kann ein orales Kontrazeptivum mit zusätzlicher **antiandrogener Wirkung** verordnet werden. Diese enthalten als Gestagen in steigender antiandrogener Wirksamkeit: Chlormadinonacetat, Drospirenon, Dienogest od. Cyproteronacetat [Anmerkung: Cyproteronacetat ist zur Kontrazeption aber nicht zugelassen, wenngleich natürlich kontrazeptiv wirksam]
- Pille vergessen: eine Pille vergessen und bis 12 Std. danach bemerkt ⇨ direkt eine Pille einnehmen und dann zur normalen Zeit weiter
>12 Std. bis ein Tag in der ersten Zyklushälfte ⇨ Einnahme normal fortsetzen, jedoch zusätzlichen Schutz (z.B. Barrieremethode) für 7-14 Tage anwenden
>12 Std. bis ein Tag in der zweiten Zyklushälfte ⇨ Einnahme normal fortsetzen und vorsichtshalber zusätzlichen Schutz (z.B. Barrieremethode)

mehrere Pillen (= mehrere Tage) vergessen ⇨ Zyklus abbrechen durch Weglassen der restlichen Pillen, immer zusätzlichen Schutz (z.B. Kondome), bei Menstruation (Abbruchblutung) neu beginnen.
Bei vergessen einer Minipille immer zusätzlichen Schutz anwenden.
Bei einmaliger Durchfallerkrankungen i.d.R. kein verminderter Schutz, da die Hormone bereits im Dünndarm resorbiert werden. Bei starkem Durchfall vorsichtshalber zusätzlichen Schutz (z.B. Barrieremethode).
Bei Erbrechen <4 Std. nach der Einnahme einer Pille, noch einmal eine Pille einnehmen.

- Verlegung der Menstruation: Bei Einphasenpräparaten kann die Regelblutung um bis zu 7 Tage vorverlegt werden (Weglassen der letzten 7 Pillen). Nach dem Absetzen kommt es nach 2-3 Tagen zur gewünschten Abbruchblutung.
Langzyklus: Das Verschieben/Auslassen einer Menstruation kann durch Weitereinnahme der nächsten Packungen (möglichst nur bis zu 4 Monaten) ohne die 7-tägige Einnahmepause (bei Zweiphasen- od. Zweistufenpräparaten Weitereinnahme der 2. Hälfte der nächsten Pillenpackung) erreicht werden. NW: Durchbruchsblutungen mögl.

- Dosis- (Gestagen- + Östrogengehalt) und **Präparateübersicht:** (ohne Anspruch auf Vollständigkeit, da häufig Neuzulassungen od. Namensänderungen usw.)

Minipillen:
- Levonorgestrel 0,03 mg (28-mini®, Microlut®)
- Desogestrel 0,075 mg (Cerazette®)

Einphasenpräparate:
- Levonorgestrel 0,1 mg + Ethinylestradiol 20 µg (Leios®, Miranova®)
  Levonorgestrel 0,125 mg + Ethinylestradiol 30 µg (MonoStep®)
  Levonorgestrel 0,125 mg + Ethinylestradiol 50 µg (Gravistat®)
  Levonorgestrel 0,15 mg + Ethinylestradiol 30 µg (Microgynon®, Femigoa®, Femranette®)
- Norethisteron 0,5 mg + Ethinylestradiol 20 µg (Eve®20)
  Norethisteron 0,5 mg + Ethinylestradiol 30 µg (Conceplan®M, Nora-ratiopharm®)
- Norgestimat 0,25 mg + Ethinylestradiol 35 µg (Cilest®)
- Desogestrel 0,15 mg + Ethinylestradiol 20 µg (Lovelle® [Österreich, Schweiz, Luxemburg: Mercilon®], Desmin®20, Lamuna®20)
  Desogestrel 0,15 mg + Ethinylestradiol 30 µg (Marvelon®, Desmin®30, Lamuna®30)
- Gestoden 0,075 mg + Ethinylestradiol 30 µg (Femovan® [Österreich: Gynovin®, Schweiz: Gynera®], Minulet®)
- Lynestrenol 0,75 mg + Ethinylestradiol 35 µg (Ovoresta®M [Österreich: Restova®, Schweiz: Ovostat-Micro®])
- Drospirenon 3,0 mg + Ethinylestradiol 30 µg (Yasmin®, Petibelle®)
- Dienogest 2,0 mg + Ethinylestradiol 30 µg (Valette®)
- Chlormadinonacetat 2 mg + Ethinylestradiol 30 µg (Belara®)
- Cyproteronacetat 2 mg + Ethinylestradiol 35 µg (Diane®-35, Juliette®, Bella HEXAL 35® – Anmerkung: zur alleinigen Kontrazeption nicht zugelassen)

Zweiphasenpräparate (Sequenzpräparate):
- Desogestrel 0-0,125 mg + Ethinylestradiol 50 µg (Oviol 22® [Schweiz: Ovidol®])

Zweistufenpräparate:
- Desogestrel 0,025-0,125 mg + Ethinylestradiol 40-30 µg (Biviol®)
- Chlormadinonacetat 1-2 mg + Ethinylestradiol 50 µg (Neo-Eunomin®)

Dreistufenpräparate:
- Levonorgestrel 0,05-0,075-0,125 mg + Ethinylestradiol 30-40-30 µg (Trigoa®, Triquilar® [Österreich: Trigynon®], Triette®, Trisiston®, Novastep®)
- Norethisteron 0,5-0,75-1,0 mg + Ethinylestradiol 35 µg (TriNovum®)
- Norgestimat 0,180-0,215-0,250 mg + Ethinylestradiol 35 µg (Pramino®)
- Desogestrel 0,05-0,1-0,15 mg + Ethinylestradiol 35-30-30 µg (Novial®)

- Kontrazeption in der Stillzeit:
  – Durch neg. Rückkoppelung durch das Prolaktin auf Hypothalamus und Hypophyse bleibt die Ovulation u. Menstruation während des Stillens normalerweise aus (physiologische Laktationsamenorrhoe, Stillamenorrhoe) und es kommt i.d.R. zu keiner Schwan-

gerschaft in dieser Zeit (dies ist aber kein absolut sicherer Konzeptionsschutz, daher ggf. zusätzlichen Schutz, z.B. Barrieremethode). Der erste Zyklus tritt meist gegen Ende der Stillzeit um die 30. Woche p.p. auf.
- Hormonale Kontrazeptiva können ab 6.-8. Wo. nach der Entbindung eingesetzt werden. Bevorzugt werden **Gestagen-Monopräparate** (Minipillen) od. falls diese nicht vertragen werden niedrigdosierte Kombinationspräparate (Mikropillen) od. Spirale od. subkutanes Gestagen-Implantat. Diese beeinträchtigen die Milchproduktion kaum.
- wird nicht gestillt, kann 4-6 Wo. post partum mit einer hormonalen Kontrazeption begonnen werden

- Kontrazeption und operative Eingriffe: 4 Wo. vor elektiven großen Operationen (mit erhöhtem Thromboserisiko) sollten östrogenhaltige Kontrazeptiva abgesetzt werden und erst nach vollständiger Mobilisation wieder verordnet werden.

Prog: Zuverlässigkeit: die Östrogen-Gestagen-Kombinationen haben bei zuverlässiger Einnahme eine hohe kontrazeptive Sicherheit [PEARL-Index 0,2-0,5] ebenso wie die parenteralen Kontrazeptiva (Dreimonatsspritze, Implantate, Vaginalring, Hormonpflaster). Implantate und gestagenbeschichtete IUP sind in der Sicherheit vergleichbar mit einer operativen Sterilisation. **Einnahmefehler** (Pille vergessen) sind der häufigste Grund für eine ungewollte Schwangerschaft (daher hier eindeutiger Vorteil bei den parenteralen Kontrazeptiva).

Karzinomrisiko:
Alle Studien zusammengefasst kein eindeutiger Nachweis für eine Zunahme des Mammakarzinomrisikos (relatives Risiko: 1,0-1,07), verminderte Mastopathierate.
Eindeutig **verringertes Risiko** besteht für **Ovarial-** und **Endometriumkarzinome** (relatives Risiko: 0,5).
Erhöhtes Risiko für **CIN** der Zervix uteri ⇨ halbjährliche **Vorsorgeuntersuchungen** mit Abstrichentnahme von der Zervix durchführen.
Sonstige Symtombeeinflussung: zuvor bestehende dysmenorrhoische Beschwerden (schmerzhafte Menstruation) **bessern** sich durch die Einnahme hormonaler, gestagenbetonter Kontrazeptiva in 70 % d.F. u. selteneres Auftreten von Fibroadenomen der Mamma.
Fertilität: diese wird auch nach längerer Einnahme od. bei Beginn bereits in jungen Jahren **nicht** gestört (daher auch keine Pillenpausen machen, wie es früher manchmal empfohlen wurde). Ausnahme: post-pill-Amenorrhoe (s.u. Kompl.), hier Fertilität eingeschränkt.

Kompl: Störungen des Allgemeinbefindens kommen in ca. 10 % d.F. vor, schwere NW sind selten
- Allgemein: Gewichtszunahme (evtl. Pille mit niedrigerer Östrogen- und/od. Gestagendosis versuchen)
eher Östrogen-bedingt: **Kopfschmerzen, Übelkeit,** Erbrechen, Ödeme (Östrogenbedingte Na$^+$- und Wasserretention), **Spannungsgefühl der Brüste** (Mastodynie, Ther: evtl. Pille mit niedrigerer Östrogen- und/od. höherer Gestagendosis versuchen), Hyperpigmentierung der Haut
eher Gestagen-bedingt: Müdigkeit, **psychische Störungen** (Depressionen), Verminderung der Libido (evtl. Pille mit höherer Östrogendosis versuchen), trockene Scheide, Wadenkrämpfe, Kopfschmerzen im einnahmefreien Intervall
- **Blutungsstörungen**: Schmier- u. Zwischenblutungen ("spotting") ⇨ ggf. im Östrogenanteil höher dosiertes Präparat wählen od. Mehrphasenpille
Amenorrhoe ⇨ ggf. höheren Östrogenanteil versuchen
- Brustdrüsensekretion und -vergrößerung, Knoten in der Brust
- Myomwachstum des Uterusmyometriums (Östrogen-bedingt)
- Blutgerinnung: Aktivierung des Gerinnungssystems (Östrogen-bedingt) ⇨ **Thrombosen,** Lungenembolien, überproportional **hohes Risiko bei Raucherinnen** (3- bis 6fach höher), bei erheblicher **Adipositas** od. vorbestehenden **Gerinnungsstörungen**: AT-III-Mangel, Protein-S- od. -C-Mangel, APC-Resistenz [APC = aktiviertes Protein C ⇨ aut.-dom. erblich, hohes Risiko bei heterozygoter (30fach) und extrem hohes Risiko (300fach) bei homozygoter Faktor-V-LEIDEN-Genmutation], Antiphospholipidantikörper-Syndrom, Prothrombin-Gen-Mutation
Zusätzliches 1,5- bis 2fach erhöhtes Thromboserisiko bei den neueren Präparaten mit einem Gestagen der 3. Generation (= Desogestrel und Gestoden), insb. bei erstmaliger Verordnung und im ersten Jahr der Anwendung (insg. gesehen ist das Thromboserisiko, wenn sonst keine Zusatzrisiken vorliegen, aber dennoch gering).

Gynäkologie

- **Schlaganfall** (zusätzliche Risikoerhöhung bei vorbestehender Migräne), koronare Herzkrankheit, **Herzinfarkt**, überproportional **hohes Risiko bei Raucherinnen!**
- Arterielle Hypertonie, selten auch ausgeprägte Blutdruckerhöhung
- Lebertumoren (sehr selten noduläre Leberzellhyperplasie, **Leberzelladenome**), anikterische Hepatitis, Cholestase, Ikterus, Pruritus, Leberzellkarzinom
- Verminderte Glukosetoleranz (Gestagen-bedingt)
- Akne, Chloasma (gelblich-braune Flecken an Stirn, Wangen u. Kinn), Hirsutismus
- Zunahme epileptischer Anfälle, sensorische Ausfälle, Bewegungsstörungen, Chorea, Sehstörungen, Hörstörungen, Schwindel, neu auftretende Migräne, Wadenkrämpfe
- Psyche: Depression ⇨ ggf. Pille mit niedrigerem od. anderem Gestagen wählen
- Beschwerden beim Tragen von Kontaktlinsen (trockenes Auge)
- Erhöhte Rate an vaginalen Infekten mit Candida albicans u. Chlamydien (seltener kommen hingegen aszendierende Infektionen vor, da der Zervixschleim visköser und der Zervixkanal fest verschlossen ist)
- Minipille: Unregelmäßige Zyklen, Schmier- u. **Zwischenblutungen, Amenorrhoe,** Ovarialzysten ⇨ ggf. auf Kombinationspräparat umstellen. Erhöhtes Risiko für einen Diabetes mellitus nach einem Schwangerschaftsdiabetes
- Dreimonatsspritze: häufig Zyklusstörungen, Schmier- u. Zwischenblutungen, nach einiger Zeit bleibt die Abbruchblutung völlig aus (= Amenorrhoe durch **Atrophie des Endometriums**), Osteoporose, Kopfschmerzen, Gewichtszunahme, depressive Verstimmung, Akne, Seborrhoe. Verzögertes Wiedereinsetzen der Fertilität, dies kann bis zu 2 Jahren dauern. Daher sollte bei jungen Frauen mit späterem Kinderwunsch diese auch nicht angewendet werden.
- Nach Absetzen von hormonalen Kontrazeptiva ist der erste Zyklus danach meist verlängert (Ovulation 7-10 Tage später oder einmal ganz fehlend)
- Oversuppression-Syndrom, sog. „post-pill-Amenorrhoe" in ca. 1 % d.F. = **längere Amenorrhoe** (meist bei Frauen, die schon zuvor einen sehr labilen Zyklus hatten)

Cave: - Barbiturate, Rifampicin, Antiepileptika (Carbamazepin, Phenytoin, Primidon) können die kontrazeptive Wirkung von oralen Ovulationshemmern (durch **Enzyminduktion** des Cytochrom-P-450-Systems in der Leber beschleunigter Abbau) stark **vermindern** od. aufheben, ebenso Antibiotika (Ampicillin, Cephalosporine, Co-trimoxazol, Tetracyclin) durch Beeinflussung der Darmflora und somit den enterohepatischen Kreislaufes

Proph: ♥ Zweimal pro Jahr gynäkologische Untersuchung mit Blutdruck- u. Gewichtskontrolle sowie Abstrichentnahme durchführen.

SEXUALSTÖRUNGEN

Syn: Sexuelle Dysfunktion, engl. sexual dysfunction, *nichtorganische sexuelle Funktionsstörungen* ICD-10: F52 (das Kapitel F5 der ICD-10 gehört zu den psychischen Störungen)

Anatomie: Der **sexuelle Reaktionszyklus** besteht (nach MASTERS und JOHNSON) aus physiologischen phasenartigen Veränderungen beim Geschlechtsverkehr od. der Masturbation:
- Erregungsphase: Liebesspiel, sexuelle Stimulation, Anschwellung des weiblichen Genitale (Labia majora, Klitoris), Lubrikation (Transsudation) und Verlängerung der Vagina, Erektion des Penis beim Mann
- Plateauphase: unterschiedlich lange Phase, die in den Orgasmus überleitet (ein Orgasmus ist aber auch direkt aus der Erregungsphase heraus mögl.), ggf. Gefäßerweiterung im Bereich der Brust, sog. sex-flush
- Orgasmusphase: Höhepunkt (dauert nur einige Sekunden) und Befriedigung der sexuellen Erregung mit unwillkürlichen Muskelkontraktionen insb. im Genitalbereich, aber auch im übrigen Körper, Steigerung der Herzfrequenz, Blutdruckanstieg, Zunahme der Atmung, Verminderung der Schmerzempfindung beim Mann mit Ejakulation, bei der Frau ggf. Sekretion aus den paraurethralen Drüsen, bei der Frau sind mehrere Orgasmen hintereinander mögl.

○ **Refraktärperiode:** (beim Mann) Zeitspanne mit geringer sexueller Erregungsempfindlichkeit, in der keine neue Plateauphase erreicht werden kann
○ **Resolutionsphase:** Rückbildungsphase/Auflösung der o.g. Phänomene
Die einzelnen Phasen verlaufen trotz grundsätzlicher Gleichartigkeit bei Frauen und Männer meist nicht synchron, können aber wechselseitig erlernt und durch partnerbezogenes „Üben" synchronisiert werden. Ebenso ist das Erleben und die Befriedigung intra- u. interindividuell starken Schwankungen unterworfen.

Ät: – **Entwicklungsstörung** in der ödipalen Phase od. während der Pubertät mit Fixierung infantiler Sexualvorstellungen, Selbstunsicherheit bei mangelnder sexueller Identifikation, Nichtakzeptanz der eigenen Geschlechtsrolle
– Häufig **psychoreaktiv auf Versagenssituationen**, unbewusste Partnerkonflikte
– Unbewusste **Angst** vor Schwangerschaft, Angst vor genitaler Verletzung
– **Sexueller Missbrauch** in der Kindheit oder Jugend
– Psychiatrische/neurologische Erkrankungen: Manie, Zyklothymie, hirnorganische Schädigung (Demenz, Schlaganfall, Schädel-Hirn-Trauma)

Epid: ◊ Libidogipfel beim Mann: 20.-30. Lj., bei der Frau 35.-45. Lj., eine Altersgrenze nach oben gibt es für die Sexualität nicht, sie nimmt aber natürlich im Senium ab. Die Kohabitationsfrequenz liegt im Durchschnitt bei 30-40jährigen bei 1-4 Kohabitationen/Wo.
◊ Häufigkeit: sexuelle Funktionsstörungen werden mit 25-63 % angegeben (bei Frauen am häufigsten Libido und Orgasmusstörungen, bei Männern erektile Dysfunktion)
◊ Sexueller Missbrauch in der Kindheit oder Jugend wird in Deutschland bei 10-15 % angegeben.

Etlg: 1. Nichtorganische sexuelle Funktionsstörungen:
  \# Minderung sexueller Funktion
  Impotentia coeundi: Erektionsschwäche, psychogene Impotenz (ICD-10: F52.2)
  Ejaculatio praecox (frühzeitiger Samenerguss, ICD-10: F52.4), Ejaculatio retardata (verzögerter Samenerguss), Ejaculatio deficiens (fehlender Samenerguss) beim Mann
  Impotentia concupiscentiae: mangelnde Libido
  Impotentia satisfactionis: Ejakulation ohne Orgasmus
  Frigidität: Fehlen des sexuellen Bedürfnisses (**Libidoverlust**, Alibidinie, ICD-10: F52.0) oder sogar sexuelle Aversion (ICD-10: F52.1) und/od. fehlende Orgasmusfähigkeit (ICD-10: F52.3)
  Vaginismus: psychogene Verkrampfung der Vagina beim Verkehr (ICD-10: F52.5)
  Dyspareunie: psychogene Schmerzen beim Geschlechtsverkehr (ICD-10: F52.6)
  \# **Hypererotismus** (übermäßige Sexualität/Libido, Sexsucht, Liebeswang, ICD-10: F52.7): Nymphomanie (Syn: Furor uterinus, Andromanie, Kytheromanie) bei Frauen, Satyriasis (Don-Juanismus) bei Männern genannt
  2. Organische sexuelle Funktionsstörungen: s.u. DD

Diag: 1. Anamnese: genaue Evaluation des Symptoms (Problems), sexuelles Interesse (Hetero-, Homosexualität), sexuelle Aktivität (Masturbation, Geschlechtsverkehr, Frequenz und Promiskuität), Intensität der sexuellen Bedürfnisse und Befriedigung (Frigidität, Hypersexualität), sexuelle Erfahrung (Sozialisationserfahrung in Kindheit und Jugend, Sexualtrauma), Partnerschaftskonflikte, psychosozialer Stress (belastende Lebensbedingungen) Alkohol, Drogen, Medikamenteneinnahme
2. Klinische gynäkologische/urologische Untersuchung (Ausschluss organischer Ursachen)
3. ggf. internistisches Konsil zur weiteren Organdiagnostik

Ther: • Psychotherapie als Einzeltherapie oder Paartherapie: Bearbeitung des Körperbildes und zugrundeliegender Konflikte, Ängste in der Partnerschaft
• Verhaltenstherapeutische Sexualberatung, meist als Paartherapie, z.B. zeitweises Koitusverbot, Kommunikationstraining, Trennungshilfen
• Sexualmedizinische Therapie: selbsterkundende Masturbation, körperliche Übungen (z.B. Einführung von Dilatatoren bei Vaginismus, Benutzung eines Vibrators bei Orgasmusstö-

Gynäkologie

rungen), koitales Experimentieren (Streichel-, Berührungs- u. Interaktionsübungen als 2-mal wöchentliche „Hausaufgabe"), Instruktionen für das künftige Sexualverhalten
- Med: Östrogene (als Crème, z.B. OeKolp®Vaginalcreme od. als Vaginalsuppositorium, z.B. Ovestin®Ovula) bei Atrophien von Vulva u. Vagina
- Selbsthilfegruppen: pro familia Bundesverband, Stresemannallee 3, 60596 Frankfurt, Tel.: (0 69) 63 90 02, Internet: http://www.profamilia.de
Informationszentrum für Sexualität und Gesundheit, Hugstetterstr. 55, 79106 Freiburg, Tel.: (0 18 05) 55 84 84 (Mo. – Fr. v. 15-20 Uhr), Internet: http://www.isg-info.de

DD: – Organische Störungen: genitale Missbildungen, Fehlen sekundärer Geschlechtsmerkmale, Östrogenmangel in der Menopause, hypophysäre Störung, Fehlen od. gestörte Entwicklung von Geschlechtsdrüsen
- Hypothyreose, Diabetes mellitus
- Alkoholismus, Opiatabhängigkeit
- Med: Nebenwirkungen bei Neuroleptika, Antidepressiva, Tranquilizer, Lithium
- Körperliche Störungen nach einem Orgasmus: Kopfschmerzen, Übelkeit, Erbrechen, Schlaflosigkeit
- Unzureichende Geschlechtsreife: sexueller Infantilismus
- Frühreife: Pubertät vor dem 10. Lj.
- Rituelle Genitalverstümmelungen, hauptsächlich in **Afrika** (auch heute noch!) durchgeführt: bei den Mädchen im Alter von 4-8 J. wird die Spitze der Klitoris (Sunna Circumcision) od. die Klitoris vollständig (pharaonische Zirkumzision) und die kleinen Schamlippen od. zusätzlich noch die großen Schamlippen entfernt (Infibulation). Die verbleibende Haut/Gewebe werden dann „vernäht" (z.B. mit Dornen aneinandergeheftet), mit „Klebstoff" aus Kautschuk und Eigelb verklebt und die Beine für 2-3 Wo zusammengebunden, sodass sich Narbengewebe bildet und nur noch eine kleine Öffnung für Urin u. Menstruationsblut verbleibt. In der Hochzeitsnacht wird die Vagina dann durch den Ehemann gewaltsam mit einem Dolch wieder „eröffnet" ⇨ Narben, Fisteln, Urethra-, Analstenosen, sexuelle Störungen (Dyspareunie/Algopareunie = Schmerzen beim Geschlechtsverkehr), Geburtsschwierigkeiten, Infektionsgefahr für HIV. Neben den organischen Funktionsstörungen kommt es dabei natürlich zu erheblicher seelischer Traumatisierung der jungen Mädchen.
- Transsexualität: psychischer Wunsch und Handeln (Drängen auf Operation = „Geschlechtsumwandlung", Hormontherapie), um dem anderen anatomischen Geschlecht angehören zu können, Gefühl der Nichtzugehörigkeit zum eigenen Geschlecht
- Transvestismus: Tragen gegengeschlechtlicher Kleidung (cross dressing), aber ohne Wunsch nach tatsächlicher Geschlechtsänderung, meist Männer betroffen
- Abweichendes sexuelles Verhalten (= psychische Störung, Perversion, alle bei ICD-10: F65.x kodiert):
  · Fetischismus, fetischistischer Transvestismus: sexuelle Erregung mit Hilfe von ritualisierten Gegenständen (z.B. Kleidungsstücke, Unterwäsche, Schuhe, Haare usw.)
  · Exhibitionismus: Zeigen der Genitalien vor anderen
  · Voyeurismus: Befriedigung durch heimliches Zuschauen beim Entkleiden oder Geschlechtsakt fremder Menschen, meist Männer betroffen
  · Frotteurismus: reiben an und berühren von anderen (fremden) Menschen in der Menge
  · Sadomasochismus, Sadismus, Masochismus: Lust zu quälen od. gequält zu werden
  · Pädophilie: Trieb Geschlechtsverkehr mit Kindern zu haben
  · Nekrophilie: sexuelle Leichenschändung, Ausdruck wird auch benutzt für sexuelle Handlungen mit Behinderten
  · Sodomie: sexuelle Handlungen mit Tieren
Ther: bei schwerwiegender Abweichung (z.B. pädophiler Straftäter) hormonale „Kastration" mit dem Testosteronantagonist Cyproteronacetat (Androcur®) oder GnRH-Agonist Leuprorelin (Trenantone®) und Unterbringung (Maßregelvollzug) im psychiatrischen Maßregel-Krankenhaus
- Homosexualität (Prävalenz echter Homosexualität (Neigungshomosexualität) 4 % der Männer und 2 % der Frauen): Homo- und Bisexualität werden heute nicht als abweichendes sexuelles Verhalten gewertet (die sexuelle Orientierung hat daher auch keinen eigenen Diagnose-Code in der ICD-10), gleichwohl kann bei Auftreten von sexueller Reifungskrise, neurotischen Störungen, konflikthaften Lebenssituationen, Depressionen, Suizidalität eine Psychotherapie od. stützende Gesprächstherapie erforderlich sein.

UROLOGIE

UROLOGISCHE UNTERSUCHUNG

Anamnese

- **Aktuelle Beschwerden?**, Beginn, Dauer?, Fremdanamnese durch die Eltern in d. Kinderurologie
  Urologische Leitsymptome: *Schmerz, gestörte Miktion (Harnverhalt, Harninkontinenz), Hämaturie*
  Allgemeinsymptome: Fieber, Ödeme, Gewichtsabnahme, vegetative Symptomatik?
- **Urologische Anamnese:** Trinkmenge, **Miktionsfrequenz**, angeborene Anomalien, Operationen im Genitourethraltrakt (z.B. Zirkumzision, Orchidopexie, Nierenbeckenplastik), Verletzungen der Harn- und Geschlechtswege, Urolithiasis, Hodentorsion, Infektionen des Urogenitaltrakts / venerische Infektionen (Geschlechtskrankheiten), Nierenerkrankungen, Tumorerkrankung
  Gynäkologische Anamnese: letzte Periode, Schwangerschaften, Operationen
  · Schmerz: akut/chronisch, lokal/ausstrahlend, Organschmerz (dumpfer Schmerz parenchymatöser Organe) od. Kolikschmerz (Dehnungsschmerz von Hohlorganen - rhythmisch zu- und abnehmend), Mitreaktion von Nachbarorganen (durch gemeinsame Innervation), peritoneale Reizung, Schonhaltung (z.B. Flexion des ipsilateralen Beines im Hüftgelenk bei Nierenabszess)
  · Miktionsstörungen: **Pollakisurie** (gehäuftes, schmerzloses Wasserlassen kleiner Harnportionen), **Nykturie** (nächtliches Wasserlassen), **Dysurie** (erschwertes, schmerzhaftes Wasserlassen), Algurie/Strangurie (schmerzhaftes Wasserlassen), **Oligurie** (Harnmenge <500 ml/Tag), **Anurie** (Harnmenge <100 ml/Tag), akuter Harnverhalt, Obstruktionsflow, **Polyurie** (Harnmenge >2.000 ml/Tag), **Harninkontinenz**, imperativer Harndrang, Enuresis (Einnässen bei Kindern, nachts/tags), Fäkalurie (Stuhlbeimengung), Pneumaturie (Luftbeimengungen)
  Hämaturie (durch Blut sichtbar verfärbter Urin = Makrohämaturie)
  · Sexuelle Funktionsstörungen/Impotenz: erektile Dysfunktion (psychogen / organisch), Fertilitätsstörungen, Sexualstörungen der Frau (Dyspareunie / Vaginismus)
- **Sonstige Anamnese:** sonstige Vorerkrankungen, sonstige Voroperationen, Diabetes mellitus, arterielle Hypertonie, Hyperurikämie (Gicht), relevante Infektionskrankheiten, Tuberkulose, berufliche Schadstoffexposition, menstruationsabhängige Beschwerden
  Familienanamnese: bekannte Erbkrankheiten, bekannte urologische Fehlbildungen
  Medikamentenanamnese (auch nach hormonalen Kontrazeptiva bzw. Hormoneinnahme bei klimakterischen Beschwerden fragen), Allergien (insb. Kontrastmittel?)
  Nikotin-, Alkohol-, Drogenabusus

Klinische Untersuchung

⇒ Größe, Gewicht, Phänotyp, Blutdruck, Puls, Temperatur
⇒ Allgemeine körperliche Untersuchung (immer am entkleideten Patienten): Ödeme, abdominelle Raumforderung, Resistenzen, Fluktuation (Aszites?), Darmgeräusche, Klopfschmerzhaftigkeit der Flanken od. Wirbelsäule, bimanuelle Nierenpalpation (Nieren nur tastbar bei Vergrößerung), tastbare/gefüllte Blase, inguinale Lymphknoten, Anämie, Schonhaltung
⇒ Männer: Skrotum (Skrotalhernie, Hydrozele?), Hoden (Konsistenz, Abgrenzbarkeit, Tumor?), Nebenhoden (Spermatozele, Zyste?), Samenstrang (Duct.deferens, Varikozele?), Penis u. Meatus urethrae ext., äußerer Leistenring (Hernie?), rektal digitale Palpation der Prostata (Größe, Konsistenz, Knoten, verstrichener Sulcus?) u. Samenblasen (tastbar nur bei Vergrößerung) u. der Rektumschleimhaut (Hämorrhoiden, Blut, Tumor?)
⇒ Frauen: Vulva, Vestibulum vaginae mit Klitoris, Ostium urethrae (Meatusstenose?) und Ostium vaginae, ggf. vaginale Untersuchung (Zystozele, Descensus?)

Übersicht urologische Diagnostik (weiterführende Einzelheiten s.u. jeweiliges Kap.)

1. Harnuntersuchungen:
Untersuchungsmaterial: i.d.R. **Mittelstrahlurin**, ggf. Katheterurin
Screening mit Mehrfachteststreifen, sog. „**Stix**" (auf Blut, Bakterien [Nitrit], Leukozyten, pH, Eiweiß, Glukose, Ketonkörper, Urobilinogen, Bilirubin, spezifisches Gewicht, z.B. Combur^{10}-Test®)
Harnsediment: lichtmikroskopische Beurteilung korpuskulärer Bestandteile (z.b. Harnzylinder)
Keimzählung (in einer Zählkammer unter dem Lichtmikroskop) od. Abschätzung mit Eintauchnährböden: Keimzahl ≥100.000/ml = signifikante Bakteriurie ⇨ Harnweginfektion, dann Keimdifferenzierung (Urinkultur) und Resistenzbestimmung (Antibiogramm) erforderlich
Urinkultur: Bakterienkultur zur Erreger- und Resistenzbestimmung (Antibiogramm)
Urinzytologie: Zelluntersuchung unter dem Lichtmikroskop zur Tumordiagnostik von Urothelkarzinomen (= Nierenbeckentumoren, Uretertumoren, Blasentumoren) aus Spontanurin (nicht Morgenurin)
Harnsteinanalyse: Steinzusammensetzung
24-Std.-Sammelurin: wird für Clearance-Untersuchungen und zur Diagnostik bei renal-tubulärer Azidose, Cushing-Syndrom, Phäochromozytom, Hyperparathyreoidismus od. Plasmozytom und zur Harnsteindiagnostik benötigt

2. Sonstige Laboruntersuchungen:
Nierenretentionswerte (Kreatinin, Harnstoff, Harnsäure), Tumormarker (z.B. AFP, β-hCG, LDH, PLAP bei Hodentumoren; saure Prostata-Phosphatase, PSA beim Prostatakarzinom; CYFRA21-1, TPA, NMP22 beim Harnblasenkarzinom – s. jeweiliges Kapitel)
Nierenfunktionsdiagnostik: 24-Std.-Urin ⇨ **Clearance-Untersuchungen** (Kreatinin, Inulin, PAH)
Ejakulatdiagnostik (Spermienzahl, -motilität, -qualität (Form))
Prostata- und Urethralsekretuntersuchung

3. Ultraschalldiagnostik:
Sonographie des **Abdomens** (2,5-7,5 MHz): Niere, Harnblase, Prostata
Transrektale Prostatasonographie (Rektalsonde, 7,5-10 MHz)
Sonographie des **äußeren männlichen Genitale** (5-10 MHz)
Farbkodierte Duplexsonographie bei erektiler Dysfunktion, Beurteilung der Nierenarterien
Ultraschallgesteuerte **Punktionstechniken** - Harndrainage, Biopsien (Prostata, Niere)

4. Röntgendiagnostik:
Nativ-, sog. "**Leer**"aufnahmen: Abdomenübersichtsaufnahme, seitliche Aufnahmen, konventionelle Tomographie, Skelettsystem ⇨ röntgendichte Konkremente / Verkalkungen
Kontrastmitteluntersuchungen: **Ausscheidungsurographie** (IVP = intravenöse Pyelographie), retrograde Urethrographie (Darstellung der männlichen Urethra), **retrograde Pyelographie** zur Stein- und Tumordiagnostik, **Miktionszystourethrographie** (vesikoureterale Refluxdiagnostik, subvesikale Abflusshindernisse), **Angiographie** (insb. als **DSA** = digitale Subtraktionsangiographie - Nierenarterienstenose, präop. Darstellung der Gefäßversorgung), **Phlebographie** (zum Ausschluss von V.cava-Tumorzapfen und zur Varikozelensklerosierung)
CT (Tumordiagnostik, Lk-Darstellung, entzündliche Prozesse, Retroperitonealfibrose), **MRT** (ergänzende Untersuchung bei schwieriger Differentialdiagnose)

5. Nuklearmedizinische Diagnostik:
Isotopennephrographie = Nierensequenzszintigraphie (dynamisch) mit ^{99m}Tc-Mercaptoalanin-3-glycin (od. mit $^{123\,od.\,131}$Jod-Hippuran) zur Bestimmung der tubulären Sekretion (od. selten mit ^{99m}Tc-Diäthylentriaminpentaacetat zur Bestimmung der glomerulären Filtration) ⇨ 3-Phasen- od. kontinuierliche Registrierung der Radioaktivitätsschwankungen über den Einzelnieren zur Nierenfunktionsdiagnostik und bei V.a. Abflussstörung der oberen ableitenden Harnwege
Skelettszintigraphie (Syn. Knochenszintigraphie) mit ^{99m}Tc-Phosphat: Staging auf Knochenmetastasen bei der urologischen Tumordiagnostik (insb. beim Prostatakarzinom)

6. Urodynamische Messungen:
Uroflowmetrie: graphische Darstellung des Harnflusses auf der Zeitachse ⇨ zur Obstruktionsbestimmung (Norm: Peak flow >20 ml/Sek., Miktionszeit bis 15 Sek.)
Zystomanometrie: Messung des Blasendrucks (Blasenfülldruck und Miktionsdruck), Beurteilung der Compliance der Harnblase u. der Funktion des Detrusor vesicae

7. Endoskopische Verfahren:
(Urethro-)Zystoskopie: zur Abklärung der Blutungsquelle bei Hämaturie, V.a. Blasenkarzinom
Ureterorenoskopie: zur Abklärung tumorverdächtiger Ausscheidungsurographie-Befunde im harnableitenden System, bei in der Zystoskopie festgestellter unilateraler Ostiumblutung, therapeutisch zur Steinentfernung (Harnleiterschlinge) und zur Einlage eines Ureterkatheters (Harnleiterschienung)
Nephroskopie (antegrad nach perkutaner, sonographisch gesteuerter Nephrostomie): perkutane Steinentfernung (= perkutane Nephrolitholapaxie)

HARNUNTERSUCHUNGEN

– Untersuchungsmaterial: **Mittelstrahlurin** („2. Harnportion" = Blaseninhalt), ggf. Gewinnung mit Einmalkatheter od. suprapubische Blasenpunktion (Ausnahme), in der Kinderurologie bei Säuglingen/Kleinkindern kann ein Urinsammelbeutel auf das desinfizierte Genitale aufgeklebt werden
⇨ Urin möglichst sofort verarbeiten (zur Vermeidung von sekundären Verunreinigungen)

– Harnfarbe: normalerweise **klar, hellgelb** (Färbung durch im Harn gelöste endogene Farbstoffe: Urochrome, Urobilinogen, Bilirubin (dunkelbraun mit gelbem Schaum bei Bilirubinurie/Ikterus), Porphyrin (rotbraun bei Porphyrie), Tryptophan, Homogentisinsäure, Hämoglobin (Rot- bis Braunfärbung bei Hämolyse), Myoglobin
Nach reichlichem Trinken (od. bei Diabetes insipidus) heller bis völlig farbloser Urin, nach starkem Wasserverlust durch Schwitzen, Fieber od. bei geringer Flüssigkeitszufuhr dunkelgelb (bernsteinfarben). Milchiger Urin (durch Phosphatkristalle) kommt bei jungen Männern gelegentlich vor (ohne Krankheitswert).
Graue Trübungen durch Eiweiß- u. Leukozytenbeimengung bei Infektionen (Pyurie).
Hämaturie: sichtbar roter Urin bei frischer Blutbeimengung (Makrohämaturie), bei starker Blutung auch Koagel. Sind die Erythrozyten nur unter dem Mikroskop sichtbar = Mikrohämaturie (dann normale Urinfarbe). Eine isolierte Mikrohämaturie kann auch ohne sonstige pathologische Befunde vorkommen (essentielle Mikrohämaturie).
Bei schmerzloser Makrohämaturie gilt bis zum Ausschluss immer Tumorverdacht, aber auch eine schmerzhafte Makrohämaturie (in der Regel durch Nieren-/Ureter-/Blasenstein verursacht) kann durch Koagel von einem blutenden Nierentumor bedingt sein ⇨ bei Hämaturie immer weitere Diagnostik.
Nahrungsbestandteile (Körner, Stuhlreste) bei Fistel zwischen Harn- u. Darmtrakt (Fäkalurie).
Geruch: amoniakartig bei Infektionen od. bei starker Konzentration (Exsikkose)

– Tägliche Menge: **800-1.500 ml** (abhängig von Flüssigkeitszufuhr u. Wasserverlust)
>2.000 ml = Polyurie
<500 ml = Oligurie
<100 ml = Anurie

– Spezifisches Gewicht: Bestimmung mittels Teststreifen od. geeichter Urinspindel im Zylinderglas
normal: **1,005-1,035 g/ml**
Hypersthenurie: >1,025 (stark konzentriert, dunkelgelb bis braun)
Hyposthenurie: <1,006 (wenig konzentriert, farblos)
Isosthenurie: 1,010 (Harnstarre bei Nephropathie)

– pH-Wert: normal von leicht sauer (**pH: 5-7**) bis alkalisch (pH: 7-8)
Nach langem Stehen alkalische Reaktion durch bakterielle Zersetzung (sekundäre Besiedelung). Eine Säurestarre (pH konstant bei 5) kommt bei Hyperurikämie vor.

– Erythrozyten: <2.000 / min (im Addis-Count-Verfahren)
– Leukozyten: <4.000 / min (im Addis-Count-Verfahren)
– Bakterien: bei steriler Entnahme mittels Einmalkatheter od. Punktion keine Keime nachweisbar,
bei Mittelstrahlurin sind bis 1.000 Keime/ml normal
– Protein: normal: <150 mg/24 Std. (Proteinurie >1.000 mg/24 Std.)
Albumin <30 mg/24 Std., Mikroalbuminurie = 30-300 mg Albumin/24 Std.,
(Makro-)Albuminurie >300 mg/24 Std. (od. >200 µg/min)

Urologische Untersuchung | Seite 251

Harnscreening

Diag: 1. Mehrfachtest mit **Teststreifen** (sog. „Stix", z.B. Combur^{10}-Test®) ⇨ Prinzip: enzymatische Reaktion führt zu einem Farbwechsel auf dem jeweiligen Indikatorfeld Bestimmt werden (sog. **Urinstatus**): Erythrozyten [Hämoglobin, Myoglobin], Leukozyten [Granulozyten, nicht Lymphozyten], Protein [Albumin], Nitrit (als Hinweis für bakterielle Kontamination), pH, Urobilinogen, Bilirubin, Keton, Glukose, spezifisches Gewicht
2. **Eintauchnährböden** (z.B. Uricult®) für die bakteriologische Untersuchung zur Abschätzung der Keimzahl (bei pathologischem Befund werden Einzelkolonien dann auf Nährböden übertragen und eine genaue Erreger- und Resistenzbestimmung durchgeführt)

Harnsediment (engl. urinary sediment)

Diag: 1. Gewinnung von Mittelstrahlurin
2. Zentrifugation von 10 ml frischem Mittelstrahlurin (5 Min. bei 3.500 U/Min.) ⇨ ein Tropfen des Sediments resuspendieren und auf einen Objektträger auftragen oder in eine Zählkammer geben
3. 10 „Gesichtsfelder" werden nativ u. nach Färbung (zur Beurteilung von Bakterien) mikroskopisch beurteilt und ausgezählt

Phys: – Erythrozyten (0-4/Gesichtsfeld), Leukozyten (2-6/Gesichtsfeld)
– Plattenepithelien, Urothelzellen, Nierenepithelien
– Salze, Harnkristalle (z.B. Urate, Calciumoxalat, -phosphat)
– Hyaline Harnzylinder können physiologisch insb. nach körperlicher Anstrengung vorkommen (aus TAMM-HORSFALL-Glykoprotein, Ausscheidung 20-200 mg/24 Std.)

Pathol: ♦ **polygonale Epithelien** bei Entzündungen im Bereich der Harnwege
♦ **atypische Epithelien** bei Malignomen der ableitenden Harnwege (Urothelkarzinom, Plattenepithelkarzinom der Harnröhren)
♦ vermehrt **Nierenepithelien** bei Infektionen und Intoxikationen
♦ **pathologische Kristalle** aus Cystin, Cholesterin, Hämosiderin, Bilirubin
♦ **Harnzylinder** (renale Genese aus den Nierentubuli) – hyaline Zylinder (Proteinurie), Epithelzylinder (Nephropathie), granulierte Zylinder (akute/chron. Nephritiden), Fettzylinder (nephrotisches Syndrom, diabetische Nephropathie), Erythrozytenzylinder (Nierenparenchym- und –gefäßerkrankungen), Leukozytenzylinder (interstitielle Nephritis)

Clearance-Untersuchungen

Diag: Zur Bestimmung der Partialfunktionen der Niere (wichtig z.B. zur Dosisanpassung von potentiell nephrotoxischen Medikamenten/Zytostatika)
1. Berechnung der **Kreatininclearance** aus dem Serumkreatinin, der Kreatininkonzentration im Sammelurin und der Urinmenge über 24 Std. ⇨ Wert entspricht in etwa der GFR (glomerulären Filtrationsrate)
Zur genauen Berechnung werden heute radioaktiv markierte Substanzen eingesetzt: für die GFR ^{51}Cr-EDTA od. ^{99m}Tc-DTPA, für den RPF ^{123}Iod-Hippursäure od. ^{99m}Tc-MAG-3, die in der Isotopennephrographie (s.u.) dann auch seitengetrennt bestimmt werden können.
2. Alternative (Methode wird heute kaum noch angewendet): i.v.-Injektion einer Indikatorsubstanz (Inulin zur Bestimmung der GFR od. PAH = p-Aminohippursäure zur Bestimmung des renalen Plasmaflusses [RPF])

Phys: Die normale GFR des Erwachsenen liegt bei 80-150 ml/Min. (bei 1,73 m² Körperoberfläche)

Pathol: ♦ Bei eingeschränkter Nierenfunktion (Kreatinin >2 mg/dl) werden zu hohe Kreatininclearancewerte errechnet, da dann Kreatinin auch tubulär sezerniert wird
♦ Bis zu einer GFR von 50 ml/Min. (50 % des Normwertes) ändert sich das Serumkreatinin kaum (kreatininblinder Bereich), erst danach (GFR <50 ml/Min.) steigt das Serumkreatinin deutlich an. Dies bedeutet umgekehrt, dass bei einer Messung eines erhöhten Serumkreatinins (Norm: 0,6-1,3 mg/dl) die Nierenfunktion bereits deutlich eingeschränkt ist: z.B. Kreatinin 5 mg/dl ⇨ GFR nur noch 10 ml/Min.

ULTRASCHALLDIAGNOSTIK

Ind: – Technisches Untersuchungsverfahren der ersten Wahl in der Urologie: Screening- od. Routine-Sonographie zur Beurteilung der Anatomie der Nieren und ableitenden Harnwege, Fehlbildungen, Tumordiagnostik, Steinsuche, Nachweis eines Harnstaus und Restharnbestimmung. Die Befunddokumentation erfolgt i.d.R. mit abdominaler Sonde in 2 Ebenen.
 – **Transrektale Prostatasonographie** zur Tumordiagnostik und gezielten Biopsie in Steinschnittlage
 – Perinealsonographie: für spez. Fragestellungen der Harnröhre und des Blasenhalses bei der Harninkontinenzdiagnostik
 – Doppler- / **farbkodierte Duplexsonographie** zum Varikozelennachweis (Valsalva-Versuch ⇨ venöser Reflux), Bestimmung des penilen Blutflusses bei erektiler Dysfunktion, Durchblutung der Nierenarterien, Hodenperfusion bei V.a. Hodentorsion

Diag: Nieren: normal ist ein dunkles Parenchym (ca. 2 cm Dicke) aus Nierenrinde, Columnae renales und Markpapillen (etwas dunkler = echoärmer) sowie ein helles (echoreiches) zentrales Reflexband (entsteht durch die vielen Grenzflächen in dieser Region, ca. 3 cm Dicke, Syn: Pyelonreflex, Mittelechokomplex, Sinus renalis, Pyelonkomplex) ⇨ Nierenbecken. Daneben können noch Gefäße und parapelvines Fettgewebe beurteilt werden. Atemverschieblichkeit der Nieren ca. 3 cm.
Nierenstauung: Aufweitung des zentralen Reflexbandes, zentrale Echoarmut. Parenchymrarefizierung ⇨ chronische Stauung
Nierensteine: stark echoreicher, heller Steinreflex mit dorsaler Schallauslöschung (sog. „Schallschatten")
Nierenzysten (Kortex-, Parenchym-, parapelvine Zysten): echoarmer (homogen), dunkler und glatt begrenzter Rundschatten mit dorsaler Schallverstärkung
Nierentumoren: inhomogene Binnenstruktur, unscharfe Begrenzung, Überragen der Organgrenze, Kompression des zentralen Reflexbandes, vermehrte Durchblutung
Ureter: physiologisch nicht darstellbar
Bei **Megaureter** sind der pyelo-ureterale Übergang und der proximale Ureter erweitert sichtbar, ebenfalls ist der prävesikale Ureterabschnitt dann dorsal hinter der Harnblase gut darstellbar.
Retroperitoneum: vergrößerte Lymphknoten(-metastasen), Aortenaneurysma, V.cava-Thrombose
Harnblase: **Blasensteine**, Blasendivertikel, Blutgerinsel in der Harnblase, **Blasentumoren**
Restharnbestimmung: nach der Blasenentleerung Bestimmung der verbliebenen Restharnmenge in der Blase (Norm: <50 ml)
Harnröhre: Beurteilung von Blasenhals u. Rhabdosphinkter, Divertikel, Deszensus
Prostata: Prostatavergrößerung, Verkalkungen, Prostatakarzinom
Samenblasen: in etwa gleiche Echogenität wie das Prostatagewebe
Hoden: Hodentumoren (meist echoärmer als das übrige Hodengewebe), Hodentorsion, Hydrozele

RÖNTGENDIAGNOSTIK

Urographie

Syn: IVP = intravenöse Pyelographie, **Ausscheidungsurogramm**, Ausscheidungsurographie (AUG), Infusionsurographie, engl. urography

Ind: – Darstellung der Konfiguration des Nierenhohlraumsystems, des Abflusses über die Ureteren, Harnblase, Restharn in der Harnblase
 – V.a. Obstruktion der ableitenden Harnwege (Anomalien, Stein, Tumoren)
 – allgemeiner Funktionsnachweis der Nieren

Urologische Untersuchung | Seite 253

Diag: Eine zuvor angefertigte **Abdomenübersichtsaufnahme** (sog. Leeraufnahme) dient zum Vergleich, zur Beurteilung knöcherner Strukturen, des Weichteilschattens (Psoasrandschatten) und zum Erkennen von kalkhaltigen Konkrementen.
Röntgenkontrastdarstellung zur Beurteilung des Nierenbeckenkelchsystems (Anomalien, Verplumpung = Stau durch Abflusshindernis, Aussparungen als Stein- oder Tumorzeichen), Beurteilung der Ureteren, Peristaltik, Weite, Aussparung - Stein, Tumor), Beurteilung der Harnblase, Paravasate, Ausscheidung im Seitenvergleich (Zeitgleichheit?).
Durchführung: nach i.v. **Injektion** (Venenverweilkanüle) eines iodhaltigen **Röntgenkontrastmittels** ⇨ Ausscheidung durch die Nieren (glomuläre Filtration). Erste sichtbare Ausscheidung des Kontrastharns nach ca. 3 Min. (sog. Frühaufnahmen wurden früher zur Hypertoniediagnostik durchgeführt).
Standard: Rö-Aufnahmen nach **7** u. **15 Min.** nach Injektionsbeginn. Nach der 7-Min.-Aufnahme wird die Harnblase entleert um in der 15-Min.-Aufnahme eine Restharnbildung zu erkennen.
Bei einseitiger Abflussbehinderung ⇨ verzögerte Kontrastmittelausscheidung, dann zusätzlich **Spätaufnahmen** ab **1 Std.** post injectionem (bis zu 24 Std.!) erforderlich.

KI: ʊ Kreatinin >3 mg/dl (= eingeschränkte Nierenfunktion) ⇨ Kontrastmittel kann zu Tubulusschäden bis hin zum Nierenversagen führen
ʊ KM-Gabe während einer Nierensteinkolik ⇨ Gefahr der Ureter- od. Fornixruptur (Ruptur des Nierenbeckens im Bereich einer Kelchspitze)
ʊ Bekannte Hyperthyreose
ʊ Anamnestisch bekannte Unverträglichkeitsreaktionen (Urtikaria, Lid- od. Glottisödem, Schweißausbruch, Bronchospasmus, Blutdruckabfall, Krampfanfälle, Schock) auf KM ⇨ vor der Untersuchung **immer danach fragen!** (und in den Untersuchungsräumen immer Notfallmedikamente = Adrenalin, Antihistaminika, Glukokortikoide, Theophyllin sowie Infusionslösung und Intubationsbesteck bereithalten)

Miktionszystourethrographie

Syn: MCU = Miktionscystourethrogramm

Ind: meist in der **Kinderurologie** angewendet:
- V.a. Urethrastriktur, -klappen, -divertikel (Mädchen) = Blasenentleerungsstörung durch subvesikales Hindernis?
- V.a vesikoureteralen Reflux (Differentialdiagnostik bei Dilatation des Nierenbeckenkelchsystems und Megaureter, insb. im Kindesalter) ⇨ Reflux, Ureterfehleinmündung?
- V.a. funktionelle Blasenentleerungsstörung, Urethratumoren (bei Erwachsenen)

Diag: Zuerst Leeraufnahme zur Darstellung von Steinen, Verkalkungen od. Fremdkörpern. Röntgenkontrastdarstellung von Blase u. Harnröhre (im schrägen Strahlengang) als *Füllungsaufnahme* und als *Miktionsaufnahme* von Harnröhre/-blase und Niere.
Durchführung: langsame **retrograde Füllung** der Blase mit wasserlöslichem Kontrastmittel über einen Blasenkatheter. Aufnahme zur Beurteilung der Harnblasenkontur ⇨ Schrumpfblase (chron. Zystitis, nach Bestrahlungstherapie), Balkenblase (hypertrophe Muscularis bei Abflussbehinderung), Christbaumblase (neurogene Blasenentleerungsstörung - neuropathische Reflexblase bei Querschnittlähmung).
Dann Urethra-/Ureter-/Nierendarstellung unter Durchleuchtungskontrolle während der **Miktion** insb. zur **Refluxbeurteilung** in die Ureteren/Nieren ⇨ Einteilung des vesikoureteralen Refluxes in 5 Schweregrade (= Ausmaß der Verplumpung/Dilatation, s.u. Kap. Megaureter/Harnreflux). Beckenübersicht nach Miktionsende ⇨ Restharnnachweis, Kontrastmittelrest bei kompletter Blasenentleerung ⇨ Divertikel.

Retrograde Urethrographie

Ind: - Darstellung vor allem der männlichen Urethra bei V.a subvesikale Blasenentleerungsstörung ⇨ Ausschluss von Urethrastrikturen, -divertikeln, -verletzungen, -missbildungen od. Urethratumoren, selten Kavernen der Prostata bei Tbc, (die Darstellung von Urethralklappen ist nicht mögl. - KM-Strahl spült sie an die Harnröhrenwand, hier besser: MCU)

- Verdacht auf Descensus uteri et vaginae bei Harninkontinenz der Frau (Beurteilung des vesiko-urethralen Winkels)

Diag: Zuerst Leeraufnahme zur Darstellung von Steinen, Verkalkungen od. Fremdkörpern. Dann Röntgenkontrastdarstellung der Urethra durch vorsichtige **retrograde Injektion** eines wasserlöslichen Röntgenkontrastmittels unter Durchleuchtungskontrolle in die Harnröhre (Cave: Mucosaruptur und Übertritt in die Venen od. das Corpus spongiosum bei gewaltsamer Injektion!). Halbschräge Lagerung des Patienten nach LAUENSTEIN (dadurch „Ausblenden" von Knochenstrukturen). Der Patient sollte versuchen zur Untersuchung den Sphincter urethrae zu relaxieren („Beckenboden entspannen").

Retrograde Ureteropyelographie

Syn: retrograde Pyelographie

Ind: – Bei nicht aussagekräftigem IVP (Niereninsuffizienz, Abflussbehinderung durch Harnleiterverlegung oder externe Harnleiterkompression), Darstellung eines Ureters während Zystoskopie ⇨ invasives Untersuchungsverfahren!
- Kontrastmittelallergie

Diag: Zystoskopische **Katheterisierung** der Ureterostien mit Ureterenkatheter (CHEVASSU-/PFLAUMER-Katheter) und retrograde Kontrastmittelinjektion ⇨ einseitige Durchleuchtungsdarstellung von Harnleiter und Nierenbeckenkelchsystem.
Invasives Verfahren: Beachten der Grundsätze des sterilen Arbeitens!

Antegrade Ureterdarstellung

Ind: – indiziert wenn eine Ureterhindernispassage durch retrograde Anlage eines Doppel-J-Katheters (Harnleiterschienung) erfolglos war
- zur Verlaufskontrolle nach Steinentfernung/-abgang (die perkutane Nephrostomie ist die gleichzeitige Notfalltherapie bei der akuten Harnstauungsniere)

Diag: Anlage einer Ultraschall-gesteuerten perkutanen Nierendrainage = Nierenpunktion (**Nephrostomie**), dann Kontrastmittelinjektion. Die Röntgendarstellung bei Verschluss der ableitenden Harnwege erfolgt dann, wenn die Akutphase (Harnleiterverschluss od. Kolikphase) abgeklungen ist.

Computer- (CT) und Magnetresonanztomographie (MRT)

Ind: – Tumordiagnostik parenchymatöser Organe, des Retroperitoneums und zur Metastasensuche
- Traumadiagnostik (schnelle Übersicht im Spiral-CT), Abszedierungen
- Maldescensus testis (Bauchhoden), Hodentumoren
- V.a. Tumorzapfen in der V.cava beim Nierenzellkarzinom

Diag: CT-Serien ohne (nativ) und mit (jodhaltigem) Kontrastmittel
MRT (Syn: Kernspintomographie, NMR = engl. nuclear magnetic resonance), Vorteil: keine Strahlenbelastung, bessere Weichteildarstellung, keine jodhaltigen Kontrastmittel erforderlich, jedoch Einschränkung bei Metallprothesen- und Herzschrittmacherträgern, Untersuchung dauert länger, teurer und nicht überall verfügbar.

Angiographie / Digitale Subtraktionsangiographie (DSA)

Ind: – V.a. auf Gefäßmissbildungen ⇨ Nierenarterienstenose (Hypertoniediagnostik), AV-Fisteln, Aneurysma
- Nierentrauma, insb. nach stumpfem Flankentrauma
- Gefäßdarstellung vor geplanter organerhaltender Nierentumorexstirpation bei Tumor in einer Einzelniere (Nierensegmentresektion ⇨ Versorgungsgebiet einer Segmentarterie)
- Darstellung peniler Arterien vor Revaskularisierungs-Op.

Diag: Invasives Verfahren: Punktion der **A.femoralis** in SELDINGER-Technik und selektive Kontrastmittelinjektion in das betreffende Gefäßgebiet über einen Katheter ⇨ für die Nieren wird dies **Renovasographie** genannt.

Urologische Untersuchung | Seite 255

Bei der DSA erfolgt die Subtraktion der Leer- von der Kontrastaufnahme per Computer ⇨ es resultiert daraus die selektive Gefäßdarstellung ohne störende (z.B. knöcherne) Strukturen.

Phlebographie / Kavographie

Ind: – V.a. Tumorzapfen eines Nierenzellkarzinoms in der V.cava
– Nierenvenenthrombose
– Darstellung der V.testicularis bei Varikozele

Diag: Kavographie (hierzu Punktion der V.femoralis): heute weitgehend durch moderne, nichtinvasive bildgebende Verfahren (MRT) abgelöst.
Darstellung der V.testicularis bei kleiner Varikozele vor Alkoholinjektion zur Sklerosierung.
Über einen Katheter ist auch die Blutentnahme zur selektiven Reninbestimmung getrennt aus den Vv.renales bei der Hochdruckdiagnostik od. Suche eines hormonaktiven Nebennierentumors möglich.

Lymphographie

Ind: Früher zum Staging bei malignen Hoden- und Penistumoren

Diag: Heute weitestgehend obsolet, Methoden der Wahl sind CT/MRT.
Durchführung: bipedale Injektion eines öligen Kontrastmittels in die Lymphgefäße

Kavernosographie

Ind: – Erektile Dysfunktion
– Trauma: Schwellkörperfraktur
– Priapismus
– Ausschluss kavernöser Metastasierung bei Peniskarzinom

Diag: Röntgendarstellung der Penisschwellkörper (Corpora cavernosa) und ihrer venösen Drainage durch intrakavernöse Kontrastmittelinjektion. Bei der Impotenzdiagnostik zusätzlich auch Prostaglandinapplikation zur Provokation einer Erektion mögl.
Anmerkung: Bei erektiler Dysfunktion (V.a. auf venöses Leck, Schwellkörperinsuffizienz) ist die Kavernosographie aber nur sinnvoll, wenn der Patient auch einer geplanten operativen Revision zustimmt.

NUKLEARMEDIZINISCHE DIAGNOSTIK

(Dynamische) Isotopennephrographie

Syn: Funktionsszintigraphie, Radionuklidnephrographie, dynamische Radioisotopennephrographie

Ind: – Nierenfunktionsdiagnostik zur seitengetrennten Bestimmung der tubulären **Clearance** und des effektiven renalen Plasmaflusses (Nierendurchblutung), auch bei Oligurie bzw. Anurie mögl.
– Abflussstörungen der oberen ableitenden Harnwege (z.B. Nierenbeckenabgangsstenose)
– präoperative Nierenfunktionskontrolle
– arterielle Hypertonie (Diagnostik von Nierenarterienstenosen nach Captoprilapplikation, 90%ige Treffsicherheit)

Diag: Injektion von ^{99m}Tc-Mercaptoalanin-3-Glycin (sog. MAG-3-Clearance) od. ^{123}Jod-Hippursäure als nierenpflichtige radioaktive Marker ⇨ zu 1/5 Filtration in den Glomerula, zu 4/5 Exkretion in den Nierentubuli ⇨ rasche renale Elimination. Eine allgemeine Verzögerung lässt auf ein Abflusshindernis schließen. Weitere Aussagen sind mögl. durch:

Urologie

Kontinuierliche (= dynamisch), selektive Radioaktivitätsmessung über den beiden Einzelnieren: typische Phasen sind innerhalb 1 min. (**Perfusionsphase** = renale Durchblutung), nach 3-5 Min. (**Sekretionsphase** = Tubulusfunktion), nach 3-20 Min. (**Exkretionsphase** = Entleerungsdynamik), Normalbefund s. Abb. Zur Unterscheidung zwischen einem weiten Nierenbecken od. einer tatsächlichen Abflussbehinderung kann nach 15 Min. noch Furosemid i.v. (sog. „Lasix-Clearance") gegeben werden (bei weitem Nierenbecken ohne Stenose kommt es danach sofort zum Aktivitätsabfall).

Zur Refluxdiagnostik kann nach der Miktion bei Vorliegen eines vesikoureteralen Refluxes ein erneuter Aktivitätsanstieg über der betroffenen Niere festgestellt werden.

Insg. sehr **geringe Strahlenbelastung** (0,03 mGy Ganzkörperdosis), daher auch bei Kinder anwendbar.

(Statische) Nierenszintigraphie

Ind: Darstellung des funktionstüchtigen Nierengewebes

Diag: ^{99m}Tc-Dimercaptosuccinat (^{99m}Tc-DMSA) bindet an intaktes Nierenparenchym und dient somit zur Bestimmung von Funktionalität und Lokalisation des vorhandenen Nierengewebes bei V.a. angeborene Fehlbildungen (Agenesie, Hypoplasie, Dysplasie, Dystopie), der Restfunktion bei polyzystischer Nierendegeneration sowie bei chronischen Pyelonephritiden / Schrumpfnieren. Aber keine Beurteilung der Radioaktivitätsschwankungen auf der Zeitachse mögl. (= nur statische Untersuchung) ⇨ wird heute kaum noch eingesetzt.

Skelettszintigraphie

Ind: – Staging beim **Prostatakarzinom** (auch bei Spätstadien von Nierenzell- und Blasenkarzinomen) sowie bei vielen anderen Karzinomerkrankungen außerhalb des urologischen Fachgebietes (insb. Mammakarzinom, Bronchialkarzinom)

– Suche primärer Knochentumoren

Diag: Nachweis von **Knochenmetastasen** (gesteigerter Mineralumsatz ⇨ osteoplastische Filiae) durch Injektion von knochenaffinem, schwach radioaktivem Technetiumphosphat (^{99m}Tc-Phosphat) und Darstellung der Mehranreicherung mittels Abtastung des Körpers durch eine Gamma-Kamera.

Typische Prädilektionsstellen für Metastasen: Becken und Wirbelsäule

Cave: falsch positive Befunde bei/nach Frakturen, Osteomyelitis, Arthritis

URODYNAMIK

Funktionsdiagnostik des unteren Harntraktes (Ausscheidungsfunktion von Harnblase u. Urethra)

Uroflowmetrie

Ind: Diagnostik von Blasenentleerungsstörungen

Diag: Nichtinvasive Bestimmung der Harnflussrate (Screeninguntersuchung!) während der Miktion (Menge pro Zeiteinheit) = „Stärke des Urinstrahls".

Parameter: **maximal erreichter Harnfluss** (Peak flow, Norm: **>20 ml/Sek.**) und

Miktionsbild (normal: steil ansteigende und abfallende Kurve innerhalb von 15 Sek., s. Abb. „normal")
Pathologisch: Peak flow <10 ml/Sek., langes niedriges Plateau bei Harnröhrenstriktur, mehrere Gipfel bei neurogener Blasenentleerungsstörung bzw. funktioneller Obstruktion, abgeflachte breite Kurve bei Prostatahyperplasie (= verlängerte Miktion, s. Abb.).

Zystometrie

Syn: Zystomanometrie, Blasenmanometrie, **Blasendruckmessung**

Ind: Diagnostik von Blasenfunktionsstörungen

Diag: Beurteilung der Reservoirfunktion der Harnblase und der Funktion des Detrusor vesicae. Kontinuierliche Befüllung der Blase mit physiologischer NaCl-Lösung über einen Blasenkatheter, dabei Messung des Blasendruckes (P_{Blase}) über einen Kanal im Katheter sowie Registrierung des intraabdominellen Druckes über eine Rektalsonde (P_{Rectum}). Aus der Differenz beider Drucke (P_{Blase} - P_{Rectum}) resultiert der Detrusordruck. Beurteilung der Detrusorcompliance (Blasenwanddehnungsfähigkeit), seiner Sensorfunktion (Harndrang) sowie seiner Kontraktionskraft.

Urethrometrie

Syn: Sphinkterometrie, Urethradruckprofil

Ind: Differentialdiagnostik der Inkontinenz

Diag: Messung des urethralen Ruhedrucks, des Stressdrucks (maximaler Druck, Norm: 50 cm H_2O) und des urethralen Öffnungsdrucks. Hierbei Simultanbestimmung von Blasen- und Urethradruck mittels spezieller mehrlumiger Messkatheter. Die standardisierte Messung des Harnröhrendrucks erfolgt in verschiedenen Abschnitten durch maschinellen Katheterrückzug.
Pathologisch: Unterschreitung des Urethraverschlussdruckes unter den Blasendruck (Basislinie) beim Pressen/Husten ⇨ Belastungsinkontinenz

ENDOSKOPIE

Untersuchung der ableitenden Harnwege (Harnröhre, Harnblase, Harnleiter, Nierenhohlsystem) unter visueller Kontrolle - **invasive** Untersuchungsmethode ⇨ steriles Arbeiten erforderlich! Gleichzeitig sind endourologische Eingriffe mögl. (z.B. Biopsien, Steinentfernung)

(Urethro-)Zystoskopie

Syn: (Harnröhren-)Blasenspiegelung

Ind: – **Hämaturie** unklarer Genese (Makro- und persistierende Mikrohämaturie)
– rezidivierender Harnwegsinfekt / V.a. Urogenitaltuberkulose
– V.a. maligne Erkrankung der Blase (**Harnblasenkarzinom**), Verlaufskontrolle nach Blasentumorresektion, V.a. Infiltration der Harnblase durch Kolonkarzinom, Zervixkarzinom, Vaginalkarzinom od. anderen Tumoren
– Harninkontinenz, neurogene Blasenentleerungsstörung
– V.a. Fremdkörper in der Blase, Blasentamponade (= Blutkoagel in der Harnblase)
– V.a. Ureterfehleinmündung, vesikoureteraler Reflux ⇨ Beurteilung der Harnleiterostien

– Blasen-Scheiden- od. Blasen-Darm-Fistel
– Notwendigkeit der Ureterenkatheterisierung

KI: ʊ akute Zystitis, Prostatitis
ʊ Harnröhrenruptur
ʊ relativ: großes Prostataadenom, Harnröhrenstriktur

Diag: ♂: Desinfektion Glans penis, Instillieren eines sterilen Gleitmittels und Einführen des Endoskops in den Meatus externus (zunächst Elevation des Penis, dann Vorschieben unter Absenken zum besseren Passieren der Harnröhrenkrümmung) und Beurteilung der Harnröhre mittels Geradeausoptik (0°) beim Vorschieben, Füllung der Harnblase mit steriler Flüssigkeit und Beurteilung der Harnblase mit verschiedenen Winkeloptiken (30-120°).

♀: Zystoskop bis in die Harnblase (kurze Urethra) direkt einführen, dann Füllung der Harnblase und Beurteilung wie beim Mann
Kompl: selten, gelegentlich vorübergehende Hämaturie od. Dysurie

Ureterorenoskopie

Syn: Harnleiternierenspiegelung

Ind: – Sekundärdiagnostik (invasiv!) bei suspektem sonographischem od. radiologischem Vorbefund wie KM-Aussparung od. Abklärung einer zystoskopisch verifizierten, unilateralen Makrohämaturie, Tumorverdacht (⇨ mögl. sind Spül- od. Bürstenzytologie od. Biopsie über die Arbeitskanäle)
– therapeutische Intervention bei Ureterolithiasis (Steinentfernung)
– Schlitzung narbiger Harnleiterstrikturen
– Laserkoagulation bei Harnleitertumor

Diag: Retrograde endoskopische Untersuchung von Blase, Harnleiter und Nierenbeckenkelchsystem des Patienten in Steinschnittlage mit starrem Ureterorenoskop mit Winkeloptik. Instrumentarium zur Steinentfernung (z.B. ZEISS-Schlinge) od. Lithotripsie-Sonde über die Arbeitskanäle des Gerätes einführbar. Mittels eines in ein Ureterostium eingeführten Katheters kann auch ein retrogrades Pyelogramm durchgeführt werden.

Kompl: Harnleiterperforation/-ruptur, Ostienläsion. Bei läsionsbedingtem Harnstau oder Ureterruptur ist die Einlage eines Doppel-J-Katheters (sog. Harnleiterschienung, dazu Streckung zum Einlegen durch den Führungsdraht, nach Entfernen des Führungsdraht bleibt am distalen und proximalen Ende eine Krümmung, die den Katheter in Blase und Nierenbecken festhält) indiziert, oft wird diese nach der Spiegelung schon prophylaktisch für einige Tage eingelegt.

Perkutane Nephroskopie

Syn: Antegrade Nierenspiegelung (selten auch antegrade Ureterspiegelung) über einen perkutanen Nephrostomiekanal in das Nierenbecken

Ind: – diagnostische Indikation selten, hauptsächlich zur perkutanen **Steinentfernung** oder Steinzertrümmerung (Nephrolitholapaxie) bei Nierenausgussstein
– Schlitzung narbiger Ureterabgangsstenosen
– Laserkoagulation bei Nierenbeckentumor

Diag: perkutane Punktion des Nierenbeckens unter sonographischer (od. radiologischer) Kontrolle, Bougierung des Punktionskanals und Einführung des Nephroskops. Zertrümmerung des Steins mit Arbeitsinstrumentarium (Ultraschallsonde, Zangen usw.), anschließend Einlage eines Fistelkatheters zur Stauungsprophylaxe bei antegradem Steinfragmentabgang. Antegrade Röntgendarstellung über die Fistel möglich.

PUNKTIONSVERFAHREN

Entnahme von Gewebeproben mittels Hohlnadel od. speziellen Punktionsgeräten aus Blutgefäßen, Körperhohlräumen, Hohl- oder parenchymatösen Organen oder Tumoren (Sonographie- oder Röntgenkontrolle bzw. unter Sicht bei Endoskopie).

Prostatabiopsie

Syn: Prostatastanzbiopsie

Ind: Karzinom-verdächtiger Tast- oder Ultraschallbefund

Diag: Transrektal od. transperineal (vom Damm) möglich, Vorgehen unter digitaler oder sonographischer Kontrolle., mehrfache Biopsien (Standard sind **6 Biopsien**, besser 8), perioperative Antibiose (mit einem Gyrasehemmer, z.b. Ofloxacin oder Ciprofloxacin, 12-24 und 1 Std. vor der Biopsie geben)
Transrektal: bessere Zielgenauigkeit, keine Anästhesie erforderlich (unter sonographischer Kontrolle heute Standard), aber insb. nach transrektaler Punktion hochfieberhafte Infekte mit Gefahr der septischen Streuung durch Verschleppung rektaler Keime, Nachblutung mögl.
Transperineal: keine Kontamination mit Darmkeimen, Lokalanästhesie erforderlich, häufiger falsch negative Befunde.

Kompl: Hämaturie und/od. Hämatospermie (50 % d.F., ist aber harmlos), Pollakisurie, Fieber (ohne Infektion), lokale Infektion, Sepsis, rektale Blutung, Harnverhalt mögl.

Nierenbiopsie

Ind: – Differenzierung von Glomerulonephritiden
– Punktion von großen Nierenzysten
– Punktion zur Überprüfung des Transplantats nach Nierentransplantation
Anmerkung: Die Punktion tumorverdächtiger Areale ist wegen der Gefahr der Tumorstreuung umstritten!

Diag: Ultraschallgesteuerte Punktion der Niere mit Hohlnadel in Lokalanästhesie, mögliche Komplikationen sind Blutung und Infektion.

KATHETERISMUS

Syn: Anlage eines Blasenkatheters, Katheterdrainage, engl. bladder catheter

Ind: – Diagnostisch: Gewinnung von Blasenurin zur Harnuntersuchung (wird dann „Katheterurin" genannt), früher zur Restharnbestimmung (wird heute sonographisch bestimmt), in der Intensivmedizin zur Flüssigkeitsbilanzierung
– Therapeutisch: Harnblasenentleerung (einmalig, intermittierend od. dauerhaft) bzw. direkte Entleerung des Nierenbeckens bei der Nephrostomie (und ggf. endourologische Eingriffe)

Etlg: # **Einmalkatheterismus**: bei akutem Harnverhalt, z.B. postoperativ, diagnostisch zur Gewinnung von Katheterurin

Intermittierender Katheterismus: regelmäßige (3- bis 5-mal tägliche), mögl. sterile Blasenentleerung (meist durch den Pat. selbst) bei myogener od. neurogener Blasendysfunktion

Dauerableitung mittels **Blasenverweilkatheter** (Syn: Dauerkatheter):
- **transurethral** mit einem Ballonkatheter

Urologie

- mit einem **suprapubischen** Katheter (Vorteile: spontane Miktion weiter mögl., keine Kompl. der Urethra)
Nephrostomie (perkutane): Ableitung des Urins direkt aus dem Nierenbecken (z.B. in der Kinderurologie bei Ureterstenose od. nach Ureteroperation)

Ther:
- Material: Einmalkatheter (aus Gummi/Latex od. Kunststoff/Silikon) für den Mann nach TIEMANN (abgebogene konische Spitze) od. MERCIER (abgebogene runde Spitze), für die Frau nach NÉLATON (gerader Katheter mit runder Spitze)
Transurethrale Dauerkatheter mit aufblasbarem Ballon an der Spitze (Ballonkatheter): der Ballon wird über einen zweiten kleinen Kanal im Katheter mit Aqua dest. gefüllt (dies wird „geblockt" genannt) und verhindert somit das Herausrutschen des Blasenkatheters aus der Harnblase bei versehentlichem Zug am Katheter

geblockter Ballon

Nélaton Tiemann Mercier Dauerkatheter

Durchmesser (Angabe in Charrière, 1 Charr. = 1/3 mm Durchmesser, Syn: French): erwachsene Männer **14-18 Charr.**, Frauen 12-14 Charr., Kinder 6-10 Charr.

- Durchführung: immer unter **aseptischen Bedingungen** (steriler Katheter, steriles Instrumentarium, heute meist in Sets abgepackt, sterile Handschuhe, Desinfektion), schonendes Vorgehen **ohne** Gewaltanwendung
  1. **Desinfektion** der Glans penis/Vulva mit einem nichtalkoholischen Desinfektionsmittel (z.B. Povidon Iod, Betaisodona®), Instillation eines **Gleitmittels** in die Urethra (z.B. Lokalanästhetika-haltiges Gel, Instillagel® od. zusätzlich mit Chlorhexidin [hat bakterizide Wirkung], Endogel®)
  2. Beim Mann **Strecken** des Penis (und somit der Harnröhre) mit der linken Hand und Einführen sowie Vorschieben des Katheters mit einer Pinzette (mit der rechten Hand, s. Abb.), dies muss leicht und ohne Widerstand gehen
  Bei der Frau Spreizen der großen Labien mit der Haltehand und Einführen des Katheters mit der anderen Hand
  3. Fließt Urin ab liegt der Katheter in der Blase, ggf. Verbindung des Katheters mit einem Urinbeutel bzw. Ablassen in ein Auffanggefäß (beim Einmalkatheterismus)

Ostium urethrae externum

Bulbus urethrae
Cave: Via falsa!
Prostata

Katheterismus

Bei Dauerkathetern noch weiteres Vorschieben, damit der Katheter mit dem Ballonanteil ganz in der Harnblase liegt und Blocken des Katheterballons mit 5-10 ml Aqua dest. od. steriler 8%iger Glyzerinlösung (dichtet die Poren des Ballons ab), Anschluss an ein geschlossenes Harnableitungssystem (= Urinbeutel mit Abflussventil am Boden und mit Rücklaufsperre zum Katheter)

Grundsätzlich gilt für alle Katheter: immer **strenge Indikationsprüfung** und nur **so lange wie notwendig** einen Katheter liegen lassen. Ein „routinemäßiger" Wechsel der Katheter ist nicht erforderlich (nur wenn dieser verstopft, verschmutzt usw. ist). Inkrustationen und Infekte können vermindert werden durch Ansäuern des Harns (pH 5,8-6,2) und Ausscheidungsmenge von 1,5-2 l/Tag (spez. Gewicht <1,015 g/ml)

- Operativ: Ind: Notwendigkeit längerfristiger Urinableitung (>5 Tage)
  Suprapubische Zystostomie: Einführung eines Katheters in die Harnblase über eine transkutane Blasenpunktion, dies ist ein operativer Eingriff ⇨ steriles Arbeiten!
  – Voraussetzung: Ausschluss einer Gerinnungsstörung, die Harnblase muss **voll** sein (Perkussion ⇨ Blase muss deutlich [>5 cm] über der Symphyse stehen od. besser sonographische Kontrolle ⇨ mind. 300 ml Blaseninhalt), kein Blasen- od. Abdominaltumor

- Lokalanästhesie der Punktionsstelle (2 Querfinger oberhalb der Symphyse in der Medianlinie), Desinfektion u. steriles Abdecken
- Punktion der Blase mit einer speziellen Nadel (heute meist mit einem Punktionsset, Cystofix®, s. Abb.) ggf. unter Ultraschallkontrolle bis Urin abfließt, dann Legen des Katheters (aus Vollsilikon, Ø Charr. 5-12) durch die Nadel und Entfernen der Punktionsnadel, Blocken des Katheters, Fixation und steriler Verband

Perkutane Nephrostomie:
- Voraussetzung: Ausschluss einer Gerinnungsstörung, Lagerung des Pat. in Bauchlage, sonographisches Aufsuchen der Punktionsstelle und Markierung
- Lokalanästhesie der Punktionsstelle, Desinfektion und steriles Abdecken
- Unter Ultraschallkontrolle Punktion des Nierenbeckens, Einlage eines Führungsdrahtes über die Nadel und Wechseln/Aufbougieren des Zugangs, dann Legen des Katheters über den Führungsdraht
- Über die Nephrostomie können auch Steinentfernungen, Schlitzung einer Ureterabgangsstenose od. Laserkoagulation von Nierenbeckentumoren durchgeführt werden.

<u>Kompl:</u> * Perforation der Harnröhre (meist im bulbären Anteil) durch gewaltsames Vorschieben od. Via falsa (Intubation des Utriculus prostaticus = Blindsack im Colliculus seminalis in der männlichen Harnröhre)
* Transurethrale Dauerkatheter: hohes Infektionsrisiko durch **Keimaszension** entlang des Katheters (es bildet sich eine „Schleimstraße" entlang des Katheters = mukopurulente Membran, die tägl. Infektionsrate beträgt 3-10 %!) ⇨ **Harnweginfektion** mit Urethritis, Prostatitis, Epididymitis, Zystitis, Pyelonephritis, „Katheterfieber" bis zur Urosepsis
Epid: Harnweginfektionen machen 30-40 % aller nosokomialen Infektionen aus, diese sind zu 90 % durch Harnblasenkatheter bedingt!
Proph: ist eine längere Ableitung geplant/vorhersehbar, dann besser gleich suprapubischen Katheter legen
* Harnröhrenstrikturen nach transurethralem Katheterismus
* Nach Entfernen eines transurethralen Dauerkatheters noch für einige Tage beeinträchtigte Miktion
* Bei dauerhafter Katheterversorgung ergibt sich nach Jahren ein erhöhtes Risiko für ein Harnblasenkarzinom

<u>Op:</u> * Suprapubische Blasenpunktion: bei zu gering gefüllter Blase od. zu weit kranialer Punktion ⇨ Verletzung von Darm, bei zu weit kaudaler Punktion Verletzung d. Prostata mögl.
* Perkutane Nephrostomie: Fehlpunktion, Blutung, Pneumothorax, Darmperforation, Peritonitis, Infektion des Pyelons bei längerdauernder Einlage, Struvitsteine (= Infektsteine)

NIEREN

Anatomie

Die paarigen Nieren (Ren) liegen **vollständig retroperitoneal**, Gewicht je ca. 160 g, Größe 12 x 6 x 4 cm
Lok: Höhe BWK11/12 - LWK2/3, die re. Niere steht eine ½ Wirbelhöhe tiefer (wegen der Leber). Die 12. Rippe läuft vom kranialen Pol zum mittleren Drittel über die Niere. Die Atemverschieblichkeit beträgt 3 - 6 cm, (bei para-/perinephritischen Prozessen eingeschränkt).
Umgeben wird die Niere in der Reihenfolge von innen nach außen: von der Capsula fibrosa (Organkapsel), Capsula adiposa (Nierenfettkörper) und der Fascia prä- und retrorenalis (GEROTA-Faszie). Nach medial und kaudal ist der Fasziensack offen, deshalb besteht bei Anorexie-bedingter Abnahme des Fettkörpers die Gefahr der Absenkung.
Innerhalb der Fettkapsel liegen noch die Nebennieren (auf der Extremitas sup. der beiden Nieren = oberer Nierenpol).

Aufbau: 1.) **Parenchym** (sollte beim Erwachsenen mind. 1,3 cm dick sein):
Im Parenchym sind die Nephrone (= kleinste morphologische Niereneinheit bestehend aus 1 Glomerulum + Tubulussystem) enthalten, pro Niere 1-1,5 Mio.
- **Nierenrinde** mit Glomeruli und gewundenen Harnkanälchen (Tubuli)
- **Nierenmark** mit den geraden Nierenkanälchen (Tubuli, HENLE-Schleifen und Sammelrohre)

2.) **Pyelon** (Syn: Pelvis renalis, Nierenbecken) = Harnsammelbecken. Es münden jeweils mehrere Sammelrohre in den Papillenspitzen der einzelnen Nierenkelche (Calices renales) ⇨ insg. 8-10 Nierenkelche vereinigen sich zum dendritisch geformten Nierenbecken (Normvariante: ampulläres Nierenbecken).
Volumen: 3-8 ml, geringer Druck von 6-12 cm H₂O. Am kaudalen Ende des Pyelon geht unter konischer Verjüngung der Ureter hervor.
Das Verhältnis von gesamter Parenchymbreite zum Pyelon beträgt je nach Alter: <30. Lj. 1,6:1, 30.-60. Lj. 1,2-1,6:1, >60. Lj. 1,1:1

Nachbarschaftsbeziehungen: Rechte Niere ⇨ Nebenniere, Zwerchfell, Leber, Pars descendens duodeni, Colon und Mesocolon transversum
Linke Niere ⇨ Nebenniere, Pankreasschwanz, Colon und Mesocolon transversum, Milz, Magen

Hilus: **A.renalis** (aus der Aorta abdominalis in der Höhe des Abgangs der A.mesenterica sup.), teilt sich in 5 Segmentarterien (Übergang in die Aa.interlobares und dann in die Aa.arcuatae), alle Nierenarterienäste sind Endarterien (= keine Anastomosen untereinander). Als Normvariante (keine pathologische Bedeutung, aber wichtig für die Op-Planung) kommen in 25 % d.F. **zusätzliche Nierenarterien** vor (meist zu den Nierenpolen, auch bilateral). Auf die Nieren entfallen 25 % des Herzminutenvolumens.
V.renalis (Abfluss in die V.cava inf., in die **linke** V.renalis münden zusätzlich noch die li. V.testicularis bzw. li. V.ovarica und die li. V.suprarenalis).
Pyelon (radiologische Einteilung nach der Form: trichterförmig, ampullär, dendritisch) mit dem abgehenden **Ureter** (in Höhe LWK2/3). Der Ureter verläuft dann paravertebral auf dem M.psoas major, an der seitlichen Beckenwand entlang bis zum Blasenfundus. Es bestehen 3 physiologische Engen (Prädisposition für das Hängenbleiben von Nierensteinen): am Abgang aus dem Pyelon ("Ureterhals"), an der Überkreuzung der Vasa iliaca und im intramuralen Anteil der Harnblase (Harnblasendurchtritt). Der Harntransport erfolgt von kranial nach kaudal durch peristaltische Wellen (weiteres s.u. Kap. Ureter).

Funktion: 1.) Exkretorisch (Produktion von Harn):
Der Primärharn (Ultrafiltrat, ca. 180 l/Tag) wird in den Glomeruli produziert (Syn: Glomerulusfiltrat) ⇨ dann Rückresorption, Diffusion (Gegenstromprinzip) und auch Sekretion in den Tubuli und Sammelrohren auf ca. **1-1,5 l Endharn/Tag**.
- Ausscheidung/Konzentrierung des **Harns** zur Regulation von **Wasser-** u. **Elektrolythaushalt** (Osmoregulation), Einfluss auf den Säure-Basen-Haushalt (Abgabe von H^+-Ionen)
- Ausscheidung von für den Körper nicht mehr verwertbaren, wasserlöslichen Stoffwechselprodukten (= **harnpflichtige Substanzen**)

2.) Inkretorisch (Produktion renaler Hormone):
- **Erythropoetin** ⇨ fördert die Blutbildung (Erythropoese)
- **Renin** ⇨ Renin-Angiotensin-Aldosteron-System zur Natrium- und H_2O-Rückresorption in der Niere und Blutdruckerhöhung
- Biosynthese von biologisch aktivem **Calcitriol** (1,25-Dihydroxycolecalciferol) durch Hydroxylierung an C_1 aus Colecalciferol (Vit. D_3) ⇨ Regulation des Kalzium- u. Phosphatstoffwechsels
- Prostaglandine, Kinine

NIERENFEHLBILDUNGEN

Syn: Nierenanomalien, Nierenmissbildungen, engl. kidney malformations, renal anomalies, ICD-10: Q63.9

Entwicklungsgeschichtlich: aus dem Mesoderm der dorsalen Bauchwand entwickelt sich der sog. **nephrogene Strang**, der sich mit dem mesonephrogenen Gang der seitlichen Bauchwand (WOLFF-Gang) verbindet. Daraus entwickelt sich die Urnierenanlage als ovales Gebilde beiderseits über die Mittellinie hinaus. Durch Regression der oberen Anteile verschwindet die Urniere bis zur 8. SSW und durch Weiterentwicklung der dorsalen Anteile entstehen später Ductuli efferentes und Epididymis.
Ab der 5. SSW verbindet sich weiter kaudal **metanephrogenes Gewebe** (Nachniere) dann beiderseitig jeweils mit der **Ureterknospe** des WOLFF-Ganges, aus der Ureter, Pyelon, Nierenkelche und die Sammelrohre entstehen. Durch die Sammelrohre wird das metanephrogene Gewebe zur Differenzierung induziert und es entstehen daraus die Tubuli und Glomeruli (Nephrone). Ein Sammelrohr ist dann jeweils mit einem Tubulus und Glomerulum verbunden.
Durch Wachstum der Lumbosakralregion des Embryos wandern die Nieren aus dem Becken nach kranial und drehen sich von ventral nach medial (das Nierenbecken und der Nierenhilus gelangen dadurch nach medioventral).

Nierenaplasie: (Syn: Nierenagenesie) Fehlen einer, selten beider Nieren (fehlen beide, dann in 40 % d.F. Totgeburt, 60 % sterben innerhalb von 6 Wochen)
Ursache: entwicklungsgeschichtlich trifft die Ureterknospe nicht den metanephrogenen Strang und somit erfolgt keine Induktion zur Nierenbildung
Bei einseitiger Agenesie vollständige **Kompensation** durch Hypertrophie der Gegenseite (renal counterbalance), deshalb meist symptomlos (und z.B. Zufallsbefund bei der Sonographie bei älteren Pat.). Der Kompensationsmechanismus durch eine Niere erfolgt auch bei Entfernung der Gegenniere im Erwachsenenalter (z.B. wegen eines Nierentumors). Daher ist auch die Lebendorganspende einer Niere medizinisch vertretbar.

Nierenhypoplasie, Zwergniere: kleine, unterentwickelte, aber strukturell normale Niere mit weniger Nierenkelchen.

Nierendysplasie: dysplastisches Gewebe, z.B. Knorpel, primitive Nephrone od. Zysten in der Niere bei insg. stark reduziertem Parenchym. Häufig zusätzlich Harnleiteranomalien.

Verschmelzungsnieren:
- Kuchenniere: komplette Verwachsung der beiden Nieren

Urologie

- **Hufeisenniere**: häufigste Fusionsanomalie ⇨ symmetrische, U-förmige, prävertebrale Verwachsung meist der **unteren Pole** der beiden Nieren (s. Abb.), mit Malrotation (Nierenbecken zeigen nach vorne), häufig mit anormaler Gefäßversorgung
- Andere, nicht symmetrische Formen der Verschmelzungsniere sind z.B. S- od. L-förmige Nieren.

Gekreuzte Nierendystopie: beide Nieren liegen auf einer Seite bei jeweils korrekter Uretereinmündung re. u. li. in die Blase, in 80 % der Fälle sind die beiden Nierenanlagen dann miteinander asymmetrisch verschmolzen (s. Abb.)

Doppelniere: komplette doppelte Nierenanlage mit 2 Nierenbecken und 2 Ureteren (duplex oder fissus), die Nierenanlagen können verschmelzen oder getrennt bleiben (= überzählige Niere). Die Doppelanlage kann ohne Krankheitswert sein, bei funktionsloser Nierenanlage muss diese aber reseziert werden.

Solitärzyste/Nierenzyste: 50 % der 50-jährigen haben **einzelne** Nierenzysten **ohne** Krankheitswert. Kompl: selten Einengung des Nierenbeckenkelchsystems od. Ureters, Zystenruptur mit Hämaturie.
Wichtigste DD im Erwachsenenalter ist die Tumorzyste, die durch ein zystisch zerfallendes Nierenzellkarzinom entstehen kann.

Zystennieren: Entstehen durch fehlenden Anschluss der Sammelrohre an das metanephrogene Gewebe ⇨ blind endende Nierentubuli mit Ausbildung von **multiplen Zysten** (als DD zur solitären Nierenzyste), meist in **beiden** Nieren vorhanden.
Ät: aut.-rez. (Chrom. 1,2,3, od. 9, infantile Form mit schlechter Prog., Syn: Nephronophthise) oder aut.-dom. (Erwachsenenform, Chrom. 4 od. 6) erblich
Kompl: **polyzystische Nierendegeneration** (meist jenseits des 40. Lj.) ⇨ chronische Niereninsuffizienz, arterielle Hypertonie. Zusatzfehlbildungen mit Zysten in Leber, Gallengang, Milz od. Pankreas, zerebrale Aneurysmen, Herzklappeninsuffizienz mögl.

Markschwammniere: angeborene, aber nicht erbliche zystische Fehlbildung mit Dilatation der Nierentubuli und Ausbildung kleiner, oft mit den Sammelrohren kommunizierender Zysten, in 2/3 bds.,
Kompl: 50 % der Patienten haben Kalziumrückresorptionsstörung und einen alkalischen Urin-pH ⇨ rezidivierende **Nephrolithiasis** (beginnend mit sog. RANDALL-Plaques in den Tubuli und Sammelrohren) mit Nierenkoliken und Harnweginfekte

Rotations- und Lageanomalien:
Rotationsanomalien entstehen entwicklungsgeschichtlich durch die ausbleibende (od. übermäßige) Rotation der Nierenanlage von ventral nach medial. Lageanomalien entstehen durch die fehlende Aszension der Nierenanlage nach kranial beim Wachstum des Embryos. Die Nebennieren liegen dabei an normaler Stelle, da diese entwicklungsgeschichtlich nicht von der Nierenentwicklung abhängig sind. Einen Krankheitswert haben die Fehlbildungen nur dann, wenn sich dadurch eine Harntransportstörung od. Nierensteinbildung ergibt.
- **Malrotation**: inkomplette embryonale Rotation der Nierenanlage. Die Nierenbecken und der Hilus stehen noch nach ventral, per se *ohne* Krankheitswert
- **Nierenektopie**: unvollständiger Nierenaszensus, meist in Kombination mit einer Malrotation ⇨
  Beckenniere/Kreuzbeinniere (s. Abb.): Lage der Niere im Bereich des Beckens (während der Entwicklung bis zur 9. SSW wandert die Niere aus dem "Becken" nach oben = Aszension). Bei Beckenniere Gefäßversorgung dann meist aus den Vasa iliaca. Kompl: Nephrolithiasis
  Thorakalniere: Lage im Thorax (extrem selten)
- **Nephroptose**: abnorme Beweglichkeit der Niere (Syn: Ren mobilis) in Abhängigkeit von der Körperlage ⇨ pathologisch ≥3 Wirbelhöhen (darunter ist physiologisch). Die Nephroptose bleibt aber *ohne* Krankheitswert, wenn keine Abflussbehinderung besteht (früher wurde häufig eine Nephropexie bei unspezifischen Flankenschmerzen durchgeführt, dies bringt jedoch meist keine Besserung der Symptomatik).
Diag: Abdomenübersicht/Ausscheidungsurogramm im Liegen u. im Stehen.

Nierenbuckel/Milzbuckel: kraniale Verdickung der li. Niere (bei 10 % d. Bevölkerung zu finden, *ohne* pathologische Bedeutung)

Hyperplastische BERTINI-Säulen: Parenchymausläufer, die in das Pyelon hineinragen (*ohne* pathologische Bedeutung)

Parenchymbrücke: durch Nierenparenchym geteiltes Pyelon

Nierenbeckenfehlbildungen:
- **Ampulläres Nierenbecken:** vergrößertes, kugelförmiges Pyelon (Normvariante ohne pathologische Bedeutung)
- **Kelchdivertikel / Hydrokalix:** sackartig aufgezweigte Ureterknospe, die mit dem Kelch in Verbindung steht (keine Zyste) / Stenose des Kelchhalses mit Aufweitung des Kelches
- **Megakalikose:** angeborene Aufweitung aller Nierenkelche durch Papillenfehlbildung (keine Obstruktion nachweisbar), mit erhöhter Anzahl von Nierenkelchen, meist bei Jungen
- **Nierenbeckenabgangsstenose:** s.u. Kap. Harnleiterfehlbildungen

NIERENTRAUMA

Syn: Nierenverletzung, engl. renal trauma, ICD-10: S37.0

Ät: Cave: Bei allen abdominellen Traumen ist eine Nierenbeteiligung möglich!
- Stumpfes Bauchtrauma (90 % d.F.) in der Thorax- und/oder Lendenregion (Schlag, Quetschung, Sturz aus großer Höhe auf die Flanke, Dezeleration) ⇨ insb. beim Polytrauma
- Perforierendes Bauchtrauma: Messerstich, Durchspießung von Rippen- oder Querfortsatzfragmenten (häufig in Kombination mit Rippen- od. Wirbelfrakturen), Schussverletzung

Epid: Beim **polytraumatisierten Patienten** kommt eine urologische Mitbeteiligung in 10-30 % d.F. vor, davon entfallen 2/3 auf die Nieren. M > w (3:1)

Etlg: # Klinische Klassifikation des Nierentraumas (modifiziert n. HODGES)

Verletzungsmuster	Therapie
Leichtes Nierentrauma (60-80 % d.F.):	
Grad Ia: Kontusion der Nieren	konservativ
Grad Ib: Parenchymblutung, intakte Kapsel u. Nierenbeckenkelchsystem	konservativ
Schweres Nierentrauma (10-30 %):	
Grad IIa: inkomplette Ruptur der Niere mit subkapsulärem Extravasat	konservativ
Grad IIb: inkomplette Ruptur der Niere mit perirenalem Extravasat (innerhalb der GEROTA-Faszie)	kons./operativ
Grad IIc: komplette Ruptur der Niere mit retroperitonealem Extravasat	operativ
Kritisches Nierentrauma (<5 %):	Nephrektomie,
Grad III: multiple Rupturen, Organzertrümmerung, Nierengefäßstielabriss	Gefäßnaht

Nierendezelerationstrauma (z.B. Sturz aus großer Höhe) ⇨ Thrombose der Arteria od. V.renalis durch Intimaeinriss oder Stielabriss mit perirenalem Hämatom, Ureterabriss
Commotio renalis (stumpfes Trauma auf die Flanke) ⇨ Berstungsruptur mögl.
Perforierendes Nierentrauma (Stich-, Schuss-, Pfählungsverletzungen, Knochendurchspießungen bei Rippenfraktur)

Klin: ⇨ **Flankenschmerz** / klopfschmerzhaftes Nierenlager (Spannungsschmerz bei subkapsulärem Hämatom
⇨ **tastbarer Tumor in der Flanke**, Prellmarken
⇨ **Makro- /Mikrohämaturie**, Blutkoagelabgänge (in 80 % d.F., Kolik mögl.)

⇒ Bei starker Blutung durch Abriss des Nierenstiels keine Hämaturie ⇨ Schocksymptomatik, Anurie

⇒ Evtl. zwischen Unfallereignis und Klinik auch **symptomfreies Intervall** von mehreren Tagen bis 3 Wochen mögl. = zweizeitiger Verlauf mit primär subkapsulärer Blutung und späterer Kapselruptur und Schocksymptomatik

Diag: 1. Anamnese (Unfallart u. -hergang?) und klinische Untersuchung: **Prellmarken**, Flankenklopfschmerzhaftigkeit

2. **Sonographie:** Retro- od. intraperitoneale freie Flüssigkeit (Hämatom oder Urinextravasat), Nierenparenchymdefekt?, ggf. farbkodierte Duplexsonographie

3. **Röntgen: Abdomenübersicht** ⇨ Rippenfrakturen, LWS-Querfortsatz-Frakturen, Flüssigkeitsspiegel, freie Luft, Verschattung der Nierengegend, unscharfe Psoas-Grenze, Verdrängung v. Zwerchfell, Leber, Kolon.
Spiral-CT-Abdomen zur topographischen Hämatomzuordnung, zur Differenzierung Urin-/Blut-Extravasat (mit KM) und zum Ausschluss von Begleitverletzungen
IVP (Ausscheidungsurographie): bei Ruptur Austritt des Kontrastmittels aus dem Nierenparenchym, bei Gefäßabriss keine Darstellung der betroffenen Niere (= stumme Niere). Forensische Bedeutung zur OP-Planung und zur Beurteilung des Funktionszustands der kontralateralen Niere. Stellt sich der Ureter/Harnblase nicht dar ⇨ ggf. auch retrograde Urethrographie.
Nierenarterienangiographie (DSA), Nierenszintigraphie bei funktionsloser Niere im IVP

4. Labor: Urinstatus (Stix), Urinsediment, Kreatinin, Blutbild, Gerinnung und Elektrolyte

5. **Bilanzierung** der Ein- und Ausfuhrmenge

Ther: • Akut: Schocktherapie mit Infusionsbehandlung
• Konservativ: Grad I - IIa (meist auch IIb, da die GEROTA-Faszie eine Blutung begrenzt) werden primär nur beobachtet (ca. ¾ d.F.) mit kurzfristigen Sonographiekontrollen
• Operativ: Ind: Notfallindikation bei Schweregrad III (Zertrümmerung, Stielabriss) Kombination mit anderen intraabdominellen Verletzungen
perforierendes Trauma
Anmerkung: immer versuchen eine IVP präoperativ durchzuführen
– Stets zuerst **Versuch der Organerhaltung:** transperitonealer Zugang, Sicherung des Nierenstiels. Glattflächige Risse werden genäht, ggf. Netzadaptation
– Nierengefäßverletzungen ⇨ Versuch der Gefäßerhaltung/Reanastomosierung
– Zertrümmerung eines Nierenpols ⇨ Unterbindung der betreffenden Polarterie und Resektion des betreffenden Poles
– Vollständig zertrümmerte Niere ⇨ Nephrektomie nach vorheriger Überprüfung der Funktionsfähigkeit der kontralateralen Niere (Isotopennephrographie)

Prog: Nephrektomierate ca. 15 % d.F. (Früh-Op bis 30 %), Spätkomplikationen in 5-20 % d.F.
Begutachtung: Entfernung einer Niere 25 % GdB/MdE

Kompl: ∗ **Perakute Blutung**
∗ **Retroperitoneales Hämatom** durch Einblutung, bei gleichzeitiger Eröffnung des Peritoneums auch intraabdominelle Blutung ⇨ Schockgefahr, paralytischer Ileus, Infektion des Hämatoms
∗ Nierenschleudertrauma: **Intimaeinriss** der A.renalis ⇨ **Verlegung der Strombahn** (arterielle Thrombose) und Infarzierung der Niere
∗ **Harnleiter-/Nierenbeckenverletzung** ⇨ Urin-Extravasion (Urinom) in das Retroperitoneum, Urinfistel
∗ Perinephritischer Abszess, Urinphlegmone, Sepsis
∗ Polytrauma: intraabdominelle Verletzungen, **Blasentrauma**, Darmperforationen, Blutung, Peritonitis, Beckenringfraktur, Schädel-Hirn-Trauma
∗ Spätkomplikationen: sekundärer Organ- oder Funktionsverlust durch Gefäßstenosen, Hydronephrose, Zystenbildung, renal bedingter arterieller Hypertonus (sog. Page-Niere), a.v.-Fisteln, Schrumpfniere, Nephrolithiasis, rezidivierende Infekte

Nieren | Seite 267

Op: * Ligatur einer Polarterie führt in 10-20 % d.f. zur **arteriellen Hypertonie**
* Gewebsnekrose bei unzureichender Gefäßversorgung

Proph: ♥ Posttraumatische Kontrollen in 6-monatigem Abstand für mind. 5 Jahre

DD: – Retroperitoneale Blutungen/Hämatome, andere intraabdominelle Begleitverletzungen
– Harnleiterverletzung mit Teilruptur ⇨ rasche Sicherung der Abflussverhältnisse (Harnleiterschiene), bei großem Urinom auch perkutane Drainage. Spontane Ausheilung häufig (90 % d.f.) sonst operative End-zu-End-Anastomose erforderlich (s.u. Kap. Harnleitertrauma)
– Intraperitoneale Harnblasenverletzung ⇨ dringliche Op-Indikation wegen der Gefahr einer urinösen Peritonitis

NEPHROLITHIASIS

Syn: Nierensteine, Nierensteinkrankheit, **Urolithiasis**, engl. kidney stones, Harnsteinleiden, Harnsteinkrankheit, ICD-10: N20.-
Harnleiterstein, Ureterolithiasis, Harnleiterkolik durch Stein, ICD-10: N20.1
Blasenstein, engl. bladder stone, ICD-10: N21.0

Def: Harnkonkrementbildung in den Nierentubuli, Nierenbecken oder den ableitenden Harnwegen

Ät: – **Hyperkalzämie** (z.B. durch renalen Kalziumverlust, vermehrte Kalziumresorption im Darm, primärer Hyperparathyreoidismus durch Nebenschilddrüsenadenom/-hyperplasie, Immobilisationsosteoporose bei Kindern) ⇨ Kalziumphosphatsteine, Kalziumoxalatsteine
– **Hyperurikämie** (erhöhte Harnsäure bei „Wohlstandskrankheit", insb. durch Fleischkonsum (Purinbasen) od. bei Leukosen, Tumorzerfall, massive Reduktionsdiät, Med: Urikosurika [Probenecid, Benzbromaron], Zytostatika) ⇨ Uratsteine bei saurem Harn (pH <5,5)
– **Infekte** des Harntraktes ⇨ Magnesiumammoniumphosphat (sog. Struvitsteine), Kalziumphosphat od. Karbonapatit
– **Abflussbehinderungen:** Kelchdivertikel, Kelchhalsstenose, Ureterabgangsstenose, Megaureter, Ureterozele, Blasendivertikel, neurogene Blasenentleerungsstörung, Prostatahyperplasie, Urethradivertikel, Hemmung der Ureterperistaltik bei Infektionen ⇨ führen zur Stase im Harntrakt ⇨ Kristalle haben Zeit für das Größerwerden
– Erblich (hereditär): Cystinurie (aut.-rez., Chrom 2p16.3), Hyperoxalurie (aut.-rez., Oxalose), renale tubuläre Azidose (ständig alkalischer Harn durch H^+-Ionen-Sekretionsstörung der dist. Tubuli, aut.-dom., Chrom 1q21-q22 od. aut.-rez., Chrom 7q33-q34) ⇨ Kalziumphosphatsteine), Xanthinoxidasemangel (aut.-rez., Chrom 2p23-p22)
– Hyperoxalurie bei Kurzdarmsyndrom (Dünndarmresektion ⇨ zu wenig Oxalsäure-bindendes Kalzium im Darm und Kalzium bildet mit Oxalsäure normalerweise nicht resorbierbare Komplexe im Darm), Morbus CROHN, Colitis ulcerosa, Pankreatitis
– angeborene Markschwammniere (zystische Fehlbildung der Sammelrohre)
– Iatrogen: „Fremdkörper" (Dauerkatheter, Ureterschiene)
Med: Indinavir-Steine bei HIV-Therapie, Silikatsteine bei Antazidaeinnahme
– Allgemeine Risikofaktoren: familiäre Anamnese (genetische Disposition), Alter, Geschlecht (m), schlechte Stoffwechsellage, zu geringe Flüssigkeitsaufnahme (Urinvolumen <1 l erhöht die Inzidenz), klimatische Bedingungen

Path: ♦ Kristallbildung durch **Überschreiten des Löslichkeitsproduktes** steinbildender Substanzen ⇨ Kristallwachstum und -aggregation führen dann zum Stein
♦ **Nierensteinkolik:** symptomatisch werden Nieren-/Harnleitersteine meist bei der **Steinwanderung** durch komplette oder partielle **Okklusion** der ableitenden Harnwege, aber auch im Nierenbeckenkelchsystem durch Okklusion eines Kelchhalses. Es kommt zu konseku-

tiven, krampfartigen **Harnleiterkontraktionen** und durch den erhöhten intraureteralen Druck zu **Dehnungsschmerzen** von Ureter und Nierenbeckenkelchsystem.

Epid: ◊ Prävalenz: in Deutschland 5 % d. Bevölkerung (die Prävalenz hat in den letzten Jahrzehnten parallel zum zunehmenden Wohlstand kontinuierlich zugenommen, in USA noch höhere Prävalenz), Inzidenz: 1.400/100.000/Jahr
◊ Prädisp.alter: 35.-65. Lj., **m>w** (2 : 1)

Etlg: # Lok: **Nierenstein** = Konkremente in den Nierentubuli/-kelchen (Parenchymsteine, Papillensteine, Kelchsteine) od. Nierenbecken (Extremform: Ausgussstein od. Korallenstein = kann das gesamte Nierenbecken ausfüllen)
in den ableitenden Harnwegen = **Ureterstein** (Syn: Harnleiterstein)
selten **Blasensteine** oder Urethrasteine (<3 %)
Steinzusammensetzung: häufig auch **Kombinationssteine**
Kalziumsalze (70 % d.F.): Calciumoxalat und/oder Calciumphosphat
Uratsteine (15 %): **Harnsäure** (Hyperurikosurie)
Magnesiumammoniumphosphat (10 %): sog. **Infekt-** oder **Struvitsteine** (Ammoniumionen entstehen durch die bakterielle Urease aus Urinharnstoff), klassisch bei Proteusmirabilis- od. Pseudomonas-, Klebsiellen-Infektion, w>>m
Cystin (1 %): Cystinurie durch angeborene renale Cystin-Reabsorptionsstörung
Xanthin (1 %): Xanthinurie, kann auch unter Allopurinoltherapie auftreten
Indianvir-Steine: bei HIV-Therapie mit dem Proteasehemmer Indinavir (Crixivan®) in ca. 10 % d.F. mit Indinavir-Ther. auftretend
Silikat-Steine (selten): bei Einnahme großer Mengen von Magnesiumtrisilicat (Antazidum)
⇨ Wichtig: die Art der Rezidivprophylaxe hängt ab von der Steinzusammensetzung ⇨ zur Diagnostik während des Harnabgangs Sieben des Harns und anschließende Konkrementanalyse des Steines erforderlich

Klin: ⇒ Akute Nierensteinkolik: starke, **anfallsartig** auftretende (= Kolik), wehen- od. **krampfartige, stechende Schmerzen** (selten auch dumpfe Schmerzen) von Minuten bis zu Stunden dauernd durch massive Tonuserhöhung im Ureter.
Die Patienten sind extrem unruhig. Typischerweise „wandert" der Schmerz (*"der Stein wandert, der Schmerz wandert und der Patient wandert auch"*) bei der Passage des Steines durch den Ureter. Ausstrahlung der Schmerzen entsprechend der Verschlussetage:
- bei hoher Steinlokalisation: Schmerz in der Flanke und Schmerzausstrahlung in den Rücken (kostovertebral) und in die Lendenregion
- bei tiefsitzendem (od. im intramuralen Blasenanteil) Ureterstein: Schmerzausstrahlung in Blase, Hoden, Penis, Schamlippen, Symphyse, Leiste od. Oberschenkelinnenseite
⇒ Imperativer **Harndrang** bei verminderter Harnmenge, Pollakisurie (häufiges Entleeren kleiner Harnmengen) bis zur reflektorische Anurie
⇒ Hämaturie: als **Mikrohämaturie** od. Makrohämaturie (Makro- nur in 25 % d.F.) durch Ureterläsion (nicht bei komplettem Ureterverschluss)
DD: bei Makrohämaturie gilt bis zum Ausschluss immer Tumorverdacht und Koagel von blutenden Nierentumoren können ebenfalls Koliken hervorrufen.
⇒ Vegetative Begleitsymptomatik: Übelkeit und Erbrechen, abdominelle Abwehrspannung, Meteorismus, Obstipation bis zum Sistieren der Darmperistaltik = Darmatonie durch viszeroviszeralen Reflex (reflektorischer paralytischer Ileus), Tachykardie und arterielle Hypotension bis zum Kreislaufkollaps, Schüttelfrost ohne wesentliche Fieberentwicklung (Fieber erst bei Begleitinfektion)
⇒ Bakterielle Infektion: obstruktive Pyelonephritis, Urosepsis (ohne Druckentlastung hohe Letalität)
⇒ Chronisches Nierensteinleiden (große Steine, (bis zum Nierenbeckenausgussstein), die nicht mehr wandern können): eher geringe, dauerhafte dumpfe Schmerzen in der Nierenregion od. im Verlauf des Ureters
⇒ Blasensteine: Pollakisurie, intermittierender Harnfluss (Harnstottern, **„Stakkatomiktion"** bei Blasenhalsstein), Hämaturie, Schmerzen nach der Blasenentleerung, Fremdkörpergefühl
⇒ Kinder: oft nur uncharakteristische Bauchschmerzen, „Nabelkoliken", Erbrechen, Fieber

Diag: 1. Anamnese (typische Klinik) und urologische Untersuchung
2. Urin-Labor: Urinsediment (Hämaturie, Leukozyturie, Bakteriurie), Bestimmung von Urin-pH (bei Uratsteinen saurer Urin, bei Infektsteinen alkalischer Urin), Urinkultur, **24-Std.-Sammelurin** und 2-Std.-Nüchternurin (Bestimmung von Kalzium, Oxalsäure, Harnsäure, Phosphat, Cystin ⇨ Cave: die gemessenen Werte sind manchmal zu gering, da wachsende Steine dem Urin steinbildende Substanzen entziehen), ggf. Sammelurin unter bestimmten Diätbedingungen (z.B. Kalziumbelastungstest)
Harnsäure (Norm: 3-6 mg/dl) u. Kalzium (Norm: 2,25-2,75 mmol/l) im Serum bestimmen, Parathormon bei V.a. Hyperparathyreoidismus, sonstige Blutuntersuchungen sind in der Regel nicht spezifisch und zeigen erst bei Komplikationen z.b. eine Leukozytose od. Anstieg der Retentionswerte.
Nach Steinabgang: Analyse der **Steinzusammensetzung** durch Röntgendiffraktometrie, Polarisationsmikroskopie od. Infrarotspektroskopie in einem Speziallabor.
Ca-Phophat-Steine: hexagonale Kristalle
Ca-Oxalat-Steine: hantelförmige Kristalle
Uratsteine: wetzsteinförmige Kristalle
Struvitsteine: orthorhombische Kristalle
Cystinsteine: tafelförmig flache, sechseckige Kristalle
3. Sonographie: echoreicher Bezirk (Steindurchmesser >2-3 mm) mit typischem **dorsalem Schallschatten** = hinter dem Stein (im Ureter sind Steine schlecht nachweisbar)
Harnstauungsniere ⇨ aufgeweitetes Nierenbeckenkelchsystem mit **Schallverstärkung** hinter dem Nierenbecken
Blasensteine sind typisch lagevariabel (als DD zu einem wandständigen Blasentumor)
4. Röntgen: **Abdomenleeraufnahme** (Kalzium-haltige Steine sind sichtbar = **schattengebend**, röntgennegative Steine, z.B. Harnsäuresteine sind nicht sichtbar), als Nephrokalzinose werden multiple Verkalkungen in den Nierentubuli u. -papillen bezeichnet (typisch für Hyperparathyreoidismus od. renale tubuläre Azidose)
Ausscheidungsurographie: Nachweis der nicht-sichtbaren Steine als Kontrastmittelaussparung od. Abbruch der KM-Säule im Ureter. Achtung!: verzögerte Kontrastmittelausscheidung in der gestauten Niere ⇨ Spätaufnahme bis zu 24 Std. nach Injektion erforderlich, bei völlig funktionsloser Niere (z.B. Uratverstopfungsniere) evtl. auch retrograde Pyelographie (Cave: Gefahr der Keimaszension), ggf. auch CT. Die Ausscheidungsurographie immer im schmerzfreien Intervall (nie während einer Kolik!), d.h. nach Spasmoanalgesie, durchführen, da die Kontrastmittel diuretisch wirken und es sonst zur Ureter- od. Fornixruptur (Übergang von Nierenparenchym zum Nierenbecken) kommen kann. Eine beidseitig eingeschränkte Nierenfunktion (Kreatinin >3 mg/dl) ist außerdem eine Kontraindikation für eine Ausscheidungsurographie.
5. Zystoskopie bei Blasensteinen

Ther: • Akute Kolik: Infusionstherapie mit spasmolytischer und analgetischer Medikation (**Spasmoanalgesie**) mit Butylscopolamin [Buscopan®] + Tramadol [Tramal®] od. Metamizol [Novalgin®], bzw. potente Opioide (z.B. Pethidin [Dolantin®], Pentazocin [Fortral®] od. Piritramid [Dipidolor®])
Schmerzlindernd kann auch eine intrakutane Quaddelung mit einem Lokalanästhetikum (Lidocain, Xyloneural®) im Gebiet der Schmerzausstrahlung (Head-Zone) sein.
Bei Steinen mit einem **Durchmesser <6 mm** (im Durchschnitt 3-4 mm groß) kommt es im Verlauf meist zum **spontanen Steinabgang** (je weiter der Stein bei der ersten Kolik schon tiefergetreten ist, um so wahrscheinlicher ist ein spontaner Abgang).
• Urolitholyse: Steinauflösung innerhalb von 2-3 Mo. bei reinen Harnsäure- u. Cystinsteinen (dürfen kein Kalzium enthalten) durch Harnalkalisierung (pH Zielwert 6,2-6,8) mit Alkalizitraten, z.B. Kalium-Natrium-Hydrogenzitrat (Uralyt-U®Granulat, Blanel®) mögl., bei Hyperurikämie zusätzlich Urikostatika (Allopurinol, Zyloric®), bei Indinavirsteinen durch ansäuren des Urins mit L-Methionin
• Bei infizierter Harnstauungsniere droht Urosepsis!, daher noch vor der Antibiose eine sofortige Druckentlastung durch perkutane Nephrostomie durchführen.
• Stoßwellentherapie: 90 % der nicht spontan abgehenden Steine sind damit behandelbar
 – **ESWL** (extrakorporale Stoßwellenlithotripsie): es werden 500-2.500 fokussierte Stoßwellen von außen über ein Gelkissen appliziert (s. Abb.) ⇨ Stein zerfällt in kleine Konkremente, die dann spontan abgehen können, ggf. sind mehrfache Anwendungen er-

forderlich. Bei größeren Steinen kann der Steinfragmentabgang durch Einlage eines Ureterkatheters (sog. versenkter Splint) erleichtert werden. Es können Steine bis ca. 2 cm behandelt werden.
Kontraindikationen: Schwangerschaft, Gerinnungsstörungen
- PNL (perkutane Nephrolithotripsie): Anwendung von Stoßwellen über eine nephroskopisch eingeführte Sonde (kann bei Nierenbecken- oder Kelchausgusssteinen versucht werden)
- Endoureterale Stoßwellenlithotripsie mittels speziellem Katheter (Ureteroskop)
- bei Blasensteinen Lithotripsie transurethral unter endoskopischer Kontrolle und Entfernung der Steinfragmente mittels Zange

ESWL

- Endourologische Therapie (in Verbindung mit Ureterorenoskopie bei Steinen >1 cm):
  - **Retrograde Schlingenextraktion**: Entfernung eines Uretersteins mittels einer Schlinge (z.B. ZEISS-Schlinge, DORMIA-Schlinge) über einen Katheter von der Blase aus (mittels Ureterorenoskopie). Größere Steine können über den Katheter auch zertrümmert werden (mittels Stoßwellen od. Laserimpulsen)
  - Antegrade Steinextraktion durch perkutanes, unter sonographischer Kontrolle angelegte Nephrostomie mit einem Endoskop (Nephroskop), Ind: zur Entfernung größerer Steine aus dem Pyelon/Kelchen (z.B. Ausgussstein, Steine der unteren Kelchgruppe)

- Operative Therapie: offene Steinchirurgie, heute nur noch sehr selten (<1 % d.F.)
  Ind: erfolglose minimal-invasive Verfahren (z.B. wegen dystoper Nierenlage), Nierenbecken- oder Kelchausgussstein bei stenosiertem Zugang (Nierenbeckenabgangsstenose)
  ⇨ gleichzeitig operative Korrektur der Stenose erforderlich (wegen der Rezidivgefahr)
  - Ureterolithotomie, Pyelolithotomie, Nephrolithotomie je nach Lokalisation = operative Eröffnung der Struktur und Steinextraktion (bei der Harnblase wird der Eingriff Sectio alta od. Zystotomie genannt)
  - Bei irreversibler Zerstörung einer Niere durch Steinerkrankung ⇨ Nephrektomie

Prog: ¾ der Harnsteine gehen spontan (mit konservativer Ther.) ab. Die Rezidivwahrscheinlichkeit ist aber sehr hoch (50-100%!)

Kompl: * Bakterielle Infektion ⇨ Nierenbeckenentzündung mit nachfolgender, obstruktiver Pyelonephritis bis zur **Urosepsis**
* Hyperurikämie ⇨ Gichtanfälle der Gelenke (typischerweise am Großzehengrundgelenk = Podagra, Arthritis urica)
* Chronisches Nierensteinleiden: Hydronephrose (Harnstauungsniere mit Parenchymschwund durch Druckatrophie, insb. bei Nierenbecken- oder Kelchausgusssteinen) ⇨ Schrumpfniere, Niereninsuffizienz bis zum Funktionsverlust der betroffenen Niere
* ESWL: Schmerzen (Koliken durch Abgang der Steinfragmente in ¼ d.F.), Fieber, petechiale Blutungen, traumatische Nierenschädigung (Hämatom), Herzrhythmusstörungen während der Anwendung
* Endourologische Therapieverfahren: Mukosaläsion, Perforation oder Ruptur des Ureters, Blutung aus einer AV-Fistel od. einem Pseudoaneurysma, selten kompletter Ureterabriss

Proph: Rezidivprophylaxe **(Metaphylaxe)**:
♥ allgemeine Maßnahmen: **ausreichende Trinkmenge** (Harnfluss >2 l/Tag, spezifisches Gewicht <1,010 g/ml), Protein- u. Salzrestriktion, Gewichtsreduktion, körperliche Aktivität (Cave! - starkes Schwitzen durch Zufuhr von Flüssigkeit ausgleichen), ballaststoffreiche Kost, weniger Milchprodukte
♥ bei Kalziumoxalatsteinen: leichte Alkalisierung des Harns (mit Alkalizitraten 6-12 g/Tag), Vermeiden oxalsäurehaltiger Nahrungsmittel (Spinat, Rhabarber, Kakao, schwarzer Tee), keine übermäßige Zufuhr von Ascorbinsäure (Vit. C), ggf. Thiaziddiuretika (Hydrochlorothiazid, Esidrix®)

Nieren | Seite 271

- ♥ bei Kalziumphosphatsteinen: Reduktion des Eiweiß- und Zitrusfrüchtekonsums, ggf. Thiaziddiuretika, Harnansäuerung (pH <6,5) mit L-Methionin (Acimethin®) oder Ammoniumchlorid (Extin®N)
- ♥ bei Uratsteinen: Alkalisierung des Harns (Ziel: pH >6,5) mit Natriumhydrogencarbonat od. Alkalizitratpräparaten (6-12 g/Tag), purinarme Kost, kein Alkohol, medikamentöse Harnsäuresenkung durch Urikostatika (Allopurinol, Zyloric®)
- ♥ bei Magnesiumammoniumphosphatsteinen (Infektsteine): Harnansäuerung (pH <6,5) mit L-Methionin (Acimethin®), akut: Antibiose bei jedem Harnweginfekt und bei rezidivierenden Infekten, ggf. Langzeitantibiose zur Prophylaxe
- ♥ bei Cystinsteinen: vermehrte Flüssigkeitszufuhr (4-5 l/Tag), methionin- und cystinarme Kost, Alkalisierung (pH >7) des Harns (Kalium-Natrium-Hydrogenzitrat, Uralyt-U®Granulat), 3-5 g/Tag Vit. C (Überführt Cystin in das besser lösliche Cystein)
- ♥ bei Xanthinsteinen: Harnalkalisierung, purinarme Kost, kein Koffein
- ♥ bei Indinavirsteinen: vermehrte Flüssigkeitszufuhr insb. in den ersten 2 Std. nach Med.-Einnahme

DD: – Andere Nierenerkrankungen, Nierenfehlbildungen, Tumoren, Nierenarterienverschluss/-thrombose (Niereninfarkt)
– Radiologische Differentialdiagnosen eines Kalkschattens bzw. einer Kontrastmittelaussparung im Ausscheidungsurogramm (z.B. Harnleitertumor)
– Iatrogen: versehentliche Ureterligatur bei abdominellen Eingriffen, vergessener Fremdkörper (z.B. Tupfer, Bauchtuch, Klemme)
– DD der Hämaturie s.u. Kap. Nierentumoren
– Kolik: **Akutes Abdomen**, z.B. Ulkusperforation, Gallensteinkolik, Myokardinfarkt, Pankreatitis, Appendizitis usw. - jede Kolik kann wie ein akutes Abdomen imponieren und jedes akute Abdomen kann kolikartige Schmerzen aufweisen (s. folgende Übersicht)
Gynäkologische Ursachen eines akuten Abdomens können Stieldrehung des Ovars bei sehr großem Tumor (REGAD-Syndrom), Adnexitis od. Extrauteringravidität sein.

HEPATOGEN	BILIÄR	PANKREATOGEN
Leberzirrhose intrahepatische Cholestase	kongenitale Dyskinesie **Cholelithiasis** **Choledocholithiasis** Cholezystitis, Cholangitis Prim. sklerosierende Cholangitis Papillenstein Gallengang-Karzinom	**Pankreatitis** Pankreasnekrose Pankreaszyste
PERITONEAL		
Peritonitis Pseudoperitonitis Diabetes Urämie Hyperkalzämie posttraumatisch **Adnexprozesse**		**GASTROGEN**
		Ulkus, insb. **perforiert** Kardiospasmus Hernie Neoplasma Dumping-Syndrom

DD: Kolik

RENAL			NEUROGEN/TOXISCH
Nephrolithiasis **Ureterstein** Pyelitis Nierentumoren Tubulopathie Ureterstriktur Megaureter Uretertumoren Blasenstein Blasentumor	**VASKULÄR** **Mesenterialinfarkt** **Nierenarterien-** od. **-venenthrombose** Lungenembolie Thrombose Aortenaneurysma **Herzinfarkt**	**ENTERAL** **Enteritis, Ileus** **Appendizitis** Colitis, Megakolon **Divertikulitis** Neoplasien inkarzerierte Hernie MECKEL-Divertikel	Herpes **Zoster** Tabes dorsalis (Neurolues) Botulismus Porphyrie Thalliumintoxikation Bleiintoxikation **Medikamente**: Vasopressin, **Morphine** (Sphinkterspasmus)

ENTZÜNDLICHE NIERENERKRANKUNGEN

Etlg: # Pyelonephritis (akute und chronische Form)
Urosepsis
Nierentuberkulose
Abakterielle, interstitielle Nephritis

PYELONEPHRITIS

Syn: Abk. PN, akute Pyelonephritis, akute tubulointerstitielle Nephritis, ICD-10: N10
chronische Pyelonephritis, chronische interstitielle Nephritis, chronische Pyelonephrose, Pyelonephritische Schrumpfniere, ICD-10: N11.9
chronisch obstruktive Pyelonephritis, Pyelonephrose ICD-10: N11.1

Def: **Bakterielle Entzündung** des Nierenbeckenkelchsystems (NBKS) und des Niereninterstitiums (eine isolierte Entzündungen des Nierenbeckens gibt es nicht).

Ät: – Primäre Pyelonephritis: durch hämatogene Keimstreuung (selten)
– Sekundäre Pyelonephritis: durch **Keimaszension** bei Harnweginfekt (häufig)
– Spezifische Pyelonephritis: Nierentuberkulose (s.u.)

Path: ♦ Primäre Pyelonephritis: in der Regel bei prädisponierenden Erkrankungen vorkommend, z.b. angeborene Missbildungen (polyzystische Nierendegeneration, Markschwammniere), Analgetikanephropathie (insb. durch Analgetikamischpräparate, früher Phenacetin), Diabetes mellitus, Gichtniere, Hypertonus (vaskuläre Nierenschädigung)
♦ Sekundäre Pyelonephritis: Prädisponierend für die **aszendierende Infektion** ist eine **Obstruktion** der ableitenden Harnwege mit resultierendem **Harnstau** (Nierenbeckenabgangsstenose, Ureterklappen, Tumorkompression, Retroperitonealfibrose (Morbus ORMOND), Nieren-/Harnleiter-/Blasenstein, vesikorenaler Reflux/Ureterfehleinmündung, Ureterozele, neuropathische Blase, Harnröhrenklappen, Harnröhrenstriktur, Prostatahyperplasie) ⇨ meist einseitige Infektion.
♦ Erreger: Überwiegend gramnegative Keime, meist aus der Flora des Enddarms (meist **E. coli**, daneben auch: Enterokokken, Proteus, Klebsiella, Pseudomonas)

Epid: ◊ w >> m, über 90 % d.F. sind Frauen mit rezidivierenden Harnweginfekten (bei ca. 10 % der Frauen rezidivieren Harnweginfekte, diskutiert werden immunologische Defekte)
◊ Neben rezidivierenden Infekten (= jeweils Neuinfektion) kommen auch durch Keimpersistenz unterhaltene Pyelonephritiden (z.B. bei Prostataabszess) vor.

Etlg: # Akute Pyelonephritis Fieber, starker Flankenschmerz, ausgeprägtes Krankheitsgefühl
Chronische Pyelonephritis mit häufig blandem Verlauf, Narbenbildung und Organdestruktion (interstitielle Nephritis) ⇨ Endstadium pyelonephritische Schrumpfniere
Abszedierende Pyelonephritis: foudroyante Sonderform der akuten Pyelonephritis, ggf. mit zu Karbunkeln konfluierenden Abszessen und Organdestruktion. Mögliches Überschreiten der Nierenkapsel und Ausbildung eines **paranephritischen Abszesses** (Senkung entlang der „Straße" des M.psoas möglich)
Pyonephrose: tritt auf bei Pyelonephritis und persistierendem Harnstau, eitrige Organeinschmelzung, kann in eine **Urosepsis** mit Verbrauchskoagulopathie und Schock (Endotoxin!) münden
Xanthogranulomatöse Pyelonephritis: Sonderform der chronischen Pyelonephritis mit Granulation des Nierengewebes und charakteristischer Gelbfärbung durch Invasion lipidbeladener Histiozyten, Übergriff auf das Retroperitoneum häufig, auch Nekrosbildung und Einblutungen. Klinisch und in der bildgebenden Diagnostik manchmal sehr schwer vom Nierentumor abzugrenzen.

Klin: ⇒ Akute Pyelonephritis: plötzlicher Erkrankungsbeginn, klassische Trias aus heftigem **Flankenschmerz, Fieber** mit Schüttelfrost (um 40° C) und Tachykardie sowie **schweres Krankheitsgefühl**, ggf. zusätzlich Symptome des Harnweginfekts (Dysurie, Pollakisurie, Mikrohämaturie)
⇒ Chronische Pyelonephritis: Müdigkeit, Inappetenz und Leistungsschwäche, dumpfer Druck in der Lendengegend, Rückenschmerzen, sie kann jedoch auch stumm verlaufen

Diag: 1. Anamnese (frühere Pyelonephritiden, bekanntes Nierensteinleiden, Obstruktion?) und körperliche Untersuchung: **klopfschmerzhaftes Nierenlager**
2. Labor: BSG, CRP erhöht, ggf. auch Kreatinin, Leukozytose und Linksverschiebung, Blutkultur bei Urosepsis
Nachweis der Bakteriurie (Harngewinnung: Mittelstrahlurin, Katheterurin, Blasenpunktion (insb. bei Querschnittlähmung), Beutelurin (= bei Säuglingen aufgeklebter Beutel, jedoch unsicher wegen Kontamination durch lokale Keimflora) und Leukozyturie, Urinkultur mit bakteriologischem Keimnachweis/Resistenzbestimmung, Harnsediment (unsicher zur alleinigen Infektdiagnostik, Nachweis von Zylindern, z.B. Leukozylzylinder)
3. Sonographie: zur Untersuchung auf Harnstau, Urolithiasis, Abszedierung (renal, perirenal), Schrumpfniere, Parenchymnarben
4. Intravenöses Pyelogramm bei Infektionen nur selten indiziert (bei V.a. komplizierende Faktoren wie Urolithiasis / Harnstau)
5. CT mit KM: bei V.a. auf Parenchymeinschmelzung
6. Nierenszintigraphie zur Funktionsdiagnostik: Indikationsstellung zur Nephrektomie bei chronisch geschädigtem Organ

Ther:
- Allgemeine Maßnahmen: stationäre Behandlung, Bettruhe, reichlich Flüssigkeitszufuhr, Antipyretika
- Antibiose: initial **i.v. Breitspektrumantibiose** - z.B. Cephalosporin / Acylaminopenicillin mit od. ohne Aminoglykosid oder Gyrasehemmer, nach Antibiogramm dann gezielte Antibiose. Bei beginnender Urosepsis Antibiose mit einem Cephalosporin der 3. Generation + Aminoglykosid, bei Staphylokokkennachweis Vancomycin. Bei Chronifizierung Langzeitantibiose über 3-6 Monate.
- Beseitigung der kausalen Störung: Steinentfernung (s.o.), Entlastung einer gestauten Niere (perkutane **Nephrostomie**) ⇨ bei abszedierendem Verlauf droht sonst trotz Antibiose die Urosepsis
- Operative Therapieverfahren:
  – Inzision und Drainage paranephritischer Abszesse
  – Nierenbeckenplastik bei Ureterabgangsstenose
  – Ureterneueinpflanzung / Antirefluxplastik bei vesikoureteralem Reflux
  – Ureter-End-zu-End-Anastomose oder Dünndarminterponat bei Harnleiterstenose
  – Nephrektomie bei funktionsloser, pyelonephritischer Schrumpfniere oder Nierenkarbunkel

Prog: abhängig vom Ausprägungsgrad der Nierenschädigung und Effizienz der Therapie. Bei akuten Verlaufsformen in der Regel restitutio ad integrum, bei abszedierenden und chronifizierten Verlaufsformen Narbenbildung bis zur funktionslosen, entzündlichen Schrumpfniere.

Kompl:
* **Nierenabszess**, Konfluieren mehrerer Abszesse zum Karbunkel mit konsekutivem Nierenkapseldurchbruch ⇨ **perirenaler Abszess**, auch Hämatome nach Nierentrauma können superinfiziert werden
* Eitrige Infektion der gesamten gestauten Niere = **Pyonephrose**
* Senkungsabszess entlang des M.psoas (Röntgen: unscharfer Psoasrandschatten)
* Nekrotisierende Papillitis (insb. bei Diabetikern) ⇨ Abgang von nekrotischen Papillenspitzen können zu Harnleiterkoliken führen
* Ureteritis cystica (multiple entzündliche Zysten im Ureter bei chronischer Pyelonephritis)
* Chronifizierung mit entzündlicher Organschädigung, pyelonephritische Schrumpfniere, xanthogranulomatöse Pyelonephritis (chronische Verlaufsform mit Verfettungen und Verkalkungen), bei beidseitigem Befall Niereninsuffizienz (Urämie, Anämie, arterielle Hypertonie)

* **Urosepsis** mit Verbrauchskoagulopathie (s.u.)

Op: * ggf. Organverlust mit Indikation zur Nephrektomie

Proph: ♥ Sanierung der zugrunde liegenden Störung = Ursachenausschaltung
♥ bei häufigen Rezidiven evtl. Infektdauerprophylaxe mit reduzierter Antibiotikadosis (1/4 der Behandlungsdosis für zunächst 6 Monate)

UROSEPSIS

Syn: Harnsepsis, septisches Harnfieber, ICD-10: N39.0

Def: Sepsis mit urologischem Infektionsherd.

Ät: – Harnabflussbehinderung (jeglicher Genese: insb. **Nephrolithiasis**, Urethralklappe, Megaureter) und sekundäre Harnweginfektion
– Abszesse in Niere, Prostata od. Nebenhoden
– Iatrogen: Harnwegverletzung bei **instrumentellen Eingriffen** (z.B. retrograde Schlingenextraktion), wiederholten Katheterisierungen od. Dauerkatheter ("Katheterfieber")
– Prädisp: Immunsuppression, Diabetes mellitus, hohes Alter

Path: ♦ Urogene (meist aszendierende) od. selten hämatogene, **bakterielle Infektion** des **Nierenparenchyms** (abszedierende Pyelonephritis, Pyonephrose) führt zur septischen Streuung der Infektion aus dem Urogenitaltrakt in den Organismus (= Bakteriämie). Begünstigt wird die Entwicklung durch **Harnwegobstruktion** oder -verschluss und durch eine verminderte Immunabwehr (konsumierende Prozesse, HIV-Infektion, Chemotherapie, Immunsuppression).

♦ Erreger: meist gramnegative, endotoxinbildende Stäbchenbakterien (**E. coli** in bis zu 90% d.F., Proteus, Klebsiellen, Pseudomonas, Enterobacter)

Epid: ¼ aller Sepsisfälle haben urologische Ursache

Klin: Frühsymptomatik:
⇒ Fieber mit **septischen Temperaturen**, Schüttelfrost
⇒ Oligo- od. **Anurie**
⇒ Blutdruckabfall, Tachykardie, respiratorische Alkalose, Unruhe des Patienten
⇒ Leukozytose, Thrombozytenabfall

Spätsymptomatik: **septischer Schock**
⇒ Bewusstseinseintrübung
⇒ Ateminsuffizienz (Hypoxämie)
⇒ fahle, graue Haut
⇒ metabolische Azidose
⇒ Endotoxinschock mit **Verbrauchskoagulopathie** (DIC), gastrointestinale Blutungen bis zum **Multiorganversagen**

Diag: 1. Anamnese und urologische Untersuchung: Klopfschmerz der Flanken
2. Labor: Leukozytose, später Leukopenie, Thrombozytenabfall (Thrombozytopenie <50.000/µl, sog. "Thromobzytensturz"), Laktatanstieg, Azidose, Abfall von Gerinnungsfaktoren
3. Abnahme von Blutkulturen zur Erreger- und Resistenzbestimmung
4. Sonographie: Harnstauung, Abszessbildung
5. Röntgen: in der Abdomenübersicht vergrößerte Niere und unscharfe Randkonturen
Rö-Thorax: verbreiterte Gefäßschatten, milchglasähnliche Trübung
6. CT mit KM: bei V.a. auf Parenchymeinschmelzung

Ther:
- **Intensivmedizinische Behandlung** der Komplikationen, Überwachung der Gerinnung, Kreislauf- und Ausscheidungsfunktion (Bilanzieren). Bei Oligo-/Anurie mit Anstieg der harnpflichtigen Substanzen Dialyse. Low-dose-Heparinisierung, ggf. Glukokortikoide.
- Schnellstmöglicher Beginn einer **i.v.-Antibiose** noch vor dem Ergebnis des Antibiogramms mit einem Breitspektrum-Cephalosporin (z.B. Ceftazidim, Fortum®) + Aminoglykosid-Antibiotikum (z.b. Tobramycin, Gernebcin®) od. Piperacillin + Tazobactam (Tazobac®)
Nach Erreger- und Resistenzbestimmung dann gezielte Antibiose i.v.
- Entlastung der gestauten Niere (**perkutane Nephrostomie**)
- Operativ:
  - Inzision und Drainage von Einschmelzungen und Abszessen
  - Nephrektomie bei nicht beherrschbarem septischem Krankheitsbild

Prog: Der uroseptische Schock hat auch bei adäquater intensivmedizinischer Therapie eine Letalität bis zu 25 %. Lebensrettend ist die schnellstmögliche Herdsanierung!

Kompl:
* Konfluieren von Nierenabszessen mit Durchbruch der Nierenkapsel ⇨ perirenaler (Syn: perinephritischer) Abszess, Senkungsabszess entlang des M.psoas
* Eitrige Infektion der gesamten gestauten Niere = Pyonephrose, Letalität: bei Pyonephrose mit perirenaler Abszessbildung bis zu 50 % (meist zu späte Diagnose!)
* Harnphlegmone: entsteht durch Harninfiltration in periureterales, perivesikales, periurethrales od. perirenales Gewebe infolge Trauma, Stein, Striktur, Fremdkörper od. Entzündung ⇨ bei infiziertem Urin schwere phlegmonöse Entzündung des Bindegewebes

DD: – Pilzsepsis mit hämatogener Infizierung der Niere durch Candida albicans bei immungeschwächten Pat.

NIERENTUBERKULOSE

Syn: Nieren-TBC, ICD-10: A18.1

Def: Hämatogene Infektion der Niere mit **Mycobacterium tuberculosis** (selten atypische Mykobakteriosen, z.B. Mycobacterium avium od. bovis bei immungeschwächten Pat.)

Ät: – postprimäre Organtuberkulose durch **Reaktivierung** eines Primärkomplexes in der **Lunge** (90 % d.F.) oder Darm ⇨ sekundärer Befall durch **hämatogene Streuung**
– selten Frühinfektion der Niere bei miliarer Streuung = primärer Befall

Path:
♦ Hämatogene Einstreuung von Tuberkelbakterien, Bildung miliarer Streuherde mit ulzerokavernöser Parenchymdestruktion und Tuberkulombildung (sog. **spezifische Entzündung**) mit zentraler Nekrose („Verkäsung"). Nach Einbruch ins Nierenbeckenkelchsystem weitere Disseminierung durch kanalikuläre Ausbreitung über die ableitende Harnwege mögl. ⇨ Befall von Ureter, Harnblase
♦ Prädisp.: Immundefizit (HIV-Infektion, konsumierende Prozesse, Malignome)

Epid:
◊ Inzidenz: Urogenitaltuberkulose in Deutschland 5/100.000 Einwohner/Jahr mit steigender Tendenz (durch Migration aus Osteuropa)
◊ Lange Latenzzeit zwischen Primärinfektion und mögl. Nierenbefall: bis zu 20 Jahre
◊ Urogenitaltuberkulosen machen ca. 1/3 der nicht-pulmonalen Tuberkulosen aus (neben den Nieren werden hämatogen auch **Prostata** und **Nebenhoden** häufig infiziert, der Hoden ist hingegen nur selten befallen)
◊ Prädisp.alter: Altersgipfel zwischen 30 und 50 Jahren
◊ Meldepflichtig gem. IfSG (namentliche Meldung mit Geburtsland und Staatsangehörigkeit durch das Labor)

Etlg: # Parenchymatös-ulzeröses Stadium (keine radiologischen Zeichen)
Ulzerokavernöses Stadium (röntgenologisch Verkalkungen, Kavernen, Obstruktion des Ureterabgangs im IVP)
Destruierendes Stadium - Pyonephrose / Kittniere (Verkalkungen, stumme Niere im IVP)

Klin: ⇒ Allgemeine Tuberkulosesymptomatik: Abgeschlagenheit, Leistungsminderung, subfebrile Temperatur, Appetitlosigkeit, Nachtschweiß
⇒ Urologische Entzündungszeichen: Dysurie, Pollakisurie und Hämaturie. Therapierefraktäre chronische Zystitis. Typisch ist die **sterile Leukozyturie** (Leukozyten im Urin ohne dass sich im Screening mit Eintauchnährböden ein Erreger nachweisen lässt).
⇒ Bei Obstruktion des Ureters Koliken durch nekrotisches Material od. Nierensteine mögl., Hydroureter bei prävesikaler Ureterstenose
⇒ Urogenitaltuberkulose: verdickter Nebenhoden, perlschnurartig verdickter Duct.deferens, Prostatakavernen

Diag: 1. Eigen-/Fremdanamnese und urologische Untersuchung
2. Labor: sicher ist die kulturelle Anzüchtung von Mycobakterium tuberculosis in 3 aufeinanderfolgenden **Morgenurinproben**, Urin nach Prostatamassage und im Ejakulat (wegen urogenitaler TBC), dauert aber mind. 2 Wo.
Der mikroskopische Direktnachweis durch ZIEHL-NEELSEN-Färbung und die Polymerasekettenreaktion (PCR) sind schneller aber nicht immer ausreichend spezifisch (apathogene saprophytäre Mykobakterien kommen häufig im Urogenitaltrakt vor).
3. Sonographie: Verkalkungen, Zysten, Kavernen in der Niere?
4. Röntgen: Nativaufnahme und intravenöses Pyelogramm (IVP): Kelchgruppendestruktionen, Kelchhalsstenosen, Kavernen
5. Isotopennephrographie zur Funktionsdiagnostik
6. Urethrozystoskopie mit Probenentnahme

Ther: • Medikamentöse Tuberkulosetherapie: zur Resistenzvermeidung mindestens 3er- oder 4er -Kombination über 6-12 Monate verwenden. Tuberkulostatika der 1. Wahl bei Urogenitaltuberkulose:
  – **Isoniazid** (INH, Isozid®) nur in Kombination, p.o. 1 x 200-300 mg, i.v. max. 200 mg
  – **Rifampicin** (Rifa®) nur in Kombination, p.o./i.v. 600 mg in 1-2 Dosen, 1 Std. vor dem Essen
  – **Pyrazinamid** (Pyrafat®) p.o. 1,5 g/d oder 2 x 3 g/Woche
  – **Streptomycin** (Strepto®) i.m. 15 mg/kg KG, max. 1 g/Tag; >60. Lj. max. 0,75 mg/Tag
  – **Ethambutol** (Myambutol®) nur in Kombination, p.o., i.v., i.m. 1 x 20-25 mg/kgKG
• Glukokortikoide in Verbindung mit Harnleiterschienung bei prävesikaler Harnleiterstenose und Bougierungsbehandlung
• Operativ:
  – bei Pyonephrose mit irreversibler Parenchymzerstörung Nephrektomie, ggf. partielle Nephrektomie bei isolierten Tuberkulomen/Kavernen
  – bei persistierender tuberkulöser Epididymitis Epididymektomie
  – bei narbiger, prävesikaler Harnleiterstenose Neueinpflanzung des Ureters in die Harnblase

Prog: Unter konsequent durchgeführter antituberkulotischer Therapie mit Mehrfachkombinationen ist die Prognose heute gut, meist ist der Organerhalt möglich.

Kompl: * Zerstörung der Niere, Schrumpfblase
* beidseitige Epididymitis ⇨ Sterilität (Verschlusszoospermie)
* Kavernenbildung in der Prostata (subvesikale Kontrastmitteldepots in der retrograden Urethrographie)
Med: * Leberfunktionsstörungen (Rifampicin), nephro- und ototoxisch (Streptomycin), Sehstörungen (Ethambutol), Pyrazinamid (Hyperurikämie)

Proph: ♥ bei bekannter TBC während Schwangerschaft und im Wochenbett Ther. mit Isoniazid (+

Vit.-B6-Gabe) + Rifampicin. Bei offener TBC Trennung von Mutter und Kind nach der Geburt und Stillverbot.
♥ Eine Impfung wird mit dem derzeitigen BCG-Impfstoff nicht empfohlen.
♥ Beschäftigte im Gesundheitswesen können mittels Tuberkulintest (intracutane Injektion n. MENDEL-MANTOUX von 0,1 ml = 2 TE mit Tuberkulin PPD RT 23 SSI, seit 2005 in Deutschland wieder zugelassen u. erhältlich) überwacht werden (die früher durchgeführte Röntgenüberwachung der Lungen wird nicht mehr empfohlen). Negative Reaktion = Indurationsdurchmesser der Haut <5 mm, positiv >6-14 mm, stark pos. >15 mm.

DD: – Nekrotisierende Papillitis, xanthomatöse Pyelonephritis, Markschwammniere
– Bilharziose, chronische Epididymitis, chronische Prostatitis, chronische Zystitis
– Echinokokkose mit Zysten in der Niere (selten, primärer Befall ist die Leber)

ABAKTERIELLE INTERSTITIELLE NEPHRITIS

Syn: Akute interstitielle Nephritis N00.8, **chronische interstitielle Nephritis** N11.9, Balkan-Nephropathie N15.0

Def: Nicht erregerbedingte akute od. chronische Entzündung des Niereninterstitiums durch direkt toxische Wirkung chemisch definierter Substanzen, allergische Reaktion gegen Medikamente oder Krankheitserreger (z.b. infolge einer Scharlacherkrankung durch Streptokokken)

Ät: – allergische Reaktion gegen Medikamente oder Oberflächenantigene bakterieller Erreger
– dosisabhängig **toxische** Schädigung durch **Zytostatika** (Cisplatin, Ifosfamid), bestimmte Antibiotika (z.B. Cephalosporine, Aminoglykoside) und vor allem **nicht-steroidale Antirheumatika** (NSAR, hierzu aber kumulierte Dosen im kg-Bereich erforderlich), früher Phenacetin-Analgetika (Phenacetin-Niere) ⇨ Analgetika-Nephritis
– Nephritis durch steinbildende Substanzen: Uratnephropathie, Oxalatnephropathie, Hyperkalzämie-bedingte Nephritis, Cystinose
– Amyloidniere (Amyloidose)
– Balkan-Nephritis (endemisch, familiäre Nephritis der Balkanländer unklarer Genese)

Path: ♦ bei allergischer Reaktion: Typ III Allergie gegen Medikamente oder bakterielle Oberflächenantigene, die als Hapten wirken
♦ bei medikamentösen Nierenschäden durch Analgetika/NSAR: Läsion durch Eingriff in die Prostaglandinsynthese mit konsekutiver Minderdurchblutung u. **Papillennekrosen**

Etlg: # akute interstitielle Nephritis
chronische tubulo-interstitielle Nephritis

Klin: ⇒ akut: unspezifische immunologische Symptome (Fieber, Gelenkschmerz, Exanthem, Erythema nodosum, Eosinophilie); Zeichen der Nierenschädigung (Hämaturie, Proteinurie, Anstieg der Retentionswerte)
⇒ chronisch: exsikkiertes Aussehen, gelbbraunes Hautkolorit, Urämiesymptomatik bei terminaler Niereninsuffizienz (Diarrhoen, Neuropathie, Anämie, periphere Ödeme, sog. Anasarka (subkutane, lagerungsunabhängige Flüssigkeitsansammlungen))

Diag: 1. (Medikamenten-)Anamnese + Klinik
2. sterile Leukozyturie (DD: Urotuberkulose), Hämaturie, Proteinurie
3. Nierenbiopsie: lymphoplasmazelluläre Infiltration im Nierenrindeninterstitium

Ther: • Absetzen der auslösenden medikamentösen Noxe, bei nephrotoxischer Chemotherapie Prophylaxe durch Hyperhydratation (bis 6 l/Tag)
• Akuttherapie der Niereninsuffizienz, ggf. Nierenersatztherapie

Kompl: * irreversible Tubulusschädigung, Papillennekrosen, Kapillarosklerose
* akutes Nierenversagen
* bakterielle Superinfektion
* Spätkomplikation der Phenacetinniere: Urothelkarzinom

Prog: Absetzen der Analgetika/NSAR vor Eintreten der Niereninsuffizienz bringt die Erkrankung in der Regel zum Stehen.

DD: Proteinurie: Glomerulopathie (Mikroalbuminurie = 30-300 mg Albumin/24 Std.), nephrotisches Syndrom (Proteinurie >3,5 g/24 Std.), orthostatische Proteinurie/Marschalbuminurie (ohne Krankheitswert), Plasmozytom, Myoglobinurie, Stauungsproteinurie (bei Herzinsuffizienz), Proteinfreisetzung bei Harnweginfektionen, maligne arterielle Hypertonie

NIERENVERSAGEN / NIERENINSUFFIZIENZ

Syn: Akutes Nierenversagen, engl. acute renal failure, ICD-10: N17.9
Chronisches Nierenversagen, chronische Niereninsuffizienz, ICD-10: N18.9

Def: **Akutes Nierenversagen** = foudroyanter renaler Funktionsverlust mit reduzierter Harnmenge (Leitsymptom: Oligo- bis Anurie) und Qualität, meist reversibel
Chronisches Nierenversagen = schleichender Verlust (Monate - Jahre) von Nephronen mit zunehmender Verminderung der glomerulären Filtrationsrate (GFR) ⇨ **Niereninsuffizienz** = Minderung bis zum Verlust (= terminales Nierenversagen) der renalen Ausscheidungsfunktion durch Einschränkung der glomerulären und/oder tubulären Nierenfunktion mit Anstieg der harnpflichtigen Substanzen im Serum.

Etlg: Lok: - prärenales Nierenversagen
- renales Nierenversagen
- postrenales Nierenversagen

Ät: – Prärenales Nierenversagen: hypovolämischer **Schock** (sog. Schockniere, Schockanurie) durch großen **Blutverlust** (z.B. bei Polytrauma, gastrointestinaler Blutung, postpartaler Blutung, operativer Blutverlust bei Gefäß-, Herz-, abdominaler od. Prostata-Op), Nierenarterienthrombose/-embolie, traumatischer Nierenstielabriss, extreme Exsikkose (massives Erbrechen, Durchfälle, Ileus, akute Pankreatitis)
– Renales Nierenversagen: (Ursachen führen eher zu einem chronischen Nierenversagen)
- **Entzündliche** Nephropathien: **Glomerulonephritis, Pyelonephritis, interstitielle Nephritis**, Tuberkulose, Malaria, Hepatitis, Lues
- Glomeruläre Nephropathie, insb. **diabetische Nephropathie** (diabetische Glomerulosklerose, Glomerusklerose KIMMELSTIEL-WILSON) ⇨ chronische Niereninsuffizienz, häufigste Ursache für eine Dialyse-Behandlung
- **Nephrotoxine**: **Röntgenkontrastmittel**, bakterielle Toxine (**Urosepsis**), Pilzvergiftung, Schlangengifte, Anilin, Chlorate, Glykolverbindungen, Methanol, Kaliumbromat, Kaliumdichromat, Kaliumoxalat, Kresol, Lysol, Phenole, Naphthole, Tetrachlorkohlenstoff, Trichloroethylen, Phosphor, E 605, Schwermetalle (As, Au, Bi, Cd, Hg, Pb, Sb, Ti, U)
- **Medikamente**: Acetazolamid, Aciclovir, Antibiotika (Amphotericin B, Aminoglykoside, Bacitracin, Cephalosporine), Barbiturate, Ciclosporin A, Foscarnet, Gold, nichtsteroidale Antiphlogistika (Analgetikanephropathie), Phenacetin, Penicillamin, Pentamidin
Zytostatika: Cisplatin, Methotrexat
- **Abstoßungsreaktion** nach Nierentransplantation
- Vaskuläre Nephropathie, hypertoniebedingte Nephropathie (insb. maligne Hypertonie), Angiitis
- Nierentumor in einer Einzelniere, tumorähnliche Infiltration des Nierenparenchyms durch Lymphome od. Leukosen

Nieren | Seite 279

- Angeborene Nierenerkrankungen: familiäre Zystennieren, polyzystische Nierendegeneration, kongenitale Nierenhypoplasie, Markschwammniere, Oxalose, Cystinose
- Postrenales Nierenversagen: obere **Harnobstruktion** (beidseitige Nephrolithiasis, Tumorobstruktion, Kompression von „außen" durch retroperitoneale Fibrose [Morbus ORMOND], Lymphome, beidseitige Ureterabgangsstenose, obstruktive Megaureteren, Refluxnephropathie), infravesikale Harnobstruktion (akuter Harnverhalt durch Harnröhrenklappen, Prostataadenom, Harnröhrenstriktur, neuropathische Blase)
- Sonstige generalisierte Krankheitsbilder mit Nierenbeteiligung bis hin zum Nierenversagen: **Myolyse** (Crush-Syndrom, Rhabdomyolyse, Myositis, Verbrennungskrankheit), bilaterale Nierenrindennekrose bei Verbrauchskoagulopathie, Hämolyse (hämolytisch-urämisches Syndrom insb. bei Kleinkindern durch enterohämorrhagische E.coli-Infektion, paroxysmale Hämoglobinurie, Transfusionszwischenfall), Amyloidose, Plasmozytom, Sichelzellanämie, Autoimmunerkrankungen (Panarteriitis nodosa, Lupus erythematodes, Sklerodermie, Sarkoidose)

Path: ♦ Prärenales akutes Nierenversagen ⇨ entsteht meist durch **Minderperfusion** = zirkulatorisch-ischämisches Nierenversagen (80 % d.F.)
♦ Renales Nierenversagen ⇨ direkte **Nierenparenchymschädigung** (prärenales und postrenales Nierenversagen führen im Verlauf sekundär zur Parenchymschädigung)
♦ Postrenales Nierenversagen ⇨ mechanische **Harnabflussbehinderung** beider Nieren bzw. einer Niere bei funktioneller od. angeborener Einzelniere (eine einseitige Obstruktion bei intakter Gegenniere wird funktionell kompensiert)

Epid: ◊ Inzidenz des chronischen Nierenversagens: 50/100.000/Jahr
◊ In Deutschland z.Zt. ca. 57.000 Dialysepatienten = Prävalenz 64/100.000 Einwohner (in Europa insg. 170.000 Pat.) mit **steigender Tendenz** (jährlich um ca. 5 %). Häufigste Ursache ist die diabetische Nephropathie (meist Diabetes mellitus Typ II)

Klin: ⇒ Chronische Niereninsuffizienz: verminderte Leistungsfähigkeit, Pruritus, Übelkeit und Erbrechen, arterielle Hypertonie, Anämie, Osteodystrophie, Polyneuropathie
⇒ Urämie: Serositis, gastrointestinale Störungen, Herzrhythmusstörungen
⇒ Akutes Nierenversagen:

> Stadium I: Symptome der **Grunderkrankung**, Stunden bis Tage dauernd, noch normale Urinproduktion
> Stadium II: **Oligurie/Anurie** für 1-2 Wo., Ödeme, Hypertonie, ZVD ↑, metabolische Azidose, Hyperkaliämie, Retention der harnpflichtigen Substanzen ⇨ **urämische Intoxikation**
> Stadium III: **Polyurie** für 2-3 Wo., Hypo-/Isosthenurie (wenig konzentrierter Urin), Exsikkose, Hypokaliämie, harnpflichtigen Substanzen können noch weiter ansteigen
> Stadium IV: **Restitutio** bzw. partielle Defektheilung über Wochen bis Monate ⇨ Normalisierung der Diurese und der Nierenretentionswerte

Diag: 1. Anamnese und urologische Untersuchung
2. **Labor:** Nierenretentionswerte (im Serum Kreatinin, Harnstoff, Harnsäure), Kalium, Harnbefund (Proteinurie ⇨ **Mikroalbuminurie** >30 mg/24 Std., ggf. Urineiweißdifferenzierung)
Normwerte:
Kreatinin (im Serum, gebräuchliche Abkürzung: S-Krea): Erwachsene: 0,5-1,4 mg/dl, Säuglinge: 0,2-0,4 mg/dl, Kinder: 0,4-1,2 mg/l (Formel: Krea = Größe (cm) x 0,004)
Harnstoff: Erwachsene: 10-50 mg/dl, Säuglinge: 10-20 mg/dl, Kinder: 13-50 mg/l
Mikroskopisch: Mikrohämaturie mit Akanthozyten (Erythrozyten mit zapfenförmigen Ausstülpungen), ein Anteil >5 % Akanthozyten wird Akanthozyturie genannt und ist Hinweis für eine glomeruläre Erkrankung
Niereninsuffizienzstadien:
- vollständige Kompensation: Kreatinin 1,5-2 mg/dl, Harnstoff <40 mg/dl, Kreatininclearance ca. 50-60 % des Normalwertes
- kompensierte Retention: Kreatinin 2-8 mg/dl, Harnstoff 40-100 mg/dl (Azotämie), kompensierte Azidose

- dekompensierte Retention (Präurämie): Kreatinin 8-12 mg/dl, Harnstoff >100 mg/dl, Azidose
- Urämie (terminale Niereninsuffizienz): **Krea >12 mg/dl**, Harnstoff >100 mg/dl, Azidose
3. Sonographie: Suche nach einer Harnabflussbehinderung (bei postrenaler Störung: volle Harnblase bei infravesikaler Obstruktion bzw. leere Harnblase und gestauter oberer Harntrakt bei oberer Harnobstruktion), farbkodierte Duplexsonographie zum Ausschluss eines Gefäßprozeses (Nierenarterienembolie, Nierenvenenthrombose)
4. Eine Urographie ist **kontraindiziert!** (Kontrastmittel ist nierenschädigend und bei Anurie ist auch keine diagnostische Aussage mögl.)
5. Bei V.a. glomeruläre Erkrankung (und zu erwartenden therapeutischen Konsequenzen) Nierenbiopsie und histologische Untersuchung

Ther:
- Akutes Nierenversagen: Intensivbehandlung, Dialyse im oligurisch/anurischen Stadium
- Für die Urologie bedeutsam (behandelbar) sind insb. die Formen des postrenalen Nierenversagens ⇨ **Harnableitung** (je nach Lok. der Obstruktion Blasenkatheter, Zystostomie, Ureterenkatheter od. Nephrostomie), Ausscheidung bilanzieren! (in der Phase der Polyurie kann es zu großen Wasser- und Elektrolytverlusten kommen ⇨ Ausgleich entsprechend dem Bedarf)
- Chronische Niereninsuffizienz: Behandlung der Grundkrankheit/Ursache, eiweißarme Diät, **Dialyse** (ab einem Kreatinin von ca. 10 mg/dl)
- Operativ: Ind: (postrenale) Ursache operativ beseitigbar, nach Stabilisierung der Nierenfunktion
  – Op je nach Grunderkrankung (s. jeweiliges Kap.)
  – Bei terminaler Niereninsuffizienz: Nierentransplantation (s.u.)
- Selbsthilfegruppen: Familiäre Zystennieren e.V., Paulstr. 27, 92353 Postbauer-Heng, Tel./Fax: (0 91 80) 10 24, Internet: http://www.znshg.de
Deutsche Dialysegesellschaft e.V., Postfach 13 23 04, 42050 Wuppertal, Tel.: (0202) 24 84 50, Internet: http://www.ddnae.de
Dialysepatienten Deutschlands e.V., Weberstr. 2, 55130 Mainz, Tel.: (0 61 31) 8 51 52, Internet: http://www.dialysepatienten-deutschlands.de

Prog: Das akute Nierenversagen hat auch mit Intensivtherapie eine Letalität von 30-40 %, besonders ungünstig bei posttraumatischem, postoperativem und septischem Multiorganversagen (Letalität bis 90 %).
Die chronische Niereninsuffizienz hat heute durch die Dialysemöglichkeit eine insg. gute Prog., beeinträchtigt den Pat. aber erheblich in seiner Lebensführung (3x/Wo. für 4-5 Std. Dialyse). Begutachtung: GdB/MdE 100 %

Kompl:
* Schockniere: Tubulusnekrosen, Nierenödem, Eiweißzylinder
* Dialyse: Shuntkomplikationen (Thrombose), Anämie, arterielle Hypertonie, Polyneuropathie oder Demenz, Hyperparathyreoidismus (sekundärer), hoher Kosten- u. Zeitaufwand
* Diabetische Nephropathie: insb. sehr hohes Risiko für kardiovaskuläre Komplikationen, schwer einstellbarer arterieller Hypertonus, rasch progrediente Retinopathie

Proph: ♥ Bei Diabetes mellitus regelmäßige Kontrolle auf Mikroalbuminurie = Frühwarnung für das Beginnen einer diabetischen Nephropathie. Hierfür sind jetzt auch Teststreifen verfügbar (Vitest®Microalbumin). Die diabetischen Nephropathie ist die häufigste Ursache für eine Dialysepflichtigkeit, daher bei beginnender Mikroalbuminurie immer gute Blutzucker- und Blutdruckeinstellung (Ziel: <125/75 mmHg, Ther. vorzugsweise mit ACE-Hemmern [Captopril, Lopirin® od. Enalapril, Xanef®] od. AT-Rezeptorblockern [Irbesartan, Karvea®]), kochsalzarme Diät (<6 g NaCl/Tag), Reduktion bei Übergewicht.

AVK DER NIERENARTERIEN

Syn: Nierenarterienstenose (NAS), engl. renal artery stenosis, ICD-10: I70.1

Nieren | Seite 281

Ät: – **Arteriosklerose** (70 %)
– **Fibromuskuläre Prozesse** (Dysplasie) an der A.renalis, angeboren/idiopathisch (25 %)
– Sonstige Veränderungen (5 %; Aneurysma der A.renalis, AV-Fisteln, externe Kompression, kongenitale Hypoplasie, Arteriitis)
– Verschluss durch Embolie (Aortenaneurysma, Herzfehler, bakterielle Endokarditis, beim Neugeborenen aus dem Duct.arteriosus Botalli)
– Nierenarterienthrombose (Intimaläsion durch Trauma, iatrogen durch vorübergehendes Abklemmen der A.renalis bei Op an der Niere)

Path: Poststenotischer Druckabfall löst im juxtaglomerulären Apparat die Sekretion von Renin aus, das über den Angiotensin-Aldosteron Mechanismus eine renovaskuläre Hypertonie erzeugt (**Goldblatt-Mechanismus** ⇨ sekundäre Hypertonie, insg. 1-5 % aller Hypertoniker)

Etlg: # Arteriosklerotische Nierenarterienstenose, Lok: proximales Drittel der A.renalis (1)
Fibromuskuläre Dysplasie, Lok: eher im mittleren Abschnitt der A.renalis und an den Segmentarterien der Niere (2)

Klin: ⇨ Arterielle Hypertonie (häufig Kopfschmerzen), insb. diastolische RR-Erhöhung
⇨ Hochdruckkrise: Gefahr des Schlaganfalls, Linksherzüberlastung
⇨ Nierenarterienembolie/Nierenarterienthrombose (Niereninfarkt): plötzlicher Flankenschmerz („Nierenkolik"), Hämaturie, Fieber

Diag: 1. Anamnese und klinische Untersuchung: in 40 % ist ein **Stenosegeräusch** über der A.renalis/paraumbilikal auskultierbar, Spiegelung des Augenhintergrundes: Fundus hypertonicus unterschiedlichen Ausmaßes (verengte Arterien, AV-Kreuzungszeichen, Cotton-wool-Herde, Blutungen, Papillenödem)
2. Spiral-CT- od. MRT-Angiographie (oder DSA): Darstellung der Stenose u. intrarenaler Gefäße u. des übrigen Arterienstatus
3. Urographie mit Frühaufnahme während der ersten 5 Min.: verspätete Nierenbeckenkontrastierung, kleinerer Längsdurchmesser der betroffenen Niere (Drosselniere, >1,5 cm Unterschied), allerdings in 50 % d.F. beide Nieren betroffen!
4. Nierensequenzszintigraphie mit seitengetrennter Iod-Hippuran-Clearance: Minderperfusion der betroffenen Niere (K-Ind: Schrumpfnieren!)
5. Farbkodierte Duplexsonographie: Fluss der A.renalis
6. Seitengetrennte Reninbestimmung aus den Nierenvenen mittels Katheter: Quotient >1.5 ist beweisend (der Unterschied wird mit Captoprilgabe noch deutlicher)
7. Captopril-Test: Gabe eines Angiotensin-1-Converting-Enzym-Hemmers führt zu deutlichem RR-Abfall und massivem Anstieg der Reninkonzentration im Serum bei NAS

Ther: • Konservativ: **perkutane transluminale Angioplastie** (PTA) = Katheterdilatation mittels Ballon, geringes Risiko, daher heute Mittel der ersten Wahl
• Bei akuter Nierenarterienembolie/Nierenarterienthrombose Lysetherapie innerhalb v. 6 Std. mögl.
• Operativ: Ind: hängt von verschiedenen Faktoren ab: Versagen der Angioplastie, Gefahr des Nierenarterienverschlusses mit Organverlust, fehlende medikamentöse Einstellbarkeit der Hypertonie, akute Embolie, traumatische Läsion
Bereits schwerwiegender Parenchymuntergang der poststenotischen Niere oder Befall der Segmentarterien gilt als Kontraindikation zur Op.
– Desobliteration durch Thrombendarteriektomie (TEA) und Patch-Plastik zur Erweiterung des Gefäßdurchmessers
– Interposition der V.saphena magna oder einer Prothese als aorto-renaler Bypass (insb. bei fibromuskulärer NAS)
– bei vitaler Schädigung der Niere oder wiederholten vergeblichen Revaskularisationsversuchen: einseitige Nephrektomie

Prog: Funktionelles Langzeitergebnis (5 Jahre) ist bei 70-85 % d.F. mit Normalisierung des Bluthochdrucks gut bis sehr gut. Die fibromuskuläre NAS schneidet dabei insgesamt besser ab. Op-Letalität 1-5 %, bei bereits bestehender Funktionsstörung der Niere bis zu 50 %

Kompl: * Niereninfarkt, Nierennekrose ⇨ Niereninsuffizienz (bei beidseitigem Befall), eine einseitige aseptische Nekrose kann unbemerkt bleiben
 Op: * Anastomosenaneurysma ⇨ Blutung, Restenosierung, Urämie, Wundinfektion

DD: – Nephrosklerose (fibrinoide Vasopathie der afferenten Arteriolen): kann durch art. Hypertonie entstehen oder eine verursachen
 – Gefäßanomalien (meist ohne Krankheitswert): akzessorische Arterien, retroaortaler Verlauf der li. V.renalis, „Nussknacker-Phänomen" durch Einengung der V.renalis durch die A.mesenterica sup., intraparenchymatöse AV-Fisteln. Mögl. Kompl. sind Obstruktion eines Ureters od. einer Kelchgruppe, Stenosierung der Nierenvene mit Rückstau in die Niere, Hämaturie, art. Hypertonie
 – **Nierenvenenthrombose** ⇨ Klin: „Nierenkolik", durch den hämorrhagischen Niereninfarkt Funktionsverlust der betroffenen Niere, bei beidseitigem Prozess Niereninsuffizienz. Ther: frühzeitige Thrombolyse mit Urokinase od. Streptokinase und anschließende Heparinisierung
 – Nierenrindennekrose durch Vasospasmus/Thrombose der interlobulären Arterien und Arteriolen (bei Gestose, vorzeitiger Plazentalösung, Pankreatitis od. Sepsis vorkommend) ⇨ schnelle entwickelnde Niereninsuffizienz
 – DD der arteriellen Hypertonie: primäre **essentielle Hypertonie** (häufigste Form, 90 % d.F.), Glomerulopathie (renoparenchymatöse Hypertonie), Nierentumoren, Zystenniere, chronische Pyelonephritis, postrenale Harnabflussstörung, Nephrosklerose, Phäochromozytom, CUSHING-Syndrom, Hyperaldosteronismus, reninproduzierender Tumor, Hyperparathyreoidismus, Hyperthyreose, Akromegalie, Aortenisthmusstenose, hyperkinetisches Herzsyndrom, Gestose (Schwangerschaftshypertonie), Hirndrucksteigerung, Hirntumoren, Medikamente (Ovulationshemmer, Glukokortikoide, NSAR), Nikotin-, Alkohol od. Drogenkonsum maligne arterielle Hypertonie: schlecht einstellbarer Hypertonus mit ständig erhöhten diastolischen RR-Werten (>120 mmHg) ⇨ Proteinurie, rasch progredienten Niereninsuffizienz (innerhalb v. 2 J.), Retinopathie

NIERENTUMOREN

Etlg: # Benigne (selten, ICD-10: D30.0): Adenome (maligne Entartung mögl.), Hamartome, Fibrome, Myom, Lipom, Angiomyolipom (benigner Mischtumor), Hämangiom, Lymphangiom, Onkozytom
 # Maligne: **Nierenzellkarzinom** (Syn: Hypernephrom, Nephrom, hypernephroides Nierenkarzinom, GRAWITZ-Tumor, engl. RCC = renal cell carcinoma, ICD-10: C64) = epitheliales (sog. klarzelliges) Karzinom, das vom Nierenparenchym (proximale Tubuluszellen) ausgeht (85 % d.F.)
 papilläres Karzinom des Nierenbeckens (12 % d.F., ICD-10: C65) ⇨ vom Übergangsepithel des Ureters ausgehend, zählt daher funktionell schon zu den Harnleitertumoren (weiteres s.u. Kap. Harnleitertumoren)
 Nephroblastom der Kinder = WILMS-Tumor (Mischtumor, s.u.)
 Leiomyosarkom (2 % d.F.)
 # Metastasen: insb. Bronchial- u. Kolonkarzinome, Non-Hodgkin-Lymphome

Ät: Nierenzellkarzinom: am häufigsten sporadisch auftretend
 – gesichertes Risiko besteht bei chronischer Niereninsuffizienz
 – ca. 5 % d.F. sind hereditär (positive Familienanamnese), dann häufig multifokal od. rezidivierend auftretend: v.HIPPEL-LINDAU-Syndrom (aut.-dom. erbliche Phakomatosen, Chrom. 3p25-26 ⇨ klarzelliges Nierenzellkarzinom), hereditäres papilläres Nierenzellkarzinom (sehr selten, HPRCC Typ 1 – Chrom. 7 und Typ 2 – Chrom. 1), chromophobes Nierenzellkarzinom (BIRT-HOGG-DUBÉ-Syndrom), tuberöse Sklerose (aut.-dom. erblich, Chrom. 9q34, Mutation

Nieren | Seite 283

im TSC1-Gen ⇨ u.a. Hamartome der Niere)
- Berufliche Exposition: Trichloroethylen (Lösungsmittel in der Industrie, Missbrauch als Suchtmittel – „Schnüffelstoff")
- als Risikofaktoren werden diskutiert: Nikotin, Kadmiumexposition, arterielle Hypertonie, fettreiche Kost, Übergewicht (bei Frauen) und hormonelle Einflüsse (bei Männern)

Path: ♦ Lok: Nierenzellkarzinom meist in einem Nierenpol, 2 % der Nierenzellkarzinome sind bilateral (dann V.a. genetische Genese)
♦ Metastasierung: Nierenzellkarzinom ⇨ **per continuitatem** in das Nierenbecken, **V.renalis, V.cava inf.** u. in d. perirenale Fettkapsel (auch Leber, Kolon, Pankreas, Milz mögl.)
⇨ **lymphogen** in die hilären, abdominal paraaortalen und parakavalen Lk (N_{1-2})
⇨ **hämatogen** in die Lunge!, Skelett, Leber u. Gehirn (Fernmetastasen = M_1)
♦ TNM-Klassifikation des Nierenzellkarzinoms (Karzinome des Nierenbeckens werden wie Ureterkarzinome klassifiziert, s.dort)

T_1	Tumor <7 cm in größter Ausdehnung, begrenzt auf die Niere
	T_{1a}: Tumor <4 cm
	T_{1b}: Tumor 4-7 cm
T_2	Tumor >7 cm, begrenzt auf die Niere
T_3	Tumor breitet sich in größeren Venen aus od. infiltriert Nebenniere od. perirenales Gewebe, aber nicht jenseits der GEROTA-Faszie (= Fascia renalis)
	T_{3a} Tumor infiltriert Nebenniere od. perirenales Gewebe (auch perivelines Fettgewebe)
	T_{3b} Tumor mit makroskopischer Ausbreitung in der V.renalis oder bis in die V.cava unterhalb des Zwerchfells
	T_{3c} Tumor mit makroskopischer Ausbreitung in der V.cava oberhalb des Zwerchfells
T_4	Tumor infiltriert über die GEROTA-Faszie hinaus
N_1	Metastase in einem regionären Lymphknoten (= hiläre sowie abdominale paraaortale od. parakavale Lk)
N_2	Metastasen in mehr als einem regionären Lk
M_1	Fernmetastasen

Stadiengruppierung: I: $T_1N_0M_0$ II: $T_2N_0M_0$
III: $T_3N_0M_0$ bis $T_{1-3}N_1M_0$ IV: alle T_4, alle N_2, alle M_1

Epid: ◊ Nierenzellkarzinom: 45.-75. Lj., **m > w = 2:1**, macht 85 % aller Nierentumoren beim Erwachsenen aus, Inzidenz: 15/100.000/Jahr, ca. 12.000 Neuerkrankungen/Jahr in Dtl.
◊ WILMS-Tumor: bevorzugt Kinder zw. 2.-5. Lj., macht 6-8 % aller Tumoren im Kindesalter aus, häufigster Nierentumor im Kindesalter

Klin: ⇒ Über die Hälfte der Nierenzellkarzinome sind **Zufallsbefunde** = klinisch asymptomatisch
⇒ **schmerzlose Hämaturie** als Leitsymptom (bei Einbruch des Tumors in das Nierenbeckensystem = kein Frühsymptom mehr)
⇒ **tastbare Resistenz** in der Flankengegend
⇒ **Flankenschmerz**, evtl. auch Druckschmerzhaftigkeit der Nierengegend, auch kolikartige Schmerzen bei Verlegung der ableitenden Harnwege durch Blutkoagel möglich
⇒ bei Befall der li. V.renalis ⇨ (sekundäre) Varikozele mögl. (durch Verlegung der V.testicularis; die Vaikozele ist dann vor allem im Liegen noch im Skrotum sichtbar/tastbar)
⇒ Gewichtsabnahme, subfebrile Temperaturen (Tumornekrose), Bluthochdruck
⇒ Paraneoplastische Symptome mögl. (selten, entstehen durch Hormonbildung im Tumor): Polyglobulie (Erythropoetin) und Hyperkoagulabilität, arterielle Hypertonie (Renin), Hyperkalzämie (Parathormon od. Knochenmetastasierung)

Diag: 1. Anamnese (familiäre Disposition, bekannte Phakomatose?) und klinische Untersuchung: Palpation der Nierengegend, schmerzlose Rotfärbung des Urins
2. Sonographie: gute Abgrenzung zwischen soliden Tumoren und Zysten mögl. ⇨ Tumoren sind inhomogen, echoreicher, Vorwölbung der Organoberfläche möglich (DD: der sog. Milzbuckel am oberen Pol der li. Niere kommt bei 10 % d.F. Bevölkerung vor und ist ohne pathologische Bedeutung), bei Infiltration des M.psoas fehlende Atemverschieblichkeit
3. Labor: Erythrozyturie, Anämie od. auch Polyglobulie, Renin-Spiegel (↑), Hyperkalzämie

4. Röntgen: Abdomenleeraufnahme und IVP (intravenöse Pyelographie)
CT und Angiographie/DSA zum Ausschluss von Metastasen, Gefäßabbrüchen
5. Staging: Rö-Thorax, Skelett-Szintigraphie zur Fernmetastasensuche

Ther:
- Operativ: Ind: Nierenzellkarzinom T1-3 (ggf. auch bei T4 wenn operabel)
  - Transabdomineller Zugang, perioperative Antibiotikaprophylaxe mit einem Cephalosporin (z.B. 1 g Ceftriaxon i.v., Rocephin®)
  - **Radikale Tumornephrektomie** (Niere + perirenale Fettkapsel mit der Fascia renalis + Nebenniere). Eine regionäre Lymphadenektomie (paraaortal/parakaval) wird nur noch bei V.a. Lk-Metastasen in der präoperativen Bildgebung durchgeführt.
  - Tumorthromben in der V.cava werden versucht zu extrahieren, evtl. auch Kavamanschettenresektion und anschließende Protheseninterposition, isolierte Lungenmetastasen können ebenfalls reseziert werden
  - Organerhaltende Tumorresektion (als Segmentresektion und Erhalt der Nebenniere) bei sehr kleinen und peripher gelegenen Tumoren (T1 bis max. 4 cm) und gesunder Gegenniere elektiv mögl. (mit gleich guter Prognose wie die radikale Tumornephrektomie, auch schon laparoskopisch mögl.), teils aber auch zwingend erforderlich, z.B. bei bilateralen Tumoren (einseitig erfolgt eine Nephrektomie), bei Vorliegen einer (angeborenen oder funktionellen) Einzelniere oder Niereninsuffizienz (erspart die Hämodialyse)
- Adjuvante (postoperative) Therapieverfahren bei Metastasierung: diese sind alle noch Gegenstand vieler Studien und nur bei ca. 1/3 d. Pat. wirksam (die Überlebenszeit lässt sich damit etwa verdoppeln = auf ca. 20 Mon.)
  - Immuntherapie: „Impfung" mit nicht mehr teilungsfähigen autologen Tumorzellen (= werden aus dem eigenen Op-Präparat aufbereitet)
  - Immunmodulation: α2a-Interferon + Interleukin-2 (bei Lungenmetastasen auch inhalativ)
  - Chemotherapie: nur geringe Ansprechrate (max. 20 %, am besten bei Vinblastin + 5-Fluorouracil), ggf. auch Kombination von α2a-Interferon + Vinblastin od. α2a-Interferon + Interleukin-2 + 5-FU. Versucht wird auch ein Antikörper gegen VEGF, Bevacizumab (Avastin®), der bei Progress unter systemischer Therapie in Studien eingesetzt wird.
  - Hormontherapie: nur sehr geringe Ansprechrate, versucht werden u.a. Antiöstrogene
  - Stereotaktische Bestrahlung (Radiochirurgie, sog. Gamma Knife) bei Hirnmetastasen
- Palliativ: Bei T4-Tumor statt radikaler Tumornephrektomie ggf. auch Embolisation des Tumors über einen Katheter mit einem Gewebekleber (z.B. Histoacryl) in die A.renalis (Ind. bei inoperablem Tumor mit rezidivierenden Blutungen in das Hohlraumsystem)

Prog: Nierenzellkarzinom ohne Metastasen bis T2 5-JÜR 65 %, bei Infiltration in die V.cava 35 %, bei T4 15 %, bei M1 extrem schlecht mit einer mittleren Überlebenszeit von 6-12 Mon.

Kompl:
* Einbruch des Tumors in die V.cava inf. und Gefahr einer V.cava-Thrombose
* STAUFFER-Syndrom: Nierentumor + Leberfunktionsstörung (Hepatomegalie, AP ↑, γ-GT ↑, α2-Globuline ↑, Albumin, Quick und Prothrombin ↓)
* **Spätmetastasierung** noch nach 10 u. mehr Jahren mögl. ⇨ Nachsorgeuntersuchungen, Rezidiv bei nierenerhaltender Op., 8faches Risiko für ein Nierenzellkarzinom der kontralateralen (gesunden) Niere, insb. bei erblichem Nierenzellkarzinom

Op:
* Postinfarkt-Syndrom nach Embolisation (durch Nierennekrose ⇨ Schmerz, Fieber, Übelkeit, Erbrechen, Bluthochdruck), daher heute eher operative Ther. auch bei T4
* Nierenteilresektion: Urinom (Urinfistel in das perirenale und retroperitoneale Gewebe), Nachblutung

DD:
- **Nierenzysten**, Hydronephrose, xanthogranulomatöse Pyelonephritis, Nierenkarbunkel, Nierenbuckel (kraniale Verdickung der li. Niere, in 10 % d.F., ohne pathol. Bedeutung)
- Nebennierentumor, Pankreaskarzinom, retroperitoneale Tumoren od. Harnleitertumoren mit Infiltration oder Verdrängung (Dystopie) der Nieren
- DD der Hämaturie (Übersicht s.u. Kap. Harnblasenkarzinom): **Tumoren** von Nieren, Prostata, Samenbläschen, Samenleiter od. ableitenden Harnwegen, **Nephrolithiasis**, Entzündung der ableitenden Harnwege, Nephritis, Zytostatika-, Antikoagulanzientherapie, hämatologische Erkrankungen, hämorrhagische Diathese, Nierenarterienembolie, Nierenvenenthrombose, Nierenvenenanomalien, Zystenniere, iatrogene Manipulationen wie Katheterismus/Dauerkatheter, Nieren- od. Blasentrauma, Jogger-Makrohämaturie (Joggen mit leerer Blase), hämorrhagisches Fieber mit renalem Syndrom, Bilharziose, Urogenitaltuberkulose

WILMS-TUMOR

Syn: Nephroblastom, ICD-10: C64

Path:
- Embryonales Adenosarkom (bösartiger **Mischtumor**) mit rhabdomyoblastischen und heteroblastischen und auch verschieden differenzierten Anteilen von **Nierengewebe**
- Lok: meist **einseitig**, beidseitiger Befall in 5-10 % d.F.
- Hämatogene Metastasen: **Lunge, Leber, Gehirn, Knochen**
- Häufig genetische Ursache (Keimbahnmutation im WT1-Gen od. aut.-dom. erblich, Chrom. 11p13 und 11p15,5) auch **Kombination mit angeborenen Missbildungen** häufig (**Aniridie** in 30 % d.F., Hemihypertrophie, Viszeromegalie, EMG-Syndrom [= Exomphalos-Makroglossie-Gigantismus-Syndrom = WIEDEMANN-BECKWITH-Syndrom], Neurofibromatose, große Naevi, Anomalien der Geschlechtsorgane und Harnwege)

Epid:
◊ Inzidenz: insg. **selten**, 0,9/100.000/Jahr, 70-110 Erkrankungsfälle/Jahr in Deutschland
◊ Häufigster Nierentumor im Kindesalter, 6-8 % der Tumoren im Kindesalter
◊ Häufigkeitsgipfel: **2.-5. Lj.** (nach dem 10. Lj. selten), m = w

Etlg: SIOP-Klassifikation (International Society of Paediatric Oncology, 2001) in Anlehnung an die NWTS-Studie (National Wilms Tumor Study der USA)

Stad. I	Tumor auf eine Niere beschränkt, intakte Kapsel
Stad. II	Tumor überschreitet die Nierenkapsel, infiltriert in Fettgewebe oder Blutgefäße, Tumor ist aber chirurgisch vollständig entfernbar (Pseudokapsel)
Stad. III	Peritoneale Metastasierung, Tumor ist wegen Befall lebenswichtiger Organe nicht mehr komplett resektabel
Stad. IV	Hämatogene Fernmetastasen (Lunge, Leber, Knochen, Gehirn usw.)
Stad. V	Beidseitiger Nierenbefall (simultan od. metachron)

Klin:
⇒ **Sichtbare abdominelle Schwellung** (ohne Beschwerden)
⇒ Evtl. abdominelle Schmerzen, Hämaturie (**Makrohämaturie**), Obstipation, Durchfall, Erbrechen, Hypertonie, Harnweginfekte, Gewichtsabnahme, Fieber, Blässe, Paraplegie

Diag: 1. Anamnese und klinische Untersuchung: halbseitig lokalisierter Bauchtumor, sehr schnelles Wachstum (innerhalb von Wochen), die Mittellinie ist meist nicht überschreitend (Cave: vorsichtige Palpation wegen **Rupturgefahr!**)
2. Labor: Mikrohämaturie (20 % d.F.)
3. Sonographie: solider Tumor oder Zysten?, Abgrenzung von den Nachbarorganen, Kontrolle der Gegenseite inkl. farbkodierte Duplexsonographie der Nierengefäße
4. Röntgen: i.v.-Ausscheidungsurographie (deformiertes und verlagertes Nierenkelchsystem mit aufgespreizten Kelchen, evtl. auch stumme Niere) und **MRT**-Abdomen (Tumorausdehnung), evtl. auch Kavographie
Rö/CT-Thorax ⇨ Ausschluss pulmonaler Metastasierung
Ggf. Skelettszintigraphie bei V.a. Skelettmetastasen

Ther:
- Heute kombinierte konservativ-operative Ther.:
  ➢ Stad. I: präoperative (sog. neoadjuvante, tumorreduzierende) Chemotherapie + Nephrektomie + postoperative (adjuvante) Chemotherapie
  ➢ Stad. II: präoperative Chemotherapie + Nephrektomie + Radiatio + Chemotherapie
  ➢ Stad. III-V: präoperative tumorreduzierende Chemotherapie + Radiatio (zur Erreichung der Operabilität, sog. Down-Staging), dann Nephrektomie + postoperative Chemotherapie
  – Chemotherapie: mit Vincristin + Adriamycin (+ Actinomycin D + Ifosfamid/Cyclophosphamid) präop. und über einen Zeitraum von 1-10 Monaten postop. (je nach Stadium)
  – Op: transabdomineller Zugang (Mittelschnitt), **Nephrektomie**, intraabdominelle Metastasenentfernung, Entfernung paraaortaler und parakavaler Lymphknoten
  Bei bilateralem Nephroblastom wird der größere Nierentumor durch Nephrektomie entfernt, die andere Niere wird organerhaltend operiert und der Tumor dort enukleiert

Prog: Over-all-Prognose **gut, 75 % Heilungsrate** (Stad. I 100 %!, Stad. II 80-90 %, 50-60 % bei Stad. III-IV), 5-JÜR aller Nephroblastome **85 %**.

Kompl: * V.cava-Tumorthrombus (über die Nierenvene in 5 % d.f.)
* Rezidiv (meist innerhalb der ersten 2 J.)
* Chemotherapie: Übelkeit, Erbrechen, Enteritiden, Haarausfall, Schleimhautulzera, Infektanfälligkeit durch Knochenmarkdepression
* Radiatio: Beckendeformitäten, WS-Skoliose, Lungenfibrose, Myokardschäden

DD: – Gutartige Nierentumoren: Fibrome, Angiomyolipom, mesoblastisches Nephrom
– Maligne Raumforderungen: hellzelliges Nierenkarzinom, **Neuroblastom**, Lymphome, **embryonales Rhabdomyosarkom**, Rhabdoidtumor, Hepatoblastom, Gonadentumor, Metastasen anderer Tumoren
– Andere Nierenerkrankungen: **Hydronephrose**, polyzystische Nierendysplasie, Nierenvenenthrombose, Nebennierenblutung, Nierenabszess

NIERENTRANSPLANTATION

Ind: – **Terminale Niereninsuffizienz** bei chronischem Nierenversagen/Dialysepatienten (vaskuläre od. diabetische Nephropathie, Glomerulonephritis, polyzystische Nierendegeneration)
– Patienten mit Niereninsuffizienz und Dialyseproblemen: Shunt-Komplikationen, Anämie, Hypertonie, Polyneuropathie oder Demenz, Hyperparathyreoidismus (sekundärer)
– Kinder: angeborene Nierenhypoplasie/-dysplasie, obstruktive/refluxsive Nephropathie, Glomerulosklerose, Glomerulonephritis, Nephronophthise (aut.-rez. vererbte Zystennieren), hämolytisch-urämisches Syndrom

K-Ind: ʊ Akute Nierenerkrankung (z.B. floride immunologische Erkrankungen, z.B. Goodpasture-Syndrom, Vaskulitiden)
ʊ Chronische, nicht sanierbare Infekte (K-Ind. ergibt sich durch die notwendige immunsuppressive Ther.), akute gastrointestinale Erkrankung, wie z.B. Ulzera ⇨ Op nach Behandlung mögl.
ʊ Fortgeschrittene Zweiterkrankungen, wie nicht kurable Malignome od. Systemerkrankungen (z.B. Oxalose)
ʊ Non-compliance des Pat., fehlende Narkosefähigkeit (schlechter Allgemeinzustand)

Epid: ◊ 1. Nierentransplantation (Syn: NTX) 1950 in Chicago, weltweit bisher über 470.000 durchgeführt. In 2005: 2.183 Nieren in Deutschland transplantiert (zusätzlich noch ca. 20 % **Lebendspenden** von Familienangehörigen), jährlicher Bedarf ca. 4.500 Nieren
Warteliste: in Dtl. derzeit **8.600 Pat.!**, durchschnittliche Wartezeit rechnerisch 3-4 Jahre (die statistische Transplantat-Überlebensrate sinkt auch mit der Dauer der Wartezeit)
◊ Die rechnerische Lebenserwartung eines terminal Nierenkranken ist trotz Dialyse nur halb so hoch wie nach einer Nierentransplantation (bei Kindern sogar nur ¼).
◊ In Deutschland gibt es z.Zt. 40 Nieren-Transplantationszentren. Zentrale für Transplantationen ist Eurotransplant in Leiden/Niederlande (Internet: http://www.transplant.org), bzw. für Deutschland in Neu Isenburg (www.dso.de). Die Vergabe der Organe erfolgt nach einem Punktesystem (bewertet wird HLA-Übereinstimmung, Wartezeit, Notfall usw.)
◊ Altersgrenze: keine generelle Altersbegrenzung für den Eingriff mehr. Für Pat. >65. J. werden wegen des allgemeinen Organmangels jetzt auch Spenderorgane von >65 J. alten Spendern genommen (Eurotransplant-Senior-Programm, „old for old").
◊ Kosten einer Transplantation: Op ca. 55.000,-- € + ca. 10.000,-- € pro Jahr für die Nachbehandlung (zum Vergleich: die Dialyse kostet ca. 35.000,-- €/Jahr)

Diag: 1. Indikation zur Explantation beim Spender (näheres s. Chirurgiebuch) und Implantation beim Empfänger (keine Kontraindikationen) muss sicher gegeben sein.
2. Labor: Blutgruppenkompatibilität, **HLA-Typisierung** (Kompatibilität von Spender und Empfänger), Cross-match (Ausschluss zytotoxischer Antikörper)

3. Umfangreiche Op-Vorbereitungen mit urologischer Diagnostik, Röntgen, Labor, Kolon-KE

Ther: • **Explantation:**
- Sterile Entnahme der Spendernieren unter möglichst guten Kreislaufbedingungen als Blockpräparat mit Aorta, V.cava und Ureteren (bei Lebendspende ggf. laparoskopische Entnahme, hier werden die A.renalis, V.renalis und der Ureter mit Clips abgesetzt)
- Konservierung in kalter Collins-Lösung, Transport gekühlt bis 40 Stunden mögl.
• **Implantation:**
- **Heterotope Implantation** = extraperitoneal in die **Fossa iliaca** A.renalis wird auf A.iliaca ext., V.renalis auf V.iliaca ext., Ureter mit Antireflux-Op (submuköse Tunnelung) am Blasendach anastomosiert
- Evtl. kombinierte Transplantation von Niere + Leber, Pankreas oder Herz
- Perioperative Antibiotikaprophylaxe mit einem Cephalosporin
• Nachbehandlung:
Immunsuppression initial mit einer Kombinationstherapie von Ciclosporin A (Pilzderivat, Sandimmun®, 4-10 mg/kgKG/Tag) + Glukokortikoide (Prednisolon) + Mycophenolatmofetil (CellCept®, Myfortic®), ggf. wird zusätzlich (bei Lebendspenden mit >6 Missmatches) zu Beginn auch der Interleukin-2-Rezeptor-Antikörper Daclizumab (1 mg/kgKG, Zenapax®) unmittelbar präop. und 4 x alle 2 Wo. nach Transplantation gegeben.
Bei Ciclosporin-Unverträglichkeit Tacrolimus (Pilzprodukt aus Streptomyces tsubaenses, Prograf®) oder auch manchmal vorsorglich nach 3-12 Mon. Umstellung der Ciclosporin-Gabe auf Sirolimus (Rapamune®), dies hat weniger nephrotoxische NW und zeigt bessere Langzeittransplantatfunktion. Neu zugelassen auch Everolimus (Certican®).
Bei akuter Abstoßungsreaktion: hochdosiert Glukokortikoide, Antilymphozyten-Globulin (ATG = Immunglobuline gegen menschliche T-Lymphozyten).
• Nachkontrollen: Ciclosporin-/Tacrolimusspiegel im Blut, Nierenfunktion (Retentionswerte), Urinvolumen (Bilanzierung) und Urinstatus, Körpergewicht, Sonographie, evtl. Transplantatbiopsie, Blutdruck (Ziel: 120/80 mmHg)

Prog: 1 Jahres Transplantat-Überlebensrate heute sehr gut: **95 %!**, nach 5 J. noch ca. 70 %
Die besten Langzeitergebnisse ergeben sich bei größtmöglicher Übereinstimmung der HLA-Typen A, B u. DR, bzw. bei **Lebendspende** Verwandter (nach 5 J. noch 80%ige Transplantat-Überlebensrate). Ohne Abstoßungsreaktion ist durchschnittlich mit einer 20-jährigen Transplantatfunktion zu rechnen.
Das Op-Risiko nimmt mit dem Alter zu (höher >45. Lj.). Zweit- und Mehrfachnierentransplantation (nach Abstoßungsreaktionen) haben eine schlechtere Transplantat-Überlebensrate.
Begutachtung: GdB/MdE beträgt für 2 J. 100 %, danach auf Dauer (wenn es zu keinen Kompl. kommt) wegen der notwendigen Immunsuppression noch 50 %.

Kompl: ∗ **Hyperakute Abstoßungsreaktion** (Rejektion): innerhalb v. 48 Std. mit Endothelläsionen und toxischem Krankheitsbild bei humoraler Abstoßungsreaktion (zytotoxische Antikörper), Ther: Plasmapherese zur Elimination der zytotoxischen Antikörper
∗ **Akzelerierte Abstoßungsreaktion** (Rejektion): zwischen 2. und 5. postop. Tag mit zellulärer Abstoßungsreaktion
∗ **Akute Abstoßungsreaktion** (Rejektion): insb. innerhalb der ersten 3-4 Monaten durch zelluläre Abstoßungsreaktion (Sonographie: Größenzunahme des Transplantats)
∗ post-op. Lymphozele (zwischen kaudalem Nierenpol u. der Harnblase), Harnaufstau
∗ Urinleckage, chronische Transplantat-Nephropathie, Rekurrenz der Grunderkrankung (z.B. Glomerulosklerose, Glomerulonephritis)
∗ Immunsuppression: allgemeine **Infektanfälligkeit** (und speziell CMV-, EBV-, Polyomavirusinfektionen), **Knochenmarkdepression, Magen-Darm-Ulzera, Nephro-/Hepatotoxizität**, Zunahme der Inzidenz **maligner Tumoren** (30faches Risiko für epitheliale Tumoren und Lymphome)
⇨ Ciclosporin A: Hypertonie, Hypertrichose, Gingivahyperplasie, Tremor
⇨ Kortikoide: Osteoporose, Diabetes mellitus, aseptische Knochennekrosen, prox. Muskelatrophie, psychotische Veränderungen, atrophische Haut, Akne, Striae distensae
⇨ Antilymphozyten-Globulin: anaphylaktische Reaktion

NEBENNIEREN

Anatomie

Lage: Die **Glandulae suprarenales** (engl. adrenal gland) liegen vollständig retroperitoneal auf der Extremitas sup. der beiden Nieren (innerhalb der perirenalen Fettkapsel).
Form: rechte Nebenniere dreieckig und reicht bis hinter die V.cava, linke Nebenniere halbmondförmig bis rechteckig und liegt anteromedial des kranialen Nierenpols. Gewicht: ca. 8-10 g.
Makroskopisch: kann eine gelblich-braune Rinde und das rotbraune Mark unterschieden werden:
- **Nebennierenrinde** (NNR, Cortex, mesodermaler Ursprung) mit 3 Zonen (von außen nach innen):
  1. Zona glomerulosa ⇨ Produktion von Aldosteron (Mineralokortikoid)
  2. Zona fasciculata ⇨ Cortison u. Cortisol (Glukokortikoide), geringe Menge Sexualsteroide
  3. Zona reticularis ⇨ Sexualsteroide: Androgene, Progesteron, Östrogene
- **Nebennierenmark** (NNM, Medulla, ektodermaler Ursprung aus der Sympathikusanlage, chromaffine Zellen): Produktion v.a. von Adrenalin (80 %), Noradrenalin (20 %) und Dopamin

Gefäßversorgung: A.suprarenalis sup. (aus A.phrenica inf.), A.suprarenalis med. (aus Aorta abd.), A.suprarenalis inf. (aus A.renalis); V.suprarenalis (links in d. V.renalis, rechts in d. V.cava inf.)

Nervale Versorgung: aus dem Plex.coeliacus

Physiologie

RAA-System (Renin-Angiotensin-Aldosteron): Regelkreis aus Niere (Rezeptor und Erfolgsorgan) und Nebennierenrinde (produziert das Aldosteron) zur Regulation des Na-, K- u. H_2O-Haushaltes.
Der Kortisolspiegel zeigt einen zirkadianen Rhythmus mit einem Maximum in den frühen Morgenstunden und einem Minimum in den Abendstunden.

Funktionsstörungen

Nebennierenrindenüberfunktion: Primär = adrenale Genese, sekundär = übergeordnete Zentren defekt (z.B. Hypophyse)

Nebennierenrindenunterfunktion:
ADDISON-Krankheit, z.B. nach beidseitiger Adrenalektomie, Karzinommetastasen, **primär** z.B. autoimmunologisch (50 % d.F.), Arteriitis, Ausfall bei Entzündungen/Sepsis (Tuberkulose, WATERHOUSE-FRIDERICHSEN-Syndrom, AIDS), Adrenoleukodystrophie
oder **sekundär** als SHEEHAN-Syndrom (**zentrale** Insuffizienz durch geburtsbedingte ischämische Nekrose des Hypophysenvorderlappens der Mutter), Panhypopituitarismus (Hypophyseninsuffizienz, "weißer Addison", da keine Braunfärbung der Haut)
Klin: Ausfall v. Gluko-, Mineralokortikoiden und Androgenen, Dunkelpigmentierung der Haut (bei primärer Form Bronzehaut durch Stimulation der Hypophyse mit vermehrter ACTH-, MSH-Ausschüttung), Hypotonie, Hypovolämie, Herzrhythmusstörungen, allgemeine Körperschwäche, Hypothermie, Bauchschmerzen (bis hin zum Bild eines Akuten Abdomens!)
Diag: ACTH im Plasma ↑, Kortisol im Plasma und Urin ↓
Ther: Substitution von Gluko- und Mineralokortikoiden, z.B. Fludrocortison 0,1 mg/Tag
Addison-Krise: Rehydrierung, Azidoseausgleich, Kortikoide (Cortisol am 1. Tag 3 x 100 mg)

Nebennierenmarkunterfunktion: Klinisch meist völlig stumm, da der Ausfall von den sympathischen Paraganglien ausgeglichen wird.

Nebennierenunterfunktion: kompletter Ausfall d. Nebennieren, z.B. beidseitige Nebennierenblutung

Nebennieren | Seite 289

PHÄOCHROMOZYTOM

Syn: Nebennierenmarküberfunktion, NNM-Überfunktion, ICD-10: E27.5

Ät: – Endokrin aktiver Tumor des NNM oder der sympathischen Ganglien
– MEN (multiple endokrine Neoplasien) II a (SIPPLE-Syndrom: Phäochromozytom + C-Zell-Karzinom + Nebenschilddrüsenadenome) oder II b (MMN-Syndrom: multiple Mukosafibrome od. –neurofibrome, Syn: GORLIN-Syndrom mit Tumoren wie bei MEN II a + zusätzlich Schleimhautfibrome u. intestinale Ganglioneuromatose), **familiärer Häufung** und auch bei anderen Tumoren des APUD-Zellsystems (z.B. ZOLLINGER-ELLISON-Syndrom, Insulinom, Glukagonom, VERNER-MORRISON-Syndrom, Hypophysenadenome, Somatostatinom)
– In Kombination mit anderen Organerkrankungen: bei Neurofibromatosis generalisata RECKLINGHAUSEN, HIPPEL-LINDAU-Syndrom, STURGE-WEBER-Syndrom auftretend.

Path: ♦ Gesteigerte, nicht regulierte Adrenalin- und Noradrenalinausschüttung durch Tumor der chromaffinen Zellen. Prädisp.alter: 40.-50. Lj.
- Adrenal: Adrenalin ⇨ Tachykardie, erhöhter Basalumsatz + Noradrenalin ⇨ Hypertonus
- Extraadrenal: nur Noradrenalin
♦ Dignität: meist **benigne**, nur in 5-15 % d.F. maligne
♦ Lok: 80-85 % in **Nebennierenmark** = adrenal (nicht nur einseitig!)
5 % bilateral (wenn bilateral, dann an MEN-Syndrom denken!)
5 % multipel
10-15 % im **sympathischen Nervensystem** = extraadrenal im thorakalen/lumbalen sympathischen Grenzstrang (Paragangliom), im APUD-Zellsystem (v.a. bei Erwachsenen; bei Kinder z.B. malignes Neuroblastom)

Epid: ◊ Inzidenz: 1-2/100.000/Jahr
◊ Prädisp.alter: 20.-50. Lj.

Klin: ⇨ Konstante oder paroxysmale Symptomatik (Anfälle von ca. 20 Minuten Dauer) mögl.
⇨ **Arterielle Hypertonie** in 90 % der Fälle (Kompl: ⇨ Kardiomyopathie, Arteriosklerose, Apoplex), macht ca. 0,1 % der art. Hypertonien aus
⇨ **Kopfschmerzen, Tachykardien, Palpitationen, Herzrhythmusstörungen, Schweißausbrüche**, innere Unruhe, Sehstörungen, Übelkeit, Erbrechen, Dyspnoe
⇨ Evtl. Abdominal- oder Flankenschmerzen
⇨ Kohlenhydrat-Stoffwechselstörung ⇨ Hypermetabolismus, Hyperglykämie, Glukosurie (= sekundärer Diabetes mellitus)
⇨ Fettabbau (katabole Stoffwechsellage) ⇨ Gewichtsabnahme
⇨ **'H'-Trias:** Hypertonie + Hyperglykämie + Hypermetabolismus (bezgl. Fett)

Diag: 1. Anamnese und klinische Untersuchung
Cave: Allein durch Druck auf den Bauch kann man einen 'Anfall' auslösen
2. Hormonbestimmung: Noradrenalin + Adrenalin, Dopamin, **Metanephrin und Vanillinmandelsäure im 24 Std.-Urin** (Provokationstests mit Kältesuppression, Glukagon oder Regitin sind heute obsolet, da Schockgefahr)
Tumormarker: Chromogranin A, Kalzitonin zum Ausschluss eines MEN II (C-Zell-Beteiligung), ein stark erhöhter Dopamin-Spiegel (>6fach) weist auf einen malignen Tumor hin
3. Lokalisationsdiagnostik: Dünnschicht-CT od. Kernspin-Tomographie (Thorax bis Becken) u. Sonographie ⇨ Raumforderung im Nebennierenbereich, beide Seiten genau beachten!
Evtl. Angiographie zur Darstellung der Gefäßversorgung der Nebennieren und selektive Blutentnahme aus d. V.cava / seitengetrennt aus den beiden Vv.suprarenales
Szintigraphie: **MIBG-Szintigraphie** (Methyl-^{123}Iod-Benzyl-Guanidin) ⇨ Spezifität fast 100 % für Adrenalin u. Noradrenalin, auch als SPECT mögl. (= Single-photon-emission-Computertomographie)

Ther: • Operativ: Ind: bei Diagnose stets gegeben
– Operative Entfernung (Cave: bei Manipulation am Tumor ⇨ Gefahr von Kreislaufkrisen!)
– Vorbehandlung: Alpha- (Phenoxybenzamin, Dibenzyran®, einschleichend dosieren) und Betablocker (Propranolol, Dociton®) über 10-14 Tage
– Zugang: von dorsal (lumbaler Flankenschnitt oder neuerdings auch endoskopischer retroperitonealer Zugang), wenn sicher ist, dass nur 1 Nebenniere betroffen ist, sonst transabdominell (Oberbauchquerschnitt oder neuerdings zunehmend laparoskopisch), um zu beiden Nebennieren u. den Lymphbahnen Zugang zu haben und die symp. Paraganglien erreichen zu können.

Transabdominell ⇨ rechte Nebenniere: KOCHER-Mobilisation d. Duodenums nach med. ⇨ linke Nebenniere: Mobilisation v. Milz, Pankreasschwanz u. li. Kolonflexur nach med.

– Unterbindung der Nebennierenvenen ⇨ Kreislaufgefahr wird eingedämmt (hypertone Krise), gleichzeitig kann aber Kreislaufdepression eintreten, dann Unterbindung der Nebennierenarterien, unilaterale Adrenalektomie
bzw. Entfernung des symp. Paraganglioms über transabdominellen Zugang
– Bei MEN: beidseitige subtotale Adrenalektomie, dann weitere Behandlung der anderen Tumoren

• Bessert sich der art. Hypertonus nach Op nicht, muss nach weiteren Adenomen gesucht werden (SPECT) u. ggf. nachoperiert werden

• Bei Nachweis von Malignität/metastasierendem Phäochromozytom: Radioiodtherapie mit ^{131}I, Polychemotherapie (Cyclophosphamid, Vincristin u. Dacarbazin), gezielte Bestrahlung von Metastasen, Somatostatin-Gabe

Prog: Normalisierung der art. Hypertonie nach Op in 90 % d.f., Op-Letalität ca. 5 %, 5-JÜR bei der benignen Form nahe 100 %, bei der malignen Form 50 %

Kompl: ∗ Hypertone Krisen, Ther: α-Blocker (Phentolamin, Regitin®)
∗ Weitere Tumoren des APUD-Zellsystems (insb. C-Zell-Tumor) ⇨ stets ausschließen
Op: ∗ Blutdruckabfall postoperativ

DD: – DD der arteriellen Hypertonie: s.o. Kap. AVK der Nierenarterien
– Adrenomedulläre Hyperplasie (z.B. im Rahmen eines MEN-Syndroms)
– Hyperthyreose
– Kopfschmerzen anderer Genese, Tabes dorsalis (Lues), Karzinoid, MEN

CUSHING-SYNDROM

Syn: CUSHING-Syndrom I, Hyperkortisolismus, Morbus CUSHING, ICD-10: E24.9

Ät: – ACTH-bedingt (sekundäre Form): vermehrte Produktion bei **Hypophysen-Adenom** (= Morbus CUSHING) oder paraneoplastisch (kleinzelliges Bronchial-Karzinom, Schilddrüsen-, Leber-, Mamma-, Inselzellkarzinom ⇨ ektope Produktion)
– ACTH-unabhängig (primäre Form): **Nebennieren-Adenom**, -Karzinom, idiopathische Hyperplasie (selten)
– DD: **Cushingoid** = **medikamentös** bedingt (exogene Zufuhr) = **iatrogenes** Cushing-Syndrom bei längerem Überschreiten der sog. Cushing-Schwellen-Dosis durch Steroide (s.u.)

Path: ♦ Primäre Form: Überproduktion von Glukokortikoiden in der **NNR**
♦ Störung des hypophysären/hypothalamischen Regelkreises = sekundärer Hyperkortisolismus mit Hyperplasie der Zona fasciculata in der NNR

Epid: ACTH-bedingt: Prädisp.alter 30.-40. Lj., **w** > m (= 4:1)

Klin: ⇒ Anamnese sehr lange (4 Jahre Dauer im Durchschnitt), initial uncharakteristische Beschwerden
⇒ **Gewichtszunahme**, vermehrtes Blut- u. Wasservolumen (Plethora), **Stammfettsucht** (Vollmondgesicht, Stier-/Büffelnacken, Striae rubrae distensae = rote Hautstreifen an Bauch, Brüsten und Oberschenkeln) in 95 %
⇒ **arterielle Hypertonie** (90 % d.F.), Hyperglykämie (verminderte Glukosetoleranz, Steroiddiabetes), Hypercholesterinämie, Akne, Hypertrichose, Infektanfälligkeit, Hypokaliämie, Adynamie, Muskelschwäche, psychische Störungen
⇒ **Osteoporose** in 60 % d.F. (Fischwirbel im Röntgen der Wirbelsäule)
⇒ Männer: sexuelle Dysfunktion in 75 % d.F. (Libido-, Potenzverlust, Gynäkomastie)
⇒ Frauen: Zeichen eines AGS, wie Hirsutismus, Zyklusstörungen, Amenorrhoe u. Virilisierung (ACTH stimuliert auch die Zona reticularis), Sterilität
⇒ Kinder: Wachstumsverzögerung

Diag: 1. Anamnese und klinische Untersuchung
2. Labor: **Kortisolspiegel** (Plasma oder Urin) erhöht und im Tagesprofil fehlt der abendliche Abfall
ACTH im Blut (erhöht oder nicht?) + Dexamethason-Hemmtest bei erhöhtem ACTH (autonome Produktion oder nicht?)
oft auch Leukozytose, Polyzythämie
3. Lokalisationsdiagnostik: CT oder MRT der NNR und der Hypophyse (auch Rö-Sella), evtl. auch DSA der Nebennieren, Iodocholesterol-Szintigraphie
4. Nierenvenenkatheterisierung ⇨ DD: Hyperplasie oder solitäres NNR-Adenom (Seitenlokalisation durch getrennte Kortisolspiegelbestimmung aus den Vv.suprarenales)
5. Tumormarker für paraneoplastischen Cushing: Lipotropin (LPH), NSE

Ther: • Palliativ: bei inoperablen NNR-Karzinomen und paraneoplastischem Cushing-Syndrom Radiatio, ggf. auch Chemotherapie in Einzelfällen mit Erfolg möglich
Bei inoperablem Hypophysen-Tumor: Medikamentöse Blockade der Kortisolsynthese (Ketoconazol, Nizoral®) unter gleichzeitiger Dexamethason-Substitution
• Operativ: Ind: bei Operabilität grundsätzlich gegeben
  – Nebennieren-Tumor ⇨ einseitige Adrenalektomie (heute auch über retroperitonealen endoskopischen Zugang)
  – Hypophysen-Tumor (Morbus CUSHING) ⇨ neurochirurgische Entfernung des Adenoms im Hypophysenvorderlappen, evtl. auch Radiatio der Hypophyse
  – Zentraler Cushing ohne Hypophysenadenomnachweis ⇨ bds. Adrenalektomie
  – NNR-Hyperplasie: Op indiziert, da Folgen schwerwiegender! (im Gegensatz zum Aldosteronismus)
  – Nach beidseitiger Adrenalektomie müssen lebenslang Kortikosteroide substituiert werden

Prog: Unbehandelt schlechte Prog.

Kompl: In 10 % d.F. entsteht nach Adrenalektomie ein **Nelson-Syndrom** (ACTH + MSH-produzierender, hyperplasiogener Tumor der Adenohypophyse) durch CRH (= corticotropin releasing hormone)-Überstimulation des Hypothalamus? ⇨ Röntgen: Sellavergrößerung, Gesichtsfeldausfälle, Hyperpigmentierung

Proph: ♥ Vermeidung eines **medikamenteninduzierten Cushings** durch Beachtung der sog. **Cushing-Schwellen-Dosis** (= ca. 7,5 mg Prednisolonäquivalent/Tag) bei der längeren systemischen Applikation von Kortikosteroiden.
Äquivalenzdosen: Cortison 40 mg/Tag,
Cortisol (Hydrocortison) 30 mg/Tag,
Prednison (Decortin®, Rectodelt® Supp.) u. Prednisolon (Solu-Decortin H®) 7,5 mg/Tag,
Triamcinolon (Volon®) u. Methylprednisolon (Urbason®) 6 mg/Tag,
Dexamethason (Fortecortin®) und Betamethason (Betnesol®) 1 mg/Tag

HYPERALDOSTERONISMUS

Syn: CONN-Syndrom, ICD-10: E26.9

Physiologie: RAA-System (Renin-Angiotensin-Aldosteron-Kaskade): **Regelkreis** mit Messung in den juxtaglomerulären Zellen der Niere ⇨ Blutdruckabfall (Natriummangel, Hypovolämie, verminderte Nierenperfusion) bewirkt Ausschüttung von **Renin** ⇨ Angiotensinogen (aus der Leber) ⇨ **Angiotensin** I ⇨ durch ACE (= Angiotensin converting enzyme) ⇨ Angiotensin-II ⇨ Nebennierenrinde (Zona glomerulosa) produziert **Aldosteron** ⇨ Aldosteron wirkt auf die Niere mit Na- und H_2O-Retention sowie K-Sekretion ⇨ Blutdruckanstieg (Regelkreis geschlossen)

Ät:
- Primärer Hyperaldosteronismus: primäre NNR-Erkrankung = **Conn-Syndrom**
- Sekundärer Hyperaldosteronismus: übergeordnete Stimulation
  · Organisch: reninproduzierender Nierentumor, Nierenarterienstenose, maligne arterielle Hypertonie
  · Funktionell: Hypovolämie, Hyponatriämie, BARTTER-Syndrom (angeborene renale Tubulusstörung), verminderter Aldosteronabbau (Leberzirrhose), hepatisches Ödem
- Hormonaktive Tumoren (aldosteronproduzierendes Karzinom der NNR, sehr selten) oder als paraneoplastisches Syndrom

Path: ♦ Conn-Syndrom: in 80 % **NNR-Adenom**, in 14,5 % differenzierte Hyperplasie, in 0,5 % NNR-Karzinom im Bereich der Zona glomerulosa
♦ Lok: Meist einseitig (li. > re.)

Epid: Conn-Syndrom: Vorkommen v.a. 30.-50. Lj., w > m (2:1)

Klin: ⇒ **arterielle Hypertonie** in 85 % d.F. zu finden (macht aber nur ca. 0,1 % der arteriellen Hypertonien aus)
⇒ **Hypokaliämie** ⇨ Muskelschwäche bis zur Lähmung, Parästhesien, EKG-Veränderungen und Rhythmusstörungen, Obstipation, Kopfschmerzen, Müdigkeit
⇒ Hypervolämie durch die H_2O-Retention
⇒ Polyurie und Polydipsie mögl. durch hypokaliämisch bedingte Tubulopathie
⇒ Hypernatriämie kann fehlen durch Anpassung der Niere

Diag: 1. Anamnese und klinische Untersuchung
2. Labor: Aldosteron-Nachweis im Blut, vermehrte Aldosteron-Ausscheidung im 24-Std.-Urin
Renin: primärer Aldosteronismus = normal/erniedrigt (= low-Renin-Aldosteronismus)
sekundär Aldosteronismus = Renin erhöht
Elektrolyte: **Natrium erhöht, Kalium erniedrigt**
Desoxykortikosteron-Suppressionstest
3. Lokalisationsdiagnostik: einseitig, beidseitig?
CT und Szintigraphie bringen nicht immer gute Beurteilbarkeit, da es häufig sehr kleine Adenome sind ⇨ Methode der Wahl: **MRT**
Selektive Nierenvenen-Untersuchung (V.cava-Katheter) gibt beste Auskunft, ob die Aldosteronproduktion einseitig oder beidseitig erhöht ist.

Ther: • Konservativ: **Aldosteron-Antagonisten** (Spironolacton, Aldactone®) auch präoperativ zur Vorbereitung des Pat., Antihypertensiva bei beidseitiger Hyperplasie
• Operativ: Ind: Adenom, Hyperplasie, Karzinom
  – Adenom-Entfernung durch einseitige Adrenalektomie (heute auch über retroperitonealem endoskopischem Zugang)
  – NNR-Hyperplasie: beidseitige subtotale NNR-Resektion und postoperative Nebennierenhormonsubstitution (Kortikosteroide)
  – Karzinom der NNR ⇨ Adrenalektomie + Chemotherapie

Prog: Die Hypertonie lässt sich in 70 % d.f. durch die Op beseitigen, der Rest muss weiter mit Antihypertensiva therapiert werden.

DD: Hypertonie: essentielle arterielle Hypertonie (90 % d.F.), renale Form der Hypertonie (Nierenarterienstenose, maligne Nephroangiosklerose), Phäochromozytom, CUSHING-Syndrom I

ADRENOGENITALES SYNDROM

Syn: AGS, engl. adrenogenital syndrome, ICD-10: E25.9

Ät: – Angeborene Enzymdefekte, aut.-rez. erblich od. auch Spontanmutation
– Endokrin aktives Neoplasma in der NNR (Adenom, Karzinom in der Zona reticularis) oder den Gonaden
– Nebennierenrindenhyperplasie

Path: ♦ Angeborene NNR-Enzymopathien mit Störung der adrenalen Steroidsynthese (meist **21-Monooxygenasedefekt**, seltener 17α- od. 11ß-Monooxygenasedefekt oder 3-Steroiddehydrogenasedefekt) ⇨ **verminderte Cortisolbildung** ⇨ durch den Regelkreis vermehrte ACTH-Ausschüttung ⇨ NNR-Hyperplasie mit vermehrter Bildung von Kortisolvorstufen und **Androgenen**
Durch den hohen Androgenspiegel erfolgt durch negative Rückkoppelung eine verminderte Gonadotropinbildung (FSH ↓, LH ↓) ⇨ Hemmung der Entwicklung der Keimdrüsen = **hypogonadotroper Hypogonadismus**
♦ Adrenogenitales **Salzverlustsyndrom** = angeborenes AGS mit gleichzeitiger Störung der Mineralokortikoidbiosynthese ⇨ Addison-artige Krisen mögl. mit Na^+-Verlust u. K^+-Retention (Gefahr von Herzrhythmusstörungen)

Epid: Angeborenes AGS: Häufigkeit 10/100.000

Klin: ⇒ Säuglingsalter: Pseudohermaphroditismus bei Mädchen (intersexuelle Störung), verfrühte isosexuelle Entwicklung beim Jungen
⇒ Kindesalter starkes Wachstum (anabole Wirkung der Androgene) ⇨ dann aber vorzeitiger Epiphysenfugenschluss (um 10. Lj.) ⇨ Minderwuchs
⇒ Mädchen: **Virilisierung** mit maskulinem Habitus (Pseudohermaphroditismus femininus), Hirsutismus, Klitorishypertrophie, tiefe Stimme, wenig ausgebildete Mammae, Amenorrhoe, **Sterilität**
⇒ Jungen: vorzeitige Ausbildung männl. Geschlechtsmerkmale, **Pubertas praecox** (häufig klinisch unbemerkt) bei gleichzeitigem Hypogonadismus, Sterilität (Azoospermie)

Diag: 1. Anamnese und klinische Untersuchung
2. Labor: Nachweis von **17-Ketosteroiden** (Androgenmetabolite) im 24-Std.-Urin
Dexamethason-Hemmtest (kein Abfall der 17-Ketosteroide bei Dexamethason-Gabe bei endokrin aktivem Neoplasma)
3. Röntgen: frühzeitiger Epiphysenfugenschluss

Ther: • Konservativ: bei angeborenem Enzymdefekt Dauermedikation mit Kortisol oder Fludrocortison (hat zusätzlich Mineralokortikoidwirkung, Ind: gleichzeitiges Salzverlustsyndrom) bei Frauen evtl. zus. Antiandrogene zur Therapie der Virilisierung
• Operativ: Ind: Tumornachweis
– bei Tumornachweis unilaterale Adrenalektomie
– Frauen: evtl. plastische Korrektur der Klitorishypertrophie und Erweiterung der Vagina
• Selbsthilfegruppen: AGS-Eltern- und Patienteninitiative, Bergstr. 32, 77704 Oberkirch, Tel.: (0 78 02) 97 00-36, Fax: -35. Internet: http://www.ags-initiative.de

DD: – Ovarialtumoren (androgenbildend)
– Polyzystische Ovarien (STEIN-LEVENTHAL-Syndrom)
– Pubertas praecox: Pinealom (Tumor der Epiphyse = Zirbeldrüse)

HORMON-INAKTIVE NEBENNIERENTUMOREN

Syn: Inzidentome, Inzidentalome, engl. incidental tumour, ICD-10: benigne D35.0, maligne C74.9

Epid: ◊ Altersgipfel: 40.-60. Lj., extrem seltene Tumoren (insb. der NNR)
◊ Inzidenz des Nebennierenkarzinoms: 0,1-0,2/100.000/Jahr

Etlg: # NNM im Kindesalter: Neuroblastome (s.u., Kap. Kinderchirurgie)
NNM im Erwachsenenalter: Ganglioneurom (benigne, aber infiltrierendes Wachstum mögl.), v.a. bei Frauen zw. 20.-30. Lj., häufiger in den paravertebralen Ganglien
NNR-Tumoren: benignes Adenom u. malignes Karzinom mögl.

Klin: ⇒ Oft Zufallsbefund in der Sonographie
⇒ Retroperitoneale Raumforderung ⇨ Verdrängung benachbarter Organe, Druckgefühl, Oberbauchschmerzen
⇒ Nebennierenkarzinome können auch (subklinisch) Hormon-produzierend sein ⇨ CUSHING-Symptome, Hyperandrogenämie od. Östrogen-produzierend

Diag: 1. Anamnese und klinische Untersuchung
2. Labor: Ausschluss der Hormonaktivität
3. Röntgen: CT bzw. besser **MRT** mit KM-Gabe (Gd-DTPA = Gadopentetat-Dimeglumin)

Ther: • Konservativ: bis 3 cm ⇨ Beobachtung, Kontrolle alle 6 Monate
• Operativ: Ind: >5 cm ⇨ Karzinom-verdächtig (in 20-30 % d.F.) ⇨ Op
– Zugang: heute insb. endoskopisch retroperitoneal bei Befund bis 6 cm, bei größerem Tumor auch laparoskopisch (= transperitoneal) oder konventionell transabdominell
– Radikale Entfernung der Nebenniere (Adrenalektomie)
– Bei Nachweis eines Malignoms zusätzlich paraaortale/-kavale Lk-Dissektion und postoperative Gabe von Mitotan (adrenotoxische Substanz, Lysodren®), ggf. auch Chemotherapie mit Streptozotocin u. Bestrahlung des Tumorbettes
• In Deutschland gibt es zu Studienzwecken ein Register für diese seltene Erkrankung: Dt. Nebennieren-Karzinom-Register, Abt. Endokrinologie Universitätsklinik Würzburg, Tel.: (09 31) 2 01-3 67 88, Internet: http://www.nebennierenkarzinom.de

DD: – Nebennierenzysten (selten): können bei Nebennierenmalignomen od. Nebennierenmetastasen vorkommen ⇨ bei Zysten >5 cm Entfernung und Histologie indiziert
– Die Nebenniere ist ein „Metastasenorgan" (gute Vaskularisation der Nebennieren), insb. beim malignen Melanom, Nierenzell-, Bronchial-, Mamma-, Magenkarzinom

RETROPERITONEUM

Anatomie

Vom Zwerchfell bis zur Linea terminalis des kleinen Beckens reichend, zwischen Peritoneum parietale und der dorsalen Bauchwand liegend. Verbindung zu intraabdominellen Organen durch das Meso sowie mit den sekundär retroperitonealen Organen Pankreas, Duodenum, Colon ascendens und descendens und Teilen der Leber. Von Binde- und Fettgewebe durchsetzt.
Ganz retroperitoneal liegen: **Niere, Nebenniere, Harnleiter** (Ureter), Aorta abdominalis, V.cava inf., Lymphbahnen/-knoten, Cisterna chyli, sympathischer Plexus u. Ganglien.
Im Bereich des Beckens (Subperitonealraum) liegen Blase, Prostata, Vagina (Uterus) u. Rektum.

RETROPERITONEALE BLUTUNGEN

Syn: Retroperitoneales Hämatom, ICD-10: traumatisch bedingt S36.83 od. R58

Ät: – Wirbeltrümmerfraktur, Beckenringfraktur
 – Nierenverletzung
 – Zerreißung der großen Gefäße, Aneurysmaruptur
 – Tumorblutungen
 – Antikoagulanzienblutung

Path: ♦ Gefäßzerreißungen durch Beschleunigungs-/Dezelerationstrauma od. Frakturfragmente
 ♦ Primäre Blutung aus den Frakturen
 ♦ Kleinere Blutungen im Bereich des Retroperitoneums **tamponieren sich selbst** und bedürfen daher keiner operativen Therapie

Klin: ⇒ Kleinere Blutungen sind symptomarm
 ⇒ Früher Volumenmangelschock bei Massenblutung (arteriell)
 ⇒ **Retroperitonealer Schmerz** (mit Ausstrahlung in Schulter, Sacrum, Leiste, Hoden)
 ⇒ Evtl. paralytischer Ileus

Diag: 1. Anamnese und klinische Untersuchung: Flankenschmerz, Flankendämpfung, Flankenhämatom, Skrotalhämatom
 2. Sonographie: Verwaschene Nierenkontur, retroperitoneale Flüssigkeit
 3. Röntgen: Abdomen-Übersichtsaufnahme ⇨ **unscharfer Psoasrandschatten**
 IVP (intravenöse Pyelographie) zur Darstellung der ableitenden Harnwege (Ureter dient als diagnostische Leitstruktur)
 Spiral-CT-Angiographie od. DSA zur Diag. des Gefäßstatus
 4. Labor: BB, Urinstatus und Harnsediment

Ther: • Konservativ: Bei retroperitonealem Hämatom **abwartende Haltung** und Beobachtung, Volumenersatz, Gerinnungskontrollen (Cave: DIC), evtl. Substitution v. Gerinnungsfaktoren, bei Ileus frühe Stimulation des Darmes (z.B. Pyridostigmin, Mestinon® i.v.)
 • Operativ: Ind: Nierenverletzung (s. Kap. Niere), Harnleiter-, Blasenruptur, persistierende Blutungen
 – Laparotomie, Umstechungen der blutenden Gefäße, evtl. Tamponade
 – Bei unstillbarer Blutung im Bereich des Beckens ist evtl. die Ligatur der A.iliaca int. notwendig

Kompl: * Ruptur des parietalen Peritoneums ⇨ intraperitoneale Blutung
* Massenblutung ⇨ **Volumenmangelschock, DIC**
* Mitverletzung retroperitoneal und intraperitoneal liegender Organe

DD: – Harnleiterverletzung und Extravasation von Harn in das Retroperitoneum
– Retroperitoneale Tumoren

RETROPERITONEALE FIBROSE

Syn: Morbus ORMOND (idiopathische retroperitoneale Fibrose), Gerota-Fasziitis, engl. retroperitoneal fibrosis, ICD-10: N13.5

Ät: – Primäre Form (Morbus ORMOND, idiopathisch/autoimmunologisch)
– Sekundäre Form (ORMOND-Syndrom) durch Strahlenfibrose, chron. Entzündungen, Narbenbildung nach operativen Eingriffen und Traumata (Blasentrauma, Beckenhämatom)
– Medikamentös: Serotonin-Antagonisten, Antibiotika, Antiphlogistika, Glukokortikoide
– Lokale Injektion sklerosierender Flüssigkeiten

Path: ♦ Bindegeweberiger Um-/Anbau im retroperitonealen Raum, Neigung zur Hyalinisierung
♦ Führt zur **Ummauerung** der Gefäße, Nerven, Ureteren u. evtl. des Nierenhilus ⇨ Stauungsniere, venöse Abflussstörungen
♦ Lok: Meist symmetrisch der Mittellinie beginnend, **von kaudal nach kranial** ausbreitend

Epid: M > w (2:1), mittleres Lebensalter

Klin: ⇒ Im Frühstadium uncharakteristische Symptome, wie Rücken-, Kreuzbein- oder Flankenschmerzen
⇒ Spätstadium: Zeichen der **Nierenfunktionseinschränkung**, Oligo-/Anurie, stauungsbedingte Schmerzen
⇒ Beinödeme bei Abflussbehinderung durch Ummauerung der großen Gefäße (venöse Abflussbehinderung + Lymphstauung), Varikozele

Diag: 1. Anamnese und klinische Untersuchung
2. Röntgen: **IVP** (intravenöse Pyelographie) ⇨ bilaterale supravesikale Stenose der Ureteren, evtl. Kavographie (= Kontrastdarstellung der V.cava inf.), unscharfer Psoasrandschatten
3. Sonographie: Nierenstauung?

Ther: • Konservativ: Absetzen mögl. verursachender Medikamente
• Operativ: Ind: Harnabflussbehinderung durch Ureterummauerung
Transperitonealer Zugang, beidseitige **Ureterolyse** und Verlagerung des Harnleiters nach intraperitoneal

Kompl: * **Niereninsuffizienz**, Nierenstauung
Op: * **Verletzung des Ureters**, postoperative **Ureterstenose**

DD: – Evtl. Kombination mit Mediastinalfibrose (obere Einflussstauung)
– Evtl. Kombination mit primär sklerosierender Cholangitis
– Retroperitoneale Tumoren
– Renale Abflussbehinderung: angeborene Fehlbildungen, Ureterstenosen, Urolithiasis, Tumoren, neurogene Ursachen (Querschnitt, diabetische Neuropathie), Entzündungen der ableitenden Harnwege, vesikoureteraler Reflux, iatrogen durch Bestrahlung

Retroperitoneum | Seite 297

RETROPERITONEALE TUMOREN

Ätlg: # Benigne Tumoren: Lipome, Fibrome, Desmoid, Leiomyome, Angiome, Lymphangiome, Neurinome, Ganglioneurome, Schwannome
Maligne Tumoren: Lipo-, Fibrosarkom, Leiomyo- u. Rhabdomyosarkom, Lymphosarkom, Lymphome
Kindesalter: Neuroblastom (s.u.)
Sekundäre Tumoren/Metastasen: Lymphome, eingebrochenes Kolonkarzinom, Nierenzellkarzinom, Pankreaskarzinom, Nebennierentumoren, Infiltration gynäkologischer Tumoren

Epid: Häufigkeitsgipfel: 50.-60. Lj.

Klin: ⇒ **Palpabler Tumor**, Flankenschmerz, mäßige Rückenschmerzen
⇒ Bauchschmerz, Appetitlosigkeit, Gewichtsverlust, Obstipation
⇒ Spätzeichen: Neurologische Ausfälle, Nierenversagen, Ileus

Diag: 1. Anamnese (bei unklaren Abdominalbeschwerden daran denken!) und klinische Untersuchung
2. Sonographie: Nierenstauung?, Lage zu Nachbarorganen und zur V.cava, Aorta
3. Röntgen: Abdomen-Übersicht ⇨ Tumorschatten im Mittel-/Unterbauch
IVP ⇨ **Verlagerung oder Ummauerung des Ureters**, Nierenstauung
CT/MRT: zur genauen Lokalisation mit bester Sensitivität und Spezifität, evtl. mit KM
4. Labor: Nierenretentionswerte, Tumormarker (AFP, hCG, CEA, CA 19-9)

Ther: • Konservativ: bei sekundären Tumoren Radiatio und evtl. Chemotherapie
• Operativ: Ind: bei soliden Tumoren im Retroperitoneum stets gegeben
Transabdominaler Zugang und komplette Exstirpation des Tumors (auch bei benignen Tumoren wegen letztlich unklarer Dignität ohne Op, Gefahr des Rezidives und der malignen Entartung)

Prog: Sarkome: 5-JÜR 40 %, Rezidivneigung bei nicht vollständiger Entfernung, benigne Tumoren können noch nach Jahren maligne entarten.

Kompl: * Nierenversagen durch Kompression der ableitenden Harnwege
* Kompression von Gefäßen und Nerven
* Maligne Entartung benigner Tumoren
Op: * Rezidiv bei nicht vollständiger Entfernung

DD: – Retroperitoneale Zysten: posttraumatisch, nach Entzündungen (Pankreatitis, paranephritisch)
– Retroperitoneale Blutungen, retroperitoneale Hämatome
– Retroperitoneale Entzündungen durch Pyelonephritis, Morbus CROHN, tuberkulöser Senkungsabszess, perforierter retrozäkaler Appendix
– Retroperitoneale Fibrose (Morbus ORMOND)

NEUROBLASTOM

Syn: Sympathoblastom, Sympathikoblastom, engl. neuroblastoma, ICD-10: C47.9

Path: ♦ Ausgehend von Sympathikusganglienzellen (**Grenzstrang**) oder sympathischen Neuroblasten des **Nebennierenmarkes**. Tumor embryonalen Ursprungs.

Urologie

Oft sekretorische Aktivität von Katecholaminen.
- **Lok:** **Nebennieren**, Halsbereich, Brustkorb, **abdominal-paravertebral** (60 % d.f.) vom **Retroperitonealraum** ausgehend, Becken
- **Metastasierung:** **frühzeitig** in Leber (Typ PEPPER), Knochenmark u. Knochen (Typ HUTCHINSON), Lymphknoten, Haut
Bei Diagnosestellung haben bereits 50% d.f. Metastasen (= Stadium IV)!

Epid: ◊ Dritthäufigster Tumor im Kindesalter, Altersgipfel: 1.-4. Lj., m = w
◊ Inzidenz (kumuliert bis zum 15. Lj.): 1,6/100.000 Kinder/Jahr, 130-180 Fälle pro Jahr in Deutschland

Ätlg: # Histologische Klassifizierung (des International Neuroblastoma Pathology Committee, 1999, basierend auf der SHIMADA-Klassifikation, 1984)
- Neuroblastome: wenig SCHWANN-Zellen, differenzierte (⇨ gute Prog. wenn Kind <5 J.) od. undifferenzierte (⇨ schlechte Prog.)
- Ganglioneuroblastome: viele SCHWANN-Zellen (>50 %) ⇨ gute Prog.
- Ganglioneurome: überwiegend Schwann-Zellen, gut differenziert ⇨ gute Prog.
- noduläres Ganglioneuroblastom (selten) ⇨ eher schlechte Prog.

Internationale Stadieneinteilung des Neuroblastoms (INSS, 1993, modifiziert nach der ursprünglichen Einteilung von EVANS, 1971): Ausbreitung des Tumorbefalles

Stad. I:	Tumor auf Struktur des Ursprungs beschränkt, komplette Entfernung
Stad. IIa:	Unilateraler Tumor, keine Lk-Metastasen, inkomplette Entfernung
Stad. IIb:	Unilateraler Tumor, ipsilaterale Lk-Metastasen, inkomplette Entfernung
Stad. III:	Tumor überschreitet Mittellinie mit oder ohne kontra- od. bilateralen Lk-Metastasen, nicht resektabel
Stad. IV:	Fernmetastasen (entfernte Lk, Knochen, Knochenmark, Leber usw.)
Stad. IV-S:	Tumor Stad. I od. II im 1. Lj., aber Metastasen in Haut, Leber und/oder Knochenmark, aber nicht im Knochen (S = sine Knochen)

Klin: ⇒ Tastbarer, höckeriger, derber **Bauchtumor**
⇒ Schwächegefühl, Inappetenz, Gewichtsverlust, Erbrechen, Durchfall oder Obstipation
⇒ Weichteilschwellungen, Knochenschwellungen Fieber, Anämie, Knochenschmerzen ⇨ Zeichen einer Metastasierung
⇒ Evtl. Blutdruckkrisen (Hormonproduktion), periorbitale Ekchymosen (Hautblutungen) und Protrusio bulbi (bei Orbitabefall)
⇒ Evtl. HORNER-Syndrom (Ptosis, Miosis, Enophthalmus) od. Rekurrensparese
⇒ Evtl. Tracheal- oder Bronchuskompression ⇨ respiratorische Symptome oder obere Einflussstauung
⇒ Selten Querschnittsymptomatik (bei Einwachsen in den Wirbelkanal über die Foramina intervertebralia = sog. Sanduhrtumor), opsomyoklonisches Syndrom (kurze, schnelle und unregelmäßige Augenbewegungen [dancing eye syndrome], Ataxie)

Diag: 1. Anamnese und klinische Untersuchung
2. Röntgen: Abdomenübersicht ⇨ charakteristische feine **schollige Verkalkungen** in Höhe der 10./11. Rippe
IVP ⇨ bei Nebennierenlokalisation Kaudalverlagerung der Niere, verdrängtes Nierenbeckenkelchsystem (DD: beim WILMS-Tumor aufgespreizte Kelche)
Sonographie, MRT-Abdomen zur Lokalisationsdiagnostik
3. Labor: evtl. Anämie, Ferritinerhöhung, erhöhte Katecholamine ⇨ 24-Std.-Urin auf Katecholamine (Vanillinmandel- und Homovanillinsäure) untersuchen
Tumormarker: NSE (neuronspezifische Enolase), LDH-Erhöhung im Serum, Katecholamine
4. Evtl. Tc-Skelettszintigraphie, MIBG-Szintigraphie zur Metastasensuche und Knochenmarkpunktion (Metastasen, Tumorzellnester?)
5. Histologie (Differenzierungsgrad des Tumorgewebes, Mitosis-Karyorrhexis-Index) u. Molekulargenetik (eine **N-myc**-Protoonkogen-Amplifikation zeigt schlechte Prog. an)

Retroperitoneum | Seite 299

Ther: • Operativ: Ind: Versuch der Resektion des Haupttumors ist in allen Stadien indiziert
- Stad. I: Tumorexstirpation
- Stad. II: Tumorexstirpation bzw. -biopsie + Chemotherapie
- Stad. III und IV: präoperative Chemotherapie + Radiatio, dann Tumorexstirpation/-biopsie + Chemotherapie über 1½ Jahre
- Stad. IV (jenseits des 1. Lj.) evtl. auch supraletale Radiochemotherapie und anschließende Knochenmarktransplantation
In Studien wird auch eine Differenzierungstherapie bei Hochrisiko-Pat. nach Abschluss der konventionellen Ther. eingesetzt: die Gabe von Retinolsäure führt zur Ausdifferenzierung verbliebener Tumorzellen (und somit zum Verlust der Malignität)

Prog: Insg. **schlecht**, da Diagnosestellung meist erst spät (50 % sind bereits im Stad. IV bei Diagnosestellung), im Säuglingsalter (Stad. IV-S) insg. günstiger als im Kleinkindesalter. Im Stadium IV-S werden darüber hinaus **spontane Remissionen** beobachtet (daher ist in diesem Stadium zuwarten möglich).
5-JÜR aller Neuroblastome **65-80 %**, Stad. I-II u. IV-S ca. 90%ige Heilungsrate, Stad. IV nur 10-20%ige Heilungsrate (5-JÜR 30-50 %)

Kompl: * Mediastinale Tumoren ⇨ respiratorische Insuffizienz
* Querschnittsymptomatik bei Einwachsen in den Wirbelkanal
* Nierenarterienverletzung bei Op

Proph: Das in Studien getestete Neuroblastom-Screening mit einem Filterpapierteststreifen für Harn auf Katecholamine (wurde mit der U6 im 10.-14. Lebensmonat von den Kinderärzten ausgegeben und dann auf Vanilinmandel- und Homovanillinsäure ausgewertet) hat keinen bzw. einen negativen Früherkennungserfolg (zu häufig "Überdiagnosen" und Todesfälle durch die dann begonnene (unnötige) Therapie) gebracht und wird daher seit 2002 nicht mehr durchgeführt.

DD: - WILMS-Tumor (Nephroblastom)
- Benignes Ganglioneurom
- Nebennierenadenom
- Nebennierenblutung
- Rhabdomyosarkom, Leiomyom, Schwannom, malignes Schwannom

URETER

Anatomie

Jeweils ein Ureter pro Niere, beim Erwachsenen ca. 30-35 cm lang, 4 mm im Durchmesser. Die beiden Harnleiter liegen vollständig **retroperitoneal**. Abgang aus dem Nierenbecken in Höhe LWK 2/3, Verlauf paravertebral auf M.psoas major, an der seitlichen Beckenwand bis zum Blasenfundus (klinisch renales, lumbales und vesikales Segment). Sie überkreuzen dabei die Vasa iliaca (re. A.iliaca ext., li. A.iliaca com.) und unterkreuzen den Duct.deferens/die A.uterina, sie münden jeweils in das **Ostium ureteris** der Harnblase (mit intramuralem Segment zur Verhinderung eines Refluxes aus der Blase in Richtung Nieren). Der Harntransport von kranial nach kaudal erfolgt durch **peristaltische Wellen**.

Ruhedruck: 6-14 cm H_2O, bei Kontraktion oben 25 und unten bis 80 cm H_2O.

3 physiologische Engstellen (s. Abb.): am Abgang vom Nierenbecken („Ureterhals") an der Überkreuzungsstelle der Iliakalgefäße und an der Einmündung in die Harnblase (intramuraler Verlauf des Ureters durch die Harnblasenwand) ⇨ Prädilektionsstellen für das Hängenbleiben von Steinen

Histologie: gefaltetes Übergangsepithel (Syn: Urothel), spiralig verlaufende glatte Muskulatur und eine kollagene Adventitia mit vegetativem Nervengeflecht und Gefäßversorgung

HARNLEITERFEHLBILDUNGEN

Syn: Ureteranomalien, engl. malformations of the ureter, ICD-10: Q62.8

Entwicklungsgeschichtlich: die Kloake trennt sich früh in einen vorderen Anteil = **Sinus urogenitalis** und einen dorsalen Anteil (Membrana analis). Der Urharngang (Allantois) ist eine Ausstülpung des Entoderms und reicht von der Nabelschnur bis in den Sinus urogenitalis. Dieser Urharngang obliteriert dann und es verbleibt ein bindegewebiger Strang (Urachus, Lig.umbilicale medianum). Aus dem Sinus urogenitalis entstehen die Harnblase und die Urethra (beim weiblichen Geschlecht aus den pelvinen Anteilen auch noch das Vestibulum vaginae).
Die re. u. li. **Ureterknospe** des WOLFF-Ganges wandern zusammen mit dem WOLFF-Hauptgang nach kaudal in den **Sinus urogenitalis**. Somit finden die (späteren) Ureteren Verbindung zur (späteren) Harnblase. Nach kranial verbinden sich die Ureterknospen mit dem **metanephrogenen Gewebe** (den späteren Nephronen der Nieren). Aus den Ureterknospen entstehen somit Ureter, Pyelon, Nierenkelche und die Sammelrohre. Funktionell verbinden sie die Nieren mit der Harnblase.

Path:
- ♦ Verfehlen die Ureterknospen den Sinus urogenitalis, so kommt es zur **ektopen Harnleitermündung**
- ♦ Verfehlen die Ureterknospen das metanephrogene Gewebe kommt es nicht zur Induktion der Nierenbildung (s.o. Kap. Nierenfehlbildungen)
- ♦ Bei **Doppelbildung** von Ureterknospen entstehen 2 Ureteren (Ureter duplex, selten auch 3fach = Ureter triplex) mit doppeltem Nierenbecken-Kelch-System und doppelter Mündung in die Harnblase. Die Ureteren kreuzen sich dabei (s. Abb.) und die obere Nierenanlage mündet kaudal in die Harnblase (MEYER-WEIGERT-Regel)
- ♦ Teilt sich eine Ureterknospe bevor sie auf das metanephrogene Gewebe trifft, so entstehen daraus zwei Ureteren mit doppeltem Nierenbecken-Kelch-System, aber nur einem Zusammenfluss in die Harnblase (Ureter fissus). Beim Ureter fissus kann dann Urin von einem Ureter in den anderen pendeln (uretero-ureteraler Reflux, Jo-Jo-Phänomen).

Ureteragenesie od. inkompletter (= blind endender) Ureter (bei beidseitiger Agenesie ist das Neugeborene nicht lebensfähig)

Ureterdoppelfehlbildungen (ICD-10: Q62.5):
- **Ureter fissus:** partiell doppelter Ureter = mit doppeltem Nierenbecken-Kelch-System aber gemeinsamer Mündung in die Blase
- **Ureter duplex:** komplett doppelter Ureter mit doppeltem Nierenbecken-Kelch-System und mit getrennter Mündung in die Blase. Der untere Nierenanteil mit hoher Harnblasenmündung zeigt häufig einen vesikoureteralen Reflux. Ein primärer Megaureter kommt beim oberen Nierenanteil vor.

Ureter triplex: 3facher Ureter und 3faches Nierenbecken-Kelch-System mit getrennten Mündungen in die Blase

Ureter fissus **Ureter duplex**

Ektope Uretermündung: kommt insb. bei doppeltem Ureter vor (75 % d.F.), dabei trifft der kraniale Ureter d. Sinus urogenitalis nicht mehr
M: Mündung in den Duct.deferens, Samenblase, Duct.ejaculatorius, Blasenhals u. **Urethra** (insb. prostatischer Abschnitt) od. Rektum mögl., s. Abb.
W: Mündung in die Vagina (insb. **Vestibulum vaginae**), Urethra, Uterus (Collum od. Corpus uteri) od. Rektum mögl.
Die ektope Mündung kann zusätzlich stenosiert od. obliteriert sein ⇨ Megaureter und pathologisch veränderter oberer Nierenanteil
Klin: bei Mündung distal des Sphinkter urethrae ext. ⇨ primäre Harninkontinenz; bei Mündung prox. des Sphinkter urethrae ext. besteht Kontinenz aber Reflux mit rezidivierenden Harnweginfekten.

Lateralisierte Uretermündung: die Ureteren münden zu weit lateral in die Harnblase ⇨ dadurch verkürzter Harnleiterverlauf in der Blasenwand mit unvollständiger Ventilfunktion ⇨ primärer vesikoureteraler Harnreflux (= von der Blase in den oberen Harntrakt, s.u.)

Ureterozele (Syn: Ureterzyste, Ureterphimose): Persistenz der fetalen Verschlussmembran, Vorwölbung der Zele in die Harnblase mit punktförmiger Mündungsstenose ⇨ Obstruktion und Dilatation des oberen Harntraktes (Megaureter, Megapyelon), meist ist die Ureterozele mit Doppelfehlbildung (oberer Nierenanteil) kombiniert

Megaureter, primärer: s.u.

Retrokavaler Ureter (engl. circumcaval ureter): ein embryonales Geflecht aus sog. Kardinalvenen umgibt den Harnleiter. Die ventralen obliterieren dann und aus den dorsalen Kardinalvenen entsteht die V.cava inf. Im umgekehrten Fall ergibt sich ein retrokavaler Ureter ⇨ Harntransportstörung mit Stauungsniere durch Druck der V.cava auf den dorsal kreuzenden Ureter.

Nierenbeckenabgangsstenose (Syn: subpelvine Harnleiterabgangsstenose, **Ureterabgangsstenose**, ICD-10: N13.5): Ureterstenose unmittelbar beim Übergang vom Pyelon in den Ureter durch Ureterdysplasie od. zu hohen Ureterabgang. Klin: ballioniertes Megapyelon, unbehandelt Hydronephrose (durch die Druckschädigung der Niere), bei einseitiger Stenose ggf. kompensatorische Hypertrophie des Nierenparenchyms der Gegenseite

Diag: 1. Anamnese und urologische Untersuchung
2. Sonographie: Erweiterungen von Harnleiter od. Pyelon sind gut darstellbar
3. Entscheidend ist immer die Frage einer Harnabflussbehinderung ⇨ zur Klärung ist hierzu das Diagnostikum der Wahl die dynamische **Isotopennephrographie** (MAG-3-Clearance).
Beispiel s. Abb.: relevante Nierenbeckenabgangsstenose re. (keine Besserung des Abflusses auf Furosemid-Gabe, li. Normalbefund, Seitenverhältnis der Funktion kompensiert li./re. = 55/45 %)

Ther: • Harnleiterfehlbildungen (z.B. Lageanomalien, Doppelfehlbildungen od. einseitige Agenesie), die keine relevante Harnabflussbehinderung erzeugen, bedürfen keiner Therapie
• Operativ: Ind: Harnleiterfehlbildungen, die zur relevanten Harnabflussbehinderung für den oberen Harntrakt führen, werden operativ korrigiert
  - bei Harnleiterabgangsstenose mit kompensierter Nierenfunktion: Nierenbeckenplastik nach ANDERSON-HEYNES (s. Abb.) mit Verkleinerung des Nierenbeckens und Neueinpflanzung des Ureters in das Nierenbecken (auch laparoskopisch mögl.)
  - Ureterozele: Entfernung der Zele und des zugehörigen Ureters (bei Doppelureter) und des oberen Nierenanteils (Heminephroureterektomie), ggf. antirefluxive Neuimplantation des Ureters des unteren Nierenanteils

  Nierenbeckenplastik
  - bei irreversibler Schädigung einer Niere (Stauungsniere) durch eine Harnleiterfehlbildung (Ausscheidung <10 % der betroffenen Seite in der MAG-3-Clearance): Nephrektomie indiziert

DD: – Paraureterale Divertikel (HUTCH-Divertikel): entstehen durch Harnreflux bei zu weit lateral mündendem Ureter in die Harnblase (durch den verkürzten Harnleiterverlauf in der Blasenwand ergibt sich eine nur unvollständige Ventilfunktion)
– Urachusfistel, Urachussinus ⇨ nässender Nabel (s.u., Kap. Untere Harnwege)

MEGAURETER

Syn: Erweiterter Harnleiter, ICD-10: primärer (angeboren) = Q62.2, sekundärer = N28.8

Anatomie: Der Harntransport erfolgt von den Nierenkelchen – Nierenbecken – Harnleiter bis zur Harnblase durch **aktiven Transport**. Im kranialen Anteil des Nierenbecken-Kelch-Systems sitzt der Schrittmacher, der die Impulse für nach kaudal wandernde Kontraktionen gibt. Es werden jeweils 2 Kontraktionen hintereinander ausgelöst, die einen Urinbolus von ca. 0,3 ml einschließen und mit einer Geschwindigkeit von 3-4 cm/Sek. in die Harnblase transportieren. Bei starker Diurese kann es auch zum druckpassiven Harntransport (ohne die spindelförmigen Kontraktionen des Harnleiters) kommen.

Ät: – Primärer (angeborener) Megaureter: entwicklungsgeschichtliche Differenzierungsstörung des mesenchymalen Gewebes der Ureterknospe ⇨ **pathologische Wandstruktur** des terminalen Uretersegmentes mit **aperistaltischem Uretersegment** (auf einigen cm fehlt die Längsmuskelschicht) führt zur proximalen Dilatation (evtl. mit gleichzeitigem Megapyelon) und Längenwachstum (⇨ Harnleitererweiterung und -schlängelung)
od. (obstruktive) Ureterozele an der Uretermündung in die Harnblase
od. Obstruktion des Ureters durch Überkreuzung des Harnleiters mit dem WOLFF-Gang
od. **vesikoureteraler Reflux** (angeborene Uretermündungsdefekte, s.u.)
– Sekundärer (obstruktiver) Megaureter (= Hydroureter): **Abflusshindernis** (supravesikale Obstruktion) innerhalb des Ureters, z.B. Ureterstein, Ureterozele, Urogenitaltuberkulose, Harnleitertumoren
od. **Kompression** des Ureters von außen, z.B. Harnleiterverletzung, (versehentliche) iatrogene Ureterligatur, retroperitoneale Fibrose, Tumoren (insb. gynäkologische), retroperitoneale Lymphknotenmetastasen ⇨ eher nur eine Niere betroffen
od. sekundärer **vesikoureteraler Reflux** (bei Harnweginfektion, Blasenentleerungsstörung, neurogen, Verletzung der Uretermündung nach Steinextraktion)
od. subvesikales Abflusshindernis (infravesikale Obstruktion), z.B. angeborene **Harnröhrenklappen**, neurogene Blasendysfunktion, Tumoren der unteren Harnwege, Blasenhalssklerose, Prostatahyperplasie, Meatusstenose ⇨ beidseitiger Megaureter und Auswirkung auf beide Nieren

Path: Wichtig für die Ther. u. Prog. ist die Unterscheidung zwischen **Dilatation** u. **Obstruktion**:
- Dilatation: primärer Megaureter ohne wesentliche Druckerhöhung (keine Obstruktion vorhanden) ⇨ zartes Nierenkelchsystem, keine od. geringgradige Einschränkung der Nierenfunktion und normale Blasenentleerung, keine Restharnbildung
- Obstruktion: Prädilektionsstellen sind die Kelchhälse, der Abgang vom Nierenbecken (subpelviner Ureterabschnitt), Überkreuzungsstelle des Ureters mit den Iliakalgefäßen, die Einmündung in die Harnblase (intramuraler Ureterabschnitt und Ureterostium), der Blasenhals (M.sphincter urethrae internus), Pars prostatica urethrae, der Beckenboden (M.sphincter urethrae externus) und der Meatus urethrae
  ⇨ chronische infravesikale Obstruktion führt durch permanente Druckerhöhung zu Hypertrophie der Harnblasenmuskulatur („Balkenblase"), Restharnbildung (im Stadium der Kompensation noch kein Restharn), Behinderung der Ureterentleerung (durch d. zunehmenden Druck in der Blase) ⇨ **Stauung des oberen Harntraktes** (führt zur Dilatation und Schlängelung des Ureters), Aufhebung des Harntransportes mit den Kontraktionswellen ⇨ **Druckschädigung der Nieren** (Schädigung der Tubuli, Vasokonstriktion der präglomerulären Arterien ⇨ arterielle Minderperfusion der Nieren), Endstadium ist die **Hydronephrose** (Syn: Wassersackniere) = irreversible Nierengewebezerstörung.

Epid: ◊ Häufigkeit: angeborener Megaureter 30/100.000 Geburten
◊ m > w

Klin: ⇒ Primärer Megaureter: macht meist **keine Beschwerden** und ist heute meist Zufallsbefund in der Sonographie
⇒ Sekundärer (obstruktiver) Megaureter: Harntransportstörung ⇨ durch den Rückstau in die Niere mit erhöhtem Druck kommt es zur Nierenparenchymzerstörung (Syn: Harnstauungsniere, Hydronephrose) u. Niereninsuffizienz
⇒ Gefahr der aszendierende Infektion ⇨ Pyelonephritis, Urosepsis
⇒ Evtl. Steinbildung im Restharn des erweiterten Hohlsystems

Diag: 1. Anamnese und urologische Untersuchung
2. **Sonographie**: ein- od. beidseitig darstellbarer (= erweiterter) u. geschlängelter Harnleiter (ein normaler Harnleiter ist in der Sonographie nicht darstellbar), Pyelon- und Nierengröße bestimmen (bei Neugeborenen ist eine Pyelonektasie bis 5 mm normal), Ausdehnung des Nierenparenchyms, Form der Nierenkelche (zarte Nierenkelche bei kompensierter Harntransportstörung, verplumpte und dilatierte Kelche bei relevanter Stenose)
Ein Megaureter kann ggf. bereits intrauterin bei der Schwangerschaftsvorsorgeuntersuchung (3. Sonographie in der 30. SSW) erkannt werden.
3. **Isotopennephrographie**: entscheidend für die Beurteilung der **Nierenfunktionseinschränkung** ⇨ MAG-3-Clearance zur seitengetrennten Bestimmung der Nierenfunktion
4. Röntgen: Miktionszystourethrographie: retrograde Darstellung der Harnblase über einen Katheter zum **Ausschluss eines vesikoureteralen Refluxes**
Ausscheidungsurographie:
bei angeborener Störung heute nur noch vor Op indiziert, bei akuter Obstruktion gute Darstellbarkeit der Ursache.
Nierenbeckenkelchsystem:
bei Dilatation normale zarte Kelche, evtl. vergrößertes Nierenbecken,
bei **Obstruktion** mit zunehmendem Schweregrad vergrößertes Nierenbecken und **verplumpte erweiterte Kelche**,
Etlg. nach EMMET in 5 Grade, s. Abb.

I   II   III   IV   V

Ther: • Primärer Megaureter: bei kompensierter Nierenfunktion nur **regelmäßige Beobachtung** (Urinuntersuchung auf Infekte, Sonographie und Isotopennephrographie)
• Operativ:
– bei Verschlechterung der Nierenfunktion: Ureterozystostomie = antirefluxive Neueinpflanzung des Ureters in die Harnblase und ggf. zirkuläre Verkleinerung des Megaureters, ggf. auch kurzfristige künstliche Harnableitung nach außen (perkutane Nephrostomie)
– Akute Obstruktion: Behandlung der Ursache, z.B. Entfernung eines Harnleitersteines, operative Entfernung von Harnröhrenklappen (s. jeweiliges Kap.)
– bei irreversibler Schädigung einer Niere (Stauungsniere) durch eine Obstruktion (MAG-3-Clearance <20 % der betroffenen Seite): Nephrektomie

Prog: Primäre vollständige Megaureteren maturieren mit dem Alter gerne zu nur noch segmental nachweisbarem Megaureteren und bedürfen keiner Therapie.

Kompl: * Beim primären Megaureter ist in 15 % d.F. zusätzlich ein vesikoureteraler Reflux zu finden, beim sekundären Megaureter bei 50 % d.F. vorliegend
* Urosepsis bei gleichzeitig vorliegender Obstruktion ⇨ Ther: i.v. Antibiose, künstliche Harnableitung (perkutane Nephrostomie)
* Gefahr der aszendierende Infektion bei vesikoureteralem Reflux

DD: – Megaureter-Megazystis-Syndrom: ätiologisch ungeklärtes Krankheitsbild mit Megaureteren, Golfloch-Ureterostien mit vesikoureteralem Reflux und stark vergrößerter, dünnwandiger Blase ohne Zeichen einer intravesikalen Abflussbehinderung, häufig zusätzlich Nierendysplasie ⇨ progrediente Niereninsuffizienz mögl.
– Prune-belly-Syndrom (prune-belly = engl. „Pflaumenbauch", Syn: Bauchdeckenaplasie-Syndrom, ICD 10: Q79.4): seltenes Missbildungssyndrom (1/50.000 Neugeborene) mit Trias aus Bauchdeckenaplasie/-hypoplasie (runzlige, faltige und schlaffe Bauchhaut durch fehlen/Hypoplasie der Bauchwandmuskulatur), Dysplasie der ableitenden Harnwege (Megazystis, Reflux und Megaureter durch Fehlen der glatten Muskulatur, renale Parenchymdysplasien) und beidseitigem Kryptorchismus sowie Fehlen der Prostata (bei Jungen), ggf. auch Megalourethra und Corpus-spongiosum-Aplasie. Evtl. zusätzliche Anomalien (Herz- u. Lungen) mit schlechter Prog.
Ther: Korrektur des Kryptorchismus (obligat wegen Entartungsgefahr, trotzdem jedoch meist Infertilität wegen der fehlenden Prostata), eine Op der ableitenden Harnwege bringt wenig
– Ampulläres Nierenbecken (Normvariante ohne pathologische Bedeutung)
– Megakalikose: angeborene Aufweitung aller Nierenkelche durch Papillenfehlbildung (verplumptes Nierenkelchsystem, aber keine Obstruktion nachweisbar!), mit erhöhter Anzahl von Nierenkelchen, meist bei Jungen

VESIKOURETERALER REFLUX

Syn: Harnreflux, refluxiver Ureter, engl. vesicoureteric reflux, ICD-10: N13.7

Def: Unphysiologischer Rückfluss von Urin aus der Harnblase in den Ureter od. bis zum Nierenbeckenkelchsystem.

Anatomie: Ein Reflux bei der Miktion aus der Harnblase zurück in die Ureteren wird durch den **tunnelartigen Verlauf** des terminalen Ureterendes in der Harnblasenwand (**intramuraler** Verlauf) verhindert ⇨ durch die Kontraktion der Harnblasenmuskulatur bei der Miktion wird der terminale Ureter mitkomprimiert (Ventilmechanismus).

Ät: – primärer vesikoureteraler Reflux durch angeborene **Uretermündungsdefekte**: kranialisierte und lateralisierte Uretermündung od. auch ektope Mündung im Blasenhalsbereich

- sekundärer vesikoureteraler Reflux: bei **Harnweginfektion**, Blasenentleerungsstörung, neurogen
- Iatrogen: Verletzung der Uretermündung nach endoskopischer Steinextraktion

Path: ♦ Ostium: je weiter lateral die Uretermündung liegt, um so größer die Refluxgefahr, da der Durchtritt durch die Blasenwand dann mehr senkrecht verläuft und damit kein od. nur ein kurzer intramuraler Verlauf vorliegt (der Ventilmechanismus funktioniert dann nicht mehr).
♦ Vesikoureteraler Reflux: passives Zurückfließen von Urin aus der Blase in den/die Ureter/en, je nach Ausprägung bis in das Nierenbeckenkelchsystem, insb. während der Miktion (durch die Detrusorkontraktion), evtl. auch antiperistaltische Ureterkontraktionen (in kaudokranialer Richtung) ⇨ Gefahr der aszendierenden Infektion u. Refluxnephropathie

Epid: ◊ Häufig, 0,5 % der Kinder (bei Kindern mit rez. Harnweginfekten lässt sich ein Reflux in 1/3 d.F. nachweisen)
◊ **W >> m** (85 % Mädchen)

Etlg: n. PARKKULAINEN, 1966 und der International Reflux Study Committee, 1981 (Ausprägung im Miktionszystourethrogramm, s. auch Abb.)

Grad I: Reflux nur im distalen Ureter, keine Dilatation
Grad II: Reflux erreicht das Nierenbeckenkelchsystem, keine Dilatation
Grad III: Reflux erreicht das Nierenbeckenkelchsystem, mäßige Ureterdilatation bzw. Schlängelung des Ureters, leichte Dilatation des Nierenbeckens
Grad IV: Dilatation bzw. Schlängelung des Ureters, Dilatation des Nierenbeckens, Erweiterung und Verplumpung der Kelche
Grad V: ausgeprägte Dilatation u. Schlängelung des Ureters, Kelchstruktur aufgehoben, Impression der Papillen nicht mehr sichtbar

Klin: ⇒ Ein primärer vesikoureteraler Reflux macht zuerst keine Beschwerden und ist oft ein Zufallsbefund (Megaureter, Megapyelon) in der Sonographie
⇒ Rezidivierende, fieberhafte Harnweginfekte mit Gefahr der aszendierenden Infektion
⇒ Enuresis
⇒ Evtl. Steinbildung im Restharn des erweiterten Hohlsystems

I   II   III   IV   V

Diag: 1. Anamnese und urologische Untersuchung
2. Sonographie: ein- od. beidseitig darstellbarer (= erweiterter) u. geschlängelter Harnleiter (ein normaler Harnleiter ist in der Sonographie nicht darstellbar), Form der Nierenkelche (zarte Nierenkelche bei kompensierter Harntransportstörung, verplumpte und dilatierte Kelche bei ausgeprägtem Reflux)
3. **Miktionszystourethrographie:** retrograde Darstellung der Harnblase über einen Katheter ⇨ spontaner Übergang des Kontrastmittels in die Ureteren?, Durchleuchtung während der Miktion ⇨ sichtbarer Reflux?
4. Isotopennephrographie: entscheidend für die Beurteilung der Nierenfunktionseinschränkung ⇨ MAG-3-Clearance zur seitengetrennten Bestimmung der Nierenfunktion, dabei auch Refluxnachweis mögl. (2-gipfeliger Aktivitätsverlauf über der betroffenen Niere), ggf. ^{99m}Tc-DMSA-Szintigraphie zum Ausschluss von Nierennarben.
5. Harnstrahlmessung und Restharnbestimmung zur Differenzierung von Miktionsfehlverhalten
6. Ausscheidungsurographie: bei angeborener Störung heute nur noch vor Op indiziert

7. **Zystoskopie:** zur genauen Ostiumbeurteilung (Lokalisation und Form) erforderlich, ungünstige Form ist das Stadion- od. Golfloch-Ureterostium (spontane Maturation unwahrscheinlich ⇨ Op erforderlich)

Ther: • Konservativ: Grad I u. II niedrigdosierte Langzeitantibiose (zur Infektprophylaxe, Spontanheilungsrate bis 80 %), regelmäßige Kontrolle
- Endoskopische Unterspritzung der Mündungsstelle des Ureters (Erfolgsrate 60-80 %)
- Operativ: Ind: rezidivierende Infekte, Schädigung der Nierenfunktion (Grad III-V), ungünstige Ostiumform
  − antirefluxive Neueinpflanzung des Ureters in die Harnblase (**Ureterozystoneostomie**) in einen 3-5 cm langen von außen präparierten Kanal in der Harnblasenmuskulatur (= extravesikaler Zugang, LICH-GRÉGOIRE-Op) od. auch endoskopisch mit submuköser Tunnelung (= endovesikale POLITANO-LEADBETTER-Op.)
  − postop. Harnleiterschienung für 2-4 Wo. und Antibiose für 6 Monate

Prog: Ein angeborener Reflux kann sich bis zum ca. 10. Lj. (insb. im 1. Lj.) spontan zurückbilden (daher kann ohne rezidivierende Infekte auch unter regelmäßiger Kontrolle der Nierenfunktion zugewartet werden). Ein sekundärer vesikoureteraler Reflux sistiert bei Behandlung der Ursache. Die operative Behandlung hat eine Erfolgsrate von über 90 %.

Kompl: * Gefahr der **aszendierenden Harnweginfektion** ⇨ refluxinduzierte Pyelonephritis bis zur Urosepsis
* bei persistierender od. rezidivierender Infektion **Refluxnephropathie** = progressive Nierenparenchymzerstörung mit Narbenbildung und segmentbetonter Schrumpfung der betroffenen Niere, arterielle Hypertonie. Bei beidseitigem Prozess Gefahr der Niereninsuffizienz.

Op: * Ureterstenose

DD: − Primärer Megaureter (aperistaltisches Uretersegment, s.o.)
− Ureterozele (s.o.)

HARNLEITERTRAUMA

Syn: Uretertrauma, Harnleiterverletzung, ICD-10: S37.1

Ät: − Stumpfes Trauma/Dezelerationstrauma: Verkehrsunfälle, Sturz aus großer Höhe (Suizidversuch) od. Verschüttung unter schweren Lasten ⇨ Quetschung des Harnleiters an den Querfortsätzen der Wirbelkörper
− Spitze Gewalteinwirkung (Messerstich, Pfählungsverletzung)
− Iatrogen (bis zu ¾ d.F.): **operative abdominelle Eingriffe** (insb. auch gynäkologische), Verletzung bei Steinextraktion, auch Harnleiterspätnekrose nach 2 Wo. mögl., nach Radiatio (auch noch nach Jahren mögl.)

Path: Lok: bei Unfalltrauma ist durch eine Hyperlordosierung insb. der subpelvine Ureterabgang betroffen

Epid: insg. eher **selten** (Nieren- und Blasentrauma sowie Harnröhrenabriss sind viel häufiger)

Etlg: # partielle Ruptur = Kontinuität des Ureters ist erhalten
vollständige Ruptur = **Harnleiterabriss**
Harnleiterligatur (operativ bei „Umstechung einer Blutungsquelle" versehentlich eingeschlossener Ureter)
aktinische Harnleiterstenose (durch Bestrahlungstherapie)

Klin: ⇒ anfänglich meist keine Symptome (daher in 2/3 d.F. auch nur verzögert diagnostiziert), ggf. Hämaturie

⇒ Später: Schmerzen/Schwellung der Flanken, Peritonitiszeichen, Ileussymptomatik, Anstieg von Entzündungs- und Retentionsparametern

Diag: 1. Anamnese (Polytrauma, Op?) und körperliche Untersuchung: Prellmarken, Hämatome
2. Sonographie: retroperitoneale Flüssigkeit (**Urinom** im Ureterverlauf), evtl. prox. der Läsion Megaureter durch Harnstauung
3. Röntgen: IVP (i.v.-Urographie): Kontrastmittelübertritt, -abbruch
4. ggf. retrograde Ureteropyelographie (invasives Untersuchungsverfahren mit Zystoskopie, steriles Arbeiten, nur kurzes und vorsichtiges Vorschieben des Katheters in den Ureter)
5. CT bei Polytrauma (mit Spätaufnahme nach 20 Min. ⇨ KM-Extravasion?)

Ther: • Konservativ: bei partieller Ruptur (Kontinuität erhalten) Harnleiterschienung (= Einlage eine Doppel-J-Katheters) für 2-3 Wo.
• Operativ: Ind: komplette Ureterruptur
  – bei Abriss am Nierenbecken: Nierenbeckenplastik
  – Ruptur im mittleren 1/3: primäre End-zu-End-Anastomosierung
  – bei prävesikaler Verletzung: antirefluxive Harnleiterneueinpflanzung in die Blase (Ureterozystoneostomie), z.B. Psoas-Hitch-Technik
  – bei langstreckigem Defekt evtl. Dünndarminterponat od. Transureteroureterostomie (= Einpflanzung des betroffenen Harnleiters auf den Harnleiter der Gegenseite)
  – bei Schuss- od. Stichverletzungen ist ein operatives, sicheres Débridement erforderlich

Kompl: ∗ Polytrauma: intraabdominelle Verletzungen, Nierentrauma, Darmperforationen, Blutung, Peritonitis, Beckenringfraktur, Blasentrauma, Schädel-Hirn-Trauma
∗ Urinphlegmone
Op: ∗ Nahtinsuffizienz
∗ Rezidivstenose nach Ureterrekonstruktion ⇨ Sekundäreingriff mit Narbenresektion erforderlich

HARNLEITERTUMOREN

Syn: Uretertumoren, engl. ureteral tumour, ICD-10: benigne D30.2, maligne C66

Etlg: # Benigne: Harnleiterpapillom, Fibroepitheliom, Leiomyom, Lymphangiom (alle selten)
Maligne: **primäres Ureterkarzinom** (macht ca. 1 % aller urogenitalen Malignome aus)
papilläres **Nierenbeckenkarzinom** (vom Übergangsepithel des Ureters ausgehend, zählt daher funktionell ebenfalls zu den Harnleitertumoren, macht ca. 5 % aller urogenitalen Malignome aus, ICD-10: C65)
sekundärer (maligner) Uretertumor: z.B. Abtropfmetastase von einem Nierenbeckenkarzinom od. Ausbreitung eines Harnblasentumors per continuitatem in den Ureter (selten)

Ät: – Chronischer Reizzustand (z.B. Nephrolithiasis, Bilharziose)
– Karzinogene Substanzen im Urin, z.B. aromatische Amine („Aminokrebs", s.u. Kap. Harnblasenkarzinom)
– Balkan-Nephropathie
– Phenacetinabusus (Analgetikum, seit 1988 nicht mehr zugelassen)

Epid: Prädisp.alter: Altersgipfel um das 70. Lj., **m** > w (3:1)

Path: ♦ Histo: 90 % d.F. **papilläre Übergangsepithelkarzinome** (Urothelkarzinom), 10 % d.F. Plattenepithelkarzinome, selten Adenokarzinome
♦ Lok: beim primären Ureterkarzinom ist in 70 % d.F. das untere 1/3 des Ureters betroffen

Urologie

♦ TNM-Klassifikation:
für das primäre Ureterkarzinom und Karzinome des Nierenbeckens (gilt auch für das papilläre Karzinom des Nierenbeckens), regionäre Lk sind am Nierenhilus, abdominale paraaortale und parakavale sowie intrapelvine Lk

T_a:	nichtinvasives papilläres Karzinom
T_{is}:	Carcinoma in situ

T_1:	Tumor infiltriert subepitheliales Bindegewebe
T_2:	Tumor infiltriert die Lam.muscularis
T_3:	Harnleiter: Tumor infiltriert durch die Lam.muscularis in periureterales Fettgewebe Nierenbecken: Tumor infiltriert durch die Lam.muscularis in peripelvines Fettgewebe oder in das Nierenparenchym
T_4:	Tumor infiltriert Nachbarorgane (z.B. Wirbelkörper) od. durch die Niere in das perirenale Fettgewebe

N_1:	solitäre regionäre Lk-Metastase <2 cm in größter Ausdehnung
N_2:	solitäre od. multiple regionäre, Lk 2-5 cm in größter Ausdehnung
N_3:	regionäre Lk-Metastase >5 cm in größter Ausdehnung

M_1:	Fernmetastasen

Stadiengruppierung: I: $T_1N_0M_0$ II: $T_2N_0M_0$
                      III: $T_3N_0M_0$ IV: alle T_4, alle N_{1-3}, alle M_1

Klin: ⇒ evtl. Zufallsbefund (ohne Symptome)
⇒ **Hämaturie** (Makrohämaturie), dumpfe Flankenschmerzen
⇒ Harnabflussbehinderung, evtl. mit kolikartigen Schmerzen

Diag: 1. Anamnese und urologische Untersuchung: palpabler Flankentumor?
2. Sonographie: Nierentumor, Nierensteine, Lymphknotenstatus?
3. Labor: Urinzytologie, Ureterbürstenzytologie
4. Röntgen: Urographie ⇨ **abnormer Füllungsdefekt** (randständige Kontrastmittelaussparung od. Kontrastmittelabbruch im Ureter, unvollständige Kelchdarstellung im Nierenbecken, stumme Niere bei ausgedehntem Tumor), evtl. retrogrades Ureteropyelogramm bei stummer Niere
5. Endoskopie: **Ureterorenoskopie** ⇨ Biopsie, Zystoskopie zum Ausschluss eines gleichzeitigen Blasentumors

Ther: • Laserkoagulation über eine Ureterorenoskopie bei benignen od. kleinen gut differenzierten Tumoren (T_a/T_{is} bis Stadium T_1)
• Operativ: Ind: Stadiengruppierung II bis III
  – unilaterale **Ureteronephrektomie** = Entfernung des Harnleiters, der Niere, Resektion des Ureterostiums in der Harnblase (Blasenmanschette) + retroperitoneale Lymphadenektomie
  – Palliativ bei Inoperabilität: Anlage eines pyleovesikalen od. pyelokutanen Bypasses
• Bei fortgeschrittenem Karzinom (T_4) evtl. Polychemotherapie wie beim Blasenkarzinom

Prog: 5-JÜR bei T_a -T_1 bei vollständiger Entfernung fast 100 %, 75 % bei T_2, 20-30% bei T_3 und nur noch 10 % bei T_4-Tumoren.

Kompl: ∗ Nach einem Harnleiter-/Nierenbeckenkarzinom kommt es in 30-50 % d.F. zu einem späteren Blasentumor (daher sollte auch kein Harnleiterstumpf an der Blase belassen werden)

DD: – Ureterstein
– Endometriose im Ureter
– Entzündliche Abflussbehinderung: Urogenitaltuberkulose, Bilharziose
– Stenose der Harnwege von außen durch Malignome von Darm, retroperitonealen od. gynäkologischen Tumoren, retroperitoneale Fibrose

UNTERE HARNWEGE

Anatomie

Entwicklungsgeschichtlich: die sog. Kloake wird durch Einwachsen des mesodermalen Septum urorectale früh in einen ventralen Anteil (**Sinus urogenitalis**) und einen dorsalen Anteil (Membrana analis, späteres Rektum und Damm) geteilt. Aus dem oberen Anteil des Sinus urogenitalis entsteht die Harnblase und beim weiblichen Geschlecht die Urethra. Der distale Anteil des Sinus urogenitalis bildet die männliche Harnröhre bis zur Pars membranacea und beim weiblichen Geschlecht das Vestibulum vaginae. Der penile Anteil der Urethra entsteht aus dem Zusammenschluss der Urethralfalten (die Schwellkörper entstehen aus dem Genitalhöcker). Vom Blasenscheitel bis zur Nabelinnenseite verbleibt als Lig.umbilicale medianum der rudimentäre Urachus (embryonaler Allantoisgang).

HARNBLASE (Vesica urinaria, engl. urinary bladder)

Lage: liegt hinter der Symphyse extraperitoneal im kleinen Becken, wird vom Peritoneum im oberen und hinteren Bereich überzogen. Zwischen Blase und Symphyse liegt das peritoneumfreie Spatium praevesicale (Syn: Spatium retropubicum, RETZIUS-Raum ⇨ extraperitonealer Zugang für operative Eingriffe an der Harnblase, sog. Sectio alta). Bei gefüllter Blase überragt der Scheitel den Symphysenoberrand. Der Blasenscheitel liegt in enger Nachbarschaft zu Dünndarm und Sigma.
♂: die Blasenhinterwand liegt in direkter topographischer Beziehung zu Vesiculae seminales, Ductus deferentes, Ureteren und Rektum
♀: zwischen Blase und Rektum liegen Uterus u. Vagina

Teile (s. Abb): Apex (Blasenscheitel, nach vorne oben gerichtet), Corpus (Blasenkörper), Fundus (Blasengrund mit dem Trigonum vesicae LIEUTAUDI: Dreieck aus Ureterostien (verbunden durch die Plica interureterica) und Cervix vesicae (Blasenhals mit M.sphincter internus) mit dem Abgang der Urethra (Ostium urethrale internum).

Schleimhaut: Der untere Harntrakt ist vom Nierenbecken bis zur Harnröhrenmündung mit einem ca. **6-schichtigen Übergangsepithel** ausgekleidet = sog. **Urothel**: basal eine isoprismatische Schicht, die oberflächlichen Deckzellen (harnsichere Zellen, „Umbrellazellen") sind oft mehrkernig, mit oberflächlicher Zytoplasmaverdichtung und lumenwärts mit einer Mucopolysaccharid-Schleimschicht bedeckt und je nach Dehnung des Hohlorgans niedriger/breit (bei geringer Füllung) od. höher/schmal geformt (bei großer Füllmenge)

Gefäßversorgung: arteriell über Aa.vesicales superiores, mediales und inferiores (aus A.iliaca int.), venöse Drainage über den Plexus vesicalis in die Vv.iliacae internae

Innervation: autonome Doppelinnervation und willkürliche Innervation des unteren Harntraktes:
- parasympathisch: Plexus pelvicus S2 - S4 (**sakrales Miktionszentrum**), Nn.hypogastrici inferiores ⇨ cholinerge Rezeptoren aktivieren den M.detrusor
- sympathisch: Plexus hypogastricus Th12 - L2 (Grenzstrang), Nn.hypogastrici inferiores
  ⇨ ß-adrenerge Rezeptoren hemmen d. M.detrusor, α-adrenerge stimulieren d. internen Sphinkter
- willkürlich: **N.pudendus** des Plexus sacralis (S2 - S4, Ursprung in einer abgegrenzten Neuronengruppe im Vorderhorn, sog. Nucleus Onuf) ⇨ externer Sphinkter, Beckenbodenmuskulatur
Koordinierung im Hirnstamm (Formatio reticularis) = **pontines Miktionszentrum** mit Steuerung und Rückkoppelung zum Lobus frontalis u. Lobulus paracentralis im Großhirn. Die Koordination von Harnspeicherung und Miktion ist ein komplizierter und längerer Lernprozess und erfordert die

Ausreifung zentraler Nervenbahnen und erklärt die relativ späte vollständige Kontinenz bei Kindern (normal im 3.-5. Lj.).

Regionale Lk: Lymphabfluß in Nll.lymphatici vesicales, iliacae communes, externi und interni

Funktion:
1. **Harnreservoir**, Fassungsvermögen beim Erwachsenen: **300-600 ml** - bei chronischer Abflussbehinderung auch mehr (Überdehnung). Bei Kindern Berechnung nach folgender Formel mögl.: Alter [Jahre] x 30 + 30 = Kapazität [ml]
2. **Blasenverschluss** - *Kontinenz*:
   - **M.sphincter urethrae internus**: Innervation: Nn.perineales (unwillkürlich-sympathisch, α-adrenerg). Glatte Muskulatur, geht aus Ausläufern des M.detrusor hervor und umschließt die Pars membranacea der Harnröhre.
   - **M.sphincter urethrae externus**: Innervation: N.pudendus des Plexus sacralis (willkürliche Innervation), glatte (für Dauertonus) und quergestreifte (für kurzfristige Tonuserhöhung) Muskulatur (Rhabdosphinkter)
   beim Mann ringförmig die Pars membranacea urethrae umfassend (mittlere Harnröhrenenge) bei der Frau die Urethra vom Blasengrund bis in die Höhe der Mm.compressor urethrae et sphincter urethrovaginalis umfassend
   - Synergistisch wirkt die quergestreifte **Beckenbodenmuskulatur** (M.transversus perinei u. M.levator ani) als indirekter Sphinkter (willkürliche Innervation).
3. **Blasenentleerung** - *Miktion*: Aktivierung des **M.detrusor vesicae** = scherengitterartig angeordnete, dreischichtige Blasenwandmuskulatur ⇨ Kontraktion (Ruhedruck in der Blase 5-15 cm H_2O, Kontraktionsdruck 50-75 cm H_2O) führt zur konzentrischen Verkleinerung, zur Entleerung der Harnblase führt. Die Muskulatur besteht aus einer inneren und äußeren Längsfaserschicht sowie einer mittleren Zirkulärfaserschicht, die Innervation ist unwillkürlich parasympathisch. Gleichzeitig kommt es zur Relaxation der urethralen Sphinkteren (unwillkürlich + willkürlich)

Miktionsfrequenz: beim Erwachsenen 3- bis 6-mal täglich, i.d.R. keine nächtliche Miktion (Nykturie)

HARNRÖHRE (Urethra)

Beim Mann: Gesamtlänge ca. 20-25 cm., im Verlauf der männlichen Urethra gibt es 2 Krümmungen, 3 Weiten und 3 Engstellen. Der Verlauf kann in 4 Abschnitte eingeteilt werden:
1. **Pars praeprostatica** oder intramuralis (ca. 1,5 cm durch die Blasenwand, vom Blasenhals bis zum Beginn der Prostata) mit dem Ostium urethrae internum (in der Harnblase)
2. **Pars prostatica** (ca. 3-4 cm, innerhalb der Prostata) hier Mündung der Duct.ejaculatorii auf dem **Colliculus seminalis** (gemeinsame Einmündung der Duct.deferentes und der Duct.excretorii der Samenblasen) und des Utriculus prostaticus (blind endendes Vagina-Analogon des Mannes - potentielle Via falsa beim Katheterismus)
3. **Pars membranacea** (1-2 cm) umschlossen vom quergestreiften M.sphincter urethrae ext. (Rhabdosphinkter) und der quergestreiften Beckenbodenmuskulatur mit Durchtritt durch das Diaphragma urogenitale
4. **Pars spongiosa** (15-20 cm) im Corpus spongiosum des Penis verlaufend. Vom Bulbus penis bis zum **Ostium urethrae externum** (Mündung der Urethra auf der Glans penis, wird auch Meatus urethrae ext. bezeichnet). Im ampullär erweiterten Anfang der P.spongiosa (Bulbus penis) münden die paarigen COWPER-Drüsen (**Gll.bulbourethrales**, in den M.transversus perinei prof. im Beckenboden eingebettete erbsengroße Schleimdrüsen). Kurz vor der äußeren Mündung befindet sich die kahnförmige Erweiterung der Urethrae innerhalb der Glans penis (**Fossa navicularis urethrae**).

Bei der Frau: Gesamtlänge 2,5-5 cm, der Verlauf der Harnröhre ist im Stehen nahezu senkrecht und leicht konkav gebogen.
Verlauf: Ostium urethrae internum (in der Harnblase), verläuft dann an der Vorderwand der Scheide entlang durch das Diaphragma urogenitale, dort wird die Urethra vom quergestreiften M.sphincter urethrae ext. umgeben (Rhabdosphinkter, eine Abspaltung des M.transversus perinei profundus), dann Mündung (Ostium/Meatus urethrae externum) im Vestibulum vaginae (hinter der Glans clitoridis und vor dem Ostium vaginae). Zwischen Ostium urethrae externum und Ostium vaginae münden auch die Duct.paraurethrales (SKENE-Gänge, Prostata-Analoga als drüsige Ausstülpungen bei der Frau). Ein kavernöses Venengeflecht in der Urethraumgebung entspricht dem männl. Corpus spongiosum.

URACHUSFISTEL

Syn: Vesikoumbilikalfistel, Blasen-Nabel-Fistel, Urachuspersistenz, engl. vesicoumbilical fistula, ICD-10: Q64.4

Anatomie: Der **Urachus** oder **Allantoisgang** des Dottersackes verbindet den embryonalen Urharngang im Haftstiel mit dem Sinus urogenitalis. Während der weiteren Embryonalentwicklung obliteriert er zwischen der 12. und 20. SSW und bleibt rudimentär als Bindegewebsstrang (**Lig.umbilicale medianum**) an der inneren Bauchwand zwischen Blasendom und Bauchnabel erhalten.

Ät: Embryonale Fehlbildung: ausbleibende Obliteration des Urachus

Etlg:
Urachusfistel: komplett offene Verbindung zwischen Blase u. Nabel durch den unverschlossenen Urachus (s. Abb.)
Urachuszyste: fehlende Obliteration im mittleren Urachusabschnitt, sezernierendes Epithel führt zur Zystenbildung
Urachussinus: persistierende umbilikale Urachusmündung
Urachusdivertikel: persistierender vesikaler Urachusursprung ⇨ divertikelartige Aussprossung am Blasendach, sog. Blasenscheiteldivertikel (DD s.u.: echtes Blasendivertikel, Pseudodivertikel)

Klin: ⇨ bei komplett offenem Urachus (Urachusfistel) permanentes **umbilikales Nässen** mit Hautmazeration (persistierende Nabelentzündung im Säuglingsalter), rezidivierende Harnweginfekte
⇨ Urachussinus: evtl. Nabelsekretion, Nabelentzündung

Diag: 1. Anamnese und gynäkologische/urologische Untersuchung: nässender Nabel?
2. Sonographie: Nachweis einer zystischen, abdominellen Raumforderung im Bereich der Bauchwand
3. Röntgen: umbilikale Fistelfüllung mit Kontrastmittel zur Darstellung des Ganges
4. Miktionszystourethrographie: bei Kontraktion der Blase ⇨ Urinübertritt in den Fistelkanal

Ther: • Operativ: Ind: bei Urachusfistel, -zyste u. -sinus immer gegeben wegen mögl. maligner Entartung
– Komplette Exzision des Fistelganges
– Bei bereits bestehendem od. V.a. Urachustumor: Exzision des Fistelganges einschließlich des Nabels und Nabelplastik
– Bei infizierter Urachuszyste: Resektion mit Blasenmanschette

Kompl: * Urachusfistel, Urachussinus: Infektion im Nabelbereich mit Gefahr der Fortleitung
* Urachuszyste: Infektion mit Abszessbildung ⇨ abdominelle Entzündungszeichen, spontane Perforation mit Peritonitis mögl.
* Gefahr der malignen Entartung

DD: – **Blasendivertikel:**
echtes Divertikel: angeborene od. erworbene Ausstülpung aller Blasenwandschichten
Pseudodivertikel: idiopathisch od. durch infravesikales Abflusshindernis (⇨ erhöhter Druck in der Blase) entstehende Schleimhautausstülpung (ohne Tunica muscularis) durch eine Muskellücke des M.detrusor vesicae
Kompl: persistierende Infektion, Restharnbildung und Blasensteine im Divertikel, Hämaturie, Ureterobstruktion od. vesikoureteraler Reflux bei Divertikel nahe dem Ureterostium, Harnstauungsniere, Entwicklung eines Divertikelkarzinoms
Ther: bei Kompl. Resektion erforderlich

- **Blasenfistel** (zur Haut) od. als Urogenitalfistel zur Vagina od. Darmfistel: bei Fistel zum Darm Resektion erforderlich, da ständige Gefahr der Harnweginfektion durch die Fäkalkeime

EPISPADIE / BLASENEKSTROPHIE

Syn: Epispadie: obere Harnröhrenspalte, Fissura urethrae superior, engl. epispadia, ICD-10: Q64.0
Blasenekstrophie: Spaltblase, engl. bladder exstrophy, ICD-10: Q64.1

Anatomie: Entwicklungsgeschichtlich schließt der **Genitalhöcker** den **Sinus urogenitalis** nach kranial zur vorderen Bauchwand hin ab. Bei fehlender Fusionierung des primär paarig angelegten Genitalhöckers, persistiert dieser im unteren Abdomen, rupturiert schließlich und verhindert die Bildung der vorderen Blasen- und der Bauchwand. Der Unterbauch bleibt offen, die hintere Blasenwand tritt nach außen. Der Schluss von Blase (= **Blasenekstrophie**) und Harnröhre (offene Urethra auf dem Dorsum penis) bleibt aus, auch das knöcherne Becken vereinigt sich nicht (die Symphyse klafft auseinander), die Genitalien sind fehlgebildet.
Bei auf die Kloakenmembran beschränkter Hemmungsmissbildung liegt eine Minimalvariante, die sog. **Epispadie** vor = fehlender vorderer Harnröhrenverschluss (Rinne auf dem Dorsum penis), gespaltene Glans und getrennte Corpora cavernosa. Der Penis ist meist nach dorsal verkrümmt und meist fehlt auch der M.sphincter urethrae ext.
Maximalausprägung ist die **kloakale Ekstrophie** (ontogenetisch gemeinsame Mündung von Verdauungs- und Urogenitaltrakt in der Kloake - Hemmungsfehlbildung vor Ausbildung des Sinus urogenitalis und des Rektums) mit Kolon- und Rektumatresie, gespaltenem Caecum zwischen der halbierten Blase. Die Kloakenplatte schließt den Unterbauch dann nach ventral ab.

Ät: – Angeborene Hemmungsfehlbildungen mit ausbleibender Bildung der vorderen Bauchwand (infraumbilikaler Mittelliniendefekt)
– Hinweise für ein erhöhtes Risiko bei In-vitro-Fertilisation
– Familiäre Disposition (Wiederholungsrisiko 0,5-3 %, damit 200-800fach erhöht gegenüber der Normalbevölkerung) ⇨ polygenetischer Erbgang?

Path: Fehlende Mesenchymeinsprossung (unklarer Genese) in die kraniale Kloakenmembran in der 3. SSW verhindert die Fusionierung der Genitalhöcker

Etlg: # Epispadie = Mündung der Urethra auf der Glans od. dem Corpus penis in eine nach oben offene Rinne an der Oberseite des dorsal gekrümmten Penis
Blasenektopie = Blasenvorverlagerung unter die Bauchhaut (gespaltene Bauchdecke mit gespaltenem Schambein u. gespaltenen Mm.recti abdominis), jedoch ohne Defekt der Harnröhre
Blasenekstrophie = die offene Blasenplatte ist Teil der Bauchwand, klaffende Symphyse, die Urethra eine Rinne, m: mit Epispadie, w: Klitoris zweigeteilt, klaffende Labien, oft stenosierter Introitus vaginae
Kloakale Ekstrophie = offene Blasenplatte und offene Darmmündung

Epid: Inzidenz: alle **selten**
Blasenekstrophie: 2-10/100.000 Geburten, m > w (2:1)
Epispadie: 1/100.000, Geburten, **m** >> w (4:1)
Kloakale Ekstrophie: sehr selten, 0,3/100.000 Geburten

Klin: ⇨ Epispadie: sichtbare **Mündung/Rinne dorsal** auf dem Penis. Kurzer, breiter, nach oben verkrümmter Penis, Vorhaut als ventraler Hautlappen. Bei Fehlen des urethralen Sphinkters resultiert Inkontinenz. Wegen der Dorsalverkrümmung des Penis besteht häufig eine Impotentia coeundi (Unvermögen den Beischlaf auszuführen).

⇒ Blasenektopie: tief stehender u. lang gezogener Nabel
⇒ Blasenekstrophie: typisches Bild beim Neugeborenen mit **offener Blase** zw. Symphyse und Nabel, freie Mündung der Ureteren ⇨ ständiger Harnfluss, Infektgefährdung

Diag: 1. Anamnese und urologische Untersuchung: typisches klinisches Bild, Untersuchung des Skrotalfachs und des Leistenringes auf ausgebliebenen Descensus testis und offenen Processus vaginalis
2. Sonographie: ggf. bereits intrauterin diagnostizierbar, postpartale Beurteilung des oberen Harntraktes
3. Diagnostik des Verdauungstraktes auf ggf. vorliegende Kombinationsfehlbildung ⇨ Ausschluss einer kloakalen Ekstrophie

Ther: • Operativ: Ind: Therapieplanung je nach Schweregrad der Spaltbildung
  – Blasenekstrophie: bis zur Korrektur-Op. ggf. künstliche Harnableitung erforderlich
  – Rekonstruktions-Op des unteren Harntraktes (meist mehrzeitig) mit primärem Blasenverschluss (Blasenaufbauplastik) und sekundärem Eingriff zur Kontinenzsicherung (Harnröhren- sowie Sphinkterrekonstruktion), Rekonstruktion des äußeren Genitales
  – Supravesikale Harnableitung bei nicht-rekonstruierbarer Harnblase: Uretersigmoidostomie bei analer Kontinenz (Cave: permanente Harneinwirkung auf die Kolonschleimhaut erhöht das Entartungsrisiko ⇨ endoskopische Kontrollen) oder Ileum-/Colon-Conduit mit transkutaner Ableitung oder kontinenter Pouch (Ersatzblase) zum Selbstkatheterismus
  – Epispadie: Harnröhrenverschluss und Bildung der Mündung auf der Glansspitze, Korrektur der Penisverkrümmung, bei Sphinkterbeteiligung auch Kontinenzplastik
• Selbsthilfegruppen: Selbsthilfegruppe Blasenekstrophie / Epispadie e.V., An der Niederbruck 14, 79263 Simonswald, Tel.: (0 76 83) 9 13 98 73, Internet: http://www.blasenekstrophie.de

Prog: Bei anatomischer Korrektur der Blasenekstrophie gelingt die Kontinenzsicherung in 50-60 % d.F. Psychosoziale Unterstützung der Eltern erforderlich.

Kompl: * Blasenekstrophie: evtl. zusätzliche Fehlbildungen, z.B. Inguinalhernie, Retentio testis, anorektaler Defekt, spätere Entwicklung eines Harnblasenkarzinoms
* Aszendierende Infektion der oberen Harnwege und Nieren
Op: * persistierende Inkontinenz (unmögliche oder fehlgeschlagene Rekonstruktion)

DD: – Aplasie (rudimentäre Anlage) bzw. Agenesie (vollständiges Fehlen) der Harnblase (sehr selten)
– Doppel- od. Sanduhrblase (Vesica duplex od. Vesica partita), Harnröhrendoppelung
– Scheidewand in der Blase (vollkommen od. unvollkommen)
– Blasenfistel (zum Rektum od. Vagina, Uterus)

HYPOSPADIE

Syn: Untere Harnröhrenspalte, Fissura urethrae inferior, engl. hypospadia, ICD-10: Q54.9

Anatomie: Entwicklungsgeschichtlich verschmelzen die **Urethralfalten** ausgehend vom Sinus urogenitalis von der 9. bis zur 14. SSW von proximal nach distal zur Harnröhre. Bleibt die Verschmelzung an einer Stelle aus, so bleibt bei Jungen eine nach unten offene Rinne an der Unterseite des Penis und die Harnröhre mündet damit proximal der normalen orthotopen Stelle (= proximal der Fossa navicularis). Ein dystoper Meatus ist im gesamten Urethraverlauf möglich ⇨ von perineal bis zur Unterseite der Glans. Minimalvariante: eine unvollständige Verwachsung der Vorhaut führt zur charakteristischen dorsalen Preputialschürze.

Bei Hypospadie bei Mädchen mündet die Blase direkt in das Vestibulum vaginae (= fehlende Harnröhre) durch entwicklungsgeschichtliche Persistenz d. Sinus urogenitalis.

Ät: Angeborene **Hemmungsfehlbildung** mit ventraler Harnröhrenmündung

Epid: Inzidenz: häufig, 500/100.000 Geburten, m >> w

Etlg: nach der Lokalisation des Meatus externus urethrae (Übersicht s. Abb.):
glanduläre Hypospadie (= an der Unterseite der Glans penis, mildeste Form)
penile Hypospadie
skrotale Hypospadie
perineale Hypospadie

Klin: ⇒ Typisches klinisches Bild mit ektoper Harnröhrenmündung an der **Unterseite** des Penis
⇒ Häufig zusätzlich Einengung des Meatus externus urethrae, dorsale Vorhautschürze
⇒ Verkürzter Penisschaft
⇒ Evtl. auch bindegewebige Verwachsung des Corpus spongiosum entlang der fehlenden Harnröhre (sog. Chorda) ⇨ Verkrümmung des Penis nach ventral (unten) bei der Erektion
⇒ Mädchen: Inkontinenz, Blase mündet in die Vagina

Diag: 1. Anamnese und urologische Untersuchung, Untersuchung des Skrotalfachs und des Leistenringes auf ausgebliebenen Descensus testis und offenen Processus vaginalis
2. Sonographie: Blasensonographie vor und nach Miktion ⇨ Restharnbildung?
3. Retrogrades Urethrogramm

Ther: • Operativ: Ind: aus psychologischen Gründen Frühkorrektur in den ersten 2 Lebensjahren
– Es gibt weit über 100 verschiedene Op-Techniken, z.T. 2- oder 3-zeitige, je nach Ausprägungsgrad der Fehlbildung
– Verlegung des Meatus urethrae externus an die Glansspitze durch plastische Rekonstruktion des fehlenden Harnröhrenanteils (BROWNE-Operation = Bildung einer Harnröhre durch einen versenkten Epithelstreifen)
– Beseitigung der Verkrümmung des Penisschaftes (Exzision der bindegewebigen Verwachsungen)
– Resektion der Vorhautschürze oder Rekonstruktion des Preputium, ggf. Benutzen der gestielten Vorhaut zum plastischen Aufbau der Penisunterseite
– Korrektur von Stenosen zur Sicherung eines kräftigen, ungespaltenen Harnstrahls
– Mädchen: plastische Rekonstruktion einer Harnröhre
• Selbsthilfegruppe: Elternselbsthilfe Hypospadie, Viernheimer Weg 16, 69123 Heidelberg, Tel./Fax: (0 62 21) 83 42 02

Prog: überwiegend gut, mit Gewährleistung einer normalen Miktion und Sexualfunktion

Kompl: ∗ z.T. ausgeprägte Meatusstenose mit gestörter Miktion und schwachem, sprühendem Harnstrahl
∗ Bei Erektion bei ausgeprägteren Formen ventrale Deviation des Penis durch rudimentäre Bindegewebsstränge (Chordae) und gespaltenes Corpus spongiosum, ggf. Impotentia coeundi (Unvermögen den Beischlaf auszuführen)
Op: ∗ Fistelbildung, narbige Strikturen, kosmetische Defizite ⇨ evtl. plastische Sekundäreingriffe nötig

DD: – Mündung des Enddarmes in den Urogenitaltrakt, persistierende Kloake (gemeinsamer Ausführungsgang für Urin und Stuhl), rektovesikale/-urethrale Fistel, Analatresie

- Eine Hypospadie entspricht je nach Ausprägung dem graduellen Übergang zum weiblichen Genitale. Bei gleichzeitig ausgebliebenem Descensus testis sollte eine Geschlechtsbestimmung erfolgen, da auch eine Intersex-Fehlbildung (phänotypische Übergangsstadien nach HOHENFELLNER) od. ein Pseudohermaphroditismus femininus vorliegen kann.
- Paraspadie: seitliche Harnröhrenöffnung am Penis
- Harnröhrendoppelungen: zusätzliche rudimentäre Harnröhre mit hypospader (od. epispader) Mündung, diese kann blind enden oder inkontinent mit der Harnblase verbunden sein

HARNRÖHRENKLAPPEN

Syn: Urethralklappen, ICD-10: Q64.2

Anatomie: Entwicklungsgeschichtlich: unvollständig zurückgebildete Urogenitalmembran, persistierend zwischen Pars prostatica und Pars membranacea der Harnröhre ⇨ **hintere Harnröhrenklappen**
Harnröhrendivertikel in der Pars spongiosa als rudimentäre Duplikaturen der Harnröhre ⇨ **vordere Harnröhrenklappen** (es können auch partielle oder komplette Harnröhrenduplikaturen auftreten ⇨ diese münden dorsal oder ventral, entsprechend einer Epi-/Hypospadie, bei Verbindung der Duplikatur bis zur Harnblase besteht Inkontinenz wegen fehlendem Sphinkter)

Def: Ventilartig wirkende Harnröhrenmembranen, die als infravesikales Abflusshindernis zur Druckbelastung der oberen Harnwege und Nierenschädigung führen können.

Ät: Unvollständige embryonale Rückbildung der Urogenitalmembran (hintere Harnröhrenklappen) od. embryonale Duplikaturen (vordere Harnröhrenklappen) in der Harnröhre

Path: Bei der Miktion entfalten sich die segelartigen Klappen und wirken als **infravesikales Hindernis** ⇨ Dilatation der prostatischen Urethra („Schlüssellochphänomen") bereits intrauterin Ausbildung einer **hypertrophierten Balkenblase** (Syn: Trabekelblase). Die Stauung weitet sich dann im Verlauf auf den oberen Harntrakt aus, es kommt zur Ausbildung von beidseitigen **Megaureteren** und aufgeweiteten Nierenbecken (Megapyelon und verplumpte Nierenkelche) mit einer gestörten Ausdifferenzierung der Nieren aufgrund der Druckbelastung.

Epid: Inzidenz: **seltene** Fehlbildung, hintere Harnröhrenklappen ca. 0,5/100.000 Geburten, überwiegend bei **Jungen** vorkommend

Etlg: # hintere Harnröhrenklappen
vordere Harnröhrenklappen = Harnröhrendivertikel (Pars spongiosa urethrae)

Klin: ⇨ Bereits bei der Geburt bestehende **beidseitige obstruktive Nephropathie** durch vesikoureteralen Reflux, Gedeihstörung
⇨ Bei Minimalform im Kleinkindesalter: abgeschwächter Harnstrahl
⇨ Harnröhrendivertikel: Nachträufeln nach Miktion aus dem Divertikel (Pseudoinkontinenz)

Diag: 1. Anamnese und urologische Untersuchung
2. Sonographie: meist bereits intrauterin bei der Schwangerschaftsvorsorgeuntersuchung (Ultraschall in der 20. u. 30. SSW) sichtbares Megapyelon, stets gefüllte Blase, postpartale Sonographie vor und nach Miktion (Restharn)
3. **Miktionszystourethrographie** über **suprapubischen** Katheter (bei der normalen retrograden Blasenfüllung mittels transurethralem Katheter würden die Klappen an die Harnröhrenwand gedrückt und wären somit nicht diagnostizierbar) ⇨ infravesikaler Kontrastmittelstopp durch die Harnröhrenklappen, dilatierte prostatische Urethra, vesikoureteraler Reflux

Ther: • Unmittelbar postpartal Anlage eines suprapubischen Katheters zur Urinableitung, ggf. auch Nierenbeckenpunktion (Nephrostomie) und hohe Harnableitung erforderlich
• Operativ: Ind: nach Stabilisierung der Nierenfunktion noch im Neugeborenenalter
  – bei (hinteren) Harnröhrenklappen: transurethrale Resektion
  – bei Harnröhrendivertikeln: transurethrale Inzision

Prog: Nach Entlastung/Op meist rasche Erholung der Nierenfunktion ohne bleibende Schäden.

Kompl: * Ohne Entlastung: Blasenwandverdickung, Nierenfunktionseinschränkung (erhöhtes Serum-kreatinin), Hydronephrose, Nierenzerstörung
* Eine ausbleibende Erholung der Nierenfunktion nach Klappenabtragung kann durch eine Hypertrophie-bedingte Mündungsstenose der Ureteren bedingt sein
Op: * postoperative Urethrastenose

DD: – Urethrastenose, Meatusstenose (s.u.)
– Utrikuluszyste: zystische Aussackung des Utriculus prostaticus (MÜLLER-Gang-Residuum beim Mann). Bei entsprechender Größe kann die Zyste die Harnröhre verengen. Dringt dabei Urin in die Duct.ejaculatorii resultieren rezidivierende Epididymitiden. Ther: Zystenresektion

HARNRÖHRENSTENOSE

Syn: Urethrastenose, **Harnröhrenstriktur**, Harnröhrenverengung, Urethrastriktur, Strictura urethrae, engl. urethral stricture, ICD-10: N35.8
Meatusstenose, Meatusenge, engl. meatal stenosis, ICD-10: N35.9

Ät: – Angeboren (10 % d.F.), in allen Abschnitten der Harnröhre mögl., insb. Harnröhrenklappen und -divertikel beim Mann (s.o.) und Meatusstenose (Ostium urethrae externum) bei der Frau
– **Traumatisch** (Verletzung der Harnröhre bei Beckentrauma), postoperativ/**iatrogen** (gewaltsame Katheterisierung, **Dauerkatheter**, Entfernung von Fremdkörpern od. Tumoren, transurethrale Eingriffe)
– Nach **Infektionen** (**Urethritis**), Gonorrhoe, Condyloma acuminata (HPV-Infektion), Urogenitaltuberkulose
– Mechanisch: Harnröhrenkarzinom, Harnröhrenpolyp (v.a. bei postmenopausalen Frauen), Harnröhrendivertikel, Druck von Außen durch Descensus od. Prolaps genitalis bei Frauen
– Lichen sclerosus et atrophicus penis (Craurosis penis, fakultative Präkanzerose)
– Hormonell: Schrumpfung des Meatus urethrae externus bei der Frau durch Östrogenmangel
– Iatrogen: Strahlentherapie (⇨ Urethrastriktur), Kompl. nach zu „guter" Harninkontinenz-Op

Etlg: # Urethrastenose
Meatusstenose (Verengung der äußeren Harnröhrenöffnung)

Klin: ⇨ **Abgeschwächter** od. sistierender **Harnstrahl** (obstruktive Miktion), bei Meatusstenose streuender oder geteilter Harnstrahl, terminales Nachträufeln ⇨ kommt eine weitere Störung hinzu, kann ein akuter Harnverhalt resultieren (s.u.)
⇨ Dysurie, Pollakisurie
⇨ rezidivierende Harnweginfekte bei Restharnbildung

Diag: 1. Anamnese und gynäkologische/urologische Untersuchung
2. Sonographie: Blase vor und nach Miktion (**Restharn**)
3. Uroflowmetrie: verminderter Fluss

4. Röntgen: retrograde Urethrographie und Miktionszystourethrographie: genaue Stenosenlokalisation
5. Urethroskopie

Ther:
- Konservativ: Bougierung bei unkomplizierter Stenose palliativ (bei inoperablem Pat.) ist auch die transurethrale Einlage eines Stents mögl.
- Operativ:
  - kurze Urethrastenose: endoskopische Urethrotomia interna (Schlitzung bei 12 Uhr unter Sicht mit einem kleinen Messer an der Spitze des Endoskopes)
  - bei langstreckiger Urethrastenose (z.b. posttraumatisch, >2 cm): offene plastische Rekonstruktion der Urethra mit gestieltem Hautrohr (ggf. auch zweizeitig)
  - bei Rezidivstenose: offene Resektion des Stenosenbereichs und End-zu-End-Anastomose der Harnröhre, ggf. auch plastische Rekonstruktion
  - bei Meatusstenose: Meatotomie (erweiternde Inzision bei 6 Uhr)

Kompl: ∗ infravesikales Abflusshindernis ⇨ vesikoureteraler Reflux, beidseitige obstruktive Nephropathie

Op: ∗ Rezidivstenose nach Urethrotomie ⇨ Bougierungen

DD:
- Megalourethra: seltene, sackartige Aufweitung der Urethra (ohne zugrundeliegende Obstruktion) aufgrund eines Defekts des Corpus spongiosum. Ggf. kommt es zur sekundären Stenosierung durch eine Abknickung. Immer auch weiterführende Diagnostik zum Ausschluss von Kombinationsfehlbildungen im weiteren Harntrakt durchführen.
- Blasenhalssklerose: Muskelfibrosierung im Blasenhals (überwiegend Männer betroffen), Ther: endoskopische Blasenhalsinzision
- Detrusor-Blasenhals-Dyssynergie: bei der Miktion (Detrusorkontraktion) gleichzeitige Kontraktion der Muskelfaserzüge im Blasenhals ⇨ funktionelle Obstruktion, Diag: fehlende Trichterung des Blasenhalses während der Miktion (in der Miktionszystourethrographie), Ther: α-Rezeptorenblocker (z.B. Tamsulosin, Alna®, OMNIC®)

AKUTER HARNVERHALT

Syn: Harnverhaltung, Harnretention, Ischurie, Retentio urinae, engl. retention of urine, ICD-10: R33

Def: Unfähigkeit bei gefüllter Harnblase Urin zu lassen.

Ät:
- **Mechanische infravesikale Obstruktion**: benigne **Prostatahyperplasie**, Prostataabszess, Prostatakarzinom, Urethrastenose, Meatusstenose, Urethratumoren, obstruktives Harnröhrendivertikel, ein den Blasenhals verlegendes Blasenkarzinom od. Blasenstein
- **Trauma**: Harnröhrenabriss bei Beckenfraktur, massive vesikale Blutung mit Koagelbildung (Blasentamponade)
- **Neurogene** Blasen- und Sphinkterdysfunktion: spinale Kompressionssyndrome wie Querschnittlähmung, Bandscheibenvorfall (L4/L5 od. L5/S1, Konus- od. Kaudasyndrom) od. spinaler Schock (⇨ sog. "Schockblase"), multiple Sklerose, Demenz, Herpes-zoster-Virusinfektion, Borreliose
- **Gynäkologisch**: protrahierter Geburtsverlauf, postpartal, Descensus uteri et vaginae (Kompression von Außen auf die Harnröhre)
- **Iatrogen**: Kompl. radikaler **operativer Eingriffe** im kleinen Becken, z.B. WERTHEIM-MEIGS-Operation, abdominosakrale Rektamputation
  Reflektorisch nach operativen Eingriffen im Bauchraum, Peritonitis
- **Med-NW:** Anästhetika, Antiarrhythmika (z.B. Disopyramid, Rythmodul®), Antiparkinson-Mittel (Anticholinergika, z.B. Biperiden [Akineton®]), Analgetika, Antiallergika

Path: Schockblase (spinaler Schock) ⇨ die neurogene Störung führt zum akuten Harnverhalt und geht später in eine chronische Harnverhaltung über (je nach Höhe der Läsion spastische Reflexblase od. schlaffe Blasenlähmung, s.u. Kap. neuropathische Blase)

Epid: Inzidenz: 14/100.000/Jahr

Klin: ⇨ Leitsymptom: **heftiger schmerzhafter**, quälender **Harndrang** bei gleichzeitigem Unvermögen Wasser zu lassen (Harnverhaltung) ⇨ **urologischer Notfall!**
⇨ bei neurogenem akutem Harnverhalt auch Schmerzfreiheit mögl.
⇨ sichtbarer Unterbauchtumor, Schwitzen, blasse Haut, unruhiger Pat.

Diag: 1. Anamnese und urologische Untersuchung: über der Symphyse tastbare Vorwölbung der Harnblase („hochstehende" Blase), rektale Tastuntersuchung
2. Sonographie: **prall gefüllte Harnblase**
3. Urin: mikrobiologische Harnuntersuchung auf Begleitinfektion
4. Labor: Bestimmung der Nierenretentionswerte, ggf. Clearanceuntersuchung
5. Ausscheidungsurogramm

Ther: • Akut: **transurethraler Blasenkatheterismus** und **fraktionierte** Blasenentleerung = mehrfach kleinere Mengen, z.B. 500 ml alle 15 Min. (Cave: bei Entleerung der Blase in einer Portion droht eine Blasenblutung „ex vacuo" durch Ruptur überdehnter Venen in der Blasenwand!). Ist eine transurethrale Entlastung nicht mögl., dann sterile Durchführung einer **suprapubischen Blasenpunktion** unter sonographischer Kontrolle.
• Bei Blasentamponade Entfernung d. Koagel mit einem großen Zystoskop, ggf. Blutstillung
• Operativ: Ind: alle mechanischen Obstruktionen (s. jeweiliges Kapitel)
Bei spinaler Ursache, z.B. Bandscheibenvorfall ⇨ Notfall-Op. innerhalb von 24 Std., z.B. Entfernung des Bandscheibensequesters

Kompl: * Chronische Harnverhaltung: schmerzlose Überlaufinkontinenz, Unvermögen die Harnblase willkürlich zu entleeren ⇨ Gefahr der Harnstauungsniere
* Harnweginfektion

DD: – Akutes Nierenversagen (s.o. Kap. Nierenversagen/Niereninsuffizienz): prärenal (Schock, Blutverlust), renal (anurische Niereninsuffizienz), postrenal (beidseitige Ureterobstruktion) ⇨ als Unterscheidungskriterium: **leere Harnblase**
– Psychogener Harnverhalt (Ausschlussdiagnose)

BLASEN-/HARNRÖHRENTRAUMA

Syn: Harnblasenverletzung, engl. bladder rupture, ICD-10: S37.2
Harnröhrenverletzung, engl. urethral injury, ICD-10: S37.3

Ät: – **Stumpfes Trauma:** z.B. Verkehrsunfälle, Überrolltrauma, Sturz aus großer Höhe (Suizidversuch) od. Verschüttung unter schweren Lasten (Hauseinsturz) mit **Beckenringfraktur** od. isolierte Blasenläsion (ohne Becken- oder Harnröhrenbeteiligung) bei gefüllter Blase ⇨ Ruptur des Blasendoms = Berstungsruptur), z.B. durch plötzlichen intraabdominellen Druckanstieg durch den Sicherheitsgurt bei einem Autounfall
– **Spitze** Gewalteinwirkung (Pfählungsverletzung, Messerstich) auf die zumeist gefüllte Blase, Durchspießung von Knochenfragmenten (Beckenringfraktur)
– **Masturbationsverletzungen** der Harnröhre (durch Fremdkörpereinführung, z.B. Kugelschreibermine, Draht o.ä.), Sexualverletzung
– **Straddle-Verletzung** (engl. rittlings sitzen) der bulbären Harnröhre durch Abknickung und Quetschung des Penis gegen das Schambein (z.B. typischer Sturz auf die Fahrradstange)

Untere Harnwege | Seite 319

- Mitverletzung der Urethra bei Penisfraktur (im errigierten Zustand)
- Iatrogen: Blasenläsion od. Harnröhrenverletzung durch operative (insb. bei vaginaler Hysterektomie) od. endoskopische Eingriffe bzw. bei der Katheterisierung

Path: ♦ Wegen der unmittelbaren Beziehung von Blase und Harnröhre zum knöchernen Becken kann es beim **Beckentrauma** (z.b. Beckenringfraktur) zu Verletzungen kommen. Die Blasenverletzungen können intra- oder extraperitoneal erfolgen.
♦ Harnröhrenläsion: wegen der kurzen und mobilen weiblichen Urethra sind meist nur Männer betroffen. Die Ruptur erfolgt bei vorderer Beckenringfraktur/Symphysensprengung meist im Bereich der 1-2 cm langen **Pars membranacea** am Diaphragma urogenitale ⇨ hier ist die Urethra fest fixiert und wird durch die Scherkräfte ein-/abgerissen. Die Ausdehnung der entstehenden Urinphlegmone und des Hämatoms wird durch das Diaphragma urogenitale begrenzt und erlaubt die Abgrenzung von infra- und supradiaphragmatischem Harnröhrenabriss. Bei supradiaphragmatischer Läsion wird die Prostata nach oben disloziert und ist dann transrektal schlecht palpabel.

Epid: ◊ Bei Beckenfrakturen immer eine Harnblasenbeteiligung überprüfen. 10 % aller Beckenfrakturen haben eine Blasenbeteiligung (davon sind >80 % extraperitoneal), 75 % haben eine Scherläsion der Harnröhre, in 50 % d.F. kombinierte Blasen- und Harnröhrenläsion/Harnröhrenabriss

Etlg: # intraperitoneale (Blasendach) und extraperitoneale Blasenruptur
penile, bulbäre (= unterhalb des Diaphragma pelvis) und supradiaphragmale Harnröhrenruptur

Klin: ⇒ **Makrohämaturie** (od. auch Blutung aus der Harnröhre), bei geringgradigen Verletzungen Mikrohämaturie
⇒ suprapubische Schmerzen od. Schmerzen im Dammbereich, Hämatom am Perineum
⇒ Harnverhaltung, blutige Anurie (Blutkoagel verstopfen den Blasenausgang od. kompletter Harnröhrenabriss), Blutkoagel am Meatus
⇒ urinöser Aszites bei intraperitonealer Blasenruptur ⇨ Peritonitiszeichen, paralytischer Ileus
⇒ **Cave:** bei Beckentrauma u. **Miktionsstörungen** (Harndrang ohne Miktion) ⇨ kein transurethraler Blasenkatheterismus bei V.a. Verletzung der ableitenden Harnwege. Wenn ein Katheterismus erforderlich ist, dann suprapubische Harnableitung durchführen.

Diag: 1. Anamnese (Polytrauma, Unfallhergang?) und körperliche Untersuchung: Prellmarken, Hämatome (suprapubisch bei Blasenruptur, perineal und skrotal bei bulbärer Harnröhrenruptur), rektale Palpation (pralle, flüssigkeitsbedingte Raumforderung und elevierte, prominente Prostata bzw. hochstehende Prostata bei supradiaphragmalem Hämatom)
2. Sonographie: extravesikale Flüssigkeit im Abdomen
3. Röntgen: Übersichtsaufnahme des Beckens ⇨ Beckenringfraktur?, CT bei Polytrauma
IVP (Ausscheidungsurographie): Kontrastmittelübertritt, -abbruch?
Retrograde Urethrographie: immer steriles Arbeiten und vorsichtige Füllung unter Bildwandlerkontrolle zuerst der Urethra und wenn diese unverletzt ist, dann der Blase und eine Aufnahme nach Miktion durchführen

Ther: • Konservativ: bei kleiner isolierter, extraperitonealer Blasenläsion suprapubische Harnableitung bis zur Primärheilung für 1-2 Wo.
bei Kontusion der Harnröhre nur Einlage eines Dauerkathetes
• Operativ: Ind: große extraperitoneale Blasenläsion, intraperitoneale Blasenläsion
 – bei Beckenringfraktur: Osteosynthese der Fraktur, damit auch das Diaphragma urogenitale wieder stabil ist
 – bei intraperitonealer Blasenläsion (Blasendach) sofortige operative Revision wegen Peritonitisgefahr mittels Laparotomie ⇨ Naht des Defektes
 – Harnröhrentrauma/-abriss: primäre End-zu-End-Anastomosierung der Harnröhre oder sekundäre Op nach Débridement, suprapubischer Harnableitung und Stabilisierung des

Urologie

Pat. Bei der Op wird ein transurethraler Katheter durch die verletzten Harnröhrenabschnitte bis in die Blase geführt, dieser Katheter dient als Leitschiene für die Op und verbleibt postoperativ für 2-3 Wo. (verringert das Risiko für Strikturen). Muss ein Stück der Harnröhre rekonstruiert werden, kann Wangenschleimhaut transplantiert werden.

Kompl: * **Polytrauma:** intraabdominelle Verletzungen, Nierentrauma, Blutung, retroperitoneales Hämatom, Darmperforationen, Peritonitis, offene Beckenringfraktur (mit hoher Letalität), Schädel-Hirn-Trauma
Ureterruptur (wegen der geschützten Lage eher selten, z.b. bei Dezelerationstrauma od. auch iatrogen)
* Urinphlegmone durch Austritt von Urin in den Extraperitonealraum
* vesikovaginale Fisteln
* dauerhafte Blasenentleerungsstörung und/oder Impotenz bei komplexem Beckentrauma mit Schädigung der nervösen Plexus
* narbige Schrumpfblase
* Inkontinenz bei Sphinkterschädigung
* posttraumatische narbige **Harnröhrenstrikturen**
* erektile Dysfunktion bei gleichzeitiger Schwellkörperverletzung

Op: * häufig **Harnröhrenstriktur** nach Harnröhrenrekonstruktion ⇨ Sekundäreingriff mit transurethraler Resektion od. Schlitzung (endoskopische Urethrotomie) der Stenose erforderlich. Bei kurzstreckiger Striktur (<2 cm) kann auch eine Dilatation/Bougierung versucht werden.

HARNWEGINFEKTION

Syn: Abkürzung: **HWI**, engl. infection of the urinary tract, ICD-10: N39.0

Etlg: # Untere Harnweginfektion (HWI im eigentlichen Sinne):
Harnröhrenentzündung (Syn: **Urethritis**, ICD-10: N34.2)
Harnblasenentzündung (Syn: **Zystitis**, Cystitis, engl. bladder inflammation, ICD-10: N30.9)
Obere Harnweginfektion: Ureteritis, Pyelonephritis (s.o. Kap. Pyelonephritis)

Anatomie: Niere und Harnwege sind steril. Eine Keimbesiedlung findet sich beim Mann im Bereich des Preputium und im ersten 1/3 der Urethra, bei der Frau im Vestibulum vaginae und der vorderen Hälfte der Urethra.

Ät: – **Bakterielle Infektion** (in 75 % d.F. Enterobacteriaceae (insb. **Escherichia coli**, Klebsiellen, Proteus) und **Enterokokken**, weitere Erreger sind Staphylokokken, Gonokokken, Mykoplasmen, Ureaplasmen, Pseudomonas aeruginosa), Hefen (Candida albicans), Chlamydien od. Viren
Prädisp. für eine Infektion: hohes Alter, geringe Trinkmenge, Restharn, Obstruktion der Harnwege, Urolithiasis, Geschlechtsverkehr ("Honeymoon-Zystitis"), übermäßiger Gebrauch von Intimpflegemitteln, Schwangerschaft (Weitstellung der Harnwege), Wochenbett, Östrogendefizit im Klimakterium und Senium, Immunsuppression
– Diabetische Zystopathie (autonome Polyneuropathie mit verringerter Blasensensibilität und Hypokontraktilität) ⇨ herabgesetztes Füllungsgefühl, Entleerungsstörung ⇨ Harnretention, rezidivierende Infekte, Reflux, Pyelonephritis
– Urogenitaltuberkulose, Blasentuberkulose (s.o. Kap. Nierentuberkulose)
– Iatrogen: transurethraler **Harnblasenkatheter** (Harnweginfektionen machen 30-40 % der nosokomialen Infektionen aus, davon 90 % durch Harnblasenkatheter bedingt)

Path: ♦ Meist **aszendierende Infektion** der Harnwege (aufgrund der kurzen Harnröhre ist die Frau dafür besonders disponiert, ebenso durch die Besiedlung der Vulva mit Darmkei-

men), selten hämatogen, lymphogen od. per continuitatem (aus dem Peritonealraum od. bei vesikovaginaler Fistel) od. deszendierend von den Nieren u. oberen ableitenden Harnwegen entstehend.
  ♦ Meist Entzündung der Schleimhaut, in schweren Fällen auch der ganzen Harnröhren-/Blasenwand

Epid: W >> m

Klin: ⇒ **Brennen beim Wasserlassen**, Blasenentleerungsstörungen (**Pollakisurie**, Dysurie, Strangurie, Harninkontinenz), trüber/eitriger **Ausfluss** aus der Harnröhre (Urethralfluor)
  ⇒ Retropubischer Druckschmerz, evtl. Schmerzen im Nierenlager, allgemeines Krankheitsgefühl und Fieber
  ⇒ Asymptomatische Harnweginfektion (5-10 % aller Schwangeren betroffen)

Diag: 1. Anamnese und klinische Untersuchung: Urethralfluor, geröteter Meatus urethrae ext.
  2. Labor: Harnuntersuchung mit Mehrfachteststreifen (⇨ **Leukozyten +++**, **Nitrit +++**, evtl. auch Mikrohämaturie), Harnsediment (⇨ Leukozyturie), Keimzählung (⇨ signifikante Bakteriurie). Urinkultur mit Eintauchnährböden (z.B. Uricult®) zur Abschätzung der Keimzahl (⇨ bei patholog. Befund können Einzelkolonien dann auf Nährböden übertragen und eine genaue Erreger- und Resistenzbestimmung durchgeführt werden = Urinkultur)
  Anhalt: $\geq 10^5$ **Keime/ml** im Mittelstrahlurin ($\geq 10^4$ Keime/ml bei Katheterurin) sind eindeutig pathologisch = **signifikante Bakteriurie**
  Bei Urethralfluor Abstrich von der Harnröhre (bei der Frau gleichzeitig zur Bestimmung des karyopyknotischen Index = Aufbau der Harnröhrenschleimhaut zur Beurteilung des Östrogenstimulus. Normal ist ein Nachweis von >70 % eosinophilen Oberflächenzellen, bei Östrogenmangel überwiegen Intermediär-, Parabasal- und Basalzellen) und bakteriologische Untersuchung
  Ggf. Erregernachweis mittels PCR bei schlecht kultivierbaren Erregern (z.B. Chlamydien, Mykoplasmen, Ureaplasmen)
  3. Sonographie und ggf. Ausscheidungsurographie zum Ausschluss einer Harnwegobstruktion

Ther: • Allgemein: Erhöhung der Trinkmenge, regelmäßige Blasenentleerung
  Bärentraubenblättertee (Harntee-Stada®400)
  • Antibiose: bei unkomplizierter unterer Harnweginfektion **Kurzzeittherapie** (1-3 Tage) mit einem harnwegspezifischen Antibiotikum (**Co-Trimoxazol**, Cotrim®), bei komplizierter Harnweginfektion (Fieber, Mitbeteiligung der Niere) Antibiose für 10 Tage mit einem Fluorchinolon (z.B. Ofloxacin, Tarivid od. Levofloxacin, Tavanic®) od. gezielt nach Antibiogramm
  Bei fehlendem Ansprechen od. häufigen Rezidiven (>4/Jahr) weitere Abklärung (Zystoskopie zum Ausschluss eines Blasenkarzinoms) und ggf. Langzeitantibiose für 3-6 Mon. (mit Nitrofurantoin, Uro-Tablinen® od. Trimethoprim, Infectotrimet®)
  Neues Therapieprinzip ist eine "Impfung" mit E.coli-Fragmenten (Uro-Vaxom®, 1 Kps./Tag für 3 Monate und später wiederholte Auffrischungsgaben) und eine injizierbare Vakzine (gegen verschiedene E.coli-Stämme, Proteus, Klebsiella u. Enterococcus faecalis, Stro-Vac®, 3 i.m.-Injektionen im Abstand von je 7 Tg.) bei rezidivierenden bakteriellen Harnweginfekten.
  • Schwangerschaft: jede asymptomatische Harnweginfektion wird für 10 Tg. behandelt und der Urinbefund dann kontrolliert
  • Sexuell übertragene Urethritis: Partnermitbehandlung (s. Kap. Venerologie)

Kompl: ∗ Hämorrhagische Zystitis (mit Makrohämaturie), eitrige Zystitis, nekrotisierende Zystitis, bei chronischen Infekten Blasenschrumpfung
  ∗ Übergriff der Infektion auf Prostata, Duct.deferens und Nebenhoden
  ∗ Übergriff der Infektion auf das Corpus cavernosum (Kavernitis)

* Harnphlegmone, FOURNIER-Gangrän (nekrotisierende Fasziitis, meist durch Streptokokken mit Gefahr der Entwicklung eines septisch-toxischen Schocks) ⇨ Ther: radikale Nekrosektomie, hochdosierte kombinierte Antibiotikatherapie
* **Urosepsis**: von den Harnwegen ausgehende Infektion des Nierenparenchyms mit Bakteriämie (häufig E. coli) ⇨ hohes Fieber, Schüttelfrost, Blutdruckabfall, Oligo- bis Anurie, Bewusstseinseintrübung, Ateminsuffizienz, Verbrauchskoagulopathie (DIC) bis zum Multiorganversagen
* Urethritis: Harnröhrenverengung
* Bei chronischem Verlauf: Entwicklung einer entzündlichen Schrumpfblase
* Schwangerschaft: Keimaszension ⇨ Pyelonephritis gravidarum bzw. puerperalis (im Wochenbett), vermehrte Frühgeburtlichkeit

Proph: ♥ Postkoitale Blasenentleerung

♥ Schwangerschaft: bei jeder Schwangerschaftsvorsorgeuntersuchung Urinscreening mit Teststreifen durchführen (wichtig um asymptomatische Harnweginfektionen zu erkennen)

DD: – Frau: Vulvovaginitis, Mann: Prostatitis
- Iatrogen: mechanische (**Blasenkatheter**) od. chemische Reizung (Zytostatika, insb. Cyclophosphamid, Endoxan®, Proph: bei Cyclophosphamid-haltigen Schemata mit der Chemotherapie Mesna, Uromitexan® nach 0, 4 u. 8 Std. verabreichen) der Harnblase oder Strahlentherapie (radiogene Zystitis bei Tumoren im kleinen Becken) ⇨ Kompl: Blutungen
- Allergische Urethritis und Zystitis
- **Urethralsyndrom** (Syn: Reizurethralsyndrom, **Reizblase**, Zystalgie, Neuralgia vesicae, Blasenneurose, engl. irritable bladder): insb. bei Frauen zwischen 30.-50. Lj. vorkommender chronischer Reizzustand des unteren Harntrakts und Beschwerden wie bei einem Harnweginfekt (Dysurie, Pollakisurie) jedoch ohne Leukozyturie. Evtl. lokales Östrogendefizit ⇨ verminderte/fehlende eosinophile Oberflächenzellen im Urethralabstrich (karyopyknotischer Index <50 %), Ther: lokale u. systemische Östrogengabe bei Frauen, Anticholinergika (Trospiumchlorid, Spasmo-Urgenin® od. Flavoxat, Spasuret®), ggf. Psychotherapie, bei Männern ggf. auch Therapieversuch mit Lidocain-Gel-Instillation (Instillagel®) in die Harnröhre
- Chronische interstitielle Zystitis: Infiltration der Blasenwand mit Mastzellen, Ät: letztlich unklar (sterile Harnblasenentzündung), autoimmunologisch?, w>>m (10:1)
Klin: Harndrang (Urge-Symptomatik), Nykturie, Pollakisurie (bis zu 100-mal/Tag), urogenitale Schmerzen, bei Zystoskopie sichtbare petechiale Blutungen (sog. Glomerulationen)
Ther: schlecht zu beeinflussen, ggf. Heparinanalogon Pentosanpolysulfat (SP 54®), versucht werden auch intravesikale Instillationen von Glukokortikoiden, Heparinoiden od. Lidocain. Bei ausgeprägter, fibrosierter Schrumpfblase kann auch eine Zystektomie und Blasenersatz erforderlich werden. Informationen im Internet: http://www.ica-ev.de
- Malakoplakie (Syn: Malacoplacia vesicae urinariae): Schleimhautimmundefekt mit gestörten Makrophagen (Histo: enthalten MICHAELIS-GUTMANN-Körperchen), in der Harnblase finden sich granulomatöse gelbliche Plaques
- Bilharziose (Syn: Schistosomiasis, durch Schistosoma haematobium, tropische Wurmerkrankung mit Süßwasserschnecken als Zwischenwirt): nach Penetration der Haut gelangen die adulten Trematoden und die Eier von den Beckenvenen ausgehend die Blasenvenen und verursachen tuberkuloseähnliche (sog. Eituberkel), granulomatös eosinophile, chronische Entzündungen der Blasenwand. In Deutschland sehr selten (Afrikatouristen), vom IMPP (insb. die Kompl.) aber gerne gefragt!
Kompl: Hämaturie, Blasenhalssklerose/-obstruktion, Verkalkungen der Blasenwand, Blasensteine, Schrumpfblase, Ureterstenose, vesikoureteraler Reflux, Pyelonephritis, Hydronephrose, Harnblasenkarzinom, Befall von Darm, Leber, Lunge und Gehirn
Diag: Nachweis von Schistosoma-Eiern im Urin, Zystoskopie mit Biopsie der Blasenwand
Ther: Praziquantel (einmalig 40 mg/kgKG p.os, Biltricide®)
- Cystitis emphysematosa: Harnblasenentzündung durch gasbildende Erreger (Rarität)
- Therapierefraktäre Zystitis: an **Blasenkarzinom** denken, Carcinoma in situ

HARNINKONTINENZ

Syn: Urininkontinenz, unwillkürlicher Harnabgang, engl. urinary incontinence, ICD-10: N39.4

Def: Störung der Blasenreservoirfunktion mit objektivierbarem, unwillkürlichem Urinabgang

Anatomie: Träger der **Kontinenzfunktion** sind die Sphinktersysteme, bestehend aus:
1. Sphincter urethrae internus am Blasenhals (zirkuläre glatte Muskulatur, unwillkürliche sympathische Innervation)
2. Sphincter urethrae externus (zirkuläre glatte und quergestreifte Muskulatur im mittleren Harnröhrendrittel mit Dauertonus - willkürliche Innervation durch den N.pudendus des Plexus sacralis führt zur Relaxation ⇨ Miktion)
3. Synergistisch wirkt die quergestreifte Beckenbodenmuskulatur und die Ligg.pubovesicale/pubourethrale als indirekter Sphincter.

Ät: – primär (selten): extraurethrale Harninkontinenz, z.B. ektope Uretermündung (Doppelnierenanlage), Urachusfistel, Blasenekstrophie, Blasen-Scheiden-Fistel, Blasen-Zervix-Fistel (diese können aber auch sekundär entstanden sein, z.b. iatrogen durch Verletzung der Blase bei der Sectio caesarea), urethrovaginale Fistel (mit transsphinktärem Abgang), angeborenes Fehlen des Sphinkters
– sekundär: **gynäkologisch:** Geburtstrauma, **Beckenbodenschwäche**, **Descensus**/Prolapsus **uteri** et **vaginae**, Scheidenstumpfprolaps, Blasensenkung (Descensus vesicae), Hormonmangel (**Östrogenmangel** im Senium), Zelen (Zystozele, Rektozele, Enterozele), hypotone Urethra
obstruktiv: **Prostatahyperplasie**, Blasenhalssklerose, Urethrastenose, Harnröhrenklappen, Harnröhren-/Harnblasentumoren
irritativ: rezidivierende **Harnweginfektionen**, Blasensteine, Fremdkörper, Tumoren
traumatisch: Beckenbodentrauma mit Verletzung der Urethra, Sphinkteren od. Blase
neurologisch: neuropathische Blase, Dysrhaphiesyndrome, Thetered-spinal-cord-Syndrom (Verwachsungen der Wirbelsäule mit dem Filum terminale), multiple Sklerose, Morbus PARKINSON, Demenz, Wirbelsäulentrauma (spinaler Schock), Querschnittlähmung
iatrogen: operative Eingriffe (z.B. Hysterektomie, Prostataresektion) und Bestrahlungen im kleinen Becken
Med: Diuretika, α-Blocker, Prazosin, Anticholinergika, Antidepressiva, Tranquilizer, Neuroleptika, Lithium
Alkohol, Drogen (Halluzinogene), Koffein

Path: Ursächlich ist ein gestörtes Zusammenspiel von Verschluss- u. Austreibungsmechanismus, das aufgrund verschiedener Grunderkrankungen an einer od. mehreren Stellen entsteht:
⇨ Sphinkterinsuffizienz ⇦ Sphinkter/Detrusor-Fehlregulation ⇨ Detrusorinstabilität ⇦

Epid: ◊ **W >> m** (insb. bei der Stressinkontinenz)
◊ Prävalenz: 30 % der >65-jährigen, für Deutschland werden ca. 4 Mio. Inkontinenzpatienten geschätzt, aber nur ca. 15 % der Betroffenen begeben sich in ärztliche Behandlung.
◊ Prädisp.alter: Häufigkeitsanstieg mit dem Alter (ab dem 50. Lj. beginnend) ⇒ zunehmendes sozialmedizinisches Problem für die Zukunft

Etlg: # **Belastungsinkontinenz** (Syn: **Stressinkontinenz**, 70 % d.F.) - unwillkürlicher Urinabgang bei passiver intraabdomineller Druckerhöhung (ohne Detrusoraktivität) aufgrund insuffizienter Sphinkter- und Unterstützungsfunktion am Blasenausgang (meist „gynäkologische" Ursachen). Diese entsteht durch Lockerheit der Vagina und ihrer haltenden Bänder und Faszien, die im Normalzustand die Urethra nach ventral halten und abstützen ("Hängematte") ⇨ pathologisch: Urethra fällt nach kaudal und dorsal ab und es kommt zur Insuffizienz des Verschlussmechanismus.

Dranginkontinenz (Syn: **Urge-Inkontinenz**, instabile od. überaktive Blase, 10-20 % d.F.) - imperativer Harndrang mit spontanem Urinabgang, auch als Pollakisurie und Harndrang aber ohne Einnässen (sog. Urge-Syndrom). Verschiedene Ursachen mögl.:
1. Störung der zentralnervösen Steuerung: fehlende Hemmung der Detrusoraktivität, z.B. bei Zerebralsklerose, Hirntumoren, psychosomatisch

2. gesteigerte Detrusorerregbarkeit (Veränderungen des Detrusors)
3. vermehrte Afferenzen durch **Reizzustände** von Blase od. Urethra (sensorische Dranginkontinenz = irritativ, z.b. durch die Aktivierung der Dehnungsrezeptoren am Blasenboden, chronische Entzündung, Blasenstein, Blasentumor, nach Bestrahlung des kleinen Beckens) od. Detrusor-Sphinkter-Dysregulation (gleichzeitige Aktivierung von Sphinkter und Detrusor, z.B. durch Blasenalterung)

Mischform aus Belastungs- und Dranginkontinenz (insb. bei Frauen, geschätzt 1/3 d.F.): diese entsteht, da bei insuffizienter vaginaler/bindegewebiger Haltefunktion der Urethra (⇨ Belastungsinkontinenz) es auch zur Aktivierung der Dehnungsrezeptoren am Blasenboden kommen kann (welche dann einen Miktionsreflex auslösen ⇨ Dranginkontinenz).

Reflexinkontinenz - Inkontinenz bei Blasenlähmung („Reflexblase", Inkontinenz durch neurogene Detrusorhyperaktivität) infolge neurologischer Schädigungen/Erkrankungen (z.b. Querschnittlähmung) des Rückenmarks oberhalb des Miktionszentrums (liegt im Sakralmark), s.u. Kap. neuropathische Blase

Überlaufinkontinenz (Syn: Ischuria paradoxa) - ständiger Harnverlust aufgrund eines den Urethraverschlussdruck überschreitenden Blasendrucks (ohne Detrusorkontraktion/Detrusorhypokontraktilität, „lazy bladder") durch vollgefüllte Blase bei Harnabflussbehinderung (= obstruktiv, z.b. Urethrastenose, Prostatahyperplasie) od. Denervierung der Harnblase (z.B. nach radikaler Gyn-Op od. neurologischen Systemerkrankungen, z.B. Multiple Sklerose, autonome Polyneuropathie bei Diabetes mellitus) ⇨ die chronische Überfüllung führt dann zusätzlich zum Verlust der Detrusorkontraktilität

Sonderform (primäre Harninkontinenz): Urinverlust durch Fehlableitung, wie falsche Gänge (ektope Uretermündung) oder Fisteln (Blasen- od. Urogenitalfisteln)

<u>Klin:</u> ⇒ **Belastungsinkontinenz**: Husten, Niesen, Pressen, Kohabitation, Treppensteigen, Heben von schweren Lasten oder ähnliche **körperliche Belastung** lassen den Blasendruck über den urethralen Verschlussdruck steigen. Ursächlich führt die Schwäche von Beckenboden und der vaginalen Haltebänder bei **Frauen** insb. durch Geburtstraumen) zu einer Blasen- und/oder Uterus-/Vaginasenkung. Die Urethra verlagert sich dadurch **nach unten** (vertikaler Descensus) od. nach unten **und hinten** (rotatorischer Descensus), was zum Urinabgang führt (beschreibend wird dabei eine pathologische Vergrößerung des dorsalen Vesikourethralwinkels gefunden, normal sind 100°, s. Abb.). Seltener kann auch eine eher primär hypotone Urethra vorliegen.

Normalbefund — vertikaler Descensus — rotatorischer Descensus

(physiologischer Winkel, 100°; Zug pubourethrale Bänder und M.pubococcygeus; pathologisch vergrößerter Winkel)

3 klinische Schweregrade:

1. Grades:	Harnträufeln/Urinabgang beim **Husten, Niesen**, Lachen, Pressen
2. Grades:	Urinabgang bei körperlicher Belastung (**Treppensteigen, Laufen**, Aufstehen aus dem Liegen)
3. Grades:	dauernder Urinabgang im **Stehen** (unabhängig von der Tätigkeit)

⇒ **Dranginkontinenz**: ein plötzlich verspürter, intensiver Harndrang (bei eher geringer Blasenfüllung, Reizblase) wird erst bei bereits begonnenem Harnverlust wahrgenommen, kleine Harnportionen bei geringem funktionellem Blasenvolumen und kurze Abstände zwischen den Miktionen (Pollakisurie), evtl. krampfartige Unterbauchschmerzen vor dem Harndrang
Sonderform: Giggle-Inkontinenz = Kontraktionen der Bauchmuskulatur beim Lachen triggern eine Detrusorkontraktion (insb. bei Mädchen 8.-12. Lj.)

⇒ **Reflexinkontinenz**. Miktionskontrolle aufgehoben ⇨ hyperreaktiver Detrusor (Detrusor-Sphinkter-Dyssynergie) - Blasenautonomie / obere Blasenlähmung (oberhalb S2)

⇒ **Überlaufinkontinenz**: bedingt durch pathologische Überdehnung der Blasenwand bei subvesikaler Obstruktion od. hypokontraktilem Detrusor (untere Blasenlähmung = Schädigung des Miktionszentrums S2-S4 od. weiter peripher) wird im Krankheitsverlauf der Verschlussdruck überschritten ⇨ übervolle Blase und ständiges Harntröpfeln. Die willkürliche Miktion ist aufgrund des erhöhten Verschlussdruckes/Obstruktion/Denervierung massiv erschwert = chronischer Harnverhalt (normale Blasenentleerung nicht mögl.).

⇨ Primäre Harninkontinenz: ständiges Harnträufeln (und gleichzeitig normale Miktion in normalen Abständen mögl.)

Diag: 1. Anamnese, insb. exakte Miktionsanamnese (Frequenz, Volumen, Nykturie, Trinkmenge, Dysurie, Harndrang, Vorlagenzahl/Tag, ggf. **Miktionsprotokoll** für 3-4 Tage führen lassen), Menge und Situation des unwillkürlichen Urinabgangs, gynäkologische Anamnese (Zahl der Geburten, Uterusprolaps etc.), neurologische Erkrankungen, Medikamente?
2. Klinische Untersuchung: Inspektion des äußeren Genitale (Genitalatrophie?), rektale Untersuchung (Anal- und Bulbokavernosus-Reflex), neurologischer Status (Sensibilitätsprüfung ⇨ Reithosenanästhesie?), Stresstest (Pat. im Stehen bei gefüllter Blase husten lassen)
Gynäkologische Untersuchung: Spekulumeinstellung der Scheide ⇨ Prolaps der vorderen Vaginalwand (Zystozele)?
Bestimmung des karyopyknotischen Index bei Frauen (= Zahlenverhältnis zwischen Basal- u. Superfizialzellen zur Beurteilung des Östrogenstimulus) aus einem Abstrich der distalen Urethra: physiologisch sind 70-80 % Superfizialzellen, bei Östrogenmangel vermehrt Intermediär- u. Basalzellen ⇨ Ther: Östrogensubstitution
3. Urindiagnostik: Ausschluss eines Harnweginfektes (Frauen: Katheterurin, Männer: Mittelstrahlurin), Vorlagentest (Vorlagengewicht vor und nach einem Standard-Belastungsprogramm bestimmen = Windelwiegetest, pad-weight-test)
4. Sonographie: **Restharnbestimmung**, transvaginale/transrektale od. perineale Sonographie zur Erkennung von Harnröhrendivertikeln, Bestimmung von Urethralänge und Urethrablasenwinkel
5. **Urodynamik: Uroflowmetrie** (graphische Darstellung des Harnflusses ⇨ Blasenentleerung), **Zystometrie** (Blasenmanometrie = gleichzeitige Registrierung/Berechnung von Blasen-, Rektum- und Detrusordruck ⇨ Detrusorfunktion) und **Urethradruckprofil** (Urethradruck in Ruhe und unter Stress (Pat. husten lassen) ⇨ Sphinkterfunktion, funktionelle Länge der Urethra)
6. **Urethrozystoskopie:** Beurteilung des Epithels, Suche nach Obstruktionen, Anomalien, Divertikeln, Steinen, Tumoren
7. Bei V.a. neurologische Störung ⇨ neurologisches Konsil

Ther: • Allgemein: eine Behandlung ist erforderlich, wenn die Inkontinenz als störend empfunden wird. Hinweise zur Schonung des Beckenbodens (z.B. keine schweren Lasten tragen) geben, Normalgewicht anstreben.
• **Belastungsinkontinenz:**
 – Konservativ:
  · Infektsanierung (bei Nachweis eines Harnweginfektes)
  · **Beckenbodentraining**/-gymnastik (bei leichter Form), Konustherapie (halten eines Konus am Scheideneingang, Femcon®-Vaginalkonen)
  · Biofeedback-Training (Beckenbodentraining mit Rückmeldung, z.B. FemiScan™),
  · Magnetstimulationstherapie bei milder Belsatungsinkontinenz (stimuliert die Beckenbodenmuskulatur)
  · transanale/-vaginale od. sakrale Elektrostimulation
  · **Verhaltensmodifikation** durch Trinkmengenregulation und Toiletten-/Miktionstraining (ältere und demente Patienten) ⇨ auf zeitlich regelmäßigen Toilettengang achten, z.B. Miktion nach der Uhr alle 2-3 Std.
  · Gewichtsreduktion bei Adipositas
  · Med: bei hypotoner Urethra α-Sympathomimetika, z.B. Midodrin (Gutron®) ⇨ Tonuserhöhung der glatten Muskulatur (NW: Blutdruckerhöhung, ventrikuläre Arrhythmien)
  Duloxetin (2 x 40 mg/Tag, Yentreve®) ist ein Antidepressivum (SSRI) mit gleichzeitiger Wirkung bei Belastungsinkontinenz (Steigerung der M.sphincterurethrae-Aktivität durch Wirkung am Nucleus Onuf des Rückenmarks und Erhöhung der Blasenkapazität) ⇨ signifikante Reduktion (>50 %) der Stressinkontinenzepisoden.

Urologie

β₂-Sympathomimetika ⇨ verstärkte Kontraktion d. quergestreiften Sphincter ext.
Östrogensubstitution: Estradiol (Estraderm®TTS) od. lokal Estriol als Vaginalovulum od. Creme (Ovestin®, Xapro®, OeKolp®) ⇨ vermehrte Proliferation des Harnröhrenepithels, vermehrte Füllung des Venenplexus im Bereich der prox. Harnröhre + erhöhte α-Rezeptorsensitivität (Cave: postmenopausal bei vorhandenem Uterus mit einem Gestagen kombinieren)
· Pessartherapie: Einlage eines Pessars (tägl. Wechsel) in die Scheide (z.b. Urethrapessar mit Pelotte, ProDry®Tampons, Contam®Tampons)
– Operativ: Ind: Versagen der kons. Therapie
 - periurethrale Kollageninjektion: initial >80 % erfolgreich, auf Dauer (5 J.) nur ca. 20 %
 - **Harnröhrenschlingensuspension (TVT-Op,** tension free vaginal tape) = in Lokalanästhesie wird von der Vagina aus ein Polypropylen-Band um das distale Urethraldrittel gelegt, die Enden des Bandes werden mit einer stumpfen Nadel zwischen Blase und Symphyse vorgeschoben (und nicht vernäht = spannungsfrei, das Band hält im Gewebe wie ein Art Klettverschluss und Bindegewebe wächst in das Band ein). Minimal-invasives Verfahren mit Erfolgen von ca. 90 %, daher heute *Methode der Wahl*.
Abwandlung dieser Methode ist das transobturatorische Band mit ähnlicher Op-Methode und etwa gleichen Ergebnissen.
 - endoskopische Blasenhalssuspension - ca. 40 % erfolgreich
 - offene **Kolposuspension**/Blasenhalssuspension: Anheften der Vagina/Parakolpium rechts u. links in Höhe des Blasenhalses am Lig.iliopectineum (COOPER-Ligament) ⇨ Urethra wird mit hoch und nach ventral gezogen - insb. bei älteren Patientinnen angewendet, 75 % erfolgreich
vaginale oder abdominelle Suspensionsplastik (vordere Kolporrhaphie): transvaginale Raffung des periurethralen Bindegewebes (evtl. auch mit Einlage eines Netzes), Ind: gleichzeitiger Uterusdescensus und Harninkontinenz, 20 % Erfolg nach 5 Jahren
bei isolierten Zelen vordere od. hintere Scheidenplastik (Syn: Kolporrhaphie) oder ggf. Nezteinlage zur Unterstützung der Blase (s.o. Kap. Descensus/Prolapsus vaginae et uteri)
od. auch vaginale Hysterektomie (falls hierfür eine gynäkologische Indikation besteht) mit vorderer u. hinterer Kolporrhaphie (Scheidenplastik) und Scheidenstumpffixation (Vernähen der Vaginaspitze mit den Ligg.sacrouterina), Scheidenstumpffixation auch als infracoccygeale Kolpopexie mit einem Proleneband mögl.
 - In der Forschung: Entnahme von Muskelzellen/Fibroblasten (z.B. durch Muskelbiopsie am Oberarm) ⇨ Anzucht im Labor und später Injektion der autologen Fibroblasten in die Submukosa der Harnröhre und der Myoblasten in den Rhabdosphinkter

• **Dranginkontinenz** und Mischformen aus Belastungs- und Dranginkontinenz:
– Konservativ: Primärtherapie der auslösenden Ursache, z.B. Infektsanierung, Entfernung eines Blasensteins
Blasentraining, sakrale Reizstromtherapie, lokale Östrogengabe, ggf. auch vaginale Pessartherapie bei Zelen
– Med: **Parasympatholytika** (Anticholinergika, Muskarinrezeptorenblocker) Tolterodin (Detrusitol®Retard), Propiverin (Mictonorm®), Trospiumchlorid (Spasmo-Urgenin®, Spasmex®, Spasmolyt®) od. Oxybutynin (Dridase®, Lyrinel®Uno, als Pflaster Kentera®), ggf. adrenerge Rezeptorinhibitoren (α-Rezeptorblockern, z.B. Tamsulosin [Alna®, OMNIC®]), Kalziumkanalblocker (Cave: bei Kombinationstherapie Gefahr eines Harnverhalts!), ggf. vaginale Östrogentherapie,
neu sind M₃-Muskarinrezeptorantagonisten (wirken selektiv am M.detrusor), Solifenacin [Vesikur®], Darifenacin [Emselex®],
bei Therapieresistenz wird auch die Injektion von Botulinum-Toxin in die Harnblasenwand eingesetzt (wirkt für 3-6 Monate),
bei Giggle-Inkontinenz ggf. Methylphenidat (Ritalin®),
bei ausgeprägter Nykturie auch Desmopressin (ADH-Analogon) abends

- Operativ: Sanierung mechanischer Obstruktionen wie Meatusstenose (Meatoplastik), Op. eines Blasentumors, eine sonstige operative Ther. ist nicht mögl.
- **Reflexinkontinenz:**
Anticholinergika zur Erhöhung der Blasenkapazität, Blasenentleerung durch Selbst- oder Fremdkatheterismus und operative Verfahren s.u. Kap. neuropathische Blase
- **Überlaufinkontinenz:**
Operativ: Beseitigung des subvesikalen Hindernisses (z.B. Resektion einer Harnröhrenstriktur od. Harnröhrentumors, transurethrale Prostataresektion oder transvesikale Prostatektomie, transurethrale Blasenhalsresektion, Resektion von Urethralklappen), ist dies nicht mögl. dann dauerhafte Harnableitung
Med: bei Blasendenervierung (neurologische Störung) können direkte Parasympathomimetika (Betanechol [Myocholin®], Carbachol [Doryl®]) versucht werden.
- **extraurethrale Inkontinenz:**
Operativ: Sanierung der Ursache, z.B. Verschluss einer Scheiden-Blasen-Fistel
- Selbsthilfegruppen: Gesellschaft für Inkontinenzhilfe e.V., Friedrich-Ebert-Str. 124, 34119 Kassel, Tel.: (05 61) 78 06 04, Internet: http://www.kontinenz-gesellschaft.de

Prog: Abhängig von der Inkontinenzform sowie Patientencompliance (und dem Alter der Pat.). Begutachtung: GdB/MdE beträgt bei völliger Harninkontinenz 50 %

Kompl: * rezidivierende Harnweginfektionen, Beckenschmerzen, Libidominderung
* Überlaufinkontinenz: Harnstauungsniere
* Kombination mit einer Stuhlinkontinenz

Op: * Blasenentleerungsstörung (Harnverhaltung), Harnröhrenstenose (zu „gute" Beseitigung der Inkontinenz)
* TVT-Op: Blasenverletzung, Erosion des Bandmaterials in die Urethra od. Blase, retropubisches Hämatom, Entstehung einer Urge-Inkontinenz

Proph: ♥ **postpartales Beckenbodentraining** (sog. Rückbildungsgymnastik) für mind. 6 Wo.
♥ Harnweginfekte immer behandeln

DD: - **Nachträufeln** (insb. bei Männern): Resturinmenge in der Harnröhre, die sich nach der Miktion noch entleert (ist nicht pathologisch, es gilt der alte Spruch: *"Da hilft kein schütteln und klopfen, in die Hose muss der letzte Tropfen"*)
- **Enuresis** (s.u.): Einnässen bei Kindern (>5. Lj.)
Diag: Ausschluss organischer Ursachen (= kindliche Harninkontinenz, z.B. durch Harnweginfektion, Sphinkterdysfunktion, neurologische Erkrankung, ektopen Ureter usw.)
- **Schrumpfblase** (nach Bestrahlung im kleinen Becken, interstitieller Zystitis od. Urogenitaltuberkulose) mit sehr geringem Restvolumen ⇨ sehr häufiger Toilettengang nötig

NEUROPATHISCHE BLASE

Syn: Neurogene Reflexblase, neurogene Blase, **neurogene Blasenentleerungsstörung**, Blasenlähmung, Reflexblase, engl. bladder atony, reflex bladder, ICD-10: N31.9

Anatomie: Vegetative Innervation der Harnblase: Plexus pelvicus wird vagal (Parasympathikus) von Nn. splanchnici pelvini aus den Segmenten $S_2 - S_4$ des Sakralmarks (**Miktionszentrum**), sympathisch aus den Nn.hypogastrici inferiores aus $Th_{10} - L_2$ versorgt. Die Steuerung der Blasenfunktion erfolgt als spinaler Reflexbogen über das Miktions-/Blasenzentrum $S_2 - S_4$. Detrusor vesicae und Sphincter internus werden ebenfalls aus diesem Plexus autonom unwillkürlich innerviert. Der Sphincter externus wird **willkürlich** durch den N.pudendus des Plexus sacralis innerviert u. steuert so die Miktion.

Urologie

Def: Funktionsstörungen des unteren Harntraktes infolge neurologischer Grunderkrankungen (zentrale, spinale oder periphere Läsion), die die Blasenspeicherfunktion, die Blasenentleerung oder beides betreffen.

Ät:
- Angeborene neurologische Störungen, z.b. **Dysrhaphiesyndrome** (Spina bifida occulta, Meningozele, **Meningomyelozele**, Thetered-spinal-cord-Syndrom), Sakralagenesie, Hydrozephalus, frühkindlicher Hirnschaden
- Erworben: traumatische Rückenmarkläsion (komplette/inkomplette **Querschnittlähmung**), Rückenmarktumoren, periphere Nervenläsion (Beckentrauma), infektiöse (Herpes zoster, Poliomyelitis), vaskuläre (spinale Zirkulationsstörungen, Diabetes mellitus) od. degenerative (**Multiple Sklerose**, **Demenz**, Morbus PARKINSON, Polyneuropathie) Erkrankungen, akuter oder chronischer Verlauf mögl.

Path: Grundsätzlich können zwei Mechanismen unterschieden werden:
- ♦ Rückenmark-Schädigung oberhalb des Miktionszentrums ⇨ unkontrollierter Miktionsreflex (**Reflexblase**), Aufhebung der Blasensensibilität, d.h. fehlender Harndrang
- ♦ Rückenmark-Schädigung im Bereich Miktionszentrum (Konus-/Kaudaläsion) od. periphere Nervenläsion ⇨ **schlaffe Parese** der Blasenmuskulatur, große Restharnmenge, Überlaufinkontinenz (Syn: Ischuria paradoxa)

Etlg:
\# Bei kompletter Querschnittlähmung:
- Läsion des oberen Motoneuron (oberhalb S2 - **erhaltener Reflexbogen**) ⇨ spastische Lähmung = **Reflexblase** (Reflexinkontinenz, Blasenautomatie, Inkontinenz durch neurogene Detrusorhyperaktivität, DD: die fehlende Sensibilität markiert den Unterschied zur Urge-Inkontinenz = es fehlt der Harndrang
- Läsion des unteren Motoneuron (im Bereich Miktionszentrum S2 - S4) ⇨ **schlaffe Lähmung** der Blase (Detrusorhypokontraktilität)

\# Inkomplette Läsionen (gemischter Typ, erhaltene Sensibilität) - individuelles Bild, Detrusor-Sphinkter-Dyssynergie (Hyperreflexie des M.detrusor vesicae, Spastik des M.sphincter ext. u. der Beckenbodenmuskulatur nach Schädigung d. Rückenmarks oberhalb des sakralen Miktionszentrums, z. B. bei fortgeschrittener Multipler Sklerose) ⇨ Inkontinenz mit Abgang kleiner Urinmengen

Diabetes mellitus: Mischbild aus Sensibilitätsverlust und Detrusorhypokontraktilität durch Polyneuropathie und Angiopathie

\# Periphere Nervenläsion (= infranukleäre Schädigung) ⇨ schlaffe Lähmung der Blase

\# Mitigierte neurogene Blase - neurogene Blasenentleerungsstörung ohne neurologische Erkrankung

Klin: ⇒ Bei traumatischer Rückenmark-Schädigung ⇨ Verlauf je nach Höhe der Läsion
1. Phase: akut ⇨ **spinaler Schock** mit schlaffer Blasenlähmung = **Harnverhaltung** (Schockblase)
2. Phase (nach 1-2 Mon.): Übergang in **Reflexblase** (Läsion oberhalb S2, Syn: automatische Blase, engl. upper motor neuron lesion) - reflektorische Detrusorkontraktion ab einer bestimmten Blasenfüllung ⇨ unwillkürliche Miktion (Reflexinkontinenz)
oder persistierend schlaffe, große, **atone Blase** (bei Läsion des Miktionszentrums od. peripher, Syn: autonome Blase, engl. areflexic bladder, lower motor neuron lesion), dann auch durch Bauchpresse od. manuelle Manipulation (CREDÉ-Handgriff) nur unvollständige Entleerung mögl. (⇨ Restharn, Überlaufinkontinenz)

⇒ Bei inkomplettem Querschnitt / neurologischen Systemerkrankungen individuelle Mischbilder mögl.

Diag:
1. Anamnese: neurologische Symptomatik, prädisponierende Erkrankungen (Diabetes mellitus, Infektionskrankheiten, insb. venerische Infektionen, Fehlbildungen, Alkoholmissbrauch, Operationen an der Wirbelsäule oder im kleinen Becken, Bestrahlungstherapie), Miktionsanamnese (Frequenz, Sensibilität - Blasenfüllungsgefühl), willkürliche oder unwillkürliche Blasenentleerung, Harnstrahl), Kontinenz
2. Klinische (neurologische) Untersuchung: Erhebung des Neurostatus (Sensibilitätsprüfung: Genitale, Damm, Oberschenkelinnenseiten), Reflexprüfung (L1/L2 Cremasterreflex, S3/S4 Bulbocavernosusreflex, S3-S5 Analreflex), analer Sphinktertonus

3. Sonographie: Bestimmung des Blasenvolumens und der **Restharnmenge**
4. Röntgendiagnostik: Ausscheidungsurographie (IVP: Harnstau bei Blasenentleerungsstörung), retrograde Urethrographie (infravesikale Abflusshindernisse), Zystographie (charakteristische „Christbaumblase" - Trabekelblase, Pseudodivertikel), Miktionszystourethrographie (Funktionsdarstellung von Blase und Harnröhre im schrägen Strahlengang: Nachweis von vesikoureteralem Reflux, Detrusor-Blasenhalsdyssynergie)
5. Endoskopie: Urethrozystoskopie
6. Urodynamik: Uroflowmetrie und **Blasen-/Urethradruckprofil** zur Bestimmung der Detrusoraktivität (Hyperreflexie = Reflexinkontinenz, Hyporeflexie = atone Blase), Dyssynergie des Detrusors mit den glattmuskulären Sphinkteren
7. Neurologisches Konsil, MRT-Rückenmark, **Beckenboden-EMG** (Elektromyographie) usw. bei unklarer neurologischer Symptomatik

Ther:
- Im Stadium des spinalen Schocks Harnableitung mittels intermittierendem sterilem Katheterismus mit Einmalkathetern (ahmt die physiologische Füllung und Entleerung der Harnblase besser nach ⇨ Aktivierung autonomer Zentren) od. suprapubische Harnableitung
- Die weitere Therapie erfolgt in Abhängigkeit vom Zustand des oberen Harntraktes, der ursächlichen neurologischen Störung und dem Ausmaß der Blasenentleerungsstörung. Allgemein: Bei Harnweginfekten immer antibiotisch behandeln, um eine Verschlechterung der Symptomatik und aszendierende Infektionen zu vermeiden.
- Konservativ:
  - Pharmakotherapie der Blasenentleerungsstörung:
    bei Detrusorhypoaktivität: Behandlung mit direkten (Betanechol [Myocholin®], Carbachol [Doryl®]) und indirekten **Parasympathomimetika**/Cholinergika (Distigminbromid [Ubretid®], Pyridostigminbromid [Mestinon®]) zur Erhöhung des Detrusortonus (positiver Effekt bisher jedoch nur bei postoperativer Blasenatonie bewiesen, bei neurogenen Schäden umstritten).
    Kombination mit α-Rezeptorblockern (z.B. Alfuzosin-HCl [Urion®], Doxazosinmesilat [Cardular Uro®, Diblocin Uro®], Tamsulosin-HCl [Alna®, OMNIC®], Terazosin-HCl [Flotrin Uro®]) zur Senkung des Blasenauslasswiderstands mögl. (jedoch nicht bei postoperativer Blasenatonie)
    bei Reflexinkontinenz (Detrusorhyperaktivität): Behandlung mit **Anticholinergika** (Tolterodin [Detrusitol®], Oxybutinin [Dridase®, Lyrinel®Uno, als Pflaster Kentera®], Trospiumchlorid [Spasmex®], Propiverin [Mictonorm®], Emepronium [Uro-Ripirin®]). Bei Therapieresistenz auch Botulinumtoxin-Injektion in den Detrusor (wirkt 6-9 Mon.).
  - Intermittierender (Selbst-)Katheterismus (bei atoner Blase u. auch bei Reflexblase wenn mit Med. ein Reservoir >400 ml erreichbar ist): 3-4x/Tag, wenn möglich durch den Patienten selbst (möglichst keine transurethrale oder suprapubische Dauerableitung wegen Infektionsgefahr ⇨ Kompl: Schrumpfblase bei chronisch interstitieller Zystitis)
  - Selbsttriggerung der Blasenentleerung (bei Reflexblase): Stimulation im Bereich Unterbauch, Genitale, Oberschenkelinnenseite od. anal führt zur Blasenentleerung (kutane Reflexmiktion), es bleibt jedoch meist eine funktionelle Obstruktion durch die dann gleichzeitig einsetzende reflektorische Beckenbodenkontraktion ⇨ Restharnbildung
- Operativ: Ind: Versagen konservativer Therapieregime
  - Vesikale Schrittmachersysteme (nur bei kompletter Querschnittlähmung, nicht bei atoner Blase) ⇨ Durchtrennung der Hinterwurzeln (S2-S5, zur Reflexaufhebung), Implantation von Stimulationselektroden an den motorischen sakralen Spinalnerven (Vorderhörner S2-S5), Stimulation führt zur Miktion (Detrusorkontraktion)
  - Operativer Eingriff am Sphinkterapparat bei hohen Miktionsdrücken: Urethrotomia interna (Sphinkterotomie = Schlitzung des Blasenhalses), transurethrale Blasenhalsresektion od. auch partielle Detrusor-Myektomie (zur Vergrößerung der Speicherkapazität)
  - Ausschaltung der Blase: Harnableitung über Urostoma od. Implantation der Ureteren in isoliertes Darmsegment: kontinente Systeme ⇨ Entleerung mittels Katheter (Kock-Pouch, Mainz-Pouch: Ileum/Caecum-Ersatzblase) od. inkontinente Systeme ⇨ Ileum-/Colon-Conduit

Prog: Abhängig von der neurologischen Grunderkrankung

Kompl: * Rezidivierende **Harnweginfektionen**, Infektsteinbildung
* Stauung des oberen Harntraktes und/oder vesikoureteraler Reflux mit chronischer Harnstauungsniere bis zum postrenalen = urologischen Nierenversagen (Hydronephrose) und Dialysepflichtigkeit
* Gleichzeitige Überlaufinkontinenz des Darmes durch chronische Obstipation ⇨ Einläufe erforderlich (ggf. auch antegrad über ein operativ angelegtes Stoma der Appendix = Appendikozökostomie, MACE-Conduit)

DD: – Überlaufinkontinenz: bei infravesikaler Obstruktion
– Urge-Inkontinenz: der Harndrang wird bewusst wahrgenommen

ENURESIS

Syn: Einnässen, nichtorganische Harninkontinenz, ICD-10: F98.0

Def: Einnässen (unwillkürlichen Harnabgang) insb. in der Nacht (und ggf. am Tag) bei **Kindern >5. Lj.** (untypisch für das Entwicklungsalter).

Ät: – Reifungsverzögerung der neurogenen Blasenkontrolle mit gestörtem Tag-Nacht-Rhythmus der hypophysären ADH-Sekretion (fehlender nächtlicher ADH-Anstieg)
– psychosoziale Ursachen: Stresssituation (z.B. Geburt eines Geschwisterkindes, Scheidung), elterliche Vernachlässigung), Aufmerksamkeitsdefizit-Hyperaktivitäts-Syndrom, Störung des Sozialverhaltens, Intelligenzdefekte
– **familiäre Häufung** (ein Elternteil betroffen 40%iges Risiko für die Kinder, beide betroffen 75 %) sowie aut.-dom. erblich (bekannte „Enuresis-Gene" auf Chrom. 8q, 12q, 13q u. 22q)

Epid: Prävalenz: im Alter von 5 J. nässt noch 1/3 der Kinder gelegentlich nachts ein, w = m

Etlg: # **Enuresis nocturna** (nächtlich, sog. **Bettnässen**)
od. Enuresis diurna et nocturna (auch tagsüber, seltener)
primäre Enuresis: Kind war noch nie trocken geworden (75 % d.F.)
sekundäre E.: erneutes Einnässen, nachdem das Kind bereits >6 Mon. kontinent war

Diag: 1. Anamnese (Trinkmenge, Miktions- u. Stuhlverhalten) und gynäkologische/urologische Untersuchung: **Ausschluss** von Fehlbildungen am Urogenitaltrakt, orientierende neurologische Untersuchung (Lumbosakralregion, Gangbild, Fußdeformitäten), Miktionstagebuch für einige Tage führen lassen, primär keine invasive Diagnostik durchführen
2. Labor: Harnwegsinfektion ausschließen (Urinstix u. Urinsediment, ggf. Urinkultur), spezifisches Gewicht bestimmen (tags und 2 x nachts als Screening für ADH-Störung)
3. Sonographie: Ausschluss von Fehlbildungen des Harntraktes, Restharnbestimmung, Blasenwanddicke (Norm: <2 mm Dicke bei leerer Blase)
4. Uroflowmetrie (Harnfluss): Ausschluss von Strikturen od. neurogener Entleerungsstörung
5. ggf. psychologische Exploration bei V.a. Retardierung

Ther: • sind **organische Ursachen ausgeschlossen**, kann primär **abgewartet** werden
• Allgemeine Maßnahmen: abends weniger trinken und tagsüber regelmäßig trinken und regelmäßiger Toilettengang
Verhaltenstherapie: Toiletten-Timing, ggf. Konditionierung (mit einer Klingelhose nachts) Psychologisch: familienbezogene Intervention
• Med: Versuch mit ADH (Desmopressin als Nasenspray), 2 Hübe abends [Minirin®]

Prog: Gut, hohe spontane Remissionsrate (bis zum 10 Lj. sind 90 % und bis zum 15. Lj. sind 99 % der Kinder tags und nachts trocken).

Kompl: * Persistenz über das 18. Lj. hinaus wird adulte Enuresis genannt (sehr selten). Dann

Therapieversuch mit Imipramin mögl.
* gleichzeitige Enkopresis: unwillkürlicher Stuhlgang

DD: Kindliche Harninkontinenz: z.b. durch Sphinkterschwäche, Detrusorhyperaktivität (Dranginkontinenz), ektopen Ureter (extraurethrale Inkontinenz), mangelnde Blasenkontrolle aufgrund einer neurologischen Krankheit, epileptische Anfälle ⇨ alles Ausschlussdiagnosen

HARNBLASENKARZINOM

Syn: Blasenkarzinom (engl. bladder cancer), ICD-10: C67.9

Ät: Angenommen wird eine Latenz zwischen Einwirkung der Kanzerogene und der Tumorentstehung von >10-20 Jahre:
- **Nikotinabusus** (bis zu 6fach erhöhtes Risiko; je länger und stärker der Nikotinkonsum, desto höher das Risiko) ⇨ kanzerogene Noxen: β-Naphthylamin, 4-Aminodiphenyl
- **Chronische Zystitis:** Entstehung kanzerogener Nitrosamine durch rezidivierende Harnweginfektionen (insb. bei Patienten mit Restharnbildung), Träger von Dauerkathetern (entzündliche Schrumpfblase), Blasensteine, Schistosomiasis (chronische Infektion mit Schistosoma haematobium = Saugwurm, Syn: Bilharziose), granulomatöse Zystitis (⇨ Plattenepithelkarzinom), Harnblasendivertikel, Balkan-Nephropathie, chronische interstitielle Nephritis
- Berufsbedingte Ursache: **Aromatische Amine** (Historie: Anilinfarben-Arbeiterkrebs von Rehn 1895 beschrieben, tierexperimenteller Nachweis der Kanzerogenese 1938): „Aminokrebs", anerkannte Berufskrankheit bei Chemiearbeitern (BeKV-Nr. 1301) ⇨ die kanzerogenen Metabolite entstehen durch hepatische Hydroxylierung und Acetylierung der aromatischen Amine (z.B. Anilin, ß-Naphthylamin, Benzidin, 4-Aminodiphenyl, Acetoamidofluoren, Chlor-o-Toluidin) ⇨ renale Ausscheidung (wegen der Inaktivierung durch die N-Acetyltransferase besteht ein erhöhtes Risiko für „Langsamazetylierer" = bei verminderte Enzymaktivität verbleibt eine höhere Konzentration der kanzerogenen Metabolite). Die Latenzzeit bis zum Auftreten eines Hanrblasenkrebses kann >20 Jahre betragen, das Risiko ist für beruflich exponierte Arbeiter bis zu 200fach erhöht.
- Iatrogen: Med: **Zytostatika** (Cyclophosphamid, Endoxan® – Kanzerogenese durch Zystitis, Risiko 9fach, Proph: Zytoprotektivum Mesna geben, Uromitexan®), Analgetika (Phenacetin – Kanzerogenese durch chronisch interstitielle Nephritis, seit 1988 nicht mehr zugelassen) **Radiatio:** Bestrahlungstherapie im kleinen Becken (insb. beim Zervixkarzinom)

Path: ♦ Histo: papilläre **Übergangsepithelkarzinome** (Syn: **Urothelkarzinom**, ca. 95 % d.F., mit mehr als 8 übereinanderliegenden Zellschichten), Plattenepithelkarzinome (4 %), Adenokarzinome (~1 %, im Blasendach vom Urachusgewebe ausgehend), anaplastische Karzinome (~1 %), Papillome (sehr selten, gutartig), extrem selten Fibrom, Myom, Neurofibrom od. embryonales Rhabdomyosarkom (im Kindesalter) od. Metastasen anderer Primärtumoren (Lunge, Magen-Darm-Trakt, Lymphome) od. Tumorinfiltration von Uterus, Vagina, Ovar od. Rektum
Grading: von **G**1 (gut differenziert) bis **G**3 (undifferenziert), die neue WHO-Klassifikation von 2004 differenziert noch etwas weiter.
Bei Erstdiagnose in 75 % d.F. oberflächlich, meist papillär (seltener solide) wachsend, in 20 % invasives Wachstum und bei 5 % bereits metastasiert
♦ Lok: meist im Fundus vesicae lokalisiert (häufig bereits primär **multifokales** Wachstum = diffuse maligne Transformation, zelluläre Dysplasie ⇨ immer gesamte Blase zystoskopisch untersuchen)
♦ Metastasierung:
- Carcinoma in situ = intraepitheliales Wachstum ohne Überschreiten der Basalmembran ⇨ noch keine Fernmetastasierung mögl., jedoch hohe maligne Potenz
- Nach Durchbruch der Basalmembran = Erreichen der Submucosa (T1) ist schnell eine weitere Ausbreitung mögl. ⇨ Lymphknotenmetastasen (T1 bis 10 %, T2 bis 30 %, T3 bereits in bis zu 60 % d.F. Lymphknotenbefall vorhanden), Infiltration von Nachbarorganen und Fernmetastasierung

Urologie

lymphogen: regionär in Nll.iliaci com., externi, interni und Nll.paravesicales und weiter in paraaortale, parakavale und mediastinale Lk (= gelten dann als Fernmetastasen)
per continuitatem: in Prostata, Uterus, Vagina, Peritoneum
hämatogen (Fernmetastasen): in Leber, Lunge, Skelett, Gehirn

Epid: ◊ 5. häufigste Tumorerkrankung (beim Mann an 4. Stelle nach Lungen-, Prostata- und Kolonkarzinom, bei der Frau an 10. Stelle), 2-3 % aller malignen Tumoren
◊ Geschlechtsverteilung: **M** >> w (3-4 : 1) ⇨ m: 30/100.000/Jahr, w: 8/100.000/Jahr
◊ Inzidenz: 20/100.000/Jahr, ca. 15.000 Neuerkrankungen/Jahr in Deutschland. Anstieg der Inzidenz in den letzten 50 Jahren um 50 %, höhere Inzidenz in den Industrieländern als in landwirtschaftlich ausgerichteten Ländern. Todesfälle: 5/100.000/Jahr
◊ Prädisp.alter: >60. Lj., Maximum **65.-75.** Lj., allgemein steigt die Inzidenz mit dem Lebensalter an. Größtes Risiko für die Allgemeinbevölkerung ist das Zigarettenrauchen.

Etlg: # <u>TNM</u> (gilt nur für Karzinome, regionäre Lymphknotenmetastasen = Lk im kleinen Becken unterhalb der Bifurkation der Aa.iliacae communes):

T_a:	nichtinvasives papilläres Karzinom
T_{is}:	Carcinoma in situ („flat tumour")
T_1:	Tumor infiltriert subepitheliales Bindegewebe
T_2:	Tumor infiltriert Muskulatur T_{2a}: Tumor infiltriert oberflächliche Muskulatur (innere Hälfte) T_{2b}: Tumor infiltriert tiefe Muskulatur (äußere Hälfte)
T_3:	Tumor infiltriert perivesikales Fettgewebe T_{3a}: mikroskopisch T_{3b}: makroskopisch (= extravesikaler Tumor)
T_4:	Tumor infiltriert Prostata od. Uterus od. Vagina od. Becken- od. Bauchwand T_{4a}: Tumor infiltriert Prostata od. Uterus od. Vagina T_{4b}: Tumor infiltriert Becken- od. Bauchwand
N_1:	solitäre regionäre Lk-Metastase <2 cm in größter Ausdehnung
N_2:	solitäre od. multiple regionäre Lk 2-5 cm in größter Ausdehnung
N_3:	regionäre Lk-Metastase >5 cm in größter Ausdehnung
M_1:	Fernmetastasen

Stadiengruppierung: I: $T_1N_0M_0$ II: $T_2N_0M_0$
III: $T_{3a}N_0M_0$ bis $T_{4a}N_0M_0$ IV: $T_{4b}N_0M_0$, alle N_{1-3}, alle M_1

Klin: ⇒ initial häufig symptomlos (ca. ¼ der Fälle Zufallsbefund)
⇒ <u>Leitsymptom:</u> **schmerzlose Hämaturie** im Urin (Mikro-/**Makrohämaturie**), aber keine Erythrozytenzylinder im Sediment (DD: diese entstehen durch Deformierung in den renalen Tubuli)
⇒ Therapie-/antibiotikaresistente **Dysurie** / Pollakisurie, Leukozyturie >50. Lebensjahr
⇒ Harnstau im oberen Harntrakt bei Verlegung der Ureterostien durch den Tumor od. bei vesikale Blutung mit Koagelbildung (Blasentamponade) ⇨ dumpfer Flankenschmerz
⇒ Retrosymphysärer Schmerz bei Infiltration des paravesikalen Bindegewebes in fortgeschrittenem Tumorstadium
⇒ Schmerzhafte Miktion durch zerfallende Tumoranteile

Diag: 1. Anamnese (seit wann Blut im Urin?) und klinische Untersuchung: bimanuelle Tastuntersuchung
2. Urin: Hämaturienachweis (sichtbar od. mit Teststreifen) ⇨ bis zum Ausschluss gilt:

<u>**jede Makrohämaturie ist tumorverdächtig!**</u>

exfoliative **Urinzytologie**: Zelluntersuchung zur Tumordiagnostik (mit Nativurin oder Blasenspülprobe). Mikroskopische Untersuchung des Nativsediments oder nach Färbung (GIEMSA, PAPANICOLAOU) ⇨ Nachweis von Kernatypien in den Urothelzellen, verbesserte Sensitivität bei Einsatz der Immunzytologie (ImmunoCyt^{TM}-Test). Insg. beträgt die Sensitivität der Urinzytologie aber nur rund 50 %. Zur Verbesserung sind molekulare Methoden

zum Nachweis von Tumorantigenen derzeit in Erprobung.
3. **Sonographie** bei gefüllter Harnblase: Harnstau, direkter Tumornachweis (solide Raumforderung/exophytisches Wachstum in das Blasenlumen, Ausbreitung in der Blasenwand od. in perivesikales Gewebe)
4. **Ausscheidungsurogramm:** Nachweis supravesikaler Blutungsquellen, Kontrastmittelaussparungen (gleichzeitiges Urothelkarzinom im Ureter/Nierenbecken?), jedoch geringe Validität im direkten Tumornachweis
5. **Zystoskopie:** bei jeder schmerzlosen Hämaturie obligat. Beurteilung der Art des Wachstums und der Lokalisation zur Therapieplanung mögl. ⇨ **transurethrale Biopsie** zur Bestimmung der Dignität und Infiltrationstiefe. Bei nachgewiesenem, papillär wachsendem Tumor kann dieser transurethral in Narkose reseziert werden.
Die Beurteilung insb. bei flachen/schlecht sichtbaren Läsionen kann durch den Einsatz von 5-Aminolävulinsäure-Lösung zur Fluoreszenz verbessert werden.
6. **CT/MRT:** Tumornachweis, Beurteilung des umgebenden Gewebes (Infiltration) und der regionalen Lymphknoten (Lk >1 cm), neue Methode MRT-Lymphographie (mit supramagnetische Eisenoxidpartikeln, die sich in patholog. Lk nach 24 Std. anreichern)
7. **Tumorstaging:** Sonographie Abdomen, Röntgen-Thorax, Knochenszintigraphie
Labor: mögl. Tumormarker im Serum sind CYFRA21-1 (Cytokeratin filament) u. TPA (Tissue Polypeptide Antigen) und im Urin (insb. zur Rezidivkontrolle in der Nachsorge): NMP22 (nukleares Matrixprotein) als Schnelltest qualitativ (+/-) od. quantitativ als ELISA

Ther:
- **Operativ:** Ind: bei lokal resezierbarem Tumor stets gegeben
  - **Transurethrale Tumorresektion** (TUR), Ind: bei Carcinoma in situ und oberflächlich wachsenden Tumoren (T_1), mittels Hochfrequenzschlinge od. Laserabtragung ⇨ leider hohe Rezidivrate (zur Verringerung Instillation von Chemotherapeutika postop., s.u.)
  - Blasenerhaltende Therapieverfahren: Blasenteilresektion bei kleinen Tumoren am Blasendach (jedoch wegen häufigem multifokalem Wachstum nur selten mögl.) + Radiatio (Gefahr der Schrumpfblase, bzw. kombinierte Radiatio und Chemotherapie (bis zu 70 % Remission, jedoch der radikalen Zystektomie unterlegen)
  - **Radikale Zystektomie**, Ind: invasiver Tumor (T_2 - T_4): vollständige Entfernung der Harnblase + Entfernung von Prostata und Bläschendrüsen beim Mann (teilweise wird heute versucht diese zu erhalten), von Uterus und zwei Drittel der Urethra mit anliegendem Abschnitt der vorderen Vaginalwand bei der Frau + gründliche pelvine Lymphadenektomie ⇨ abschließend ist dann noch eine **Harnableitungs-Op** erforderlich:
    - kontinenter Pouch: ein Ileum- (**Ileumneoblase** n. HAUTMANN, ULMER-Neoblase, s. Abb.) und/oder Kolonstück od. Rektum-Sigma (MAINZ-Pouch I od. II) wird zur Kugel geformt, die Ureteren angeschlossen und die **Neoblase** mit dem belassenen Urethrarest (wenn tumorfrei) verbunden (Nachteil: kein Miktionsreiz vorhanden, häufig Blasenentleerungsstörungen, Restharn, insb. nächtliche Inkontinenz ⇨ dann Entleerung per Selbstkatheterismus erforderlich)

    Ileum-Neoblase

    alternativ kann ein Ileum-/Caecumstück durch spezielle Invaginationstechniken relativ kontinent an die Haut (meist am Bauchnabel) angeschlossen werden (als Urostoma dient dabei die Appendix) ⇨ Entleerung per Katheterismus
    - **Ileum-Conduit** (Ureteren werden „oral" an ein 15 cm langes ausgeschaltetes Stück des terminalen Ileum als Reservoir angeschlossen) und perkutane Ableitung (Urostoma) des aboralen Teils im rechten Unterbauch nach außen (Nachteil: keine Kontinenzfunktion, ständig Urinbeutel erforderlich)
    - Antirefluxive Implantation der Ureteren in das Sigma = Uretersigmoidostomie (Nachteil: hohe Gefahr der aszendierenden Infektion von Darmkeimen, hyperchlorämische Azidose durch Resorption harnpflichtiger Substanzen durch die Darmschleimhaut, Anastomosentumoren)
- Nach transurethraler Tumorresektion (TUR) erfolgt wegen hoher Rezidivneigung eine lokale Instillation von Chemotherapeutika (Mitomycin, Adriamycin od. Epirubicin) oder BCG (BCG = Bacille-CALMETTE-GUÉRIN, ursprünglich Lebend-Impfstoff gegen Tuberkulo-

se [zur Impfung heute obsolet], ImmuCyst®) direkt nach Op. in die Harnblase (Ind: pT_{is}, pT_a bei G_{2-3} und pT_1 bei G_{1-2} und pT_1 G_3 bis max. 1,5 cm Tumorgröße). Die Instillationen werden dann im weiteren Verlauf ggf. mehrfach bis lebenslang wiederholt.
Als neue Therapiekonzepte sind auch Interleukin-2 und Interferon zur Instillation in Erprobung. Eine Radiatio ist ohne positiven Effekt.
Ebenfalls neu ist bei oberflächlichem multifokalem Harnblasenkarzinom die photodynamische Therapie (Durchführung: i.v.-Gabe oder lokale Instillation eines Photosensibilisierers [z.B. 5-Aminolävulinsäure], dann 6 Std. später Laser-Bestrahlung der Innenwand der Blase über einen Katheter) ➪ der Photosensibilisator bildet nach der Belichtung (mit 635 nm) zytotoxische Sauerstoffradikale in den Zellen.

- Polychemotherapie bei metastasiertem Harnblasenkarzinom od. lokalem Rezidiv (mit MVAC-Schema: Methotrexat, Vinblastin, Adriamycin, Cisplatin od. mit Gemcitabin und Cisplatin). Andere alternative Therapieschemata beinhalten ebenfalls Platin-Präparate (Nachteil ist die hohe Toxizität). 5-Jahresüberlebensraten bei M_1 mit Polychemotherapie 15-20 % (mit Monotherapie nur bei etwa 5 %). In Studien wird derzeit auch untersucht, ob eine Polychemotherapie bereits ab Stadium pT_3 Vorteile bringt.
In der klinischen Erprobung befinden sich derzeit Signaltransduktionsinhibitoren von Membranrezeptoren der Tumorzellen.
Eine neoadjuvante (präoperative = induktive) Chemotherapie zur Tumormassereduktion und eine adjuvante (= postoperative) Chemotherapie bei Nachweis Lk-Metastasen bringt keinen sicheren Überlebensvorteil.

- Selbsthilfegruppen: Selbsthilfe-Bund Blasenkrebs e.V., Quickborner Str. 75, 13439 Berlin, Tel.: (0 30) 35 50 85-17, Fax: -18, Internet: http://www.harnblasenkrebs.de

Prog: 5-JÜR aller Harnblasenkarzinome **78 %** bei Männern und **63 %** bei Frauen.
Bei Carcinoma in situ und T_1-Tumoren nach kompletter TUR in 50-60 % d.F. späteres Rezidiv, ¾ im ersten postoperativen Jahr. Wegen des einfachen Eingriffs wird die TUR dennoch in den frühen Stadien von den Pat. bevorzugt und mit der postoperativen Zytostatikaod. BCG-Instillation kann die Rezidivrate auf 20 % gesenkt werden. Die 5-JÜR beträgt in diesen frühen Tumorstadien fast 100 %.
5-Jahresüberlebensraten nach radikaler Zystektomie bei T_2-Tumoren 80 %, bei T_3 50 %, bei T_4 nur noch 10%ige 5-JÜR. Bei Fernmetastasierung meist Tod des Patienten innerhalb des ersten Jahres nach Diagnosestellung.
Bei radikaler Zystektomie perioperative Mortalität um 2 %

Kompl: * **Hohe Rezidivneigung** des Blasenkarzinoms (bei Rezidiv nach TUR ➪ Zystektomie, bei Rezidiv nach Radikaloperation ➪ Versuch der Metastasenresektion, Chemotherapie)
* erhöhtes Risiko für Zweittumoren, z.B. Prostata-, Lungen- u. Kolonkarzinom beim Mann, Mamma- und Kolonkarzinom bei der Frau

Op: * Bei radikaler Zystektomie erektile Dysfunktion beim Mann (bei Belassen von Prostata und Bläschendrüsen sowie intraoperativer Nervenschonung kann die Sexualfunktion weitgehend erhalten werden)
* Verstärkte Schleimsekretion der Darmsegmente bei Blasenersatz-Op durch die Harneinwirkung ➪ Ther: orale Zufuhr von Heidelbeersaft
* Neoblase: postoperative Darmatonie, Harnröhrenstenose an der Anastomose bzw. am Stoma, parastomale Hernien

Proph: ♥ **Nichtrauchen!**, und nach Aufgabe des Rauchens reduziert sich das Erkrankungsrisiko sofort und nähert sich nach 20 J. an das von Nie-Rauchern an.
♥ Tumornachsorge: zunächst ¼-jährlich (80 % der Rezidive im ersten Jahr), auch nach radikaler Zystektomie mit Urinzytologie, Sonographie Abdomen, Röntgen-Diagnostik der ableitenden Harnwege, bei Blasen-erhaltenden Verfahren mit Zystoskopie Einstellen des Nikotinkonsums (weiteres Rauchen verschlechtert die Prog.)
♥ Med: Harnalkalisierung zur Korrektur der metabolischen Azidose bei kontinenten Neoblasen

DD: – Harnblasenpapillome (sehr selten, gutartig, werden trotzdem in der TNM als T_a = nichtinvasives papilläres Karzinom klassifiziert)
– Blasendivertikel (Cave: in einem Blasendivertikel kann sich ein Blasenkarzinom verstecken)
– chronische Zystitis, Tuberkulose, Bilharziose, Blasensteine

- Endometriose der Blase
- Prostatakarzinom, benigne Prostatahyperplasie mit nekrotisch infiziertem Mittellappen
- In die Blase infiltrierende gynäkologische Tumoren, mesonephroides Karzinom (vom WOLFF-Gang ausgehend), penetrierendes Rektumkarzinom od. Metastasen anderer Primärtumoren (Lunge, Magen-Darm-Trakt, Lymphome)
- DD der (Makro-)Hämaturie: s. Übersicht. Eine vorgetäuschte „Hämaturie" kann außerdem nach dem Essen von Roter Beete vorkommen.

RENAL	SYSTEMISCH	TRAUMATISCH
Nephrolithiasis **Nierentumoren** Nephritis, Pyelitis Zystennieren	**hämorrhagische Diathese** hämatologische Erkrankungen (Sichelzellanämie) hämorrhagisches Fieber mit renalem Syndrom (in Ostasien, Balkan, Skandinavien vorkommende Virusinfektion durch Hantaan-Virus od. Puumula-Virus)	Nierentrauma Blasentrauma Jogger-Makrohämaturie (Joggen mit leerer Blase)

PROSTATA
Prostatahyperplasie Prostatitis Prostatavarizen Prostatatumor Samenbläschentumor

VASKULÄR
Nierenarterienembolie Nierenvenenthrombose Anomalien der Nierenvenen Hämangiome

DD: Hämaturie

GYNÄKOLOGISCH	HARNWEGE	IATROGEN
Vulvitis Endometriose (menstruationssynchrone Hämaturie) Urogenitaltuberkulose	**Harnweginfektionen** **hämorrhagische Zystitis** Urogenitaltuberkulose, Bilharziose **Ureterstein**, Blasenstein Uretertumoren, **Blasentumoren**, Urethratumoren	Katheterismus/Dauerkatheter zu schnelle einzeitige Entlastung bei akutem Harnverhalt/Überlaufblase postoperativ
		Beckenbestrahlung (Schrumpfblase)
		Medikamente: Zytostatika, Antikoagulanzienüberdosierung

HARNRÖHRENKARZINOM

Syn: Urethralkarzinom, engl. urethral carcinoma, ICD-10: C68.0

Ät: – Entwicklung eines Harnröhrenkarzinoms in einem **Harnröhrendivertikel**
- Prädisp.: mögl. Zusammenhang mit rezidivierenden entzündlichen Prozessen und venerischen Infektionen
- Rezidivtumor nach Ther. eines Blasenkarzinoms (auch nach radikaler Zystektomie im Bereich der Urethra vorkommend)

Path: ♦ Histo: meist **Plattenepithelkarzinom** (ca. 75 % d.F.), Urothelkarzinome (20 %), selten Adenokarzinome der COWPER-Drüsen (Glandulae bulbourethrales, 5 %)
♦ Lok: unterschieden werden **proximale** Harnröhrenkarzinome (Übergangsepithel, wachsen überwiegend infiltrierend und haben eher schlechte Prog.) und **distale** (Zylinderepithel, eher papilläres Wachstum)
♦ Metastasierung: lymphogene Ausbreitung über inguinale Lymphknoten bei distalen Tumoren, die proximalen Karzinome metastasieren in die iliakalen Lk des kleinen Beckens, hämatogene Ausbreitung seltener (pulmonal, ossär, Leber)

Epid: ◊ Prädisp.alter: >50. Lj., insg. **sehr seltener** urologischer Tumor
◊ **W** >> m (= 3 : 1)

Etlg: # TNM (gilt auch für Übergangszellkarzinome der Prostata/prostatischen Harnröhre, regionäre Lymphknotenmetastasen = Lk im kleinen Becken od. inguinal):

Ta: nichtinvasives papilläres, polypoides od. verruköses Karzinom
Tis: Carcinoma in situ
Tis pu: Carcinoma in situ, prostatische Harnröhre
Tis pd: Carcinoma in situ, Prostataausführungsgänge

T1: Tumor infiltriert subepitheliales Bindegewebe
T2: Tumor infiltriert Corpus spongiosum od. Prostatastroma od. periurethrale Muskulatur
T3: Tumor infiltriert Corpus cavernosum od. über d. Prostatakapsel hinaus (extraprostatische Ausbreitung)od. in die vordere Vagina od. in den Blasenhals
T4: Tumor infiltriert Nachbarorgane (Blase, Vulva, Schambein)

N1: solitäre regionäre Lk-Metastase <2 cm in größter Ausdehnung
N2: solitäre regionäre Lk-Metastase >2 cm in größter Ausdehnung od. multiple Lk

Stadiengruppierung: I: T1N0M0 II: T2N0M0
III: T3aN0M0 bis T1-3N1M0 IV: alle T4, alle N2, alle M1

Klin: insg. unspezifische Symptomatik:
⇒ **Dysurie** und **abgeschwächter Harnstrahl** durch Harnröhrenverengung (bei stenosierendem exophytischem Wachstum)
⇒ rezidivierende Urethritis
⇒ **schmerzlose Hämaturie**, blutiger meataler Ausfluss
⇒ palpabler Tumor, ggf. auch sichtbarer, exophytisch wachsender Tumor aus dem Ostium urethrae externum im fortgeschrittenen Stadium

Diag: 1. Anamnese und urologische/gynäkologische Untersuchung: tastbarer/sichtbarer Tumor, inguinale Lk-Schwellung, vaginale/rektale Tastuntersuchung
2. Sonographie: Beurteilung der Tumorinfiltration
3. Röntgen: retrograde Urographie ⇨ Kontrastmittelaussparung
4. Labor: Urin-/Lavagezytologie
5. **Urethroskopie** und bioptische Untersuchung, immer auch Kontrolle der gesamten Blase auf Zweittumor
6. CT, MRT, Szintigraphie zum Metastasenstaging

Ther: • distale Urothelkarzinome:
– bei begrenztem exophytischem Wachstum: transurethrale Resektion
– bei infiltrativem Wachstum: Männer: Penisteilamputation, Frauen: partielle Urethraentfernung
– postop.: Strahlentherapie u. Zytostatika ⇨ lokale Radiotherapie + 5-Fluouracil-Lokalapplikation zur Rezidivprophylaxe
• proximale Urothelkarzinome:
– bei Operabilität (Fehlen von Fernmetastasen): radikale Op mit Penisamputation/Vulvaexstirpation, Prostatektomie, Zystektomie, pelvine Lymphadenektomie und Harnableitungs-Op (s.o. Kap. Harnblasenkarzinom)
– bei Vorliegen von Fernmetastasen (palliativ): Platin-haltige Kombinationschemotherapie

Prog: Abhängig von der Lokalisation: distale Urothelkarzinome 5-JÜR ca. 50 %, proximale Harnröhrenkarzinome 5-JÜR nur ca. 10 % (wegen der bei Diagnosestellung häufig bereits fortgeschrittenen Infiltration)

Proph: ♥ Tumornachsorge und Rezidivprophylaxe durch urethrale Instillation von 5-Fluoruracil

DD: – Condylomata acuminata (HPV = humanes Papillomavirus)
– Harnröhrendivertikel (verstärktes Nachträufeln von Urin) ⇨ echte oder falsche (proximal von Strikturen) Divertikel = Ausstülpung der Urethralschleimhaut. Klin: gleiche unspezifische Symptomatik wie beim Harnröhrenkarzinom
– Harnröhrenpolyp ⇨ gutartiger fibroepithelialer Tumor, kann ebenfalls obstruierend wachsen
– Harnröhrenkarunkel (Syn: Harnröhrenektropium) ⇨ entzündliche tumoröse Vorwölbung im Bereich des Meatus urethrae externus, insb. bei postmenopausalen Frauen
– Prolaps der Urethralschleimhaut, Harnröhrenstrikturen

PROSTATA U. BLÄSCHENDRÜSEN

Anatomie

PROSTATA

Syn: **Vorsteherdrüse**, engl. prostate, prostate gland
Die Prostata ist ein kastaniengroßes derbes Organ. Sie umfasst den Anfangsteil der männlichen Urethra (**Pars prostatica**) vom Blasenhals an vollständig.
Bei Geburt wiegt sie ca. 2 g, unter Androgeneinfluß in der Pubertät wächst die Prostata zu ihrer normalen Größe und wiegt im 20.-40. Lj. ca. 20 g, im Senium sind bis 40 g normal. Sie wird von der derben Capsula prostatica umschlossen.
Makroskopisch werden ein Lobus dexter, ein Lobus sinister und der beide Seitenlappen verbindende Mittelteil (Lobus medius, **Isthmus prostatae**) unterschieden. Die Ausführungsgänge der Duct.ejaculatorii (von Duct.deferens u. Bläschendrüsen) münden zusammen mit dem Utriculus prostaticus (kleiner Blindgang als Rest des MÜLLER-Ganges) auf dem Colliculus seminalis in der Urethra, seitlich davon liegen die Ausführungsgänge der Prostata (s. Abb.).

- Vesicula seminalis
- Duct.deferens
- Ampulla duct.deferentis
- Prostata
- Duct.ejaculatorius
- Colliculus seminalis
- Urethra

Entwicklungsgeschichtlich und funktionell sind Innen- (durch Androgen-Östrogen-Einfluss) und Außendrüsen (durch Testosteron-Einfluss) unterscheidbar.

Lok: die Basis liegt dem Blasengrund (Basis prostatae) und die Spitze (Apex) liegt dem Diaphragma urogenitale an, nach vorne ist sie ca. 2 cm von der Symphyse entfernt und nach hinten grenzt sie an das Rektum und wird von diesem durch ein bindegewebiges Septum (S.rectoprostaticum) getrennt. Durch die unmittelbare Nähe zum Rektum ist die Hinterfläche der Prostata mit dem Sulkus des Mittellappens der digitalen Untersuchung vom Mastdarm aus gut zugänglich.

Aufbau: die Prostata besteht aus 30-50 tubuloalveolären Drüseneinheiten (epitheliale Drüsenschläuche), die sich im Prostatastroma bestehend aus Bindegewebe und glatter Muskulatur befinden (**fibromuskuläres Stroma**).

Blutversorgung: A.rectalis media aus der A.iliaca int. und A.vesicalis inferior aus der A.iliaca com.
venös: hufeisenförmig wir die Prostata vom venösen Plexus prostaticus umgeben, der mit dem Blasenplexus den Plexus vesicoprostaticus (Schonung bei Prostatektomie!) bildet, in den auch die Penisvenen drainieren (Abfluss nach Erektion).

Funktion: Absonderung eines dünnflüssigen, milchigen Sekrets (pH 6,4-6,8), das Phosphatasen und Spermin (biogenes Amin zur Zellproliferation) enthält. Das Sekret bildet den Hauptbestandteil des **Ejakulats** (60-70 %), wird dem Samen beigemischt und wirkt bewegungsauslösend auf die Spermien.

BLÄSCHENDRÜSEN

Syn: Samenbläschen, **Vesicula seminalis**, Glandula vesiculosa, Glandula seminalis, engl. seminal gland

Lok: Liegen zwischen dem Blasengrund und dem Rektum kranial der Prostata. Es sind paarig jeweils lateral von der Ampulle des Ductus deferens gelegene blindsackförmige Ausstülpungen. Ihr Ausführungsgang (Duct.excretorius) mündet zusammen mit dem des Duct.deferens als Duct.ejaculatorius in die Urethra (Pars prostatica), s. Abb.

Funktion: Die Bläschendrüsen produzieren ein alkalisches fruktosereiches Sekret, das der Ejakulatflüssigkeit beigemischt wird. Der Anteil am Ejakulat (Sperma) beträgt 30-40 %.

PROSTATITIS

Syn: Entzündung der Prostata, ICD-10: N41.9

Etlg: # Akute Prostatitis (bakterielle Entzündung)
Chronische Prostatitis (bakteriell oder nicht bakteriell)

Ät: – Bakterielle Infektion
Venerische Infektion (Geschlechtskrankheiten): Gonorrhoe, Chlamydien, Trichomonaden
– Abakterielle Entzündung ⇨ eher chronische Prostatitis

Path: ♦ Akute Prostatitis: **aszendierende Infektion** (seltener hämatogene Infektion od. sehr selten Übergreifen einer Entzündung der Nachbarorgane, z.b. von einer Rektalfistel) durch Urinreflux in die Prostatagänge ⇨ bevorzugt Entzündung peripherer Prostataabschnitte
♦ Keime: E. coli, Enterokokken, Pseudomonas, Streptokokken, Klebsiellen, Staphylokokken, Gonokokken, Chlamydien, Trichomonaden, Mykoplasmen, Ureaplasma urealyticum, Tuberkulose, Candida albicans, Aspergillus, Zytomegalie-Virus

Klin: ⇒ Schmerzen: dumpfer Schmerzcharakter, Druck im Dammbereich od. Leistenregion, Schmerzausstrahlung und Ziehen im Hoden/Nebenhoden, Schmerzen bei der Defäkation
⇒ Miktionsstörungen: Dysurie, Pollakisurie, Schmerzen insb. am Ende der Miktion, Nykturie
⇒ Akut: evtl. septische Temperaturen, Schüttelfrost, akuter Harnverhalt mögl.
⇒ Evtl. Pyospermie, Hämospermie (blutiges Ejakulat), Prostatorrhoe (= Entleerung eines trüben Prostatasekrets aus der Harnröhre während der Miktion od. beim Stuhlgang)

Diag: 1. Anamnese und klinische Untersuchung: rektal vergrößerte und druckschmerzhafte Prostata tastbar, bei Abszess evtl. auch Fluktuation tastbar
2. Sonographie: akute Einschmelzungen und Abszess sind gut darstellbar
chronisch: **Prostataverkalkungen**
3. Urin: Harnsediment und bakteriologische Untersuchung des Mittelstrahlurins bzw. **3-Gläserprobe** bei chronischer Prostatitis (Auffangen einer ersten Harnportion = Urethra zugeordnete Zellen, zweite Harnportion = Mittelstrahlurin = Blasenharn, dritte Portion nach 2-minütiger Prostatamassage = **Exprimaturin**) bei einer Prostatitis findet sich die höchste Keimzahl in der 3. Harnportion. Bei akuter Prostatitis keine Prostatasekretgewinnung durch Prostatamassage durchführen, da Gefahr der bakteriellen Streuung.
4. Uroflowmetrie: verminderter Harnfluss, verlängerte Miktion
5. Bei unklarem Befund auch Ejakulatanalyse (pathologisch sind >10^3 Keime/ml, >1 Mio. Leukozyten/ml)

Ther: • Akute bakterielle Infektion: orale Antibiose mit Co-Trimoxazol (2 x 960 mg/Tag, Cotrim®) od. **Gyrasehemmer** (2 x 200 mg/Tag Ofloxacin, Tarivid®) für 10-14 Tage, bei Komplikationen für 4 Wo. (um eine Chronifizierung zu verhindern),
Chlamydien- od. Ureaplasmeninfektion mit Tetracyclinen od. Erythromycin.
Bei akutem Krankheitsbild mit Harnverhalt **suprapubische Harnableitung**.
Eine chronische Prostatitis mit Verkalkungen od. Steinen ist schlecht therapierbar, ggf. Antibiose über 6 Mon. und bei fehlendem Ansprechen Infektprophylaxe mit Nitrofurantoin (1 x 150 mg/Tag), symptomatisch auch NSAR und Spasmoanalgetika

• Operativ: Ind: Prostataabszess
– Transperineale Punktion (unter Sonographiekontrolle) od. transurethrale Punktion (unter Sonographiekontrolle) zur Abszessentlastung und i.v.-Antibiose mit einem Gyrasehemmer (z.B. Ciprofloxacin, Ciprobay®)

Prog: Antibiotisch ausreichend lange therapieren um eine chronische Prostatitis zu verhindern

Kompl: ∗ Prostatovesikulitis (Mitentzündung der Samenbläschen, wird auch als „Adnexitis des Mannes" bezeichnet), Prostatourethrovesikulitis

* **Prostataabszess**, Urosepsis
* Persistierende Blasenentleerungsstörung (chronischer Harnverhalt) ⇨ transurethrale Prostataresektion (TUR)
* Chronische Prostatitis: Kalzifizierung, Prostatasteine, Störung der Fertilität (verminderte Spermatozoenmotilität)

DD: – **Prostatodynie** (Syn: Prostatopathie, prostatisches Syndrom, chronischer Prostataschmerz, vegetatives Urogenitalsyndrom, chronisches pelvines Schmerzsyndrom, ICD-10: N42.9): wichtigste DD zur Prostatitis (50 % der Prostatabeschwerden, die wie eine chronische Prostatitis imponieren, fallen hierunter) ohne nachweisbare organische Ursache = somatoforme (funktionelle) Störung. Als Hypothese wird eine Störung der Beckenbodenmuskulatur mit prostatischer Schmerzprojektion angenommen.
Klin: wie bei der Prostatitis dumpfe Schmerzen, Druckgefühl und Brennen im Dammbereich, Schmerzausstrahlung in den Hoden od. die Leistenregion od. auch perianal (Anogenitalsyndrom), vermehrter Harndrang, Brennen u. Juckreiz in der Urethra sowie perianal, Libido- u. Potenzstörungen
Ther: perisphinktäre Injektion von Botulinum-Toxin, Muskelrelaxationstechiken, Akupunktur
– Granulomatöse Prostatitis (Ät: Urogenitaltuberkulose, unspezifisch, allergisch od. nach BCG-Instillation zur Ther. eines Harnblasenkarzinoms auftretend) ⇨ Klin: verhärtete Prostata, Diag: zum Tumorausschluss Prostatabiopsie
– Echinokokkose in der Prostata (sehr selten, primärer Befall ist die Leber)
– Anogenitalsyndrom, Proktitis, Analfissur, Hämorrhoiden
– Chronische Zystitis, Blasentumoren
– Prostatahyperplasie
– Blasenhalssklerose, Sphinkter-Detrusor-Dyssynergie, Beckenbodenspasmus
– Prostatakarzinom
– DD der Hämospermie (Syn: Hämatospermie): Prostatitis, Tumoren von Prostata, Samenbläschen od. Samenleiter, Prostatasteine, Prostatavarizen, Urethrastrikturen, Utrikuluszyste, iatrogen (Prostatabiopsie, Prostata-Op), Perinealtrauma, hämorrhagische Diathese, arterielle Hypertonie, Urogenitaltuberkulose

PROSTATAHYPERPLASIE

Syn: Benigne Prostatahyperplasie (**BPH**), benignes Prostata-Syndrom (BPS), Prostataadenom, engl. benign prostatic hypertrophy/enlargement, ICD-10: N40

Def: Vergrößerung der Prostata durch **numerische** Zunahme der Zellen und Drüsen des Stromas (daher ist der früher verwendete Begriff Prostatahypertrophie = Vergrößerung von Zellen nicht präzise)

Ät: nicht eindeutig geklärt, verschiedene Theorien werden diskutiert:
– Hormoneinfluss: Verschiebung im Östrogen-/Androgenstoffwechsel zugunsten der Östrogene (Östrogenrezeptoren befinden sich insb. im fibromuskulären Stroma), Akkumulation von 5α-Dihydrotestosteron in der Prostata
– Einfluss peptidaler stromaler Wachstumsfaktoren
– Stammzellen-Theorie: Hyperplasie der prostatischen Stammzellen ohne Hormoneinfluss

Path: ♦ Bei der BPH hypertrophieren insb. die **periurethralen** Drüsenanteile des **Mittellappens** = Innendrüse od. **Übergangszone** (anatomische Zoneneinteilung n. MCNEAL s. Abb.), während mit zunehmendem Alter gleichzeitig die Seitenlappen (periphere Zone) atrophieren (die durch den Mittellappen komprimierten Seitenlappen bilden für die Op die „chirurgische Kapsel" der Prostata)

- ◆ Insb. das periurethrale Wachstum der prostatischen Übergangszone (s. Abb.) bedingt das **infravesikale Abflusshindernis** mit Abschwächung des Harnstrahls, Restharnbildung bis zum Harnverhalt ⇨ die chronische infravesikale Widerstandserhöhung führt zur reaktiven Hypertrophie der Blasenwandmuskulatur bis hin zur Ausbildung einer Balkenblase. Bei weiterhin erhöhten subvesikalen Verschlussdrücken kann es zur Ausbildung von Pseudodivertikeln (Schleimhautaustülpungen durch die Muskelschicht) und vesikoureteralem Reflux in die Nieren kommen.

Epid: ◊ Prädisp.alter: ab dem 50. Lj. beginnend, häufigste Ursache einer Blasenentleerungsstörung beim Mann, „Volkskrankheit"

◊ unter Prostata-bedingten Miktionsbeschwerden leiden 1/4 der Männer zwischen 50 und 60 J. und ca. 40 % der >70-jährigen

Etlg: Stadium I = „Reizstadium", abgeschwächter Harnstrahl, Harnstottern, Dysurie, Nykturie, erschwerte Miktionsinitiierung, aber insg. kompensiert, kein Restharn

Stadium II = „Restharnstadium", Restharn bis 100 ml

Stadium III = „Dekompensationsstadium", Überlaufblase, Harnstauungsniere bis zum postrenalen Nierenversagen (Hydronephrose) od. akuter Harnverhalt

Klin: ⇨ Allgemein: die BPH umfasst irritative und obstruktive Beschwerden in unterschiedlicher Ausprägung. Zwischen Prostatavergrößerung, Grad der Obstruktion und Ausmaß der Beschwerden besteht keine direkte Korrelation, sonder es zeigen sich inter- und intraindividuell starke Unterschiede und Schwankungen.

⇨ Initial nur geringe Miktionsstörung (der erhöhte subvesikale Widerstand ist durch Detrusorkontraktion und Bauchpresse kompensierbar)

⇨ LUTS (= lower urinary tract symptoms): langsamer, schubweiser Verlauf über Jahre mit **abgeschwächtem Harnstrahl**, aktives Mitpressen bedingt Harnstottern, **erschwerte Miktionseinleitung**, verlängerte Miktion, Nachträufeln am Ende der Miktion

⇨ Durch die Restharnbildung Pollakisurie, Nykturie, rezidivierende Harnweginfekte, imperativer Harndrang, Urge-Inkontinenz

⇨ Im Endstadium akuter Harnverhalt (Auslösung durch externe Reize wie Alkoholkonsum, Kälte, Medikamente mit anticholinerger Wirkung), Überlaufinkontinenz und chronischer Harnstau ⇨ postrenales Nierenversagen, terminale Niereninsuffizienz

Diag: 1. Anamnese (Miktionsanamnese – hierzu werden auch Fragebögen eingesetzt, wie z.B. der Internationale Prostata Symptomen Score (IPSS), Medikamentenanamnese), Miktionsprotokoll und urologische Untersuchung: **digitale rektale Tastuntersuchung** ⇨ Drüsengröße (normal: kastaniengroß, die Größe korreliert aber nicht mit dem Ausmaß der Obstruktion), Konsistenz, verstrichener Sulkus, Druckschmerzhaftigkeit?
2. Labor: Urinstatus und Urinsediment, Serum-Kreatinin, PSA (PSA kann bei der BPH erhöht sein, bei Werten >4 ng/ml sollten jedoch Prostatabiopsien zum Ausschluss eines Karzinomes erfolgen)
3. Sonographie (abdominal u. insb. **transrektal)**: genaue **Größe der Prostata**, Konsistenz, Prostatavergrößerung, evtl. Vorwölbung in die Harnblase, Blasenwandverdickung, Sonographie postmiktional ⇨ **Restharnbestimmung**
4. Uroflowmetrie: <10 ml/s reduzierter Harnfluss, verlängerte Miktion
5. Ausscheidungsurogramm (IVP) zum Nachweis einer Harnstauung (bei großem Adenom ist der Blasenboden angehoben und die nach kranial verlagerten Ureteren zeigen eine "Korbhenkelform"), ggf. Miktionszystourethrogramm zur Differentialdiagnostik der infravesikalen Abflussbehinderung
6. Prostatabiopsie bei V.a. Malignität (s.u. Prostatakarzinom)
7. Urethrozystoskopie: endoskopische Untersuchung von Harnröhre/-blase (keine Routine)

Prostata u. Bläschendrüsen | Seite 341

Ther:
- Konservativ: bei geringen Beschwerden nur regelmäßige Kontrolluntersuchungen
- Med:
  - **α₁-Rezeptorenblocker:** wirken durch Relaxation der glatten Muskulatur des Prostatastromas und Blasenausgangs, Besserung der irritativen Symptomatik, weniger Einfluss auf den abgeschwächten Harnstrahl (und meist nur für ca. 2 J. wirksam), Präp: Tamsulosin (1x0,4 mg/Tag, Alna®, OMNIC®), Alfuzosin (1-2x5 mg/Tag, Urion®, UroXatral®), Doxazosin (1x1-8 mg/Tag, Cardular®, Diblocin®PP) od. Terazosin (1x2-20 mg/Tag, Flotrin®)
  - **5α-Reduktasehemmer:** Hemmung der Umwandlung von Testosteron zum intraprostatisch aktiven Dihydrotestosteron führt zur Drüsenvolumenreduktion (insb. bei sehr großer Prostata >40 ml wirksam, Besserung der Symptomatik und des Harnflusses), Finasterid (1x 5 mg/Tag, Proscar®), Dutasterid (1x0,5 mg/Tag, Avodart®)
  - Phytotherapeutika (pflanzliche Med.): antiphlogistische und dekongestive Wirkung (ein wissenschaftliche Wirksamkeitsnachweis **fehlt** aber!) mit Verbesserung der irritativen Symptomatik (keine Wirkung auf den Harnfluss) bei Kürbissamenpräparaten (Cucurbitas pepo, Granufink®, Nomon®, Prostaherb® usw.), Brennesselwurzelextrakten (Urtica rad., Bazoton®Uno, Prostaneurin®, Uro-POS® usw.), Sägepalmextrakten (Serenoa repens, Prostagutt®, Prostess®, Eviprostat®, Talso® usw.), Roggenpollenextrakten (Secale cereale, Cernilton®), ß-Sitosterinextrakten (Phytosterol, Harzol®, Azuprostat®, Prostasal® usw.)
- Operativ: Ind: absolut bei rez. Harnverhalt und Harnweginfektionen od. stauungsbedingten Nierenschäden, Harnblasenstein
  relative Ind. bei hohem Leidensdruck des Patienten (TUR/Op dann oft in Verbindung mit einer gleichzeitigen Vasektomie)
  - TUR (= **trans**urethrale **R**esektion, heute der Standardeingriff): Gewebersektion mittels Hochfrequenzstrom mit einer Schlingenelektrode. Es werden die obstruierenden Anteile bis zur chirurgischen Kapsel (periphere Zone) schrittweise "abgehobelt" (koagulierendes intermittierendes Schneiden, Dry-Cut-Technik), perioperative Antibiotikaprophylaxe mit einem Cephalosporin, bis zur Op. Gabe von 5α-Reduktasehemmern (mindert Blutungs- und Einschwemmkomplikationen)
  - Alternative Resektionsverfahren sind die transurethrale Laservaporisation (mit dem KTP-Laser), die transurethrale Elektrovaporisation oder die transurethrale Mikrowellenthermotherapie.
    Die transurethrale Kryotherapie (Anwendung von Kälte mit konsekutiver Gewebenekrotisierung), die Ballondilatation od. Stent-Implantation in die prostatische Harnröhre zeigen schlechte Ergebnisse u. werden nicht mehr empfohlen.
  - Offene Prostataadenomektomie (Op n. MILLIN, zunehmend seltener durchgeführt): suprapubische transvesikale Enukleation bei deutlich vergrößerten Drüse (>80 g) bis zur chirurgischen Kapsel (digitale Ausschälung), dabei können auch vorhandene Blasendivertikel abgetragen und große Blasensteine entfernt werden. Seltener wird der retropubische extravesikale Zugang verwendet (der perineale Zugang ist wegen der Gefahr der Läsion des Plexus pudendus nahezu obsolet).
  - Palliativ: bei inoperablem Pat. Einlage eines intraprostatischen Stents in den prostatischen Anteil der Urethra (Alternative zum Dauerkatheter)

Prog: 20 % der Pat. müssen primär od. nach längerer medikamentöser Therapie operiert werden, nach operativer Beseitigung des Abflusshindernisses gute Prog., bei weiterhin bestehender Detrusorinstabilität (irritative Miktionsbeschwerden) ist jedoch eine postoperative Persistenz der Dysurie mögl. (bis zu 20 % d.F.).

Kompl: * Chronischer Harnverhalt ⇨ Balkenblase, Blasendivertikel, Blasensteine

Op: * **TUR-Syndrom** (während der Op): Einschwemmung der Spülflüssigkeit in eröffnete venöse Gefäße (heute selten durch die Anwendung von Niederdrucktechnik) ⇨ hypotone Hypervolämie, Hyponatriämie, Lungenödem, Ther: Abbrechen der Op., Infusion hypertoner NaCl-Lösung, Diurese

* TUR: Blutungen, Nachblutung, **retrograde Ejakulation** (u. fehlende/verminderte Fertilität bei normaler erektiler Potenz, über diese bei korrekter Op immer auftretende NW des Eingriffes muss aufgeklärt werden!), postoperative Urethra-/Blasenhalsstriktur, Blasenhalssklerosierung, postoperative Inkontinenz bei Läsion des Blasensphinkters

* offene Prostatektomie: Inkontinenz, retrograde Ejakulation, persistierende Dysurie, erektile Impotenz

* Cave: Prostatakarzinome entstehen in der peripheren Anteil der Prostata (Seitenlappen)
  ⇨ Karzinombildung auch nach Prostataadenomektomie möglich!

Proph: ♥ Auch nach Prostataadenomektomie weiter **Krebsvorsorgeuntersuchungen** durchführen! (das Prostatakarzinom entsteht in den peripheren Anteilen, die bei TUR/Adenom-Op erhalten bleiben)

DD:
- hyperreflektorischer Detrusor ⇨ Dranginkontinenz, Pollakisurie, Nykturie
- Detrusorinsuffizienz
- Blasenhalssklerose
- abakterielle chronische Prostatitis ⇨ ödematöse Prostataschwellung führt zu Miktionsstörungen, Pollakisurie und Dysurie
- bakterielle Prostatitis ⇨ Leitsymptome Schmerz und Fieber
- Prostatatuberkulose
- Prostatakarzinom
- Harnröhrenstriktur
- neurogene Blasenentleerungsstörung, Blasenstein, Blasentumoren

PROSTATAKARZINOM

Syn: Prostatakrebs, engl. carcinoma of the prostate, ICD-10: C61

Ät:
- unbekannt/multifaktoriell
- nur geringe Hormonabhängigkeit, fettreiche Ernährung
- familiäre Belastung
- hereditär (selten, ca. 5 % d.F.): Mutation im BRCA-1-Gen (verursacht bei Frauen Mammakarzinome, Chrom. 17), HPC1 (Chrom. 1), HPC2 (Chrom. 17), HPCx (X-Chrom.), PcaP (Chrom. 1), CABP (Chrom. 1 mit Glioblastomen), GSTP1-Gen (Chrom. 11)

Path: ♦ Histo: 2/3 d.F. **Adenokarzinom**, in ca. 30 % anaplastisches, solides Karzinom, selten kribriformes Karzinom, 5 % d.F. seltene Tumoren der Prostata, wie Urothelkarzinom, Plattenepithelkarzinom, Prostatakarzinoid, kleinzelliges, papilläres, endometrioides u. muzinöses Prostatakarzinom, Sarkome od. Lymphom
Makroskopisch zeigen sich derbe, unscharf begrenzte, grau-weißlich od. gelbe Herde

♦ Lok: ¾ d.F. gehen von den **seitlichen** Anteilen (= **periphere Zone**, s.o. Abb. bei Prostatahyperplasie) und von den hinteren (zentrale Zone) Anteilen der Prostata aus, 5-10 % im Bereich der Übergangszone beginnend, in ca. 10-20 % Ursprungsort nicht feststellbar. Häufig auch multifokale Entstehung in der Prostata.
Später Ausbreitung per continuitatem auf die Bläschendrüsen, Blasenhals, M.levator ani und Bindegewebe des kleinen Beckens, selten auch Infiltration von Rektum, Urethra, Harnblase

♦ Metastasierung: lymphogen in **iliakale** (pelvine) **Lk**, fortgeschritten dann in retroperitoneale paraaortale und parakavale Lymphknoten (M_{1a})
hämatogen insb. in **Knochen** (meist osteoblastisch), seltener in Leber od. Lunge

Etlg: # Klinische Einteilung (nach FLOCKS):
A: kleiner, rektal tastbarer Knoten
B: rektal tastbare Infiltration (multifokal) ohne Überschreitung der Kapsel
C: rektal tastbare Infiltration über die Organgrenze hinaus
D: Fixierung der Prostata mit der Umgebung

TNM-Klassifikation für das Prostatakarzinom (gilt nur für Adenokarzinome, die Übergangszellkarzinome werden wie Tumoren der Urethra klassifiziert)

Prostata u. Bläschendrüsen | Seite 343

T1:	klinisch nicht erkennbarer Tumor (nicht tastbar, nicht bildgebend sichtbar) T1a: zufälliger histologischer Befund („incidental carcinoma", inzidentes Prostatakarzinom) in <5 % des resezierten Gewebes T1b: zufälliger histologischer Befund („incidental carcinoma", inzidentes Prostatakarzinom) in >5 % des resezierten Gewebes T1c: Tumor durch Nadelbiopsie diagnostiziert (z.B. wegen erhöhtem PSA)
T2:	Tumor begrenzt auf die Prostata T2a: Tumor befällt weniger als die Hälfte eines Lappens T2b: Tumor befällt mehr als die Hälfte eines Lappens T2c: Tumor in beiden Lappen
T3:	Tumor durchbricht die Prostatakapsel T3a: extrakapsuläre Ausbreitung (ein- od. beidseitig) T3b: Tumor infiltriert die Samenblase(n)
T4:	Tumor infiltriert Blasenhals, M.sphincter urethrae ext., Rektum und/oder M.levator ani und/oder ist an der Beckenwand fixiert

N1:	regionäre Lymphknotenmetastasen (= Lk im kleinen Becken unterhalb der Bifurkation der Aa.iliacae communes)

M1a: nichtregionäre Lymphknotenmetastasen M1b: Knochenmetastasen M1c: andere Fernmetastasen, bzw. multiple Metastasen

Stadiengruppierung: I: T1aN0M0 G1   II: T1aN0M0 G2-4 bis T2N0M0
                       III: T3N0M0   IV: alle T4, alle N1, alle M1

Epid: ◊ **Häufigstes Karzinom des Mannes** (gefolgt vom Bronchialkarzinom), macht 19 % der Krebserkrankungen beim Mann aus, geschätzt 12.000 Todesfälle/Jahr in Deutschland durch das Prostatakarzinom

◊ Inzidenz: 70/100.000 Männer/Jahr, stark altersabhängig von 20/100.000/Jahr im 50. Lj. bis zu 1.000/100.000/Jahr im 80. Lj., ca. 38.000 Neuerkrankungen/Jahr in Deutschland
Das Prostatakarzinom kommt insg. noch viel häufiger vor, dies zeigen die Befunde bei Obduktionen: es findet sich bei 60-jährigen in 1/3 d.F und bei 90-jährigen in bis zu 90 % d.f. - ein **latentes** Prostatakarzinom (das keine Beschwerden gemacht hat und auch nicht zum Tod geführt hatte).

◊ Das Life-time-risk an einem klinisch manifesten Prostatakarzinom zu erkranken beträgt 10 % (= jeder 10. Mann bekommt ein klinisch manifestes Prostatakarzinom)

◊ Prädisp.alter: Karzinom des **alten** Mannes (>60. Lj.)

Klin: ⇒ Frühstadium: **keine Symptome** (häufig auch Zufallsbefund bei einer Obduktion = **latentes Prostatakarzinom** od. bei TUR-Op. einer Prostatahyperplasie = sog. **inzidentelles Prostatakarzinom**). Das Zeitfenster, in dem ein Prostata-Ca in der präklinischen Phase verbleibt, wird auf 10-15 J. geschätzt.

⇒ Im fortgeschrittenen Stadium: Blut im Urin, Blasenentleerungsstörung (Dysurie, Pollakisurie ⇨ Spätsymptome weil das Prostatakarzinom meist von der peripheren Zone seinen Ursprung nimmt und erst bei fortgeschrittenem Wachstum die Harnröhre komprimiert), Hämatospermie

⇒ Kreuz- od. Rückenschmerzen (ossäre Metastasen bevorzugt in der LWS, Os sacrum, Beckenknochen od. Femur), dies kann auch erstes Symptom eines **okkulten Prostatakarzinoms** sein

Diag: 1. Anamnese (Miktionsbeschwerden) und urologische Untersuchung: bei der digitalen **rektalen Untersuchung** Verhärtung der Prostata, in fortgeschrittenen Stadien Vorwölbung mit unregelmäßiger höckeriger, derber Oberfläche tastbar (insg. aber nur geringe Sensitivität)

2. Sonographie (abdominal und insb. **transrektal**): Tumor im Prostatagewebe (echoarm od. echoreich mögl.), heute auch endorektales MRT mögl. (gute Darstellungsmöglichkeit)

3. Labor: saure Phosphatase (PAP) + **PSA** (prostataspezifisches Antigen, wird von den Epithelzellen der Prostatadrüsen sezerniert, Norm: <4 ng/ml, Karzinomverdacht bei Werten >4 ng/ml ⇨ Indikation Prostatabiopsie, hochpathologisch sind Werte >10 ng/ml)

ggf. zusätzliche Bestimmung des freien PSA (fPSA, bei Quotient fPSA/PSA <0,18 V.a. Prostatakarzinom), alkalische Phosphatase bei V.a. Knochenmetastasen
4. **Prostatabiopsie** (mind. 6, besser 8 Stanzbiopsien transrektal od. perineal, heute meist unter Ultraschallkontrolle) zur histologischen Untersuchung. Das Ergebnis wird bei Malignität im üblichen Grading (G1-3) oder mit dem GLEASON-Score (Grad 1-5, in der ursprünglichen Einteilung bis Grad 10) angegeben (1 = hochdifferenziert, 3 bzw. 5 undifferenziert/anaplastisch).
5. Tumorstaging: Röntgen-Thorax, Skelettszintigraphie (+ Röntgen-Skelett bei verdächtigen Bezirken in der Szintigraphie), MRT (Lymphknotenmetastasen im kleinen Becken?) bzw. neue Methode MRT-Lymphographie (mit supramagnetische Eisenoxidpartikeln, die sich in patholog. Lk nach 24 Std. anreichern). Eine sichere Lk-Diagnostik ist letztlich jedoch nur durch die Lymphadenektomie mögl. (und die Entfernung aller befallenen Lk hat positiven Einfluss auf das tumorfreie Überleben).

Ther: • Operativ: Ind: guter Allgemeinzustand des Pat. u. Lebenserwartung >10 J.
– **radikale Prostatektomie** (Ind: T1 - T2c/3): Entfernen der gesamten Prostata inkl. Prostatakapsel, Endstücke der Samenleiter und der Bläschendrüsen = **Prostatovesikulektomie** + regionäre Lymphadenektomie (zumindest ab T2b). Die Urethra wird dann End-zu-End mit dem Blasenhals anastomosiert. Sorgfältige Blutstillung und möglichst Schonung der seitlich der Prostata verlaufenden Nn.cavernosi.
Zugang: offen supra-/retropubisch (extraperitoneal im perivesikalen Raum), laparoskopisch (intraperitoneal), endoskopisch extraperitoneal od. offen perineal (in Steinschnittlage zwischen Anus und Peniswurzel, dabei aber keine iliakale Lymphadenektomie u. Gefahr der Verletzung des analen Sphinkterapparates mögl.)
– In neuen Studien werden nur die markierten Sentinel-Lk entnommen (⇨ weniger invasiv, es werden im Durchschnitt 4 Lk entnommen. Die Markierung erfolgt durch Radiokolloid-Injektion in beide Prostatalappen, dann intraoperatives aufsuchen der Lk mit einer Gamma-Handsonde) ⇨ nur wenn diese befallen sind, werden die restlichen pelvinen Lk entfernt.

• Bei schlechtem Allgemeinzustand des Pat. kann in Stadium I u. II alternativ auch eine Strahlentherapie (72 Gy perkutan od. mittels Implantation sog. radioaktiver Seeds [Brachytherapie mit ¹²⁵I od. ¹⁰³Pd] über eine transperineale Nadelpunktion unter transrektaler Ultraschallkontrolle direkt in die Prostata, ggf. + ext. Radiatio mit 45 Gy) durchgeführt werden (die 5-JÜR ist dabei kaum schlechter als die Op, erst die 10-JÜR ist geringer).

• Bei Pat. in hohem Alter >70. Lj. und gut differenziertem Tumor in der Histologie [G1] ist auch eine abwartende = **keine Ther.** gerechtfertigt, da das Risiko an diesem Prostatakarzinom innerhalb von 10 J. zu versterben nur 10 % beträgt.

• Konservativ: im Stadium III u. IV **Hormonentzugstherapie** der männlichen Sexualhormone durch GnRH-Analoga (Goserelin, Zoladex® od. Buserelin, Profact® od. Triptorelin, Decapeptyl® od. Leuprorelin, Eligard®) od. Antiandrogene (Bicalutamid, Casodex® od. Flutamid, Prostica® od. Cyproteronacetat, Androcur®) od. auch operativ durch beidseitige Orchiektomie (Hodenentfernung, es bleiben jedoch die Androgene der NNR ⇨ ggf. zusätzliche Blockierung der adrenalen Synthese durch Ketoconazol).
Ein wesentlicher Überlebensvorteil ergibt sich durch die Ther. aber nicht (jedoch weniger tumorbedingte Komplikationen). In Studien wird derzeit geprüft, ob eine zusätzliche Strahlentherapie zur Hormonentzugstherapie einen Nutzen bringen kann.
Bei Versagen der hormonellen Maßnahmen (Tumorprogress, Anstieg des PSA unter Hormonentzugstherapie = hormonrefraktäres Prostatakarzinom) werden palliativ verschiedene **Chemotherapie**schemata eingesetzt, heute meist ein Taxan [Docetaxel, Taxotere®] in Kombination mit Dexamethason. Alternativ auch Estramustin oder Mitoxantron + Prednison. Diese führen insb. zur Schmerzreduktion in der palliativen Situation (insg. jedoch nur geringer Überlebensvorteil). Auch die Gabe von Östrogenen (nach primärer Hormonentzugstherapie mit erneutem PSA-Anstieg) kann wieder einen signifikanten PSA-Abfall bewirken. Insgesamt zeigt eine kurze Zeit (<2 Monate) bis zur Verdopplung des PSA-Wertes eine schlechtere Prognose an.
Bei ossären Metastasen lokale Radiatio (15-20 Gy) od./und Gabe von Bisphosphonaten (Zoledronat, Zometa® od. Clodronat, Ostac®) zur Schmerzlinderung. Bei ossärer Destruktion kann auch die operative Stabilisierung notwendig werden.

Bei Harnobstruktion palliative transurethrale Resektion od. Dauerkatheter.
Bei Tumoranämie Gabe von Erythropoetin.
- Selbsthilfegruppen: Bundesverband Prostatakrebs e.V., Alte Str. 4, 30989 Gehrden, Tel.: (0 51 08) 92 66-46. Fax: -47, Internet: http://www.prostatakrebs-bps.de
Weitere Informationen im Internet: http://www.ameripros.org u. http://www.prostate.com

Prog: 5-JÜR aller Prostatakarzinome **70 %**, perioperative Letalität 0,3 %
T_1 - T_2 haben eine 90%ige 5-JÜR, T_3 - M_1 haben eine 40%ige 5-JÜR.

Kompl: * Miktionsstörungen
  Op: * bei radikaler Prostatektomie häufig Impotentia coeundi (**erektile Dysfunktion**, 25-80 % d.f. je nach Op-Technik), am geringsten bei bilateral Nerven-erhaltender Op. Ther: PDE-5-Inhibitoren und mechanische Hilfsmittel verordnen.
  * Harninkontinenz (5-30 % d.F.) ⇨ postoperativ Kontinenztraining, Elektrostimulation, ggf. auch anticholinerge Medikation geben
  * Strikturen an der Harnröhrenanastomose
  * Strahlentherapie: Strahlenzystitis, -proktitis, Inkontinenz, Harnverhalt
  * Hormonentzugstherapie: erektile Impotenz, Libidoverlust, Hitzewallungen, nachlassender Bartwuchs, Gynäkomastie und Mastodynie (ggf. prophylaktische Mammabestrahlung mit 18 Gy), mentale Beeinträchtigungen, Osteoporose (bei langdauernder Anwendung)
  * Behandlungsbedürftige Depression (bei bis zu 20 % der Pat.)
  * Tumorprogression: Knochenmetastasen, pathologische Frakturen, spinale Kompression, Anämie, Thrombozytopenie, Gewichtsverlust

Proph: ♥ Krebsvorsorgeuntersuchung: bei Männern ab dem **45. Lj.** mit digitaler rektaler Untersuchung und Bestimmung des Serum-PSA als Tumormarker alle 2 J. empfohlen. Bei PSA >4 ng/ml (als Grenzwert wird derzeit auch ein PSA von 3 ng/ml als Schwellenwert diskutiert) sollte eine Prostatabiopsie erfolgen. Die Laborbestimmung gehört in Deutschland aber nicht zum (bezahlten) Vorsorgekatalog der Krankenkassen, diese wird von den Fachgesellschaften aber empfohlen und eine generelle Einführung ist in der Diskussion. Die Vorsorgeuntersuchungen sind bis zum 70.-75. Lj. sinnvoll.
  ♥ In verschiedenen Studien werden Substanzen auf die Wirksamkeit zur Prophylaxe eines Prostatakarzinoms untersucht, z.B. Finasterid (Proscar®), ASS, Vit. E, Vit. D, Selen, „Tomatendiät", Phytoöstrogene usw.
  ♥ Nachsorge: Bestimmung des Serum-**PSA als Rezidivparameter** (nach erfolgreicher radikaler Prostatektomie sinkt der PSA auf 0 ng/ml ab, ein Wiederanstieg auf >0,1 ng/ml ist Hinweis für Rezidiv od. Metastasierung und Ind. für weitere Diagnostik und Therapie)

DD: – benigne Prostatahyperplasie (s.o.)
  – chronische granulomatöse Prostatitis, Genitaltuberkulose
  – Prostatasteine, Prostatazysten
  – Metastasen eines anderen Primärtumors in der Prostata (z.B. CML, Bronchialkarzinom, Melanom)
  – DD der PSA-Erhöhung: Prostatakarzinom, große benigne Prostatahyperplasie, Prostatitis, Prostatainfarkt, Manipulationen an der Prostata, akuter Harnverhalt, Radfahren

PENIS

Anatomie

Syn: männliches Glied, Phallus, Membrum virile

Entwicklungsgeschichtlich: die sog. Kloake trennt sich früh in einen vorderen Anteil = **Sinus urogenitalis** und einen dorsalen Anteil (Membrana analis). Der ventrale Anteil des Sinus urogenitalis bildet dann die Harnblase und die proximale Urethra. Der pelvine Anteil des Sinus urogenitalis beim Mann bildet die Urethra innerhalb des Penis bis zur Fossa navicularis urethrae. Der Phallus entsteht durch Längenwachstum aus dem Genitalhöcker.

Der Penis besteht aus Radix (Peniswurzel, befestigt den Penis an den unteren Schambeinästen und ist vom M.ischiocavernosus umfasst), Corpus (der Ansatz des Corpus wird Bulbus penis genannt, der vom M.bulbospongiosus umgeben wird) und der Glans penis (Syn: Eichel) mit der Mündung der Urethra (Ostium urethrae externum), der Vorhaut (Preputium) und dem Vorhautbändchen (Frenulum praeputii).

Er hat 3 Schwellkörper (paariger **Corpus cavernosum** penis u. **Corpus spongiosum** penis), die bei sexueller Erregung mit Blut gefüllt werden und dadurch das Glied versteifen. An der Basis bilden die Corpora cavernosa die sog. Crura penis, die durch die Mm.ischiocavernosi u. bulbocavernosi sowie ligamentär mit der Bauchwand und Symphyse verbunden sind.

Das Corpus spongiosum umgibt die Urethra. Alle 3 Schwellkörper werden von einer derben, kaum dehnbaren Bindegewebehülle, der **Tunica albuginea** umgeben. Darüber liegt die Fascia penis profunda (BUCK-Faszie), Fascia penis superficialis und die Haut (Tunica dartos). Zwischen Tunica albuginea und BUCK-Faszie liegen die paarigen Aa., Vv., und Nn. dorsales penis (s. Abb. im Querschnitt).

- A./V./N.dorsalis penis
- Tunica albuginea
- A.profunda penis
- Corpus cavernosum
- Corpus spongiosum
- Urethra

Gefäßversorgung: der Penis wird von den Aa.dorsales penis, Aa.profundae penis (Corpora cavernosa) und den Aa.bulbourethrales (Urethra und Glans) versorgt.
Diese werden beidseits aus der A.pudenda interna versorgt.
Die venöse Drainage erfolgt über den penilen Venenplexus, der über die Circumflexvenen in die Vv.dorsales penis fließt, sowie über die Vv.cavernosae der Penisbasis. Gemeinsam gelangt das venöse Blut in die jeweilige V.pudenda interna.

Erektion: Ein Reiz (mechanisch, visuell, olfaktorisch od. psychisch) führt entweder als Fremdreflex (afferenter Schenkel des Reflexbogens über den N.dorsalis penis u. N.pudendus zum Sakralmark) oder vom Großhirn kommend zur Stimulation des **Erektionszentrums** (parasympathisches Zentrum in den Rückenmarksegmenten S2-S5). Von dort Stimulation efferent über die **parasympathischen Nn.**pelvini zu den Ganglia pelvini, Umschaltung auf die postganglionären Fasern (**Nn.cavernosi**) zu den Schwellkörpergefäßen und der Schwellkörpermuskulatur ⇨ Erektion verläuft in 3 Phasen:

1. **Tumeszenz**: Steigerung des arteriellen Blutzuflusses (Dilatation der Aa.profundae penis aus den Aa.pudendae) und Relaxation der Schwellkörpermuskulatur (zusätzlich relaxierend wirken auch Stickoxid [NO], VIP, CGRP und Substanz P) ⇨ Anschwellen des Penis
2. Erektion: die zunehmende Tumeszenz führt zur Drosselung des venösen Blutabflusses, Anstieg des Druckes in den Corpora cavernosa penis bis zum systolischen Blutdruckwert ⇨ Aufrichten des Penis
3. Rigidität: kurz vor dem Orgasmus zusätzliche Kontraktion des M.ischiocavernosus (Druckwerte im Corpus cavernosum von 400 bis 1.000 mmHg) ⇨ verstärktes Steifwerden = Rigidität des Penis.

Ejakulation: Durch rhythmische Kontraktion von Duct.deferens, der Geschlechtsdrüsen und der Beckenbodenmuskulatur erfolgt die Ausstoßung des Ejakulats. Die Kontraktion der glatten Muskulatur des Blasenhalses verhindert dabei eine retrograde Ejakulation. Der Reflexbogen führt durch mechanische Reizung der Glans penis afferent über den N.dorsalis penis/N.pudendus zum Ejakulationszentrum (sympathische Neurone in den Seitenhörnern der Rückenmarksegmente Th12-L2) und efferent zurück über überwiegend sympathische Fasern zu den Geschlechtsorganen.

Rückbildungsphase: Öffnung der venösen Gefäße, Kontraktion der glatten Muskulatur der Sinusoide und Arteriolen (durch erhöhten Sympathikotonus) ⇨ vermehrter Blutabfluss und verminderter Blutzufluss aus/in die Corpora cavernosa penis ⇨ Rückbildung der Erektion (Detumeszenz).

PENISFEHLBILDUNGEN

Etlg: # Penisaplasie (angeborener fehlender Penis, ICD-10: Q55.5), Penishypoplasie (rudimentäre Penisanlage, Mikropenis, ICD-10: Q55.6)
Penismissbildungen, Penisverkrümmung (Penisdeviation, Peniskurvatur), ICD-10: Q55.6

Ät: – Aplasie/Hypoplasie: während der Embryonalentwicklung ausgebliebene oder rudimentäre Ausbildung des männlichen Gliedes
– Mikropenis: angeboren od. hormonell bedingt (hypogonadotroper Hypogonadismus, Androgenrezeptordefekt)
– Penisdeviation: rudimentäre Bindegewebsstränge (Chordae) bedingen eine Abknickung des Penis, häufig vergesellschaftet mit einer Hypospadie
unterschiedliches Längenwachstum der beiden Corpora cavernosa

Klin: ⇒ Penisaplasie: völlig fehlender Penis
⇒ **Mikropenis**: Penislänge beim Säugling <2 cm, beim Mann <4 cm
⇒ Floppy Penis: nur rudimentär angelegte Corpus spongiosum u. Corpora cavernosa
⇒ Penisdeviation: meist **ventrale** (nach unten) oder laterale Abweichung mit Torsion (Drehung entlang der Penisachse) des **erigierten Penis** (im erschlafften Zustand meist unauffälliger Penis) ⇨ psychisches Problem od. auch bei ausgeprägtem Befund Erschwerung (erhebliche Kohabitationsschmerzen) oder nicht möglicher Geschlechtsverkehr (Impotentia coeundi)
Penoskrotale Schwimmhaut (Syn: Palmure): Ansatz der Skrotalhaut an den vorderen ventralen Abschnitten des Penis, Behinderung bei der Erektion
⇒ Penile Duplikatur (sehr selten): von duplizierter Glanz bis kompletter Dopplung mögl.
⇒ ektoper Penis: Lageanomalie des Penis, dieser entspringt nahe des Anus

Diag: 1. Anamnese und urologische Untersuchung: typischer klinischer Aspekt
2. Sonographie: Ausschluss kalzifizierender Plaques (DD: erworbene Deviation durch Induratio penis plastica, s.u.)
3. Chromosomenanalyse: Geschlechtsdiagnostik

Ther: • Operativ:
– Plastische Penisverlängerung, Korrektur einer Hypospadie
– Implantation einer Penisprothese
– Penisdeviation/Palmure: Durchtrennung der Chordae/Schwimmhaut zur Penisaufrichtung
– kosmetische Korrektur bei Schwellkörperlängendifferenz durch Raffung der Tunica albuginea auf der Gegenseite

Kompl: * gleichzeitige Missbildung der penilen Urethra
Op: * Penisverkrümmung durch postoperative Narbenbildung

DD: – Penisverkrümmung: Induratio penis plastica (s.u.)
– Partielle testikuläre Feminisierung (Syn: REIFENSTEIN-Syndrom, inkomplette Androgenrezeptorenresistenz): intersexuelles Genitale mit Hypospadie, kleine atrophe Hoden, Gynäkomastie, spärliche Sekundärbehaarung
– Hermaphroditismus = echter Zwitter: die äußeren Genitale und sekundären Geschlechtsmerkmale können zwischen rein männlich, rein weiblich und gemischt (Ovotestis) ausgeprägt sein
– Penisdoppelung mit Harnröhren- und Harnblasendoppelung (sehr selten)

PHIMOSE

Syn: Verengung der Vorhaut, engl. phimosis, ICD-10: N47

Anatomie: Die Verengung der Vorhaut (**Preputium**) des Penis ist **bis zum 3. Lj.** durch Verklebung der Glans penis mit der Vorhaut **physiologisch**. Nach Abschluss des 1. Lj. ist eine Retraktion der Vorhaut hinter den Sulcus coronarius der Glans penis erst bei 50 % der Jungen möglich, nach Abschluss des 2. Lebensjahres bei 80 %. Bis zum Eintritt der Pubertät ist die Vorhaut normalerweise vollständig gelöst.

Etlg: # vollständige Phimose: Vorhaut lässt sich bei erschlafftem Penis nicht über die Glans zurückziehen, meist längerstreckige Stenose
unvollständige Phimose: bei Erektion Schwierigkeiten beim Zurückziehen der Vorhaut
Frenulum breve: Verkürzung des Vorhautbändchens

Ät: – **angeborene Verengung** (primäre Phimose)
– erworbene Verengung (sekundäre Phimose): **entzündlich** (Balanitis, Balanoposthitis), Lichen sclerosus et atrophicus (Syn: Craurosis penis, Verhärtung/Verengung der Vorhaut und weißliche Verfärbung der Glans (Balanitis xerotica obliterans) und des inneren Vorhautblatts, Verdickung/Schrumpfung des Frenulums sowie Meatusstenose mögl.), Vernarbungen der Vorhaut durch verfrühte Retraktionsversuche im Kleinkindesalter (Mikrotraumata führen zu Vernarbungen)
– Frenulum breve praeputii (ICD-10: N47): angeboren, durch rezidivierende Balanitiden od. nach gewaltsamer Retraktion, traumatische Schädigung

Path: Zusätzlich zur verengten Vorhaut können Adhäsionen des inneren Vorhautblattes mit dem Epithel der Glans oder dem Frenulum od. ein Frenulum breve bestehen.

Epid: Prävalenz: 5-7 % bei den 6-7jährigen und 1 % bei den 16-18jährigen Jungen

Klin: ⇨ rezidivierende Balanitis/Balanoposthitis ⇨ Verwachsungen zwischen Glans und innerem Vorhautblatt
⇨ Smegmaretention
⇨ ballonierendes Preputium bei der Miktion, im Extremfall bis zur Harnobstruktion und rezidivierende Harnweginfektion bei Abflussbehinderung
⇨ Frenulum breve: behinderter Verschieblichkeit der Vorhaut durch ein verkürztes Vorhautbändchen ⇨ nur partielle Retrahierbarkeit des Preputiums, bei Erektion/Kohabitation schmerzhafte Einrisse, konsekutive Vernarbungen

Diag: Anamnese und urologische Untersuchung: kann die Vorhaut nicht oder nur teilweise zurückgezogen werden od. zeigt sich beim Zurückstreifen über die Glans penis ein Schnürring (= Paraphimose) nach dem 2. Lj., so ist von einem korrekturbedürftigen Missverhältnis zwischen Vorhautweite und dem Durchmesser der Glans penis auszugehen. Weitere diagnostische Maßnahmen sind i.d.R. nicht erforderlich.

Ther: • Bei unkomplizierter Phimose (keine Infekte, ungehinderter Urinabfluss) bis zum 3. Lj. abwarten. Versuchsweise können Östrogen- (Estriol, Ovestin®) od. Cortison-haltige Salben (Clobetasol, Dermoxin® od. Mometason, Ecural®) 2 x tgl. für 4 Wo. unter die Vorhaut gerieben werden.

• <u>Operativ:</u> Ind: nach Abschluss des 2. Lj., bei Kompl. (rezidivierende Infekte) unabhängig vom Alter des Jungen

– radikale **Zirkumzision** (sog. „Beschneidung", wird häufig aus religiösen Gründen bei Juden od. Moslems durchgeführt) = zirkuläre Entfernung beider Vorhautblätter: OP-Technik: Lokalanästhesie (beim Kind in Vollnarkose) als Penisblock (subkutane Applikation eines Lokalanästhetikums (Mepivacain 1%ig [Scandicain®], Cave: ohne Vasokonstringenzienzusatz) an der Peniswurzel beidseits lateral analog der OBERST-Leitungsanästhesie an Finger/Zehen), ggf. Lösung von Verwachsungen zwischen Vorhaut und Glans penis, dorsale Inzision der Vorhaut und zirkuläre Umschneidung beider Vorhautblätter in Höhe des Sulcus coronarius (1), Ligatur der A.frenularis und Durchtrennung des Vorhautbändchens, Verbindung des inneren und äußeren Preputialblattes mit Einzelknopfnähten (2), s. Abb.

– plastische Zirkumzision: Lösen von Adhäsionen, Erweiterung der Vorhautzirkumferenz, bei gleichzeitig verdicktem/verkürztem Frenulum praeputii Frenulotomie mit Ligatur der A.frenularis

– bei Meatusstenose (Lichen sclerosus et atrophicus): zusätzlich Meatotomie

– bei Frenulum breve: **Frenulotomie** ⇨ Penisblock (wie oben), Ligatur der A.frenularis und Durchtrennung des Frenulum

– Postoperativ: Lidocain-Salbenverband (Instillagel®) für einige Tage zur Schmerzlinderung

Prog: gut, selten Op-Komplikationen, verbesserte Hygiene (keine Smegmaretention mögl.)

Kompl: ∗ Zusätzliche urogenitale Missbildungen (keine Zirkumzision bei Hypospadie, da die Vorhaut zur plastischen Korrektur verwendet werden kann)

∗ Balanoposthitis (Entzündung von Glans penis und der inneren Vorhaut)

∗ **Paraphimose** (sog. SPANISCHER Kragen): Einklemmung der zu engen Vorhaut hinter dem Eichelkranz (Corona glandis, Schnürring) ⇨ ödematöse Schwellung von Preputium und Glans penis (der proximale Penis ist unauffällig), Durchblutungsstörung bis zur Nekrose der Glans penis u. Vorhautgangrän durch den gestauten venösen Abfluss (<u>**urologischer Notfall!**</u>), Narbenschrumpfung

Ther: Lokalanästhesie als Penisblock, Auspressen der Eichel, manuelle Reposition, bei Versagen der manuellen Reposition dorsale Längsinzision des Vorhautkragens, nach Ödemrückbildung dann Zirkumzision

∗ Eine Phimose mit chronischer Balanitis und Retention von Smegma ist ein Risikofaktor für das Entstehen eines Peniskarzinoms

∗ Lichen sclerosus et atrophicus penis: fakultative Präkanzerose

<u>Op:</u> ∗ Wundinfektion, Wundrandnekrosen, Rezidivphimose (insb. beim Belassen einer zu langen Restvorhaut), ungünstige Vernarbung, Meatusstenose ⇨ Korrektur-Operation erforderlich

Proph: ♥ Beschnittene Männer haben eine etwas geringere Inzidenz für ein Peniskarzinom (Phimose und Smegma sind Risikofaktoren für ein Peniskarzinom, das Smegma ist darüber hinaus auch ein Kofaktor bei der Entstehung des Zervixkarzinoms). Eine routinemäßige „prophylaktische" Zirkumzision (ohne Vorliegen einer Phimose) ist aber <u>nicht</u> indiziert.

♥ Beschnittene Männer haben ein geringeres HIV-Infektionsrisiko (die dünne Vorhaut enthält viele Zielzellen [CD_{4+}-T-Lymphozyten, LANGERHANS-Zellen] für das HI-Virus)

PENISVERLETZUNGEN

Syn: Penistrauma, **Penisfraktur**, engl. penile fracture, ICD-10: S39.9
Oberflächliche Penisverletzung, Penisprellung, Penisquetschung ICD-10: S30.2
Penisablederung, Penisdécollement, ICD-10: S31.2

Ät: – Penisfraktur: Quetschung od. Abknickung des erigierten Penis (Verletzung beim Sexualakt)
– Trauma: Quetschungstrauma, Beckenbodenverletzung, Beckenringfrakturen
– Stich- od. Bissverletzung (z.b. Hundebiss)
– Hautablederung des Penis, z.b. Masturbationsverletzung am Staubsauger
– Penisabriss/-amputation: bei komplexen Unterleibstraumata od. durch Selbstverstümmelung (Abtrennung des Penis mit einem Messer bei psychiatrischen Patienten)
– Penisinfarzierung durch Strangulation: Masturbationsverletzung, bei der an der Basis des Penis (zur „besseren" Erektion) ein Ring angelegt wird (und dann zu lange verbleibt), z.b. Bullenringe, Ehering, metallene Rohrmanschetten, Plastikflaschenhälse

Path: Penisfraktur: bei der Erektion und insb. unmittelbar vor und während der Ejakulation entstehen in den Corpora cavernosa Drucke bis zu 500 mmHg mit maximaler Spannung der umgebenden Tunica und Faszien. Bei plötzlicher Abknickung im **erigierten** Zustand kann es deshalb zur Ruptur einer od. beider Corpora cavernosa und Einblutung in die Subkutis kommen. Evtl. auch zusätzliche Schädigung des Corpus spongiosum (dann auch Schädigung der penilen Urethra mögl.).

Epid: mehr als die Hälfte der Traumata des äußeren Genitale betreffen den Penis

Etlg: # Penisablederung (= Hautläsion)
Penisquetschung
Penisfraktur (= Schwellkörperruptur)
Penisabriss
Penisinfarzierung = Gangrän

Klin: ⇒ lokaler Schmerz
⇒ Hämatome am Penisschaft, Penisödem, Penisdeviation
⇒ bei offener Verletzung: Blutung
⇒ bei Läsion der Urethra: Miktionsdrang ohne Harnfluss (s. Kap. Harnröhrenverletzung)

Diag: 1. Anamnese und urologische Untersuchung: äußerer Aspekt
2. Sonographie: Darstellung des Hämatoms und Beurteilung des Ausmaßes der Einblutung
3. Röntgen: **Kavernosographie** = Darstellung des Penisschwellkörpers und der Abflusswege durch intrakavernöse Kontrastmittelinjektion zur Lokalisation der Frakturstelle
Zum Ausschluss einer Mitverletzung der Urethra retrograde Urethrographie (vorsichtiges Einspritzen des Kontrastmittels unter Durchleuchtungskontrolle)

Ther: • Bei Kontusion konservative Behandlung
• Bei Mitbeteiligung der Urethra: Schienung der geschädigten Harnröhre und suprapubische Harnableitung
• Operativ: Ind: Penisfraktur sofortige Op. (innerhalb von 36 Std. nach dem Trauma)
– Penisfraktur: Hämatomausräumung, Freipräparation der Corpora cavernosa, sorgfältige Blutstillung und Adaption mit Naht
– Sonstiges Penistrauma: rekonstruktive Wiederherstellung des verletzten Areals, sorgfältige Blutstillung und Überprüfung/Schienung der Harnröhre
bei ausgedehnter Ablederungsverletzung ggf. Defektdeckung mit Spalthauttransplantat
– Bei nicht rekonstruierbarer schwerer Quetschung od. Infarzierung: Teilamputation des

betroffenen Abschnittes und End-zu-End-Anastomosierung od. auch Penisamputation und Anlage eines Neomeatus urethrae perineale
- Bei Tierbissen: offene Wundbehandlung (keine Primärnaht, Grundsätze der chirurgischen Wundversorgung), Tetanusimpfung, bei V.a. Tollwut Schutzimpfung mit HDC-Vakzine
- Bei Penisamputation: Versuch der Replantation des abgetrennten Gliedes, entscheidend ist die Wiederherstellung einer suffizienten Gefäßversorgung

Prog: Begutachtung: GdB/MdE beträgt bei völligem Verlust des Penis 50 %

Kompl: * Infektion: Kavernitis, Penisphlegmone
* Mitverletzung der penilen Urethra, Strikturen, Fistelbildung
* Mitverletzung/Einriss des Skrotums
* erektile Dysfunktion
Op: * Wundheilungsstörungen, Sekundärheilung mit narbiger Deviation des erigierten Penis

BALANITIS

Syn: Entzündung der Glans penis, ICD-10: N48.1

Ät: – Geschlechtskrankheiten: Herpesinfektion (HSV 2 = sog. genitaler Stamm, Herpes genitalis), Condylomata acuminata (HPV = humanes Papillomavirus, insb. Typ 6 u. 11), Gonokokken, Trichomonas vaginalis, Balanitis specifica syphilitica = Primäraffekt der Lues (Treponema pallidum) an der Eintrittstelle, Haemophilus ducreyi (Ulcus molle)
- Bakterielle Infektion: Staphylokokken, Gardnerella vaginalis (bakterielle Vaginose bei der Frau), Enterokokken, Streptokokken Gruppe B, urogenitale Tuberkulose
- Balanitis candidomycetica: Candida albicans (Prädisp.: Diabetes mellitus)
- Balanitis circinata: bei einem ¼ d.Pat. zusätzliches Symptom bei REITER-Krankheit (meist Männer betroffen, HLA-B27 pos.) mit der Trias (Mon-)Arthritis (großer Gelenke), Urethritis und Konjunktivitis
- Mechanische Reizung: Balanitis vulgaris simplex, z.b. durch Phimose, Masturbation, zu häufiges Reinigen und Benutzen von Desinfektionsmitteln („Reinlichkeitsbalanitis")
- Mangelnde Hygiene: Balanitis seborrhoica durch das Smegma (talgige Absonderung der Eichel- u. Vorhautdrüsen)
- Allergisch: Balanitis medicamentosa (Arzneimittelexanthemen), Kontaktallergie gegen (Latex-)Kondome
- Balanitis plasmacellularis ZOON (alte Männern, 50.-80. Lj.): plasmazelluläre Infiltrate mit kleinen Blutungen und Hämosiderinablagerungen unklarer Genese (chron. Reizung?)

Klin: ⇒ Allgemein: Entzündung/Rötung der Eichel und meist auch des inneren Vorhautblatts (= **Balanoposthitis**)
⇒ Herpesinfektion: multiple kleine, gruppiert angeordnete Bläschen, häufig Schwellung inguinaler Lymphknoten, evtl. Fieber
⇒ Kondylome: blumenkohlartige, papillomatöse Wucherungen meist von der Corona glandis penis (zirkulärer Wulst an der Basis der Eichel) ausgehend
⇒ Balanitis specifica syphilitica: schmerzloses Ulkus mit hartem Randsaum
⇒ Balanitis candidomycetica: makulopapulöse Effloreszenzen, Rötung und Juckreiz
⇒ Balanitis circinata: polyzyklische mit weißlichem Randsaum begrenzte Erytheme und Erosionen an der Glans penis
⇒ Balanitis vulgaris simplex: Rötung, Schwellung, evtl. Erosionen und Ulzerationen
⇒ Balanitis plasmacellularis ZOON: glatte, lackartig glänzende, rotbraune Herde

Seite 352 | Urologie

Diag: 1. Anamnese und urologische Untersuchung: gerötete Eichel, Leiste nach geschwollenen Lk abtasten
2. Abstrich von der Glans penis und dem Ostium urethrae

Ther: • Balanitis candidomycetica: lokal Antimykotika (Nystatin, Candio-Hermal®)
• Herpesbalanitis: Aciclovir lokal (Zovirax®Creme), bei Resistenz Foscarnet lokal (Triapten®Antiviralcreme) od. bei Immunsuppression (z.B. HIV-Infektion) systemisch (Foscavir®)
• bakterielle Balanitis: lokale Antibiose (z.B. Fusidinsäure, Fucidine®)
• <u>Operativ:</u> Ind: rezidivierende Balanoposthitis
Zirkumzision (sog. Beschneidung) = zirkuläre Entfernung beider Vorhautblätter des Penis

Kompl: ∗ Aszendierende Infektion ⇨ Urethritis, Zystitis, Prostatitis, Epididymitis

Proph: ♥ Zirkumzision bei rezidivierender Balanoposthitis

DD: – Erythroplasie QUEYRAT: Carcinoma in situ der Eichel od. des inneren Vorhautblatts, Klin: feucht glänzende, scharf begrenzte, düsterrote, samtartig weiche, wenig erhabene bis münzengroße Herde ⇨ Kompl: Übergang in ein Plattenepithelkarzinom, Ther.: Exzision
– Psoriasis vulgaris (sog. Schuppenflechte): Hyperparakeratose der Haut bei genetischer Disposition, Klin: typische schuppende Effloreszenzen, insb. an der Streckseite des Ellenbogens u. Haaransatz am Kopf, aber auch am Penis mögl.
– BEHÇET-Krankheit: Autoimmunkrankheit gegen venöse u. arterielle Gefäße insb. der Haut (Vaskulitis), Klin: orale u. genitale Aphthen, gastrointestinale Beteiligung, Uveitis, Arthritis, Erythema nodosum der unteren Extremität, Ther.: Glukokortikoide, Immunsuppression
– STEVENS-JOHNSON-Syndrom (Syn: Erythema exsudativum multiforme majus): Infekt- od. arzneimittelallergisch bedingtes Exanthem, Schleimhautbeteiligung mit schmerzhafter Blasenbildung, schwere Allgemeinsymptomatik, hohes Fieber, Ther.: Glukokortikoide
– Peniskarzinom

INDURATIO PENIS PLASTICA

Syn: Sclerosis penis, PEYRONIE-Krankheit, engl. penile induration, Peyronie´s disease, ICD-10: N48.6

Ät: – unbekannt
– vermutet werden genetische Disposition (häufig vergesellschaftet mit anderen lokalfibrosierenden Erkrankungen der Palmar- [DUPUYTREN-Kontraktur] oder Plantarfaszie [Morbus LEDDERHOSE]), immunologische Prozesse sowie Mikrotraumata beim Geschlechtsverkehr

Path: ♦ chronisch entzündliche und progredient verlaufende, plaqueförmige **Fibrosierung der Tunica albuginea** der Schwellkörper des Penis, evtl. auch des Septum penis und der seitlichen Anteile des Corpus cavernosum bis zur knorpeligen Umwandlung und Verknöcherung
♦ Histo: primär Vaskulitis über chemotaktische Lymphozyten-/Plasmazellinvasion, Fibroblastenaktivierung ⇨ Kollagenbildung, später auch Kalzifizierung und Verknöcherung

Epid: ◊ Prädisp.alter: >40 Lj.
◊ Prävalenz: 100/100.000 bei den >40-jährigen

Klin: ⇒ im erigierten Zustand meist **dorsale** (nach oben) **Penisdeviation**, seltener auch lateraler Deviation, zum Teil auch gestörte Erektionsfähigkeit

⇒ **schmerzhafte** Kohabitation, in 15 % auch bereits Schmerzen bei der Erektion
⇒ evtl. Kohabitationsunmöglichkeit

Diag: 1. Anamnese und urologische Untersuchung: typische tastbare, plaqueförmige Indurationen des Dorsum Penis
2. Sonographie: Indurations-, Kalzifikationsnachweis
3. Darüber hinausgehende radiologische Untersuchungsverfahren bieten keinen zusätzlichen Informationsgewinn

Ther:
- Liegen keine Beschwerden vor, so ist keine Ther. erforderlich
- Konservativ: alle Verfahren zeigen nur geringe Effektivität
  - oral: Kalium-4-Aminobenzoat (4 x 3g/Tag, Potaba®), versucht werden auch L-Carnitin, Vit. E (300 mg/Tag, Eusovit®) od. Tamoxifen (2 x 20 mg/Tag über 3 Mon.)
  - lokale Infiltrationstherapie: Glukokortikoide (10 mg Prednisolonäquivalent) od. α-Interferon (1-3 Mio. I.E./Woche) od. Kollagenase
  - Extrakorporale Stoßwellentherapie (kann gegen Schmerzen helfen)
  - Die früher durchgeführte Röntgenbestrahlung ist wegen schlechter Ergebnisse weitgehend obsolet.
- Operativ:
  - Cave: Aufklärung über die Längeneinbuße des Penis durch die Op!
  - Plikaturoperation: bei geringer Verkrümmung Raffung der Tunica albuginea auf der Penisunterseite (bei Lateraldeviation auf der Gegenseite)
  - bei ausgeprägter Deviation Plaqueresektion und plastische Deckung des Defekts der Tunica albuginea mit lyophilisiertem bovinem Perikard od. durch ein Präparat aus körpereigener V.saphena magna (Kompl: in 20 % d.F. später erektile Dysfunktion)
  - bei gleichzeitiger erektiler Dysfunktion ggf. Plaqueresektion und Implantation einer Penisprothese (s.u. Kap. Erektile Dysfunktion)

Prog: schubweiser Verlauf, Spontanremission möglich (bis 40 %, insb. wenn keine Verkalkungen vorliegen), die Schmerzen sisitieren i.d.R. nach 1-2 Jahren spontan.

DD: angeborene Penisdeviation (s.o.)

PRIAPISMUS

Syn: Schmerzhafte Dauererektion des Penis, engl. priapism, ICD-10: N48.3

Def: auf die **Corpora cavernosa** beschränkte, persistierende **schmerzhafte Dauererektion** (>2 Std.) ohne sexuelle Erregung/Stimulation, Orgasmus und Ejakulation

Ät:
- idiopathisch (2/3 d.F.)
- internistisch: Gerinnungsstörungen, Sichelzellenanämie, Leukämie, Diabetes mellitus, Amyloidose ⇨ führen zur erhöhten Viskosität des Blutes
- traumatisch, Penisvenenthrombose
- neurologische Erkrankungen (Rückenmarkerkrankungen, Multiple Sklerose, Dysrhaphiesyndrome, Neurolues)
- Peniskarzinom
- Iatrogen: nach **Schwellkörper-Autoinjektionstherapie** (Abk. SKAT, PGE_1 Alprostadil, Caverject®) zur Behandlung der erektilen Dysfunktion
  Med: Psychopharmaka, z.B. Paroxetin (Seroxat®), Clozapin (Leponex®), Thioridazin (Melleril®), Haloperidol (Haldol®), Bromperidol (Impromen®)

Path: ♦ Low-Flow-Typ (90 %): venöse Abflussbehinderung bis zum vollständigen Abflussstopp aus den Schwellkörpern (Penis derb und schmerzhaft) und Stuttering-Priapismus (milde Form mit verlängerter Erektion, die aber nach einigen Stunden spontan sistiert)
♦ High-Flow-Typ (10 %): arterielle Hyperperfusion durch arteriokavernöse Fistel
♦ Bei anhaltender Blutfüllung der Corpora cavernosa ⇨ **Thrombosierung**, die zur **Schwellkörperfibrose** und erektilen Impotenz führt

Klin: ⇒ **Schmerzhafte Dauererektion** des Penis (ohne entsprechende sexuelle Erregung), per definitionem keine Beteiligung des Corpus spongiosum (schlaffe Glans penis)
⇒ Anfänglich livide Verfärbung der Glans penis, später des gesamten Penis mit Penisödem

Diag: 1. Anamnese und urologische Untersuchung: palpatorisch verhärtete, dolente Corpora cavernosa bei weichem Corpus spongiosum, Glans und Urethra. Spontanmiktion ist mögl.
2. Labor: Blutbild, BSG, CRP, Glukose, Gerinnungsstatus
3. Farbkodierte Duplexsonographie: Darstellung des erhöhten Flusses der Penisarterien bei High-Flow-Typ
4. Röntgen: Kontrastmitteldarstellung der Schwellkörper und venösen Abflusswege (sog. **Kavernosographie**) bei V.a. Thrombose

Ther: Innerhalb von **12 Std.** (**urologischer Notfall!**), sonst persistierende erektile Dysfunktion.
• Konservativ: intrakavernöse Injektion eines α-Sympathomimetikum, z.B. Etilefrin 5-10 mg, Effortil® (insb. bei SKAT-induzierter prolongierter Erektion, s.u. Kap. Erektile Dysfunktion), Analgetikagabe
• Peniswurzelnahe Entlastungspunktion der Corpora cavernosa mit Blutabsaugung und vorsichtiger Spülung mit Kochsalz-Heparinlösung
Anlage von Stanzfisteln (mit einer Nadel) zwischen Glans penis und den Corpora cavernosa (⇨ Abfluss über das Corpus spongiosum)
• Bei High-Flow-Typ: selektive Embolisation der betroffenen Penisarterie
• Operativ: Ind: Versagen der kons. Ther.
Shuntoperation: Gefäßanastomose der V.saphena oder der V.dorsalis penis mit dem Corpus cavernosum

Prog: bei zeitgerechter Therapie gut

Kompl: **erektile Dysfunktion** durch Schwellkörperfibrose

DD: – peniles Hämatom bei Kontusion
– Schwellkörperinfektion, Kavernitis

PENISKARZINOM

Syn: Engl. penis carcinoma, penile carcinoma, ICD-10: C60.9

Ät: – wesentlicher Faktor ist die **Smegmaretention** (beschnittene Männer haben eine 3fach geringere Inzidenz) bei **Phimose**, chronischer Balanitis und mangelhafter Intimhygiene.
– Eine Promotorfunktion der Karzinogenese wird auch einer Infektion mit **HPV** (humanes Papillomavirus) zugeschrieben (insb. den high-risk Typen, s.u. Kap. Venerologie)
– Präkanzerosen: Lichen sclerosus et atrophicus penis (Syn: Balanitis xerotica obliterans), Leukoplakie (papilläre Hyperkeratose mit vermehrt dysplastischen Zellen), Erythroplasie QUEYRAT (rötliche Induration, später Ulceration an Glans od. Vorhaut, ca. 10%ige Progression zum invasiven Plattenepithelkarzinom), Balanitis plasmacellularis ZOON (plasmazelluläre Infiltrate an der Glans penis), BOWEN-Krankheit (Carcinoma in situ der Glans penis, intraepitheliales Wachstum, bis zu 10%ige Progression zum Peniskarzinom)

- Narbenkarzinom, Asbestbelastung
- Metastasen anderer Primärtumoren im Penis: Blasen-, Nierenzell, Prostata-, Hoden-, Rektum-, Magen-, Bronchialkarzinom

Path: ♦ Histo: 90 % **Plattenepithelkarzinome** (meist gut differenziert), 10 % Basalzellkarzinome, selten Basaliome, Melanome od. Adenokarzinome

♦ Lok: mögliches Vorkommen am gesamten Penis, meist jedoch an der **Corona glandis** (Übergang von Glans zur Preputialhaut) des Penis gelegen ⇨ Lymphabfluss in **inguinale Lk** (erste LK-Station = Sentinel-Lk) liegt an der Einmündung der V.epigastrica supf. in die V.saphena magna) und über die Corpora cavernosa in iliakale Lk mögl. (wegen zahlreicher kreuzender Anastomosen an der Peniswurzel beidseitig mögl.)

♦ 10 % d.F. mit Fernmetastasierung (Diagnose im Spätstadium), bei infiltrativem Wachstum wesentlich häufiger

Etlg: # TNM (regionäre Lymphknotenmetastasen = Lk in der Leiste od. kleinen Becken)

T_{is}:	Carcinoma in situ
T_a:	nichtinvasives verruköses Karzinom
T_1:	Tumor infiltriert subepitheliales Bindegewebe
T_2:	Tumor infiltriert Corpus spongiosum od. cavernosum
T_3:	Tumor infiltriert Urethra od. Prostata
T_4:	Tumor infiltriert andere Nachbarstrukturen (z.B. Skrotum)
N_1:	solitäre Lk-Metastase in oberflächlichem Leistenlymphknoten
N_2:	multiple od. bilaterale Lk-Metastasen in oberflächlichen Leistenlymphknoten
N_3:	Lk-Metastasen in tiefen Leisten- od. Beckenlymphknoten

Stadiengruppierung: I: $T_1N_0M_0$ II: $T_1N_1M_0$ bis $T_2N_{0-1}M_0$
III: $T_{1-2}N_2M_0$ bis $T_3N_{0-2}M_0$ IV: alle T_4, alle N_3, alle M_1

Epid: ◊ Inzidenz: **seltener** Tumor, 1-2/100.000/Jahr, ca. 600 Neuerkrankungen/Jahr in Deutschland
◊ Häufigkeitsgipfel: >60. Lj.

Klin: ⇒ Schwellung u. Induration von Glans u. Preputium, evtl. Sekretion od. Kontaktblutung
⇒ durch Verkleben der Vorhaut evtl. Phimose und rezidivierende Entzündungen (Balanoposthitis), die klinische Unterscheidung von infektiösen Erkrankungen kann schwierig sein, ggf. mit inguinaler Lk-Schwellung (durch die Entzündungen)
⇒ im fortgeschrittenen Stadium exophytisches, blumenkohlartiges Wachstum od. Ulzeration des Tumors bei insg. eher geringen Beschwerden
⇒ Kutane oder lymphogene Metastasen können zu ausgeprägten Weichteildefekten führen

Diag: 1. Anamnese und urologische Untersuchung: palpable Induration, inguinale Lk-Schwellung?
2. Abstrichentnahme: Cave: häufig bakterielle Superinfektion bei exulzerierendem Wachstum ⇨ immer auch Biopsie und histologische Untersuchung
3. Staging: Rö-Thorax, Sono-Abdomen, Knochenszintigraphie, CT-Becken für Lk-Status (erst einige Wochen nach Op durchführen, da die Lk häufig durch die rezidivierenden Entzündungen geschwollen sind), in Erprobung auch PET zur Lk-Diagnostik

Ther: • Aufgrund der geringen Fallzahlen fehlen bisher valide Therapie- und Studienprotokolle.
• Konservativ: Chemotherapie induktiv (neoadjuvant) zur Verbesserung der Operabilität, postoperativ (adjuvant) oder palliativ mögl., meist Einsatz von Cisplatin, Methotrexat oder Bleomycin (bei Fernmetastasierung aber insg. geringe Ansprechrate)
Bei bakterieller Superinfektion: Antibiose
• Bei inoperablen Patienten Bestrahlung des Tumors mit 60 Gy
• Operativ: Stadium I - III
– bei Präkanzerosen od. frühem Tumorstadium (T_{is}, T_a): lokale Exzision od. auch Laser-

koagulation (besseres kosmetisches Ergebnis)
- bei T1: lokale Exzision (mit 20 mm Sicherheitsabstand im Gesunden)
- bei T2: Penisteilamputation
- bei T3: Penisamputation (Emaskulation)
- immer beidseitige inguinalen Lk-Entnahmen (häufig lymphogene Metastasierung und beidseitiger Befall wegen kreuzender Lymphbahnen mögl.) und perioperative Antibiotikagabe ⇨ bei Lk-Befall inguinale und iliakale Lymphadenektomie. In Studien wird auch hier die alleinige Sentinel-Lk-Entnahme durchgeführt (⇨ weniger invasiv) ⇨ nur wenn diese befallen sind, werden die restlichen inguinalen und iliakalen Lk entfernt

Prog: Stadium I u. II 80%ige 5-JÜR, Stadium III 50 %, im Stadium IV nur 5-15 % 5-JÜR

Kompl: * rezidivierende Entzündungen, die auch die (rechtzeitige) Diagnose verschleiern können
Op: * Erektile Dysfunktion

Proph: ♥ Eine routinemäßige Zirkumzision (ohne Vorliegen einer Phimose) ist nicht indiziert, bei Phimose od. rezidivierenden Balanoposthitiden sollte diese aber durchgeführt werden.

DD: - Balanitis, Balanoposthitis
- Venerische Ulzera od. gutartige Tumoren des Penis (Einzelheiten s.u. Kap. Venerologie): **Condylomata acuminata** (HPV-Infektion) od. als Maximalform Condylomata gigantea (BUSCHKE-LÖWENSTEIN-Tumor mit invasivem, destruierendem Wachstum und Fistelbildung), genitaler Herpes simplex (Typ 2), Lues (Ulcus durum, Condylomata lata), Ulcus molle, Lymphogranuloma venereum, Granuloma inguinale
- Genitaltuberkulose

HODEN, NEBENHODEN u. SAMENLEITER

Anatomie

Entwicklungsgeschichtlich: Durch den **TDF** = Testis-determinierender Faktor auf dem Y-Chrom. entwickelt sich in der 7.-8. Embryonalwoche eine männlich Hodenanlage retroperitoneal unterhalb der Nachnierenanlage (fehlt der TDF entwickeln sich gemäß der genetischen Grundprogrammierung weibliche Gonaden). Durch das **AMH** = Anti-MÜLLER-Hormon der SERTOLI-Zellen der Hodenanlage werden beim männlichen Fetus die („weiblichen") MÜLLER-Gänge zurückgebildet (⇨ verhindert die Ausbildung von Tuben, Uterus u. Vagina) und es verbleibt beim Mann nur ein kleiner Rest, der sog. Appendix testis (MORGAGNI-Hydatide) und der Utriculus prostaticus. Aus dem („männlichen") WOLFF-Gang bildet sich der Nebenhodengang, die Samenleiter und die Bläschendrüsen (bei der Frau wird der WOLFF-Gang zum rudimentären GARTNER-Gang zurückgebildet). Aus der Ureterknospe des WOLFF-Ganges werden bei Mann und Frau der Ureter, Nierenbecken, Kelche und die Sammelrohre der Niere gebildet.

Durch die in der 8. Embryonalwoche beginnende Testosteronproduktion der LEYDIG-Zwischenzellen der Hodenanlage werden die männlichen Geschlechtsteile ausgebildet. Bis zum 8. SSM deszendieren die Hoden dann entlang des Proc.vaginalis in das Skrotum.

HODEN

Form: länglich-oval, Größe: ca. 3 cm im Durchmesser, 4 cm Länge, Volumen: 15-25 cm³

Aufbau: Die Hoden (Syn: Testis, Orchis, engl. testicle) sind paarig angelegt und sind die männliche Keimdrüsen. Ein Hoden besteht aus ca. **250 Läppchen** (Lobuli testis). Die Lobuli sind durch Bindegewebesepten (Septula testis) voneinander getrennt.
Jeder Lobulus enthält jeweils 1-4 **Hodenkanälchen** (Tubuli seminiferi contorti) mit dem Keimepithel (Germinalzellen) für die **Spermatogenese** (= exkretorischer Anteil), den **SERTOLI-Zellen** (Stützzellen des Samenepithels, diese dienen v.a. der Ernährung der reifenden Samenzellen) und den **LEYDIG-Zwischenzellen** (für die Testosteronproduktion = inkretorischer Anteil) im interstitiellen Bindegewebe des Hodens.

Umgeben wird der Hoden von innen nach außen von: Tunica albuginea, Epiorchium (Lamina visceralis, viszerale Ausstülpung des Peritoneums), Periorchium (Lamina parietalis, parietale Ausstülpung des Peritoneums, Syn: Tunica vaginalis testis), Fascia spermatica int. mit M.cremaster, Fascia spermatica ext., Tunica dartos (glatte Muskelfaserzüge), Lederhaut und zuletzt die fettfreie u. dunkel pigmentierte Skrotalhaut.

Gefäße: arteriell: A.testicularis (aus der Aorta abdominalis); venös: Abfluss über den Plexus pampiniformis (mit Lymphgefäßen), V.testicularis ⇨ Abfluss re. in die V.cava inf. und li. in die V.renalis sinistra (langstreckiger Verlauf!)

re. Hoden v. lateral

Innervation: Plexus testicularis (sympathische Nervenfasern aus dem Plexus coeliacus, diese ziehen mit der A.testicularis zum Hoden)

Spermatogenese:
Während der Embryogenese bis zur Pubertät werden die Urkeimzellen durch mitotische Teilung in **Spermatogonien** mit diploidem Chromosomensatz umgewandelt. Aus diesen entwickeln sich dann im Keimepithel der Tubuli seminiferi lebenslang die primären Spermatozyten.
Nach einer ersten Reifeteilung (Meiose) werden die primären Spermatozyten zu (zwei) sekundären Spermatozyten (Präspermatiden mit noch diploidem Chromosomensatz), durch eine zweite Reifeteilung entwickeln sich daraus (insg. vier) Spermatiden mit einfachem Chromosomensatz (und nur je einem X- od. Y-Chromosom ⇨ die Spermien sind somit geschlechtsbestimmend). Anschließend erfolgt die Differenzierung zu reifen Spermien (Spermatozoen). Der gesamte Entwicklungs- und Reifeprozess dauert ca. **3 Monate** und ist Testosteron-abhängig.

Das **reife Spermium** ist ca. 60 μm lang und besteht aus einem Kopf (mit der Erbinformation) und dem Akrosom an der Spitze (zur Penetration der Zona pellucida der Eizelle), einem Mittelstück (Mitochondrien als Energiespeicher) und dem Schwanz/Geißel (als Antrieb).

Samenflüssigkeit (Syn: Sperma): Sekret aus den Bläschendrüsen, der Prostata, den Gld.bulbourethrales, den Nebenhoden und die Spermien (die Spermien machen dabei aber nur 3-5 % des Gesamtvolumens aus).

NEBENHODEN

Aufbau: Die Nebenhoden (Syn: **Epididymis**) sind ebenfalls paarig angelegt und liegen dem Hoden hinten oben auf. Den Kopf bilden 12-15 Ductuli efferentes testis, die in den geschlängelten, 5-6 m langen Nebenhodengang (Ductus epididymidis) führen (= Körper u. Schwanz). Der Nebenhodengang ist der Speicherort für die Spermien. Er geht dann kaudal in den Samenleiter (Duct.deferens) über (s. Abb.). Gefäßversorgung und Innervation wie der Hoden (s.o.).

DUCTUS DEFERENS

Der Samenleiter ist ebenfalls paarig angelegt und bildet die unmittelbare Fortsetzung des Nebenhodengangs. Er ist insg. 50-60 cm lang und zieht mit den übrigen Samenstranggebilden durch den Leistenkanal und den inneren Leistenring, verläuft nach Überkreuzung des kleinen Beckens zur Dorsalfläche der Harnblase. Von dort zieht er (den Ureter überkreuzend) zum Blasengrund und erweitert sich am Ende zur Ampulla und mündet unter Aufnahme des Ductus excretorius der Bläschendrüsen als **Ductus ejaculatorius** innerhalb der Prostata auf dem **Colliculus seminalis** in der Harnröhre (Urethra).

LAGEANOMALIEN DES HODENS

Syn: Maldescensus testis, **Kryptorchismus**, Hodendystopie, Hodenhochstand, Hodenretention, engl. undescended testis, retained testicle, ICD-10: Q53.9

Anatomie: Entwicklungsgeschichtlich wandert die Hodenanlage ab der 5.-8. Embryonalwoche bis zum 10. Embryonalmonat geführt vom Gubernaculum testis (kaudaler Teil des Keimdrüsenbandes) von kranial retroperitoneal durch den Inguinalkanal in das Skrotum. Ursachen der Wanderung sind das schnellere Wachstum der unteren Körperhälfte und das Anti-MÜLLER-Hormon (abdominelle Wanderung) sowie die Androgene (Leistenkanal-Wanderung). Physiologisch ist der Hoden bei Geburt im Skrotum tastbar = **Reifezeichen**.

Ät: – Mechanische Behinderung der Deszension in das Skrotum
– Chromosomenaberration: KLINEFELTER-Syndrom (47 XXY od. 48 XXXY)
– Testikuläre Feminisierung (46 XY): Hairless-woman-Syndrom durch Androgenrezeptordefekt (bei normaler Testosteronkonzentration)
– XY-Gonadendysgenesie-Syndrome (46 XY): Testosteronsynthesestörungen durch verschiedene Enzymdefekte (Fehlen/Verminderung der Desmolase, Hydroxylase, Dehydrogenase od. Hydroxysteroidoxidoreduktase) od. LEYDIG-Zell-Dysplasie ⇨ Testosteronmangel
– Pseudohermaphroditismus masculinus internus (46 XY): 5α-Reduktasemangel ⇨ gestörte Konversion von Testosteron zu 5-Dihydrotestosteron (5-DHT ist für die äußerliche Virilisierung und Entwicklung von Prostata, Penis und Skrotum erforderlich)
– verminderte LH-Sekretion

Path: Bei dystoper Hodenlage kommt es zur Verminderung der Samenkanälchen und LEYDIG-Zellen durch die erhöhte Temperatur bei intraabdomineller Lage (3-4 °C mehr als im Skrotum) ⇨ Störung der Spermatogenese, Infertilität, erhöhtes Risiko für maligne Entartung. Hodenparenchymschäden lassen sich histologisch bereits nach dem 1. Lj. nachweisen.

Epid: Ein **Maldescensus testis** kommt bei 3 % der männlichen, zeitgerecht geborenen Neugeborenen vor. Durch spontane Deszension in das Skrotum verbleibt bis zum Ende des 1. Lj. noch bei **0,8-1,8 %** aller Jungen ein Hodenhochstand ⇨ dieser bedarf dann einer Therapie.

Etlg: # Hodenretention:
- Bauchhoden: Hoden im Bauchraum = Retentio testis abdominalis
- **Leistenhoden** (Retentio testis inguinalis, häufigste Form, 2/3 d.F.) = Lage im Inguinalkanal
präskrotale Lage (bereits aus dem äußeren Leistenring ausgetreten) des Hodens
Gleithoden (engl. sliding testicle): durch zu kurzen Funiculus spermaticus od. hypertrophe Fasern des M.cremaster liegt der Hoden nicht ganz im Skrotum, aber bereits außerhalb des äußeren Leistenrings. Manuell läßt sich der Hoden in das Skrotum verlagern, schnellt nach dem Loslassen aber wieder zurück.

Hodenektopie = Lage des Hodens außerhalb des normalen Wanderungsweges: epifaszial-inguinale (= subkutan in der Leiste, häufigste Form), femorale oder penodorsale Lage des Hodens

Klin: ⇨ Leistenhoden: im Leistenkanal palpabler Hoden, der sich manuell nicht ins Skrotum schieben lässt
⇨ Frühgeburt (<37. SSW): in 30 % d.F. findet sich ein Kryptorchismus

Diag: 1. Anamnese und urologische Untersuchung: Palpation des Skrotums u. der Leistenregion
2. Sonographie: ein Leistenhoden kann sonographisch gut nachgewiesen werden
3. Labor: bei beidseits nicht tastbarem Hoden hCG-Stimulationsbehandlung zum Nachweis von Testosteron-produzierendem Hodengewebe (DD: Anorchie)
4. MRT: zur intraabdominellen Lokalisation mögl. (aber tiefe Sedierung erforderlich), daher bei intraabdomineller Lokalisation besser gleich diagnostisch-therapeutische **Laparoskopie**

Ther: • Ein Spontandeszensus kann beim Leistenhoden bis zum 8. Lebensmonat abgewartet werden.
• Konservativ: nach dem 8. Lebensmonat bei Hodenretention (nicht bei Hodenektopie wirksam) mit der Hormontherapie beginnen ⇨ humanes Choriongonadotropin (hCG, Primogonyl®) i.m. (1. Lj. 2 x 350 IE/Wo., 2. Lj. 2 x 500 IE/Wo.) + GnRH als Nasenspray (Gonadorelin 3 x 400 μg/Tag, Kryptocur®) ⇨ führt in 30-50 % d.F. zum Deszensus
• Operativ: Ind: Hodenektopie, gleichzeitige Leistenhernie, vorhandener Kryptorchismus trotz Hormontherapie, Op vor Abschluss des **2. Lj.** durchführen!
  – bei Leisten- und Gleithoden: über einen inguinalen Zugang **Orchidofunikulolyse** (= freipräparieren des Hodens und der Vasa spermatica/Duct.deferens), **spannungsfrei** Verlagerung des Hodens in das Skrotum und **Orchidopexie** (Einbettung und Befestigung des Hodens in einer präparierten subkutanen „Hodentasche" im Skrotum)
  Begleitpathologien wie ein offener Processus vaginalis od. Inguinalhernie werden in gleicher Sitzung operiert
  – bei Bauchhoden: Op n. FOWLER-STEPHENS (zweizeitige Op: laparoskopisch u. später offen chirurgisch) zur Verlagerung der Hoden nach skrotal. Hierzu laparoskopische Suche des Hodens, Ligatur und Durchtrennung der Vasa spermatica (A./V.testicularis), die Gefäße von Duct.deferens und Nebenhoden werden dadurch stimuliert und versorgen dann den Hoden, der dann konventionell nach einigen Monaten in das Skrotum verlagert wird. Ist dies nicht mögl. dann mikrochirurgische Autotransplantation der Hoden (= Entfernung des abdominellen Hodens und Implantation in das Skrotum, Anastomose der Hodengefäße mit den Vasa epigastrica)
  – Findet sich in der Laparoskopie eine nur rudimentäre Hodenanlage, so wird diese wegen der malignen Entartungstendenz entfernt

Prog: Die Hoden können in den ersten Lebensmonaten noch spontan deszendieren. Bei Op bis zum Ende des 2. Lj. kann in 90 % d.F. die Fertilität erhalten werden.

Kompl: * Bei beidseitigem (nicht behandeltem) Kryptorchismus in 80 % **Infertilität** (bei einseitigem Hodenhochstand Infertilität auch noch in 40 % d.F.)
* Erhöhtes Risiko der **malignen Entartung** (20fach bei einseitigem Kryptorchismus, 40fach bei beidseitigem und auch nach Op bleibt das Risiko noch erhöht)

Urologie

* Bei Hodendystopie in der ½ d.f. gleichzeitig Leistenhernie und weitere Anomalien, wie fehlender Anschluss der Nebenhoden od. Samenwege

DD:
- **Pendelhoden** (Syn: Wanderhoden, engl. retractile testis): in Ruhe stehen die Hoden normal im Skrotum. Bei ausgelöstem Kremasterreflex (Sex, Kälte) kommt es durch Kontraktion des M.cremaster zur Retraktion der Hoden vor den äußeren Leistenring. ⇨ Normvariante, keine Ther. erforderlich
- Prune-belly-Syndrom (Bauchdeckenaplasie-Syndrom): Missbildungssyndrom mit Trias aus beidseitigem Kryptorchismus, Bauchmuskelaplasie, dysplastischen ableitenden Harnwegen (s. Kap. Megaureter)
- Primäre **Anorchie** (= fehlende Hoden) od. Hodenhypoplasie bei normalem 46XY-Karyotyp und normalen äußeren Genitalien ⇨ persisitierende primäre Infertilität, Ther: Testosterongabe zur Einleitung der Pubertät und dann dauerhaft (Infertilität bleibt aber bestehen)

HODENTORSION

Syn: Hoden- u. Samenstrangdrehung, **akutes Skrotum**, engl. testicular torsion, ICD-10: N44.0

Path: Abnorme Mobilität des Hodens innerhalb der Tunica vaginalis testis (intravaginale Form, 90% d.f.) oder insuffiziente Fixierung des Hodens durch das Gubernaculum testis und nicht obliterierten Processus vaginalis (extravaginale Form mit Torquierung in Höhe des äußeren Leistenrings. Durch die Rotation des Hodens und Samenstranges kommt es zur Kompression des venösen Plexus pampiniformis ⇨ **hämorrhagischer Hodeninfarkt** mit sekundärem Stopp der Perfusion durch die A.testicularis (oder bei ausgeprägter Torquierung zum sofortigen Verschluss der A.testicularis)

Epid: Prädisp.alter: fast überwiegend im Säuglings- (meist extravaginale Form) und Jugendalter (15.-20. Lj., meist intravaginale Form).
Auslöser können starke Drehbewegungen (auch im Schlaf in der Traumphase), Trauma od. auch der Zug des M.cremaster sein, der spiralige Muskelfaserzüge hat.

Klin: ⇒ Plötzlich einsetzender, **heftigster Hodenschmerz** mit Ausstrahlung in die Inguinalregion und den Unterbauch („**akuter Hoden**", „**akutes Skrotum**"), Skrotalödem, Rötung
⇒ Vegetative Begleitsymptomatik, Übelkeit und Erbrechen
⇒ evtl. peritoneale Reizung bei körperlicher Betätigung mit Drehbewegung

Diag: 1. Anamnese (vorangegangene Beschwerden, z.B. Leistenhernie, Skrotalschwellung?) und urologische Untersuchung: wegen Rotation des Samenstranges besteht i.d.R. ein einseitiger **Hodenhochstand** (BRUNZEL-Zeichen), Druckempfindlichkeit des verdrehten Hodens, fehlender Kremasterreflex, Skrotalschwellung und -rötung
negatives PREHN-Zeichen: Schmerzverstärkung oder -persistenz bei Hodenhochlagerung (unsicher im Säuglings- und Kleinkindesalter)
2. Sonographie: Ausschluss einer Hydrozele od. Hydatidentorsion, farbkodierte Duplexsonographie zur Darstellung der Hodenperfusion über die A.testicularis (ist manchmal auch unsicher, da initial oder bei geringer Torsion noch eine Perfusion bestehen kann)
3. MRT: zuverlässige Diagnose mögl. (jedoch teuer)

Ther: • Akut: **urologischer Notfall!** Versuch der manuellen Retorquierung (li. Hoden im Uhrzeigersinn, re. Hoden gegen den Uhrzeigersinn = jeweils nach lateral), jedoch anschließend immer operative Revision und Orchidopexie (auch des kontralateralen Hodens)
• Operativ: Ind: kann eine Torsion nicht sicher ausgeschlossen werden, dann immer Freilegung des Hodens. **OP innerhalb von 6 Std.**, sonst irreversible Nekrose!
- Eröffnung des Skrotums, Detorsion des torquierten Hodens, **Orchidopexie** (= Befestigung mittels Naht am tiefsten Punkt des Skrotums) des betroffenen Hodens und auch des kontralateralen Hodens (als Prophylaxe)

- Bei Nekrose: Orchiektomie des betroffenen Hodens und kontralaterale Orchidopexie

Prog: Bei Op innerhalb von 6 Std. gut, nach 12 Std. ist eine irreversible Nekrose bereits bei 80 % d.f. eingetreten.

Kompl: verschleppte Hodentorsion (>6 Std.) ⇨ irreversible Nekrose des Hodengewebes

DD: des akuten Skrotums:
- **Hodentorsion**
- **Epididymitis**, Orchitis, Hodenabszess
- stumpfes Skrotal-/Hodentrauma
- **Hydatidentorsion** (Syn: MORGAGNI-Hydatide, Appendix testis): Torsion des Rests des MÜLLER-Gangs = ein gestieltes mit Wasser gefülltes Bläschen am oberen Pol des Hodens, meist im Kindesalter, Klin: wie bei der Hodentorsion, Ther: Entfernung d. Hydatide
- akute Hydrozele
- Hämatozele (traumatische Hodenruptur), Ther: Ausräumung des Hämatoms und Wiederverschluss der Tunica albuginea
- Insektenstich (allergische Reaktion), idiopatisches angioneurotisches Ödem (idiopathisches Skrotalödem)
- Skrotalphlegmone (bakterielle Infektion), FOURNIER-Gangrän
- Hodeninfarkt (Verschluss der A.testicularis)
- Thrombose des Plexus pampiniformis, Varikozelenthrombose
- **Leistenhernie**, insb. inkarzerierte Skrotalhernie
- Hodentumoren (i.d.R. schmerzlos)
- Schmerzausstrahlung vom Bauchraum in den Hoden: Nephrolithiasis, Appendizitis, Nabelkoliken

SKROTUMVERLETZUNG / HODENTRAUMA

Syn: ICD-10: S39.9

Ät: – Stumpfes Trauma: Quetschung, Schlag
- Stich- od. Schussverletzung, Tierbiss
- Ablederung der Skrotalhaut (selten)

Path: Durch die starke Tunica albuginea kommt es nur selten zu Hodenrupturen, sondern es bildet sich ein subkapsuläres Hämatom mit starken Schmerzen

Klin: ⇒ Vernichtungsschmerz, **skrotales Hämatom**
⇒ Hodenluxation: traumatische Verlagerung eines/beider Hoden in den Leisten- od. Dammbereich

Diag: 1. Anamnese (Unfallmechanismus?) und urologische Untersuchung: Hämatom, Abgrenzbarkeit von Hoden und Nebenhoden, auf einseitigen Hodenhochstand achten ⇨ kann Hinweis für eine traumatisch bedingte Hodentorsion sein
2. Sonographie: skrotale Flüssigkeitsansammlung, Hämatom im Hoden

Ther: • Ziel ist der Erhalt von Hodengewebe (auch nur geringe Anteile reichen aus, um die endokrine Funktion des Hodens zu erhalten)
• Leichtes Trauma: Hochlagerung, Kühlung, Analgetika
• Operativ: Ind: bei Torsion, großem Hämatom

Urologie

- Frühzeitige Freilegung des Hodens, Entlastung eines Hämatoms, Naht der Tunica albuginea
- bei Torsion Retorquierung des Hodens und Orchidopexie
- bei Zerquetschung eines Hodens Orchiektomie
- Aus kosmetischen Gründen kann bei Hodenverlust ein hodenförmiges Silikonimplantat (Hodenprothese) in das im Skrotum implantiert werden
- Bei beidseitigem Hodenverlust ggf. Hormonsubstitution (Testosteron)

Prog: Begutachtung: GdB/MdE beträgt bei einseitigem Hoden-/Nebenhodenverlust 0 %, beidseitig 20-30 %

Kompl: * Hodentorsion
* FOURNIER-Gangrän (Syn: Gangraena acuta genitalium): nekrotisierende Fasziitis des Skrotums durch Streptokokken, bakterielle Mischinfektion und Gas-bildende Anaerobier (und bei geschwächter Immunlage), Kompl: Ausbreitung vom Skrotum auf Penis, Perineum und Unterbauch, Gefahr der Entwicklung eines septisch-toxischen Schocks mit hoher Letalität (bis 40 %), Ther: radikale Nekrosektomie, hochdosierte kombinierte Antibiotikatherapie, sekundäre Wundheilung

VARIKOZELE

Syn: „Krampfaderbruch", Varicocele testis, engl. varicocele, ICD-10: I86.1

Anatomie: Die Varikozele kommt **meist links** vor, da die li. **V.testicularis** rechtwinklig in die V.renalis einmündet (die re. V.testicularis mündet tiefer und spitzwinklig in die V.cava inf.) ⇨ ungünstige li. Einstrombahn, langer freier Verlauf im retroperitonealen Raum, keine Muskelpumpe und erhöhter hydrostatischer Druck

Ät: – idiopathische Varikozele:
  · Insuffizienz od. Fehlen von Venenklappen
  · **angeborene** Gefäßwandschwäche
  · Kollateralen zwischen Plexus pampiniformis und der V.saphena magna od. V.iliaca
– sekundäre/symptomatische Varikozelen: „Abflussstauung" durch Kompression der V.testicularis durch einen retroperitonealen **Tumor** (WILMS-Tumor bzw. Nierenzellkarzinom, retroperitoneale Lymphome, retroperitoneale Fibrose) od. Tumorthrombus in der V.cava/V.renalis bei Nierenzellkarzinom

Path: ♦ verlangsamter venöser Rückfluss ⇨ lokale Hyperthermie, Hypoxie und Perfusionsstörung im Hoden ⇨ Verschlechterung der Spermienqualität bis zur Infertilität
  ♦ <u>Lok:</u> **80-90 % d.F. links**, bis 15 % beidseits, ca. 5 % rechts

Epid: ◊ <u>Prädisp.alter:</u> 15.-25.Lj. (= nach der Pubertät, im Kindes- oder höheren Alter kommen eher symptomatische Varikozelen vor ⇨ weitere Diagnostik erforderlich)
  ◊ <u>Prävalenz:</u> bis 10% der männlichen Bevölkerung betroffen, bei ca. 1/3 der von Infertilität betroffenen Männern vorliegend

Etlg: # Grad I: variköse Erweiterung des Plexus pampiniformis beim Pressen palpierbar
  # Grad II: palpatorisch ohne intraabdominelle Druckerhöhung zu diagnostizieren
  # Grad III: sichtbare Varikozele

Klin: ⇒ im Stehen schweres, volles Skrotum
  ⇒ lokale wurmartige Schwellung - bei Grad III durch die Skrotalhaut sichtbare Varizen
  ⇒ kleiner Hoden auf der betroffenen Seite ⇨ Spermatogenesestörung bis zur Azoospermie
  ⇒ männliche **Infertilität** (häufigster diagnostizierter Befund in der Infertilitätssprechstunde)

Diag: 1. Anamnese und urologische Untersuchung: bei vielen Varikozelen typischer äußerer Aspekt („ein Sack voller Regenwürmer"), Palpation im Stehen und im Liegen (entleert sich die Varikozele im Liegen nicht, besteht Verdacht auf eine Kompression der V.testicularis)
2. Sonographie: Dopplersonographische Darstellung der Gefäße, Flussumkehr (Rückstrom) bei Valsalva-Manöver (Bauchpresse)
3. Bei geplanter Sklerosierung Phlebographie (über den liegenden Venenkatheter erfolgt dann auch die Sklerosierung) zur Dokumentation des regelrechten retroperitonealen Verlaufs der V.testicularis (bei Kontrastmittelübertritt in die art. Strombahn od. Mündung der V.testicularis in Beckenvenen ➪ keine Sklerosierung mögl.)

Ther: • Konservativ: Freipräparation des Samenstranges und Kanüllierung der V.testicularis, dann Phlebographie und Verödung (**Sklerosierung**) mit Polidocanol (Aethoxysklerol®) bei kleinen Varikozelen (Grad I)
• Operativ: Ind: Schmerzen, Oligozoospermie / Oligo-Astheno-Teratozoospermie-Syndrom ➪ pathologisches Spermiogramm, während der Pubertät im Größenwachstum zurückbleibender Hoden
– Pararektal-, Inguinal- od. Lumbalschnitt ➪ (supra-)inguinale oder retroperitoneale Unterbindung/Resektion der V.testicularis
– Im Kindesalter laparoskopische Venenresektion

Prog: gut, durch Op auch Verbesserung der Spermaqualität

DD: – Hydrozele, Spermatozele, Hämatozele
– Inguinalhernie
– Hodentumoren

HYDROZELE

Syn: „Wasserbruch", Funikulozele, engl. hydrocele, ICD-10: N43.3

Anatomie: Während der Embryonalentwicklung nimmt der deszendierende Hoden das viszerale und das parietale Peritoneum mit durch den Leistenring in das Skrotum. Während der Spalt zwischen beiden Blättern im Samenstrang (**Processus vaginalis**) bis zur Geburt (oder spätestens im Laufe des ersten Lebensjahrs) obliteriert, bleibt er in der den Hoden umgebenden Serosa (**Tunica vaginalis testis** aus Epiorchium (viszeral) und Periorchium (parietal)) als kapillarer Spalt (Cavum serosum testis) erhalten. Die Hinterwand von Hoden und Nebenhoden ist serosafrei, hier treten die Gefäße und Nerven aus dem Bindegewebe des Samenstrangs ein. Ein offener Proc.vaginalis prädisponiert zur einer angeborenen, indirekten Leistenhernie.

Def: Ansammlung seröser Flüssigkeit (proteinarmes Transsudat) in der Tunica vaginalis testis / im Processus vaginalis peritonei im Samenstrang beim Mann.

Ät: – primär (= **kongenital**): inkomplette oder ausgebliebene Obliteration des Proc.vaginalis peritonei, idiopathisch (keine bekannte Ursache)
– sekundär (sog. Begleithydrozele): posttraumatisch, postentzündlich (nach Orchitis/Epididymitis), bei **Hodentumoren** (Cave! die Hydrozele kann einen Tumor maskieren)
– Sonderform: „akute Hydrozele" des Säuglings bei spontaner Wiedereröffnung des nicht vollständig obliterierten Proc.vaginalis peritonei aufgrund intraabdominaler Druckerhöhung (z.B. durch Schreien, Pressen, Husten)

Etlg: # Hydrocele testis = Flüssigkeitsansammlung in der Tunica vaginalis testis
Hydrocele funiculi spermatici (Syn: Funikulozele) = Flüssigkeitsansammlung im Samenstrang innerhalb des Proc.vaginalis

Urologie

Hydrocele multilocularis = mehrere abgekapselte Anteile

Klin: ⇒ schmerzlose prallelastische „Hodenschwellung" unterschiedlicher Größe
⇒ bei akuter Hydrozele (z.B. traumatisch) durch rasche Dehnung der Tunica vaginalis testis auch Schmerzen mögl.

Diag: 1. Anamnese und urologische Untersuchung: vergrößerter Hoden
Diaphanoskopie: Durchleuchtung des Skrotums - Transparenz bei einer Hydrozele durch die seröse Flüssigkeit
2. Sonographie: typischer Ultraschallbefund bei zystischen Prozessen und Beurteilung des häufig nicht zu palpierenden Hodens/Nebenhodens
3. ggf. MRT zur Beurteilung von Hoden / Nebenhoden

Ther:
- Neugeborene: da der Proc.vaginalis noch bis Ende des 1. Lj. obliterieren kann, ist die eine Op erst danach indiziert. Eine Punktion ist <u>nicht</u> sinnvoll (Infektionsgefahr, nahezu sicheres Rezidiv)
- Operativ: Ind: mit Diag. gegeben
  - bei Hydrozele testis: skrotaler Zugang, Fensterung, Resektion oder Umschlagen/Vernähen der eröffneten parietalen Tunica vaginalis an der Skrotumrückseite (OP nach JABOULAY-WINKELMANN), zur Hodentorsionsprophylaxe zusätzlich Orchidopexie. Die Resorption des Transsudat erfolgt im skrotalen Bindegewebe
  - bei Funikulozele: inguinaler Zugang, Durchtrennung des Processus vaginalis, ggf. mit Versorgung bei angeborener Leistenhernie

Prog: bei unkomplizierter Hydrozele gut, bei symptomatischer Hydrozele abhängig vom Primärbefund (z.B. Hodentumor)

Kompl:
* Einblutung ⇨ Hämatozele (als „akute Hydrozele" nach Trauma) - Schmerz bei Überdehnung der Hodenhüllen
* Infektion ⇨ Pyozele

DD:
- Varikozele, Spermatozele, Hämatozele
- inguinale Hernie
- Hodentumoren

SPERMATOZELE

Syn: „Samenbruch", Spermatocele testis, engl. spermatocele, ICD-10: N43.4

Def: mit den Nebenhodenkanälchen kommunizierende **Samenretentionszyste** (somit keine echte Zyste), vom Hoden abgrenzbar

Ät:
- posttraumatisch
- postentzündlich (chronische Epididymitis)

Klin: ⇒ Befund primär ohne Krankheitswert (auch keine Ther. erforderlich)
⇒ gelegentlich Schmerzsymptomatik oder störende Größenzunahme

Diag: 1. Anamnese und urologische Untersuchung: palpatorisch vom Hoden abgrenzbare, glatte prallelastische Raumforderung am Nebenhoden oder Samenstrang
2. Sonographie: Darstellung des zystischen Prozesses (sonographisch „heller" = echoreicher als bei seröser Flüssigkeit ⇨ protein- und spermareich)

Hoden, Nebenhoden u. Samenleiter | Seite 365

Ther: • Operativ: Ind: Schmerzen, Größenzunahme, Ausschluss eines malignen Nebenhodentumors
– Skrotalschnitt, Präparation und Exzision der Spermatozele

Kompl: ∗ Op: Infertilität bei Zerstörung der Nebenhodengänge möglich

Proph: ♥ Die Spermatozele kann auch als Samenreservoir bei schlechter Spermaqualität dienen ⇨ operative Spermienentnahme zur assistierten Befruchtung. Sonderform: alloplastische Spermatozele = dabei wird dem Nebenhoden ein Kunststoffreservoir zur Spermagewinnung aufgenäht (bei Atresie des Ductus deferens, ist aber nur selten erfolgreich und heute durch die MESA/TESE ersetzt, s.u. Kap. Sterilität des Mannes)

DD: – Nebenhodentumoren (sog. paratestikuläre Tumoren), meist benigne, aber auch Rhabdomyosarkome des Funiculus spermaticus (insb. im Kindes- und Jugendalter) mögl.
– Varikozele
– Hodentumoren

HODEN-/NEBENHODENENTZÜNDUNG

Syn: Hodenentzündung: **Orchitis**, Didymitis, ICD-10: N45.0
Nebenhodenentzündung: **Epididymitis**, ICD-10: N45.9

Ät: – Orchitis: Mitreaktion bei Allgemeininfektionen (postpubertär am häufigsten bei Parotitis epidemica = **Mumpsorchitis**, bei Mononukleose (EPSTEIN-BARR-Virus), Coxsackie-Virus-Infekt, Varizellen, lymphozytärer Choriomeningitis, MARBURG-Viruskrankheit, Salmonellose, Bruzellose), urogenitale Infektion (Gonorrhoe, Lues, Urogenitaltuberkulose, Filarien), aszendierende Infektion durch Übergreifen einer Epididymitis (= **Epididymoorchitis**), nach Trauma, Immunorchitis (Antikörperbildung gegen Spermien u. Hodengewebe), granulomatöse Orchitis (meist alte Männer betroffen)
– Epididymitis: **aszendierende Infektion** von einer Prostatitis od. Urethritis (z.B. Chlamydien, Gonorrhoe, E. coli, Staphylokokken, Filarien, begünstigt z.B. durch Harnwegobstruktion, bei Dauerkatheter) ausgehend über den Duct.deferens, selten hämatogene Infektion (z.B. Pneumokokken, Meningokokken), Urogenitaltuberkulose, traumatisch (mit Hämatom), "chemische" Epididymitis bei Reflux von Harn in den Duct.deferens bis in den Nebenhoden (z.B. bei ektoper Mündung des Duct.deferens od. insuffizientem Verschluss am Colliculus seminalis), nach operativer Prostataresektion (deshalb wird oft gleichzeitig eine prophylaktische Vasektomie bei Prostata-Op durchgeführt)

Klin: ⇒ Orchitis: plötzlich einsetzende Schmerzen mit Ausstrahlung in die Leistenregion u. Rücken, Schwellung des Hodens, hohes Fieber, Rötung der Skrotalhaut
Mumpsorchitis: Hodensymptomatik beginnt 3-4 Tg. nach der Parotitis (Speicheldrüsenentzündung durch das Mumps-Virus) und ist in 10 % d.F. beidseitig
⇒ Epididymitis: akute starke Schmerzen im Skrotalfach, Ausstrahlung in die Leistenregion und Unterbauch, Fieber, Schwellung u. Rötung des Skrotums, Zeichen einer Harnweginfektion
chronisch: schmerzlose od. auch schmerzhafte Schwellung des Nebenhodens

Diag: 1. Anamnese (Urethritis, Ausfluss?) und urologische Untersuchung: bei akuter Epididymitis ist der Nebenhoden geschwollen, im Verlauf dann aber nicht mehr vom Hoden abgrenzbar, positives PREHN-Zeichen (beim Anheben des Skrotums **Abnahme** der Schmerzen bei Epididymitis, DD: Zunahme der Schmerzen bei akuter Hodentorsion = PREHN-negativ), Fluktuation bei Abszess

2. Sonographie (transskrotal): zum Ausschluss eines Abszesses

3. Labor: Leukozytose, bei V.a. Mumpsorchitis Nachweis von IgM gegen Mumps-Virus

4. Kann eine Hodentorsion (wichtigste DD) aufgrund der klinischen Symptomatik nicht sicher ausgeschlossen werden, so ist eine Freilegung des Hodens indiziert

Ther:
- Mumpsorchitis Bettruhe, Antiphlogistika, bei Erwachsenen auch Gabe von α-Interferon und Glukokortikoiden
- Epididymitis od. Epididymoorchitis: akut Antibiotika (Doxycyclin, Supracyclin® od. Ofloxacin, Tarivid®), Antiphlogistika, Hochlagerung und lokale Kühlung des Skrotums, Bettruhe, evtl. Infiltration des Samenstrangs mit einem Lokalanästhetikum
bei chronischer Epididymitis Antibiotika über längere Zeit bzw. Antituberkulotika od. auch Epididymektomie

- Operativ:
  - Akute Abszesse werden inzidiert und drainiert
  - Eine beidseitige Verschlussazoospermie bei Epididymitis kann eine spätere mikrochirurgische Epididymovasostomie erforderlich machen
  - Bei granulomatöser Orchitis: Entfernung des betroffenen Hodens

Kompl:
* Orchitis: Zerstörung des Hodengewebes (Defektheilung) = Hodenatrophie, Hodenfibrose ⇨ bei beidseitigem Befund Sterilität, Hypogonadismus (Ther: Androgensubstitution)
* Periorchitis: Begleitentzündung der Tunica vaginalis testis
* Epididymitis: Abszedierung, Fistelbildung, Übergang in eine **chronische Epididymitis** mit bindegewebigem Umbau, Spermatozele, Sterilität (bei beidseitigem Befall ⇨ Verschlussazoospermie)
* Funikulitis (Syn: Deferentitis): Mitentzündung des Duct.deferens
* FOURNIER-Gangrän: nekrotisierende Fasziitis des Skrotums bei geschwächter Immunlage, Gefahr der Entwicklung eines septisch-toxischen Schocks mit hoher Letalität

Proph: ♥ aktive Impfung gegen Mumps im Kleinkindesalter (MMR = gegen Masern + Mumps + Röteln, Priorix®, 1. Impfung im 12.-15. Lebensmonat, die 2. MMR-Impfung bis zum Ende des 2. Lj.)

DD:
- akutes Skrotum: **Hodentorsion**, Hydatidentorsion, akute Hydrozele
- traumatische Spermatozele
- Filariose: Lymphangitis und Lymphstauung durch die in den Lymphbahnen sitzenden Nematoden (Wuchereria bancrofti) ⇨ Elephantiasis des Skrotums und der unteren Extremität, Ther: Diethylcarbamazin od. Ivermectin und Glukokortikoide
- Hodentumoren, Nebenhodentumoren

HODENTUMOREN

Syn: Engl. testicular tumours, ICD-10: benigne D40.1, maligne C62.9

Ät:
- Häufig unbekannt
- Vererbt (X-chromosomal von der Mutter, Gen TGCT1, 50faches Risiko)
- Risikofaktoren: **Kryptorchismus** (Hodenhochstand = Maldescensus testis, 4- bis 30fach höheres Risiko als bei normotopem Hoden, erhöhtes Risiko auch noch nach reparativer Orchidopexie), Mumpsorchitis, endokrinologische Faktoren (Überschuss an Östrogenen während der Embryonalzeit), kalorienreiche Ernährung im Kindesalter, Hodentrauma,
erhöhtes Risiko bei Bergleuten, Arbeitern in der Leder- und Druckindustrie,
starker mütterlicher Nikotinkonsum vor/während der Schwangerschaft,
Hodentumor bei erstgradig Verwandten,
erhöhtes Risiko bei sog. testikulärem Dysgenesie-Syndrom (Differenzierungsstörung von Keimzellen ⇨ testikuläre intratubuläre Dysgenesie) durch verschiedenen angeborenen

Chromosomenaberrationen od. Gendefekten, z.B. Intersexualsyndrome (Gonadendysgenesie 45X0/46XY, Androgenresistenz), Aberrationen des Chrom. 12

Path: ♦ Dignität: 95 % der Tumoren sind **maligne**, maligne Vorstufe ist die TIN (testikuläre intraepitheliale Neoplasie mit einer fast 100%igen Entartungswahrscheinlichkeit)
♦ Benigne Tumoren: Teratom, Fibrom, Rhabdomyom, Adenom
♦ Maligne Tumoren (WHO-Einteilung):
– Germinative Hodentumoren (= von den Keimzellen ausgehend, 95 % d.F.):
·**Seminome** (50 % d.F., entspricht bei der Frau dem ovariellen Dysgerminom)
··„Nichtseminome": **Teratokarzinome, embryonale Karzinome** (Orchioblastom), **Chorionkarzinom** (= Chorionepitheliom), Mischtumoren mit Anteilen eines Seminoms
·Bei den germinativen Hodentumoren kommen häufig auch Mischformen vor.
– Gonadale Stromatumoren (= nicht germinative Hodentumoren, 4 % d.F., meist nur niedrig maligne): LEYDIG-Zelltumor, SERTOLI-Zelltumor, Granulosazelltumor (seltener östrogenbildender Sex-cord-Tumor)
– Metastasen anderer Tumoren im Hoden (1 %): am ehesten malignes Lymphom
♦ Metastasierung: fast ausschließlich **lymphogen** in die regionären parakavalen u. paraaortalen, retroperitonealen Lymphknoten (erste LK-Station liegt am Abgang der Nierengefäße). Eine Metastasierung in inguinale oder Becken-Lk ist nur nach vorausgegangenen inguinalen Operationen zu erwarten (zählen dann ebenfalls zu den regionären Lk gem. TNM-Klassifikation). Ausnahme: Chorionkarzinome metastasieren frühzeitig hämatogen (Lunge, Gehirn).

Epid: ◊ Häufigster maligner Tumoren bei jüngeren Männern (vor den Leukämien und dem Morbus Hodgkin), insg. ca. 1-2 % aller Malignome des Mannes
◊ Inzidenz: 8/100.000 Männer/Jahr, ca. 3.500 Neuerkrankungen/Jahr in Deutschland bei insg. geringer Mortalität (180-300 Pat./Jahr sterben in Deutschland daran)
◊ Prädisp.alter: Karzinom des **jungen Mannes** (**20.-45. Lj.**, Zeit der maximalen sexuellen Aktivität), dies unterscheidet das Hodenkarzinom von allen anderen Krebsarten, die erst im höheren Lebensalter auftreten.
Teratokarzinom häufigster Hodentumor im Kindesalter (insg. aber selten)
Im höheren Alter (>60. Lj.) kommen nur noch Seminome vor.

Etlg: # TMN-Klassifikation: (T wird nur nach Histologie angegeben ⇨ daher pT; zusätzlich gibt es beim Hodenkarzinom eine S-Kategorie = Serumtumormarker, AFP, hCG, LDH ⇨ zur Klassifikation wird der niedrigste gemessene Wert nach Orchiektomie genommen; regionäre Lk sind paraaortale, parakavale und nach Op auch inguinale und pelvine)

pT_{is}:	intratubulärer Keimzelltumor (Carcinoma in situ)
pT_1:	Tumor auf Hoden/Nebenhoden begrenzt, ohne Blut-/Lymphgefäßinvasion (Tunica vaginalis intakt)
pT_2:	Tumor auf Hoden/Nebenhoden begrenzt, mit Blut-/Lymphgefäßinvasion (Tunica vaginalis befallen)
pT_3:	Tumor infiltriert den Samenstrang (ohne oder mit Blut-/Lymphgefäßinvasion)
pT_4:	Tumor infiltriert das Skrotum (ohne oder mit Blut-/Lymphgefäßinvasion)
N_1:	solitäre od. multiple regionäre Lk, max. 2 cm in größter Ausdehnung, max. 5 Lk befallen
N_2:	multiple regionäre Lk (>5) od. Lymphknotenkonglomerat 2-5 cm in größter Ausdehnung od. extranodale Tumorausbreitung
N_3:	Lymphknotenkonglomerat >5 cm in größter Ausdehnung
M_{1a}:	nichtregionäre Lk- od. Lungenmetastasen
M_{1b}:	andere Fernmetastasen
S_0:	alle Serumtumormarker in der Norm (AFP <6 ng/ml, hCG <5 mI.E./ml, LDH <65 I.E./l)
S_1:	Serumtumormarker erhöht, Werte von AFP <1.000 ng/ml u. hCG <5.000 mI.E./ml u. LDH <1,5 x Normwert nicht überschritten
S_2:	Serumtumormarker AFP 1.000-10.000 ng/ml od. hCG 5.000-50.000 mI.E./ml od. LDH 1,5-10 x Normwert
S_3:	Serumtumormarker AFP >10.000 ng/ml od. hCG >50.000 mI.E./ml od. LDH >10 x Normwert

Urologie

Stadiengruppierung: I: $T_1N_0M_0S_0$ bis $T_4N_0M_0S_3$ II: alle $N_{1-3}M_0S_{0-1}$ III: $N_{1-3}M_0S_{2-3}$, alle M_1

Lugano-Klassifikation/nach CAVALLI, 1980 (berücksichtigt therapeutische Konsequenzen):
- Stadium I: Tumor auf den Hoden beschränkt, keine Metastasen
  Das Stadium I wird heute noch zusätzlich unterschieden in
  Low-risk: Tumor <4 cm, keine Rete-testis-Invasion
  High-risk: Tumor >4 cm od. Rete-testis-Invasion
- Stadium II: Lymphknotenmetastasen unterhalb des Zwerchfells, retroperitoneal
  IIA: solitäre Lymphknoten oder max. 5 Lk <2 cm
  IIB: multiple Lk oder Lk >2 cm bis max. 5 cm
  IIC: „Bulky disease": Lk >5 cm, Lymphadenektomie aber mögl.
  IID: palpable abdominelle od. fixierte inguinale Lk, makroskopischer Resttumor nach Lymphadenektomie
- Stadium III: Lk-Metastasen oberhalb des Zwerchfells od. Fernmetastasen

Übersicht über Tumortyp und Histologie:

Typ	Histologie	Tumormarker	Strahlen-sensibilität	Prog.
Seminome	Einheitliche Struktur, große rundliche Zellen mit hellem, glykogenreichem Zytoplasma (PAS-positiv), Kapselbildung mit zarter fibröser Septierung, häufig mit Lymphozyteninfiltraten	Cave: AFP normal, β-hCG nur selten erhöht PLAP (plazentare alkalische Phosphatase)	gut radio-sensibel	gut
Nichtseminome				
Teratokarzinom	Unregelmäßige Struktur mit Beteiligung aller Keimblätter; reife Formen zeigen eine bunte Gewebemischung aus Haut, Hautanhangsdrüsen, Darm- oder Bronchialschleimhaut, Knorpel, Knochen, Muskulatur	AFP, β-hCG und PLAP erhöht	nicht radio-sensibel	schlecht
Embryonale Karzinome	Rundlich, weich, mit blutigen Suffusionen auf der Schnittfläche; sehr polymorphe Tumorzellen (Zytokeratin positiv); wenig differenzierte drüsenähnliche, teils papilläre Strukturen	AFP, β-hCG und PLAP erhöht	wenig radio-sensibel	mäßig
Chorionkarzinom	Mehrkernige Riesenzellen (Synzytiotrophoblasten)	isoliert β-hCG erhöht		sehr schlecht
Stromatumoren (vom Stroma des Hodens ausgehend, selten)				
LEYDIG-Zelltumor	Makroskopisch braun bis braungelb; große eosinophile Zellen	Androgene		
SERTOLI-Zelltumor	Gut ausdifferenzierte tubuläre Strukturen	Östrogene		

Klin: ⇒ Schmerzlose, einseitige Hodenvergrößerung
⇒ Schweregefühl im Skrotum
⇒ Begleithydrozele („symptomatische Hydrozele") um den Tumor
⇒ Bei hormonproduzierenden Tumoren wie Chorionkarzinom und LEYDIG-Zelltumor evtl. Gynäkomastie (durch Östrogen) od. Pubertas praecox (durch Androgene im präpubertären Alter) und Infertilität
⇒ Bei Metastasierung mit Ureterobstruktion: Zeichen einer Harnstauung, Flankenschmerz
⇒ Spätstadium: allgemeine Tumor-Symptome wie Gewichtsverlust, Leistungsminderung, Schwäche, Dyspnoe (pulmonale Metastasen), Kachexie

Diag: 1. Anamnese (Zeitraum der Hodenvergrößerung) und urologische Untersuchung: im Seitenvergleich palpatorisch harter, höckrig vergrößerter Hoden, ggf. Druckschmerzhaftigkeit,

Vergrößerung von Leistenlymphknoten (inguinale Voroperationen?) od. supraklavikuläre Lk, Verschiebbarkeit der Skrotalhaut (verbackener Hoden-Skrotum-Tumor bei T4) negative Diaphanoskopie (= Durchleuchtung mit starker Lichtquelle): solider Tumor
2. Sonographie: solider Tumor im Hodengewebe (meist echoärmer als das übrige Hodengewebe od. gemischt echoarm/echoreich), Mikrokalzifikationen
3. Tumormarker: im Serum werden **AFP** (<u>A</u>lpha<u>f</u>eto<u>p</u>rotein), **ß-hCG** (<u>h</u>umanes <u>C</u>horion-Gonadotropin), **LDH** (Laktatdehydrogenase) u. **hPLAP** (<u>h</u>umane <u>p</u>lazentare <u>a</u>lkalische <u>P</u>hosphatase) bestimmt, beim Chorionkarzinom auch Choriongonadotropin im Urin
   ⇨ für alle Tumormarker gilt: Bestimmung vor Entfernung des Tumors bzw. sofort nach Orchiektomie und dann als Nachsorgeparameter im Verlauf (ein postop. Abfall spricht für einen Therapieerfolg, ein fehlender Abfall od. Anstieg für Tumorwachstum od. für Metastasierung)
   Labor: präop. FSH, LH u. Testosteron bestimmen
4. Staging/Metastasenausschluss: **CT-** od. MRT-**Abdomen/Retroperitoneum**, CT-Thorax (Ausschluss von Lungenmetastasen) und Sono-Abdomen sowie bei Nachweis von Metastasen auch CT/MRT-Schädel und Skelettszintigraphie
5. Ausscheidungsurogramm, Kavographie, MRT od. PET bei besonderer Fragestellungen (Harnstauung, Verdrängung, Tumorarrosion, Residualtumor)

Keine transskrotalen Biopsien bei V.a. einen Hodentumor (Gefahr der Metastasierung)
⇨ **immer inguinale Hodenfreilegung**

Ther: • Vor Ther. sollten alle Pat. über die späteren Fertilitätsstörungen und Testosteronmangel beraten werden. Meist wird dann Sperma kryokonserviert für einen späteren Kinderwunsch (nach Op./Radiatio/Chemotherapie kann die Spermienproduktion ausbleiben; üblicherweise normalisiert sich das Spermiogramm nach 1-2 J.), bei Azoospermie testikuläre Spermienextraktion.

• Operativ: Ind: jeder solide Tumor mit Malignitätsverdacht
  – **Orchiektomie** (Syn: Semikastration, Ablatio testis) = Entfernung des betroffenen Hodens mit dem zugehörigem Samenstranggebilde über einen **inguinalen Zugang** (Abklemmen der Samenstranggefäße intraoperativ zur Vorbeugung der Tumorzellverschleppung) ⇨ Histologie und ggf. immunhistochemische Untersuchung
  – bei vorangegangenen skrotalen Eingriffen od. Stadium T4 wird noch die betroffene Skrotumseite entfernt (Hemiskrotektomie)
  – bei einem Carcinoma in situ reicht eine Tumorexzision aus, eine Tumorexzision ist auch bei Tumoren <2 cm bei einem Einzelhoden vertretbar (dann postop. Radiatio)
  – 2fache Probeexzision aus dem kontralateralen Hoden zur histologischen Untersuchung (bei allen Pat. <30 J.)
  – Die abdominelle Lymphadenektomie der retroperitonealen Lk bei allen Nichtseminomen wird nicht mehr routinemäßig durchgeführt, sondern nur noch in bestimmten Situationen (als Residualtumorresektion nach Chemotherapie)

• Weitere Maßnahmen nach der Op sind abhängig vom Tumortyp und Stadium:
  – Seminome: Stadium I low-risk nur weitere Beobachtung, ab I high-risk postop. **Nachbestrahlung** der retroperitonealen Metastasierungsstationen (20 Gy) od. Chemotherapie mit 2 Zyklen Carboplatin, bei höheren Stadien Bestrahlung (IIA mit 30 Gy, IIB mit 36 Gy) od. Polychemotherapie (z.B. 3 Zyklen PEB-Schema = Cis<u>p</u>latin + <u>E</u>toposid + <u>B</u>leomycin), ab IIC Polychemotherapie (4 Zyklen PEB)
  – Nichtseminome: postop. **Polychemotherapie** (PEB-Schema od. PEI- = mit <u>I</u>fosfamid) mit 2-4 Zyklen je nach Stadium. Bei ausgeprägtem Primärbefund (primär inoperable Metastasierung) auch neoadjuvante (= präop.) Chemotherapie zur Tumormassenreduzierung mögl. und Op dann 4 Wo. nach der Chemotherapie.
  – Bei Therapieresistenz od. Rezidiv kann eine ultrahochdosierte (supraletale) Chemotherapie und anschließende autologe Knochenmarkstransplantation versucht werden. Bei Hirnmetastasen Radiatio des ZNS.
  – Bei Nachweis einer testikulären intraepitheliale Neoplasie (TIN) in der kontralateralen Hodenbiopsie Bestrahlung des verbliebenen Hodens mit 20 Gy

- Weitere Informationen für Pat. und Ärzte und zu laufenden Studien: Arbeitsgruppe Hodentumoren, Internet: http://www.hodenkrebs.de

Prog: 5-JÜR aller Hodenkarzinome heute **sehr gut** mit **93 %**, Seminome Stad. I 99 %, Stad. II 85-95 %, Stad. III 40-60%ige 5-JÜR; Chorion- und Teratokarzinome insg. schlechter.

Kompl:
* Rezidivrisiko 3-20 % (meist in den retroperitonealen Lk-Stationen und Lunge) und 2-6 % der Patienten entwickeln innerhalb von 15 J. einen **Zweittumor der Gegenseite**
* Burned-out-Tumor: Zerstörung bzw. Regression von primärem Tumorgewebe im Hoden infolge reaktiver Entzündung (Vorkommen z.b. beim Seminom), es wird dann nur die Metastasierung gefunden
* Growing-Teratoma-Syndrom unter Chemotherapie: Tumorwachstum (meist retroperitoneal) trotz Chemotherapie und Abfall der Tumormarker, dann handelt es sich um ein gleichzeitiges Teratom neben dem Hodenkarzinom ⇨ Ther: operative Resektion
* Nebenwirkungen der Chemotherapie: Übelkeit, Erbrechen, Stomatitis und andere gastrointestinale Symptomatik, Haarausfall, Raynaud-Syndrom, Leukopenie, Nephrotoxizität, Lungenfibrose, Thromboembolien, Apoplexie, Myokardinfarkt, Verschlechterung der Spermaqualität des verbliebenen Hodens, Hypogonadismus (Testosteronmangel), Ototoxizität
* Nebenwirkungen der Strahlentherapie: Infertilität, Kardiotoxizität (ungeklärte Ursache), spätere Entwicklung eines anderen Malignoms (gastrointestinal od. urogenital)

Op:
* Lymphadenektomie: Ejakulationsstörungen in bis zu 20 % d.f.
* Bei zusätzlicher Radiatio der Gegenseite tritt in 25-50 % d.f. ein substitutionspflichtiger Testosteronmangel auf, Sterilität bei nahezu 100 % d.F.

Proph:
- ♥ Bei Vorliegen eines malignen Hodentumors auf einer Seite ist das Risiko für die Entwicklung eines Tumors auf der **Gegenseite** signifikant erhöht ⇨ gleichzeitige Probebiopsie der Gegenseite!, regelmäßige **Nachsorgeuntersuchungen** (im 1.-2. Jahr alle 3 Mon., dann bis zum 5. J. alle 6 Mon. mit klinischer Untersuchung, Tumormarkern und Sono-Abdomen u. des kontralateralen Hodens, weitere Untersuchungen wie CT/MRT nur bei V.a. Progression)
- ♥ Jungen mit Kryptorchismus sollten im 2. Lj. operiert werden ⇨ Verlagerung des Hodens in den Hodensack, aber auch dann besteht noch ein erhöhtes Karzinomrisiko

DD:
- Epididymitis, Orchitis: Rötung, Schmerzen, Fieber, Zeichen eines Harnweginfektes
- Hydrozele, Hämatozele, Spermatozele: leichte Abgrenzbarkeit durch positive Diaphanoskopie und durch gute Darstellbarkeit in der Sonographie
- Skrotalhernie
- Hodentorsion: akuter, hochschmerzhafter Beginn
- Ein **extragonadaler Keimzelltumor** (durch embryonales versprengtes Gewebe) ist anzunehmen, wenn Tumoren im Retroperitoneum od. Mediastinum als „Hodentumor-Metastasen" nachweisbar sind, aber gar kein Hodentumor gefunden werden kann
- Nebenhodentumoren od. Tumoren des Duct.deferens: sehr selten, meist benigne (Adenomatoidtumoren, sind mesenchymale Tumoren des WOLFF-Gang), dann maligne dann Rhabdomyosarkom, Leiomyosarkom, Fibrosarkom, Liposarkom od. malignes Histiozytom. Klin: derbe tastbare, inguinale od. skrotale Raumforderung, Ther: operative Entfernung Kompl: Rhabdomyosarkome zeigen frühe lymphogene Metastasierung, Leiomyosarkome metastasieren früh hämatogen (Lunge)

ANDROLOGIE - STERILITÄT - STERILISATION

Die **Andrologie** (Syn: Männer(heil)kunde) befasst sich mit dem Bau und der Funktion der männlichen Geschlechtsorgane. Behandelt werden Störungen der Zeugungs- u. Fortpflanzungsfähigkeit.

Sterilitätsursachen im Überblick:
<u>Mann:</u> Störung der **Spermatogenese** oder des **Spermientransports**
<u>Frau:</u> Störung der Eireifung, des Eitransports, der Gelbkörperphase, der Nidation oder des Uterus
<u>Mann und Frau:</u> **Infektionen**, immunologische Ursachen (Antikörper), **psychische Probleme** und ungeklärte Sterilität

STERILITÄT DES MANNES

Syn: Unfruchtbarkeit beim Mann, beim Mann oft synonyme Verwendung des Begriffs **Infertilität**, Impotentia generandi, ICD-10: N46

Def: Ungewollte Kinderlosigkeit eines Paares über 12 Monate trotz regelmäßiger ungeschützter Kohabitationen (WHO-Definition).

Phys: ♦ <u>Hormonelle Steuerung:</u>
FSH reguliert die Ausreifung der Spermatozoen im keimbildenden Epithel der Hodenkanälchen (Tubuli seminiferi contorti) = **Spermatogenese**. Hormonell steuert es die Produktion von androgenbindendem Protein (Trägerprotein im Hoden für Testosteron) und Inhibin (macht eine negative Rückkopplung auf die Hypophyse = Regelkreis) in den SERTOLI-Zellen des Hodens.
LH steuert die Produktion von Testosteron in den LEYDIG-Zwischenzellen des Hodens.
Testosteron wird aus Cholesterin in den LEYDIG-Zwischenzellen des Hodens produziert. Das Testosteron ist für die Spermatogenese erforderlich. Hierzu wird es von den SERTOLI-Zellen aufgenommen und an das androgenbindende Protein gebunden und in die Hodenkanälchen transportiert. Im peripheren Zielgewebe (Transport im Blut an sexualhormonbindendem Globulin) wird Testosteron durch die 5α-Reduktase zum biologisch wirksamen 5α-Dihydrotestosteron (DHT) umgewandelt und hat Einfluss auf Virilität, Libido, Knochen- und Muskelmasse.
Im Fettgewebe wird Testosteron durch die Aromatase zu **Östrogen** umgewandelt (vermehrt bei Fettleibigkeit und im höheren Lebensalter). Östrogene stimulieren Libido und sexuelle Aktivität beim Mann, in der Pubertät lösen sie den Wachstumsschub aus. Östrogene sind auch beim Mann entscheidend für den Knochenstoffwechsel (im Gegensatz zur Frau kommt es aber im Klimakterium virile zu keinem Konzentrationsabfall und daher viel seltener zu einer Osteoporose).
FSH u. LH (aus dem Hypophysenvorderlappen) werden gemeinsam durch das **GnRH** (<u>G</u>onadotropin <u>R</u>eleasing <u>H</u>ormon) aus dem Hypothalamus reguliert.
♦ <u>Spermium:</u> Länge ca. 60 µm, bei der Ejakulation werden 50-500 Millionen Spermien freigesetzt, normal sind bis 20 % davon unreif od. unbeweglich.
♦ <u>Zeugungsfähigkeit:</u> ist beim Mann bis zum 60. Lj. praktisch uneingeschränkt und nimmt dann langsam ab (Andropause, partieller Androgenmangel durch geringere testikuläre Testosteronproduktion).

Ät: – <u>Testes:</u> **gestörte Spermatogenese** bei Maldescensus testis (Hodenhochstand, Leistenhoden, auch Z.n. Funikulolyse und Orchidopexie), Hodenverletzungen od. -infektion (beidseitige Mumpsorchitis, Tuberkulose), **Varikozele**, Hydrozele, **Hodentumoren**, Strahlenschaden, Hodenhypoplasie/primäre Anorchie, normogonadotroper Hypogonadismus (Spermatogenesestörung unklarer Genese bei normalem Hormonbefund), CASTILLO-Syndrom (Syn: SERTOLI-cell-only-Syndrom, angeboren fehlendes Keimepithel), Intersexualität (Zwitter)

Urologie

- Samenwege: Stenose od. Verschluss (**Verschlussazoospermie**) meist entzündlich bedingt durch **Epididymitis**, Prostatitis od. Urethritis, Geschlechtskrankheiten, **retrograde Ejakulation** (insb. nach TUR-Op der Prostata bei Prostatahyperplasie), beidseitiger Leistenbruch, angeborene beidseitige Ductusaplasie, Verschluss im Bereich des Colliculus seminalis
- Penis: Phimose, Hypospadie, Balanitis, organisch bedingte Erektionsstörungen (**erektile Dysfunktion**, s.u.)
- Hormonale Störungen: Hypothyreose, hormonaktive NNR-Tumoren, Hypopituitarismus (Hypophysenvorderlappen-Insuffizienz), **Hyperprolaktinämie** (Prolaktinom od. idiopathisch), XY-Gonadendysgenesie-Syndrome (durch fehlendes Testosteron durch verschiedene Enzymdefekte od. LEYDIG-Zell-Dysplasie), hypogonadotroper Hypogonadismus (KALLMANN-Syndrom = olfaktogenitales Syndrom: dysrhaphische olfakto-ethmoido-hypothalamische Fehlbildung mit Gonadotropinmangel, PRADER-WILLI-Syndrom mit Deletion auf Chrom. 15 und Gonadotropinmangel, LAURENCE-MOON-Syndrom aut.-rez. erblich mit Gonadotropinmangel), Pubertas tarda, Hyperöstrogenämie bei Leberschaden (Leberzirrhose), endokrin aktive Hodentumoren (produzieren z.B. hCG od. Östrogen), Aromatasemangel ($\Rightarrow$ verminderte Östrogenkonzentration)
- Genetisch: männliches ULLRICH-TURNER-Syndrom (45 X0/46 XY od. 45 X0/47 XYY), KLINEFELTER-Syndrom (47 XXY), Azoospermiefaktor (Yq11), Adrenogenitales Syndrom (aut.-rez. vererbter 21-Monooxygenasedefekt mit vermehrter Bildung von Kortisolvorstufen und Androgenen), Mukoviszidose (durch Verschluss der ableitenden Samenwege)
- Autoimmunologische Spermienantikörper, Hyperzoospermie (extrem erhöhte Spermiendichte im Ejakulat >150 Mio./ml), Spermatozoen-Schwanzdefekt
- Psychisch: Erektionsstörungen, Kohabitationsstörungen (Impotentia coeundi), vorzeitige Ejakulation (Ejaculatio praecox), chronischer Dysstress
- Iatrogen: beidseitige Orchiektomie, Vernarbungen nach beidseitiger Leistenbruch-Op, Sterilisations-Op. (Vasektomie), Radiatio im Bereich des Beckens
- Medikamente: **Zytostatika**, Immunsuppressiva, Antibiotika (Nitrofurantoin, Co-Trimoxazol, Gentamicin, Tetracycline, Cephalosporine), Antimykotika, Hormone (Östrogene, Gestagene, Antiandrogene), Anabolika (Leistungssportler!), Antiepileptika, Antidepressiva
- Berufliche Exposition: Blei, Kadmium, Hitzearbeitsplatz
- Toxisch: Drogen-, **Nikotin-** od. größerer Alkoholkonsum

Path: ♦ OAT-Syndrom: pathologisches Spermiogramm mit einer typischen Kombination aus **Oligozoospermie** (= zu wenige Spermien), **Asthenozoospermie** (= herabgesetzte Beweglichkeit) und **Teratozoospermie** (= abnorme Spermienformen). Bei einer Spermiendichte von nur 100.000-1 Mio./ml kommt es statistisch über 10 J. nur bei 8 % zur einer Konzeption.
♦ Hodenhochstand, Leistenhoden, Varikozele $\Rightarrow$ führen durch Überwärmung des Hodens zur Störung der Spermatogenese

Epid: ◊ In Deutschland sind ca. 15 % der Paare ungewollt kinderlos
◊ Allgemein: für eine ungewollte Kinderlosigkeit liegt in 40 % d.F. die Ursache bei der Frau, bei 40 % beim Mann, bei 20 % sind beide betroffen oder eine Ursache ist nicht zu finden (idiopathische Sterilität)
◊ Inzidenz: in Deutschland 100.000 Männer/Jahr, davon 50 % OAT-Syndrom

Diag: 1. Anamnese: **Sexualanamnese** (Koitusfrequenz, Potenzstörungen), urologische **Vorerkrankungen** (Hodenhochstand, Hodentorsion), venerische Infektionen
sonstige Erkrankungen: Kinderkrankheiten wie Mumps, Erbkrankheiten, Voroperationen, Gynäkomastie
Medikamentenanamnese, Drogen-, Alkohol- od. Nikotinabusus
Psychische Faktoren: übersteigerter Kinderwunsch, Angst vor einer Schwangerschaft
Möglichst immer zusätzlich Anamnese **mit beiden Partnern** durchführen (z.B. wurde bereits bei der Frau eine gynäkologische Untersuchung durchgeführt, bekannte Erkrankungen der Frau, Vita-sexualis- od. Eheprobleme?)
2. Urologische Untersuchung: Gynäkomastie, sekundäre Geschlechtsmerkmale (Behaarung), Körperproportionen (Habitus, Muskelmasse, Fettverteilung)?
Palpation von Skrotum, Hoden, Nebenhoden und Duct.deferens (Größe, Form und Kon-

Andrologie - Sterilität - Sterilisation | Seite 373

sistenz), Ausschluss einer Varikozele, Untersuchung des Penis, rektale Untersuchung mit Palpation der Prostata
3. <u>Sonographie:</u> Skrotum (Varikozele?, dann ggf. auch Dopplersonographie durchführen), Größe u. Parenchymmuster von Testes, Epididymis, Prostata, Samenbläschen
4. **Labor:** Bestimmung von **FSH** (erhöhte FSH-Werte bei Tubulsschaden der Hoden wegen fehlender neg. Rückkoppelung), **LH**, **Testosteron** und Prolaktin. Bei V.a. genetischen Defekt humangenetische Untersuchung. Ausschluss einer HIV-Infektion.
Als Funktionstests für die Hormonsteuerung und -produktion können der Tamoxifentest (Überprüft die GnRH-Sekretion), GnRH-Test (Überprüft die LH- u. FSH-Produktion) und der hCG-Test (Überprüft die Funktion der LEYDIG-Zwischenzellen ⇨ Testosteronsynthese) durchgeführt werden.
5. **Spermiogramm:** Untersuchung des durch Masturbation (nach 3- bis 5-tägiger Karenz) gewonnenen frischen **Ejakulats** (Syn: Sperma) ungefärbt unter dem **Phasenkontrastmikroskop**

> *Ejakulatvolumen:* 2-6 ml (pathologisch: ⇨ kein Sperma = Aspermie, Asemie, Anejakulation, z.B. bei retrograder Ejakulation; vermindert = Parvisemie/Hypospermie <2 ml; vermehrt = Multisemie/Hyperspermie >6 ml)
> *Aussehen:* milchig-weiß bis gelblich-grau, trüb
> *Geruch:* kastanienblütenartig (⇨ süßlich, faul bei bakterieller Kontamination)
> *pH:* 7,0-7,8 (⇨ erhöhter pH bei Entzündungen, z.B. Epididymitis, Prostatitis)
> *Sperma-Verflüssigungszeit:* 10-20 Min., fadenartige Spinnbarkeit
> *Spermiendichte* (= Anzahl Spermien pro ml Ejakulat, Auszählung in einer Zählkammer): 20-80 Mio./ml (⇨ **Azoospermie** = keine Spermatozoen im Ejakulat, Kryptozoospermie <1 Mio./ml, **Oligozoospermie** <20 Mio./ml, Hyper-/Polyzoospermie >150 Mio./ml)
> Rundzellen (Spermienvorstufen, Leukozyten, Epithelzellen): <2 Mio./ml
> *Spermienmotilität* (= Bestimmung der Spermienbeweglichkeit): ½ u. 2 Std. nach der Ejakulation: 60-70 % sollen sehr gut beweglich sein, nach 2 Std. soll der Beweglichkeitsverlust nur gering sein <15 % (⇨ **Asthenozoospermie** = herabgesetzte Beweglichkeit, Nekrozoospermie = keine Beweglichkeit)
> *Fehlformenrate:* <20 % (⇨ **Teratozoospermie** >50 % abnormale Formen, Nekrozoospermie = nur tote Spermien; z.B. abnorm geformte Spermatozoen (Kopfdeformität, Mittelstückdeformität, Schwanzdeformität, doppelte Geißelanlage)
> *Eosinfärberate:* Unterscheidung lebender (ungefärbt, eosin-negativ) und membrangeschädigter abgestorbener Spermien (Rotfärbung des Spermienkopfes)
> *Fruktosegehalt:* >1,2 mg/ml (⇨ erniedrigt bei Insuffizienz der Bläschendrüsen od. Testosteronmangel bei LEYDIG-Zell-Insuffizienz)
> *Zitratgehalt:* >2,5 mg/ml (⇨ bei verminderter sekretorischer Funktion der Prostata erniedrigt, z.B. bei chronischer Prostatitis)
> *Carnitingehalt:* >0,04 mg/ml (⇨ erniedrigt bei Samenwegverschlüssen od. Störung des Nebenhodens)
> *Saure Phosphatase* (Enzym der Prostata): 200-800 U/ml (⇨ erniedrigt bei Insuffizienz der Prostata, erhöht bei Prostatitis und Prostatakarzinom)
> ggf. *bakteriologische Untersuchung* des Ejakulats bei Verdacht auf Entzündung in den Samenwegen (bei pos. Befund auch Untersuchung des Prostatasekrets, das durch rektale Massage der Prostata gewonnen wird, sog. Exprimat), patholog. sind ≥10^3 Keime/ml
> ggf. Untersuchung auf *Spermienantikörper* bei Verdacht auf immunologisch bedingte Infertilität (mit dem standardisierten Mixed-Antiglobulin-Reaction-Test und mit dem Zervixschleim der Frau, s.o. Kap. Sterilität der Frau)

> ➤ Das Spermiogramm sollte nach **3 Monaten** noch einmal **wiederholt** werden, da erhebliche (physiologische) Schwankungen vorkommen können.

6. Funktionstest: MAR-Test (<u>m</u>ixed-<u>a</u>ntiglobulin-<u>r</u>eaction) fällt pos. auf bei vorhandenen Antigenen auf den Spermien ⇨ als weiteren Test dann den Penetrationstest durchführen (s.o. Kap. Sterilität der Frau)
7. Röntgen: evtl. retrograde Urographie bei V.a. Harnröhrenstrikturen od. –fehlbildungen
8. evtl. Hodenbiopsie (immer beidseitig durchführen) bei ausgeprägter Oligo- bzw. Azoospermie, diese kann dann auch gleichzeitig therapeutisch (TESE, s.u.) verwendet werden

Urologie

Ther: • Konservativ: Beratung **beider Partner** (Infertilitätsbehandlung ist immer Paartherapie) über das Konzeptionsoptimum. Absetzten von toxischen Medikamenten oder Noxen.
• Medikamentös:
 – Bei Infektion: antibiotische Behandlung (z.b. Ofloxacin, Tarivid®) für 2 Wo. od. auch länger bei chronischer Epididymitis
 – Bei Androgenmangel u. bei Hyperzoospermie: Testosteron (als i.m.-Depot-Injektion, als Tbl., Andriol®, als Pflaster, Androderm® od. Gel, Testim®) über mehrere Monate
 – Bei Hyperprolaktinämie: Prolaktinhemmer Bromocriptin (Pravidel®)
 – Bei hypogonadotropem Hypogonadismus: **GnRH**-Gabe über eine Minipumpe (Gonadorelin 5-10 μg alle 2 Std., Lutrelef®) oder
 HMG-Gabe (= humanes Menopausengonadotropin, Gemisch der Gonadotropine **FSH + LH** [Menotropin, Menogon®] 75-150 I.E. 3x/Woche i.m.) + hCG-Gabe (1.000-6.000 I.E. i.m./Woche, Pregnesin®) über mehrere Monate ⇨ Normalisierung der Spermatogenese möglich
 – Bei retrograder Ejakulation: α-Sympathomimetika Midodrin (Gutron®) od. Imipramin (Tofranil®)
 – Bei immunologischer Sterilität: ggf. Glukokortikoide (Prednisolon 40-60 mg in absteigender Dosierung über 4 Wo.), ggf. Mitbehandlung der Partnerin. Evtl. dadurch erhöhte Erfolgsrate bei einer ICSI, sonst ist der Nutzen eher gering.
 – Bei idiopathischer Sterilität: ggf. Therapieversuch mit dem Antiöstrogen Tamoxifen
• Bei retrograder Ejakulation kann versucht werden aus dem Urin Spermien für eine In-vitro-Fertilisation zu gewinnen
• Reproduktionsmedizin (= technisch assistierte Reproduktion):
 – Künstliche (homologe = Sperma des Partners) **intrauterine Insemination**: Einbringen aufbereiteter Spermien in das Cavum uteri der Frau zum Zeitpunkt der Ovulation. Die Spermien werden durch Masturbation gewonnen (nach 3- bis 5-tägiger Karenz) und mehrfach in ein Kulturmedium (Ham F10) eingebracht und wieder getrennt (sog. swim-up-Methode: durch zentrifugieren und abschöpfen des Überstandes ⇨ nur die gut beweglichen Spermien schwimmen in das überschichtete Medium auf), sodass nur gut bewegliche Spermien übrig bleiben, die voll befruchtungsfähig sind (Kapazitation abgeschlossen)
 – In-vitro-Fertilisation (**IVF**) und intracytoplasmatische Spermieninjektion (**ICSI**): Punktion der entnommenen Oozyten der Frau und darüber jeweils Einbringen eines Spermiums mit einer ultradünnen Glaskapillare unter dem Mikroskop (ist erforderlich, wenn die Spermien primär nicht befruchtungsfähig sind oder durch Aspiration aus dem Nebenhoden [**MESA** = mikrochirurgische epididymale Spermienaspiration] oder durch Biopsie des Hodens des Mannes [**TESE** = testikuläre Spermienextraktion] direkt entnommen wurden). Dann Einbringen der Embryonen nach 40-48 Std. im 4- bis 8-Zellstadium in das Cavum uteri der Frau (s.o. Kap. Reproduktionsmedizin).
• Operativ: Ind: Hodenhochstand, Leistenhoden, Varikozele, Hydrozele, Z.n. Vasektomie
 – Hodenhochstand, Leistenhoden: Funikulolyse, Verlagerung des Hodens in das Skrotum und Befestigung des Hodens durch Orchidopexie am tiefsten Punkt des Skrotums
 – Varikozele: Unterbindung der V.testicularis nach Pararektal-, Inguinal- od. Lumbalschnitt
 – Hydrozele: die eröffnete Hydrozele wird auf die Rückseite von Hoden und Samenstrang umgeschlagen, vernäht und an der Rückwand des Skrotums befestigt (JABOULAY-WINKELMANN-Operation, ohne Resektion der Hydrozele)
 – Verschlusszoospermie: Vasovasostomie, Epididymovasostomie od. Inzision d. Colliculus seminalis ja nach Verschlusslokalisation und Möglichkeit einer operativen Korrektur
 – Bei Z.n. Vasektomie (Sterilisation): Refertilisations-Op durch mikrochirurgische Rekanalisierung des Duct.deferens durch End-zu-End-Anastomose (Vasovasostomie, Erfolgsrate 70-90 %). Der Eingriff wird i.d.R. von den Krankenkassen nicht bezahlt (wie die Vasektomie).
• Beratung beider Partner über eine Adoption bei fehlendem Erfolg

Prog: Die rein konservative/medikamentöse Ther. bringt oft keinen Erfolg. Mit den Methoden der assistierten Reproduktion ist insb. bei uneingeschränkter Fertilität der Frau die erreichbare Schwangerschaftsrate sehr gut (s.o. Kap. Gynäkologie - Reproduktionsmedizin).

EREKTILE DYSFUNKTION

Syn: Abkürzug: E.D., auch „EDY" genannt, erektile Impotenz, **Erektionsstörung**, Erectio deficiens, engl. disturbance of erection, ICD-10: N48.8 (organisch), F52.2 (psychogen)

Anatomie: Erektion: Ein Reiz (mechanisch, visuell, olfaktorisch od. psychisch) führt entweder als Fremdreflex (afferenter Schenkel des Reflexbogens über den N.dorsalis penis/N.pudendus) oder vom Großhirn kommend zur Stimulation des **Erektionszentrums** (parasympathisches Zentrum in den Rückenmarksegmenten S2-S5). Von dort Stimulation efferent über die **parasympathischen** Nn.pelvini zu den Ganglia pelvini, Umschaltung auf die postganglionären Fasern (**Nn.cavernosi**) zu den Schwellkörpergefäßen und der Schwellkörpermuskulatur ⇨ Erektion verläuft in 3 Phasen:
1. **Tumeszenz:** Steigerung des arteriellen Blutzuflusses, Relaxation der glatten Schwellkörpermuskulatur ⇨ Erweiterung der kavernösen Räume, Anschwellen des Penis
2. Erektion: Drosselung des venösen Blutabflusses, Anstieg des Druckes in den Corpora cavernosa penis bis zum systolischen Blutdruckwert ⇨ Aufrichten des Penis
3. Rigidität: kurz vor dem Orgasmus zusätzliche Kontraktion des M.ischiocavernosus (Druckwerte im Corpus cavernosum bis 1000 mmHg) ⇨ verstärktes Steifwerden des Penis

Rückbildungsphase: Öffnung der venösen Gefäße, Kontraktion der glatten Muskulatur der Sinusoide und Arteriolen (durch erhöhten Sympathikotonus) ⇨ vermehrter Blutabfluss und verminderter Blutzufluss aus/in die Corpora cavernosa penis ⇨ Rückbildung der Erektion (Detumeszenz)

Def: Über >6 Mon. bestehende Unfähigkeit in >3/4 der Versuche, trotz sexueller Erregung, eine kohabitationsfähige Erektion zu erlangen, bzw. diese während der Kohabitation aufrecht zu erhalten.

Ät:
- organische Störungen: **vaskuläre, neurogene** od. hormonelle Störung
- mechanisch/traumatisch: Induratio penis plastica, Penisdeviation, Penisfraktur, Z.n. Priapismus
- angeborene Fehlbildungen (⇨ primäre E.D., selten)
- psychogene Ursachen: **Versagensängste**, gestörte Partnerschaftsbeziehung, belastende Lebensereignisse, gestörte sexuelle Einstellung, Dysstress, Neurosen (insb. **Depression**) od. Psychosen (Schizophrenie)
- Iatrogen: **Prostatachirurgie** (topographische Nähe der autonomen Nervenfasern zur Prostata, Gefährdung insb. bei der radikalen Prostatektomie beim Prostatakarzinom), Zystektomie, retroperitoneale Lymphadenektomie, abdominale Aorten-Op, Penis-Op
Med: **Antihypertensiva** (nicht-selektive β-Blocker, Lipidsenker (Clofibrat), H_2-Blocker, Psychopharmaka (Antidepressiva - insb. trizyklische Antidepressiva und selektive Serotonin-Wiederaufnahmehemmer, Neuroleptika - insb. Phenothiazine und Butyrophenone, Tranquilizer, Opiate, Barbiturate), Diuretika, Phenytoin, Hormone (Östrogene, Gestagene, Antiandrogene), Zytostatika

Path: Psychische, autonome, hormonelle und vaskuläre Faktoren sind bei der Erektion beteiligt, Erektionsstörungen können auf allen Ebenen vorliegen ⇨ **häufig multifaktorielle Genese**
- ♦ **Vaskuläre Ursachen** (75 % d.F.):
  50 % arteriell bedingt (**Arteriosklerose**, diabetische Vaskulopathie) ⇨ mangelnde Blutzufuhr in die Schwellkörper
  Risikofaktoren: **arterielle Hypertonie**, Diabetes mellitus, Adipositas, Fettstoffwechselstörungen, chron. Alkoholabusus, Nikotinabusus, Bewegungsmangel
  25 % venös bedingt (kavernöse Insuffizienz) ⇨ keine Drosselung des venöse Blutabflusses aus den Schwellkörpern wegen fibrotisch-degenerierter Schwellkörpermuskulatur
- ♦ **Neurogene Ursachen** (20 % d.F.): Schädigung des Sakralmarks (Querschnittlähmung, Dysrhaphiesyndrome), Schädel-Hirn-Trauma od. neurologische Systemerkrankungen (Demenz, Multiple Sklerose, Morbus PARKINSON), Apoplex, Epilepsie, Hirntumoren, Neurolues

periphere Nervenläsionen: Prostatachirurgie od. Trauma/Op im kleinen Becken (➪ Verletzung der Nn.cavernosi), Fahrradfahren (genitale Hypästhesie durch Mikrotraumen des neurovaskulären Bündels), **Polyneuropathie (Alkoholabusus, Diabetes mellitus,** Niereninsuffizienz, Dialysepatienten)
* **Hormonelle Ursachen** (insg. selten, ca. 1-5 % d.F.): Testosteronmangel (als sekundäre Form beim älteren Mann häufig mit Libidoverlust als sog. Klimakterium virile), Hyperprolaktinämie, hypogonadotroper Hypogonadismus, paraneoplastische Tumoren (= mit Hormonproduktion)

Epid: ◊ in ca. 50-70 % d.f. organische Störungen, bis zu 30 % rein psychogen (insb. bei jüngeren Männern <50. Lj.), der Rest sind Mischformen
◊ Prävalenz:: um 5 % bei den 40-jährigen, 15 % bei den 60-, 50 % bei >70-jährigen, aber ¾ der Männer möchten auch mit >70. J. noch sexuell aktiv sein
◊ Prädisp.alter: <40 J. meist psychische, >50 J. meist organische Ursachen

Etlg: # primäre E.D. = schon immer vorhandene Erektionsstörung
sekundäre E.D. = neu aufgetretene Erektionsstörung nach zuvor normaler Sexualfunktion
- vorübergehende Erektionsstörung: meist psychisch bedingt
- längerfristige Erektionsstörung: meist organische Ursachen

Diag: 1. Anamnese (Sexualanamnese, psychosoziale Aspekte, Medikamentenanamnese), sind morgendliche/nächtliche Spontanerektionen erhalten? (ja ➪ dann eher Hinweis für psychogene Genese; nein ➪ organische Ursache), vaskuläre Vorerkrankungen (KHK, arterielle Verschlusskrankheit), Unfälle (Wirbelsäulenverletzung), Alkohol- od. Nikotinabusus
2. Klinische/urologische Untersuchung: sichtbare Veränderungen (Penisfehlbildungen, Induratio penis plastica, Condyloma acuminata od. Peniskarzinom?), Miktionsanamnese Neurostatus (Reflexe, Sensibilität am Penis und Oberschenkeln), psychische Exploration
3. Labor: Blutbild, Lipde, Leber- u. Nierenretentionswerte, Blutzucker, HbA1c, Gerinnung Hormone: **Testosteron**, Prolaktin, FSH und LH, TSH
4. Internistisches Konsil: die erektile Dysfunktion kann erstes Symptom einer zunehmenden Gefäßkomplikation sein, z.B. bei Arteriosklerose, art. Hypertonie, KHK, Diabetes mellitus, Fettstoffwechselstörung usw. ➪ kardiovaskuläre Untersuchung
Weiterführende Untersuchungen und klinische Tests:
5. Messung der **nächtlichen Tumeszenz** des Penis (Rigiditätsschwankungen im REM Schlaf, normal sind 3-6 spontane Erektionen/Nacht) ambulant od. im Schlaflabor
6. **Intrakavernöse Pharmakotestung** der Erektionsfähigkeit mittels Schwellkörperinjektion: genutzt werden Substanzen, die auch bei der therapeutischen Schwellkörperautoinjektion (SKAT) zur Anwendung kommen, heute meist Prostaglandin E_1 (PGE_1, 5-40 µg Alprostadil [Caverject®, Viridal®] verdünnt intrakavernös), mögl. ist dabei auch die Austestung der individuellen Erektionsschwelle (notwendige Dosis).
Sonographie: die pharmakologische Testung kann mit der **farbkodierten Duplexsonographie** (sog. Pharmakodoppleruntersuchung) zur Darstellung der Penisgefäße kombiniert werden.
7. Kavernosometrie: Messung des Druckes in den Penisschwellkörpern zur Verifizierung mangelhafter venöser Okklusion (Druckabfall/Zeit)
8. Röntgen: **Kavernosographie** = Darstellung des Penisschwellkörpers und der **venösen** Abflusswege durch intrakavernöse Kontrastmittelinjektion zur Lokalisation ektoper Schwellkörpervenen, die pathologisch drainieren und eine Erektion erschweren od. unmöglich machen (bei unzureichender, medikamentös-induzierbarer Erektion: Durchführung mit zusätzlicher PGE_1-Gabe zum Kontrastmittel = pharmakodynamische Kavernosographie)
selektive Penisarterienangiographie: vor revaskularisierenden Eingriffen erforderlich
9. Neurologisches Konsil: M.bulbocavernosus-Reflexzeit, EMG der Schwellkörpermuskulatur, SSEP des N.pudendus

Ther: Konservativ:
• Beseitigung der Risikofaktoren (s.o.), Umstellung der medikamentösen Therapie (z.B. Wechsel des Antihypertensivums)
• Bei Testosteronmangel (dieser muss nachgewiesen sein!): Hormonsubstitution mit Tes-

tosteronundecanoat (Andriol®) oral für 2 Wo. 120-160 mg/Tag, anschließend 40-120 mg/Tag (Cave: Gefahr der sexuellen Überstimulation, Priapismus) od. transdermale Applikation (Testoderm®15, Androderm®15, skrotal [1 Pflaster] od. nicht-skrotal [2 Pflaster] aufgeklebt, ergibt ca. 5 mg/Tag) od. als Testosteron-Gel (Androtop®Gel)
- Psychotherapeutische Intervention (nach Ausschluss organischer Ursache): Sexualtherapie zur Analyse von Partnerschaftsproblemen (z.b. als Paartherapie mit „Hausaufgaben"), insb. auch bei depressiver Begleitreaktion. Meist in Kombination mit anderen Therapien, z.B. mit einer Medikation.
- Med:
  – oral:
    · **Sidenafil** (VIAGRA®): initial 25-50 mg (ältere Pat. 25 mg), bei Bedarf bis 100 mg (ältere Pat. 50 mg) 1 Std. vor dem Verkehr einnehmen (Wirkprinzip: Phosphodiesterasehemmer [PDE] führen zur verbesserten u. verlängerten Relaxation der glatten Schwellkörper- u. arteriellen Gefäßmuskulatur ⇨ Bluteinstrom) ⇨ ermöglicht/verbessert die Erektion (hat keinen Einfluss auf die Libido), bis 75 % d.F. erfolgreich. Cave: nicht mit Nitraten/Molsidomin kombinieren, K-Ind. bei Leberinsuffizienz, schwerer KHK od. Retinaerkrankungen.
    Weitere PDE-5-Inhibitoren sind **Tadalafil** (10-20 mg, Cialis™, wirkt bis zu 36 Std.) u. **Vardenafil** (5-20 mg, Levitra®, hat einen schnelleren Wirkungseintritt)
    · **Yohimbin** (Alkaloid aus der Rinde des westafrikanischen Baumes Pausinystalia johimbe, Yohimbin Spiegel®, Pluriviron®, Yocon-Glenwood®): 3 x 10 mg/Tag, insb. bei psychischer Genese, da zentral wirksam (α2-Rezeptor-Antagonist, Cave: bei KHK), Wirkungseintritt nach ca. 14 Tagen
    · Apomorphin (zentral wirksamer, oraler Dopamin-Rezeptoragonist) wurde wegen mangelnder Wirksamkeit wieder vom Markt genommen
  – intraurethral: **Alprostadil** (Prostaglandin-E1, MUSE®) in Stäbchen, die in die Harnröhre eingeführt werden und zur Erektion führen, initial 250 µg, Titrierung bis max. 1.000 µg, max. 2 Anwendungen/Tag bzw. 7x/Woche, NW: häufig Penisschmerz (30 % d.F.), Brennen beim Wasserlassen und auch vaginale Schmerzen bei der Partnerin möglich
  – intrakavernös: SKAT (Schwellkörper-Autoinjektionstherapie)
    · **Alprostadil** (PGE1, Caverject®, Viridal®): Selbstinjektion nach individueller Dosistitration (s. Diagnostik) verdünnt in ein Corpus cavernosum (der Wirkstoff diffundiert durch das Septum auch in den anderen Schwellkörper). Vor der ersten Anwendung Gerinnungsstatus überprüfen.
    · Papaverin-Phentolamin-Alprostadil: additive Vasodilatatorenkombination, bei Versagen der Alprostadilmonotherapie, max. 6 ml/Applikation
- Vakuumerektionshilfen: prinzipiell bei allen Formen der erektilen Dysfunktion anwendbar. Über den Penis wird ein Saugzylinder gestülpt, durch eine Saugpumpe wird daran ein Vakuum erzeugt, das zum Bluteinstrom in die Schwellkörper führt. Ein dann an der Penisbasis angelegter komprimierender Ring erhält die Erektion (Cave: Gefahr peniler Durchblutungsstörungen, deshalb den Spannring max. 30 Min. anwenden), Kompl.: retrograde Ejakulation, relativ niedrige Akzeptanz (aber gute Wirksamkeit, ca. 70 %).
- Operativ: Ind: nachgewiesener Gefäßschaden
  – **Rearterialisierung** (arterielle Revaskularisation, HAURI-Op): Anastomosierung der A.dorsalis penis mit der A.epigastrica inferior + Verbindung mit einem a.v.-Shunt zur V.dorsalis penis oder Arterialisierung der V.dorsalis penis profunda (Fistel mit der A.epigastrica inferior). Langfristige Erfolgsrate um 50 %
  – Penisvenenligatur: Unterbindung tiefer Penisvenen bei venöser Insuffizienz, heute nahezu obligat wegen schlechter Langzeitergebnisse (<30 %)
  – **Schwellkörperprothesen**: Ind: bei Versagen aller anderer Therapieoptionen (insb. SKAT) und Schwellkörperfibrose indiziert
    Operative Implantation einer flexiblen- oder hydraulischen Prothese in den Penis: flexible sind nebenwirkungsarm (keine „mechanische" Defekte mögl.), hydraulische (durch eine manuell von außen betätigbare Pumpe im Skrotum wird die Erektion erzeugt, durch ein Ventil an der Pumpe kann der Druck wieder abgelassen werden) sind „realitätsnah", jedoch kommt es häufiger zu Infektionen und penilen Ödemen. Die Akzeptanz der hydraulischen Prothese ist bei beiden Partnern meist hoch.
- Selbsthilfegruppen: Informationszentrum für Sexualität und Gesundheit, Hugstetterstr. 55.

79106 Freiburg, Tel.: (0 18 05) 55 84 84 (Mo. – Fr. v. 15-20 Uhr), Internet: http://www.isginfo.de

Kompl:
* Phosphodiesterasehemmer (PDE-5-Inhibitoren): Kopfschmerzen, Flush (Gesichtsrötung), Unscharfsehen, verstopfte Nase, arterielle Hypotonie, Synkopen, Rücken-/Muskelschmerzen. Das Risiko für Stenokardien, Herzinfarkt u. plötzlicher Herztod sinkt tendenziell eher (für bei Pat. mit Vorerkrankungen des Herz-Kreislaufsystems, z.B. nach Infarkt od. Apoplex wird eine Verordnung aber erst frühestens nach 6 Mon. empfohlen)
* Alprostadil intraurethral: bis zu 20 % schmerzhafte Erektionen, daher Austestung der notwendigen Dosis bis zur individuellen Erektionsschwelle erforderlich
* Schwellkörperautoinjektion (SKAT) mit PGE_1: prolongierte Erektion/**Priapismus** (Ther: bei Erektion >6 Std. kavernöse Applikation eines α-Sympathomimetikums, z.B. Etilefrin 5-10 mg [Effortil®] od. Blutaspiration aus den Schwellkörpern und Spülung mit physiologischer Kochsalzlösung), Penisschmerz, Hämatombildung an der Einstichstelle, Kavernitis
Schwellkörperfibrosen und Vernarbungen mit konsekutiver Penisabknickung in <1 % d.f. (das früher verwendete Papaverin machte dies in 10-20 % d.F.)

<u>Op:</u> * Rearterialisierung: thrombotischer Gefäßverschluss ⇨ prophylaktische Gabe von Antikoagulanzien

DD:
– Ejaculatio praecox: vorzeitiger Samenerguss (bei normaler Erektion) mit unbefriedigender Kontrolle des Mannes über den Zeitpunkt seines Orgasmus
– Ejaculatio retardata: subjektiv als zu spät empfundene Ejakulation (bei normaler Erektion)
– Libidostörung: fehlende sexuelle Appetenz (bei normaler Erektionsfähigkeit)

STERILISATION BEIM MANN

Syn: Vasektomie, Vasoresektion, ICPM: 5-635

Anatomie: Die im Nebenhoden gelagerten und ausgereiften Spermien werden bei peniler Stimulation über den jeweiligen **Ductus deferens** (ca. 30 cm lange glattmuskuläre Kanäle von federkielartiger Konsistenz) durch peristaltische Bewegungen in die prostatische Harnröhre transportiert. Die Unterbrechung dieser Transportwege stellt eine technisch einfache und für den Patienten ungefährliche Methode der Sterilisation dar.

Def: Sterilisation: chirurgisches Herbeiführen der Infertilität durch operative Unterbrechung der Samenleiter (Eileiter bei der Frau). Die Gonaden (Hoden, Ovarien bei der Frau) bleiben, anders als bei einer Kastration, erhalten ⇨ Hormonproduktion der Hoden, Libido, Erektion und Ejakulation werden <u>nicht</u> beeinflusst.

Ind:
– **abgeschlossene Familienplanung** und ausdrücklich erwünschte, dauerhafte Antikonzeption
– gleichzeitig bei operativen Eingriffen an Prostata und Blasenhals, Dauerkatheterismus ⇨ Prophylaxe deszendierender Infektionen (ansonsten gehäuft Epididymitiden)

Path:
♦ Ejakulat besteht nach Sterilisation nur noch aus dem Prostata-/Samenblasensekret <u>ohne</u> Spermien ⇨ der „Erfolg" (keine Spermien im Ejakulat) sollte nach der Vasektomie auch kontrolliert werden
♦ Cave!: bis zu einem halben Jahr postoperativ können noch Spermien im Ejakulat nachgewiesen werden. Daher genaue präoperative Aufklärung des Patienten zur Vermeidung von Schadensersatzprozessen bei postoperativ ungewollter Schwangerschaft.

Epid:
◊ Die überwiegende Zahl der Männer sind verheiratet (95 %) und zw. 30 u. 50 J. alt
◊ Der Eingriff wird seit 1.1.2004 in Deutschland von den Krankenkassen <u>nicht</u> mehr bezahlt (Ausnahme: wenn wegen medizinischer Indikation des Mannes erforderlich, z.B. schwerwiegende genetische Erkrankung).

Andrologie - Sterilität - Sterilisation

Etlg: # chemischer Verschluss der Ductus deferentes durch transskrotale Injektion verklebender und entzündungsinduzierender Pharmaka (Cyanacryl-Phenolverbindungen)
klassische Vasektomie: Entfernung eines Stückes beider Ductus deferentes
noch in klinischen Studien: hormonelle "Kontrazeption" des Mannes (Testosteronderivate)

Diag: 1. Anamnese und urologische Untersuchung
2. Spermiogramm postoperativ: erst 3 aufeinanderfolgende negative Spermiogramme postoperativ sichern die abgeschlossene Sterilisation (auch nach Vasoresektion befinden sich noch befruchtungsfähige Spermien im proximalen Ductus deferens)

Ther:
- Immer schriftliche **Aufklärung** über die *Irreversibilität* des Eingriffes und die Notwendigkeit alternativer Verhütungsmethoden postoperativ bis zum Vorliegen 3 negativer Spermiogramme! Im allgemeinen wird die Vasektomie als ambulanter Eingriff durchgeführt.
- Operativ: Voraussetzung: definitiv abgeschlossene Familienplanung (nicht <30. Lj.)
  Klassische Vasektomie:
  – beidseitige Lokalanästhesie der Skrotalhaut u. des darunterliegenden Samenstranges
  – jeweils Tasten des Duct.deferens (federkielartige Konsistenz) und ca. 1 cm lange, leistennahe Inzision des Skrotums
  – jeweils Aufsuchen und **Durchtrennung** des **Duct.deferens**, Resektion eines 0,5-1 cm langen Samenleiterstückes u. **doppelte Ligatur** des jeweiligen Ductus-deferens-Endes, Umschlagen u. erneute Ligatur beider Enden (u. histologische Untersuchung des Resektats zum Nachweis einer „lege artis" Resektion), lokaler Wundverschluss
- Kontroll-Spermiogramm 6 Wo. postop., gesicherte Infertilität erst bei 3 neg. Spermiogrammen in Folge (bei ca. 1,5 % d.F. finden sich n. Op weiter Spermien ⇨ erneute Op)

Prog: Sehr **hohe Zuverlässigkeit** (entspricht einem PEARL-Index von 0,2-0,5), hohe Akzeptanz des Eingriffes (über 90 % der Patienten sind postoperativ zufrieden), kostengünstige Form einer dauerhaften Empfängnisverhütung.
Hormonelle Kontrazeptiva (Testosteron + Gestagen i.m.) für den Mann befinden sich in der Erprobung (eine zuverlässige Azoospermie wird nach 2-5 Mon. erreicht, insg. wenig NW u. die Azoospermie ist nach dem Absetzen reversibel), Langzeitergebnisse stehen aber noch aus.

Kompl:
* Äußerst geringe Nebenwirkungsrate - ggf. Inguinal- od. Skrotalhämatom, Infektion, Fadengranulom, Samengranulom, Komplikationen an Hoden oder Nebenhoden i.d.R. nur bei unsachgemäßer Durchführung, sexuelle Funktionsstörungen, Anorgasmie usw. haben eher psychische Ursache
* Unterbindung einer falschen anatomischen Struktur ⇨ Zeugungsfähigkeit bleibt
* Spermagranulom mit spontaner Rekanalisierung ⇨ erneute Zeugungsfähigkeit

Refertilisation

Bei Wunsch nach Wiederherstellung der Fertilität nach einer Vasektomie ⇨ **Refertilisations-Op**

Epid: bis zu 10 % der vasektomierten Männer wünschen später eine Refertilisierung, z.B. wegen neuer Partnerschaft (der Eingriff wird i.d.R. von den Krankenkassen nicht bezahlt, die Vasovasostomie ist aber günstiger als die In-vitro-Methode MESA od. TESE zur Befruchtung).
⇨ deshalb wird bereits während der Vasektomie auf eine nicht zu großzügige Resektion des Samenleiters und eine Interposition von Bindegewebe geachtet.

Ther: Op: mikrochirurgische **Vasovasostomie** des Duct.deferens durch End-zu-End-Anastomose

Prog: hohe Erfolgsrate mit **70-90 %** (je kürzer das Intervall zwischen Vasektomie und Vasovasostomie, desto besser sind die Erfolgsaussichten). Bei fehlendem Erfolg MESA/TESE.

Kompl: postoperative narbige Obstruktion des Samenleiters in bis zu 10 % d.F.

HERNIEN

Syn: lat. hernia = Bruch, engl. hernia, ICD-10: K40 - K46

Def: Vorfall von Eingeweideanteilen (= **Bruchinhalt**) in eine Vorbuchung des parietalen Peritoneums (= **Bruchsack**) durch eine Bauchwandlücke (= **Bruchpforte**).
DD: Prolaps = Vorfall von Eingeweiden durch eine Lücke des Peritoneums, also nicht von Peritoneum bedeckt (Syn: Hernia spuria = falsche Hernie)

Ät:
- Bindegewebsschwäche, inkompletter fetaler Bauchwandschluss
- Erhöhter intraabdomineller Druck durch Pressen (chron. Obstipation), Husten (COLD), bei Dysurie (Prostataadenom), körperliche Belastung, Schwangerschaft, Trauma
- Aszites (Lebererkrankungen, portale Hypertension), intraabdominelle Tumoren
- Adipositas

Epid: ◊ Eines der häufigsten chirurgischen Krankheitsbilder
◊ Inzidenz: ca. 0,5-1 % der Gesamtbevölkerung, davon entfallen ¾ auf die **Leistenbrüche**

Etlg: # Äußere Hernien:
- Indirekte Leistenhernie .... 60 %
- Direkte Leistenhernie .... 15 %
- Nabelhernie (umbilikal u. paraumbilikal) .... 9 %
- Epigastrische Hernie .... 3 %
- Schenkelhernie .... 3 %
- Becken- u. Lumbalhernien .... 5 %
Innere Hernien: v.a. Zwerchfellhernien .... 5 %
Gleithernie: vorgefallenes Organ ist Teil des Bruchsackes (Zäkum, bzw. Sigma, Harnblase = Organe sind nur teilweise mit Peritoneum überzogen, peritonealer Bruchsack fehlt daher teilweise)
RICHTER-Hernie (Darmwandhernie): Herniation eines Darmwandanteiles in die Bruchpforte ohne Passagestörung (s. Abb.)
Eventerationshernie: Hernia permagna = großer Teil der Bauchorgane im Bruchsack, die sich hier organisiert haben und schwierig zu reponieren sind
Symptomatische Hernie: Hernie bei pathologischer Druckerhöhung im Abdomen (z.B. Tumor, Aszites)
Narbenhernie: Hernie als Folge einer Dehiszenz der Faszien einer Laparotomienarbe

Klin:
⇒ Oft nur geringe Beschwerden
⇒ Schmerzen beim Anspannen der Bauchmuskulatur (z.B. Heben schwerer Lasten, Pressen beim Stuhlgang)
⇒ Verminderte körperliche Leistungsfähigkeit
⇒ Peritoneale Reizung
⇒ Bruchgeschwulst ist das eigentliche Hauptsymptom
⇒ Stuhlunregelmäßigkeiten, evtl. Blutabgang

Diag: 1. Inspektion, immer beidseits durchführen, da in 20-30 % d.F. doppelseitige Befunde zu erheben sind
Palpation der Bruchpforten unter Bauchpresse am stehenden Patienten
Hustenanprall gegen den tastenden Finger

Auskultation des Bruchinhaltes (Darmgeräusche?)
2. **Sonographie**, früher auch Diaphanoskopie (Durchleuchtung mit einer hellen Lampe)
3. Röntgen: Abdomen Übersicht (Spiegel bei Ileus?), evtl. MDP, Kolon-KE
4. Bei jeder Hernie des Erwachsenen ist die **rektal-digitale Untersuchung** zum Ausschluss eines Rektumkarzinoms obligat (in manchen Kliniken wird routinemäßig auch eine Rektoskopie/Koloskopie durchgeführt)

Ther: • Konservativ:
- **Manuelle Reposition (= Taxis):** Ind: Bei kurzer Anamnese einer Einklemmung (<6 Std.) Technik: Pat. liegt auf harter Unterlage, Beine anziehen lassen, evtl. Analgesie: Ausmassieren des Darminhaltes mit beiden Händen u. behutsame Reposition ⇨ Cave! Reposition en bloc als Komplikation (s.u.)
- **Bruchbänder:** Nur in Ausnahmen indiziert (strikte Ablehnung der Op, unvertretbar hohes Op-Risiko), da keine sichere Prophylaxe der Inkarzeration und die Bauchmuskulatur durch die Entlastung weiter atrophiert!

• Operativ: Prinzip ist die **Herniotomie + Hernioplastik**
- Darstellung der Bruchhüllen, des Bruchsackes und der Bruchpforte
- Versorgung des Bruchinhaltes (evtl. Darmresektion bei Inkarzeration)
- Beseitigung des Bruchsackes (alleinige Reposition des Bruchsackes bei Gleithernien)
- Verschluss der Bruchlücke, evtl. mit Verstärkung des Abschlusses und schichtweiser Wundverschluss
- Postop.: Leichte körperliche Arbeiten nach 3-4 Wo., schwerere Tätigkeiten erst nach 3-6 Monaten
- O Relative Kontraindikationen: Übergroße Narben- u. Bauchwandhernien, Hernia permagna, alte Brüche mit großer Bruchpforte

Prog: Operationsletalität liegt unter 1 %, bei Inkarzeration steigt sie auf 10 %
Rezidivrate: Hernienrezidiv in 5 % d.F.

Kompl: * **Inkarzeration:** Schwellung, Rötung, Spontan- u. Druckschmerz; anfangs Ileussymptome, später toxische Folgen der **Darmgangrän** mit Peritonitis u. vitaler Bedrohung
Sonderform: **Elastische Einklemmung:** Mit der Bauchpresse erweitert sich zunächst der Bruchring ⇨ Peristaltik treibt Darmschlinge in den Bruchsack, mit nachlassender Bauchpresse schnürt der Bruchring die Darmschlingen ab.
* **Darmwandbruch (= RICHTER-Hernie):** Einklemmung eines Teiles der Darmwand bei erhaltener Darmpassage ⇨ lokale Darmwandnekrose/Darmgangrän (am häufigsten bei Femoralhernien)
* Littré-Hernie: Einklemmung eines Meckel-Divertikels
* **Netzeinklemmung:** Inkarzeration des Omentum majus in einen Bruchring, Ther: Manuelle Reposition (= Taxis) bei kurzer Anamnese, danach Elektiv-Op zur Revision. Bei längerer Anamnese (>6 Std.) oder bei misslungener Taxis ⇨ sofort Op (Revision des Bruches, bei Inkarzeration Resektion des nekrotischen Darmabschnittes)
* Koteinklemmung: Die zuführende Darmschlinge wird zunehmend mit Kot gefüllt ⇨ Abklemmung der abführenden Schlinge am Bruchhals durch den Druck der Kotmassen
* Reposition en bloc: Bruchsack wird ohne Beseitigung der Einklemmung **mit der Bruchpforte verlagert** (Bruchgeschwulst selbst ist von außen nicht mehr zu sehen, der Bruchhals mit Einklemmung bleibt aber bestehen!)
* Bruchentzündung (Inflammatio herniae)
* Irreponibilität (Hernia accreta) durch Verwachsungen der Darmschlingen oder bei gekammerten Hernien
* Bei Leistenhernien-Op: Hodenschwellung, Hodennekrose oder Hodenatrophie bei intraoperativer Verletzung des Leistenkanals, Verletzung des Samenstranges

DD: In der Leistenregion: Lymphome, ektope Hoden, Hydrozelen, Varixknoten, Abszesse, Zysten u. Tumoren, Adduktorensehnentendopathie (Fußballspieler)

Seite 382 | Urologie

LEISTENHERNIE

Syn: Inguinalhernie, **Hernia inguinalis**, „Leistenbruch", ICD-10: K40.9

Anatomie: Verlauf des Leistenkanals:
Von dorsal lateral kranial nach ventral kaudal medial in einem Winkel von 15°, 4-6 cm lang.
Anfang: innerer Leistenring (Anulus inguinalis internus/profundus), ca. 1 cm oberhalb der Mitte des Leistenbandes,
Ende: äußerer Leistenring (Anulus inguinalis externus/superficialis): Oberhalb d. Tuberculum pubicum

Wände des Leistenkanals:
Ventral: Aponeurose des M.obliquus externus
Dorsal: Fascia transversalis, Peritoneum parietale
Kranial: Unterrand des M.obliquus internus u. des M.transversus abdominis
Kaudal: Lig.inguinale (= Pouparti-Band)

Inhalt: Beim Mann: – Ductus deferens
– A.testicularis, A.ductus deferentis, A.musculi cremasteris
– Plexus pampiniformis (venöses Abflussgeflecht)
– Fascia spermatica interna (= Ausstülpung der Fascia transversalis)
– M.cremaster (kaudale Internusfasern)
– Fascia spermatica externa (= Ausstülpung der Externusaponeurose)
– R. genitalis des N.genitofemoralis
– Plexus testicularis (sympathisch)
Bei der Frau: Lig.rotundum (Lig.teres uteri), IMLACH-Fettpfropf

Epid: ◊ **Häufigste Hernienform** (75 %), 2/3 indirekt, 1/3 direkt, in 10-15 % d.F. beidseits
◊ Prävalenz beim Mann: 2 %, **m >> w** (8:1, Kinder 9:1)
◊ Prädisp.alter: 55.–75. Lj. und 1. Lj. (insb. bei Frühgeborenen)
◊ In Deutschland pro Jahr 200.000 Operation, 10 % der Eingriffe entfallen auf Kinder <14 J.

Etlg: **Direkte (mediale) Leistenhernie:** Die Durchtrittstelle liegt medial der Vasa epigastrica (Fossa inguinalis medialis, Hesselbach-Dreieck), der Bruchsack durchsetzt **die Bauchdecke** (Fascia transversalis) senkrecht auf **direktem Weg** u. verläuft zum äußeren Leistenring (keine Beziehung zum Inneren des Samenstrangs), **erworben**, meist Männer.

Indirekte (laterale) Leistenhernie: Verläuft aus dem **inneren Leistenring** (Anulus inguinalis profundus, liegt lateral der Vasa epigastrica) durch den Leistenkanal zum äußeren Leistenring (Anulus inguinalis superficialis). Der Bruchsack ist von Kremasterfasern umgeben und kann bis zum Skrotum reichen. Entsteht durch ausbleibende Obliteration (Verklebung) des Processus vaginalis peritonei nach dem Descensus testis (= kongenital, **angeboren**, daher insb. bei **Kindern**) oder durch Erweiterung des inneren Leistenringes u. Vorstülpung von Peritoneum in den Leistenkanal (= **erworben**, eher bei Frauen).

direkter Leistenbruch   indirekter Leistenbruch

Bruchsack
mobilisierter Samenstrang
Bruchsack
Bruchsack mobilisiert

Klin: ⇒ **Schmerzen in der Leiste**
⇒ Ausmaß der Beschwerden korreliert nicht mit der Größe der Hernie
⇒ Hernia incipiens: Vorwölbung des Bruchsackes in den Leistenkanal. Klinisch Beschwerden in der Leiste, meist noch keine Vorwölbung ⇨ abwartende Ther. mögl.
⇒ Hernia completa: Austritt des Bruchsackes am äußeren Leistenring
⇒ Hernia scrotalis: Vordringen des Bruchsackes bis ins Skrotum
⇒ Neugeborene/Säuglinge (offener Processus vaginalis peritonei = indirekte Leistenhernie): Schwellung der Leiste beim Schreien und Rückbildung in Ruhe

Diag: 1. Anamnese und klinische Untersuchung: Inspektion: Vorwölbung in der Leiste
2. Palpation: beim Mann einstülpen der Skrotalhaut von unten um den untersuchenden Finger (wie ein Handschuh) und vorschieben bis vor den äußeren Leistenring am stehenden Patienten (der äußere Leistenring ist für die Fingerkuppe knapp passierbar) ⇨ **Hustenanprall** = bei einem manifesten Leistenbruch wölbt sich die Bruchgeschwulst gegen den untersuchenden Finger aus dem Leistenring hervor (bei Frauen kann die Diagnose bei nicht bestehender Bruchgeschwulst schwierig sein)

Ther: • Operativ: Ind: ist mit der Diagnosestellung wegen Gefahr der Inkarzeration gegeben
1.) Anästhesie: Eingriff ist in **Regionalanästhesie** (90 % d.F. mögl.), in Spinalanästhesie od. Vollnarkose (für das laparoskopische Verfahren) mögl.
Regionalanästhesie: 20 ml Mepivacain 1%ig (mit Adrenalin 1:200.000) od. Ropivacain 0,75%ig (Naropin®) fächerförmig in die Bauchwandschichten entlang des Leistenkanals und Leitungsanästhesie des N.ilioinguinalis u. N.iliohypogastricus (10-20 ml), während der Op. ggf. Nachinjektionen an der Basis des Bruchsacks od. am Os pubis
2.) Leistenschnitt, Durchtrennung der Externusaponeurose, Freilegung und Mobilisation des Samenstranges, Aufsuchen des Bruchsacks, Eröffnung und Reposition des Bruchinhaltes, Abtragen u. Nahtverschluss des Bruchsackes
3.) Verschluss der Bruchpforte: Prinzip: **Verstärkung** der Hinterwand des Leistenkanals (= zum Abdomen hin), schichtweiser Wundverschluss, nach der Op Zug am Testis zur Reposition des mobilisierten Samenstranges (sog. "EKG" = Eier-Kontroll-Griff)

Verstärkungsmethoden:
Es werden 2 grundsätzliche Mehtoden unterschieden:
1. Verstärkung durch **raffende Naht** und Doppelung von Faszien
- **Nach BASSINI:** Naht des M.obliquus internus und des M.transversus abdominis unter dem Samenstrang durch an die Innenfläche des Leistenbandes und als erster od. letzter Stich am Tuberculum pubicum. Dabei muss beachtet werden, dass die Samenstranggebilde an ihrer Austrittsstelle nicht zu stark eingeengt werden. Der Samenstrang wird mit der Externusaponeurose gedeckt oder nach subkutan (vor die Externusaponeurose) verlagert (Methode nach KIRSCHNER).
- **Nach SHOULDICE** ("Canadian repair"): Spaltung und **Doppelung der Fascia transversalis** mit fortlaufender Naht + Naht des M.obliquus int. und des M.transversus an das Leistenband (wie Bassini)
- **Nach LOTHEISEN / MCVAY:** Naht des M.obliquus int. u. der Transversusfaszie an das COOPER-Band (Lig.pubicum superius)
- **Nach HALSTED-FERGUSON:** Naht des M.obliquus int. **über** dem Samenstrang am Leistenband (Samenstrang liegt jetzt unter dem M.obliquus int.)
- Bei Frauen: hier kann der Leistenkanal fest um das Lig.rotundum verschlossen werden oder das Lig.rotundum kann durchtrennt werden
- Bei Kindern: keine Verlagerung des Samenstranges, da Gefahr der Hodenatrophie. Bruchsackabtragung, evtl. Methode nach Halsted-Ferguson und Vernähung der Externusaponeurose
- Bei Männern im hohen Alter: Ultima ratio nach mehreren Rezidiven ⇨ endgültige Sanierung durch Funikulo- und Orchiektomie
- Postoperativ: **Mobilisation noch am Op-Tag**, die Einlage eines kleinen Katheters intraoperativ in die Leistenregion, über den 3 x tgl. ein Lokalanästhetikum appliziert wird, erleichtert die Mobilisation (Entfernung am 3.Tag). Fäden ex am 10. Tag. Arbeitsunfähigkeit für ca. 2-3 Wochen, keine schweren Lasten für 10 Wochen tragen. Bei großer postoperativer Flüssigkeitsansammlung (Serom) im Leistenbereich ggf. perkutane Punktion.

Urologie

2. Verstärkung durch **spannungsfreie** (tension-free) Implantation eines **Kunststoffnetzes**. Dies kann offen oder endoskopisch / laparoskopisch erfolgen:
   - Op nach LICHTENSTEIN od. STOPPA: spannungsfreie Implantation eines **präperitonealen Netzes** aus Polypropylen (ca. 10 x 15 cm groß, Marlex®) od. Polyester (Mersilene®), das die Bauchwand verstärkt. Das Netz liegt auf den Muskelfaszien [Op. n. LICHTENSTEIN] bzw. zwischen Muskelfaszien und Peritoneum [Op. n. STOPPA]. Zugang konventionell od. auch präperitoneal endoskopisch (TEP = totale extraperitoneale Plastik, der notwendige Präparationsraum wird mit einem Ballon geschaffen) mögl. + intraop. Antibiotikaprophylaxe (Cephalosporin)
   - Op nach RUTKOW (plug and patch): zusätzlich zum präperitonealen Netz (wie bei LICHTENSTEIN) wird zuvor noch ein Netzplug (sieht aus wie eine Blüte) in den Bruchkanal gedrückt und mit 1-3 Nähten dort fixiert (nach Einwachsen des Neztplugs verstärkt dies die ehemalige Bruchpforte erheblich)
   - Op nach GILBERT: Impantation eines doppelten verbundenen Netzes (sieht aus wie ein H). Die beiden Netzanteile liegen wie bei LICHTENSTEIN + STOPPA und sind durch die Bruchpforte miteinander verbunden
   - Laparoskopischer Hernienverschluss (**TAPP** = transabdominelle präperitoneale Plastik): Inzision des Peritoneums und Verschluss der Hernie durch Naht oder Clips **von innen** + Implantation eines 12 x 15 cm großen PTFE-Netzes (Gore-Tex®) über der Bruchpforte, danach Wiederverschluss des Peritoneums über dem Netz mit Clips + intraop. Antibiotikaprophylaxe (Methode und Nutzen ist umstritten, da diese Op ein intraperitonealer Eingriff mit zusätzlichen Risiken ist), Ind: insb. Rerezidive.

Prog: Letalität: 0,01-1 %; Rezidivrate 2-10 % (bei Op mit implantierten Netzen geringste Rate)

Kompl: * **Inkarzeration**, Koteinklemmung, Bruchentzündung (Inflammatio herniae)
Op: * Postoperativer **Harnverhalt**
* **Hämatom, Serom, Wundinfektion**
* Verletzung oder **Einengung** der Vasa spermatica (meist zu stark verengter innerer Leistenring) ⇨ Hodenschwellung durch Abflussbehinderung, im Extremfall ischämische Orchitis mit Hodennekrose oder -atrophie ⇨ Ther: frühzeitige Revision
* **Durchtrennung des Ductus deferens** ⇨ Ther: Adaptation über Catgut-Schiene
* Darm-, Blasenläsion od. weibliche Adnexverletzung (insb. bei Gleithernie des Ovars bei Mädchen) mit Peritonitis
* Verletzung inguinaler Nerven ⇨ Sensibilitätsstörungen, inguinale Schmerzen
* Verletzung/Einengung der A./V.femoralis, V.iliaca ext. mit Thrombose oder Embolie
* **Rezidiv** und Rerezidiv nach einer Rezidiv-Op
* Netzimplantation: Nervenläsion beim Befestigen des Netzes, Serom, chronische Entzündungsreaktion, Fisteln, Netzschrumpfung, Netzlockerung, Netzunverträglichkeit
Zusätzlich beim laparoskopischem Vorgehen (TAPP): Trokarhernie, Darmverletzung, Verklebungen des Darmes (wenn das Netz nach Wiederverschluss des Peritoneum nicht völlig bedeckt ist) ⇨ Darmerosion

DD: – **Adduktorensehnen-Zerrung**: Druckschmerz am Ursprung der Adduktorensehnen am Os pubis, insb. bei Sportlern (z.B. Grätschbewegung beim Fußball)
– **Leistenlymphome**: neoplastisch, entzündlich ⇨ Suche nach Fokus, z.B. Fußmykose
– Weichteiltumoren: Lipome, Malignome (Sarkom), Metastasen
– Senkungsabszess (Urogenitale Infektionen, Morbus CROHN)
– Varikosis der V.saphena magna, Aneurysma v. Becken-/Beinarterien
– Schenkelhernie
– Hernia scrotalis ⇨ DD: Hydrocele funiculi spermatici et testis, Varikozele, Lipome, Hodentumoren

SCHENKELHERNIE

Syn: Femoralhernie, **Hernia femoralis**, Hernia cruralis, Merozele, ICD-10: K41.-

Anatomie: Die laterale Lacuna musculorum (mit Durchtritt des M.iliopsoas) wird durch den Arcus iliopectineus von der Lacuna vasorum getrennt. Medial ist die Lacuna vasorum durch das **Lig.lacunare** (GIMBERNATI) am Pecten ossis pubis (= Schambeinkamm) begrenzt. Die Bruchpforte liegt meist zwischen dem Leistenband (Lig.inguinale, kranial) und kaudal dem horizontalen Schambeinast (mit Lig./Fascia pectinea) in der medial gelegenen **Lacuna vasorum** medial d. Femoralgefäße.

Epid: Überwiegend bei adipösen **Frauen** (w > m = 3:1), >50. Lj.

Klin: ⇒ Oft klinisch latent bis zum Zeitpunkt einer Einklemmung mit Ileussymptomatik (Dünndarminkarzeration, bis zu 40 % d.Pat.)
⇒ Tastbare Geschwulst unterhalb des Leistenbandes medial der A.femoralis
⇒ Dysurie u. Hämaturie (wenn Gleitbruch mit Blasenbeteiligung)

Diag: 1. Schwellung unterhalb des Lig.inguinale, mäßige Druckschmerzhaftigkeit
2. Sonographie

Ther: • Operativ: Ind: baldmöglichste Op wegen der Inkarzerationsgefahr
- Zugang von crural (= femoral): Bruch wird unterhalb des Leistenbandes freigelegt, der Bruchsack eröffnet, der Bruchinhalt reponiert, der Bruchsack abgetragen und nach intraperitoneal verlagert. Hierbei kann der Darm inspiziert werden, deshalb bei V.a. Inkarzeration diesen Zugang wählen. Anschließend Verschluss der Bruchpforte durch Naht des Leistenbandes am Pecten ossis pubis und der Fascia pectinea (COOPER) des horizontalen Schambeinastes. Alternativ kann ein kleiner Plug (sieht aus wie eine Blüte) aus Kunstoffnetz in den Femoralkanal geschoben und fixiert werden.
- Zugang von inguinal: Nach Eröffnung des Leistenkanals wird der Bruch nach oben gezogen, abgetragen und übernäht.
- Laparoskopischer Hernienverschluss: Verschluss der Hernie durch Naht oder Clips von innen (abdominal) + Implantation eines PTFE-Netzes (Gore-Tex®) über der Bruchpforte (wie bei Leistenhernie, s.o.)

Prog: Letalität unter 1 %, Rezidive 2-10 %

Kompl: * Kombination mit Leistenhernie häufig (insb. bei Männern)
* **Inkarzeration** gefürchtet (v.a. Darmwandbruch, Richter-Hernie) mit Projektion der Schmerzen in die Leiste, Abdomen oder Oberschenkelinnenseite.
* **Ileussymptomatik!** Bei älteren Frauen mit Ileus immer an eine Schenkelhernie denken!
Op: * Infektion, Blutung, Verletzung der Femoralgefäße u. Nerven

DD: – Leistenhernie
– Varixknoten oder Ektasie der V.saphena magna, Aneurysma der A.femoralis
– Lipome u. andere Weichteilgeschwülste, Lymphknotenschwellung, Senkungsabszesse

VENEROLOGIE

Syn: **Geschlechtskrankheiten**, venerische Krankheiten, engl. venereal diseases, **STD** (engl. sexually transmitted diseases, WHO-Begriff für durch Sexualkontakt übertragbare Krankheiten)

Ätlg: # sog. klassische Geschlechtskrankheiten: **Gonorrhoe** (Tripper), **Lues** (Syphilis) und in Deutschland sehr selten vorkommend: **Ulcus molle** (weicher Schanker) sowie **Lymphogranuloma venereum** (venerische Lymphknotenentzündung durch Chlamydia trachomatis Serotypen L1 - L3)

andere sexuell übertragbare Erkrankungen:
- Bakterien: **Chlamydien** (insb. Chlamydia trachomatis Serotypen D - K), Mykoplasmen, Ureaplasma, Gardnerella vaginalis (bakterielle Vaginose, s. Kap. Kolpitis), Calymmatobacterium granulomatis
- Viren: **Herpes genitalis** (HSV II), Condylomata acuminata (**HPV**), Zytomegalie, HIV, Hepatitis B u. C
- Pilze: Kandidose (Candida albicans, s. Kap. Kolpitis)
- Protozoen: **Trichomoniasis** (s. Kap. Kolpitis), Amöbiasis, Giardiasis
- Ektoparasiten: Scabies (Krätze, Krätzmilben, Sarcoptes scabiei var. hominis), Pediculosis pubis (Filz-/Schamläuse, Phthirus pubis)

Gesetzliche Bestimmungen

Eine nichtnamentliche **Meldepflicht** in Deutschland gem. § 7 IfSG = **Infektionsschutzgesetz** v. 20.7.2000, gültig seit 1.1.2001 (davor: Gesetz zur Bekämpfung der Geschlechtskrankheiten, GeschlkrG v. 1953 und Bundes-Seuchengesetz v. 1979) an das (örtlich) zuständige **Gesundheitsamt durch das Labor** besteht bei den Geschlechtskrankheiten nur noch für **Lues** und die **HIV-Infektion**. Alle übrigen, ehemals meldepflichtigen („klassischen") Geschlechtskrankheiten sind jetzt nicht mehr meldepflichtig (Ausnahme gem. § 6 IfSG: Meldepflicht besteht, wenn 2 od. mehrere Erkrankungsfälle auftreten, bei denen ein epidemiologischer Zusammenhang vermutet wird).
Eine Beratung und Untersuchung auf sexuell übertragbare Krankheiten wird in Deutschland durch die Gesundheitsämter gem. § 19 IfSG angeboten.

Epid: weltweit wird d. Prävalenz sexuell übertragbarer Krankheiten auf 300-400 Mio. Pat. geschätzt

Anmerkung: Die Diagnostik und Behandlung venerischer Erkrankungen wird häufig neben den Gynäkologen und Urologen auch von den Dermatologen und Allgemeinmedizinern durchgeführt.

GONORRHOE

Syn: „Tripper", engl. gonorrhoea or clap, ICD-10: A54.0, Neugeborenenblennorrhoe A54.9

Ät: **Neisseria gonorrhoeae** (Syn: Gonokokken): gramnegative Diplokokken

Path: ♦ Infektionsmodus: sexuelle Kontakt- oder Schmierinfektion (Erregerreservoir ist der Mensch) über die Schleimhäute von Urethra, Vagina (selten), Cervix uteri, (Übertragung daher auch bei der Geburt mögl.), Rektum, Pharynx oder Konjunktiven

Epid: ◊ Inzidenz: nach alter Meldepflicht wurden in Deutschland 5 Fälle/100.000/Jahr = ca. 4.000 Erkrankungen/Jahr gemeldet. Es wird jedoch eine Dunkelziffer von 90 % geschätzt ⇨ vermutlich 25.000-40.000 Fälle/Jahr in Deutschland. Weltweit werden 62 Mio. Fälle/Jahr angenommen.

Venerologie | Seite 387

◊ Prädisp.alter: 15.-30. Lj., **m > w (2:1)**
◊ Inkubationszeit: meist 3 Tage (2-7 Tage)

Klin: ⇒ Frau: in 60-80 % d.f. **keine** oder nur geringe **Symptomatik**
– Untere Gonorrhoe: **Zervizitis**, Fluor genitalis, **Urethritis**, Brennen beim Wasserlassen, Bartholinitis
Vulvovaginitis gonorrhoica (vaginaler Befall ist bei erwachsenen Frauen aufgrund der Schutzfunktion durch die Scheidenflora sehr selten. Bei Mädchen vor der Pubertät oder im Senium kann durch die dann fehlende Östrogenstimulierung des Vaginalepithels eine Kolpitis vorkommen): geröteter und schmerzhafter Introitus
– **Keimaszension** ⇨ obere Gonorrhoe: Endometritis, Salpingitis gonorrhoica mit ziehenden bis kolikartigen Unterbauchschmerzen
Beidseitige Pyosalpinx und Pelveoperitonitis mit peritonitischen Zeichen: hohes Fieber, Übelkeit, Erbrechen und Abwehrspannung
⇒ Mann: 10-30 % d.F. keine oder nur geringe Symptome
– Schmerzen/Brennen beim Wasserlassen, **eitriger Ausfluss** (typischer sog. „Bonjour"-Tropfen morgens)
– Keimaszension ⇨ Epididymitis, Prostatitis, Spermatozystitis
⇒ bei Oralverkehr Pharyngitis mögl., bei genital-analem Verkehr Proktitis mögl.
⇒ Neugeborene: **Gonoblennorrhoe** (= eitrige Konjunktivitis des Auges des Neugeborenen, Syn: Blennorrhoea neonatorum, Conjunctivitis gonorrhoica) durch Übertragung beim Geburtsvorgang (im Zervikalkanal), selten Sepsis

Diag: 1. Anamnese (Infektionskontakt) und klinische Untersuchung
2. Gynäkologische/urologische Untersuchung: **Abstrichentnahme** von der Zervix und Urethra bei der Frau bzw. von der Urethra beim Mann
3. Abstrichpräparat: **mikroskopisch** sind die **Diplokokken** meist zelladhärent od. intrazellulär in den Leukozyten gelegen (Methylenblau- od. Gram-Färbung), jedoch nur bei akuter Infektion leicht nachzuweisen
Kultur auf Blutagar (Transport in das Labor auf geeignetem Transportnährböden, da die Gonokokken sehr empfindlich sind)

Ther: • **Einfache Gonorrhoe**: **einmalige** Behandlung mit 4,8 Mio. I.E. Procain-**Penicillin** i.m. (4 Amp. Bipensaar® 1,2 Mega auf beide Gesäßhälften verteilt, auch während der Schwangerschaft mögl.) od. bei Penicillinunverträglichkeit einmalig Spectinomycin 2 g i.m. (Stanilo®) od. Ceftriaxon 1.000 mg (Rocephin®im), ggf. auch Gyrasehemmer (einmalig 1 x 400 mg Ofloxacin oral, Tarivid®) od. Doxycyclin oral (2 x 100 mg/Tag für 4 Tg., Supracyclin®)
• Bei ausgedehnterer = **oberer Form**: Spectinomycin (Stanilo®) od. Ceftriaxon i.m. für 6-10 Tage (wegen zunehmender Antibiotika-Resistenz der Gonokokken dann kein Penicillin)
• Immer **Partnermitbehandlung**!

Prog: Gut, die Gonorrhoe hinterlässt aber keine Immunität.

Kompl: * Häufig **gleichzeitige Zweitinfektion mit Chlamydien** (Chlamydia trachomatis, Serotypen D – K): häufigste Geschlechtskrankheit in Europa/USA, Klin: meist asymptomatisch oder erneute Urethritis/Zervizitis („postgonorrhoische Urethritis") einige Tage nach abgeschlossener Penicillintherapie, da die Chlamydien gegen Penicillin resistent sind
* Harnröhrenstrikturen
* Frau: Perioophoritis, Tuboovarialabszess, Peritonitis, Perihepatitis acuta gonorrhoica (Leberkapselentzündung, Syn: FITZ-HUGH-CURTIS-Syndrom), chronische Adnexitis mit Verklebungen ⇨ **tubare Sterilität** od. Gefahr einer Tubargravidität
* Schwangere: Chorioamnionitis, vorzeitiger Blasensprung, vorzeitige Wehen, Frühgeburtlichkeit, Fieber während und nach der Geburt, Endometritis postpartum
* Mann: extragenitale Manifestationen, z.B. anorektal od. pharyngeal
* Selten: Iritis, Iridozyklitis, benigne Gonokokkensepsis, Meningitis, Arthritis (meist Monarthritis), Pleuritis, Peri- und Endokarditis, Hautabszesse

* Antibiotika-Therapie: zunehmende Resistenzentwicklung der Gonokokken (insb. gegen Penicillin) ⇨ eine Kontrolluntersuchung nach Ther. machen

Proph: ♥ Sexualhygiene (Kondome)
♥ Neugeborene: Silbernitrat-Augenprophylaxe (= CREDÉ-Prophylaxe, 1%ige AgNO₃-Lösung) direkt nach der Geburt in den Bindehautsack des Neugeborenen gegeben. Heute nicht mehr gesetzlich empfohlen und wegen NW (lokale Reizung des Auges, schwache Wirksamkeit gegen Chlamydien) nur noch selten angewendet. Alternativ kann als Prophylaxe gegen die Gonoblennorrhoe auch lokal Erythromycin-Lösung 0,5%ig gegeben werden.

DD: − Chlamydien-, Mykoplasmen-, Ureaplasmeninfektion
− DD der oberen Gonorrhoe bei der Frau: Tubargravidität, Ovarstieldrehung (z.B. durch eine große Zyste od. Tumor), Appendizitis

LUES

Syn: **Syphilis**, harter Schanker, Progressive Paralyse, Tabes dorsalis, ICD-10: A50 – A53

Ät: **Treponema pallidum** (nach neuer Nomenklatur Treponema pallidum subspecies pallidum genannt): Spirochäten mit 6-24 Windungen, rotierende Bewegungen

Path: ♦ Infektionsmodus: sexuelle Übertragung (Lues acquisita), diaplazentar (insb. >20. SSW, **Lues connata**) oder im Geburtskanal aus frischen Syphilisläsionen der Mutter
Bei Hautläsion ist auch eine Schmierinfektion mögl. (Untersuchungshandschuhe tragen)
Die **diaplazentare Übertragung** von der Mutter auf den Fetus ist bevorzugt ab der 20. SSW mögl. Unbehandelt führt die Infektion dann meist zum intrauterinen Fruchttod oder zur Frühgeburt mit einer Lues connata, nur in 15 % der unbehandelten Fälle kann mit einem gesunden Neugeborenen gerechnet werden.
♦ Inkubationszeit: im Durchschnitt 3 Wochen bis zum Primäraffekt (2-10 Wo. mögl.)

Epid: ◊ Inzidenz: 1,4-3,1/100.000/Jahr in Deutschland (ca. 3.000 Fälle/Jahr), auch hier wird eine hohe Dunkelziffer geschätzt.
Heute in Europa/USA wieder **vermehrtes Auftreten** bei **HIV**-Infizierten: in Deutschland seit 1998 wieder erhöhte Inzidenz (insb. bei homosexuellen Männern)
◊ Konnatale Lues: sehr selten in Deutschland, ca. 5-10 Fälle/Jahr (weltweit aber 250.000 Fälle/Jahr geschätzt!)
◊ **Meldepflichtig** gem. IfSG (nichtnamentliche Meldung durch das Labor)

Klin: ⇒ Primärstadium (Beginn ca. 3 Wo. nach Infektion): **Ulcus durum** (Syn: Primäraffekt, „harter Schanker" = **schmerzloses** Ulkus mit hartem Randsaum an der Eintrittstelle (Introitus vaginae, Zervix, Penis (Balanitis specifica syphilitica), Mund od. Rektum) und regionäre (inguinale) schmerzlose Lk-Schwellung („Bubo"), Ödem der Labien
⇒ Sekundärstadium (nach ca. 8 Wochen ⇨ systemische Manifestation): nässende Papeln im Anogenitalbereich (**Condylomata lata**, hoch infektiös!) meist ohne Beschwerden, infektiöse Roseolen (sog. **Erstlingsexanthem**) und palmare/plantare Papeln (makulöses Exanthem an Handtellern und Fußsohlen), Kopf- u. Gliederschmerzen, allgemeine Lk-Schwellung, frühluische Meningitis mögl. (Lues cerebrospinalis), Iritis, Hörminderung bis zum Hörverlust, Alopezie (reversibel)
⇒ Tertiärstadium mit einer Latenz von 5 Jahren nach d. Primäraffekt: papulomatöses Syphilid, subkutane Granulome (= Gummen) evtl. mit Ulzerationen, interstitielle fibröse Entzündung innerer Organe, Aortenaneurysma (luische **Mesaortitis** der thorakalen Aorta mit einer Latenz von 10-20 Jahren), spätluische **Meningitis** mögl. (Lues cerebrospinalis)
⇒ Quartärstadium/Neurolues (früher Metalues, Metasyphilis genannt, nach 8-12 Jahren): **Lues cerebrospinalis:** Vaskulitis und obliterierende Endarteriitis (HEUBNER-Krankheit)

mit zerebraler Minderperfusion / ischämische Insulte (A.basilaris, A.cerebri med.), Meningoenzephalitis und Myelitis, Hirnnervenausfälle (Augenmuskelparesen, Pupillenstörung s.u.), Neuritis des N.opticus, faziale Sensibilitätsstörungen, meningeale Gummen
Progressive Paralyse: Befall der grauen Hirnsubstanz = luische Enzephalitis (insb. des Stirnhirns, Stammganglien, Kleinhirn) ⇨ **Psychische Symptome:** Persönlichkeitszerfall, Schlafstörungen, flache Euphorie u. triebhafte Enthemmung, Entwicklung einer **Demenz,** Unruhe der mimischen Muskulatur, Sprechstörungen, plumpe unsichere Bewegungen, Pupillenstörungen. Histo: Eisenpigmentablagerungen im Cortex, Mikrogliavermehrung
Tabes dorsalis („Rückenmarkschwindsucht"): Betroffen sind die Hinterstränge und die hinteren Wurzeln im Rückenmark ⇨ sensible Ataxie, Störung der Schmerzempfindung (Hypästhesie und verzögerte Schmerzwahrnehmung = hintere Wurzel), plötzlich einschießende lanzierende Schmerzen, Ausfall der Muskeleigenreflexe an der unteren Extremität, Blasenstörung (Harnretention, Inkontinenz, Zystitis) und Potenzstörungen (= Sakralmark), tabische Optikusatrophie und Pupillenstörungen, Augenmuskelparesen, tabische Arthropathie, Spontanfrakturen

⇨ Lues connata: erhöhte Frühgeburtlichkeit, bullöses **Syphilid** an Handtellern und Fußsohlen, später auch generalisiert und periorale Vernarbungen (FOURNIER-Zeichen), **Syphilisschnupfen** (hämorrhagisch, Coryza syphilitica), Hepatosplenomegalie, Ikterus (Hyperbilirubinämie), basale Meningitis, hypersekretorischer Hydrozephalus, Chorioretinitis, **Osteochondritis** und schmerzbedingte Pseudoparalyse (PARROT)
später = Lues connata tarda (Symptome ab dem 2. Lj., wenn nicht behandelt wurde): Sattelnase, Tennisschlägerdaumen, Säbelscheidentibia, vorgewölbte Stirn und HUTCHINSON-Trias: tonnenförmige Schneidezähne, Innenohrschwerhörigkeit, Keratitis parenchymatosa

Diag: 1. Anamnese (Primäraffekt?) und gynäkologisch/urologische Untersuchung
Erregernachweis in der Dunkelfeldmikroskopie (z.B. aus dem Primäraffekt od. den Kondylomen, die Spirochäten sind etwa 3fach so groß wie Erythrozyten)
2. Labor: Screening: **TPHA-Test** (= Treponema-pallidum-Hämagglutinationstest), FTA-ABS-Test (= Fluoreszenz-Treponemen-Ak-Absorptions-Test) als Bestätigungstest und insb. auch IgM-spezifisch mögl. (= Nachweis einer frischen Infektion, z.B. bei Neugeborenen), VDRL-Kardiolipinmikroflockungstest (= Veneral-disease-research-laboratory-test) oder KBR (= Komplementbindungsreaktion) mit Titer zur Verlaufskontrolle unter Therapie
Ein HIV-Test sollte mit durchgeführt werden.
3. CCT: Endstrominfarkte bei Endarteriitis, Gummen als hypodense Herde, Stirnhirnrindenatrophie, Hydrocephalus int. et ext. im Stadium der Neurolues
4. Neurologische Untersuchung u. Liquorpunktion im Quartärstadium: Diagnostik auf Pupillenstörung: Pupillenstarre mit (ARGYLL-)ROBERTSON-Zeichen mit entrundeter Pupille + Miosis + Aufhebung der konsensuellen und direkten Lichtreaktion bei intakter Konvergenzreaktion, verzögerte Akkommodation, ROMBERG-Stehversuch u. UNTERBERGER-Tretversuch mit geschlossenen Augen sowie Blindgang (sensible Ataxie)

Ther: • Med: Antibiose mit Procain-Benzyl**penicillin** 600.000 I.E./Tag. i.m. für 14 Tage (Bipensaar® 1,2 Mega, ½ Amp./Tag), bei Penicillinallergie auch Erythromycin (2 g/Tag), Cephalosporin (Ceftriaxon 2 g/Tag, Rocephin®) od. Doxycyclin (2 x 100 mg/Tag, Supracyclin®) mögl.
Immer auch an Diagnostik und Mitbehandlung des Partners denken!
• Neurolues: Penicillin G hochdosiert 4-6 x 5 Mio. I.E./Tag i.v. für 14 Tage
• Schwangerschaft: **unverzüglicher Therapiebeginn** mit Penicillin (gleiche Dosierung und Dauer wie oben), bei Penicillinallergie mit Ceftriaxon od. Erythromycin
• Neugeborene (bei Lues connata): Penicillin 50.000 I.E./kgKG/Tag i.v. für 14 Tage

Prog: Bei rechtzeitiger Antibiose gut, Todesfälle (z.B. durch Apoplex, Demenz, Aortenaneurysma, Marasmus) werden bei uns heute fast nicht mehr gesehen.

Kompl: * HIV-Infektion: aggressiverer Verlauf der Lues, Neurolues
* Med: **JARISCH-HERXHEIMER-Reaktion** (Reaktion auf die Toxinfreisetzung bei Ansprechen der Antibiotikatherapie bis hin zum Endotoxinschock mit akutem Herzversagen)
Ther: Glukokortikoide, Umsetzen der Antibiose auf Tetracyclin

Venerologie

Proph: ♥ Sexualhygiene (Kondome)
♥ Lues-Serologie (TPHA-Test) gehört zum Routinescreening bei der ersten **Schwangerschaftsvorsorgeuntersuchung**

DD: – Ulcus molle (kurze Inkubationszeit, weiches schmerzhaftes Ulcus und schmerzhafte inguinale Lymphknotenschwellung)
– Lymphogranuloma venereum
– Atypisch verlaufende HSV-Infektion (Herpes genitalis)
– BEHÇET -Syndrom (Autoimmunologisch bedingte genitale u. orale Aphthen, Vaskulitis)
– Neurolues: tuberkulöse Meningitis, Hirntumoren, Hirnischämie andere Genese, ADIE-Syndrom (= Pupillenstörungen + Erlöschen von Muskeleigenreflexen), Polyneuropathie
– Treponema pallidum pertenue: Frambösie (Himbeerkrankheit) durch Schmierinfektion in feuchtwarmen Regionen Afrikas, Klin: himbeerartige Primärläsion an Gesicht u. Extremitäten, später Hyperkeratosen, Ulzera, Osteitis, Periostitis, gummöse Knochen- und Knorpelzerstörungen, Ther: Penicillin G

ULCUS MOLLE

Syn: Weicher Schanker, ICD-10: A57

Ät: Haemophilus ducreyi (Syn: Streptobacillus des weichen Schankers): gramnegative, sehr kleine, fakultativ anaerobe, unbewegliche Stäbchenbakterien aus der Familie der Pasteurellaceae

Path: Infektionsmodus: fast ausschließlich sexuelle Übertragung

Epid: ◊ Inzidenz: in Deutschland **sehr selten**, v.a. in Afrika, Südostasien und Lateinamerika vorkommend, dort Prävalenz bis zu 5 % (Prostituierte und HIV-Infizierte), geschätzt werden 7 Mio. Erkrankungen/Jahr weltweit
◊ m > w
◊ Inkubationszeit: **kurz**, 1-3 Tage (max. 10 Tg.)

Klin: ⇒ An der Eintrittsstelle (Frauen: große u. kleine Labien, Männer: Glans, Frenulum, Preputium) ein oder mehrere rundlich-ovale, **weiche** und **druckschmerzhafte** bis markstückgroße Geschwüre mit gezackten, unterminierten Rändern und gerötetem Saum
⇒ Wochen später schmerzhafte Schwellung und **Abszessbildung der Leistenlymphknoten** („Bubo"), die spontan durch die gerötete Haut aufbrechen können

Diag: 1. Anamnese (ungeschützter Sexualkontakt), gynäkologische/urologische klinische Untersuchung und Abstrichentnahme (vom Geschwürsrand)
2. Mikroskopisch (Färbung nach Gram od. Giemsa): typische Kettenbildung der Stäbchen mit fischzugartiger Anordnung
3. Kultur: Anzucht auf Nährböden mit Blut- od. Hämoglobinzusatz und verlängerter Bebrütung in 5%iger CO_2-Atmosphäre

Ther: • Med: Azithromycin einmalig 1 g p.os (4 Tbl. Zithromax®Uno) od. Co-Trimoxazol 2 x 1 g/Tag (Cotrim®) od. Erythromycin (4 x 500 mg/Tag) für 1-2 Wo. od. Tetracyclin 4 x 500 mg/Tag (Achromycin®500) für 4 Wo.
• Operativ: Ind: Abszessbildung der Leistenlymphknoten
– Inzision und Eiterentleerung, offene Wundbehandlung (Cave: infektiös)

Kompl: Die offenen Genitalulzera sind Eintrittspforte insb. für die HIV-Infektion und andere Geschlechtskrankheiten ⇨ Laborkontrolle durchführen

Proph: ♥ Sexualhygiene (Kondome)

DD:
- Lues (hat eine lange Inkubationszeit, Ulcus ist hart und schmerzlos, inguinale Lymphknotenschwellung schmerzlos)
- Herpes genitalis
- Frauen: Ulcus vulvae acutum LIPSCHÜTZ (schmerzhaftes Ulcus insb. an der Innenseite der kleinen Labien, Schüttelfrost, Fieber, meist vor dem 25. Lj. auftretend, rezidivierender Verlauf, Ät: ungeklärt, evtl. Form einer Aphthenkrankheit od. Herpesinfektion)

LYMPHOGRANULOMA VENEREUM

Syn: Lymphopathia venerea, Lymphogranulomatosis inguinalis, vierte Geschlechtskrankheit, NICOLAS-DURAND-FAVRE-Krankheit, ICD-10: A55

Ät: Chlamydia trachomatis, Serotypen L1 - L3

Path:
- Übertragung: **Sexualkontakte**, Schmierinfektion, sub partu (während der Geburt)
- Intrazellulärer wachsende Bakterien ⇨ Einschlusskörperchen (Einzelheiten s.u. Kap. Chlamydieninfektion)

Epid:
- ◊ Vorkommen insb. in den **Tropen** (Asien, Afrika, Südamerika, Karibik; in Deutschland sehr selten vorkommend und dann von Reisenden aus den Tropen eingeschleppt)
- ◊ Prädisp.alter: 20.-30. Lj.
- ◊ Inkubationszeit: 1-3 Wo. bis max. 6 Wo.

Klin:
- ⇒ Primärläsion: genital, rektal oder oral an der Eintrittspforte kleine schmerzlose, meist unbemerkt bleibende **Vesikel** und **Papel** für 2 Wo., dann nach 1-8 Wo. schmerzhafte **regionale Lymphknotenvergrößerung** („Bubo") im Genitalbereich ober- und unterhalb des Leistenbandes (= Furchenzeichen)
- ⇒ Später verbacken weitere Lymphknoten unter Einbeziehung der Haut (Vernarbung) ⇨ **Einschmelzung** u. Eitersekretion, **Fistelbildung**, Strikturen im Bereich von Pharynx, Trachea oder Rektum mögl.

Diag:
1. Anamnese und gynäkologische Untersuchung: inguinale Lymphknotenschwellung
2. Labor: IgG- und IgM-Nachweis mögl., mikroskopischer Nachweis der Einschlusskörperchen in der Giemsa-Färbung, DNA-Nachweis

Ther:
- Antibiotisch: **Tetracyclin**, Erythromycin oder Ciprofloxacin für mind. 3 Wo. bzw. bis zum Ausheilen der Läsionen + Partnermitbehandlung
  In der Schwangerschaft wird **Erythromycin** 4 x 800 mg/Tag p.os für 10 Tage gegeben + Partnermitbehandlung
- Operativ: Ind: Behandlung von Komplikationen, wie Fisteln, Strikturen, Elephantiasis

Prog: Ausheilung kann spontan unter Bildung kleiner eingezogener Narben erfolgen, keine dauerhafte Immunität.

Kompl:
- ∗ Verlegung der Lymphbahnen führt zu Behinderung des Lymphabflusses ⇨ Entwicklung einer **Elephantiasis** genitoanorectalis möglich (Syn: Ulcus vulvae chronicum, Esthiomène)
  - ∗ Schwangerschaft: vorzeitiger Blasensprung, Amnioninfektionssyndrom, Frühgeburtlichkeit, Endometritis post partum, Infektion des Neugeborenen im Geburtskanal (Konjunktivitis, Pneumonie)

Proph: ♥ Sexualhygiene (Kondome)
- ♥ Bei der ersten **Schwangerschaftsvorsorgeuntersuchung** in Deutschland **Abstrich** von der Zervix zum Nachweis von Chlamydia-trachomatis-Antigen
- ♥ Neugeborene: die Silbernitrat-Augenprophylaxe (1%ige AgNO₃-Lösung, gleichzeitig gegen die Gonorrhoe = CREDÉ-Prophylaxe) direkt nach der Geburt in den Bindehautsack des Neugeborenen gegeben, ist mittlerweile allgemein umstritten und insb. gegen Chlamydien nur gering wirksam.

DD:
- **Granuloma inguinale** (Syn: Donovanosis, Granuloma venereum): in tropischen u. subtropischen Ländern vorkommende Geschlechtskrankheit durch Calymmatobacterium granulomatis, Klin: Knötchen an der Eintrittspforte, Ausbildung von schmerzlosen Granulationen im Anogenitalbereich (Analverkehr), meist ohne Lymphknotenschwellung, auch destruktives Wachstum mit Verstümmelungen u. Verlegung der Lymphgefäße mögl., Ther: Azithromycin (1 g/Woche), Co-Trimoxazol (2 x 1 g/Tag) od. Doxycyclin (2 x 100 mg/Tag) für 3 Wo., bei Schwangeren Erythromycin
- Lues, Ulcus molle, Tuberkulose, Mykosen, Tularämie, Pest
- Malignome, Lymphome, Lymphogranulomatose (Morbus HODGKIN)
- Sonstige Chlamydieninfektionen (s. folgendes Kap.)

CHLAMYDIENINFEKTION

Syn: Urethritis od. Zervizitis durch Chlamydien, genitale Chlamydiosen, ICD-10: A 56.0

Ät: Chlamydia trachomatis, **Serotypen D – K**

Path:
- ♦ Übertragung: Kontaktinfektion durch **Sexualkontakte**, Schmierinfektion od. **sub partu** (= Infektion des Neugeborenen während der Geburt bei Nachweis von Chlamydien im Geburtskanal, Risiko: 60 %)
- ♦ Erregerreservoir: ist ausschließlich der Mensch, insb. die **Endozervix** (in der Vagina der erwachsenen Frau sind Chlamydien nicht lebensfähig, die Keimaszension wird durch eine bakterielle Vaginose begünstigt). Die Infektion kann jahrelang symptomlos persistieren.
- ♦ Histo: obligat **intrazellulär** wachsende gramnegative Bakterien in Zylinderepithelzellen (Urogenital- oder Respirationstrakt) ⇨ bilden **Einschlusskörperchen**, diese enthalten die sog. „Elementarkörperchen", die dann aus der Zelle durch Ruptur des Einschlusskörperchen freigesetzt werden und infektiös sind

Epid:
- ◊ **Häufigste Geschlechtskrankheit** in Europa/USA, in Deutschland jährlich 300.000 genitale Chlamydieninfektionen geschätzt.
- ◊ Durchseuchung: Chlamydien lassen sich bei **3-10 % der Frauen** im sexuell aktiven Alter im Zervikalkanal nachweisen
- ◊ Inkubationszeit: 1-3 Wo. bis max. 6 Wo.

Klin:
- ⇒ Häufig **asymptomatischer Verlauf** (bei Frauen in bis zu 80 % d.F.)
- ⇒ Frau: (Endo-)**Zervizitis** mit schleimig-eitrigem Ausfluss, Bartholinitis, Urethritis mit Pollakisurie, Harndrang und Dysurie, Unterbauchschmerzen bei aszendierender Infektion (Adnexitis)
- ⇒ Mann: **Urethritis** mit Ausfluss und Brennen beim Wasserlassen, Epididymitis, Prostatitis, Proktitis mögl.
- ⇒ Allgemeinsymptome: Fieber, Gelenk-, Muskel- u. Kopfschmerzen
- ⇒ Disseminierte Symptome: Konjunktivitis, Perihepatitis, Periappendizitis, Meningitis, Arthritis, Erythema exsudativum, Erythema nodosum
- ⇒ Neugeborene bei perinataler Übertragung: Konjunktivitis (Risiko bis 50 %), interstitielle Pneumonie (10- bis 20%iges Risiko), Keimbesiedlung des Gastrointestinaltraktes, Otitis media, Gedeihstörung

Diag: 1. **Anamnese und gynäkologische Untersuchung:** gerötete Zervix, schleimig-eitriger Fluor, Portioödem/-erythem mit Kontaktblutung eher unauffälliger Tastbefund der Adnexen
Zervixabstrich ➪ Abstrichpräparat: mikroskopischer Nachweis der Einschlusskörperchen in der Giemsa-Färbung od. mit fluoresceinmarkierten Ak, Direktnachweis im Abstrichpräparat auch mit Enzymimmunassay mögl. (Anmerkung: bei der normalen mikroskopischen Untersuchung mit Methylenblaufärbung kann eine Chlamydieninfektion nicht erkannt werden!)
2. **Labor:** DNA-Nachweis (**PCR** aus Abstrich od. Urin), auch mögl. kulturelle Anzüchtung (ist aber aufwändig) in McCoy-Zellkultur, IgG- und IgM-Nachweis (ELISA) im Serum, Leukozytose und BSG-Erhöhung bei ausgedehnter Infektion

Ther: • Antibiotisch: **Doxycyclin** (2X100 mg/Tag, Supracyclin®), Tetracyclin (4 x 500 mg/Tag), Erythromycin (4 x 500 mg/Tag) oder Ofloxacin (2 x 200 mg/Tag, Tarivid®) **für 10 Tage**, alternativ auch einmalige Gabe von 1.000 mg Azithromycin (Zithromax®) mögl., bei Salpingitis für 3 Wo., bei Arthritis ggf. bis zu 3 Mon. behandeln
+ immer **Partnermitbehandlung**
in der Schwangerschaft wird Erythromycin 4 x 800 mg/Tag p.os für 10 Tage geben + Partnermitbehandlung

Prog: Bei ausreichend langer Antibiose gut (sonst Rezidive mögl.)

Kompl: * **Aszendierende Infektion** ➪ Endometritis, Salpingitis, Adnexitis, Infektion des kleinen Beckens (Pelveoperitonitis; Pelvic inflammatory disease), Perihepatitis
durch die Salpingitis kann es zur tubaren **Sterilität** oder Extrauteringravidität bei der Frau kommen
* Harnröhrenstrikturen
* Infertilität beim Mann
* REITER-Krankheit (meist bei Männern, reaktive Arthritis auf Infektionen mit gramnegativen Bakterien oder Chlamydien, mit genetischer Disposition, HLA-B27 pos.) mit der Trias (Mon-)Arthritis (großer Gelenke), Urethritis und Konjunktivitis
* Gleichzeitige Infektion mit Gonokokken (eine erneute Urethritis/Zervizitis [„postgonorrhoische Urethritis"] einige Tage nach abgeschlossener Penicillintherapie wegen einer Gonorrhoe kann Hinweis für eine Chlamydieninfektion sein, da die Chlamydien gegen Penicillin resistent sind)

Proph: ♥ Sexualhygiene (Kondome), Aufklärung insb. der Jugendlichen
♥ Bei der ersten **Schwangerschaftsvorsorgeuntersuchung** wird in Deutschland ein **Abstrich** von der Zervix zum Nachweis von Chlamydia-trachomatis-Antigen durchgeführt
♥ Neugeborene: die Silbernitrat-Augenprophylaxe (1%ige AgNO₃-Lösung, gleichzeitig gegen die Gonorrhoe = CREDÉ-Prophylaxe) direkt nach der Geburt in den Bindehautsack des Neugeborenen gegeben, ist mittlerweile allgemein umstritten und insb. gegen Chlamydien nur gering wirksam.

DD: – andere venerische Infektionen, wie Gonorrhoe, Mykoplasmen, Ureaplasma, Gardnerella vaginalis, Trichomonaden
– weitere Chlamydieninfektionen:
· Chlamydia trachomatis, Serotypen L1 - L3: Lymphogranuloma venereum (s.o.)
· Chlamydia trachomatis, Serotypen A - C: endemisches **Trachom** in tropischen u. subtropischen Regionen mit Keratokonjunktivitis, später Vernarbungen bis zur Erblindung durch Übergreifen auf die Hornhaut (weltweit häufigste Ursache für eine Erblindung!, es werden 150 Millionen Infizierte geschätzt, in Deutschland extreme Rarität mit zuletzt 3 Infizierten im Jahr 1999), Ther: frühzeitig Tetracyclin- + Sulfonamid-Augensalbe, Proph: Hygiene
· Chlamydia psittaci: Ornithose, durch Papageien übertragen mit Bronchopneumonie, Fieber mit relativer Bradykardie, Splenomegalie, toxische Schädigung des Myokards, Kreislaufdekompensation, Thrombophlebitis, Ther: Tetracycline. Letalität bis 20 %
· Chlamydia pneumoniae: chronische Infektionen der Atemwege, hoher Durchseuchungsgrad in der Bevölkerung, Nachweis auch in atherosklerotischen Läsionen der Koronararterien (wird als Kofaktor bei der Entstehung der KHK diskutiert)

MYKOPLASMENINFEKTION

Syn: Urogenitaler Mykoplasmeninfekt, ICD-10: N39.0

Ät: Mykoplasmen = Gattung zellwandloser Bakterien der Familie Mycoplasmataceae:
- Mycoplasma hominis u. genitalium (sind fakultativ pathogen im Urogenitaltrakt)
- Ureaplasma urealyticum (fakultativ pathogen im Urogenitaltrakt)
- Mycoplasma pneumoniae (pathogen, verursacht Pneumonie)

Path:
- ♦ Übertragung: Sexualkontakte, Schmierinfektion, **sub partu** (= Infektion des Neugeborenen während der Geburt bei Nachweis von Mykoplasmen im Geburtskanal)
- ♦ In der Regel erfolgt eine manifeste Infektion zusammen mit anderen Erregern, da die Mykoplasmen im Genitalbereich nur fakultativ pathogen sind und zur normalen Urogenitalflora gehören (Infektiosität von der Keimzahl abhängig)

Klin:
⇒ Häufig keine Symptome (insb. bei Frauen)
⇒ Mycoplasma hominis: Entzündungen in der Vagina, Endozervix u. Urethra, Fieber post partum/abortum (durch Keimaszension nach der Geburt)
⇒ Ureaplasma urealyticum: Urethritis, auch Prostatitis mögl.

Diag:
1. Anamnese und gynäkologische Untersuchung: Abstrichentnahme aus der Zervix
2. Abstrich: mikroskopische Beurteilung aufgrund fehlender Zellwand und geringer Affinität zu Farbstoffen schwierig
3. Anzüchtung auf proteinreichen Nährböden (z.B. Pferdeserum): Mycoplasma-hominis-Kolonien sind winzig und typisch spiegeleiförmig, Ureaplasma-urealyticum-Kolonien wachsen ohne Hof, Bestätigung durch Nachweis der typischen Harnstoffspaltung mittels Indikator

Ther:
- Antibiotisch: **Doxycyclin** (Supracyclin®, 200 mg/Tag) od. Tetracyclin (4 x 500 mg/Tag) p.os für 10-14 Tage od. Azithromycin einmalig 1 g p.os (4 Tbl. Zithromax®Uno)
- Schwangere: z.B. bei vorzeitiger Wehentätigkeit und Nachweis einer Infektion Erythromycin 4 x 500 mg p.os für 10 Tage

Kompl:
* Parametritis (durch lymphogene Ausbreitung)
* Arthritis
* Bei Infektion in der Schwangerschaft erhöhtes Abortrisiko, vorzeitiger Blasensprung, Frühgeburtlichkeit, Chorioamnionitis, Meningitis mögl.
* Neugeborene: atypische Pneumonie (insb. bei Ureaplasma urealyticum)
* Mycoplasma pneumoniae: Übertragung durch Tröpfcheninfektion ⇨ atypische Pneumonie, Tracheobronchitis, Pharyngitis, Otitis media, weitere mögl. Kompl. sind Myokarditis, Perikarditis, hämolytische Anämie, thrombopenische Purpura, Arthralgien, Erythema exsudativum multiforme, Meningoenzephalitis, GUILLAIN-BARRÉ-Syndrom (Polyneuritis), Ther: Makrolid-Antibiotika od. Gyrasehemmer

Proph: ♥ Sexualhygiene (Kondome)

CONDYLOMATA ACUMINATA

Syn: Feigwarzen, Feuchtwarzen, spitze Kondylome, Papillomavirusinfektion, ICD-10: A63.0

Ät: – **HPV** (**h**umanes **P**apillomavirus), insb. Typ 6 u. 11, selten 16, 18, 31, 32, 42, 43, 44 (DNA-Viren aus der Familie der Papovaviridae). Es sind bis heute mehr als 100 humane Papillomavirustypen bekannt, 20 davon gelten als potentiell onkogen (s.u. Kompl.)

- Prädisp: häufige und frühe Sexualkontakte, **Promiskuität**, **HIV-Infektion** (dann häufig therapierefraktär), Trauma, Mazeration, Balanitis, Phimose, Urethritis, Fluor vaginalis, Hämorrhoiden, Analekzem, Intertrigo, Condylomata lata (Lues), Zigarettenrauchen, Immunsuppressiva, Chemotherapie

Path: ♦ Übertragung: Kontaktinfektion durch **Sexualkontakte** über Mikrotraumen an den Basalzellen der Epidermis (auch Schmierinfektion mögl.), ebenso ist bei florider Infektion eine Übertragung auf das Neugeborene während des Geburtsvorgangs mögl.
 ♦ Histo: benigne papilläre Epitheliome (es werden nur Epithelzellen infiziert, dort kommt es zur verstärkten Zellproliferation und Virusfreisetzung)
 ♦ Lok: fast ausschließlich genitoanal ⇨ w: Vulva, Portio, seltener Urethra
  m: Penispreputium, Frenulum praeputii, Glans penis, Urethra
  bei genital-analen Sexualkontakten auch perianale Kondylome mögl.

Epid: ◊ Inkubationszeit: 4 Wo. bis zu 6 Monaten
 ◊ Durchseuchung: 6 % der Männer und 10 % der Frauen, geschätzt 30 Mio. Neuerkrankungen/Jahr weltweit
 ◊ Altersgipfel: **20.-25. Lj.**

Klin: ⇒ Es kommen 2 Formen vor:
  – zuerst stecknadelkopfgroße vereinzelte Knötchen (Papillome) an der Vulva, Vagina, Zervix, perianal, Penis. Diese werden dann zu **blumenkohlartigen**, papillären Gewächsen (**Condylomata acuminata**), die sich unbehandelt innerhalb von Monaten bizarr vergrößern und immer weiter beetartig ausbreiten (Typ 6 u. 11)
  – eher flache Papeln (Condylomata plana) mit granulärer Oberfläche insb. beim Typ 16 u. 18 (sog. **bowenoide Papulose**) an der Portio, diese können auch pigmentiert sein
 ⇒ Allgemein: meist **keine Beschwerden**
 ⇒ Juckreiz, Brennen, Kontaktblutungen, brennende Schmerzen bei Berührung
 ⇒ Frauen: Fluor genitalis, Dysurie, Dyspareunie (Schmerzen beim Koitus)
 ⇒ Psychisch: Schuldgefühle, Krebsangst, Störung der Vita sexualis

Diag: 1. Anamnese und gynäkologische/urologische Untersuchung: typisches Aussehen der Condylomata acuminata (diagnostische Schwierigkeiten bereiten eher die flachen bowenoiden Papeln, DD: Carcinoma in situ), auch den Anus/Analkanal untersuchen
 2. Bei vaginalem Befall Kolposkopie und Betupfen der Portio mit 3%iger Essigsäure zur Diagnostik insb. der flachen Kondylome (stellen sich als weißes Mosaik dar) ⇨ Abstrichentnahme: typische Koilozyten (sog. Ballonzellen) = große Zellen mit fast durchsichtigem Zytoplasma
 3. Bei Urethrabefall Urethrozystoskopie, bei Befall der Analregion Proktoskopie durchführen
 4. Bei extrem großen Kondylomen ggf. Biopsie zum Ausschluss eines Plattenepithelkarzinoms, bei Op. immer histologische Untersuchung durchführen
 5. Labor: Nachweis viraler DNA durch Hybridisierung od. PCR, dabei auch Differenzierung der Typen mögl.

Ther: • Med: Bei kleinen Feigwarzen Lokalbehandlung mit Podophyllotoxin-Auftragung (ist ein Mitosehemmstoff, Condylox®Lösung, Wartec®Creme 0,15%), Imiquimod-Creme (Aldara®5% Creme) oder Silbernitratstift-Ätzung
 • **Partnermitbehandlung** (zur Vermeidung einer „Pingpong"-Infektion), Aufklärung über die sexuelle Übertragbarkeit
 • Bei häufigen Rezidiven Prophylaxe mit α2b-Interferon s.c. (Intron A®) alle 2 Tg 1 Mio. I.E. für 3 Wochen (od. für 1 Wo., dann 4 Wo. Pause, 3 x wiederholen)
 • Operativ: Ind: große und multiple Condylomata acuminata
  Lokalanästhesie, dann Abtragung. Hierzu sind verschiedene Methoden mögl.:
   – **Abtragung mit dem CO_2-Laser**
   – Kryochirurgie (Vereisung = Kältenekrotisierung)
   – Elektrokoagulation und Entfernung mit dem scharfen Löffel

- **Schwangerschaft:** vor der Geburt behandeln, da intravaginale Übertragung (insb. HPV 6 u. 11) auf das Neugeborene während des **Geburtsvorgangs** mögl. (Cave: Larynxpapillome). Wenn Ther. nicht erfolgreich ist, dann ggf. Entbindung mittels Sectio caesarea.

Prog: Spontane Remission in bis zu 30 % d.F., operative Abtragung meist gut mögl., Rezidive in 25 % d.f. Bei fehlender Viruselimination persistiert das Virus lebenslang (⇨ Risiko für Dysplasien bis zum Zervixkarzinom, s. Kompl.).

Kompl: * Ulzerationen, Blutungen, Sekundär-/Superinfektion
* Riesenkondylome (Syn: Condylomata gigantea, BUSCHKE-LÖWENSTEIN-Tumor) mit invasivem, destruierendem Wachstum und Fistelbildung
* HPV Typ **16** u. **18** (auch 26, 31, 33, 34, 35, 39, 41, 45, 51, 52, 53, 56, 58, 59, 66, 68, 70, 73) führen häufig zu höheren Atypiegraden (**Dysplasie**) an der Portio/Zervix (flache, bowenoide Papulose), diese werden auch als sog. **high-risk** HPV-Typen bezeichnet ⇨ **CIN** (cervical intraepithelial neoplasia) ⇨ Risiko für invasives **Zervixkarzinom** (begünstigend sind zusätzliche chron. Infekte, Nikotinabusus u. HIV-HPV-Koinfektion)
Auch bei Vulva-, Vagina-, Penis- und Analkarzinomen kann HPV-DNA häufig nachgewiesen werden, sodass auch hier eine Promotorfunktion der Karzinogenese angenommen wird. Erhöhte Inzidenz für Analkarzinome bei HIV-HPV-Koinfektion.
* Schwangerschaft: Geburtshindernis bei besonders großen Kondylomen
* Neugeborene: rezidivierende Larynxpapillome bei Infektion unter der Geburt

Proph: ♥ Sexualhygiene (Kondome)
♥ Krebsvorsorge: **Früherkennung** der präkanzerösen Vorstadien (CIN) durch regelmäßige Krebsfrüherkennungsuntersuchungen (ab dem 20. Lj.) in jährlichem Abstand mit vaginaler Untersuchung, Spekulumuntersuchung, Abstrichentnahme + Zytodiagnostik n. PAPANICOLAOU. Ziel: Erkennen einer Dysplasie bevor sich ein invasives Karzinom entwickelt.
Ein zusätzlichen HPV-Screening wird von den Fachgesellschaften ab dem 30. Lj. empfohlen (gehört aber bisher nicht zum Leistungskatalog der Krankenkassen).
♥ Ein Impfstoff gegen HPV Typ 16 (high-risk Typ) sowie ein Impfstoff gegen Typ 6, 11, 16 u. 18 befinden sich derzeit in der Erprobung (s. auch Kap. Zervikale intraepitheliale Neoplasie).

DD: – Fibrome (Fibromata pendulantia), **seborrhoische Warzen** („Altersflecken"), dermale Naevi
– Condylomata lata [Lues, s.o.]
– Molluscum contagiosum (Syn. Epithelioma contagiosum, MCV zur Gruppe d. Pocken-Viren gehörend), Übertragung durch Schmierinfektion, Inkubationszeit 2-8 Wo., Klin: genitale derbe Papeln mit Nabel (sog. **Dellwarzen**) und Juckreiz, Ther: nach Monaten meist spontane Rückbildung, ggf. Abtragung mit dem scharfen Löffel od. Laser
– Hirsuties papillaris glandis (Syn: Papillae coronae glandis): kleine Angiofibrome am Rand der Glans penis ohne Krankheitswert (entwicklungsgeschichtliche Rudimente)
– Ektopische Talgdrüsen am Preputium (ohne Krankheitswert)
– Genitale Papeln bei Psoriasis vulgaris (selten)
– Vulvakarzinom, Vaginalkarzinom, Zervixkarzinom, Peniskarzinom

HERPES SIMPLEX

Syn: HSV-Infektion, Herpes-simplex-Infektion, engl. herpes simplex virus, ICD-10: genital A60.0; labial B00.1

Ät: **Herpes-simplex-Virus** (DNA-Virus der Alphasubfamilie der Herpetoviridae) mit zwei Typen:
– HSV 1 = sog. oraler Stamm (Herpes labialis)
– **HSV 2** = sog. genitaler Stamm (**Herpes genitalis**)
die Zuordnung des jeweiligen Typs zur klinischen Lokalisation ist aber nicht obligat!

Venerologie | Seite 397

Path: ♦ Übertragung: Viren aus Herpesläsionen in Speichel, Urin und Stuhl enthalten ⇨ Infektion durch Schmier- od. Tröpfcheninfektion über Mikroläsionen in Schleimhäuten od. Haut
⇨ beim Herpes genitalis (HSV 2) fast ausschließlich über **Sexualkontakte**
⇨ Neugeboreneninfektion: während der Geburt durch Herpesläsionen im **Geburtskanal** (bei florider Infektion der Mutter in 50 % d.F.), sehr selten auch diaplazentare od. aszendierende pränatale Infektion mögl. (bei Erstinfektion der Mutter während der Schwangerschaft)
Zu beachten ist auch die mögl. Übertragung von Personal/Angehörigen auf das Neugeborenen, wenn diese einen floriden Herpes haben! ⇨ Expositionsprophylaxe s.u.

♦ HSV penetriert als Nukleokapsid Nervenendigungen und breitet sich zentripetal im Axon bis zum zugehörigen Nervenganglion (beim Typ 2 in die Sakralganglien) aus. Dort persistieren die Viren **lebenslang**, eine **Reaktivierung** ist bei Irritation der latent infizierten Neurone (Fieber, Trauma, Sonnenlichtexposition, Menstruation) und bei **geschwächter Abwehrlage** mögl. (HIV-Infektion, Immunsuppression, konsumierende Prozesse, körperlicher od. psychischer Stress)

♦ Lok: Vulva bzw. Penis (Herpes genitalis), Lippen (Herpes labialis), Gesicht (v.a. Naseneingang), Wangen, Ohrläppchen, Augenlider, Konjunktiven, Kornea, glutäal

Epid: ◊ Prädisp.alter: Beim Typ 1 Erstinfektion meist bis zum 5. Lj., verläuft dann in 99 % d.F. **inapparent** (= symptomlos), Typ 2 ab der Geschlechtsreife (zu 70 % ebenfalls inapparent).
Serostatus: 90 % der Erwachsenen haben einen positiven HSV-Antikörper-Titer Typ 1
Seroprävalenz des Typ 2 beträgt bei Männern in Deutschland 10 %, bei Frauen 15 %
◊ Inkubationszeit: 2-7 Tage

Klin: ⇒ Die meisten Infektionen erfolgen **ohne Symptomatik** und bleiben unbemerkt.
⇒ Allgemein: Prodromi sind Juckreiz und Spannungsgefühl, dann bilden sich **kleine, schmerzhafte Bläschen** (2-3 mm) mit **wasserklarem** Inhalt; nach 1-3 Tagen platzen diese und es bleiben kleine, **schmerzhafte Ulzerationen** mit rötlichem Randsaum, die dann verkrusten
⇒ Typ 2 (Herpes genitalis): multiple, **gruppiert** angeordnete Bläschen im Bereich der Vulva, Vagina, Portio, Endozervix od. Glans penis, Rötung, Schwellung, Brennen, Fluor genitalis
häufig Schwellung **inguinaler Lymphknoten**, evtl. auch geringes Fieber mögl.
Schmerzen beim Wasserlassen, Kohabitationsschmerzen bzw. -unmöglichkeit
bei genital-oralem Verkehr auch Pharyngitis, bei genital-analem Verkehr auch Proktitis mögl., weiter selten Nagelbettgeschwüre mögl.
⇒ Typ 1 (Herpes labialis): Bläschen am Lippenrand, als Komplikation Gingivostomatitis od. Keratokonjunktivitis mögl., auch genitale Manifestation mögl.
⇒ Erstinfektion im Kindesalter (bei klinisch apparentem Verlauf): Gingivostomatitis herpetica (Maximalform: Aphthoid POSPISCHILL-FEYRTER), Vulvovaginitis herpetica, Herpes corneae

Diag: 1. Anamnese und gynäkologische Untersuchung: typische kleine Bläschen oder kleine Ulzerationen mit Krusten im Bereich der Vulva od. des Penis
2. Erregernachweis in der Zellkultur über Abstrich aus den kleinen Bläschen mögl.
3. Labor: Serologischer Nachweis von IgM- u. IgG-Antikörpern, bei V.a. Herpesenzephalitis DNA-Nachweis durch PCR

Ther: • Med: Virustatikum (Guanosinanalogon, hemmt die DNA-Polymerase des HSV) **Aciclovir** (Zovirax®) lokal als Creme (bei HSV-Typ-1-Infektion 5 x tgl. auftragen für 5-10 Tage), bei HSV-Typ-2-Infektion, persistierenden Bläschenschüben od. Immunsuppression **oral** (5 x 200 mg für 5 Tage), bei schwerem Verlauf (Enzephalitis) auch i.v. (3 x 5 mg/kgKG für 5 Tage)
- Bei Rezidiv: alternativ zu Aciclovir kann auch Valaciclovir (Valtrex S®, 2 x 500 mg für 5 Tage) od. Famciclovir (Famvir®, 2 x 125 mg für 5 Tage) gegeben werden
- Bei häufig rezidivierendem Herpes simplex (>6 Rezidive/Jahr): langfristige Suppressionsbehandlung mit Aciclovir 2 x 200 mg/Tag od. Valaciclovir 1 x 500 mg/Tag für (4-)12 Monate

Venerologie

- Bei Aciclovir-resistenten HSV-Infektion (Pat. mit Immunsuppression, HIV-Infektion): Foscarnet (Foscavir®) 3 x 40 mg/Tag i.v. für 2-3 Wo.
- Symptomatisch: bei starker Schmerzsymptomatik: Diclofenac (Voltaren®) 1-2 x 100 mg Supp. für einige Tage, lokal anästhesierende Salbe (Benzocain, Anaesthesin®-Salbe 20%)
- Schwangerschaft: während der Schwangerschaft und unter der Geburt kann die Herpes-Infektion (insb. bei akuter Primärinfektion der Mutter) auf den Fetus/das Neugeborene übergehen ⇨ lokale Ther. mit Aciclovir Creme (Zovirax®) od. Zink-Paste (Virudermin®), keine systemische Ther., da embryo-/fetotoxische Wirkung nicht auszuschließen ist
Geburt: bei **floriden** Herpesläsionen im Geburtskanal Entbindung mittels Sectio caesarea (bevor es zum Blasensprung kommt), das Infektionsrisiko sinkt damit von 50 % auf 7 %
- Neugeborene: Schutz vor Infektion (Vermeidung von Kontakt zu Personen mit floriden Herpesläsionen), bei V.a. Infektion sofortiger Beginn der Ther. mit Aciclovir (Zovirax®) i.v.

Prog: Einfache Herpes-Bläschen heilen narbenlos nach 10-14 Tagen ab (in dieser Zeit besteht Infektiosität), die Herpes-Infektion kann in regelmäßigen Abständen wieder auftreten (Herpes simplex recidivans, dann meist mit geringeren Symptomen und weniger ausgedehnt). Eine Viruseradikation ist nicht mögl., **lebenslange Persistenz!**
Eine sehr ernste Prognose hat eine Neugeboreneninfektion, Letalität bis 20-50 %

Kompl:
* Gleichzeitige bakterielle Vaginose oder andere Geschlechtskrankheiten
* Sekundäre **Superinfektion** der rupturierten Bläschen durch Bakterien od. Candida
* Herpesenzephalitis
* Sakrale Radikulomyelopathie bei herpetischer Proktitis
* Diskutiert wird auch bei HSV Typ 2 eine Promotorfunktion zum Zervixkarzinom (jedoch nicht in dem Ausmaß wie bei der HPV-16- u. -18-Infektion)
* Bei fortgeschrittener HIV-Infektion besonders schwere Manifestation mit großen Ulzerationen, Proktitis, Keratokonjunktivitis, nekrotisierender Retinitis mögl.
eine bestehende HSV-2-Infektion begünstigt eine Übertragung des HI-Virus
* Leberversagen, hämorrhagische Diathese (extrem selten)
* Neugeborene durch intrapartale Infektion (**Herpes neonatorum**) und schwere Verlaufsformen bei Erstinfektion im Säuglings-/Kindesalter: **Herpessepsis, Meningoencephalitis** herpetica, Ekzema herpeticatum.
Proph: Personal u. Besucher mit einem floriden Herpes labialis sollten Neugeborenenstationen nur mit einem Mundschutz betreten und eine Händedesinfektion durchführen.

DD:
- Vulvitis pustulosa durch Candida albicans
- Trichomoniasis, Molluscum contagiosum, Lues (Primäraffekt), Herpes zoster
- BEHÇET-Krankheit (autoimmunologisch bedingte aphthös-ulzeröse Affektionen an Mund- u. Genitalschleimhaut)
- Juckreiz bei parasitären Erkrankungen (Übertragung beim Geschlechtsverkehr mögl.): Pediculosis pubis (Syn: Phthiriasis, Filzlaus, Phthirus pubis) an den Schamhaaren od. Scabies (Krätzmilben, Sarcoptes scabiei) in den Interdigitalräumen und im Genitalbereich
Ther: bei Läusen Permethrin (Infectopedicul®) und bei Scabies Lindan (Jacutin®) äußerlich, bei Kindern od. Schwangeren/Stillenden gegen Läuse besser Pyrethrumextrakt aus Chrysanthemen (Goldgeist®) und gegen Scabies Benzylbenzoat (Antiscabiosum®) anwenden.
- Allergische Reaktion mit Pruritus und Kratzerosionen auf Reinigungs- u. Körperpflegemittel, Textilien, lokal applizierte Medikamente

AIDS

Syn: AIDS = **a**cquired **i**mmune **d**eficiency **s**yndrome, erworbenes Immundefektsyndrom, ICD-10: B20 - B24, asymptomatische HIV-Infektion Z21

Ät: **HIV** = human immunodeficiency virus (frühere Bezeichnung HTLV III) Typ 1 (bisher 10 Subtypen bekannt: A - H u. 2x Typ O) und Typ 2 (4 Subtypen A - D) sind RNS-haltige **Retroviren** (= enthalten eine Reverse Transkriptase), direkt **lymphozytotrop** und auch **neurotrop**.
In Deutschland haben 85 % d. Pat. den Subtyp HIV-1B, weltweit am verbreitetsten ist der Subtyp HIV-**1C** gefolgt von -1A und -1B.

Path:
- HIV befällt die **T$_4$-Helfer-Lymphozyten**, Makrophagen, Langerhans-Haut-Zellen (als Eintrittspforte dient der CD$_4$-Rezeptor) und auch Fettzellen (über den CCR5-Rezeptor)
- **Serokonversion** = Auftreten von HIV-Antikörpern im Blut nach ca. 2-8 Wochen (Durchschnittlich nach 2 Monaten, nach 6 Mo. sind 95 % HIV-Ak pos., einzelne Fälle zeigen noch spätere oder selten auch keine Serokonversion (Menschen mit Mutation des CCR-5-Gens scheinen gegen eine Infektion resistent zu sein)
- Es vermindert sich der Quotient T-Helfer zu T-Suppressorzellen (T$_4$/T$_8$, Norm = 2) durch Abnahme der absoluten (Norm: ca. 1.000/µl) und relativen Zahl der T-Helferzellen und Anstieg der T-Suppressorzellen (auf T$_4$/T$_8$ <1,2) und es folgt die allg. Abwehrschwäche.
- Durch die heutige Ther. lässt sich die Anzahl der Viren meist unter die Nachweisgrenze vermindern. Die Viren verbleiben jedoch lebenslang in den Memory-Cells (funktionell ruhende, immunkompetente B- u. T-Lymphozyten) und vermehren sich z.B. bei einem Therapieabbruch sofort wieder (⇨ AIDS ist bisher nicht heilbar).

Epid:
◊ Erstbeschreibung 1976 in Zaire, 1982 in Deutschland
◊ **M** >> w, z.Zt. 3 : 1 bei den AIDS-Infizierten und 7 : 1 bei den AIDS-Erkrankten in **Deutschland** (auf der Welt hingegen mittlerweile ausgeglichenes Verhältnis! m = w)
◊ Infektionsmodus: **ungeschützter Sexualkontakt, i.v.-Drogenmissbrauch**, Blut- bzw. Blutprodukteübertragung, Organtransplantation, in der 3. Welt rituelle Beschneidung der Frauen, (rituelle) Tätowierungen, Piercing, medizinisches Personal: **Nadelstichverletzungen** (bei Hohlnadelverletzung Risiko 1:20) und Blutkontakt
Schwangerschaft: **Neugeborene** infizierter Mütter (in 20-30 % intrauterine und insb. intrapartale Übertragung bei vaginaler Geburt od. auch beim Stillen [insb. >5. Monat, in den Industriestaaten sollten HIV-pos. Mütter generell nicht stillen]) = sog. vertikale Infektion.
In Deutschland derzeit 150-250 Geburten pro Jahr bei HIV-pos. Mutter, dabei ca. 20 vertikale Infektionen (die überwiegende Zahl davon, weil die HIV-Infektion der Mutter unbekannt war und daher keine Ther. durchgeführt wurde, insb. betroffen sind Neugeborene von Migrantinnen aus Osteuropa, Afrika und Südostasien).
◊ Risikogruppen: Promiskuitive Bi-/**Homosexuelle** (meist **Männer** durch ungeschützte Sexualkontakte, 50 % d.F.), Personen aus Hochrisikoländern (20 % d.F.), **intravenös Drogenabhängige** (10 % d.F.), Hämophiliepatienten, Krankenhauspersonal durch den Umgang mit Körperflüssigkeiten von infizierten Patienten (das Risiko ist aber selbst bei einer Stichverletzung an einer infizierten Nadel nur 0,3-5 %, bei Schleimhautexposition 0,1 %; weltweit sind derzeit ca. 320, in Deutschland 41 berufsbedingte Fälle bekannt).
Die „Risikogruppe" **Heterosexuelle** hat in den letzten Jahren auch bei uns zugenommen und betrifft z.Zt. 18 % der Infizierten in Deutschland. Weltweit ist die heterosexuelle Infektion der häufigste Übertragungsweg! (Übertragungsrisiko bei HIV-pos. Sexualpartner und ungeschütztem Geschlechtsverkehr ca. 1 %).
In Afrika besonderes Infektionsrisiko durch die dortige Sexualpraktik „dry sex" = vaginales Einführen von Aluminiumhydroxidsteinchen, die die Vaginalschleimhaut trocken macht (als „Lustgewinn für den Mann") u. damit das Risiko für die Übertragung von Geschlechtskrankheiten erhöht.
◊ Epizentren in Deutschland: Berlin-West, Frankfurt, München, Düsseldorf, Köln, Hamburg (allgemein Ballungszentren der alten Bundesländer, s. Abb. – die Pkt. entsprechen Krankheitsclustern)

AIDS-Fälle in Deutschland

◊ Infektionsinzidenz: in Deutschland derzeit pro Jahr **2.600 Neuinfektionen** (die Zahl der mit AIDS-Vollbild neu diagnostizierten Personen beträgt etwa 700/Jahr). Der zu Beginn der Pandemie noch prognostizierte steile Anstieg der Zahl HIV-Infizierter ist in Deutsch-

Venerologie

land nicht eingetreten (Aufklärungserfolg), in 2005 aber erstmals wieder etwas angestiegen! Auf der **Welt** ist die Infektionsrate hingegen **extrem hoch**, es werden jährlich 4,9 Mio. Neuinfektionen, davon alleine 700.000 bei Kinder unter 15 J. geschätzt.

◊ Infektionsprävalenz (= Gesamtzahl gemeldeter lebender **HIV-Infizierter**) in Deutschland (Stand: 1/2006) **ca. 49.000 Personen** = 47/100.000 (davon ca. 400 Kinder), in Europa ca. 2 Mio. Infizierte geschätzt (3/4 davon in Osteuropa).
United Nation (UNAIDS) u. WHO schätzen die Zahl infizierter Personen 1/2006 auf der **Welt auf 40,3 Mio.**, **95 % der HIV-Infizierten leben in den Entwicklungsländern!** (sog. Pattern-II-Länder, insb. Afrika südlich der Sahara und Südostasien), in mehreren Ländern Südafrikas sind bereits 20-30 % der erwachsenen Bevölkerung HIV infiziert! (es sind hier überwiegend junge Erwachsene und bereits mehr Frauen als Männer).

◊ In Deutschland (Stand: 1/2006) 30.000 gemeldete erkrankte Patienten seit 1982 (= kumulierte Inzidenz: 32/100.000 Einwohner), davon 22.000 bereits verstorben ⇨ es leben derzeit 8.000 Pat. mit einem AIDS-Vollbild in Deutschland. In Europa 200.000 gemeldete Krankheitsfälle (Spitzenreiter ist **Spanien!** mit extrem vielen i.v.-Drogenabhängigen, gefolgt von Frankreich, Italien, Portugal, Schweiz sowie mit Abstand Deutschland und Großbritannien), weltweit geschätzt 2,5 Mio. Krankheitsfälle

◊ Mortalität: bis 1/2004 sind auf der Welt geschätzt 25 Mio. Menschen an AIDS gestorben, weltweit sterben jährlich ca. 3,1 Mio. Menschen (davon alleine 610.000 Kinder), in Westeuropa sind es 8.000/Jahr, in Deutschland ca. 600/Jahr

◊ Schwangerschaft: in Deutschland 1 HIV-Infizierte auf 3.000 Schwangere, die Zahl der HIV-infizierten Kinder in Deutschland liegt derzeit bei etwa 400-500

◊ **Meldepflichtig** gem. IfSG (nichtnamentliche Meldung durch das Labor)

◊ Neueste Infos zur Epidemiologie: Robert Koch-Institut, Nordufer 20, 13353 Berlin, Fax-Abruf (0 30) 45 47-35 66 oder im Internet: http://www.rki.de

Etlg: # Einteilung nach **CDC** (<u>C</u>enters for <u>D</u>isease <u>C</u>ontrol, Atlanta USA, 1987) I-IV: Mit positiver Serologie, bzw. dokumentierter Serokonversion. Eine Rückstufung (z.B. III ⇨ II) ist bei der Klassifikation eines Patienten nicht zulässig.

I:	Akute HIV-Infektion, **Mononukleose-ähnliches Krankheitsbild**
II:	A **Latenzstadium, asymptomatische** HIV-Infektion über Jahre möglich B Latenzstadium, asymptomatische HIV-Infektion mit pathol. Laborbefunden **Die asymptomatischen Virusträger sind INFEKTIÖS!**
III:	LAS = **Lymphadenopathie-Syndrom** ohne Allgemeinsymptome A mind. 2 extrainguinale Lymphknotenstationen vergrößert B wie A + pathol. Laborbefunde, wie Lymphozytopenie, T_4/T_8-Verminderung
IV:	**Manifestes Immunmangelsyndrom**, ARC (= <u>A</u>IDS <u>r</u>elated <u>c</u>omplex, Untergrp. A), AIDS (= Untergruppe B - E). Mehrere Untergruppen können dabei gleichzeitig vorhanden sein. A Allgemeinsymptome wie Fieber, Nachtschweiß, Gewichtsverlust, persistierende Diarrhoe, etc. B Neurologische Symptome unterschiedlichster neurologischer Systeme, AIDS-dementia complex C_1 Stadium der opportunistischen Infektionen: Protozoen, Viren, Pilze, Bakterien C_2 zusätzliche Infektionen: generalisierter **Herpes zoster**, oral hairy-leukoplakia D AIDS-definierende Malignome: Kaposi-Sarkom, **primäre Hirntumoren**, Non-Hodgkin-Lymphome E Andere: Interstitielle Pneumonie, Thrombozytopenie und andere HIV-assoziierte Tumoren

CDC-Klassifikation für Kinder in P 0-2:
P0: Säuglinge/Kleinkinder bis 15 Monate HIV-Ak pos. ohne sicheren Nachweis der Infektion (HIV im PCR) bei perinataler Exposition, P1: ähnlich CDC II, P2 A-F: ähnlich CDC IV

WHO-Stadien (v. 1991) und CDC-Einteilung v. 1993 [in Klammern], wobei in den USA bei Helferzellen ($CD4^+$-Zellen) <200/µl = immer Stadium 3 klassifiziert wird. Berücksichtigt werden 3 Laborkategorien (1-3) und 3 klinische Kategorien (A-C):

Kategorien	A = Pat. asympt. od. persistierende Lymphadenopathie	B = Kandidose, Fieber, Listeriose, Herpes zoster, Haarleukoplakie	C = typische AIDS-definierende Erkrankungen
1 = Helferzellen >500/µl	[A1]	Stadium 1 [B1]	[C1] Stadium
2 = Helferzellen 200-499/µl	[A2]	[B2]	[C2] 3
3 = Helferzellen <200/µl	[A3]	Stadium 2 [B3]	[C3] (AIDS)

Klin: ⇨ Allgemeinsymptome: Fieber, Nachtschweiß, Gewichtsverlust (HIV-Kachexie, Wasting-Syndrom), Diarrhoen, Kopfhaarverlust, Dysmenorrhoe, Lk-Schwellung, Gerinnungsstörungen ⇨ Hirnblutungen, Hirninfarkt, hypophysärer Infarkt mögl.
⇨ Opportunistische Infektionen:
Bakt.: **Tuberkulose**, atypische **Mykobakteriosen** (z.B. Mycobacterium avium-intracellulare), aggressive **Nerolues**, Nokardiose, Salmonellensepsis, Legionellenpneumonie, Listeriose, bazilläre Angiomatose
Viral: **Zytomegalie** (auf Sehstörungen achten ⇨ Retinitis), **Herpes simplex** in ulzerierender Form (HSV 2 und 1), **Varizella-Zoster**, Hepatitis B und/oder C (5fach häufiger chron. Verlauf, besonderes Risiko bei Doppelinfektion zusammen mit HIV bei Drogenabhängigen mit rascherer Leberzirrhoseentwicklung), Papova-Virus, HPV-Infektionen (Condylome u. erhöhtes Krebsrisiko bei den high-risk-Typen)
Protozoen: **Pneumocystis-carinii**-Pneumonie = häufigste Infektion (etwa 60-80 % aller AIDS-Erkrankten machen diese Infektion durch, auch Retinitis mögl.), **Toxoplasmose** (Enzephalitis), Isosporiasis (Kokzidiose des Dünndarms), Kryptosporidiose (wässrige Durchfälle), Lamblienruhr, Amöbiasis
Helminthen: Strongyloidiasis
Fungi: **Kandidose** (Candida albicans und andere Candida-Sprosspilze, Infektion insb. im GI-Trakt, Soorösophagitis, **vulvovaginal**, aber auch Hirnabszesse mögl.), **Kryptokokkose** (Cryptococcus neoformans), **Aspergillose** (pulmonale od. intrazerebrale Aspergillome), Histoplasmose, Coccidioides-Mykose
⇨ Neurologische Symptome (30-40 % d.F.): **Persönlichkeitsveränderungen** (HIV-Enzephalopathie) bis hin zur **Demenz** (AIDS-dementia complex), Meningoenzephalitis (zerebrale Toxoplasmose, Kryptokokken-Meningitis), pontine Myelinolyse, Myelopathie (spastisch-ataktisches Gangbild, Pyramidenbahnzeichen, Sphinkterinnervationsstörungen), distal symmetrische **Polyneuropathie** mit meist sensiblen (Parästhesien) aber auch motorischen (Paresen) od. vegetativen (trophische Störungen, Inkontinenz, orthostatische Dysregulation, Erektionsstörungen) Störungen bis hin zum Guillain-Barré-Syndrom, N.oculomotorius- od. N.facialis-Parese, Myopathie (Myalgien, Muskelatrophien, Polymyositis), infektiöse progressive multifokale Leukenzephalopathie (Papova-Virus)
⇨ Dermatologische Symptome: Makulopapulöses rubeoliformes Exanthem, Dermatitis seborrhoides + Psoriasis vulgaris = "Seborrhiasis", **orale Haarleukoplakie** (EBV-Infektion), **Herpes zoster ulzerierend**, Molluscum contagiosum (Gruppe d. Pocken-Viren), **Condylomata acuminata** (HPV), Soor ulzerierend (Candida), Stomatitis, Pyodermien
⇨ Malignome: Generalisiertes (kutan, viszeral und im ZNS) **KAPOSI-Sarkom** bei AIDS (humanes Herpesvirus, HHV 8 als Kofaktor, m >> w), **invasives Zervixkarzinom** (Vorstufe: cervicale intraepitheliale Neoplasie, CIN, verursacht insb. durch HPV-Infektion mit high-risk-Typen), Non-Hodgkin-Lymphome (mehr als 100faches Risiko für HIV-Pat. im Vergleich zur Normalbevölkerung, Simian Vacuolating Virus, SV 40 als Kofaktor), primäre **ZNS-Lymphome** (mehr als 1.000faches Risiko für HIV-Pat. im Vergleich zur Normalbevölkerung) oder intrazerebrale Metastasen von System-Lymphomen, Mycosis fungoides (T-Zell-Lymphom der Haut), Adenokarzinom der Lunge, Analkarzinom
⇨ Schwangerschaft: kann zur klinischen Verschlechterung/Erstmanifestation von Symptomen führen. Wünscht die Schwangere einen Schwangerschaftsabbruch, kann diesem aus medizinischer Indikation zugestimmt werden (§ 218a Abs. 2: schwerwiegende Beeinträchtigung des körperlichen Gesundheitszustandes der Schwangeren)
⇨ Konnatale Symptome: Dystrophie, Frühgeburt, kortikale Atrophie und Verkalkungen, opportunistische Infektionen, Hepatosplenomegalie, generalisierte Lymphadenopathie

Diag: 1. Anamnese (Infektion ist meist schon länger bekannt od. Risikogruppe, Infektionsmodus) oder **HIV-Ak-Nachweis** als Screening (mit ELISA), wenn positiv Immunoblot als Bestätigungstest unbedingt erforderlich wegen der geringen Spezifität des Screening-HIV-Tests + Bestätigung mit einer 2. Blutprobe, um auch Verwechslungen auszuschließen.
Dann **PCR** (polymerase-chain-reaction = Amplifikation von Genfragmenten, die dann nachgewiesen werden können) ⇨ HIV-Gennachweis mögl. (jedoch auch falsch positive Befunde mögl.).
Infizierte: ab Stad. II (bekannte Infektion) ⇨ **½-jährige Kontrolluntersuchungen** mit klinischer Untersuchung, Laborkontrolle von $CD4^+$-Zellzahl u. **Viruslast** (Viruload, HIV-RNA) = Virusäquivalente/ml Plasma ⇨ tatsächliche Menge an Virus im Plasma, somit Aktivität der Infektion und Wirksamkeitskontrolle der Therapie messbar.
Während der Schwangerschaft alle 1-2 Monate Viruslast- und $CD4^+$-Zellzahl-Kontrolle sowie Resistenztestung auf die Medikamente vor Therapiebeginn.
Anmerkung: beim ELISA bleibt ein diagnostisches Fenster von einigen Wochen, bis sich Ak im Blut des Pat. gebildet haben (Serokonversion). Diese scheinbar neg. Pat. haben aber in dieser Zeit eine besonders hohe Viruslast (⇨ 20fach höhere Infektiosität bei sexuellen Kontakten in dieser Zeit! und hier auch Risiko für infektiöse Blutkonserven, wenn die Pat. in dieser Zeit Blut spenden).
2. Sonstiges Labor: **verminderte T4-Lymphozytenzahl** ($CD4^+$-Zellzahl <500/µl), T4/T8-Verhältnis vermindert (<1,2), Anstieg der Zahl aktivierter T8-Lymphozyten (CD 8/38-Antigen), Vermehrung von IgG durch B-Zell-Überproduktion ⇨ "nonsense"-Globuline, Thrombozytopenie, Anämie

Ther:
- **Allgemein:** gesunde Lebensführung, psychosoziale Betreuung, psychotherapeutische Gespräche, Laborkontrolle ($CD4^+$-Zahl und Viruslast) alle 2-3 Mon. im Stadium CDC II
- **Med:** Ind: die medikamentöse Ther. wird nach den Deutsch-Österreichischen Leitlinien (Stand 5/2004) bei verminderter Lymphozytenzahl ($CD4^+$-Helferzellen **<350/µl**), hoher Viruslast (>50.000 Kopien/ml Plasma) od. bei symptomatischem Pat. (klinische Kategorie B od. C unabhängig von der Immunsituation) begonnen.

Derzeit stehen 4 Wirkstoffgruppen zur Verfügung: **Nukleosidanaloga, Proteaseninhibitoren, nicht nukleosidale reverse Transkriptase Inhibitoren (NNRTI)** und **Fusionshemmer** (aufgrund der zunehmenden Resistenzentwicklung erscheint es sinnvoll vor Therapiebeginn und bei Therapieversagen die Resistenz zu testen sowie die Ther. dann anzupassen):

1. Nukleosidanaloga (wirken alle durch Einbau „falscher" DNA-Basenbausteine):
   - **AZT** = 3-Acido-3'Desoxythymidin (Zidovudin, Retrovir®, 2 x 250 mg/Tag), NW: Myelotoxisch (Neutropenie, Anämie), toxische Myopathie, Kopfschmerzen
   - **ddI** = 2',3'-Dideoxyinosin (Didanosin, Videx®, 2 x 200 mg/Tag), wirkt wie AZT als falscher DNA-Basenbaustein, NW: insg. weniger als bei AZT, jedoch Pankreatitis u. Polyneuropathie mögl.
   - **ddC** = 2',3'-Didesoxycytidin (Zalcitabin, HIVID®, 3 x 0,75 mg/Tag)
   - Neuere Nukleosidanaloga: **3TC** (Lamivudin, Epivir™, 2 x 150 mg/Tag), wirkt wie ddI od. ddC als Nukleosidanalogon, hat aber **bessere Liquorgängigkeit**, NW: Kopfschmerzen, **d4T** (Stavudin, Zerit®, 2 x 40 mg/Tag), Guanosin-Analogon ABC (Abacavir, Ziagen®, 2 x 300 mg/Tag), Cytosin-Analogon Emtricitabin (Emtriva™, 1 x 200 mg/Tag), Nukleotidanalogon Tenofovir (Viread®, 1 x 245 mg/Tag), Reverset (noch nicht zugelassen)
2. Proteaseninhibitoren: **Indinavir** (Crixivan®, 3 x 800 mg/Tag), **Ritonavir** (Norvir®), **Saquinavir** (Invirase® od. Fortovase™), Nelfinavir (Viracept™), Amprenavir (Agenerase®), Lopinavir (Kaletra®), Atazanavir (Reyataz®), Tipranavir (Aptivus®), TMC-114 (noch nicht zugelassen) führen durch Hemmung der Polyproteinspaltung zum Bau von nicht infektionsfähigen Virionen, NW: Lipodystrophie (intraabdominale Fettansammlung, Fettabnahme im Gesicht u. an den Extremitäten, Triglyzeride u. Cholesterin ↑, Insulinresistenz) u. Nephrolithiasis (Indinavir-Steine), insb. bei 3fach-Kombinationstherapie
3. NNRTI (hemmen direkt oder indirekt die Reverse Transkriptase bei HIV-1): **Efavirenz** (Sustiva™, 1 x 600 mg/Tag), Delavirdin (Rescriptor™), Nevirapin (Viramune®), TMC125 (Etravirin, noch nicht zugelassen), NW: Arzneimittelexantheme
4. Fusionshemmer (verhindert den Eintritt des HIV-1-Viruskapsids in die Zellen): Enfuvirtid (Fuzeon®, 2 x 90 mg/Tag s.c.), Reservemedikament bei Therapieresistenz
5. In Erprobung: CCR5-Antagonisten (Maraviroc, Vicriviroc) hemmen das Eindringen von HIV durch Blockade des CCR5-Moleküls an der Oberfläche der Zielzellen

⇒ Die **aktuellen Therapiekonzepte** bevorzugen eine **Dreifach-Kombinationstherapie** o.g. Medikamente (2 Nukleosidanaloga + 1 Proteasen-Inhibitor od. 1 NNRTI), sog. **HAART** (= <u>h</u>ighly <u>a</u>ctive <u>a</u>ntiret<u>r</u>oviral <u>t</u>herapy), z.B. AZT + 3TC + Indinavir od. AZT + 3TC + Efavirenz. Problem: hohe Compliance der Pat. erforderlich (unregelmäßige Medikamenteneinnahme führt zu Resistenzentwicklung!) u. sehr teuer (20.000 EUR/Jahr). Erfolgskontrolle: Viruslast sollte unter die Nachweisgrenze (<50 Kopien/ml) sinken. Keine Therapiepausen machen (führen sonst zu größerer Resistenzentwicklung).

- <u>Opportunistische Infektionen:</u> jeweils **erregerspezifische Therapie** durchführen
  – Prophylaxe einer Pneumocystis-Carinii-Pneumonie (ab T_4 <250/μl): Pentamidin-Inhalation (Pentacarinat®, 1 x pro Monat) oder Co-Trimoxazol (Cotrim® 3 x pro Woche)
  – Prophylaxe, bzw. Ther. einer Zytomegalie-Infektion: Ganciclovir Cymeven® (Nutzen der Prophylaxe ist noch umstritten)
  – Prophylaxe, bzw. Ther. einer Kryptokokkenmeningitis: Fluconazol (100 mg/Tag, bei Ther. 400 mg/Tag, Diflucan®)
  – Prophylaxe einer Pneumokokken-Infektion durch einmalige Impfung i.m. (Pneumovax®23), Auffrischung im Abstand von 3 -5 Jahren
  – Nicht empfohlen/<u>kontraindiziert</u> sind Impfungen mit Lebendimpfstoffen gegen Varizellen, Masern, Mumps, Röteln, BCG und Gelbfieber (Masern, Mumps, Röteln u. Gelbfieber können im asymptomatischen Stadium noch geimpft werden, die Immunantwort kann aber reduziert sein. Eine Varizellen-Impfung ist nur bei normaler $CD4^+$-Zellzahl mögl.). Impfungen mit Totimpfstoffen/Toxoide sind mögl.

- **Malignome:**
  – **α2A-Interferon** b. KAPOSI-Sarkom zur Stimulation des Immunsystems, in Erprobung auch Foscarnet (Foscavir® gegen die assoziierte Herpesvirus-8-Infektion)
  – Primäre ZNS-Lymphome: fraktionierte Schädelbestrahlung bis 40 Gy, Glukokortikoide zur Ther. des perifokalen Ödems

- **Schwangerschaft:** bei HIV-pos.-Mutter mit geringer Viruslast (<10.000 Kopien/ml) **AZT** (Zidovudin, Retrovir®) **ab der 32. SSW**, 5 x 100 mg/Tag oral und 200 mg i.v. am Sektio-Tag. War vor der Schwangerschaft bereits eine Dreifach-Kombinationstherapie erforderlich, wird diese fortgesetzt (wegen mögl. NW Efavirenz und Stavudin austauschen!). Bei Viruslast >10.000 Kopien/ml (Kontrolle alle 1-2 Mon.) Prophylaxe ab der 32. SSW mit einer Dreifach-Kombinationstherapie (AZT + 3TC + Nevirapin), bei Mehrlingsschwangerschaft Prophylaxe ab 29. SSW beginnen, bei drohender Frühgeburt sofort. Eine erhöhte Fehlbildungsrate beim Kind durch die Ther. wurde nicht beobachtet.
  <u>Geburt:</u> geplante primäre **Sectio caesarea** in der 36.-37. SSW am **wehenfreien Uterus** (= vor dem Einsetzen von Wehen und vor dem Blasensprung!)
  <u>Neugeborene:</u> kurzzeitige AZT-Gabe **für 2-4 Wo.** mit 4 x 2 mg/kgKG/Tag als Saft. Bei Komplikationen (z.B. Verletzung des Kindes bei der Geburt, blutiges Fruchtwasser, vorzeitiger Blasensprung, Frühgeburt, sehr hohe Viruslast am Ende der Schwangerschaft) AZT + 3TC (2 x 2 mg/kgKG/Tag) für 6 Wo. sowie 2 Dosen (direkt nach der Geburt und 2 Tage später) Nevirapin (2 mg/kgKG) geben (nicht erforderlich wenn die Mutter eine Kombinationstherapie mit Nevirapin hat). Zusätzlich Co-Trimoxazol für 6 Monate (zur Prophylaxe einer Pneumocystis-Carinii-Pneumonie) geben.
  Eine Labordiagnostik des Neugeborenen zum Ausschluss/Nachweis einer tatsächlichen Infektion ist nach 14 Tagen mittels PCR mögl., nach 6 Mon. sollte der Abfall der (mütterlichen) Antikörper im kindlichen Serum (sog. Serorevision) kontrolliert werden.
  <u>Stillen:</u> in den Industriestaaten sollte eine HIV-pos.-Mutter generell **nicht stillen** (HIV kann mit der Muttermilch übertragen werden und das Stillen kann den Krankheitsprozess bei der Mutter beschleunigen). In Afrika sollte für 6 Mon. ausschließlich gestillt werden.
  <u>HIV-diskordante Paare:</u> (Mann HIV-pos., Frau neg.) es ist eine assistierte Reproduktion (intrauterine Insemination od. In-vitro-Fertilisation) mögl., eine Infektion von Frau od. Kind lässt sich damit verhindern (die gereinigten vitalen Spermien übertragen kein HI-Virus).
  Eine antiretrovirale Ther. in der Schwangerschaft sollte zu Studien- und Statistikzwecken an das Antiretroviral Pregnancy Registry gemeldet werden (1011 Ashes Drive, Wilmington, NC 28405, USA, http://www.apregistry.com).

- **Selbsthilfegruppen:** in jeder größeren Stadt, Adressen über Deutsche AIDS-Hilfe, Dieffenbachstr. 33, 10967 Berlin, Tel.: (030) 690087-0, Fax: -42, Internet: http://www.aidshilfe.de Kostenloses Informationsmaterial über Bundeszentrale für gesundheitliche Aufklärung, Ostmerheimer Str. 200, 51109 Köln, Tel.: (02 21) 89 92-0, Fax: -3 00, Internet: http://www.bzga.de u. weitere Informationen bei http://www.unaids.org, http://www.hiv.net

Prog: 50-70 % der HIV-Positiven erreichen innerhalb von 10 Jahren das CDC-Stadium IV (Personen >40. Lj. haben dabei ein 4- bis 8fach höhere Wahrscheinlichkeit als die unter 20 J.). Im Stadium IV (= AIDS-Vollbild) schlechte 5-Jahresüberlebensrate, in den Industriestaaten mit Therapie mittlere Überlebensdauer heute 4 Jahre (die **Dreifach-Kombination** in der AIDS-Therapie senkt die Mortalität bis zu 75 %), schlechteste Prog. haben Pat. mit primären ZNS-Lymphomen (mittlere Überlebensdauer nur 3 Mon).
Die ältesten bekannten LTNP (long-term non-progressors) haben seit über 20 J. eine bekannte Infektion ohne jegliche Krankheitszeichen (Ursache: genetische Mutation der Pat.?).
Neugeborene infizierter Mütter haben bei optimaler Therapie von Mutter und Kind ein vertikales Infektionsrisiko (= Infektionsübertragung von der Mutter auf das Kind) von nur 1-2 %
AIDS-infizierte Neugeborene haben eine schlechte Prognose (Letalität um 80 %, insb. ein Problem in der Dritten Welt = Pattern-II-Länder)

Proph: ♥ Allgemein: **Aufklärung der Bevölkerung über Kondomgebrauch, Meidung von Promiskuität, Safer Sex** für Hetero- u. insb. Homosexuelle (kein „barebacking" = ungeschützter Verkehr unter männlichen Homosexuellen)
Fixer: Einmalbestecke (kein "needle sharing"), Förderung von Beratungsstellen
In Afrika zusätzlich Aufklärung zu den Risiken der rituellen Beschneidungen der Frauen, rituellen Tätowierungen, dry-sex-Praktik, Geschlechtskrankheiten, Tuberkulose.
Eine Beschneidung (Zirkumzision) des Penis des Mannes hat einen protektiven Effekt.
♥ Blutbanken: **HIV-Screening** von Blutkonserven und Blutprodukten obligat. Trotzdem bleibt ein rechnerisches Restrisiko von 1:1.100.000 eine infizierte Blutkonserven zu bekommen (darüber und über die Möglichkeit einer Eigenblutspende muss aufgeklärt werden)! Wesentlich höher ist in diesem Zusammenhang das Risiko einer Posttransfusionshepatitis mit einem Risiko von 1:320.000)
♥ Klinik: **Vorsicht beim Umgang mit Blut!** – es gelten die gleichen Schutzempfehlungen wie beim Umgang von Sekreten und sonstigen Körperflüssigkeiten von Hepatitis-B-Erkrankten (jedoch reichen normale Vinylhandschuhe nicht aus, **Latex-Handschuhe** benutzen!). Eine berufsbedingte HIV-Infektion ist eine Berufskrankheit (daher nach fraglichem Kontakt/Verletzungen immer Kontrollen durchführen und dokumentieren!).
Operationen: Vor jedem elektiven Eingriff sollte obligat ein HIV-Test beim Pat. durchgeführt werden, bei Notfalleingriffen sollte er anschließend nachgeholt werden. Wichtig: Der Patient muss über die Durchführung des Testes **aufgeklärt** werden! Bei Op von HIV-positiven Patienten doppelte Handschuhe tragen.
♥ Patienten: sollten Ihren Arzt od. Zahnarzt über das Vorliegen einer Infektion informieren
♥ **Bei Verdacht auf Kontamination** = Verletzungen mit **hohem** Risiko (z.B. Hohlnadelstichverletzung oder tiefe Stich-/Schnittverletzung im Op) ⇨ Postexpositionsprophylaxe (PEP) gem. Robert-Koch-Institut u. den öt./österreichischen Empfehlungen: Wunde intensiv ausbluten lassen (Blutung anregen), großzügige Desinfektion (Alkoholpräparat 2-4 Min., sollte schmerzen, z.B. durch spreizen des Stichkanals ⇨ nur dann effektiv); Med: möglichst unmittelbar (in den ersten 15-30 Min., maximal innerhalb von 2 Std.) 200 mg Nevirapin (Viramune®) + 500 mg Zidovudin (Retrovir®) + 150 mg Lamivudin (Epivir™) + 400 mg Lopinavir (Kaletra®) einnehmen, eigener HIV-Test und beim Pat. durchführen, D-Arzt-Bericht anfertigen! Dann Zidovudin 2 x 300 mg/Tag + 2 x 150 mg/Tag Lamivudin (Kombinationspräparat Combivir®) + 2 x 400 mg/Tag Lopinavir für 2, besser 4 Wochen einnehmen (natürlich nur, wenn der Patient tatsächlich HIV-positiv war). HIV-Test-Kontrollen nach 6 Wo., 3 u. 6 Mon. zur Dokumentation durchführen.
An gleichzeitig mögl. Hepatitis-B- und -C-Infektion denken (Kontagiosität ist 25fach höher als die des HI-Virus!) und Hepatitis-B-Impfschutz überprüfen, ggf. simultane aktive + passive Hep.-B-Impfung durchführen.
♥ Impfung: Keiner der bisher entwickelten Impfstoffe konnte eine HIV-Infektion vollständig verhindern. Der erste klinische Test in Deutschland mit einem HIV-Impfstoff hat 2004 begonnen, es ist ein rekombinantes attenuiertes Vakzine-Virus mit den Genen gag, pol, nef u. env des HIV-1-Subtyp-C. Weltweit sind derzeit über 10 verschiedene Impfstoffe in Erprobung.

DD: – Idiopathisches CD_4-T-Lymphozytopenie-Syndrom
– CVID (common variable immunodeficiency): fehlende Ausreifung von B-Lymphozyten zu Plasmazellen unklarer Genese ⇨ primäres Antikörpermangelsyndrom
– X-chrom. vererbte Hypogammaglobulinämie
– Immunschwäche anderer Genese (Tumoren, konsumierende Prozesse, med. Immunsup.)

GYNÄKOLOGISCHES/UROLOGISCHES WÖRTERBUCH

A

Abort - Fehlgeburt, engl. miscarriage: vorzeitige Beendigung der Schwangerschaft durch Ausstoßung eines Fetus mit einem Gewicht von unter 500 g ohne Lebenszeichen
Adnexe - weibliche A. = Tuben u. Ovarien; männliche A. = Prostata u. Vesicula seminalis, zusätzlich noch Hoden, Nebenhoden u. Duct.deferens
Algopareunie - engl. pain with intercourse, Schmerzen der Frau beim Koitus
Algurie - schmerzhaftes Wasserlassen
Amenorrhoe - Ausbleiben der monatlichen Regelblutung (für mehr als 3 Monate)
Andropause – altersbedingte (50.-60. Lj.) abnehmende Männlichkeit, partieller Androgenmangel
Anilingus - oral-analer Geschlechtsverkehr
Anurie - keine Harnausscheidung, bzw. <100 ml/Tag
Aspermie - kein Sperma, keine Ejakulation
Asthenozoospermie - herabgesetzte Beweglichkeit der Spermien
Azoospermie - keine Spermatozoen im Ejakulat

B

Baby - Syn: Säugling: Zeitraum vom 1. bis zum 12. Lebensmonat
Blasenmole - Trophoblasttumor (mit abgestorbener Embryonalanlage)

C

Coitus interruptus - Empfängnisverhütungsmethode: Penis wird beim Koitus kurz vor der Ejakulation aus der Vagina herausgezogen (sehr unsicher, Pearl-Index: 25)
Cunnilingus - oral-genitaler Geschlechtsverkehr, orale Stimulation der Vulva

D

Dysmenorrhoe - schmerzhafte Menstruationsblutung
Dyspareunie - Schmerzen bei Mann oder Frau während des Koitus
Dysurie - erschwerte, schmerzhafte Blasenentleerung (alte synonyme Begriffe sind: Algurie und Strangurie), oft gleichzeitig auch Pollakisurie

E

Embryo - Frucht in der Gebärmutter während der Zeit der Organogenese bis zum Abschluss der 8. SSW p.c.
Endometriose - ektopes Endometrium außerhalb der Uterushöhle (z.B. Uterusmuskulatur, Tube, Ovarien (sog. Teerzyste), DOUGLAS-Raum, Lig.sacrouterinum, Bauchdecke, Harnblase, Lunge)
Endometrium - Schleimhaut des Corpus uteri, Unterteilung in eine Basalis (Regenerationsschicht) und die Funktionalis, die den zyklischen hormonalen Veränderungen unterworfen ist
Enuresis - Einnässen, insb. bei Kindern (E. nocturna = nachts, E. diurna = auch tags)
Eumenorrhoe - normale Regelblutung für 3 bis 4 Tage Dauer, Zyklusintervall 25-35 Tagen

F

Fäkalurie - Stuhlbeimengung im Urin
Fellatio - oral-genitaler Geschlechtsverkehr, orale Stimulation des Penis
Fetus - Zeitraum ab 9. SSW p.c. (nach Abschluss der Organogenese) bis zur Geburt
Fluor genitalis - engl. discharge: Ausfluss aus der Vagina (physiologisch, infektiös, bei Polypen, bei Neoplasien, psychoreaktiv mögl.)
Frühabort - Fehlgeburt bis zur 16. SSW
Frühgeburt - Syn: Partus praematurus, engl. preterm delivery: Geburt zwischen 28. u. 37. SSW

G

Gestose - Syn: Präeklampsie: hypertensive Schwangerschaftserkrankung
Gonaden - Keimdrüsen: weibliche G. = Ovarien, männliche G. = Testes
Gonadotropine - FSH u. LH aus dem Hypophysenvorderlappen sowie hCG aus der Plazenta während einer Schwangerschaft

Gravidität - Schwangerschaft, engl. pregnancy, Zeitraum von der Konzeption bis zur Geburt

H

Hämatometra - Ansammlung von Menstruationsblut im Cavum uteri, z.b. bei Atresie od. zervikaler Stenose
Hämaturie - Syn: Erythrozyturie, Ausscheidung von Erythrozyten im Harn, Makrohämaturie = sichtbare Blutbeimengung (rotgefärbter Urin), Mikrohämaturie = nur mikroskopisch nachweisbare Hämaturie
Hydramnion – Syn: Polyhydramnion, abnorm vermehrtes Volumen des Fruchtwasser (>2.000 ml)
Hydronephrose - irreversibler Nierengewebeschaden durch Harnrückstau in den ableitenden Harnwegen
Hypermenorrhoe - sehr starke Menstruationsblutung (mit normaler Dauer)
Hyperspermie - Spermamenge vermehrt, >6 ml
Hyperzoospermie - >150 Mio./ml Spermien im Ejakulat
Hypospermie - Spermamenge vermindert, <2 ml
Hysterektomie - Entfernung der Gebärmutter über transabdominellen, pelviskopischen oder transvaginalen Zugang
Hysteroskopie - endoskopische Methode zur Inspektion der Uterushöhle

I, J

Impotentia coeundi - Unvermögen den Beischlaf auszuführen
Infertilität - Schwangerschaft wird nicht bis zu einem lebensfähigen Kind ausgetragen (bei normaler Konzeption), beim Mann werden die Begriffe Infertilität u. Sterilität häufig synonym verwendet
Inkontinenz - Unvermögen Harn oder Stuhl willkürlich bzw. reflektorisch zurückzuhalten
Intrauterinpessar - Syn: IUP, Pessar, umgangssprachlich Spirale: zur Empfängnisverhütung in die Uterushöhle eingelegte, mit feinem Kupferdraht umwickelte Kunststoffspirale (relativ sicher, PEARL-Index 1,5 - 3)
Ischuria paradoxa - Überlaufinkontinenz, durch Harnabflussbehinderung nicht entleerbare, übervolle Blase mit ständigem Harntröpfeln
Isosthenurie - Syn: Harnstarre: annäherndes Gleichbleiben der Harnkonzentration bei mangelnder Konzentrationsfähigkeit der Niere bei Niereninsuffizienz (spezif. Gewicht 1,010-1,012 g/cm^3)

K

Kapazitation - Aktivierungsprozess der Spermien, der dann ein Eindringen in die Eizelle ermöglicht
Kleinkind - engl. infancy: Zeitraum vom 1. bis zum 3. Lj.
Klimakterium - Syn: Klimax, Wechseljahre der Frau: Übergangsphase ab dem Beginn unregelmäßiger Blutungen (= Prämenopause) bis zur letzten Menstruation (= Menopause)
Koitus - Syn: Kohabitation, Geschlechtsverkehr, lat. coitus = Vereinigung
Kontrazeption - Empfängnisverhütung, die Sicherheit der Methode wird mit dem PEARL-Index angegeben
Konzeption - zur Befruchtung führender Koitus
Kryptozoospermie - <1 Mio./ml Spermien im Ejakulat
Kürettage - Ausschabung zu diagnostischen (meist als fraktionierte Abrasio = Zervix u. Korpusschleimhaut werden getrennt für die histologische Untersuchung entnommen) und therapeutischen Zwecken oder zum Schwangerschaftsabbruch

L

Laktation - Produktion und Sekretion von Muttermilch durch die Brustdrüsen
Libido - allgemeine Bezeichnung. für den Sexualtrieb

M

Menarche - erstmaliges Auftreten der Menstruationsblutung (in Deutschland ca. 11.-14. Lj.)
Menopause - letzte spontane Menstruationsblutung (45.-50. Lj.)
Menorrhagie - verlängerte Menstruationsblutung
Menstruation - Syn: Menses, Periode, monatliche Regelblutung am Anfang des Menstruationszyklus (Intervall 25-35 Tagen) nach vorangegangener Ovulation im vorherigen Zyklus
Metrorrhagie - nichtzyklische Uterusblutung (= außerhalb der normalen Menstruation), länger als 7 Tage
Multipara - Frau, die mehrere Geburten hatte
Multisemie - Spermamenge vermehrt, >6 ml
Myometrium - Muskelschicht des Uterus

N

Nekrozoospermie - nur tote/abnormale Spermien im Ejakulat
Neugeborenes - Zeitraum von der Geburt bis zum 28. Tag
Nidation - Einnistung (Implantation) eines befruchteten Eis in die Schleimhaut des Uterus
Nullipara - Frau, die noch nicht geboren hat
Nykturie - engl. nocturia: vermehrtes nächtliches Wasserlassen

O

Oligomenorrhoe - weniger als 9 Zyklusblutungen/Jahr = Zyklusverlängerung
Oligozoospermie - <20 Mio./ml Spermien im Ejakulat
Oligurie - verminderte Harnausscheidung (<500 ml/Tag)

P, Q

Parametrium - Halteapparat der Cervix uteri inkl. des bindegewebigen Inhalts des Ligamentum latum uteri, auch als Retinacula uteri bezeichnet
Parvisemie - Spermamenge vermindert, <2 ml
Pearl-Index - Beurteilungszahl für die Zuverlässigkeit einer Kontrazeptionsmethode (Zahl der ungewollten Schwangerschaften auf 100 Frauenjahre = bzw. über ein Jahr bei 100 Frauen)
Perinatalperiode - Zeitraum zwischen der 28. SSW und dem 7. Lebenstag nach der Geburt
Plazentainsuffizienz - Störung der Plazentafunktion durch gestörte Diffusion oder Perfusion ⇨ intrauterine Mangelentwicklung bis zum intrauterinen Fruchttod
Pluripara - Frau, die mehrere Geburten hatte
Pneumaturie - Luftbeimengungen im Urin
Pollakisurie - häufige Entleerung kleiner Harnmengen
Polymenorrhoe - zu häufige Menstruation (Verkürzung der Zyklusdauer <21 Tage)
Polyurie - pathologisch erhöhtes Harnvolumen (>2.000 ml/Tag)
Polyzoospermie - >150 Mio./ml Spermien im Ejakulat
Postmenopause - Lebensabschnitt der Frau nach dem Klimakterium (ein Jahr nach der Menopause = letzte spontane Menstruationsblutung beginnend, >45.-50. Lj.) bis zum Senium (>70. Lj.)
Prämenopause - Teil des Klimakteriums vor der Menopause mit unregelmäßigen Menstruationsblutungen
Primipara - Erstgebärende bzw. Frau, die eine Geburt hatte
Puerperium - Syn: Wochenbett, Kindbett = Zeitraum von der Entbindung bis zur Rückbildung der Schwangerschaftsveränderungen bei der Mutter, ca. 6-8 Wo.
Pyometra - Eiteransammlung im Cavum uteri durch Infektion

R

Refertilisierung - operative Wiederherstellung der Fertilität nach einer vorherigen operativen Vasektomie
Reizblase - chronischer Reizzustand des unteren Harntrakts ohne Erregernachweis

S

Säugling - engl. infant, baby: Zeitraum vom 1. bis zum 12. Lebensmonat
Sectio caesarea - Syn: Kaiserschnitt, Schnittentbindung, operative Beendigung der Schwangerschaft mit chirurgischer Eröffnung des Uterus
Spätabort - Fehlgeburt nach der 16. bis zur 28. SSW
Spätgebärende - Schwangere ≥ 35. Lj.
Sterilität - Unfruchtbarkeit der Frau, Zeugungsunfähigkeit des Mannes
Strangurie - schmerzhaftes Wasserlassen, Blasentenesmen bei der Miktion

T

Teratozoospermie - >50 % abnormale Spermienformen
Thelarche - Entwicklung der weiblichen Brust in der Pubertät (beginnt bereits vor der Menarche, im ca. 9. Lj.)
Totgeburt - engl. stillbirth: vorzeitige Beendigung der Schwangerschaft mit einem Gewicht >500 g ohne Lebenszeichen. In Deutschland besteht eine standesamtliche Meldepflicht für Totgeborene.
Trimenon - Zeitraum von 3 Monaten in der Schwangerschaft, 1. Trimenon = 1.-13. SSW, 2. = 14.-26. SSW, 3. = 27.-40. SSW

U

Übertragung - Geburtstermin >42. SSW überschritten, relative Übertragung = in Relation zu einer vorzeitig eingeschränkten Plazentafunktion zu lange Schwangerschaftsdauer
Urämie - terminale Niereninsuffizienz (Krea >12 mg/dl)

V

Vaginismus - meist psychogene Verkrampfung des Scheideneinganges
Vasektomie - Syn: Vasoresektion: Resektion eines 2 cm langen Duct.deferens-Stücks zur Sterilisation

W

Wilms-Tumor - malignes Nephroblastom bei Kindern (Häufigkeitsgipfel im 2.-5. Lj., nach dem 10. Lj. selten)
Wehendystokie - Syn: Wehenanomalien, als schwache, unkoordinierte od. hyperaktive/hypertone Wehen

X, Y, Z

Zygote - befruchtete Eizelle mit vollständigem diploidem Chromosomensatz

LABORDIAGNOSTIK

Alle Laborwerte sind Anhaltswerte, jedes Labor benutzt je nach Untersuchungsmethode und verwendeten Reagenzien eigene Normwerte, die die/der Leser/in selbst ergänzen möchte.

Routinelabor in der Gynäkologie und Urologie

Blutbild (Hb, HKT, HCH, MCHC, MCV, Leukozytenzahl, Thrombozytenzahl), BSG, CRP, Elektrolyte (Na^+, K^+, Cl^-), Blutgerinnung (Quick [Norm: 70 – 130 %] bzw. INR [0,9 – 1,15], PTT), Leber-/Pankreaswerte (GOT/AST, GPT/ALT, γ-GT, AP, Bilirubin, Lipase, Amylase), Nierenretentionswerte (Kreatinin, Harnstoff, Harnsäure), Gesamteiweiß, Blutzucker (BZ), Cholesterin und Triglyzeride, HIV-Test
Urinstatus (mit Urinteststreifen auf Nitrit (als Hinweis für bakterielle Kontamination), Leukozyten, Blut/Erythrozyten, Nitrit, Eiweiß, pH, spezifisches Gewicht, Glukose, Urobilinogen, Bilirubin, Ketonkörper) und Urin-Sediment

Hormondiagnostik

Frauen:
Östradiol: 30 - 350 pg/ml Zyklus-abhängig (höchster Wert kurz vor der Ovulation, 100 - 350 pg/ml), postmenopausal 10 - 35 pg/ml
Progesteron: 0,2 - 1 ng/ml in der ersten Zyklushälfte, Lutealphase 6 - 30 ng/ml
FSH: 2 - 8 I.E./l, FSH-Peak in der Zyklusmitte bis 25 I.E./l, postmenopausal 30 - 100 I.E./l
LH: 2 - 20 I.E./l, LH-Peak in der Zyklusmitte bis 100 I.E./l, postmenopausal >15 I.E./l
Prolaktin: 3 - 26 ng/ml (bzw. 75 - 500 I.E./l), am Ende der Schwangerschaft bis 150 ng/ml, postmenopausal 2 - 18 ng/ml
Testosteron: 0,3 - 1 ng/ml (>1,5 ng/ml ⇨ Tumorverdacht)
DHEA-S: 0,6 - 4,7 µg/ml, postmenopausal <0,6 µg/ml (>7 µg/ml ⇨ Tumorverdacht)
Cortisol: morgens 50 - 250 ng/ml
hCG: <5 I.E./l, Schwangerschaft: 4. SSW 100 - 5.000 I.E./l, Maximum 10. SSW bis 150.000 I.E./l
hCG im Urin: nicht schwanger <20 I.E./l, sicher schwanger >50 I.E./l

Männer:
Testosteron: 3 - 14 ng/ml
DHEA-S: 0,8 - 5,0 µg/ml
Prolaktin: 2 - 15 ng/ml
Östradiol: 30 - 80 pg/ml
Progesteron: 0 - 2,4 ng/ml
FSH: 1 - 10 I.E./l
LH: 1 - 8 I.E./l
hCG: <5 I.E./l
Cortisol: morgens 50 - 250 ng/ml

Kinder (vor Beginn der Pubertät):
Östradiol: <12 pg/ml
Progesteron: <2 ng/ml
FSH: <1 I.E./l, LH: <1 I.E./l, im LH-RH-Test keiner od. nur geringer LH- u. FSH-Anstieg
Prolaktin: 3 - 16 ng/ml
Testosteron: <0,6 ng/ml
DHEA-S: <2,5 µg/ml
hCG: <5 I.E./l
TSH: <0,1 I.E./l

Urin-Normwerte

Tägliche Menge 800-1.500 ml, spezifisches Gewicht 1,005-1,035 g/ml, Osmolalität 800-1.400 mOsmol/kg, pH-Wert: 5-8
Erythrozyten <2.000/min (Addis-Count-Verfahren) bzw. <5/µl, Leukozyten <4.000/min bzw. <10/µl
Bakterien: bei Mittelstrahlurin <1.000 Keime/ml, bei steriler Entnahme keine Keime
Protein <100 mg/24 Std., Albumin <30 mg/24 Std., Glukose <30 mg/dl/24 Std.
Harnstoff 300-1.600 mg/dl, Harnsäure 10-45 mg/dl
Porphyrine gesamt 40-150 µg/l, Porphobilinogen 0,5-7,5 µmol/24 Std.
zur Steindiagnostik: Harnsäure 1,8-4,5 mmol/24 Std., Kalzium 0,25-7 mmol/24 Std., Phosphat 15-50 mmol/24 Std., Oxalsäure <0,5 mmol/24 Std., Cystin <0,33 mmol/24 Std.

Schwangerschaft

Routineuntersuchung: Blutgruppe und Rhesusfaktor, Antikörper-Suchtest, Röteln-Titer, Hepatitis B (HBs-Antigen), Lues-Serologie, Chlamydia-trachomatis-Antigen aus dem Zervixabstrich, Hb, einmalig BZ (bzw. 50-g-oGTT), Urinkontrolle bei jedem Schwangerschaftsvorsorgetermin

Spermiogramm
Untersuchung des Ejakulats (nach 3- bis 5-tägiger Karenz)
Volumen: 2-6 ml
Aussehen: gelblich-grau u. trüb, milchig, Geruch kastanienblütenartig
Spermiendichte (= Anzahl Spermien pro ml Ejakulat): 20-80 Mio./ml
Spermienmotilität (= Beweglichkeit) ½ u. 2 Std. nach der Ejakulation: 60-70 % sollen sehr gut beweglich sein, nach 2 Std. soll der Beweglichkeitsverlust nur gering sein <15 %
Fehlformenrate: <20 %
pH: 7,0-7,8
Sperma-Verflüssigungszeit: 10-20 Min.
Fruktosegehalt: >1,2 mg/ml, Zitratgehalt: >2,5 mg/ml, Carnitingehalt: >0,04 mg/ml
Saure Phosphatase: 200-800 U/ml

Checkliste nach Indikationen
Generalisierte Infektionen
Septischer Schock: Blutbild (insb. auf Leukozyten- u. Thrombozytenzahlabfall achten), Blutgasanalyse, Na^+, K^+, Gerinnungsstatus (zusätzlich AT-III, Fibrinogen, Fibrinmonomere, Fibrinspaltprodukte), CRP

Endokrinologie
Schilddrüse: T_3, T_4, fT_3, fT_4, TSH basal
Nebenschilddrüse: Kalzium, Phosphat, Parathormon / Calcitonin (aus C-Zellen d. Schilddrüse)
Nebenniere: Kalium, Kortisol, Adrenalin, Vanillinmandelsäure im Urin

Rheumatoide Erkrankungen / Kollagenosen
ASL, Rheumafaktor, Komplement, Immunglobuline, CRP, BSG, HLA-B27, ANA, ANCA, dsDNS-Ak

Niere
Nierenretentionswerte (Kreatinin, Harnstoff, Harnsäure), Gesamteiweiß, Urinstatus, Urin-Sediment

Leber
GPT (= ALT), GOT (= AST), GLDH, γ-GT, AP, CHE (Cholinesterase), Gesamteiweiß, Quick (bzw. INR), Hepatoquick, übrige Gerinnung und AT-III, Bilirubin (direkt + indirekt)

Pankreas
Lipase, Amylase i.S, Amylase i.U., Bilirubin, Leberenzyme, LDH, Blutzucker, Blutgase, Ca^+, CRP

Lunge
Blutgasanalyse: pO_2: 65 - 100 mmHg; O_2-Sättigung: 95 - 97%; pCO_2: 36 - 42 mmHg; pH: 7,38 - 7,45; Standardbikarbonat: 22 - 26 mmol/l; Base excess: +2,7 bis -2,7 mmol/l

Tumormarker

Bronchialkarzinom: SCA, CEA, CYFRA 21-1, TPA, NSE (beim Kleinzeller)
Karzinoid, neuroendokrine Tumoren: NSE, hCG, Chromogranin A, Serotonin
Magenkarzinom: CA 19-9, CA 72-4, CEA
Kolorektale-Karzinome: CEA, CA 19-9, CA 50
Lebermalignome: AFP, CEA, CA 19-9
Pankreaskarzinom: CA 19-9, CEA, CA 50
Harnblasenkarzinom: CYFRA 21-1, TPA, NMP22
Keimzell-Tumoren/Chorion-Karzinom: AFP, hCG
Hodentumoren: AFP, ß-hCG, LDH, PLAP
Ovarialkarzinom: CA 125, CA 72-4, CASA
Prostatakarzinom: PAP, PSA, fPSA
Mammakarzinom: CEA, MCA, CA 15-3, CA 19-9, CA 549, Prolaktin, Rezeptorstatus d.Tumors
Uteruskarzinom: CA 72-4, CA 125
Zervixkarzinom: SCA, CEA, CA 125

Erklärung (Normwerte in Klammern):
AFP = α-1-Fetoprotein (<6 ng/ml od. <9 U/ml)
CA = Kohlenhydrat-Antigen (CA 125 <35 U/ml, CA 15-3 <30 U/ml, CA 19-9 <37 U/ml, CA 50 <25 U/ml, CA72-4 <6 U/ml, CA549 <12,6 U/ml)
CASA = Cancer Associated Serum Antigen (<5 ng/ml)
CEA = Karzinoembryonales Antigen (<5 ng/ml)
CYFRA 21-1 = Cytokeratin filament 21-1 (<3,5 ng/ml)
hCG = humanes Choriongonadotropin (<5 mU/ml)
LDH = Laktatdehydrogenase (<250 U/l)
MCA = Mucin like Carcinoma Antigen (<11 U/ml)
NMP = nukleares Matrixprotein (<6 U/l im Urin)
NSE = Neuronspezifische Enolase (<12,5 µg/l)
PAP = Saure Prostata-Phosphatase (<3 ng/ml)
PLAP = plazentare alkal. Phosphatase (<100 U/l)
PSA = Prostata-spezifisches Antigen (<4 ng/ml)
SCA = Plattenepithel-Ca.-assoziiertes Ag. (<2 ng/ml)
TPA = Tissue Polypeptide Antigen (<110 U/l)

Anmerkung: Die Tumormarker werden als **Verlaufs-, Kontroll-** und **Rezidivparameter** in der Tumordiagnostik benutzt (Kontrolle präoperativ erhöhter Werte). Mit den Tumormarkern ist im Allgemeinen **kein Routinescreening möglich** (Sensitivität und Spezifität ist zu gering) und sie sind damit zur Frühdiagnose maligner Tumoren nicht geeignet. Die Normwerte variieren stark abhängig von der Methode, daher immer die laborspezifische Normwerte vergleichen.

SONOGRAPHIE

Gynäkologie

Uterus:
Länge: 7-10 cm (10. Lj. <4,5 cm, 13. Lj. <6 cm)
Dicke: 1,5-3 cm
Endometriumdicke (doppelte Dicke): <15 mm, postmenopausal (ohne Hormonsubstitution) <8 mm
IUP (Intrauterinpessar): <5 mm vom Endometrium an der Fundusspitze entfernt (bzw. <20 mm IUP-Fundus-Abstand)

Ovar (Ovariengröße innerhalb des Zyklus variabel):
Länge: 3,0-5,0 cm, bis zur Pubertät max. 2,5 cm
Breite: 1,5-3,0 cm
Dicke: 0,6-1,5 cm
Volumen pro Seite (vereinfachte Formel: LxBxDx0,5): 5-10 cm^3 bzw. 2,5-3,5 cm^3 postmenopausal
Follikeldurchmesser: 15-25 mm kurz vor der Ovulation
Ovarialzysten: >5 cm tumorverdächtig

Schwangerschaft

Routinemäßig werden in Deutschland in der 9. - 12. SSW, 19. - 22. SSW und in der 29. - 32. SSW eine Ultraschalluntersuchung bei den Schwangerschaftsvorsorgeuntersuchungen durchgeführt (Merksatz: 10-20-30er Sono).
Nachweis des Embryos ab der 6. SSW p.m. (post menstruationem) mögl., die Chorionhöhle ist ab der 4. SSW + 4 Tage nachweisbar, kindliche **Herzaktionen** können ab der 7. SSW beobachtet werden (und somit die Schwangerschaft sonographisch sicher bestätigen).
Größe des Dottersackes (nachweisbar 6.-10. SSW): 3,0-7,0 mm

Übersicht der embryonalen/fetalen Biometrie:
Die Angabe SSW = Schwangerschaftswoche **p.m.** (post menstruationem = von der letzten Menstruation an gerechnet), 4.+4 = 4. SSW plus 4 Tage (die Tage werden immer von 0-6 angegeben). Die Größenwerte werden als Median (**50. Perzentile**) in **mm** angegeben.

SSW	CHD	SSL	BPD	FOD	KU	ThQ	ATD	AAPD	AU	FL
4.+4	0,5									
4.+5	1,8									
4.+6	3,2									
5.+0	4,5									
5.+1	5,8									
5.+2	7,1									
5.+3	8,4									
5.+4	9,7									
5.+5	10,9	1,2								
5.+6	12,2	2,1								
6.+0	13,4	3								
6.+3	17	6								
7.+0	21	9								
7.+3	25	12								
8.+0	29	17	7							
8.+3	32	20	9							
9.+0	37	25	10							
9.+3	39	28	12							

SSW	CHD	SSL	BPD	FOD	KU	ThQ	ATD	AAPD	AU	FL
10.	43	34	14							
11.	52	43	18							
12.	59	54	20	23	76	18	19	18	58	9
14.		80	28	33	104	25	26	24	79	15
16.			35	43	131	30	32	31	99	21
18.			43	52	157	35	39	37	120	27
20.			50	61	182	42	45	44	140	32
22.			56	69	205	48	52	50	161	38
24.			63	77	228	54	58	57	182	43
26.			69	84	249	60	65	64	202	49
28.			74	90	269	66	72	70	223	53
30.			79	96	288	74	78	77	243	58
32.			84	101	305	80	85	83	264	63
34.			89	106	321	85	91	90	284	67
36.			93	110	336	92	98	96	305	71
38.			96	114	349	96	104	103	325	75
40.			99	117	361	99	111	109	346	78

Beurteilung der **Nackentransparenz** (NT = nuchal translucency) des Embryos zwischen der 11. u. 14. SSW (Untersuchung ist schwierig, wird aber mittlerweile von vielen Gynäkologen und in allen klinischen Zentren durchgeführt), pathologisch ist eine Dicke **>3 mm** durch Nackenödem (⇨ Hinweis für eine Chromosomenstörung, Neuralrohrdefekt od. Herzfehler). Weitere Zeichen für eine mögl. Chromosomenstörung sind **fehlende Nasenbeinverknöcherung** (nasal bone, Nasenbein <3 mm), Plexus-chorioideus-Zyste, „white spot" im Herzen („Golfball-Phänomen"), Nierenpyelektasie (>4 mm), hyperechogener Darm, verkürzter Humerus od. Femur, Retrogenie, singuläre Nabelschnurarterie. Alle Zeichen können einzeln „normal" sein, bei Nachweis mehrerer Marker steigt die Wahrscheinlichkeit für das tatsächliche Vorliegen einer Chromosomenstörung aber stark an.

Ventrikel-Hemisphären-Index: Quotient aus Weite eines Seitenventrikels (Vorder- od. Hinterhorn) zur Weite der entsprechenden Hemisphäre: normal bis zur 15. SSW ein Wert von 0,6 und fällt dann im weiteren Verlauf bis zum 3. Trimenon auf 0,3 ab. Pathologisch ist ein Index >0,5 ab der 20. SSW = Hydrozephalus.

Zervixlänge: zur sonographischen Beurteilung des Frühgeburtsrisikos bei Frauen mit vorzeitigen Wehen od. Mehrlingen. Normal ist eine Zervixlänge **>3 cm**, Zervixbreite <3 cm, Zervikalkanalweite <8 mm und keine Trichterbildung am inneren Muttermund in Ruhe und unter Belastung (Pat. husten lassen).

Urologie

Niere: Das Nierenparenchym zeigt in etwa gleiche Echogenität wie Leber od. Milz.
Länge: 10-12 cm (Neugeborene 3,5-5 cm)
Breite (Querschnitt): 4-6 cm
Atemverschieblichkeit: 3-7 cm
Nierenparenchymdicke: 1,3-2,5 cm
Parenchym-Pyelon-Index: <30. Lj. 1,6:1, 30.-60. Lj. 1,2-1,6:1, >60. Lj. 1,1:1

Ureter: ein normaler Ureter ist sonographisch nicht darstellbar (nur bei Harnstau = Megaureter).

Harnblase:
Wanddicke: bei gefüllter Blase <4 mm (bei entleerter Blase <8 mm)
Volumen (Bestimmung mit der vereinfachten Volumenformel: Länge x Breite x Durchmesser x 0,5)
Frauen: <550 ml, Männer: <750 ml, nach Miktion Bestimmung der Restharnmenge: <100 ml

Prostata:
Größe: quer <5 cm, längs (a.-p.) <3 cm, kranio-kaudal <3 cm, bzw. Volumen: max. 25 cm³

Hoden:
Größe: 3 x 4 cm, Volumen: 15-25 cm³

ICD-10

Der **ICD-10-GM** (German Modification, Version 2006), gilt für den ambulanten u. stationären Bereich.
Die Verschlüsselung hat mindestens vierstellig zu erfolgen.
Zusätzlich kann zu jeder Ziffer kodiert werden: R = rechts; L = links; B = beidseitig
im ambulanten Bereich auch: V = Verdacht auf; Z = Zustand nach; A = Ausschluss; G = Gesichert
".-" od. "-" bedeutet, dass an dieser (4. od. 5.) Stelle eine Zahl eingefügt werden muss, die meist die Lokalisation od. Komplikationen kodiert. "*+" = Kreuz-Stern-System bedeutet, dass hier immer zwei ICD-Codes erforderlich sind (weiteres s. ICD-Handbüchern).

Angeb. Fehlbildungen ..	Q00 - Q99
Bösartige Tumoren	C00 - C97
Gefäßerkrankungen	I00 - I99
Gutartige Tumoren	D00 - D48
Infektiöse Erkrankungen	A00 - B99
Schwangerschaft,Geburt	O00 - O99
Urogenitalsystem-Erkr....	N00 - N99
Verletzungen	S00 - S99

A
Abort O03.9
Abstillen O92.5
Abtreibung O04.9
Adipositas E66.9
Adnexitis N70.9
Adrenogenitales Syndrom E25.9
AIDS .... B20 - B24
Akutes Abdomen R10.0
Alkoholabhängigkeit F10.-
Allergie, nicht näher bezeichnet T78.4
Allgemeinuntersuchung Z00.0
Anorexia nervosa F50.0
Appendizitis K35.9
Assistierte Reproduktion Z31.9

B
Balanitis N48.1
Bandscheibenschäden, lumbal M51.2
Beckenendlage O32.1
Bewusstlosigkeit, psychogene F48.8
Bisexualität F66.-2
Blasenektopie Q64.1
Blasenkarzinom C67.9
Blasenmole D39.2
Blasensprung, vorzeitiger O42.9
Blasenstein N21.0
Blutgruppeninkompatibilität P55.9
Brustkrebs C50.9
Bulimie F50.2

C
Chlamydieninfektion .... A 56.0
Chorionkarzinom C58
Chromosomenanomalien Q99.9
CIN N87.9
Commotio cerebri S06.0
Compressio cerebri S06.2
Condyloma acuminata A63.0
Conn-Syndrom E26.9
Contusio cerebri S06.3
CTG-Befund, pathologischer O26.9
Cushing-Syndrom E24.9

D
Dekubitus L89.9
Delir F05.9
Delirium tremens F10.4
Descensus uteri N81.4

Descensus vaginae N81.1
Destruierende invasive Blasenmole D39.2
Diabetes mellitus Typ 1 .... E10.-
Diabetes mellitus Typ 2 .... E11.-
Diabetes mellitus, Schwangerschaft O24.9
Diabetische Polyneuropathie G63.2
DIC D65.1
Drillinge O30.1
Dystokie O66.9

E
Eileiterkarzinom C57.0
Ejaculatio praecox F52.4
Eklampsie O15.0
Empfängnisverhütung Z30.9
Endokarditis I38
Endometriose N80.9
Endometritis N71.9
Endometritis puerperalis O85
Endometriumkarzinom C54.9
Entwicklungsstörung,kindliche F80 - F89
Enuresis F98.0
EPH-Gestose O14.9
Epididymitis N45.9
Epilepsie G40.9
Epispadie Q64.0
Erektile Dysfunktion N48.8
Erythroblastose, fetale P55.9
Extrauteringravidität O00.9

F
Fehlgeburt O03.9
Femoralhernie K41.-
Fertilitätsfördernde Maßnahmen ... Z31.9
Fibroadenom der Mamma D24
Fieber, allg. R50.9
Fruchtwasserembolie O88.1
Frühgeburt P07.3
Fünflinge O30.8

G
Gastroenteritis K52.9
Geburt Z38.2
Geburt, regelwidrige O66.9
Genitalprolaps uteri et vaginae N81.4
Gestationsdiabetes O24.4
Gestose O14.9
Gonadendysgenesie-Syndrom Q96.9
Gonorrhoe A54.0
Grippaler Infekt J06.9
Gynäkomastie N62

H
Harnblasenentzündung N30.9
Harnblasenverletzung S37.2
Harninkontinenz N39.4
Harnleiterabgangsstenose N13.5
Harnleiterstein N20.1
Harnleiterverletzung S37.1
Harnröhrenentzündung ... N34.2

Harnröhrenstriktur N35.8
Harnröhrenverletzung S37.3
Harnsepsis N39.0
Harnverhalt, akuter R33
Harnweginfekt N39.0
HELLP-Syndrom O14.1
Hepatitis-B-Infektion B16.9
Hepatitis-C-Infektion B17.1
Herpes zoster B02.-
Herpes-simplex-Infektion, genital A60.0
Herpes-simplex-Infektion, labial .. B00.1
Herzinfarkt I21.9
Herzinsuffizienz I50.9
Herz-Kreislaufversagen ... I46.9
HIV-Infektion, asymptomatisch Z21
Hodenhochstand Q53.9
Hodentorsion N44.0
Hodentrauma S39.9
Hodentumoren, benigne .. D40.1
Hodentumoren, maligne . C62.9
Hormonale Antikonzeptiva Z30.4
Hydramnion O40
Hydrozele N43.3
Hydrozephalus, angeboren Q03.9
Hypercholesterinämie E78.0
Hypertonie, arterielle I10.9
Hypertriglyzeridämie E78.1
Hypophysentumoren, benigne D35.2
Hypophysentumoren, maligne ... C75.1
Hypospadie Q54.9
Hypotonie, arterielle I95.9

I, J
Impfung Z26.9
Induratio penis plastica N48.6
Inguinalhernie K40.9
Inkontinenz, Urin N39.3
Intrauteriner Fruchttod P95
In-vitro-Fertilisation Z31.2
Ischialgie M54.3

K
Kaiserschnitt O82.9
Kardiomyopathie I42.9
Kernikterus P57.0
Kindervorsorgeuntersuchungen ... Z00.1
Kindliche Entwicklungsstörug. F80 - F89
Klimakterische Beschwerden N95.9
Klimakterium N95.1
Kollaps R55
Kolpitis N76.0
Kombinationsimpfung Z27.9
Kontrazeption Z30.9
Kopfschmerzen R51
Korpuskarzinom C54.9
Krankheit, allg. R69
Kreuzschmerzen M54.5
Kryptorchismus Q53.9

L
Leistenhernie K40.9

Appendix - ICD-10 | Seite 413

Leistenhoden Q53.9
Listeriose A32.9
Listeriose, fetale Infektion P00.2
Lochialstauung O90.8
Lues A53.9
Lumbago M54.5
Lumbalhernie K45.-
Lymphogranuloma venereum A55

M

Maldescensus testis Q53.9
Mammakarzinom C50.9
Mastitis N61
Mastitis puerperalis O91.2
Mastopathie N60.-
Meatusstenose N35.9
Megaureter, primärer Q62.2
Megaureter, sekundärer N28.8
Mehrlinge O30.9
Mehrlingsgeburt Z38.8
Meningitis bei Viruskrankheiten .. G02.0
Meningitis, bakterielle G00.9
Meningitis, tuberkulöse G01*
Menopausensyndrom N95.1
Migräne G43.9
Milchgangpapillom D24
Multiple Sklerose G35.9
Mykoplasmeninfektion N39.0
Myokardinfarkt I21.9
Myokarditis I51.9

N

Nabelschnurkomplikationen O69.9
N.femoralis-Läsion G57.2
N.ischiadicus-Läsion G57.0
Nebennierenmarküberfunktion E27.5
Nebennierentumoren, benigne D35.0
Nebennierentumoren, maligne C74.9
Nebenplazenta O43.1
Nephroblastom C64
Nephrolithiasis N20.-
Neugeborenenblennorrhoe A54.9
Neugeborenenlisteriose P37.2
Neuroblastom C47.9
Neuropathische Blase N31.9
Nierenanomalien Q63.9
Nierenbeckenabgangsstenose N13.-
Nierenbeckenkarzinom C65
Niereninsuffizienz, chronische N18.9
Nierensteine N20.-
Nierenverletzung S37.0-
Nierentuberkulose A18.1
Nierentumoren, benigne D30.0
Nierenversagen, akutes N17.9
Nierenzellkarzinom C64
Nikotinabusus F17.1
Nucleus pulposus Prolaps ..... M50 - M51

O

Ohne Befund (o.B.) Z03.9
Oligohydramnion O41.0
Orchitis N45.0
Orthostatische Dysregulation I95.1
Osteomyelitis M86.9
Ovarialinsuffizienz E28.3
Ovarialkarzinom C56
Ovarialtumoren, benigne D27
Ovarialtumoren, maligne C56
Ovarialzyste N83.2

P, Q

Papillom, Brust D24
Parametritis N73.2
Penisaplasie Q55.5
Penisfraktur S39.9
Peniskarzinom C60.9
Penismissbildungen Q55.6
Penistrauma S39.9

Peritonitis K65.9
Phimose N47
Placenta praevia O44.1
Placenta succenturiata O43.1
Plazentainfarkt O43.8
Plazentainsuffizienz O36.5
Plazentalösung, vorzeitige O45.9
Plazentitis O41.1
Poliomyelitis anterior A80.9
Polyhydramnion O40
Polytrauma T06.-
Postoperative Krankheit Y88.3
Postvirales Ermüdungssyndrom G93.3
Präeklampsie O14.9
Prämenstruelles Syndrom N94.3
Pränatale Diagnostik Z36.9
Priapismus N48.3
Prostatahyperplasie, benigne N40
Prostatakarzinom C61
Prostatitis N41.9
Prostatodynie N42.9
Prune-belly-Syndrom Q79.4
Pubertas praecox E30.1
Pubertas tarda E30.0
Pyelonephritis, akute N10
Pyelonephritis, chronische N11.9
Pyelonephrose N11.1

R

Reflexblase N31.9
Refluxiver Ureter N13.7
Regelwidrige Geburt O66.9
Reifungsstörung der Plazenta O43.9
Reproduktion, assistierte Z31.9
Retroperitoneale Blutung S36.83
Retroperitoneale Fibrose D48.3
Rhesus-Inkompatibilität P55.9
Risikoschwangerschaft Z35.9
Röteln B06.9
Röteln in der Schwangerschaft O98.5
Rötelnembryopathie P35.0
Rückenmarktrauma T09.3
Rückenschmerzen M54.9

S

Schädel-Hirn-Trauma S06.9
Schizophrenie F20.9
Schlaf-Apnoe-Syndrom G47.3
Schlafstörungen G47.9
Schmerz, allg. R52.9
Schnittentbindung O82.9
Schock R57.9
Schwangerschaft Z32.-
Schwangerschaftsdiabetes O24.4
Schwangerschaftskrampf O15.0
Schwangerschaftspsychose O99.3
Schwangerschaftsvorsorge Z34.9
Schwindel H81.9
Sechslinge O30.8
Sectio caesarea O82.9
Sedativaabhängigkeit F13.-
Selbstmord .... X84.9!
Selbstmordversuch Z91.5
Sexualstörungen F52.9
Skrotumverletzung S39.9
Spannungskopfschmerzen G44.2
Spermatozele N43.4
Status asthmaticus J46
Sterilität der Frau N97.9
Sterilität des Mannes N46
Stressinkontinenz N39.3
Sucht .... F10 - F19
Suizid, vollendeter .... X84.9!
Suizidversuch .... X84.9!
Synkopen R55
Syphilis A53.9

T

Thelitis N61

Thyreotoxische Krise E05.5
Tod, allg. R99
Totgeburt P95
Toxoplasmose B58.9
Toxoplasmose, pränatale P37.1
Tranquilizerabhängigkeit F13.-
Trisomien Q92.9
Trophoblastischer Plazentatumor C58
Tubenkarzinom C57.0
Tuberkulose A16.9
Tumornachsorge Z08.9

U

Übelkeit R11
Ulcus molle A57
Unfruchtbarkeit der Frau N97.9
Unfruchtbarkeit des Mannes N46
Unterbauchschmerz R10.3
Untersuchung, allg. Z00.0
Urachusfistel Q64.4
Ureterabgangsstenose N13.5
Ureteranomalien Q62.8
Ureterdoppelfehlbildungen Q62.5
Uretertumoren, benigne D30.2
Uretertumoren, maligne C66
Urethralkarzinom C68.0
Urethralklappen Q64.2
Urethritis N34.2
Urininkontinenz N39.3
Urosepsis N39.0
Uterusmyome D25.9
Uteruspolypen N84.0
Uterusrückbildungsstörung O90.8
Uterussarkom C55

V

V.a., ohne Befund Z03.9
Vaginalkarzinom C52
Vaginitis N76.0
Varikozele I86.1
Vegetat.Nervensystem-Krankheiten G90.9
Verbandswechsel Z48.0
Verdacht auf, o.B. Z03.9
Verminderte Laktation O92.5
Vesikoureteraler Reflux N13.7
Vierlinge O30.2
Vorsorgeuntersuchung Z00.0
Vorzeitige Plazentalösung O45.9
Vorzeitige Wehen O60
Vorzeitiger Blasensprung O42.9
Vulvakarzinom C51.9
Vulvaverletzung S31.4
Vulvitis N76.2

W

Wechseljahre der Frau N95.1
Wehendystokie O62.9
Wochenbettfieber O85
Wochenbettpsychose F53.9
Wunde T14.1
Wundkontrolle Z48.0

X, Y, Z

Zerebrovaskuläre Insuffizienz .. I63 - I67
Zervix-Carcinoma in situ D06.0
Zervixkarzinom C53.9
Zervixpolyp N84.1
Zervizitis N72
Zwillinge O30.0
Zwillingsgeburt Z38.4
Zwischenblutungen N92.-
Zwitter/Hermaphroditismus Q56.0
Zyklusanomalien N91.-
Zystitis N30.9
Zytomegalie B25.9
Zytomegalie, pränatale Infektion ... P35.1

GEGENSTANDSKATALOG 2

ÄAppO 2002 IMPP-Gk 2 (neu): Zweiter Abschnitt der Ärztlichen Prüfung

Die Prüfungsaufgaben sollen unter Aspekten der allgemeinen ärztlichen Tätigkeit auf die wichtigsten Krankheitsbilder und Gesundheitsstörungen abgestellt sein. Dies sind insbesondere solche, die sich durch ihre Verbreitung, ihre Folgen für den Einzelnen oder die Gesellschaft auszeichnen. Hierzu zählen
— Krankheiten des Blutes, der blutbildenden Organe, des Kreislaufsystems, der Atmungsorgane, der Verdauungsorgane, der Drüsen mit innerer Sekretion, des Stoffwechsels und der Nieren. Immunologische und allergische Krankheiten, Krankheiten des rheumatischen Formenkreises, Infektionskrankheiten, Geschwulstkrankheiten.
— Krankheiten des zentralen Nervensystems, der peripheren Nerven und der Muskulatur. Hirnorganische, endogene, psychotische und persönlichkeitsbedingte reaktive Störungen. Neurosen. Süchte. Suizidalität. Sexuelle Verhaltens- und Erlebnisstörungen. Psychosomatische Krankheiten und funktionelle Störungen. Störungen der Kommunikation.
— Krankheiten der perinatalen Periode, des Kindes- und Jugendalters, Verhaltens- und Entwicklungsstörungen sowie Behinderungen bei Kindern und Jugendlichen.
— Krankheiten der Haut, ihrer Anhangsgebilde und der Schleimhäute der äußeren Körperhöhlen. Geschlechtskrankheiten.
— Wundbehandlung. Asepsis, Antisepsis, Fehlbildungen, Krankheiten und Verletzungen von Kopf, Hals, Wirbelsäule, Thorax, Abdomen, Extremitäten, Herz, Gefäßen, Nieren, ableitenden Harnwegen, äußeren und inneren Genitalorganen, des zentralen und peripheren Nervensystems sowie der Sinnesorgane. Unfälle und Vergiftungen.
— Störungen der Geschlechtsentwicklung und der Fertilität. Familienplanung. Schwangerschaft, Beratung und Beurteilung in Konfliktsituationen, insbesondere medizinische, rechtliche und ethische Aspekte des Schwangerschaftsabbruchs, Risikoschwangerschaft, Beratung und Vorsorge in der Schwangerschaft. Geburt und Risikogeburt. Krankheiten des Wochenbetts. Entzündungen und Geschwülste der weiblichen Genitalorgane.

Die Prüfungsaufgaben sollen einen oder mehrere der folgenden Aspekte berücksichtigen:
— Körperliche, geistige und psychische Entwicklung und ihre Varianten. Altersspezifische Aspekte von Gesundheitsstörungen, ihrer Diagnostik und Behandlung. Klinische Genetik einschließlich humangenetischer Beratung.
— Ätiologie, Pathogenese, spezielle Pathologie, Pathophysiologie.
— Symptomatologie, Diagnostik, Differentialdiagnose, Durchführung und Bewertung körperlicher, labormedizinischer und technischer Untersuchungen, Indikationen, Kontraindikationen.
— Anwendung konservativer, operativer und physikalischer Behandlungsverfahren einschließlich Strahlenbehandlung, Grundprinzipien operativer Techniken, Grundprinzipien der Vor- und Nachbehandlung, klinische Pharmakologie und Pharmakotherapie, spezielle therapeutische Verfahren, Indikationen, Kontraindikationen, Prognose, Rehabilitation, Gesundheitsberatung, Behandlung von Langzeitkranken, unheilbar Kranken und Sterbenden, Schmerzbehandlung und Palliativmedizin.
— Erkennung und Behandlung akut lebensbedrohender Zustände, Notfall- und Katastrophenmedizin.
— Grundzüge der Allgemein-, Krankenhaus- und Seuchenhygiene.
— Individuelle, epidemiologische und sozialmedizinische Aspekte der Krankheitsentstehung und -verhütung, Öffentliche Gesundheitspflege/Public Health.
— Arbeitsmedizinische Untersuchungen. Analyse von Arbeitsplatz- und Berufsbelastung. Berufskrankheiten.
— Medizinische Begutachtung. Rechtsfragen der ärztlichen Berufsausübung.

Teil 1 - Gesundheitsstörungen (mit gynäkologischer u. urologischer Relevanz)

1.0	**Allgemeine Symptome und Befunde**
1.1	Abnorme Gewichtsabnahme
1.2	Abnorme Gewichtszunahme
1.3	Abnormer Körpergeruch
1.4	Adynamie
1.5	Blutungsneigung bzw. Blutungen
1.6	Bösartige Neubildungen in der Familienanamnese
1.7	Dysmorphiezeichen
1.8	Exsikkose
1.9	Fieber
1.10	Hyperhydratation
1.11	Hypothermie
1.12	Ikterus
1.13	Leistungsminderung
1.14	Nachtschweiß
1.15	Ödeme
1.16	Schüttelfrost
1.17	Schwellung bzw. Verfärbung von Gliedmaßen
1.18	Umschriebene Gewebeschwellung
1.19	Vielzahl bzw. Wechsel von Beschwerden
1.20	Wärmeintoleranz
8.0	**Stoffwechsel, Endokrinium, Immunsystem**
8.1	Abnormer Körpergeruch
8.2	Akromegalie-Symptome
8.3	Allergische Reaktion

8.4	Galaktorrhoe
8.5	Gynäkomastie
8.6	Infektneigung
8.7	Libidoverlust
8.8	Schilddrüsenvergrößerung
8.9	Stammfettsucht
10.0	**Harntrakt**
10.1	Abnormer Harngeruch
10.2	Anurie
10.3	Ausfluss aus der Harnröhre
10.4	Erschwerte Miktion
10.5	Hämaturie
10.6	Harninkontinenz
10.7	Harntransportstörungen
10.8	Harnverfärbung bzw. -trübung
10.9	Harnverhaltung
10.10	Nykturie
10.11	Oligurie
10.12	Pollakisurie
10.13	Polyurie
10.14	Schaumiger Harn
10.15	Schmerzhafte Miktion
11.0	**Genitalorgane allgemein**
11.1	Fertilitätsstörungen
11.2	Genitalblutungen
11.3	Genitale Fehlbildungen
11.4	Sterilität
12.0	**Männliche Genitalorgane**
12.1	Hämospermie
12.2	Hodenfehllage
12.3	Phimose bzw. Paraphimose
12.4	Schwellung im Skrotalbereich
12.5	Störungen der Hodenentwicklung
13.0	**Weibliche Genitalorgane**
13.1	Amenorrhoe
13.2	Äußerer Vorfall der inneren weiblichen Geschlechtsorgane
13.3	Dysmenorrhoe
13.4	Dyspareunie
13.5	Fluor genitalis
13.6	Klimakterische Störungen
13.7	Mamma-Knoten
13.8	Mastodynie
13.9	Menstruationsstörungen
13.10	Mittelschmerz
13.11	Pathologische Sekretion aus der Mamma
13.12	Prämature Menopause
13.13	Prämenstruelles Syndrom
14.0	**Schwangerschaft, Wochenbett, Säuglingsalter**
14.1	Abnormer Fontanellen-Tastbefund
14.2	Atemnot beim Neugeborenen
14.3	Fruchtwasserabgang
14.4	Frühgeburtlichkeit
14.5	Geburtsunmögliche Lagen
14.6	Habitueller Abort
14.7	Neugeborenen-Hyperexzitabilität
14.8	Perinatale Asphyxie
14.9	Postpartale Blutung
14.10	Schwangerschaftsbedingte Beschwerden
14.11	Stillschwierigkeiten
14.12	Verminderte Kindsbewegungen
14.13	Vorzeitige Wehen
15.0	**Wachstum, Entwicklung**
15.1	Enkopresis
15.2	Enuresis
15.3	Hochwuchs
15.4	Kleinwuchs
15.5	Makrozephalie
15.6	Mikrozephalie
15.7	Motorische Entwicklungsstörungen
15.8	Psychische Entwicklungsstörungen
15.9	Sprachliche Entwicklungsstörungen
15.10	Störungen der Pubertätsentwicklung
15.11	Wachstumsstörungen

Teil 2 - Krankheitsbilder

Dieser Teil bildet im Wesentlichen die Klassifikation der Krankheiten nach dem ICD-10 ab. Den vollständigen Gegenstandskatalog gibt es als kostenlosen Download (gk2neu.pdf) im Internet: http://www.impp.de.

INTERNET-ADRESSEN

Medizinische Selbsthilfegruppen, Informations- und Kontaktstellen

AIDS	http://www.aidshilfe.de, http://www.hiv.net
Alkoholembryopathie	http://www.fasworld.de
Anonyme Alkoholiker	http://www.anonyme-alkoholiker.de
Blasenekstrophie	http://www.blasenekstrophie.de
Blasenkrebs	http://www.harnblasenkrebs.de
Cancer Institute (USA)	http://rex.nci.nih.gov
CancerNet	http://www.meb.uni-bonn.de/cancernet
Colitis ulcerosa, Morbus Crohn	http://www.dccv.de
Depression, postpartale	http://www.schatten-und-licht.de
Dialysepatienten	http://www.dialysepatienten-deutschlands.de, http://www.ddnae.de
Down-Syndrom	http://www.down-syndrom.org, http://www.ds-infocenter.de
Drogen	http://www.meb.uni-bonn.de/giftzentrale/drogeidx.html
Endometriose	http://www.endometriose-vereinigung.de u. http://www.endometriose.de
Epilepsie	http://www.epilepsie.sh, www.izepilepsie.de, www.epilepsie-netz.de
Essstörungen, Bulimie	http://www.anad.de und http://www.dick-und-duenn-berlin.de
Familienplanung	http://www.profamilia.de
Fehlgeburt	http://www.initiative-regenbogen.de
Frauengesundheit, Klimakterium	http://www.akf-info.de
Frühgeborene Kinder	http://www.fruehgeborene.de
Gestose	http://www.gestose-frauen.de
Herzfehler	http://www.herzstiftung.de u. http://www.herzkind.de
Hodentumoren	http://www.hodenkrebs.de
Hydrocephalus	http://www.asbh.de
Hyperaktive Kinder	http://www.auek.de
Inkontinenz	http://www.kontinenz-gesellschaft.de
Intensiv-pflegebedürftige Kinder	http://www.intensivkinder.de
Kinderlosigkeit	http://www.wunschkind.de
Klinefelter-Syndrom	http://www.klinefelter.de u. http://www.klinefelter-syndrom.de
Klumpfuß	http://www.klumpfusskinder.de
Körperbehinderte - Bundesverband	http://www.bsk-ev.de
Krebs - allgemein	http://www.krebshilfe.de u. http://www.krebsgesellschaft.de
Krebs - Frauenselbsthilfe	http://www.frauenselbsthilfe.de
Krebsinformationsdienst (Krebsforschungszentrum Heidelberg)	http://www.krebsinformation.de
Krebsschmerz	http://www.ksid.de
Lippen-Kiefer-Gaumenspalten	http://www.lkg-selbsthilfe.de
Lungenerkrankungen	http://www.ruhr-uni-bochum.de/lungenstiftung
Mammakarzinom	http://www.mammakarzinom.at u. http://www.brustkrebs.de
Marker-X-Syndrom	http://www.frax.de
Migräne Liga	http://www.migraeneliga.com
Multiple Sklerose	http://www.dmsg.de
Muskelkranke	http://www.dgm.org
Nebennierenerkrankungen	http://www.uni-erlangen.de/glandula
Onkologischer Informationsdienst	http://www.oncolinks.de
Osteoporose	http://www.bfo-aktuell.de und http://www.osteoporose.de
Pankreaserkrankungen	http://www.adp-dormagen.de
Polyzystisches Ovarialsyndrom (PCO)	http://www.pcos-selbsthilfe.org u. http://www.pco-syndrom.de
Prostatakrebs	http://www.prostatakrebs-bps.de u. http://www.prosfate.com
Reproduktionsmedizin (Wunschkind e.V.)	http://www.ferti.net
Schädel-Hirn-Patienten	http://www.medizin-forum.de/schaedel-hirn
Schilddrüsenerkrankungen	http://www.schilddruesenliga.de
Schlaganfall	http://www.schlaganfall-hilfe.de
Schmerzen (Kopf-, Rückenschmerzen, Tumorschmerzen)	http://www.schmerzselbsthilfe.de und http://www.schmerzliga.de
Schwangerschaftsberatung, Familienfragen	http://www.kidnet.de
Selbsthilfegruppen – Kontaktstellen, Organisationen	http://www.nakos.de und http://www.dag-selbsthilfegruppen.de
Sexualstörungen	http://www.isg-info.de
Spina bifida	http://www.asbh.de
Sterilität	http://www.initiative-regenbogen.de
Stillen	http://www.afs-stillen.de
Stoma-Selbsthilfegruppen	http://www.ilco.de
Suchterkrankungen, Fachverband und Suchttherapie (stationäre)	http://www.sucht.de und http://www.suchthilfe.de
Tinnitus-Liga	http://www.tinnitus-liga.de
Transplantationen	http://www.transplant.org, www.dso.de, www.bdo-ev.de, www.a-g-o.de
Transsexualität	http://www.transidentitas.org
Ullrich-Turner-Syndrom	http://www.turner-syndrom.de
Umweltkrankheiten	http://www.umweltmedizin.de u. http://www.umweltbundesamt.de
Uterusmyome	http://www.fgz-heidelberg.de
Verbrennungen (Brandverletzte) und brandverletzte Kinder	http://www.brandverletzte-leben.de und http://www.paulinchen.de
Vergiftungen	http://www.meb.uni-bonn.de/giftzentrale/index.html
Zystennieren, familiäre	http://www.znshg.de

Sonstige medizinische Adressen und Auskunftsdienste

American Medical Association	http://www.ama-assn.org
Ärztezeitung, Deutschland	http://www.aerztezeitung.de
Bundesärztekammer	http://www.baek.de
Bundesministerium für Gesundheit	http://www.bmg.bund.de
Bundeszentrale für gesundheitliche Aufklärung	http://www.bzga.de
CNN Health (Nachrichtendienst)	http://www.cnn.com/health
Cochrane Library (Reviews)	http://www.update-software.com/abstracts/default.htm
Deutsche Medizin-Server (Übersicht, Suchhilfe)	http://www.klinik.uni-frankfurt.de/findex/index.htm
Deutsche Zentralbibliothek für Medizin	http://www.zbmed.de
Die Deutsche Bibliothek	http://www.ddb.de
DIMDI (medizinische Literaturdatenbank)	http://www.dimdi.de
Gefahrstoff-Datenbank	http://www.hvbg.de/bia/stoffdatenbank
Kassenärztliche Bundesvereinigung	http://www.kbv.de
Kongresse, medizinische	http://www.medizinische-kongresse.de
Leitlinien, medizinische (AWMF)	http://www.uni-duesseldorf.de/www/awmf
Medicine Worldwide	http://www.m-ww.de
Medizin Forum – allgemeine Gesundheitsaspekte	http://www.medizin-forum.de
Medline	http://www.dimdi.de/de/db/recherche.htm, http://www.ncbi.nlm.nih.gov/pubmed
National Library of Medicine (USA)	http://www.nlm.nih.gov
Pharmazeutische Adressen – Gelbe Liste	http://www.gelbe-liste.de/pharmadr.htm
Psychiatrie	http://www.psychiatrie.de
Psychologische Fragen	http://www.psychologische.de/homepage.phtml
Public Health	http://www.epi.mh-hannover.de
Robert Koch-Institut	http://www.rki.de
World Health Organisation	http://www.who.int
Zeitschriften, medizinische (freier Zugang)	http://www.freemedicaljournals.com

STICHWORTVERZEICHNIS

A

A.axillaris 82
A.frenularis 349
A.ovarica 68
A.renalis 262
A.subclavia 82
A.suprarenalis 288
A.testicularis 357, 360, 382
A.thoracica interna 82
A.uterina 30, 46
A.vaginalis 30
AAPD 110, 410
Abbruchblutung 239
Abdomen, akutes 115
Abdomenübersichtsaufnahme 249, 253
Abdomenumfang 110
Abdominaler Transversaldurchmesser.. 110
Aberrierende Nabelschnurgefäße .. 144
Ablatio mammae 94
Ablatio placentae 144
Ablatio testis 369
Abnabelung 178, **180**, 219
Abort 119
Abortivei 119, 120, 122
Abortrate, Amniozentese 128
Abortus completus 120
Abortus febrilis 120
Abortus habitualis 121
Abortus imminens 120
Abortus incipiens 120
Abortus incompletus 120
Abrasio 65, 121
Abruptio placentae 144
Abstillen 121, 124, **202**
Abstoßungsreaktion 287
Abstrichentnahme..... 2, 36, 58, 62, 387
Abszess, Mamma 85
Abszessspaltung 200
Abtreibung 122
Abtreibungsstrafrecht 123
Abwehrspannung 71
ACE 292
ACE-Hemmer 209
Acetylsalicylsäure 8, 134, 209
Aciclovir 352, 397
Acquired immune deficiency syndrome
.... 398
Actaea-Extrakt 27
ACTH 290
ACTH-Stimulationstest 74
Addis-Count-Verfahren 250, 408
Addison-Krankheit 288
Adduktorensehnen-Zerrung 384
Adenohypophyse 83, 201
Adenokarzinom, Prostata 342
Adenokarzinom, Uterus 64
Adenom, Brust 89
Adenomyoma uteri 53, 57
Adenomyosis uteri 52
Adenosis vaginae 44
ADH 330
Adipositas 86
Adnexe 68

Adnexexstirpation 115
Adnexitis 51, **70**, 115, 271, 338, 387
Adoption 234
Adrenalektomie 288, 290, 291
Adrenogenitales Syndrom ... 12, 73, 84, 225, **293**
Adrenoleukodystrophie 288
AE-Kinder 157
AFI 151
AFP 127, 369
Afterloading-Technik 66
Agalaktie 201
AgNO3-Lösung 180, 388
AGS 13, 73
AIDS 158, 388, **398**
AIDS-dementia complex 401
Akanthozyten 279
Akne 74, 241
Akromegalie 86, 138
Aktinische Stenose 306
Aktivitätsindex 5
Akuter Harnverhalt 317
Akutes Abdomen ... 51, 56, 76, 78, **115**, 271
Akutes Nierenversagen 278
Akutes Skrotum **360**, 366
Akzelerationen 170
Akzeptor-Zwilling 131
Albumin 250
Albuminurie 250
Aldosteron 288, 292
Aldosteronom 138
Algopareunie 71
Algurie 248, 407
Alibidinie 245
Alkalizitraten 269
Alkoholabusus 126, 376
Alkoholembryopathie 129, **156**, 211
Alkoholkrankheit 157
Allantois 300
Allantoisgang 311
Allen-Masters-Syndrom 186
Alloimmunthrombozytopenie 150
Alopezie 26, 74, 119
Alpha-Fetoprotein 212
Alprostadil 377
Aluminiumhydroxidsteinchen 269
Amastie 83, 201
Amenorrhoe ... 17, **22**, 74, 75, 244, 293
- primäre 48
AMH 11
Aminkolpitis 36
Aminoglykosid-Antibiotika 209
Aminokrebs 307, 331
Amitriptylin 8
Amniondurchmesser 110
Amnionflüssigkeit 100, 150
Amnionhöhle 99, 130
Amnioninfektionssyndrom 107, 120, **153**, 173, 217
Amnioninfusionssyndrom 197
Amnioskopie 151, **169**
Amniotic-fluid-Index 151
Amniotomie 106, 169, 180, 183
Amniozentese . 12, 112, **128**, 148, 151, 153, 194, 212

Amöbiasis 386
Amphetamine 129, 212
Ampulläres Nierenbecken 265, 304
Amyloidniere 277
Anabolika 86, 209
Analatresie 220
Analgetika 8, 209
Anal-Repair 186
Anastrozol 95
Androblastom 77
Androgene 209, 288
Androgen-Insensitivitäts-Syndr. 13
Androgenrezeptordefekt 86, 358
Androgenrezeptorenresistenz 348
Andrologie 371
Andromanie 245
Anenzephalie 150, 189, 222
Aneuploidien 11, 235
Aneurysmaruptur 295
Angiographie 249, **254**
Angiomyolipom 286
Angioplastie 281
Angiotensin 288, 292
Angiotensin-II-Rezeptorantagonisten...
.... 209
Anilinfarben 331
Anilingus 405
Anisomastie 83
Ankündigungsblutung 145
Anomalien, Mamma 83
Anomalien, Uterus 48
Anoplastik 220
Anorchie 360, 371
Anorexia nervosa 17, 22, 73
Anorexie **17**, 84
Anteflexio uteri 38, 45, 50
Antegrade Ureterdarstellung 254
Antepartualer Non-Stresstest 170
Anteversio uteri 38, 45
Anthracyclin 94
Antiandrogene 344
Antibiogramm 249
Antibiose 51, 71
Anticholinergika 326, 329
Antidepressiva 8, 28, 200
Antidiabetika 142, 211
Antiemetika 81, 96, 133
Antiepileptika 126, 155, 210
Antihistaminika 107
Antihypertensiva 375
Antikonzeption 236
Antikonzeptiva, hormonale 239
Antikörper-Suchtest 109, 147
Antilymphozyten-Globulin 287
Anti-Müller-Hormon 11
Antimykotika 352
Antiphospholipid-Syndrom 241
Antithrombinmangel 241
Anulus inguinalis 382
Anurie 248, 250, 274
Anus praeternaturalis 220
Anus vestibularis 32
Aortenisthmusstenose 220, 282
APC-Resistenz 125, 241
Apfelsinenhaut 83, 92

Stichwortverzeichnis

APGAR-Score 180, 194, 219, **224**
Aphthoid Pospischill-Feyrter 397
Aplasie,Mammae 83
Apomorphin 377
Apoplexie 142
Appendikozökostomie 330
Appendix testis 361
Appendizitis 72, 76, 107, 115, 271
Appetitzügler 18
Aprotinin 197
APUD-Zellsystem 289, 290
Arabin-Pessar 40, 194
Arborisationsphänomen 21, 237
Areola mammae 82
Argonz-Ahumada-Castillo-Syndrom....
.... 73, 228
Argyll-Robertson-Zeichen 389
Arias-Stella-Phänomen 115
Armlösung n. Lövset 190
Armstrong-Krankheit 159
Armvorfall 182
Aromatasehemmer 95
Aromatherapie 179
Aromatische Amine 307, 331
Arrhenoblastom 77
Arterielle Hypertonie125, 244, 248, 289, 375
Arteriosklerose 375
Asherman-Fritsch-Syndrom22, 49, 122, 124, 228
Aspergillose 401
Asphyxie, intrauterine 182, 217
Assistierte Reproduktion 233
Asthenozoospermie 373
Asthma 216
Asynklitismus, hinterer 181
Asynklitismus, vorderer 181
Aszendierende Infektion37, 70, 85, 152, 204, 217, 239, 272, 306, 313, 320, 338, 393
Aszites 78, 79, 232, 248
ATD 110, 143, 410
Atemdepression 211, 219
Atemnotsyndrom 143, 192, 195, 220
Atemverschieblichkeit 262
Athelie 83, 201
AT-III-Mangel 125
ATM-Gen 90
Atone Nachblutung 188
Atosiban 194
AU (Abdomenumfang) 110, 410
Auflösung 245
AUG 249, 252
Augmentationsplastik 84
Ausfluss 321
Auslassversuch 155
Ausschabung 121
Ausscheidungsurographie 249, **252**, 266, 303, 305, 319, 269
Äußere Wendung 189
Äußerer Muttermund 45
Austauschtransfusion 148
Austreibungsperiode 39, 151, 176
Austreibungswehen 170, 176
Austrittsmechanismus 177
Autoimmunprogesterondermatitis .. 108
Autonome Blase 328
Aversion, sexuelle 245
Axilla 91
Azidose 169, 183, 274
Azoospermie 362, 373
AZT 402

B

Bacille-Calmette-Guérin 334
Bakterielle Vaginose. 35, 193, 351, 386
Bakteriurie 249, 273
Balanitis 348, **351**
Balanitis xerotica 354
Balanoposthitis 348, 351
Balkan-Nephropathie 277, 307
Balkenblase 253, 315
Ballard-Score 194, 224
Bandbreite 170
Bandl-Furche 188
Barbiturate 129
Bardenheuer-Bogenschnitt 85
Bärentraubenblättertee 321
Barrieremethoden 236
Bartholin-Abszess 34, 43
Bartholin-Drüsen 30
Bartholinitis 34
Bartter-Syndrom 292
Basalfrequenz 170
Basalplatte 100
Basaltemperatur 237
Basaltemperaturkurve 20, 229
Basaltemperaturmethode 236
Basedow-Krankheit 86
Basis-Bolus-Prinzip 141
Bassini-Op 383
Bauchdeckenaplasie-Syndrom304, 360
Bauchdeckenlücke 220
Bauchhoden 359
Bauchhöhlenschwangerschaft 113
Bauchpresse 176
Bauchtumor 298
BCG-Installation 334
Becken, verengtes 182
Beckenanomalien 125
Beckenausgang 174, 175, 177
Beckenboden 38
Beckenboden-EMG 329
Beckenbodeninsuffizienz 39
Beckenbodenmuskulatur 310, 323
Beckenbodenschwäche 323
Beckenbodentraining 325
Beckeneingang 174, 175, 176
Beckenendlage126, 151, 168, 176, 182, **188**
Beckenhöhle 175
Beckenmaße 175
Beckenniere 264
Beckenringfraktur 318
Beckenringlockerung 186
Befruchtung, extrakorporale 234
Befruchtungsfähigkeit, Eizelle 236
Behçet-Krankheit 352, 398
Beinvenenthrombose 107, 200
BEL 168, 188
Belastungsinkontinenz 39, 186, **323**
Benigne Prostatahyperplasie 339
Benzbromaron 267
Benzodiazepine 129, 210
Benzylbenzoat 34, 398
Beratener Schwangerschaftsabbruch...
.... 123
Beratungsregelung 123
Berstungsruptur 318
Bertini-Säulen 265
BErzGG 113
Beschneidung, rituelle 32, 43, **246**
Beschneidung, Vorhaut 349
Bestrahlungstherapie 126
Betamethason 153, 194
Betasympathomimetikum184, 188, 194

Bethesda-Nomenklatur 59
Bettnässen 330
Bickenbach-Armlösung 190
Biguanide 142, 211
Bilharziose 277, 308, **322**, 331
Bilirubin 250
Bilirubin-Absorptionsmaximum128, 148
Bilirubinenzephalopathie 149
Billings-Ovulationsmethode 236
Bimanuelle Untersuchung 2
Binnenechos 78
Biofeedback 325
Biometrie 110, 410
Biopsie 308
Biotinidasemangel 225
Biparietaler Schädeldurchmesser ... 110
Birt-Hogg-Dubé-Syndrom 282
Bisexualität 246
Bishop-Score 178
Bisphosphonate 29, 95, 344
Bläschendrüsen 337
Bläschenfollikel 69
Blasenaufbauplastik 313
Blasenautomatie 328
Blasendivertikel **311**, 334
Blasenekstrophie 31, 220, **312**
Blasenektopie 312
Blasenentleerungsstörungen 256
Blaseneröffnung 169
Blasenfistel 312, 313, 324
Blasenhals 309
Blasenhalssklerose 302, 317, 342
Blasenhalssuspension 326
Blasenkarzinom 322, 331
Blasenkatheter 259
Blasenlähmung 324, 327
Blasenmanometrie 257, 325
Blasenmole **117**, 144
Blasen-Nabel-Fistel 311
Blasenneurose 322
Blasensprengung 183
Blasensprung 151, 169, 180
- vorzeitiger 131, 193
Blasenstein **267**, 322, 331
Blasentamponade 317, 332
Blasenverletzung 318
Blastomere 99
Blastopathie 103
Blastozyste 99
Blei 212
Bleibende Zähne 216
Blennorrhoe 387
Blutgasanalyse, fetale 183
Blutgruppenbestimmung 109, 147
Blutgruppeninkompatibilität ... 120, 147, 150
Blutungsanomalien 22
Blutungsstörungen 52, 243
Blutzuckerkontrollen 141
BMI 18, 217
Body mass index 217
Bodybuilder 86
Borderline-Tumoren 77, 81
Botulinum-Toxin 326, 339
Bowen-Krankheit 354
Bowenoide Papulose ... 41, 43, 60, 396
BPD 110, 143, 410
BPD-ThQ-Nomogramm 111
BPH 339
Bracht-Manualhilfe 190
Brachymenorrhoe ....
Brachytherapie 63, 344
Bradykardie 145, 172
Braxton-Hicks-Kontraktionen 181

Stichwortverzeichnis | Seite 419

BRCA-1-Gen 79, 90, 342
Breast-cancer-Gen 90
Brenesselwurzel 341
Brenner-Tumor 77
Bromocriptin . 85, 88, 95, 200, 202, 232
Browne-Operation 314
Bruchband 381
Brunzel-Zeichen 360
Brushfield-Flecken 106
Brustdrüsen 82
Brustdrüsenentzündung 84
Brusternährung 215
Brustkrebs 90
Brustwarze 82
Brustwarzenentzündung 84
Bubo 388, 390, 391
Buck-Faszie 346
Büffelnacken 291
Bulbocavernosusreflex 328
Bulimie **17**, 22
Bundeserziehungsgeldgesetz 113
Buprenorphin 129, 211
Burned-out-Tumor 370
Buschke-Löwenstein-Tumor .. 356, 396
Butylscopolamin 269
BZ (Blutzucker) 141, 218, 408

C

CA 125 .... 80, 409
Cabergolin 121, 124, 202
Calcitonin 29
Calcium 29
Calices renales 262
Calymmatobacterium 392
Canalis cervicis 45
Canalis isthmi 45
Candida albicans 33, 35, 159, 320, 398
Cannabis 129, 212
Capecitabin 95
Capsula adiposa 262
Capsula fibrosa 262
Caput obstipum 190
Caput succedaneum 149, 186
Carbamazepin 155, 210
Carcinoma in situ 4
Carnitingehalt 373
Cataracta congenita 163
Cavum uteri 45
CD₄-T-Lymphozytopenie-Syndrom. 404
CDC-Einteilung 400
Cerclage 194, 196
Cervix uteri 45
Cetrorelix 232
C-Faktor 5
CGG-Triplettexpansion 12
Chargen-Nummer 226
Charrière 260
CHD 110, 410
Chemotherapie 96, 211, 234
  - Schwangerschaft 96
Chiari-Frommel-Syndrom 203, 228
Chimären 235
Chinin 212
Chinolon-Antibiotika 210
Chlamydia trachomatis ... 109, 391, **392**
Chlamydien.50, 70, 158, 180, 320, 387, **392**
Chloasma gravidarum 103
Chloramphenicol 210
Chlormadinonacetat 241
Chlorpromazin 210
Choanalatresie 202, 219
Cholestanin 107

Cholinergika 329
Chordotomie 9
Chordozentese 112, **128**
Chorea gravidarum 154, 241
Chorea minor 241
Chorioamnionitis 153
Choriomeningitis,lymphozytäre ... 159
Chorion 100
Chorionadenoma destruens 117
Chorionbiopsie 128
Chorionepitheliom 77, 86, 367
Chorionepitheliosis 117
Choriongonadotropin 101, 105, 127
Chorionhöhle 99, 104, 130
Chorionhöhlen-Durchmesser 110
Chorionkarzinom 77, **117**, 144, 367
Chorionsomatomammotropin 101
Chorionzottenbiopsie **128**, 212
Chorioretinitis 160, 166
Chromopertubation 231
Chromosomenaberrationen 11
Chromosomenanalyse 13, 128
Chromosomenanomalien.11, 120, 150, 193
Chromosomensatz 69
Chromosomenstörung 126, 411
Chronische Zystitis 331
Chronisches Nierenversagen 278
Ciclosporin A 287
Cimicifuga-Extrakt 27
CIN 3, 35, **57**, 60, 396, 401
Circumferentia frontooccipitalis ... 174
Clearance-Untersuchungen ... 249, **251**
Clifford-Syndrom 217
Clomifen 232
Clomifen-Test 230
Clonazepam 219
Clotrimazol 34, 36, 159
Clue cells 36
CMF-Schema 95
CMV 165
Coitus interruptus 236
Colecalciferol 29
Colestyramin 107
Colliculus seminalis 310, 337, 358
Collins-Lösung 287
Colon irritabile 72
Colon-Conduit 329
Colpitis senilis 35
Colpitis simplex 35
Coma dyspepticum 217
Common variable immunodeficiency ...
.... 404
Commotio renalis 265
Conduit 329
Condylomata acuminata.34, 42, 44, 60, 158, 336, 356, **394**, 401
Condylomata gigantea 396
Condylomata lata 388, 396
Condylomata plana 60, 395
Conjugata anatomica 169, 175
Conjugata diagonalis 178
Conjugata externa 168, 178
Conjugata vera 169, 175
Conjunctivitis gonorrhoica 387
Conn-Syndrom 292
Contergan 211
Cooper-Band 385
Cooper-Ligamente 82
Cord traction 180
Corona glandis 355
Corpus cavernosum255, **346**, 353, 375
Corpus luteum 68, **70**, 101
Corpus spongiosum 314, **346**

Corpus uteri 45
Corpus-luteum-Insuffizienz 73, 228
Corpus-luteum-Phase 19, 30
Corpus-luteum-Zyste 75
Cortisol 201, 293, 408
Coryza syphilitica 389
Co-Trimoxazol 321, 390
Courvoisier-Zeichen 116
CO-Vergiftung 212
Cowden-Syndrom 90
COX-2-Inhibitoren 209
Craurosis penis 348
Craurosis vulvae 42
Credé-Handgriff 180, 184, 328
Credé-Prophylaxe .. 180, 388, 392, 393
Crigler-Najjar-Syndrom 149
Crossing-over 11
CRP 152
Crush-Syndrom 279
CTG 133, 137, 169, **170**, 178, 183
Cumulus-oophorus-Zellen 69
Cunnilingus 405
Cushingoid 290
Cushing-Schwellen-Dosis 291
Cushing-Syndrom **28**, 138, **290**
CVID 404
Cyclooxygenase-Hemmstoffe 209
Cyclophosphamid 95
CYFRA21-1 333
Cyproteronacetat 241, 242, 246
Cystinose 278
Cystinurie 267
Cystitis 320
Cystofix 261
Cystosarcoma phylloides 89
Cytomegalie 106, 110, **165**, 401
CyVADIC-Schema 67
C-Zell-Karzinom 289

D

Damminfiltration 179, 185
Dammriss 32, 181, **185**
Dammschnitt 180, **185**
Dammschutz 180
Darmatonie 268
Darmatresie 150
Dauerblutung 23
Dauererektion 353
Dauerkatheter **259**, 316
Dead-fetus-Syndrom 122
Decidua 100
Deferentitis 366
Deflexion 177
Deflexionslage 176
Defloration 30, 32
Dehydratation 217
Dellwarzen 396
Demenz 323
Denver-Klassifikation 128
Depressionszustand 217
Dermatose, polymorphe 108
Dermoide 77
Dermoidzysten 77
Descensus testis 314
Descensus uteri **38**, 50, 317, 323
Descensus vesicae 323
Desfluran 192
Desogestrel 240, 242
Desquamation 19
Desquamationsphase 19
Desquamationsstadium 47
Detrusor-Blasenhals-Dyssynergie ..317
Detrusorinstabilität 323

Stichwortverzeichnis

Detrusor-Sphinkter-Dyssynergie ... 324, 328
Dexamethasonhemmtest 75
Dexamethason-Test 231
Dezelerationen 145, 170, **172**
Dezidua 100
DHEA-S 408
Diabetes insipidus 250
Diabetes mellitus ... 125, **138**, 149, 150, 229, 248, 274, 280, 375
Diabetische Embryopathie 142
Diabetische Fetopathie 142, 181
Diabetische Nephropathie 278
Dialyse 280, 286
Diameter Baudelocque 178
Diameter biparietalis 174
Diameter obliqua 175
Diameter transversa 175
Diaphanoskopie 364
Diaphragma pelvis 38
Diaphragma urogenitale 38, 319
Diaplazentare Übertragung 388
Diarrhoe 217
Diät 141
Diäthylstilböstrol 210
Diazepam 135, 210
Diazoxid 134
DIC 134, 136, 137, 274, 296
DIDMOAD-Syndrom 138
Didymitis 365
Dienogest 241, 242
DIEP-Flap 94
Digitale Subtraktionsangiographie. 249, **254**
Dihydralazin 133, 136
Dihydrotestosteron 339
Diktyotän 10
Dioxine 201
DIP 172
Diphterie 225
Diplokokken 387
Direkte Leistenhernie 382
Distantia intercistarum 178
Distantia interspinosa 178
Distantia intertrochanterica 178
Divertikulitis 72
Döderlein-Bakterien 35
Donator-Zwilling 131
Don-Juanismus 245
Donovanosis 392
Dopaminagonist 75, 202, 232
Doppelblase 313
Doppelniere 264
Doppelureter 31
Dormia-Schlinge 270
Dottersack 311
Dottersackdurchmesser 110
Douglas-Abszess 53, 71
Douglasozele 39
Douglas-Raum .. 30, 33, 45, 46, 52, 71, 77, 80, 182
Down-Syndrom 11, 106, 138
Doxazosin 341
Doxycyclin 209, 211, 393, 394
Dranginkontinenz 323, 324, 326
Dreimonatsspritze 237, 240
Dreistufenpille 240
DREZ-Läsion 9
Drillingsschwangerschaft 130
Drogen 129, 202
Drogenabhängige 399
Drospirenon 241, 242
Dry sex 35, 399
DSA 249, **254**

Dual-Röntgen-Absorptiometrie 28
Dubowitz-Score 194, 224
Duct.arteriosus (Botalli) .. 209, 214, 221
Duct.arteriosus apertus 163
Duct.deferens 337, **358**, 378, 382
Duct.ejaculatorius 358
Duct.excretorius 337
Duct.lactiferus 82
Duct.paramesonephricus 31, 48
Duct.venosus Arantii 214
Duloxetin 325
Duncan-Modus 178
Dünnschichtzytologie 58
Duodenalatresie 220
Duodenalstenose 220
Duodeno-Duodenostomie 220
Duodenojejunostomie 220
Duplexsonographie,farbkodierte . 2, 78, 80, 93, 112, 115, 128, 133, 137, 145, 169, 249, 252, 360
Dupuytren-Kontraktur 352
Durchtrittsmechanismus 177
Durchtrittsplanum 174, 183
Dysmenorrhoe 23, 55, 71, 77, 79
Dysmukorrhoe 230
Dyspareunie 36, 52, 229, 245
Dyspepsie 217
Dysplasie 35, 60
Dysrhaphiesyndrome 105, 107, 150, 213, **220**, 323, 328
Dystokie 181, 182
Dystope Niere 31
Dystrophische Myotonie 138, 154
Dysurie 70, 248, 336
Dyszephalie 189, 222

E

Echokardiographie 112, 127
Eclampsia convulsiva 135
Ecstasy 129, 212
Edwards-Syndrom 11, 107, 126
EEG 155
Efavirenz 403
Eierstock 68
Eierstockentzündung 70
Eihaut 99
Eileiter 68
Eileiterentzündung 70
Eileiterkarzinom 72
Eileiterschwangerschaft 114
Eineiige Zwillinge 130
Einmalkatheterismus 259
Einnässen 330
Einnistung 99
Einphasenpille 240
Einschlusskörperchen 392
Einschlusskörperchenkrankheit ... 165
Einschneiden 177
Eintrittsmechanismus 176
Einzelimpfung 225
Einziehung 83, 92
Eisen 105, 213
Eisprung 98
Eitransport 68
Eitriger Ausfluss 387
Eizellenentwicklung 69
Ejaculatio praecox 245, 378
Ejaculatio retardata 378
Ejakulat 98, 337, 373
Ejakulation 347
Ekchymosen 298
Eklampsie106, 134, **135**, 137, 154, 193
Ekstrophie 220

Ektoderm 99
Ektope Schwangerschaft 113
Ektope Uretermündung 301, 324
Ektopia cervicis 47
Ektopie 22
Ektozervix 45, 57
Ekzema herpeticatum 398
Elektrokoagulation 239, 395
Elektrolyte 128
Elektrostimulation 325
Elementarkörperchen 392
Elephantiasis 391
Elevatio uteri 50
Elongation colli 40
Elternzeit 113
EMACo-Schema 118
Emaskulation 356
Embryo 99
Embryoblast 99
Embryofetopathia alcoholica .. 156, 211
Embryofetopathia diabetica 142
Embryonale Biometrie 410
Embryonale Karzinome 367
Embryonale Stammzellen 235
Embryonales Rhabdomyosarkom...286
Embryonalkarzinom 77
Embryonentransfer 234
Embryopathia rubeolosa 163
Embryopathie 103
- diabetische 142
Embryopathische Indikation 123
Embryotoxische Medikamente 205
EMG-Syndrom 285
Empfängnisverhütung 236
Endokrine Neoplasien 289
Endometriose22, **51**, 71, 73, 76, 78, 81, 114, 116, 308, 335
Endometriosezysten 75
Endometritis **50**, 153, 239, 387, 393
Endometritis post abortum 50
Endometritis puerperalis 50, 70, 199
Endometritis senilis 50
Endometrium 46
Endometriumbiopsie 231
Endometriumdicke 410
Endometriumkarzinom .. 22, 53, 54, **64**, 67, 97
Endomyometritis 50
Endosalpingiose 73, 76
Endosalpingitis 70
Endoskopie 257
Endothelzellschädigung 136
Endozervix 45, 57, 392
Energiebedarf,Schwangere 102
Enges Becken 180, 182, 191
Enterobacteriaceae 320
Enterokokken 320
Enterokolitis,nekrotisierende 196
Enteroptose 39
Enterozele 39
Entjungferung 32
Entoderm 99
Entscheidungs-Entwicklungszeit ...191
Entwicklungsbogen 223
Entwicklungsstörungen der Frau 10
Entzugssyndrom 129, 211
Enuresis 248, 327, **330**, 405
Enzymdefekte 128
Enzyminduktion 149, 244
Eosinfärberate 373
EPH-Gestose 119, 125, **132**
Epididymis 358
Epididymitis 361, **365**
Epididymoorchitis 365

Stichwortverzeichnis | Seite 421

Epiduralanästhesie 179
Epigastrische Hernie 380
Epikanthus 157
Epilepsie 154
Episiotomie 180, **185**
Epispadie 31, **312**
Epithelgrenze 47, 57, 61
Epithelioma contagiosum 396
Epstein-Barr-Virus 158, 165, 365
Epulis 102
Erb-Duchenne-Plexuslähmung 185
Erektile Dysfunktion 248, 255, 345, 351, 353, 354, 356, 372, **375**
Erektion **346**, 375
Erektionsschwäche 245
Erektionsstörung 375
Erektionszentrum 346, 375
Ernährung 215
Eröffnungsperiode 151, 176
Eröffnungswehen 151, 170, 176
Erregungsphase 244
Erstlingsexanthem 388
Erweiterte pränatale Diagnostik 212
Erythema exsudativum 352
Erythema infectiosum acutum 158
Erythroblastose,fetale 126, **147**
Erythromycin 207, 391, 393, 394
Erythroplasie Queyrat 40, 352, 354
Erziehungsgeld 113
Erziehungsurlaub 113
Escherichia coli 320
EschG 235
Ess-Brechsucht 17
Essigsäure 395
Esthiomène 391
ESWL 269
Ethinylestradiol 242
Etonogestrel 240
EUG 113
Eugenische Indikation 123
Eurotransplant 286
Exanthema subitum 165
Exanthema variegatum 158
Excavatio rectouterina 30, 45, 46
Exhibitionismus 246
Exozölom 99
Exprimaturin 338
Expulsion 239
Extrakorporale Befruchtung 234
Extrakorporale Stoßwellenlithotrip . 269
Extrauteringravidität 71, 73, 78, 106, 113, 115, 119, 271, 393
Extremitas sup. 262

F

Faktor-V-Leiden-Mutation 125, 241
Falloposkopie 3, 231
Falscher Blasensprung 152
Famciclovir 397
Familiäre Brustkrebsbelastung 90
Familiäres Ovarialkarzinomsyndrom 79
Familienplanung 236
Farbkodierte Duplexsonographie . 2, 78, 80, 93, 112, 115, 128, 133, 137, 145, 169, 249, 252, 280, 281, 360, 376
Farnkrautphänomen 21, 237
Fascia pectinea 385
Fascia prärenalis 262
Fascia retrorenalis 262
Fasziitis,nekrotisierende . 322, 362, 366
Fazialisparese 186
FBA 169
FEC-Schema 94
Feeding on demand 202

Fehlbildungen 205
Fehlbildungsrate ... 103, **127**, 212, 218, 235
Fehlformenrate 373, 409
Fehlgeburt **119**, 196
Fehling-Röhrchen 51
Feigwarzen 34, 60, 394
Feinnadelpunktion 93
Fellatio 405
Femidom 236
Feminisierung,testikuläre 12
Femoralhernie 385
Femurlänge (FL) 110, 410
Fenoterol 184, 188, 194
Fentanyl 8
Ferguson-Reflex 176
Fernmetastasen 4
Fertilität 10, **19**
Fertilitätsstörungen 248
Fetal distress 182, 217
Fetalblutanalyse 169, 183
Fetale Biometrie 410
Fetale Blutgasanalyse 183
Fetale Erythroblastose 126, **147**
Fetale Hypoxie 151, 170, 182, 185, 187
Fetale Makrosomie 139
Fetalen Herzfrequenz 170
Fetales Alkoholsyndrom 156, 211
Fetischismus 246
Feto-fetales Transfusionssyndrom. 129, **131**, 150, 217
Fetopathie 103
- diabetische 142
Fetoskopie 129
Fetotoxische Medikamente 205
Fettembolie 197
Fettgewebsnekrose 89
Feuchtwarzen 394
Fibroadenom 87, **88**
Fibromuskuläre Dysplasie 281
Fibromuskuläres Stroma 337
Fibronektin 194
Fieberhafter Abort 120
FIGO-Stadien 4
- Endometriumkarzinom 64
- Ovarialkarzinom 79
- Trophoblasttumoren 117
- Tubenkarzinom 72
- Vaginalkarzinom 44
- Vulvakarzinom 41
- Zervixkarzinom 61
Filariose 366
Filzläuse 386, 398
Fimbrien 68
Fimbrioplastik 233
Finasterid 341
Fischer-Score 171
Fissura urethrae inferior 313
Fissura urethrae superior 312
Fitz-Hugh-Curtis-Syndrom .. 53, 71, 387
FL (Femurlänge) 110, 410
Flachwarzen 83, 201
Flaschennahrung 216
Flexio uteri 45
Flexion 177
Floppy-infant-Syndrom 129
Fluconazol 403
Fludrocortison 156
Fluktuation 85, 199
Fluor genitalis 36, 44, 51, 54, 62, 72
Fluorid 216
Fluor 110, 410
FOD 110, 410
Folliculitis vulvae 34
Follikelpersistenz 22, 73, 75, 228
Follikelphase 30

Follikelreifung **69**, 230
Follikelstimulierendes Hormon 20
Follikulogenese 69
Follitropin 232
Folsäure 105, 108, 155, 156, **213**
Folsäuremangelanämie 125
Fontanellen 174, 177, 183
Fonticulus anterior 174, 183
Fonticulus posterior 174
Foramen ovale 214, 221
Forbes-Albright-Syndrom 73, 228
Fornix vaginae 30
Fornixruptur 269
Forzeps-Entbindung 184
Foscarnet 166, 398
Fossa iliaca 287
Fossa navicularis 310
Fournier-Gangrän .. 322, 361, **362**, 366
Fournier-Zeichen 389
Fowler-Stephens-Op 359
Fragiles X-Chromosom 12
Fraktionierte Abrasio 65, 67
Fraktionierte Kürettage 62
Fraktur,pathologische 7, 28, 96
Frambösie 390
Frankenhäuser-Ganglien 46
Frank-Zeichen 214
Fremdkörper 35
French 260
Frenulotomie 349
Frenulum breve 348
Frenulum praeputii **346**, 395
Friedreich-Ataxie 138
Frigidität 245
Frontookzipitaler Kopflängsdurchmesser 110
Frotteurismus 246
Fruchtbarkeit 19
Fruchtbarkeitsziffer 229
Fruchtblase 169, 176
Fruchthalter 45
Fruchttod,intrauteriner 119
Fruchtwasser .. 100, 150, 153, 176, 197
Fruchtwasserembolie 154, 181, 192, **197**
Fruchtwasserpunktion 112, **128**, 148, 194
Fruchtwasserspiegelung 169
Fruchtwasserstörungen 150
Frühabort 119
Frühamniozentese 128
Frühe Dezeleration 172
Frühe Frühgeborene 193
Früherkennungsuntersuchungen . 222
Frühfütterung 143, 219
Frühgeborene **193**, 217
Frühgeborenenretinopathie 196
Frühgeburt 126, 153, 188, **193**
Frühgeburtlichkeit . 106, 131, 134, 149, 191, **194**, 202, 211, 218, 235
Frühwochenbett 198
Frühzeitiger Blasensprung ... 152, 180
Frühzeitiger Samenerguss 245
Fruktosegehalt 373
FSH 20, 230, 371, 408
FSME 389
FTA-ABS-Test 389
Führungslinie 175
Fulvestrant 95
Fundus uteri 45, 101
Fundusstand 109, **167**, 203, 204
Fünfte Krankheit 158
Funiculus umbilicalis 101
Funikulitis 366
Funikuloektomie 383

Stichwortverzeichnis

Funikulozele ... 363
Funktionsszintigraphie ... 255
Furor uterinus ... 245
Furunculosis vulvae ... 34
Fußlage ... 176, 189

G

Galaktogenese ... 83, 201
Galaktographie ... 3, 89
Galaktokinese ... 83, 201
Galaktopoese ... 83, 201
Galaktorrhoe ... 86
Galaktorrhoe-Amenorrhoe-Syndrom 73
Galaktosämie ... 149, 225
Gallengangatresie ... 149
Gallensteinkolik ... 271
Gametentransfer,intratubarer ... 234
Gametopathie ... 103
Ganciclovir ... 166, 403
Ganglioneurom ... 294
Ganglioneuromatose ... 289
Gangraena acuta genitalium ... 362
Gardnerella vaginalis ... 35, 386, 393
Gartner-Gang ... 35, 44
Gastroparese ... 142
Gastroschisis ... 220
Gaumenplatte ... 219
Gauss-Zeichen ... 104
Gebärhocker ... 179
Gebärmutter ... 45
Gebärmutterhalskrebs ... 60
Gebärmutterkrebs ... 64
Gebärmutterpolypen ... 54
Gebiss ... 216
Geburt ... 174
Geburt,regelwidrige ... 181
Geburtshilfe ... 167
Geburtskanal ... 30, **174**
Geburtskomplikationen ... 181
Geburtsstillstand ... 180, 182
Geburtstermin ... 105, 113
Geburtstrauma ... 32
Geburtsverletzungen ... 39
Geburtsverzögerung ... 184
Geburtswehen ... 176
Gegenstandskatalog ... 414
Gekreuzte Dystopie ... 264
Gelbkörper ... 70
Gelenkkontrakturen ... 153
Gemelli ... 130
Gemini ... 130
Genexpressionsanalyse ... 93
Genitalprolaps ... 38
Genitalverstümmelungen,rituelle43, **246**
Genopathie ... 103
Geradstand,hoher ... 181
Gerinnungsparameter ... 137
Gerinnungsstörungen ... 125, 145, 217, 220, 241, 243
Gerota-Faszie ... 262
Gerota-Fasziitis ... 296
Geschlechtschromosomen ... 11
Geschlechtsentwicklunsstörungen ... 11
Geschlechtskrankheiten ... 50, 248, **386**
Geschlechtsmerkmale,sekundäre ... 11
Geschlechtsumwandlung ... 246
Gesichtsfeld ... 251
Gesichtslage ... 176, 181
Gestagen-Test ... 74, 230
Gestationsalter ... 194
Gestationsdiabetes ... 138
Gestationshypertonie ... 132
Gestoden ... 242

Gestose ... 106, 119, 125, **132**, 144, 193
Gesundheitsamt ... 386
Gewebeproben ... 259
Gewichtszunahme,Schwangerschaft ... 102, 112
GFR ... 215, **251**, 278
Giardiasis ... 386
GIFT ... 234
Gigantomastie ... 84
Giggle-Inkontinenz ... 324, 326
Gilbert-Op ... 384
Gingivitis hypertrophicans ... 102
Gingivostomatitis ... 397
Glandula seminalis ... 337
Glandula vesiculosa ... 337
Glandulae areolares ... 82
Glandulae suprarenales ... 288
Glandulae vestibulares ... 30
Glandulär-zystische Hyperplasie.54, 76, 78
Glans penis ... 348, 351, 395
Gleason-Score ... 344
Gleithoden ... 359
Glomeruläre Filtrationsrate ... 251
Glomerulationen ... 322
Glomeruli ... 262
Glomerulonephritis ... 278, 286
Glomerulosklerose ... 278, 286
Glukagon ... 138
Glukagonom ... 138, 289
Glukokortikoide155, 194, 232, 287, 288
Glukosetoleranztest ... 141
Glukosidasehemmer ... 142, 211
GnRH ... 20, 231, 359, 371
GnRH-Agonisten ... 53, 56
GnRH-Analoga ... 17, 95, 344
GnRH-Antagonisten ... 232
GnRH-Test ... 75, 231
Goldblatt-Mechanismus ... 281
Golfball-Phänomen ... 127, 411
Golfloch-Ureterostium ... 304, 306
Gonadal streaks ... 12
Gonadendysgenesie-Syndrome 11, 15, 73, 228
Gonadotropin-Releasing-Hormon ... 20
Gonadotropin-Test ... 231
Gonoblennorrhoe ... 387
Gonorrhoe ... 50, 60, 70, 158, 180, **386**
Gonosomen ... 11
Gorlin-Syndrom ... 289
Goserelin ... 95
Graaf-Follikel ... **69**, 75, 101
Grading ... 5
Gram-Färbung ... 387
Granuloma inguinale ... 392
Granuloma venereum ... 392
Granulomatöse Prostatitis ... 339
Granulomatöse Zystitis ... 331
Granulomatosis infantiseptica ... 162
Granulosazellen ... 69
Granulosazelltumor ... 77, 367
Graviditas extrauterina ... 113
Graviditätsmakromastie ... 84
Grawitz-Tumor ... 282
Gregg-Syndrom ... 163
Große Fontanelle ... 174, 183
Größenentwicklung ... 216
Growing-Teratoma-Syndrom ... 370
Grundimmunisierung ... 226
Gubernaculum testis ... 358
Guillain-Barré-Syndrom ... 154, 166
Gürtelrose ... 158
Gutartige Brusttumoren ... 88
Guthrie-Test ... 225

Gynäkologische Untersuchung ... 1
Gynäkomastie ... 86, 368, 372
Gynandroblastom ... 77
Gyrasehemmer ... 210

H

Haarleukoplakie ... 401
HAART ... 403
Habitueller Abort ... 121
Haemophilus ducreyi ... 351, 390
Haemophilus influenzae ... 225
Hairless-woman-Syndrom ... 73, 358
Hakenfuß ... 151
Halban-Reaktion ... 222
Haloperidol ... 210
Halsted-Ferguson-Op ... 383
Hamartom, Brust ... 89
Hamartom, Niere ... 283
Hämatokolpos ... 31
Hämatometra ... 31
Hämatosalpinx ... 31, 53, 70
Hämatospermie ... 339
Hämatozele ... 361, 364
Hämaturie248, 250, 257, 284, 308, 332, **335**, 336
Hammacher-Score ... 171
Hämoglobin ... 250
Hämolyse ... 136
hämolytisch-urämisches Syndrom ..286
Hämolytisch-urämisches Syndrom.137, 279
Hämophilie ... 125
Hämorrhagische Infarzierung ... 76
Hämorrhagische Zystitis ... 321
Hämospermie ... 339
Handgriff n.Credé ... 180, 184
Handvorfall ... 182
Hängebusen ... 84
Hantaan-Virus ... 335
Haploider Chromosomensatz ... 69
Harn ... 263
Harnableitung ... 304, 327
Harnblase ... **309**, 411
Harnblasenaplasie ... 313
Harnblasenentleerung ... 259
Harnblasenentzündung ... 320
Harnblasenkarzinom ... 322, **331**, 409
Harnblasenpapillome ... 334
Harnblasenverletzung ... 318
Harnentleerungsstörungen ... 200
Harnfarbe ... 250
Harnfluss ... 256
Harninkontinenz186, 191, 248, 254, **323**
- kindliche ... 331
Harnkanälchen ... 262
Harnleiter ... 302
Harnleiterabgangsstenose ... 301
Harnleiterabriss ... 306
Harnleiterfehlbildungen ... 300
Harnleiternierenspiegelung ... 258
Harnleiterschienung250, 254, **258**, 306, 307
Harnleiterstein ... 267
Harnleitertrauma ... 306
Harnleitertumoren ... 307
Harnleiterverletzung ... 302, 306
Harnmenge ... 248
Harnobstruktion ... 279
Harnpflichtige Substanzen ... 263
Harnphlegmone ... 275
Harnreflux ... 253, 304
Harnröhre ... 310
Harnröhrenabriss ... 317, 319

Stichwortverzeichnis

Harnröhrendivertikel 315, 335, 336
Harnröhrendoppelungen 315
Harnröhrenektropium 336
Harnröhrenentzündung 320
Harnröhrenkarunkel 336
Harnröhrenkarzinom 316, **335**
Harnröhrenklappen **272**, 302, **315**
Harnröhrenpolyp 316, 336
Harnröhrenschlingensuspension 326
Harnröhrenstenose 316
Harnröhrenstriktur..257, 261, 272, **316**, 320
Harnröhrenverletzung 318
Harnsammelbecken....................... 262
Harnsäure 269
Harnsediment 249, 251, 321
Harnstauungsniere 327
Harnsteinanalyse 249
Harnstoff... 279
Harntransportstörung..................... 303
Harnträufeln................................... 324
Harnuntersuchungen 249
Harnverhalt..... 180, 248, **317**, 319, 328
Harnwege, untere 309
Harnweginfektion....107, 142, 200, 249, 261, 306, **320**, 321, 322, 327, 330
Harnwegobstruktion 274
Harnzylinder 251
Harter Schanker 388
Haschisch....................................... 212
Hasenscharte 202
Hauri-Op... 377
Hautmazeration 311
HbA1c 141
HBs-Ag... 159
HCG 101, **105**, 118, 127, 408
HCS 101
Hechelatmung 180
Hegar-Zeichen 104
Heidelbeersaft 334
Helferzellen 400
Hellin-Regel................................... 130
HELLP-Syndrom.... 106, 125, 134, **136**, 154
Heparin 137, 210
Hepatitis 149, 158
Hepatitis A..................................... 158
Hepatitis B...... 110, 159, 225, 386, 404
Hepatitis C............................. 159, 404
Hepatitis E..................................... 159
Hepatoblastom 286
HER-2-Protein 93
Hermaphroditismus....................... 348
Hernia inguinalis 382
Hernien 380
Hernioplastik................................. 381
Herniotomie 381
Heroin 129, 211
Herpes genitalis........34, 351, 390, **396**
Herpes gestationis 108
Herpes labialis 396
Herpes neonatorum 398
Herpes simplex........106, 158, **396**, 401
Herpes zoster 158, 165, 401
Herpesenzephalitis 398
Herpessepsis................................. 398
Herz-Auge-Ohr-Trias 163
Herzdruckmassage....................... 219
Herzfehler.......................156, 157, 220
Herzfrequenz, fetale 170
Herzinfarkt..................................... 244
Herzscheidewanddefekte.............. 157
Heterologe Insemination 233
Heterosexuelle 399

Heubner-Krankheit 388
Heultag 198, 199
Heuser-Membran 99
Hexenmilch 10, 222
Hiatus genitalis................................ 38
High-risk HPV-Typen................. 57, 396
High-risk-Mammakarzinom...90, 92, 94
Hinterhauptsbein 174
Hinterhauptslage 176, 177, 181
Hippel-Lindau-Syndrom..........282, 289
Hirntumoren 90, 154
Hirsutismus 74, 78, 241
Hitzewallungen................................ 26
HIV-Infektion22, 60, 158, 160, 166, 202, 217, 226, 386, 395, **398**
HIV-Test.................................110, 402
HLA-Typisierung............................ 286
Hochauflösender Ultraschall...112, 127
Hoden 214, **357**, 411
Hodendystopie 358
Hodenektopie 359
Hodenentzündung 365
Hodenhochstand **358**, 360, 366, 371
Hodenhypoplasie...................360, 371
Hodeninfarkt.................................. 361
Hodenkarzinom 367
Hodenretention 358
Hodentorsion.........................**360**, 366
Hodentrauma 361
Hodentumoren . 86, 363, **366**, 371, 409
Hodges-Etlg. 265
Hoher Blasensprung 152
Hohlwarzen 83, 201
Homocystinurie 225
Homologe Insemination 233
Homosexualität 246
Homosexuelle 399
Hormonale Kontrazeptiva ..66, 81, 237, **239**, 379
Hormone replacement therapy 27
Hormonentzugsblutung 19, 114
Hormonrezeptoren 90
Hormontherapie 27, 94
Horner-Syndrom............................ 298
Hospitalkeime................................ 221
HPL...........................83, 101, 138, 145
HPRCC 282
HPV........33, 41, 43, 57, 158, 336, 351, 354, **394**, 401
HPV-DNA 58
HRT 27
HSV 396
Hufeisenniere 264
Hüftgelenkdysplasie 225
Hüftkopffrakturen 29
Hüftsonographie............................ 225
Human placental lactogen 83
Humaninsulin 141
Hustenanprall.........................380, 383
Hutch-Divertikel 302
Hutchinson-Trias 389
Hutmaß 174
Hyaline Membranen 195
Hybrid-Capture-Verfahren 58
Hybriden 235
Hydatidentorsion **361**, 366
Hydatiforme Mole 117
Hydrämie, Schwangerschaft............ 102
Hydramnion 150
Hydrocele 384
Hydrokalix 265
Hydronephrose270, 284, 286, 301, 303
Hydrops congenitus 147
Hydrops fetalis 147, 158

Hydrops gravidarum.....................135
Hydrops tubae 72
Hydrosalpinx 70
Hydrosonographie..........................54
Hydrostatischer Druck.................362
Hydroureter..................................276
Hydrozele 361, **363**
Hydrozephalus182, 189, 191, 196, 219, 328
Hymen 30
- bifenstratus 31
- imperforatus 31
Hymenalatresie..............................31
Hyperaktive Wehen................182, **188**
Hyperaldosteronismus 292
Hyperandrogenämie................74, 241
Hyperbilirubinämie 143, 149, 203, 215, 221
Hyperechogener Darm.................127
Hyperemesis gravidarum 106, 132
Hypererotismus............................245
Hyperfibrinolyse 197
Hyperglykämie..............................289
Hypergonadotroper Hypogonadismus..25
Hyperinsulinämie 75
Hyperkalzämie..............................267
Hyperkinetische Dystokie 188
Hyperkoagulabilität 102
Hyperkortisolismus.......................290
Hypermenorrhoe.......................22, 55
Hypernephrom..............................282
Hyperosmolare Störung 142
Hyperoxalurie...............................267
Hyperpigmentierung.....................103
Hyperplastische Bertini-Säulen....265
Hyperprolaktinämie73, 84, 86, 228, 229, 372
Hyperreflexie................................135
Hypersthenurie.............................250
Hypertensive Schwangerschaftserkrankung...125, **132**
Hyperthecosis ovarii................22, 73
Hyperthyreose 132, 138, 193, 253
Hypertonie, arterielle264, 282, 289, 291, 292
Hyperurikämie..............................267
Hyperzoospermie.........................373
Hypofibrinogenämie.....................145
Hypogalaktie.................................201
Hypogammaglobulinämie............404
Hypoglykämie 142, 211, 221
Hypokalzämie...............................218
Hypokinetische Dystokie 187
Hypomenorrhoe............................22
Hypophysen-Adenom...................290
Hypophyseninsuffizienz...............288
Hypophysentumor...................73, 86
Hypophysenvorderlappen 201
Hypophysenvorderlappen-Insuffizienz. 73, 154
Hypopituitarismus........................154
Hypoplastischer Uterus 48
Hypoplastisches Linksherzsyndrom220
Hyposensitive Ovarien 228
Hypospadie.............................31, **313**
Hyposthenurie..............................250
Hypothalamus................................83
Hypothyreose 73, 228, 372
Hypoxie, fetale.151, 170, 182, 185, 187
Hysterektomie28, 40, 53, 56, 62, 65, 67, 72, 319, 326
Hysterosalpingographie...............231
Hysteroskopie 3, 48, 50, 231

Stichwortverzeichnis

I

ICD-10 alphabet. Verzeichnis 412
Ichthyosis uteri 66
ICSI 120, **234**, 374
Icterus gravis 221
Icterus neonatorum 149, 203, 215
Icterus praecox 217
IfSG 386
IgA 201
Ileum-Conduit 329, 333
Ileumneoblase 333
Ileus 51, 116, 268
Imiquimod 395
Immunglobuline 201, 215
Immunsuppression 226, 287
Immunsuppressiva 156, 210
Immunsystem 215
Impetigo herpetiformis 108
Impfabstände 227
Impfausweis 226
Impfungen 195, **225**
- Schwangerschaft 112
Implantation 99
Impotentia coeundi 245
Impotentia concupiscentiae 245
Impotentia generandi 228
Impotentia gestandi 229
Impotentia satisfactionis 245
Impotenz 248
- psychogene 245
Imprägnation 98
Indinavir 403
Indinavir-Steine 267, 402
Indirekte Leistenhernie 382
Induratio penis plastica 348, **352**
Infektion,aszendierende 320, 338
Infektionskrankheiten 106, 126
Infektionsschutzgesetz 386
Infektsteine 268, 330
Infertilität **229**, 358, 362, 371, 393
Infibulation 43, 246
Inflammatorisches Karzinom 96
Infusionsurographie 252
Inguinalhernie 313, 363, 382
Inhibin 69, 127
Inkarzeration 381, 384
Inkarzerierte Hernie 361
Inkontinenz 257, 314, **323**
Inkubator 195
Innenohrschwerhörigkeit 163, 389
Innerer Muttermund 45
Insemination,künstliche 233
Insertio lateralis 144
Insertio marginalis 144
Insertio velamentosa 144, 187
INSS,Neuroblastom 298
Insulin 102, 138, 141
Insulinbestimmung 128
Insulinom 289
Insulinresistenz 102, 138
Interferon 395, 403
Interkostalarterien 82
Intermediärzellen 30
Internet-Adressen 416
Interruptio 122
Intersex-Fehlbildung 315
Intersexualität 371
Interspinalebene 178
Interstitielle Nephritis **277**, 278
Interstitielle Zystitis 322
Intervillöser Raum 100
Interzeption 123, 237

Intracytoplasmatische Spermien-
injektion 233
Intrakranielle Blutung 196
Intramurales Uterusmyom 55
Intratubarer Gametentransfer 234
Intrauterine Asphyxie 182
Intrauterine Bluttransfusion 148
Intrauterine Wachstumsretardierung...
.... 106, 126, 150
Intrauteriner Fruchttod 119
Intrauterinpessar . 22, 32, 50, 114, **236**,
410
Intravenöse Pyelographie 249, 252
Intrazerebrale Verkalkungen 161
Introitus vaginae 30
Intubationsnarkose 192
Inulin 249
In-vitro-Fertilisation. 193, **233**, 374, 403
Involutio uteri 203
Inzidentelles Prostatakarzinom 343
Inzidentome 294
Ionenaustauscher 107
Ionisierende Strahlung 126, 212
Iowa-Trompete 179
Iridozyklitis 160, 387
Irreguläre Blutgruppenantikörper ... 147
Ischämischer Insult 154
Ischuria paradoxa 324, 328, 406
Ischurie 317
Isochromosom 11
Isoflavon 27
Isoniazid 276
Isosporiasis 401
Isosthenurie 250
Isosulfanblau 5
Isotopennephrographie .. 249, **255**, 301,
303, 305
Isthmus prostatae 337
Isthmus uteri 45
IUP 22, 32, 38, 50, **236**, 410
IVF 120, 130, 193, **233**, 374
IVP 249, **252**, 266, 319, 329

J

Jackson-Phänomen 92
Jarisch-Herxheimer-Reaktion 389
Jod 105, 213
Jugendgesundheitsuntersuchung .. 222
Jungfernhäutchen 30, 32
Jung-Führungshülse 179

K

Kachexie 17
Kadmiumexposition 283
Kaiserschnitt 191
Kallmann-Syndrom 16, 73, 228
Kaltenbach-Schema 23
Kalzium 29, 105, 213, 218
Kandidose 386, 401
Känguruhen 195
Kapazitationsvorgang 98
Kaposi-Sarkom 401
Kapselfibrose 96
Kardiomyopathie 186
Kardiopulmonale Reanimation 219
Kardiotokographic 170
Kariesprophylaxe 216
Karnofsky-Index 5
Karpaltunnelsyndrom 107, 154
Karyogramm 13, 128
Karzinom, während Schwangerschaft
.... 108, 125
Karzinomrisiko,Pille 243

Karzinomvorsorge 3
Käseschmiere 150, 169, 197, 218
Kastration 86
Kathepsin-D-Spiegel 93
Katheterfieber 261, 274
Katheterismus **259**, 318, 319, 329
Katzenkot 160
Kaudale Dysplasie 143
Kaudale Regression 143
Kavernitis 321, 351
Kavernosographie .. **255**, 350, 354, 376
Kavographie 255
Keilwirbelbildung 28
Keimaszension 261, 272
Keimleisten,rudimentäre 15
Keimscheibe 99
Keimstrang-Stroma-Tumoren 77
Keimzählung 249
Kelchdivertikel 265
Kephalhämatom 149, 186
Kephalometrie 110
Keratitis parenchymatosa 389
Keratokonjunktivitis 398
Kernikterus 149, 221
Ketoazidotische Störung 142
Ketosteroide 293
Keuchhusten 221
Kindbett 198
Kindbettfieber 199
Kinderheilkunde 214
Kindervorsorgeuntersuchungen 222
Kinderwunsch 230
Kindesmisshandlung 222
Kindsbewegungen 104
Kindspech 215
Kindstod, plötzlicher 221
Kittniere 276
Kitzler 30
Klappenfehler 220
Klassische Armlösung 190
Klassische Geschlechtskrankheiten 386
Klavikulafraktur 185
Klebsiellen 320
Kleine Fontanelle 174
Kleines Becken 47
Kleinfleckiges Exanthem 163
Klimakterium **25**, 75
- praecox 26, 29, 74, 228
- tardum 26
- virile 371
Klinefelter-Syndrom ... **11**, 86, 126, 138,
358, 372
Klitoris 30
Klitorishypertrophie 74, 78
Kloakale Ekstrophie 220, 312
Kloake 314
Klumpfuß 218, 220
Klumpke-Déjerine-Plexuslähmung .. 185
Knaus-Ogino-Methode 236
Knielage 176, 189
Knipsbiopsie 58
Knochenalter 16
Knochendichtemessung 28
Knochenmetastasen 7, 96, 256
Knochenszintigraphie 249
Knollenblätterpilz 212
Kobak-Nadel 179
Kock-Pouch 329
Koffein 126
Kohabitation 20, 98
Kohabitationsblutung 98
Kohabitationsverletzung 32
Koitus 98
Kokain 129, 211

Stichwortverzeichnis

Kokzidiose ... 401
Kolik ... 248
Kolitis ... 66
Kollumkarzinom ... 60
Kolostrum ... 83, 201
Kolpitis ... 35, 50
Kolpohysterektomie ... 40
Kolpopoese ... 14, 32, 48
Kolporrhaphie ... 40, 326
Kolposkopie ... 2, 44, 58, 62, 230, 395
Kolposuspension ... 326
Kolpozytologie ... 30
Kombinationsimpfungen ... 225
Komplement ... 201
Kondome ... 236, 388, 390, 391
Kondylome ... 60, 394
Konfiguration ... 177
Kongenitales Röteln-Syndrom ... 163
Kongenitales Varizellen-Syndrom .. 158
Konisation ... 58, 62, 229
Konjugation ... 99
Konjunktivitis ... 392
Konnatale Lues ... 388
Kontinenzfunktion ... 323
Kontraktionsring ... 188
Kontrazeption ... 236
 - hormonale ... 239, 379
Konzeption ... 98
Konzeptionsoptimum ... 231
Kopfhautöden ... 186
Kopfschmerzen ... 154
Kopfumfang,fetaler ... 110
Körpertemperatur ... 215
Korpuskarzinom ... 50, 51, 57, **64**
Korpusmyom ... 55
Korpuspolyp ... 54
Korpus-Zervix-Verhältnis ... 45
Kortisol ... 291
Krampfanfälle ... 135, 211, 218, 225
Krampfwehen ... 181
Kraniopharyngeom ... 73
Kraniosynostosen ... 222
Kranznaht ... 174
Krätze ... 386, 398
Kraurosis vulvae ... 43
Kreatinin ... 249, 269, **279**
Kreatininclearance ... 251
Krebs ... 6
Krebsfrüherkennung ... 3
Krebsfüßchen ... 2, 93
Krebsvorsorgeuntersuchung ... 3, 345
Kreuzbeinniere ... 264
Kriminologische Indikation ... 123
Krippentod ... 221
Kristalle ... 251
Kristeller-Handgriff ... 184, 190, 197
Krukenberg-Tumor ... 77
Kryochirurgie ... 395
Kryptokokkose ... 401
Kryptomenorrhoe ... 31, 32
Kryptorchismus ... 304, **358**, 366
Kryptosporidiose ... 401
Kryptozoospermie ... 373
KU (Kopfumfang) ... 110, 410
Kubli-Score ... 171
Kuchenniere ... 263
Kumarine ... 126, 210
Künstliche Insemination ... 233
Kürbissamen ... 341
Kürettage ... 50, 54, 65, 67, 124
Kurzrok-Miller-Test ... 230
Kystadenom ... 77
Kytheromanie ... 245

L

L/S-Ratio ... 194
Labia majora ... 30
Labia minora ... 30
Labiensynechie ... 31
Labyrinthitis ... 166
Lactobacillus acidophilus ... 31, 35
Lactobacillus-Instillation ... 196
Lacuna vasorum ... 385
LADA ... 138
Lageanomalien ... 126, 181, 193
Lageanomalien,Uterus ... 49
Laktation ... 83, **201**
Laktationsamenorrhoe ... 198, 201
Laktationsstörungen ... 201
Laktazidose ... 142
Laktoferrin ... 201
Laktogenese ... 83
Lambdanaht ... 174
Lamina basalis ... 47
Lamina functionalis ... 47
Lamivudin ... 402
Langhans-Zellen ... 99
Langsamazetylierer ... 331
Längslage ... 167
Langzeitantibiose ... 273
Langzeitschwankungen ... 170
Langzyklus ... 242
Laparoskopie ... 3, 53, 231
Large for date baby ... 142
Large for gestational age ... 142
Laserabtragung ... 395
Laserkoagulation ... 59
Laserverödung ... 129
Laterale Leistenhernie ... 382
Lauenstein-Lagerung ... 254
LCM ... 159
Lebendimpfstoff ... 225
Lebendimpfungen ... 112, 130, 403
Lebendspende ... 287
Lebenserwartung ... **26**, 220
Lebensphasen der Frau ... 10
Lebenszeichen ... 194
Leberkapselschmerz ... 7
Leberruptur ... 137
Leberzelladenome ... 244
Leberzellnekrosen ... 136
Leberzirrhose ... 86
Lecithinkonzentration ... 128
Leeraufnahme ... 253
Leihimmunität ... 215
Leihmutterschaft ... 235
Leiomyosarkom ... 56
Leistenhernie ... 361, 380, **382**
Leistenhoden ... 359
Leistenkanal ... 382
Leistenlymphome ... 384
Leistenring ... 382
Leistungssportler ... 86
Leitstelle ... 174, 177, 183
Leopold-Handgriff ... 109, **167**, 176, 189
Letrozol ... 95
Leukoplakie ... 58
Leukozytenzylinder ... 273
Leukozytose ... 102, 198, 274
Leukozyturie ... 273
Leuprorelin ... 246
Levatortor ... 38
Level I-III, Lk-Mamma ... 82
Levonorgestrel ... 242
Leydig-Zelltumor ... 367
Leydig-Zwischenzellen ... 357
Lezithin ... 194

L-förmige Niere ... 264
LGA ... 142, 217
LH ... 20, 230, 371, 408
Libido ... 245
Lichen sclerosus ... 43, 316, 354
Lich-Grégoire-Op ... 306
Lichtenstein-Op ... 384
Liebeszwang ... 245
Life-time-risk ... 91
Li-Fraumeni-Syndrom ... 90
Lig.cardinale uteri ... 38, 46
Lig.infundibulopelvicum ... 46
Lig.lacunare ... 385
Lig.latum uteri ... 38, 46, 68
Lig.Mackenrodt ... 46
Lig.ovarii proprium ... 46, 68
Lig.pubovesicale ... 46
Lig.rotundum ... 46
Lig.sacrouterinum ... 38, 46
Lig.suspensorium ovarii ... 46, 68
Lig.teres hepatis ... 214
Lig.teres uteri ... 46
Lig.umbilicale medianum ... 311
Lig.uteroovaricum ... 46
Lig.venosum ... 214
Lig.vesicouterinum ... 46
Lindan ... 34, 398
Linea alba ... 103
Linea arcuata ... 47
Linea terminalis ... 47, 169, 174
Linksseitenlagerung ... 192
Lipodystrophie ... 402
Lipom,Brust ... 89
Lipomastie ... 86
Lippen-Kiefer-Gaumenspalte . 156, 202, 219
Lipschütz-Ulcus ... 35
Liquor amnii ... 100, 150
Liquordrainage ... 196, 219
Listeria monocytogenes ... 161
Listeriose ... 110, **161**
Lithium ... 210
Lithotripsie ... 270
Litzmann-Obliquität ... 181
Lobus ... 82
Lochialstauung ... 198
Lochien ... 70, 199, 204
Lochiometra ... 198
Long-term non-progressors ... 404
Löslichkeitsprodukt ... 267
Lotheisen-Op ... 383
Lövset-Armlösung ... 190
Low-dose-Heparinisierung ... 137
Low-risk-Mammakarzinom ... 92
L-Polamidon ... 129, 211
LSD ... 129, 212
LTNP ... 404
Lubrikation ... 31, 36
Lues ... 158, **388**
Lues cerebrospinalis ... 388
Lues connata ... 388
Lues-Serologie ... 110
LUF-Syndrom ... 22, 73, 228
Luftembolie ... 197
Lugol-Lösung ... 2
Lunarmonate ... 104
Lungenembolie ... 197
Lungenhypoplasie ... 153
Lungenmetastasen ... 118
Lungenreife ... 128
Lungenreifeinduktion 134, 146, 148, 153, **194**
Lungenvenenfehlmündung ... 220
Lupus erythematodes ... 108

Lupusantikoagulans 120, 125
Luteinisierendes Hormon 20
Lutropin 232
LUTS 340
Lymphabstrom-Szintigraphie 5
Lymphadenopathie-Syndrom 401
Lymphgefäßinvasion 5
Lymphödem 7, 42, 62, 66
- Arm 96
Lymphogranuloma venereum 388, 391
Lymphogranulomatose 392
Lymphogranulomatosis inguinalis .. 391
Lymphographie 255
Lymphozytäre Choriomeningitis 159
Lynch-Syndrom 79
Lysozym 201

M

M.coccygeus 38
M.cremaster 382
M.deltoideus 226
M.detrusor vesicae 310, 311
M.ischiocavernosus 346
M.levator ani 38
M.pectoralis maj. 82
M.psoas 262
M.sphincter ani 186
M.sphincter urethrae 310
M.transversus perinei 38
M.vastus lat. 226
MACE-Conduit 330
MAD 110
MAG-3-Clearance 255, 303, 305
Magnesiumammoniumphosphat ... 267, 271
Magnesiumsulfat 135
Mainz-Pouch 329
Makroalbuminurie 250
Makrohämaturie 250, 265, 268, 308, 319, 332, 335
Makromastie 84
Makrosomie 139, 181, 191, 217
Malabsorption 217
Malakoplakie 322
Malaria 159, 208
Maldescensus testis 358, 366, 371
Maldigestion 217
Malignes Chorionepitheliom 77
Malignes Melanom 41, 43
Malnutrition 217
Mamille 82
Mamillenrhagaden 203
Mamillensekretion ... 86, 87, 89, 93, 199
Mamma 82
Mamma aberrans 84
Mammaanomalien 83
Mammadysplasie 87
Mammaentzündung 84
Mammahypoplasie 84
Mammakarzinom 87, 90, 409
Mammareduktionsplastik 83, 84
Mammasarkom 89
Mammasonographie 2
Mammogenese 82
Mammographie 2, 4, 92, 97
Mangelgeburt 144, 196, 217
Manualhilfe 189
Marasmus 217
Marihuana 212
Markschwammniere 264, 267, 272, 279
Marsupialisation 34
Masern 158, 165, 225
Masochismus 246

Mastadenitis 84
Mastektomie 94
Mastitis 84
Mastitis nonpuerperalis 84
Mastitis puerperalis 84, 198, 201
Mastodynie 20, 87
Mastopathie 85, 87, 90, 97
Mastoptose 84
Matronenpolypen 54
Maturation 306
Maturitas praecox 144
Mayer-Rokitansky-Küster-Syndrom. 22, 32, 48
MBU 169
MCU 253
McVay-Op 383
Meatoplastik 327
Meatotomie 317, 349
Meatus urethrae 310, 314, 336
Meatusstenose 302, 314, 316, 327, 349
Meatus-urethrae-externus-Stenose.. 31
Mediale Leistenhernie 382
Mediastinalfibrose 296
Medikamente bei Schwangerschaft u. Stillzeit 205
Megakalikose 265, 304
Megalerythema epidemicum sive infectiosum 158
Megalourethra 317
Megapyelon ... 220, 301, 302, 305, 315
Megaureter 31, 220, 253, 301, 302, 315
Megaureter-Megazystis-Syndrom .. 304
Mehrlinge 193, 217
Mehrlingsschwangerschaft ... 103, 106, 125, 130, 150, 152, 170, 181, 188, 191, 193, 232, 235
Meigs-Syndrom 78
Mekonium 215
Mekoniumaspiration 219, 221
Mekoniumileus 221
Melasma 103
Meldepflicht 386
Membrana analis 309
Membranoxygenator 221
Membrum virile 346
MEN 289
Menarche 10, 15, 20, 75
Meningeome 154
Meningitis 221
Meningoencephalitis herpetica 398
Meningokokken 226
Meningomyelozele . 107, 150, 182, 220
Meningozele 107, 220
Menolyse 95
Menopause 10, 26, 75
Menopausensyndrom 25
Menorrhagie 23, 51, 52, 55, 65, 240
Menstruation 47
Menstruationskalender 24, 229
Menstruationsverlegung 242
Menstruationszyklus 1, 19, 198
Mentoposteriore Gesichtslage 183
Mepivacain 179
Meralgia paraesthetica 154
Mercier-Katheter 260
MESA 234, 374, 379
Mesaortitis 388
Mesoblastisches Nephrom 286
Mesoderm 99
Metalues 388
Metamizol 269
Metanephrogener Strang 263
Metanephrogenes Gewebe 300
Methadon 129, 211
Methotrexat 95, 115, 118

Methoxyprogesteron 95
Methylquecksilber 212
Metritis 50
Metronidazol 36, 210
Metroplastik 49, 191
Metrorrhagie 23, 44, 51, 55, 65
Meyer-Weigert-Regel 300
MIBG-Szintigraphie 289, 298
Michaelis-Gutmann-Körperchen 322
Michaelis-Raute 168
Mifepriston 53, 124
Migraine accompagnée 241
Migräne 154
Mikroalbuminurie ... 140, 250, 278, 279, 280
Mikroblutuntersuchung 169, 183
Mikrohämaturie 250, 268, 279
Mikroinvasives Karzinom 62
Mikromastie 84, 201
Mikropenis 347
Mikropille 240
Mikroverkalkungen 2, 87, 93
Mikrozephalie 157, 163, 166
Miktionsbild 257
Miktionsfrequenz 248
Miktionsprotokoll 325
Miktionszeit 249
Miktionszentrum 309, 327
Miktionszystourethrographie .. 249, 253, 303, 305, 311, 315, 317
Milben 386, 398
Milch 202
Milchdrüsen 82
Milcheinschuss 201
Milchgang 82
Milchgangpapillom 89
Milchgebiss 216
Milchproduktion 83
Milzbuckel 265, 283
Minderwuchs 293
Mineralokortikoid 156, 288
Minipille 237, 240
Missed abortion 121
Mistelextrakte 6
Mitoxantron 80, 344
Mittelstrahlurin 249, 250
MMN-Syndrom 289
MMR-Impfung 164, 226, 366
Modus nach Duncan 178
Modus nach Schultze 178
Molen 117
Molenschwangerschaft 119, 120
Molimina menstrualis 32
Molluscum contagiosum. 396, 398, 401
MoM 127
Mongolismus 11, 106, 126
Mononukleose 158, 165, 365
Monooxygenasedefekt 293
Monosomie 11
Monotherapie 205
Mons pubis 30
Montgomery-Abszess 85
Montgomery-Talgdrüsen 82
Morbus Bowen 41
Morbus haemolyticus fetalis .. 120, 126, 147, 150, 217
Morbus haemolyticus neonatorum .. 147
Morbus Hodgkin 392
Morbus Ledderhose 352
Morbus Ormond 279, 296
Morbus Paget 41, 86, 90
Morbus Parkinson 323, 328
Morcellement 56
Morgagni-Hydatide 73, 115, 361

Stichwortverzeichnis | Seite 427

Morning after pill 123
Morphin 8
Mortalität,perinatale 185
Morula 99
Mosaik 11, 62, 103
Moschcowitz-Krankheit 137
MRT 254
- Lymphographie 333, 344
Mukopolysaccharidosen 128
Mukoviszidose 217
Müller-Epithel 67, 72
Müller-Epithelzysten 31
Müller-Gang 31, 48, 52, 316
Müller-Hügel 31
Müller-Mischtumoren 66
Multiorganversagen 274
Multipara 167
Multiple endokrine Neoplasien 289
Multiple of the Median 127
Multiple Sklerose 154, 323, 328
Multivitaminpräparaten 106, 213
Mumps 138, 158, 226
Mumpsorchitis 365, 366, 371
Muskelrelaxanzien 156
Muskelrelaxationstraining 155
Muttermund 45
Muttermundweite 169
Mutterpass 111, 167
Mutterschaftsgeld 113
Mutterschaftsrichtlinien **112**, 119
Mutterschaftsvorsorge 109
Mutterschutzgesetz 113
Müttersterblichkeit 185
Muttertrompete 68
MVAC-Schema 334
Myasthenia gravis 154
Mycobacterium tuberculosis 275
Mycophenolatmofetil 287
Mycoplasma hominis 394
Myelozele 107, 220
Mykobakteriosen 275, 401
Mykoplasmen 158, 320, **394**
Myokardinfarkt 142, 271
Myolyse 279
Myoma uteri 55
Myomenukleation 56
Myometritis 50
Myometrium 45
Myomnekrose 56
Myositis 279
Myotonie,dystrophische 154

N

N.intercostobrachialis 96
N.pudendus 30, 309
N.thoracicus longus 96
N.thoracodorsalis 96
Nabelhernie 380
Nabelpflege 215
Nabelschnur 101, 215
Nabelschnurabklemmung 172, 187, 190
Nabelschnurblutspende 181
Nabelschnurbruch 220
Nabelschnureinriss 187
Nabelschnurknoten 182, **187**
Nabelschnurkomplikationen .. 120, 282, **187**
Nabelschnurpunktion 112, 128, 148
Nabelschnurriss 182
Nabelschnurumschlingung 182, **187**
Nabelschnurverschlingung 187
Nabelschnurvorfall. 153, 182, **187**, 190, 191

Nabelstrang 101
Nabelvenenkatheter 219
Nachblutung,atone 188
Nachgeburtsperiode 178
Nachgeburtswehen 178
Nachkürettage 121
Nachsorgeuntersuchungen 3
Nachträufeln 327
Nachtschweiß 401
Nachwehen 178
Nackentransparenz 110, 127, 411
Nadelstichverletzungen 399
Naegele-Obliquität 176
Naegele-Regel 105
Naegele-Zange 184
Naevus araneus 103
NAKOS 6
Naloxon 211
Nandrolon 209
Nasal bone 127, 411
Nasenbeinverknöcherung,fehlende 127, 411
Nativpräparat 36
Nebenhoden 358
Nebenhodenentzündung 365
Nebenhodentumoren 365, **370**
Nebennieren 262, **288**
Nebennierenkarzinom 294
Nebennierenmark 288
Nebennierenmarküberfunktion 289
Nebennierenmarkunterfunktion 288
Nebennierenrinde 288
Nebennierenrindenüberfunktion ... 288
Nebennierenrindenunterfunktion .. 288
Nebennierentumoren 284, 294
Nebennierenunterfunktion 288
Nebennierenzyste 294
Neigungshomosexualität 246
Neisseria gonorrhoeae 50, 70, **386**
Nekrophilie 246
Nekrotisierende Enterokolitis .. 196, 220
Nekrotisierende Fasziitis. 322, 362, 366
Nekrozoospermie 373
Nélaton-Katheter 260
Nelson-Syndrom 291
Neoblase 333
Neonatale Alloimmunthrombozytopenie 150
Neonatale Varizellen 158
Neonatologie **214**, 218
Neosalpingostomie 233
Neovagina 14, 32, 48
Nephrektomie 266, 270, 281, 284, 285, 302, 304
Nephritis,interstitielle 277
Nephroblastom 282, **285**, 299
Nephrolithiasis **267**, 274, 402
Nephrolitholapaxie 250
Nephrolithotomie 270
Nephrom 282
Nephronophthise 264, 286
Nephropathie 142, 278
Nephroptose 264
Nephrosklerose 282
Nephroskopie 250, **258**
Nephrostomie 220, 254, **260**, 270, 275, 304
Nephrotisches Syndrom 278
Netzeinklemmung 381
Neugeborene 214
Neugeborenenbasisuntersuchung . 222
Neugeborenenlisteriose 161
Neugeborenenperiode 214
Neuralgia vesicae 322
Neuralrohrdefekte ... 105, **107**, 213, 220

Neuroblastom 286, 294, 297
Neurofibromatose 154, 285, 289
Neurogene Blasenentleerungsstörung. 257, 302, **327**
Neurohypophyse 83
Neuroleptika 210
Neurologische Erkrankungen in der Schwangerschaft 154
Neurolues 388, 401
Neuronspezifische Enolase 298, 409
Neuropathie 142
Neuropathische Blase 323, **327**
Nevirapin 403
Nicht nukleosidale reverse Transkriptase Inhibitoren 402
Nidation 99
Nidationsblutung 99
Nidationshemmer 123, 210, 237
Niedermolekulare Heparine 210
Niere **262**, 411
Nierenabszess 273
Nierenagenesie 31, 150, 263
Nierenaplasie 263
Nierenarterienstenose 280
Nierenarterienthrombose 281
Nierenbecken **262**, 300, 302
Nierenbeckenabgangsstenose 265, 301
Nierenbeckenkarzinom 282, 307
Nierenbeckenkelchsystem 272
Nierenbeckenplastik 302, 307
Nierenbiopsie 259
Nierenbuckel 265, 284
Nierendegeneration,polyzystische . 264
Nierendysplasie 263
Nierenektopie 264
Nierenfehlbildungen 263
Nierenfettkörper 262
Nierenhypoplasie 286
Niereninfarkt 282
Niereninsuffizienz ... 264, **278**, 286, 306
Nierenkanälchen 262
Nierenkarbunkel 284
Nierenkelche 262
Nierenmark 262
Nierenparenchym 411
Nierenpyelektasie 127, 411
Nierenretentionswerte 249
Nierenrinde 262
Nierenrindennekrose 282
Nierensequenzszintigraphie 249
Nierenspiegelung 258
Nierensteine 267
Nierensteinkolik 253, 267
Nierenszintigraphie 256
Nierentransplantation 125, 278, 280, **286**
Nierentrauma 265
Nierentuberkulose 275
Nierentumoren 282
Nierenvenenthrombose 282
Nierenverletzung 265
Nierenversagen 134, 136, 137, 278, 286, 318
Nierenverschmelzung 31
Nierenzellkarzinom **282**, 362
Nierenzyste **264**, 284
Nikotinabusus 60, 129, 202, **212**
Nitrofurantoin 210
Nitrosamine 331
Nll.axillares 82
Nll.infraclaviculares 82
Nll.interpectorales 82
Nll.pectorales 82
NMP22 333
NMR 254
N-myc-Amplifikation 298

Stichwortverzeichnis

Nn.cavernosi ... 375
NNRTI ... 402
Nokardiose ... 401
Nomogramm ... 111
Non-Stresstest ... 170
Noonan-Syndrom ... 12
Norethisteron ... 29
Norgestimat ... 242
Notfall-Sektio ... 136, 173, 191
NSAR ... 209, 277
NSE ... 298
NT ... 127
Nuchal translucency ... 127
Nucleus Onuf ... 309, 325
Nuklearmedizinische Diagnostik ... 249, 255
Nukleosidanaloga ... 402
Nulldurchgänge ... 170
Nussknacker-Phänomen ... 282
Nykturie ... 248
Nymphomanie ... 245

O

OAT-Syndrom ... 372
Obere Gonorrhoe ... 387
Oberer Nierenpol ... 262
Oberschenkelhalsfraktur ... 28
Obstipation ... 9, 102
Obturator ... 219
Ödeme ... 133
oGTT ... 110, 141
Ohrenknorpel ... 214
Ohrmuschel ... 214
Okkultes Prostatakarzinom ... 343
Olfaktogenitales Syndrom ... 73, 246
Oligohydramnion ... 126, **150**, 153, 188
Oligomenorrhoe ... 22, 74
Oligozoospermie ... 373
Oligurie ... 248, 250
Ölzyste ... 89
Omnipotent ... 99
Omphalozele ... 220
Ondansetron ... 8, 81, 96
Oogenese ... 69
Oogonien ... 69
Oophoritis ... 70
Oophoron ... 68
Oozyten ... 68
Opiate ... 7, 129, 211
OPV ... 130, 225
Orale Antidiabetika ... 142, 211
Oraler Glukosetoleranztest ... 141
Orchidofunikulolyse ... 359
Orchidopexie ... 359, 360
Orchiektomie ... 369, 383
Orchioblastom ... 367
Orchitis ... 361, **365**
Organmykose ... 37
Organogenese ... 103
Organtransplantation ... 226
Organultraschall ... 112, 127, 212
Orgasmus ... 244, 245, 375
Orificium internum canalis isthmi ... 45
Ormond-Syndrom ... 296
Ornithose ... 393
Os frontale ... 174
Os occipitale ... 174
Os parietale ... 174
Osiander-Zeichen ... 104
Ösophagusatresie ... 150, 202, 212
Osteoporose ... 18, 26, 28, 291
Osteoporoseprophylaxe ... 29
Ostium ureteris ... 300

Ostium urethrae ... 30, 248, **310**
Ostium uteri ... 45
Ostium vaginae ... 30
Östradiol ... 408
Östrogen ... 69, 371
Östrogen-Gestagen-Test ... 230
Östrogenmangel ... 323
Östrogenrezeptor-Modulator ... 29, 97
Östrogensubstitution ... 326
Östrogentest ... 75
Oszillationen ... 170
Oszillationsamplitude ... 170
Oszillationsfrequenz ... 170
Oszillationstyp ... 172
Ovar ... **68**, 410
Ovarialaplasie ... 73
Ovarialendometriose ... 74, 228
Ovarialfibrom ... 77
Ovarialgravidität ... 114
Ovarialhypoplasie ... 73, 228
Ovarialinsuffizienz ... **73**, 228
Ovarialkarzinom 71, 73, 77, **79**, 90, 97, 409
Ovarialkystom ... 77
Ovarialödem ... 76, 78, 81
Ovarialtumoren ... 71, **77**, 115, 182, 228
Ovarialzyklus ... 69
Ovarialzysten ... **75**, 81, 115
Ovarielles Überstimulationssyndrom ... 232
Ovarien, polyzystische ... 22, 294
Oversuppression-Syndrom ... 244
Ovogenese ... 69
Ovotestis ... 348
Ovuarialstimulation ... 130
Ovula Nabothi ... 47, 60
Ovulation ... 20, 68, **69**, 98, 231, 236
Ovulationsblutung ... 22
Oxalose ... 279
Oxytocin ... 82, 180, 184, 185, 188, 199, 201, 204
Oxytocinbelastungstest ... 172
Oxytocinrezeptorantagonist ... 194
Oxytocinüberdosierung ... 197

P

Paartherapie ... 245
Paclitaxel ... 80, 94
Pädophilie ... 246
Page-Niere ... 266
Palmure ... 347
Panhypopituitarismus ... 288
Pankreatitis ... 271
PAP ... **58**, 62, 343
Papanicolaou-Etlg. ... 58
Papilla mammae ... 82
Papillarmuskelnekrose ... 220
Papillennekrose ... 278
Papillitis ... 273
Papillom, Milchgänge ... 89
Papillomavirus ... 351, 394
Papillome ... 42, 44, **395**
PAPP-A ... 127
Parabasalzellen ... 30
Paracetamol ... 8, 212
Paracolpium ... 30
Paralyse, progressive ... 389
Paralytischer Ileus ... 51
Parametrien ... 46
Parametritis ... **50**, 394
Paraneoplastisches Syndrom ... 78
Paraphimose ... 349
Paraspadie ... 315

Parasympathomimetika ... 329
Parathormon ... 102, 269
Paraureterale Divertikel ... 302
Parkkulainen-Etlg. ... 305
Parotitis epidemica ... 138, 365
Parovarialzysten ... 73, 76
Pars membranacea ... 310, 319
Pars prostatica ... 310
Pars spongiosa ... 310
Partialprolaps ... 39
Partnermitbehandlung ... 37, 387
Partus ... 174
- praematurus ... 193
Parvovirus B19 ... 110, 158, 165
Passivrauchen ... 212, 216
Pätau-Syndrom ... 11, 107, 126
Pathologische Fraktur ... 7, 28, 96
Pathologischer Zervixfaktor ... 228
PCB ... 201, 212
PCO ... IV, 76
PCO-Syndrom ... 73, 74, 228
PCR ... 402
PDA ... 179
PDE-5-Inhibitoren ... 345, 377
Peak flow ... 249, 256, 257
Pearl-Index ... 123, **236**, 240, 379
Peau d'orange ... 92
Pediculosis pubis ... 386, 398
Pelveoperitonitis ... 51, 53, 71, 387
Pelvis renalis ... 262
Pelviskopie ... 53
Pemphigus neonatorum ... 220
Pendelhoden ... 360
Penetrationstest ... 230
Penicillin ... 387, 389
Penis ... 346
Penisamputation ... 351, 356
Penisaplasie ... 347
Penisdeviation ... 314, **347**, 352
Penisfehlbildungen ... 347
Penisfraktur ... 319, **350**
Penishypoplasie ... 347
Peniskarzinom ... **354**, 396
Peniskurvatur ... 347
Penisphlegmone ... 351
Penispreputium ... 395
Penisvenenligatur ... 377
Penisverletzungen ... 350
Pentamidin ... 403
Periappendizitis ... 53, 71, 392
Periareolärer Schnitt ... 86
Periduralanästhesie ... 179, 191
Perihepatitis ... 53, 71, 392
Perimetritis ... 50
Perimetrium ... 45
Perinatale Mortalität ... 185
Perinatalmedizin ... 214
Perinatalperiode ... 214
Perinatalzentrum ... 131, 218
Perinealsonographie ... 252
Perinephritischer Abszess ... 275
Periodische Dezelerationen ... 172
Perioophoritis ... 70
Perirenaler Abszess ... 273, 275
Perisalpingitis ... 70
Peritonealkarzinose ... 79
Perityphlitischer Abszess ... 76
Perkutane Nephrolithotripsie ... 270
Perkutane Nephrostomie ... 275
Persistent fetal circulation ... 221
Persistierender Ductus arteriosus ... 196
Pertussis ... 221, 225
Perversion ... 246
Perzentile ... 111

Stichwortverzeichnis | Seite 429

Pes equinovarus 220
Pessar n.Arabin 40, 194
Pessare 238
Pestizide 201
Petrussa-Score 194
Peyronie-Krankheit 352
Pfählungsverletzung 32, 318
Pfannenstiel-Hautschnitt 192
PFC-Syndrom 221
Pfeiffer-Drüsenfieber 158
Pfeilnaht 174, 177
Pflaumenbauch 304
Pfropfgestose **132**, 139
PGD 235
Phakomatosen 282
Phallus 346
Phäochromozytom 138, **289**
Pharaonische Zirkumzision ... 43, 246
Pharmakodoppleruntersuchung 376
Phenacetin 307, 331
Phenobarbital 149, 155, 210, 219
Phenprocoumon 210
Phenylketonurie 225
Phenytoin 155, 210, 219
Philtrum 157
Phimose **348**, 354
Phlebographie 249, 255
Phosphodiesterasehemmer 377
Photodynamische Therapie 334
Phototherapie 148, 203
Phthiriasis 398
Phthirus pubis 386
Phylloidestumor 89
Phytomenadion 216
Phytoöstrogene 27
Phytotherapie 27
Piercing 399
Pille 240
Pille-danach 123, 237
Pinealom 294
Piskacek-Zeichen 104
Placenta accreta 144, 182
Placenta bipartita 144
Placenta increta 144
Placenta membranacea 144
Placenta percreta 144
Placenta praevia 106, 119, 126, **144**, 191, 193, 197
Placenta succenturiata 144
Planum frontooccipitale 174, 183
Planum mentooccipitale 174, 183
Planum suboccipitobregmaticum .. 174, 177
PLAP 369, 409
Plateauphänomen 92
Plattenepithelkarzinom 335
Plazenta 100, **143**, 178
Plazentahämangiom 146
Plazentahormone 101
Plazentainfarkt 144
Plazentainsuffizienz 106, 119, 126, 136, 143, 150
Plazentalaktogen 101
Plazentalösung, vorzeitige 126, 136, **144**, 191, 193
Plazentapolyp 146, 200
Plazentarandblutung 146
Plazentareifungsstörung 106
Plazentarest 198
Plazentaretention 181, 182, 186, **198**
Plazentaschranke 101
Plazentastörungen 106, **143**
Plazentation 100, 178
Plazentatumoren 144
Plazentitis 144, 182

Pleuraerguss 78
Plexus brachialis 185
Plexus hypogastricus 309
Plexus pampiniformis 68, 360, 382
Plexus pelvicus 309, 327
Plexus prostaticus 337
Plexus pudendus 30
Plexus sacralis 309, 327
Plexus venosus ovaricus 68
Plexus-chorioideus-Zyste 127
Plexuslähmung 185
Plica latum 46
Plica recto-uterina 46
Plötzlicher Kindstod 216, 221
Pluripara 167
Pluripotent 235
PMS 24
Pneumocystis-carinii 401
Pneumokokken 226, 403
Pneumonie 394
Pneumothorax 197, 221
PNL 270
Pocken 158
Pocken-Viren 396
Podophyllotoxin 34
POF-Syndrom 96, 229
Polamidon 129, 211
Poland-Symptomenkomplex 83
Poleinstellung 168, 176
Polidocanol 363
Poliomyelitis 112, 225
Politano-Leadbetter-Op 306
Polkörperchen **69**, 235
Pollakisurie 39, 248, 324
Polychemotherapie 67, 81, 94, 369
Polychlorierte Biphenyle 212
Polycystische Ovarien .. IV, 73, 76, 228
Polydaktylie 218
Polyhydramnion ... 126, 138, 141, 143, **150**, 189, 193
Polymastie 84
Polymenorrhoe 22, 55, 240
Polymerase-chain-reaction 402
Polymorphe Dermatose 108
Polyneuropathie 376, 401
Polypen, Uterus 54
Polypropylen-Netz 384
Polythelie 83
Polytrauma 266, 278, 307, 320
Polyurie 248, 250
Polyzystische Nierendegeneration 264
Polyzystische Ovarien 22, 294
Polyzythämie 125
Porphyrin 250
Portio vaginalis 30, 45
Portioektopie 22
Portiokappe 236
Portiokarzinom 60
Portiooberfläche 47
Portioschiebeschmerz 71
Positivliste, Medikamente 213
Pospischill-Feyrter-Aphthoid 397
Post menstruationem 109
Postkoitalpille 123, 237
Postkoitaltest 230
Postmenopause 26, 64
Postpartale Psychose 199
Post-pill-Amenorrhoe 244
Potter-Sequenz 153
Povidon-Iod 34, 37
Präazidose 169, 183
Prader-Willi-Syndrom 217
Präeklampsie .. **132**, 135, 136, 142, 154
Präimplantationsdiagnostik 235

Prämature Ovarialinsuffizienz 26, 73, 228
Prämenopause 26
Prämenstruelles Syndrom 24
Pränatale Diagnostik 111, 212, 413
Präservativ 236
Prechtel-Etlg. 87
Prednisolonäquivalent 291
Pregnancy-associated plasma protein 127
Prehn-Zeichen 360, 365
Preputialschürze 313
Preputium 346, 348
Pressperiode 178
Presswehen 176
Priapismus 255, **353**, 378
Primäraffekt 351, 388
Primäre Amenorrhoe 48
Primärfollikel 69
Primärharn 263
Primidon 155
Primipara 135
Primordialfollikel 68
Probenecid 267
Processus vaginalis 360, 363
Progesteron 70, 230, 408
Progressive Paralyse 389
Proktitis 66
Prolaktin 83, 86, 201, 230, 408
Prolaktinbestimmung 3
Prolaktinhemmer 75, 85, 88
Prolaktinom 73, 125, 228
Prolapsus uteri **38**, 323
Proliferationsphase 30, 47
Proliferationsstadium 19
Prolongierte Dezeleration 172
Promiskuität 57, 60, 395
Promontorium 47
Prostaglandine 118, 136, 184
Prostata **337**, 411
Prostataabszess 338
Prostataadenom 339
Prostataadenomektomie 341
Prostatabiopsie 259, 339, 344
Prostatahyperplasie 257, 302, 317, **339**
Prostatakarzinom ... 256, 339, **342**, 409
Prostatamassage 338
Prostataresektion 341
Prostatasonographie 252
Prostatasteine 339, 345
Prostataverkalkungen 338
Prostatektomie 344
Prostatisches Syndrom 339
Prostatitis 322, **338**, 394
Prostatodynie 339
Prostatopathie 339
Prostatorrhoe 338
Prostatovesikulektomie 344
Prostatovesikulitis 338
Proteaseninhibitoren 402
Protein-C-Mangel 125, 241
Protein-S-Mangel 125
Proteinurie 132, 250, 278
Proteus 320
Prothrombinmutation 241
Prune-belly-Syndrom 304, 360
Prurigo gestationis 108
Pruritus 36
 - gravidarum 108
 - vulvae 34, 41
PSA 343
Pschyrembel-Zeichen 104
Pseudodivertikel, Blase 311
Pseudogynäkomastie 86

Stichwortverzeichnis

Pseudohermaphroditismus 84, 86
- femininus 293
- masculinus 12, 358
Pseudo-MEIGS-Syndrom 56, 78, **80**
Pseudomonas 320
Pseudomyxoma peritonei 78
Pseudopubertas praecox 13, 15
Psoasrandschatten.253, 273, 295, 296
Psoriasis vulgaris 352, 396
Psychogene Impotenz 245
Psychose,postpartale 199
Psychostimulantien 129
Psychotherapie 18
PTA 281
PTEN-Gen 90
Pubarche 15
Pubertas praecox 15, 293, 368
Pubertas tarda 15
Pubertät **15**, 86
Pubertätsmakromastie 84
Pubertätsstörungen 15
Pudendum femininum 30
Pudendusblock 179
Puerperale Störungen 198
Puerperalfieber 199
Puerperalsepsis 51, 153, 200
Puerperium 198
Pulmonalstenose 163
Punctum maximum 170
Punktionsverfahren 259
Punktmutationen 11
Puumula-Virus 335
Pyelographie 249
Pyelographie,retrograde 254
Pyelolithotomie 270
Pyelon 262
Pyelonephritis. 142, **272**, 278, 303, 320
Pyometra 50, 57, 66
Pyonephrose 272, 273, 275, 276
Pyosalpinx 70, 387
Pyospermie 338
Pyozele 364
Pyrazinamid 276
Pyrethrumextrakt 398
Pyurie 250

Q

Quadrant 83, 90
Quadrantenresektion 93
Quadruple-Test 127
Quartärstadium 388
Querlage 126, 151, 152, 167, **182**, 191
Querschnittlähmung 323, 328
Querschnittsymptomatik 299
Querstand 181

R

RAA-System 288, 292
Rachentubus 219
Rachitis 217
Rachitisches Becken 182
Rachitisprophylaxe 216
Radiatio 96
Radiochirurgie 284
Radioisotopennephrographie 255
Radiomenolyse 95
Raloxifen 27, 29, 57
Randall-Plaques 264
Randsinusblutung 146
Reanimation 219
Receptaculum seminis 30
Rechts-Links-Shunt 221

Rechtzeitiger Blasensprung 151
Refertilisation 233, 379
Reflexblase 327, 328
Reflexinkontinenz 324, 328
Reflexverlust 136
Reflux,vesikoureteraler.. 253, **304**, 315, 330
Refluxnephropathie 305, 306
Refraktärperiode 245
Regad-Syndrom 76, 78, 271
Regelrechter Blasensprung 151
Regelwidrige Geburt 174, 181
Rehydratationstherapie 217
Reife Neugeborene 174, 214
Reifenstein-Syndrom 13, 86, 348
Reifescores 194
Reifungsstörung,Plazenta 143
Reiter-Krankheit 351, 393
Reizblase 322
Reizdarmsyndrom 72
Reizwehen 203
Rejektion 287
Rektale Untersuchung 340, 343
Rektozele 39
Rektumatresie 220
Ren 262
Ren mobilis 264
Renale tubuläre Azidose 267
Renaler Plasmafluss 251
Renin 288, 292
Renovasographie 255
Reposition en bloc 381
Reproduktionsmedizin 228, **233**, 374
Residualtumor-Klassifikation 5
Resolutionsphase 245
Restharn 316
Restharnbestimmung 252, 325, 340
Restless-Legs-Syndrom 155
Retentio testis 313
Retentio urinae 317
Retentionszysten 47
Retinoide 126, 211
Retinopathie 142
Retroflexio uteri 39, 49, 53
Retrogenie 127, 411
Retrograde Ejakulation 341, 372
Retrograde Ureteropyelographie 254
Retrograde Urethrographie 249, **253**, 319, 350
Retrokavaler Ureter 301
Retrolentale Fibrose 196, 221
Retroperitoneale Blutung 295
Retroperitoneale Fibrose279, **296**, 302, 308, 362
Retroperitoneale Tumoren 297
Retroperitoneales Hämatom 295
Retroperitoneum 295
Retroplazentares Hämatom 144
Retroversio uteri 39, 49, 53
Retroviren 399
Retzius-Raum 309
Reverse Transkriptase 399
Reziproke Translokation 12
Rhabdomyolyse 279
Rhabdomyosarkom 299
- embryonales 286
Rhabdosphinkter 252, 310
Rhagaden,Mamille 203
Rhesus-Inkompatibilität 126, **147**
Rh-Prophylaxe112, 122, 124, 128, **149**, 192
Richter-Hernie 380
Riesenbaby 139, **142**, 181, 217
Riesenkondylome 396
Rifampicin 276

Rigidität 346, 375
Rima pudendi 30
Ringelröteln 158, 165
Risikoneugeborene 192, **217**
Risikoschwangerschaft 109, **125**
Rituelle Beschneidung 32, 43
Rituelle Genitalverstümmelungen 43, **246**
Robertson-Zeichen 389
Roederer-Kopfhaltung 181
Roggenpollen 341
Rokitansky-Küster-Hauser-Syndrom... .... 15, 22, 48, 228
Röntgendiagnostik 249, **252**
Röntgenkontrastmittel 253
Ropivacain 179, 191
Rosenfeld-Syndrom 78
Rote Beete 335
Röteln 106, **163**, 226
Röteln-Ak 110
Rötelnembryopathie 163
Röteln-HAH-Test 164
Rotter-Halsted-Op 94
Rotter-Lk 92
Routine-Sonographie 252
RPF 251
RU 486 124
Rubeola 163
Rückbildungsgymnastik 199, 327
Rückbildungsphase 245, 347
Rudimentäre Keimleisten 15
Ruhephase 10
Rundrücken 28
Rutkow-Op 384

S

Säbelscheidentibia 389
Sabin-Feldmann-Serofarbtest 161
Sadomasochismus 246
Safer Sex 404
Sägepalme 341
Saktosalpinx 70
Saktosalpinx purulenta 71
Salpingektomie 115
Salpingitis 51, **70**, 114, 228, 393
- gonorrhoica 387
Salpingoophorektomie 65
Salpingoskopie 3, 231
Salpingotomie 115
Salpinx 68
Saltatorische Kurve 172
Salzverlustsyndrom 293
Samenbehältnis 30
Samenbläschen 337
Samenflüssigkeit 358
Samenleiter 358
Samenstrangtorsion 360
Sanduhrblase 313
Sanduhrmagen 298
Sarkoma botryoides 43
Sattelnase 389
Satyriasis 245
Saugglocke 184
Saughütchen 202
Saugkürettage 118, 124
Säuglingssterblichkeit 220
Saure Phosphatase 373
Scabies 34, 386, 398
Schädellage 168
Schädelnähte 174
Schafshaut 100
Schallauslöschung 252
Schallschatten 252, 269

Stichwortverzeichnis | Seite 431

Schallverstärkung 252
Schamhügel 30
Schamläuse..................................... 386
Schamlippen.................................... 30
Schanker 388
Scharlach 165
Scheidenblindsackprolaps 39
Scheidendammschnitt 185
Scheidendiaphragma 236
Scheidengewölbe 30, 32
Scheidenmanschette 62, 65
Scheidenmilieu 31, 35
Scheidenplastik 40, 326
Scheidenspülung 38, 236
Scheidenstumpffixation 40, 326
Scheidenstumpfprolaps 57
Scheidenvorhof................................ 30
Scheitelbein..................................... 174
Scheitelbeineinstellung 181
Scheitel-Steiß-Länge 110
Schenkelhalsfraktur 28
Schenkelhernie..................... 380, 385
Schiefhals................................ 151, 190
Schiller-Iodprobe 2
Schistosomiasis 322, 331
Schlaganfall..................................... 244
Schlangengifte................................. 212
Schlingenextraktion 270
Schmerzausschaltung 179
Schmerztherapie 7
Schmidt-Syndrom 138
Schmierblutung................................ 54
Schneegestöber-Bild 118
Schnittentbindung 191, 218
Schnüffelstoffe 129, 212
Schock 197, 409
Schockblase 317, 328
Schocklunge.................................... 220
Schocknieren................................... 278
Schräglage 182, 191
Schrotkugelbrust.............................. 87
Schrumpfblase 253, 276, 327, 329, 331
Schrumpfniere 273
Schulterdystokie 182
Schultze-Modus 178
Schuppenflechte.............................. 352
Schutzfrist 113
Schwangerschaft............... 22, **98**, 320
Schwangerschaftsabbruch.............. 122
Schwangerschaftsanämie 125
Schwangerschaftsdauer 104
Schwangerschaftsdermatosen 108
Schwangerschaftsdiabetes 138
Schwangerschaftsentwicklung 98
Schwangerschaftsepulis 102
Schwangerschaftserbrechen 134
Schwangerschaftsfettleber 108
Schwangerschaftsglukosurie 143
Schwangerschaftshydrämie 102
Schwangerschaftsikterus 107
Schwangerschaftskrampf................ 135
Schwangerschaftsrhinitis 107
Schwangerschaftsstreifen 103
Schwangerschaftstest 105
Schwangerschaftstoxikose.............. 132
Schwangerschaftsvorsorgeuntersuch.
..**109**, 141, 147, 167, 303, 315, 322,
390, 392, 393, 410
Schwangerschaftszeichen 104
Schwellkörper-Autoinjektionstherapie.
.... 353, **377**
Schwellkörperfibrose 354, 377
Schwellkörperfraktur 255
Schwellkörperprothesen 377

Sclerosis penis 352
Seborrhoische Warzen 396
Second-look-Op 81
Sectio alta 309
Sectio caesarea 185, **191**, 218, 403
Sectio tubae 115
Seeds.. 344
Sekretionsphase 30
Sekretionsstadium..................... 19, 47
Sektio..**191**, 403
Sektio-Syndrom............................... 192
Sekundärfollikel............................... 69
Sekundärstadium,Lues................... 388
Selbsthilfegruppen................... 6, 416
Selbsttriggerung 329
Seldinger-Technik 254
Semikastration 369
Seminome....................................... 367
Senium....................................... 10, **25**
Senkungsabszess 297
Senkwehen 176
Senologie 82
Sentinel-Lk **5**, 62, 83, 93, 344, 355, 356
Sepsis 221
Septierte Vagina.............................. 32
Septischer Schock................... 274, 409
Septumdefekte 220
Sequentialpräparat 240
Serokonversion 399, 402
Seroreversion................................. 403
Sertoli-Leydig-Zell-Tumor 77
Sertoli-Zellen................................... 357
Sertoli-Zelltumor 86, 367
Sevofluran 192
Sex-cord-Tumoren 77
Sexsucht 245
Sexualanamnese.....................230, 372
Sexualmedizin................................. 244
Sexualstörungen 244, 248
Sexuell übertragbare Erkrankungen 386
Sexuelle Aversion 245
Sexuelle Dysfunktion 244
Sexueller Missbrauch 32, 123, 222, 245
S-förmige Niere............................... 264
SGA 217
SGB V 112
Sheehan-Syndrom .. 73, 154, **155**, 201,
228, 288
Shimada-Klassifikation 298
Shouldice-Op 383
Shuntanlage 219
Shuntoperation................................ 264
Siamesische Zwillinge 103, 131
Sichelzellenanämie 125, 241, 353
Sidenafil 377
SIDS 221
Siebhaut.. 100
Silbernitrat-Augenprophylaxe 180, 388,
392, 393
Silente Kurve................................... 172
Silikonprothese 88, 96
Sims-Huhner-Test 230
Sinistropositio uteri 50
Sinterungsfrakturen 28
Sinus lactiferus 82
Sinus urogenitalis .. 300, 309, 311, 312,
313, 346
Sinusvenenthrombose...........**154**, 191
SIOP-Klassifikation 285
Sipple-Syndrom 289
Sirenomelie 143
Sitosterin... 341
SKAT 353, **377**
Skelettszintigraphie 6, 93, 118, 249, **256**,
344

Skene-Gänge.................................. 310
Skorbut.. 217
Skrotalhernie................................... 248
Skrotalphlegmone 361
Skrotum 214
Skrotumverletzung 361
SL (Schädellage) 168
Smegma 354
Sodbrennen 102
Sodomie 246
Sofortabnabelung............................ 148
Somatogramme 224
Somatostatinom 138, 289
Somatropin 14
Sonographie 2, 6, 249, **252**, 410
Soor... 159, 401
Spaltbildungen 105, 107, 150, 213
Spaltbildungenee 220
Spaltblase....................................... 312
Spaltwarzen 201
Spanischer Kragen 349
Spasmoanalgesie 269
Spasmolyse 179
Spätabnabelung 180
Spätabort 119
Spätaufnahmen............................... 253
Späte Dezeleration 172
Spätgebärende 104
Spätgestose.................................... 132
Spectinomycin 37, 387
Speicheldrüsenviruskrankheit......... 165
Spekulumuntersuchung 2, 24, 34, 58
Sperma... 358
Sperma-Antikörper.......................... 230
Spermagranulom 379
Spermatogenese............................. 357
Spermatozele........................... 248, **364**
Spermien................................... 98, 236
Spermienantikörpern 373
Spermienaspiration 234
Spermiendichte............................... 373
Spermienextraktion,testikuläre 234
Spermieninvasionstest 230
Spermienmotilität 373
Spermiogramm 233, **373**, 379, 409
Spermizide 236
Sphärozytose.................................. 149
Sphincter urethrae 323
Sphingomyelin 194
Sphingomyelinkonzentration 128
Sphinkterometrie............................. 257
Sphinkterotomie.............................. 329
Spina bifida..................................... 328
Spinalanästhesie............................. 191
Spirale 236
Spiramycin 161
Spirochäten 388
Spitze Kondylome 60, 394
Sprachentwicklung.......................... 225
SSL 110, 410
St.Gallener-Risikoeinteilung............ 92
Stadion-Ostium 306
Stakkatomiktion.............................. 268
Stammfettsucht............................... 291
Stammzellen................................... 181
- embryonale 235
Staph. aureus.................................. 85
Status epilepticus 135
Stauffer-Syndrom 284
STD 386
Steinabgang................................... 269
Stein-Leventhal-Syndrom. 73, 228, 294
Steißbeinteratom............................. 182
Steiß-Fußlage 189

Stichwortverzeichnis

Steißlage 176, 189
Stellung 167, 176
Sterilisation 114, 236, 374, 378
- Frau 236
- Mann 378
Sterilität.26, 48, 53, 55, 71, 74, 75, 124, 228, 293, **371**, 387, 393
- Frau 228
- Mann 371
Steroiddehydrogenasedefekt 293
Stevens-Johnson-Syndrom 352
Stewart-Treves-Syndrom 96
StGB 123
Stieldrehung ... 56, **76**, 78, 81, 115, 271
Stiff-man-Syndrom 138
STIKO 225
Stillamenorrhoe 198, 201
Stillen 84, 85, **201**, 215, 403
Stillhütchen 85, 200
Stillwehen 178
Stillzeit 242
Stimmungsschwankungen 24
Stirnbein 174
Stirnlage 181
Stirnnaht 174
Stix 249
Stock-Tuch-Zeichen 104
Stoppa-Op 384
Straddle-Verletzung 318
Strafgesetzbuch 123
Strahlenfibrose 7
Strahlentherapie 66
Strahlung 212
Strangurie 248, 407
Strassmann-Op 49
Streckhaltung 181
Streptobacillus 390
Streptokokken 152, 159, 221
Streptomycin 209
Stressinkontinenz 323
Stresstest 172, 325
Striae distensae 103
Striae gravidarum 103, 199
Striae rubrae distensae 291
Strukturanomalien 11
Struvitsteine 261, 267
Stuhl 216
Stuhlinkontinenz 186, 191
Sturge-Weber-Syndrom 289
Stuttering-Priapismus 354
Subarachnoidalblutung 154
Subduralhämatom 222
Subileus 51
Subinvolutio uteri 203
Subpektoralphlegmone 85
Subpelvine Harnleiterabgangsstenose. 301
Sudden infant death syndrome 221
Suizidalität 28, 200
Sulcus coronarius 348
Sulfonamid-Antibiotika 211
Sulfonylharnstoffe 142, 211
Sunna Circumcision 43, 246
Supralevatorisches Hämatom 186
Suprapubische Zystostomie 260
Suprapubischer Blasenkatheter 260
Surfactant 194, 195, 215
Surfactant-Mangelsyndrom 192, 195
Suspensionsplastik 326
Sutura coronalis 174
Sutura frontalis 174
Sutura lambdoidea 174
Sutura sagittalis 174
Swim-up-Methode 233, **374**

Swyer-Syndrom 12, 73, 228
Sympathoblastom 297
Sympathomimetikum 184, 188, 194
Symphyse 47, 175
Symphysenruptur 186
Symphysenzerrung 186
Symptomfreies Intervall 266
Symptothermale Methode 236
Syndaktylie 218
Synzytiotrophoblast 99
Syphilis 388
Syphilisschnupfen 389
Systemischer Lupus erythematodes 108

T

T4-Helfer-Lymphozyten 399
Tachykardie 172
Tacrolimus 287
Tadalafil 377
Tamoxifen 54, **95**
Tamponkrankheit 37
Tampons 21
Tanner-Stadien 16
TAPP 384
Tätowierungen 399
Taurin 215
Taxan 94, 344
Taxis 381
TDF 11, 357
Teerzysten 75
Temperaturanstieg 19
Tennisschlägerdaumen 389
Tension free vaginal tape 326
TEP 384
Teratogenität 103, 141
- Medikamente 205
Teratokarzinome 367
Teratome 77
Teratozoospermie 373
Tertiärfollikel 69, 101
Tertiärstadium,Lues 388
Tertiärzotten 100
TESE 234, 374, 379
Testikuläre Feminisierung12, 32, 73, 86, 228, 348, 358
Testis 357
Testis-determinierender Faktor 11, 357
Testosteron 209, 230, **371**, 408
Teststreifen,Urin 251
Tetanus 225, 351
Tetracyclin 211, 391, 393, 394
Thalassämie 125
Thalidomid 211
Thekaluteinzysten 76
Thekazelltumor 77, 78
Thekom 77
Thekomatose 78
Thelarche 10, 15
Thelitis 84, 203
Thermoregulation 215
Thetered-spinal-cord-Syndrom323, 328
Thiopental 192
Thorakalniere 264
Thorakometrie 110
Thoraxquerdurchmesser 110
ThQ 110, 410
Thrombendarteriektomie 281
Thrombophilie 241
Thrombose 107, 200
Thrombosegefahr 102
Thrombozytenzahl 136
Thrombozytopenie 125, 274
Thrombozytopenische Purpura 137

Thrombozytose 125
Thyreoiditis 200
Tibolon 27
Tiefsitzende Plazenta 144
Tiemann-Katheter 260
TIN 369
Tokolyse 184, 188, 194
Tollwut 351
Toluol 129, 212
Tonnenförmige Schneidezähne 389
TORCH ... 106, 112, 120, 126, **157**, 217
Toremifen 95
Torsionsovar 115
Torticollis 190
Totale Lungenvenenfehlmündung ..220
Totalprolaps 39
Totgeburt 119
Totimpfstoffe 227
Totipotent 99, 235
Toxic shock syndrome 37
Toxikose 132
Toxoplasma gondii 160
Toxoplasmose 106, 110, **160**, 401
TP53-Gen 90
TPHA-Test 110, 389
Trabekelblase 315
Tracheaclipping 129
Trachelektomie 62
Trachom 393
Tramadol 8, 269
TRAM-Flap 94
Transaminasen 136
Transformationszone 47, 57, 61
Transfusionssyndrom,feto-fetales .. 129, **131**
Translokation,reziproke 12
Transposition 220
Transrektale Sonographie 252
Transsexualität 13, 246
Transsudation 31
Transureteroureterostomie 307
Transurethrale Prostataresektion .. 341
Transurethrale Tumorresektion 333
Transvaginale Sonographie 2
Transvestismus 15, 246
Trastuzumab 95
Traubenmole 117
Traubensilberkerze 27
Trematoden 322
Treponema pallidum 388
Trichloroethylen 283
Trichomoniasis 35, 386
Trichterbecken 182
Trichterbildung 128, 194, 411
Trigonum vesicae 309
Trimenon 104
Trinkschwäche 225
Triple-incision-Op 42
Triple-Test 127
Triplo-X-Syndrom 11, 73, 126, 229
Tripper 386
Trisomie 13 .... 11, 107, 126
Trisomie 18 .... 11, 107, 126
Trisomie 21 .... 11, **106**, 126, 138
Trisomien 11, 103
Trophoblast 99
Trophoblasttumoren 117
TSH-Test 225
Tuba uterina 68
Tubarabort 114
Tubargravidität 71, 114, 387
Tube 68
Tubenendometriose 53
Tubenendoskopie 3, 231

Stichwortverzeichnis | Seite 433

Tubenkarzinom **72**, 76
Tubenkatarrh 70
Tubenkoagulation 239
Tubenschwangerschaft 113
Tubenteilexzision 239
Tubenverschluss 228
Tubenverwachsungen 114
Tuberkulose.50, 85, 112, 159, 202, **275**, 401
- urogenitale 320
Tuberkulostatika 276
Tuberöser Sklerose 282
Tuboovarialabszess 70, 76
Tuboovarialgravidität 114
Tubuläre Clearance 255
Tumeszenz 346, 375
Tumorklassifikation 4
Tumormarker 249, 409
Tumornachsorge 6
Tumorpatienten 6
Tumorschmerzen 7
Tunica albuginea 346, 352
Tunica dartos 346
Tunica mucosa vaginae 30
Tunica vaginalis 363
TUR 333, 341
Turner-Syndrom 11
TVM-Verfahren 40
TVT-Op 326
Twins 130

U

Überaktive Blase 323
Übergangsepithel 300, 309
Übergangsepithelkarzinom ... 307, 331
Überlaufinkontinenz.39, 318, **324**, 328, 330, 340
Überstimulationssyndrom 232
Übertragung ... **106**, 126, 150, 181, 217
UDP-Glukuronyltransferase 149
Uhrglasverband 186
Ulcus durum 356, 388
Ulcus molle 351, 390
Ulcus vulvae 35
Ulcus vulvae acutum Lipschütz ... 391
Ulcus vulvae chronicum 391
Ulkusperforation 271
Ullrich-Turner-Syndrom..**11**, 15, 73, 84, 138, 228, 372
Ulmer-Neoblase 333
Ultraschall,hochauflösender 127
Ultraschalldensitometrie 28
Ultraschalldiagnostik 110, 249, **252**
Ultraschallfeindiagnostik 112, 127, 151, 212
Umwandlungszone 47
Undulatorische Kurve 170
Unfruchtbarkeit 228
Unterarmschiene 155
Unterbauchquerschnitt 192
Untere Gonorrhoe 387
Untere Harnwege 309
Urachus 300, **311**
Urachusdivertikel 311
Urachusfistel 302, **311**
Urachuspersistenz 311
Urachussinus 302, **311**
Urachuszyste 311
Uratsteine 268
Ureaplasma urealyticum 394
Ureaplasmen 320, 394
Ureter **262**, **300**, 411
- duplex 301
- fissus 301

Ureterabgangsstenose 301
Ureteragenesie 301
Ureteranomalien 300
Ureterdarstellung 254
Ureterdilatation 107
Ureterdoppelfehlbildungen 301
Ureterhals **262**, 300
Ureteritis 320
Ureterkarzinom 307
Ureterknospe 263, 300
Ureterligatur 302
Uretermündungsdefekt 304
Ureterolithiasis 267
Ureterolithotomie 270
Ureterolyse 296
Ureteronephrektomie 308
Ureteropyelographie,retrograde 254
Ureterorenoskopie 250, **258**, 308
Ureterozele 301, 302, 306
Ureterozystoneostomie 306, 307
Ureterozystostomie 304
Ureterphimose 301
Ureterruptur 269
Ureterscheidenfistel 40
Uretersigmoidostomie 333
Ureterstein 302, 308
Ureterstenose 150, 301, 306
Uretertrauma 306
Uretertumoren 307
Ureterzyste 301
Urethra 30, **310**, 337, 358
Urethradivertikel 253
Urethradruckprofil 257, 325
Urethralfalten 313
Urethralkarzinom 335
Urethralklappen 31, 220, 253, **315**, 327
Urethralsyndrom 322
Urethrastenose 150, **316**, 317
Urethrastriktur 253
Urethritis 36, 316, **320**, 387, 392, 394
Urethrographie,retrograde 249, **253**
Urethrometrie 257
Urethroskopie 250, 336
Urethrotomia interna 317, 329
Urethrozystoskopie **257**, 325
Urge-Inkontinenz **323**, 328, 330
Uricult 251, 321
Urikosurika 267
Urininkontinenz 323
Urinkontrolle 109
Urinkultur 249, 321
Urinom 266, 307
Urinphlegmone 319
Urinstatus 251
Urinzytologie 249, 332
Urnierengang 31, 48
Urodynamik **256**, 325, 329
Uroflowmetrie. 249, **256**, 316, 325, 329
Urogenitalfistel 324
Urogenitalmembran 315
Urogenitaltuberkulose....**275**, 308, 320, 339, 465
Urographie 254
Urolithiasis **267**, 320
Urolitholyse 269
Urologische Untersuchung 248
Urosepsis.261, 270, 272, **274**, 278, 303, 322
Urothel 300, 309
Urothelkarzinom 307, 331
Uterotomie 192
Uterus **45**, 410
Uterus arcuatus 48
Uterus bicollis 228

Uterus bicornis 49, 228
Uterus didelphys 49
Uterus duplex 32, 49
Uterus myomatosus 55
Uterus septus 48
Uterus subseptus 48
Uterus unicornis 49
Uterusanomalien 48, 188
Uterusatonie 131, 188
Uterusentzündung 50
Uterusfehlbildung**48**, 119, 182, 191, 193
Uterusgasbrand 122
Uterusinvolution 176
Uteruskarzinom **64**, 409
Uterusmyome 22, **55**, 67, 182, 228
Uterusperforation 239
Uteruspolypen 54
Uterusrückbildungsstörungen 203
Uterusruptur 146, 186, 188, 193
- drohende 191
Uterussarkom 66
Utriculus prostaticus 310, 316
Utrikuluszyste 316, 339

V

V.cava-inferior-Syndrom 106, 192
V.renalis 262, 362
V.testicularis 362
Vacciniavirus 158
Vagina 30
Vagina septa 49
Vagina subsepta 32
Vaginaanomalien 31
Vaginalaplasie 32, 228
Vaginalatresie 32
Vaginaldystrophie 43
Vaginale Hysterektomie ... 40, 56, 326
Vaginalkarzinom **43**, 396
Vaginalpolypen 44
Vaginalring 240
Vaginalschwamm 236
Vaginaltumoren 43
Vaginaverletzungen 32
Vaginismus 245
Vaginitis 35, 50
Vaginose,bakterielle 35, 351, 386
Vaginoskopie 3
VAIN 43
Vakuumaspiration 124
Vakuumerektionshilfen 377
Vakuumextraktion 184
Valaciclovir 397
Valproinsäure 210
Vanillinmandelsäure 289
Vardenafil 377
Variable Dezelerationen 172, 187
Varikosis 384
Varikozele 248, 283, **362**, 371, 384
Varizellen 110, 158, 165, 226, 401
Varizen,Hoden 362
Varizen,Schwangerschaft 107
Vasa iliaca 262
Vasa praevia 146
Vasa uterina 46
Vasektomie 374, **378**
Vasoresektion 378
Vasovasostomie 379
Vegetarien 213
Vegetatives Urogenitalsyndrom....339
Veit-Smellie-Handgriff 190
Veneninvasion 5
Venenklappen 362
Venerologie 386

Stichwortverzeichnis

Ventrikel-Hemisphären-Index......... 411
Ventrikeltamponade...................... 196
Venushügel..................................... 30
Verbrauchskoagulopathie134, 136, 137, 146, 197, 220, 232, 274
Verbrennungskrankheit................ 279
Vereisung...................................... 395
Verengtes Becken........................ 182
Vergewaltigung............................... 32
Verhaltener Abort......................... 121
Verletzungen,Vulva u. Vagina......... 32
Verner-Morrison-Syndrom............ 289
Vernix caseosa....... 150, 169, 197, 218
Verödung-Varikozele.................... 363
Versagensängste......................... 375
Verschleppte Querlage................ 183
Verschlussazoospermie........ 372, 374
Verschmelzungsnieren................. 263
Versio uteri..................................... 45
Verspäteter Blasensprung..... 152, 180
Vertikale Infektion................. 110, 399
Verzögerungsinsulin.................... 141
Vesica duplex............................... 313
Vesica urinaria............................. 309
Vesicula seminalis....................... 337
Vesikoumbilikalfistel..................... 311
Vesikoureteraler Reflux..253, 302, **304**, 315, 330
Vestibulum vaginae......... **30**, 310, 314
VIAGRA.. 377
Vierkammerblick.......................... 127
Vierlingsschwangerschaft............ 130
VIN... 40
Virilisierungserscheinungen.......... 241
Virusäquivalente.......................... 402
Viruslast....................................... 402
Vit. A.. 211
Vit. B12.. 213
Vit. D.............................. 29, 105, 213
Vit. K.................................... 150, 155
Vit.-A-Mangel............................... 217
Vit.-A-Säure................................. 211
Vit.-K-Gabe.......................... 216, 224
Vit.-K-Mangel............................... 215
Vitalitätsbeurteilung..................... 222
Volare Unterarmschiene.............. 155
Vollmondgesicht.......................... 291
Vollnarkose.................................. 192
Volumenmangelschock................ 296
Vorangehender Kindsteil.............. 168
Vorblase........................... 169, 176, 183
Vordere Hinterhauptslage..... 176, 177
Vorderhauptslage........................ 181
Vorgeburtsperiode....................... 176
Vorhaut.. 348
Vormilch...................................... 201
Vorsorgeuntersuchungen............... 3
Vorsteherdrüse............................ 337
Vorwasser................................... 152
Vorwehen.................................... 176
Vorzeitige Plazentalösung.... 119, 126, 136, **144**, 190, 191, 197
Vorzeitige Wehen................. 126, 194
Vorzeitiger Blasensprung131, 151, 180, 190, 193
Voyeurismus................................ 246
Vulva.................................. **30**, 395
Vulvaanomalien............................. 31
Vulvadystrophie...................... 35, 40
Vulvakarzinom................... 35, **40**, 396

Vulväre intraepitheliale Neoplasie.... 40
Vulvatumoren................................ 40
Vulvaverletzungen......................... 32
Vulvitis... 33
Vulvitis pustulosa......................... 398
Vulvovaginitis................... 33, 50, 322
- candidomycetica............... 36, 159
- herpetica................................. 397

W

Wachstumsretardierung 106, 126, 144, 150, 211
Wanderhoden.............................. 360
Warfarin....................................... 210
Warzenhof..................................... 82
Wassergeburt.............................. 179
Wassersackniere......................... 303
Wechseljahre................................ 25
Weckversuch............................... 172
Wehen..................................172, **176**
Wehenakme..........................170, 172
Wehenanomalien......................... 187
Wehenbelastungstest.................. 172
Wehendystokie.....................182, **187**
Wehenfrequenz............. 170, 176, 187
Weheninduktion........................... 106
Wehenschwäche........... 182, **187**, 190
Wehensturm.................... 182, **188**, 191
Wehentätigkeit............................ 170
Weicher Schanker........................ 390
Weichteilansatzrohr..............175, 177
Werlhof-Krankheit........................ 137
Wertheim-Meigs-Operation............ 65
Wet-lung-Syndrom...................... 192
Wharton-Sulze.....................101, 187
White spot................................... 127
Wiedemann-Beckwith-Syndrom... 285
Willebrand-Jürgens-Syndrom...... 125
Wilms-Tumor.......... 282, **285**, 299, 362
Windei.. 119
Windeldermatitis........................... 33
Windpocken................................ 158
Wirbelsäulentrauma.................... 323
Witwenbuckel............................... 28
Wochenbett.................... 84, **198**
Wochenbett-Blues....................... 198
Wochenbettfieber........................ 199
Wochenbettgymnastik................. 199
Wochenbettpsychose.................. 199
Wöchnerin................................... 198
Wolff-Gang....... 31, 44, 48, 263, 357
Wolfram-Syndrom....................... 138
Wunddehiszenz........................... 200
Wunsch-Sektio............................ 192

X

Xanthinoxidasemangel................ 267
XY-Gonadendysgenesie-Syndrome358

Y

Yohimbin..................................... 377

Z

Zähne... 216
Zangemeister-Handgriff............... 168
Zangenextraktion......................... 184

Zangengeburt............................... 32
Zeichnen..................................... 176
Zeiss-Schlinge..................... 258, 270
Zerebrovaskuläre Insuffizienz..... 154
Zervikale intraepitheliale Neoplasie .**57**, 60, 401
Zervikalkanalweite............... 128, 194
Zervixabstrich....................... 109, 393
Zervixdystokie............................. 182
Zervixfaktor,pathologischer......... 228
Zervixinsuffizienz .. 119, 125, 131, 193, 194
Zervixkarzinom 22, 34, **60**, 182, 396, 398, 401, 409
Zervixlänge................... 128, 194, 411
Zervixmyom.................................. 55
Zervixpolyp........... 22, 54, 60, 146
Zervixreife................................... 178
Zervixreifung .. 106, 118, 124, 176, 184
Zervixriss........................ 22, 50, 186
Zervixschleim............................. 237
Zervixschleimveränderungen........ 21
Zervizitis............. **50**, 228, 387, 392
Zeugungsfähigkeit...................... 371
Zidovudin.................................... 402
Ziehl-Neelsen-Färbung................ 276
Zirkumzision.............. **349**, 352, 404
Zitratgehalt................................. 373
ZNS-Lymphome.......................... 401
Zöliakie...................................... 217
Zollinger-Ellison-Syndrom........... 289
Zona fasciculata.................. 288, 290
Zona glomerulosa............... 288, 292
Zona reticularis............................ 288
Zotten... 100
Zottenhaut.................................. 100
Zweieiige Zwillinge..................... 130
Zweiphasenpille.......................... 240
Zweistufenpille............................ 240
Zweitinfektion............................. 387
Zweizeitiger Blasensprung.......... 152
Zwerchfellhernie......................... 220
Zwergniere................................. 263
Zwillinge............................ **130**, 193
Zwillingstransfusionssyndrom..... 131
Zwischenblutungen22, 44, 65, 241, 244
Zwischenzellen........................... 357
Zwitter................................. 13, 348
Zygote.. 99
Zyklusanamnese........................ 229
Zyklusanomalien................... 22, 26
Zyklusstörungen.................... 22, 79
Zylinder,hyaline.......................... 251
Zylinderepithel............................. 57
Zystalgie..................................... 322
Zystektomie................................ 333
Zystennieren....................... 264, 279
Zystenruptur............................... 267
Zystinurie................................... 267
Zystische Fibrose....................... 149
Zystitis................................ 66, **320**
Zystomanometrie................. 249, 257
Zystometrie......................... **257**, 325
Zystoskopie................. 39, 250, **257**
Zystostomie,suprapubische...220, **260**
Zystozele.............................. 39, 248
Zytodiagnostik....................... 58, 62
Zytomegalie........... 106, 110, **165**, 401
Zytostatika.................. 126, 211, 267
Zytotrophoblast............................ 99

CHIRURGIE

FÜR STUDIUM UND PRAXIS

Unter Berücksichtigung des Gegenstandskataloges und der mündlichen Examina in den Ärztlichen Prüfungen

2006/07

M. Müller
und Mitarbeiter

Medizinische Verlags- und Informationsdienste • Breisach

NEUAUFLAGE

Unser Kurzlehrbuch für die gesamten Gebiete der **Chirurgie** ist in der völlig neu überarbeiteten 8. Auflage erhältlich. Auf 488 Textseiten wird ein **kurzgefasster, vollständiger Überblick über die gesamte Chirurgie und ihre Spezialgebiete** in einem streng didaktisch gegliederten Aufbau gegeben. Berücksichtigt wurden **viele wichtige Lehrbücher**, der Gegenstandskatalog sowie die aktuellen **chirurgischen Fachzeitschriften**, die gültige **TNM-Klassifikation** (z.Zt. in der 6. Überarbeitung v. 2002) und die allgemein gebräuchlichen, **klinischen Einteilungen**. Die ICD-10-Kodierungen sind im Text und als Hitliste ebenfalls enthalten.

Aus dem Vorwort:

Am Anfang stand die Idee, den Studenten ein Chirurgiebuch an die Hand zu geben, das es ihnen ermöglichen sollte, sich in realistischer Zeit den relevanten Stoff der Chirurgie anzueignen. Dabei will und kann dieses Buch kein großes Lehrbuch der Chirurgie ersetzen, jedoch soll die klar **strukturierte Gliederung** des Stoffes eine wertvolle Hilfe vor allem in der Zeit der Prüfung geben. Der **konsequente didaktische Aufbau** soll die Leser und Lernenden dabei besonders unterstützen.

Ein weiteres Anliegen war es, auf allen Teilgebieten der Chirurgie den heutigen **aktuellen Wissensstand** zusammenzutragen und zusammenzufassen. Es blieb dabei aus, daß einzelne Kapitel weit über das normale Wissen hinaus spezielle Aspekte beinhalten. Das soll dem/r interessierten Leser/in die Möglichkeit zur Vertiefung geben. Nach eigener Erfahrung muß dies kein Nachteil sein, da der/die Student/in zur Zeit der Prüfung sich die wichtigsten Punkte jeweils erarbeitet, später als Student/in im Praktischen Jahr, ÄiP/AiP oder junge/r Assistent/in für weitergehende Hinweise dankbar ist. So soll dies nicht nur ein Buch für die Zeit der Prüfungen, sondern auch darüber hinaus sein.

- Gibt einen kurzgefassten, vollständigen Überblick über die gesamte Chirurgie und ihre Spezialgebiete
- Berücksichtigt viele wichtige, chirurgische Lehrbücher und den Gegenstandskatalog sowie die aktuellen chirurgischen Fachzeitschriften
- Beinhaltet die aktuelle TNM-Klassifikation, die internationale Klassifikation der Krankheiten ICD-10 und alle gebräuchlichen klinischen Einteilungen sowie eine Sammlung wichtiger Internetadressen in der Medizin
- Alle Gebiete der Chirurgie auf 488 Textseiten (528 Seiten insgesamt), über 290 Abbildungen sowie über 110 Übersichten und Tabellen, umfassendes Stichwortverzeichnis mit über 4.650 Stichwörtern
- Didaktisch streng gegliederter Aufbau
- Modernste Satz- und Drucktechnik, klares Schriftbild, gute Lesbarkeit
- Günstiger Preis, umweltfreundliche Produktion und Versand

Bezug u. Vertrieb über:
Medizinische Verlags-
und Informationsdienste
Neutorplatz 4
D-79206 Breisach/Rh.
und im Fachbuchhandel

ISSN 1437-6717   ISBN 3-929851-07-5

Bezugspreise vom Verlag: Einzelpreis im Inland: **32,-- EUR** inkl. MwSt. und aller Porto- und Versandkosten, ab 5 Expl. 29,-- EUR pro Expl., ab 10 Expl. 26,-- EUR pro Expl.

Einzelpreis im Ausland: 34,-- EUR inkl. aller Porto- und Versandkosten, ab 10 Expl. 29,-- EUR pro Exemplar.

NEUROLOGIE UND PSYCHIATRIE

FÜR STUDIUM UND PRAXIS

Unter Berücksichtigung des Gegenstandskataloges und der mündlichen Examina in den Ärztlichen Prüfungen

2006/07

Gleixner • Müller • Wirth

Medizinische Verlags- und Informationsdienste • Breisach

NEUAUFLAGE

Unser Kurzlehrbuch für die gesamten Gebiete der beiden Fächer **Neurologie** und **Psychiatrie** ist bereits in der 5. Auflage von Dres. C. Gleixner, M. Müller und S. Wirth erhältlich. Auf 390 Textseiten wird ein **kurzgefasster, vollständiger Überblick** über das komplette nervenheilkundliche Stoffgebiet in einem streng didaktisch gegliederten Aufbau gegeben. Berücksichtigt wurden **viele wichtige Lehrbücher** und die **aktuellen klinischen Fachzeitschriften**, die internationale Klassifikation der Krankheiten **ICD-10**, der Gegenstandskatalog sowie die allgemein gebräuchlichen **klinischen Einteilungen.**

Aus dem Vorwort:

Idee war es, die beiden angrenzenden Fächer Neurologie und Psychiatrie in einem Buch, wie es auch der GK 3 als **nervenheilkundliches Stoffgebiet** zusammenfasst, übersichtlich darzustellen, um es der/m Studenten/in zu ermöglichen, den relevanten Stoff dieser beiden Fächer in angemessener Zeit anzuzeigen. Dabei will und kann dieses Buch keine zwei große Lehrbücher ersetzen, jedoch soll die klar **strukturierte Gliederung** des Stoffes eine wertvolle Hilfe vor allem in der Zeit der Prüfungen geben. Ein weiteres Anliegen war es, auf allen Gebieten den **aktuellen Wissensstand** zusammenzutragen und zusammenzufassen. Es blieb dabei nicht aus, dass einzelne Kapitel weit über das normale Wissen hinaus spezielle Aspekte beinhalten. Das soll dem/r interessierten Leser/in die Möglichkeit zur Vertiefung geben. So soll dies nicht nur ein Buch für die Zeit der Prüfungen, sondern auch darüber hinaus sein.

- Gibt einen kurzgefassten, vollständigen Überblick über die gesamte Neurologie und Psychiatrie inkl. psychiatrischem Wörterbuch
- Berücksichtigt viele wichtige, neurologische und psychiatrische Lehrbücher und den Gegenstandskatalog sowie die aktuellen Fachzeitschriften
- Enthält alle gebräuchlichen klinischen Einteilungen, beinhaltet den ICD-10 und alle bekannten Selbsthilfeorganisationen sowie eine Sammlung wichtiger Internetadressen in der Medizin
- Alle Gebiete der Neurologie und Psychiatrie auf 390 Textseiten (432 Seiten insgesamt), 195 Abbildungen sowie über 60 Übersichten und Tabellen, umfassendes Stichwortverzeichnis mit über 4.200 Stichwörtern
- Didaktisch streng gegliederter Aufbau
- Modernste Satz- und Drucktechnik, klares Schriftbild, gute Lesbarkeit
- Mit herausnehmbarer Taschenkarte für die "Kitteltasche" mit Anleitung zu Anamnese, neurologischer Untersuchung und psychiatrischem Befund
- Günstiger Preis, umweltfreundliche Produktion und Versand

Bezug u. Vertrieb über:
Medizinische Verlags-
und Informationsdienste
Neutorplatz 4
D-79206 Breisach/Rh.
und im Fachbuchhandel

ISSN 1436-8749   ISBN 3-929851-54-7

Bezugspreise vom Verlag: Einzelpreis im Inland: **26,-- EUR** inkl. MwSt. u. aller Porto- und Versandkosten, ab 5 Expl. 24,-- EUR pro Expl., ab 10 Expl. 22,-- EUR pro Expl.
Einzelpreis im Ausland: 28,-- EUR inkl. Aller Porto- und Versandkosten, ab 10 Expl. 24,-- EUR pro Exemplar.

Das Verlagsprogramm der Medizinischen Verlags- und Informationsdienste:

CHIRURGIE für Studium und Praxis von M.Müller u. Mitarbeitern. Beinhaltet die Allgemeinchirurgie u. alle chirurgischen Spezialgebiete in einem klar strukturierten Lehrbuch.

NEUROLOGIE UND PSYCHIATRIE für Studium und Praxis von C.Gleixner, M.Müller u. S.Wirth. Beinhaltet das gesamte nervenheilkundliche Gebiet in einem klar strukturierten Kurzlehrbuch mit herausnehmbarer Taschenkarte.

GYNÄKOLOGIE UND UROLOGIE für Studium und Praxis von P.Haag, N.Hanhart u. M.Müller. Beinhaltet die gesamte Gynäkologie und Urologie inkl. Geburtshilfe, Reproduktionsmedizin und Venerologie in einem klar strukturierten Kurzlehrbuch.

Bestellkarte für Freunde und Bekannte oder zur Bestellung einer neuen Auflage.

Für Bestellungen trennen Sie bitte die nebenstehende Postkarte ab und tragen Sie Ihren Namen und Adresse ein.

Auf der Rückseite vermerken Sie bitte die Anzahl der Exemplare und kreuzen Sie die gewünschte Zahlungsweise an.

Senden Sie die Postkarte dann ausreichend frankiert ab.

Am schnellsten erhalten Sie Ihre Bücher, wenn Sie der Bestellkarte einen Verrechnungsscheck beifügen und zusammen an die nebenstehende Adresse schicken.

Medizinische Verlagsdienste
Neutorplatz 4
D - 79206 Breisach

Die Bestellung soll an folgenden Absender gehen:

Name

Vorname

Straße

PLZ, Wohnort

Telefon für evtl. Rückfragen

Datum und Unterschrift

Hiermit bestelle ich

_____ Exemplar(e) **GYNÄKOLOGIE UND UROLOGIE für Studium und Praxis** von Haag; Hanhart, Müller. Einzelpreis im Inland: EUR 28,-- inkl. MwSt. und aller Porto- und Versandkosten, ab 5 Expl. EUR 25,-- pro Exemplar, ab 10 Expl. EUR 23,-- pro Expl. Einzelpreis im Ausland: EUR 30,-- inkl. aller Porto- und Versandkosten, ab 10 Expl. EUR 25,-- pro Exemplar.

_____ Exemplar(e) **NEUROLOGIE UND PSYCHIATRIE für Studium und Praxis** von Gleixner, Müller, Wirth. Einzelpreis im Inland: EUR 26,-- inkl. MwSt. und aller Porto- und Versandkosten, ab 5 Expl. EUR 24,-- pro Exemplar, ab 10 Expl. EUR 22,-- pro Expl. Einzelpreis im Ausland: EUR 28,-- inkl. aller Porto- und Versandkosten, ab 10 Expl. EUR 24,-- pro Exemplar.

_____ Exemplar(e) **CHIRURGIE für Studium und Praxis** von M. Müller u. Mitarbeitern. Einzelpreis im Inland: EUR 32,-- inkl. MwSt. und aller Porto- und Versandkosten, ab 5 Expl. EUR 29,-- pro Exemplar, ab 10 Expl. EUR 26,-- pro Exemplar. Einzelpreis im Ausland: EUR 34,-- inkl. aller Porto- und Versandkosten, ab 10 Expl. EUR 29,-- pro Exemplar.

☐ Ich lege der Bestellkarte einen **Verrechnungsscheck** bei und erhalte die Lieferung **sofort!**

☐ Den Kaufpreis habe ich mit **Name und Adresse!** auf die Postbank Karlsruhe, Kto. 3004 72-757, BLZ 660 100 75, Empfänger: Med. Verlag, D-79206 Breisach überwiesen. Ich erhalte die Lieferung nach Eingang der Zahlung.